AF455410

La Pratique de L'Hydrothérapie

PAR

Le Docteur Simon BARUCH

PROFESSEUR D'HYDROTHÉRAPIE A COLUMBIA UNIVERSITY
MEMBRE DE L'ACADÉMIE DE MÉDECINE DE NEW-YORK

ÉDITION FRANÇAISE

D'APRÈS LA TROISIÈME ÉDITION AMÉRICAINE

Par le Docteur G. COLLET

MEDECIN-ADJOINT DU SANATORIUM DE BOULOGNE-SUR-SEINE

AVEC 7[illegible] FIGURES

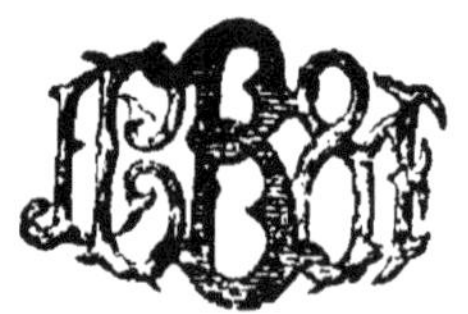

PARIS
LIBRAIRIE J.-B. BAILLIÈRE ET FILS
19, RUE HAUTEFEUILLE, 19

1910

LA PRATIQUE

DE

L'HYDROTHÉRAPIE

La Pratique

de

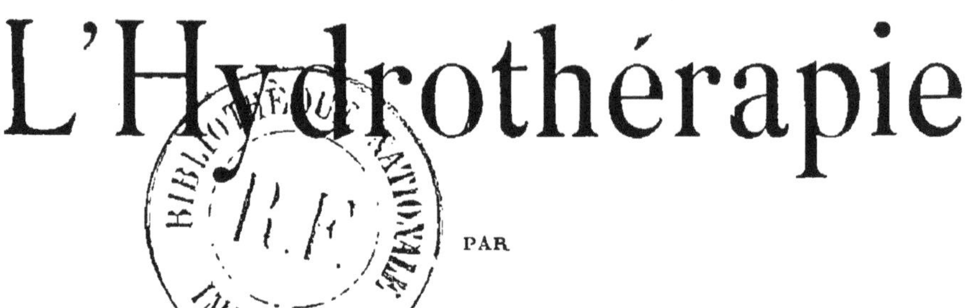

L'Hydrothérapie

PAR

Le Docteur Simon BARUCH

PROFESSEUR D'HYDROTHÉRAPIE A COLUMBIA UNIVERSITY
MEMBRE DE L'ACADÉMIE DE MÉDECINE DE NEW-YORK

ÉDITION FRANÇAISE

D'APRÈS LA TROISIÈME ÉDITION AMÉRICAINE

Par le Docteur G. COLLET

MÉDECIN-ADJOINT DU SANATORIUM DE BOULOGNE-SUR-SEINE

AVEC 74 FIGURES

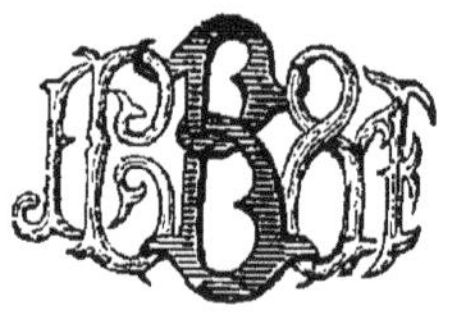

PARIS
LIBRAIRIE J.-B. BAILLIÈRE ET FILS
19, RUE HAUTEFEUILLE, 19

1910

PRÉFACE

La traduction française, que nous publions aujourd'hui, de notre ouvrage sur l'Hydrothérapie a été faite d'après la troisième édition américaine, que nous avons revue et à laquelle nous avons fait quelques additions, pour la mettre au courant des derniers travaux parus sur le sujet.

Cet ouvrage se distingue des publications analogues, en ce qu'il a été rédigé, non par un spécialiste, mais par un praticien désireux d'être utile à des praticiens. Il n'a pas été composé pour faire le panégyrique d'une méthode, mais pour présenter un exposé précis des effets physiologiques et des applications cliniques de l'Hydrothérapie.

Un manuel consacré spécialement à l'Hydrothérapie est destiné à rendre des services, si l'on en juge par l'insuffisance des renseignements que l'on trouve dans les traités généraux de thérapeutique sur les procédés hydriatriques.

L'auteur exerce la médecine depuis cinquante ans. Il étudie et pratique l'hydrothérapie depuis vingt-cinq ans. Il pense s'être trouvé dans de bonnes conditions pour soumettre cette méthode thérapeutique au contrôle de la clinique. Il a eu si souvent à se féliciter d'avoir ajouté les ressources que lui offrait l'Hydrothérapie à celles qu'il tenait des autres médications, d'avoir trouvé dans l'emploi de l'eau le moyen de soulager plus de malades et de conserver plus d'existences humaines, qu'il a voulu consacrer les années qui lui restent à vivre à propager parmi ses confrères l'étude d'une méthode qu'un trop grand nombre de médecins négligent ou méconnaissent.

L'auteur insiste depuis longtemps sur la nécessité d'apporter, dans l'application des procédés hydrothérapiques, une précision égale à celle que l'on regarde comme indispensable quand on prescrit le repos, des exercices, un régime, des médicaments. L'ouvrage que nous présentons au public donne la démonstration de la supériorité de l'Hydrothérapie scientifique sur les méthodes imprécises et négligées. La technique des opérations qui s'y trouvent exposées a été déterminée d'après des observations faites tant dans la clientèle privée qu'à l'hôpital. Nous avons pensé être utile à nos confrères en insérant dans le texte un certain nombre de ces observations. Elles méritent toute leur attention. Elles indiquent, en effet, combien il importe d'adapter chaque procédé hydriatrique au cas particulier que l'on traite; elles montrent comment on doit corriger la technique d'une opération, suivant les changements qui surviennent dans l'état du malade ou dans la marche de la maladie. On modifie plus sûrement les effets d'une application hydriatrique, en faisant varier la température de l'eau, la pression, la durée de l'opération, que ceux d'un médicament dont on change la dose. Il est donc absolument nécessaire d'étudier parfaitement la technique de chaque procédé. L'Hydrothérapie est un instrument si souple qu'on peut l'employer, à la différence des médicaments chimiques, pour répondre à des indications qui sembleraient contradictoires à des profanes.

La première partie de cet ouvrage expose les effets physiologiques des opérations hydriatriques, tels que nous les font connaître les expériences du laboratoire et de la clinique. La seconde partie est consacrée aux applications pratiques de l'Hydrothérapie. On y trouvera la description minutieuse de la technique de chaque procédé, complétée par des illustrations, la discussion du mode d'action et l'exposé des indications thérapeutiques. On y trouvera ensuite l'étude détaillée du traitement hydrothérapique d'un certain nombre de maladies.

L'auteur appuie chacune de ses affirmations, non seulement de ses observations personnelles, mais encore des opinions exprimées par des *cliniciens dont l'autorité est indiscutable*. Il a évité, autant qu'il était possible de le faire, de citer les auteurs qui sont des spécialistes de l'Hydrothérapie, parce que l'expérience que ceux-ci ont acquise de cette méthode repose habituellement sur des observations qu'ils ont faites dans des établissements spéciaux, et parce qu'on peut les soupçonner d'apporter quelque partialité dans l'appréciation de la médication qu'ils appliquent. Cet ouvrage réunit donc les opinions que les maîtres de la clinique ont émises au sujet de l'Hydrothérapie.

L'auteur s'est préoccupé tout particulièrement d'exposer la technique et le mode d'action de chaque procédé de façon à permettre au médecin praticien, dont il connaît les besoins pour les avoir éprouvés lui-même, de traiter ses malades à leur domicile — en dehors des cas graves — et de leur éviter ainsi l'ennui d'un séjour dans un établissement spécial et les dépenses que cette mesure entraîne. Ce qui fait l'avantage des établissements spéciaux, c'est qu'ils possèdent des médecins qui ont l'expérience du traitement hydriatrique des maladies chroniques, alors que le plus grand nombre des médecins se montrent assez négligents à l'égard de cette branche de la thérapeutique. Cet ouvrage a pour but de renseigner le praticien et de lui donner la conviction que l'on peut obtenir la plupart des effets de l'Hydrothérapie au moyen de procédés applicables à domicile.

Dans les chapitres consacrés aux applications cliniques de l'Hydrothérapie, nous avons donné la première place à la Fièvre Typhoïde, parce que cette maladie est extrêmement fréquente, et parce que l'étude de son traitement nous permettait de faire connaître l'opinion des cliniciens les plus réputés touchant la méthode hydriatrique. La méthode de Brand, que Glénard a introduite en France, et sur laquelle Tripier et Bouveret ont publié un ouvrage qui est resté classique, est employée, aujourd'hui, par de nombreux médecins, en Amérique; et, comme on en applique les règles avec beaucoup de rigueur, elle donne des résultats remarquables.

Dans un chapitre consacré à la prescription hydriatrique, nous nous sommes proposé de combattre cette erreur qui porte tant de médecins à considérer l'eau comme un agent thérapeutique inoffensif, qu'il est inutile de prescrire avec autant de précision que les agents chimiques.

Le traitement hydriatrique des Maladies Mentales est exposé dans un chapitre spécial. Nous avons fait servir à la rédaction de ce chapitre les matériaux et les documents que nous ont fournis des aliénistes éminents, qui nous témoignaient ainsi leur gratitude pour l'enseignement que nous leur avions donné.

Dans le dernier chapitre, on a formulé les réflexions qu'inspire l'étude de l'histoire de l'Hydrothérapie. Ces réflexions conduisent à reconnaître la nécessité d'un enseignement de l'Hydrothérapie. Si nous voulons arracher cet excellent agent thérapeutique aux empiriques qui s'en sont emparés, qui l'exploitent et le discréditent aux yeux des médecins, nous devons faire une place à l'Hydrothérapie dans l'enseignement des Facultés de Médecine et en rendre l'étude *obligatoire*.

S. B.

HYDROTHÉRAPIE

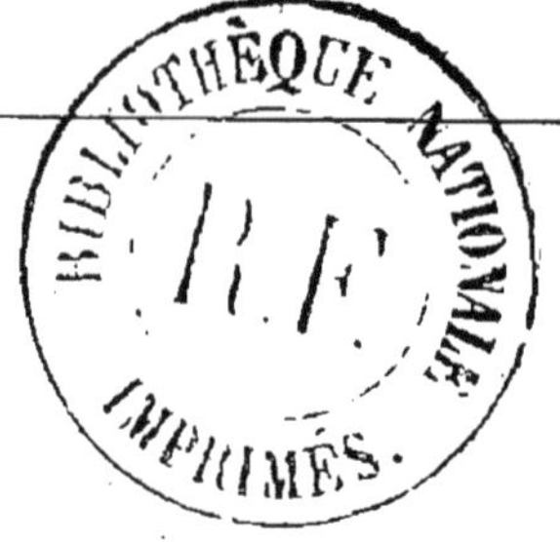

PREMIÈRE PARTIE

PRINCIPES DE L'HYDROTHÉRAPIE

CHAPITRE PREMIER

ANATOMIE ET PHYSIOLOGIE DE LA PEAU

On ne peut acquérir une exacte compréhension de l'emploi thérapeutique des applications d'eau dans les maladies, si l'on ne possède une connaissance approfondie des effets qu'elles produisent sur l'organisme sain. Or, ces effets appartiennent surtout à l'action thermique et à l'action mécanique exercées par l'eau sur la surface cutanée du corps. Il semble donc nécessaire d'étudier tout d'abord : 1° la structure anatomique et la physiologie de la peau, au point de vue de l'hydrothérapie ; 2° les propriétés physiques de l'eau qui permettent à cet élément de déterminer les effets qui seront utilisés en hydrothérapie.

Anatomie. — S'il nous paraît utile de faire connaître en premier lieu l'anatomie de la peau, nous ne pensons pas devoir, cependant, en donner un exposé minutieux et détaillé, tel que l'exigerait une étude dermatologique. Il suffira de décrire brièvement la structure de la peau, afin d'en faire comprendre plus facilement les fonctions. Nous nous intéresserons davantage, par conséquent, aux régions de la peau qui contiennent les vaisseaux sanguins et les nerfs. Les vaisseaux et les nerfs occupent par leur distribution dans la peau une surface immense, ils ont des relations de dépendance mutuelle, directe ou indirecte, avec presque tous les organes du corps; ces éléments méritent ainsi d'être étudiés comme un sujet de première importance au point de vue de l'hydrothérapie. Nous voyons donc une réelle utilité pratique à nous étendre sur ce point plus longuement et plus soigneusement qu'on ne le fait d'habitude dans les ouvrages d'hydrothérapie.

La structure anatomique de l'*épiderme* est disposée de façon à constituer une enveloppe protectrice aux éléments plus délicats et plus sensibles qui s'étendent au-dessous.

Le *derme* est formé de fibres conjonctives blanches et de fibres élastiques jaunes, groupées en faisceaux, qui, dans la couche superficielle, sont assez épais et assez serrés pour se montrer sous l'aspect d'un feutrage. Cette couche superficielle forme les papilles, en nombre considérable. Dans la couche profonde, *couche réticulée*, les fibres élastiques constituent un réseau qui, par sa disposition variant avec les différentes régions du corps, se prête aux diverses fonctions de la peau dans chacune de ces régions. Cette couche loge les vaisseaux et les nerfs, éléments qui donnent à la peau celles de ses fonctions qui sont les plus importantes au point de vue de l'hydrothérapie. La peau contient des fibres musculaires lisses qui forment un réseau dans presque toutes les parties du corps; elles manquent à la paume des mains et à la plante des pieds; on les trouve en grande abondance dans le scrotum, le pénis, le mamelon. En outre de ces fibres musculaires, il en est d'autres, les muscles arrecteurs des poils, qui sont tendus entre les follicules pileux et les parties du derme qui séparent les papilles. Sappey dit que ces muscles sont formés dans la couche papillaire par plusieurs faisceaux disposés en bouquet qui se réunissent en traversant la couche réticulée de façon à constituer un ou plusieurs faisceaux plus larges et aplatis. Très souvent les arrecteurs des poils se trouvent disposés de telle sorte que le follicule pileux semble inséré dans l'angle que limitent entre eux le poil et le cordon musculaire. Dans un grand nombre de régions, comme le dos, les joues et le front, les fibres musculaires lisses forment dans le derme un réseau qui s'étend de la région papillaire aux deux tiers supérieurs de la couche réticulée. La direction suivant laquelle se contractent ces fibres est oblique par rapport à la surface de la peau, comme celle des muscles arrecteurs des poils. Ce sont véritablement des muscles obliques de la peau. La fonction des fibres musculaires qui se trouvent dans la plus grande partie de la peau est de tendre celle-ci dans le sens horizontal ou dans le sens diagonal. Unna les considère comme un tout ; il leur donne le nom de « tenseurs obliques de la peau », ces muscles s'insérant à leurs deux extrémités sur le tissu élastique (dont Tomsa compare le rôle à celui des tendons), et par l'intermédiaire de ce dernier à la peau entière. On peut constater très facilement, en observant le dartos du scrotum, *que la tension de la peau résultant du fonctionnement de cet appareil musculaire et élastique est tout à fait sous la dépendance des variations de la température.* Une température moyenne détermine une tension moyenne du dartos ; une température plus élevée, le relâchement du muscle ; une température plus basse, la contraction de celui-ci, qu'indique la rétraction en haut du scrotum. Dans les régions couvertes de poils, la contraction produite par le froid donne lieu au phénomène bien connu sous le nom de « chair de poule ». Tomsa a montré clairement que les arrecteurs des poils en se contractant tirent la peau de dehors en dedans, enserrant la partie terminale du réseau sanguin des papilles, et vident ainsi les petits vaisseaux, de telle sorte que la circulation normale s'y trouve facilitée. Un grand nombre de faits prouvent, suivant Unna, que *l'action des muscles arrecteurs n'est pas limitée aux follicules pileux, mais participe d'une façon intime au mouvement du sang et de la lymphe.*

Les muscles cutanés sont donc entourés dans toute leur étendue par une trame de fibres élastiques unies entre elles et aux formations aponévrotiques de la peau ; et le raccourcissement ou la tension des fibres musculaires entraîne toujours une contraction simultanée de l'appareil élastique qui les enveloppe. *On comprend par là l'importance vitale qu'acquiert la contractilité de la peau, quand elle exerce son action sur les petits vaisseaux cutanés.* L'état de tension de la peau, en raison de la présence des fibres musculaires en tous les points de celle-ci, peut se modifier rapidement de la façon la plus directe ; d'autre part, les tuniques musculaires sont peu développées ou sont absentes dans les vaisseaux de la peau ; le dispositif formé par l'association des fibres musculaires et des fibres élastiques remplit donc en réalité la fonction d'un appareil inhibiteur qui distribue uniformément la pression et le mouvement; *il permet aux fibres musculaires obliques contenues dans la peau de régler, jusqu'à un certain point, la sécrétion, la circulation, le cours de la lymphe et, par conséquent, la nutrition.* On a reconnu depuis longtemps la dépendance rèciproque dans laquelle les fibres musculaires et les fibres élastiques de la peau se trouvent à l'égard les unes des autres; un fait la met bien en évidence: les régions qui ne possèdent qu'un petit nombre de fibres musculaires, comme la paume des mains, la plante des pieds, le nez, sont également pauvres en fibres élastiques. Les unes et les autres apparaissent simultanément dans les six ou sept premiers mois de la vie fœtale (Unna).

La notion de la contractilité dont est doté l'appareil musculaire et élastique de la peau fournit, on le comprend, à l'hydrothérapeute la clef de la plupart des fonctions de celle-ci.

Vaisseaux sanguins. — Les papilles de la couche superficielle du derme contiennent de fines boucles capillaires qui s'élèvent perpendiculairement jusqu'au voisinage de l'épiderme dont elles assurent la nutrition, et au niveau duquel elles permettent l'échange des gaz et la sécrétion des parties aqueuses de la perspiration. Ces boucles capillaires sont formées d'une portion artérielle et d'une portion veineuse qui s'unissent à une courte distance du sommet de la papille; elles s'étendent rectilignes ou décrivent des sinuosités suivant qu'elles sont remplies de sang ou comprimées par les papilles. Le vaisseau peut être rempli au point de doubler de longueur et de se replier en spirale jusqu'à ce qu'il occupe presque toute l'étendue de la papille. *Cette faculté que possèdent les capillaires des papilles d'augmenter et de diminuer leur capacité fournit à l'hydrothérapie un moyen fort important d'agir sur la circulation.*

Les vaisseaux de la peau diffèrent grandement suivant la région que l'on considère et les fonctions de celle-ci. Les uns se dirigent, en rayonnant vers la périphérie, comme dans la paume des mains, et se terminent par de nombreuses branches en anses; les autres sont étendus en un plan horizontal disposé entre les faisceaux serrés de fibres élastiques; ceux-ci émettent des rameaux verticaux qui s'élèvent parallèlement aux conduits excréteurs des glandes, aux poils et aux filets nerveux.

Les vaisseaux à disposition horizontale sont situés surtout

en deux régions : entre le derme et le tissu sous-cutané d'une part, entre le derme et le corps papillaire d'autre part. Les branches terminales des capillaires sous-jacents au corps papillaire forment un réseau artériel à larges mailles, dont le grand axe est parallèle à la direction des plis de l'épiderme. De ce réseau s'élève dans chaque papille vasculaire un capillaire artériel pelotonné, qui se recourbe pour devenir un capillaire veineux extrêmement flexueux. Tous les capillaires veineux du corps papillaire se réunissent en un réseau capillaire dense à mailles étroites situé au même niveau que les capillaires artériels ; ce réseau donne naissance à des veines plus larges qui traversent le derme en suivant la même direction que les artères. Les vaisseaux de la zone papillaire, comme aussi les branches plus larges qui passent dans le derme, sont tous formés d'un simple tube endothélial, auquel s'ajoutent une couche moyenne insignifiante et une adventice au voisinage du tissu sous-cutané. Ils ont donc surtout les caractères des capillaires. Les artères sont étroites, les veines relativement très larges ; cette différence est d'autant plus marquée que l'épiderme est plus épais (Unna).

La zone vasculaire des papilles pénètre les couches plus profondes du derme en différents points et alimente les follicules, les glandes et les fibres musculaires. Au-dessous de cette zone existe une région, dont l'étendue est proportionnelle à l'épaisseur de la peau, et qui n'est pas richement vascularisée.

Les couches fibreuses du derme ne possèdent pas de capillaires, mais entre elles et le tissu sous-cutané se trouve un riche réseau vasculaire. Chaque glande sébacée est entourée d'un fin réseau capillaire, dont les mailles forment un plexus très serré au contact même du tube glandulaire. De ce plexus émanent des branches très délicates qui se disposent en réseau dense à l'intérieur même des acini de la glande. Les capillaires qui pénètrent dans la peau n'ont pas de tunique élastique, mais les fibres élastiques de la peau en tiennent lieu. « Les fibres élastiques, dit Meissner (1), constituent une membrane résistante autour des vaisseaux ; elles s'opposent à l'action des vaso-constricteurs et favorisent l'action des vaso-dilatateurs, dont l'énergie est bien inférieure à celle des premiers. Elles protègent aussi les vaisseaux contre la pression des parties environnantes. » Cette union intime des fibres musculaires et élastiques aux vaisseaux sanguins de la peau indiquerait que

(1) *Deutsche Medizinal Zeitung*, 5 mars 1896.

celles-ci sont destinées à suppléer, au moins en partie, à l'absence des tuniques musculaires et élastiques dont ces fins vaisseaux sont dépourvus. Un fait corrobore cette manière de voir : quand il y a dégénérescence athéromateuse des artères dans la sénilité et l'alcoolisme, le microscope permet de constater l'absence de fibres élastiques dans la peau. En effet, suivant Meissner, ces fibres élastiques commencent à disparaître lorsque les vaisseaux deviennent rigides, c'est-à-dire avant que les lésions athéromateuses aient apparu.

En faisant exception pour les rameaux isolés qui irriguent les papilles, on peut dire que les branches vasculaires affectent une distribution horizontale, surtout en deux points : dans les deux bords du derme. Leur disposition chez l'adulte dépend de l'épaisseur du derme. Lorsque le tissu adipeux sous-cutané augmente, la partie supérieure de cette couche est alimentée par les vaisseaux du pannicule musculaire. Les papilles contenant des corpuscules du tact ne possèdent aucun vaisseau sanguin.

Physiologie. — La physiologie de la circulation cutanée n'a pas encore reçu l'attention qu'elle mérite, tant de la part des physiologistes que de celle des hydrothérapeutes. L'auteur a soutenu depuis longtemps que le cœur ne pourrait faire circuler un liquide visqueux comme le sang dans les fins vaisseaux périphériques, si ceux-ci n'étaient doués d'un pouvoir propulseur qui aide au cours du sang. Il a défendu cette manière de voir, basée entièrement sur l'observation clinique, en exposant le mode d'action du bain de Brand dans la fièvre typhoïde (1), des compresses froides sur la poitrine dans la pneumonie (2) et des bains de Nauheim (3). La constitution anatomique de la peau, qui est formée essentiellement d'un réseau de vaisseaux sanguins pénétré et soutenu par des éléments contractiles, indiquerait que la circulation dans ceux-là dépend de la capacité fonctionnelle de ceux-ci. Il importe beaucoup de savoir de quelle façon les fibres musculaires lisses sont affectées par les excitations thermiques et autres. Colin Stewart (4) fournit quelques précieuses observations faites sur les mucles lisses des mammifères. Il a expérimenté sur le muscle vésical du chat. Il conclut ainsi : « Si l'on analyse les phé-

(1) Uses of Water in Modern Medicine, 1890.
(2) *Medical News*, janvier 1897.
(3) System of Therapeutics, de Hare, vol. IV, p. 34.
(4) *Amer. Journ. Physiology*, 1900, IV, p. 185.

nomènes en tenant compte de l'état du muscle à la température du corps, on peut dire que le froid produit une augmentation du tonus, tandis que la chaleur détermine d'abord un léger relâchement, puis une accentuation marquée du tonus quand la température dépasse 40° C. (104° F.); au delà, le relâchement apparaît de nouveau, jusqu'à ce que la température se soit élevée à 53° C. (127.4° F.), température à laquelle le muscle meurt.»

Stewart confirme donc ce que Sartoli (1), Schultz (2) et Woodward (3) ont dit de l'action de la température sur les muscles lisses des animaux à sang froid et à sang chaud. Schultz a démontré que l'effet de la température s'exerce sur les ganglions nerveux du muscle et non sur la fibre musculaire. Lorsqu'il paralyse les ganglions par l'atropine ou la cocaïne, les muscles ne répondent plus à l'excitation thermique, bien qu'ils réagissent encore aux excitations électriques.

Je suis heureux de trouver une confirmation de cette opinion dans les travaux du Dr Woods Hutchinson, professeur de Physiologie comparée à l'Université de Buffalo (4). Cet auteur a forgé un mot nouveau pour exprimer l'action propulsive des vaisseaux de la peau. Il parle du « cœur cutané » (*skin heart*) comme d'un facteur de la circulation chez l'homme. Il admet que les petits vaisseaux de la peau peuvent se contracter rythmiquement; et, comme l'auteur le dit avec modestie, il se trouve assez bien placé pour faire mieux que de soulever simplement la question. Wesley Mills dit aussi avec raison : « On peut faire entrer en ligne de compte une tendance à la contraction rythmique inhérente à tout le système vasculaire, y compris les vaisseaux. »

Nous avons depuis longtemps conscience de l'insuffisance extrême de la plupart des théories qui veulent expliquer les effets exceptionnellement toniques et salutaires des bains et des affusions froides. La théorie banale de la « réaction » s'est, d'année en année, usée jusqu'à la corde ; elle est absolument impropre à donner la raison de cet effet tonique durable, de ce sentiment de bien-être, de cette impression générale de satisfaction que procurent ces moyens si simples, mais merveilleusement efficaces. Il était difficile, *a priori*, de rendre compte

(1) *Archiv. italiennes de Biologie*, vol. III.
(2) *Archiv. f. Anat. und Physiologie*, 1897, p. 307.
(3) *Amer. Journ. of Physiology*, 1889, p. 26.
(4) *Animal Physiology*.

simplement par une action tonique portant sur le cœur ou le système nerveux central, de ce fait que, pendant des minutes et même des heures après l'immersion ou l'affusion, le sang circule avec moins d'effort dans les vaisseaux superficiels. Mais l'écart entre la théorie et les faits s'est encore augmenté quand on a commencé à employer avec méthode la médication hydriatrique. Pour ce qui concerne le traitement de la fièvre typhoïde par le procédé de Brand, par exemple, nous avons été inclinés, tout d'abord, à attribuer presque tous les effets utiles au simple abaissement de la température et à l'augmentation des pertes de calorique subies par le corps. Cependant l'un après l'autre, tous nos cliniciens en sont arrivés à conclure que ces phénomènes sont les moins importants des effets utiles de la méthode, et que le facteur capital des résultats remarquables de celle-ci est l'action particulièrement tonique exercée sur le cœur, le système nerveux central, et la sécrétion rénale. Tous les médecins les plus compétents se sont prononcés catégoriquement dans ce sens (Baruch, Osler, Siehler, Stockton).

Aucune des théories qui regardent le cœur comme la seule force motrice agissant sur la circulation, et le myocarde comme l'unique muscle de l'appareil vasculaire possédant la faculté de se contracter rythmiquement, ne peut expliquer plus qu'une petite partie des effets de l'hydrothérapie.

Qu'on nous autorise donc à admettre que l'élément essentiel de l'accentuation du tonus vasculaire à la périphérie sous l'influence des opérations hydrothérapiques est un phénomène actif et non passif, une modification locale plutôt qu'une modification réflexe, en d'autres termes, que l'état normal des fibres musculaires contenues dans les parois artérielles et celui des cellules amœboïdes de l'endothélium des capillaires n'est pas plus qu'ailleurs un état de repos, soit dans la contraction, soit dans la dilatation, mais un état constant d'activité rythmique, et que le renforcement de cette contractilité rythmique du vaste réseau vasculaire de la peau, sous l'action de l'eau froide, et de la friction, est le facteur principal de l'amélioration des fonctions circulatoires. Le cœur lui-même n'est pas autre chose qu'un agrégat local de ces mêmes fibres musculaires, et son activité, comme celle de ces fibres, est d'origine interne, les nerfs cardiaques ne faisant que la régler. Quand nous aurons rappelé que le grand réseau contractile des vaisseaux cutanés peut contenir plus des trois dixièmes de la totalité du sang, et que sa surface tout entière se trouve impressionnée par le bain froid, on n'aura aucune peine à croire que la stimulation de ce grand « cœur cutané » diffus peut devenir un facteur de la plus grande importance dans l'amélioration des fonctions circulatoires.

Voyons maintenant si nous n'allons pas trouver dans la physiologie, telle que l'établissent nos connaissances actuelles, une base à cette hypothèse. Il est peut-être difficile de donner à l'appui de celle-ci quelque chose de plus que des présomptions, mais ces présomptions sont assez nombreuses. Nous constatons, en premier lieu, que tous les observateurs ont noté, de temps à autre dans ces trente dernières années, l'apparition de contractions rythmiques dans quelques groupes de vaisseaux chez les espèces inférieures, non seulement parmi les invertébrés, mais aussi parmi les vertébrés, et même chez les mammifères.

Plus nous descendons le long de l'échelle des animaux, plus le fait apparaît fréquemment. En réalité, il peut être regardé comme constant chez les invertébrés. On a vu maintes fois, chez les vertébrés inférieurs, dans l'aile de la chauve-souris, la nageoire de l'anguille, les nageoires de divers poissons, la membrane interdigitale et le mésentère de la grenouille, les vaisseaux animés de contractions rythmiques lentes, mais constantes. Dans beaucoup de cas, on a enregistré le fait sans soupçonner apparemment sa nature réelle ; par exemple quand on a rapporté que les artérioles de la grenouille semblent « varier spontanément », quand Curtiss, étudiant le réseau capillaire de l'oreille du lapin, a dit que « des capillaires qu'on n'avait pas remarqués auparavant peuvent soudain frapper le regard » et disparaître peu après.

Pour ce qui concerne les mammifères, presque tous les observateurs ont commenté, avec des opinions variables, la contraction rythmique singulière que l'on observe fréquemment dans l'oreille du lapin, et accidentellement dans le mésentère de cet animal. Curtiss admet également que les parois des capillaires sont évidemment formées de « cellules vivantes et susceptibles de se contracter ». Porter déclare qu'on a beaucoup discuté les contractions rythmiques présentées dans quelques régions par les vaisseaux chez les mammifères, mais qu'on connaît du moins quelques douzaines d'observations certaines de la réalité du fait.

Mills résume la discussion dans les termes suivants : « De

tels faits donnent quelque consistance à cette opinion que le retour des vaisseaux à leur calibre primitif après leur distension par la systole cardiaque, est aidé par les contractions rythmiques des cellules musculaires de leur paroi (1). »

Cependant, on ne doit pas aller jusqu'à admettre que le rôle des contractions rythmiques des petits vaisseaux ait une action considérable dans le mécanisme de la propulsion du sang. « On ne voit pas de raison de supposer, dit Morrant Baker, que la tunique musculaire contribue autrement qu'en une très faible mesure à la progression du sang dans les vaisseaux. »

Reste-t-il enfin dans les phénomènes physiologiques de la circulation quelques phénomènes qui n'aient pas été résolus, et dont la contraction rythmique des vaisseaux puisse fournir la solution? On en trouve plusieurs. L'un d'eux est cette question si discutée de l'origine du dicrotisme. On considère habituellement l'onde dicrote comme produite par la réaction de la tunique élastique des vaisseaux, ou comme une oscillation réfléchie de la périphérie, ou bien comme une onde due au choc de fermeture des valvules aortiques; on l'explique encore de diverses manières. Un examen plus attentif fait découvrir ordinairement que cette onde est formée en réalité d'une courbe peu élevée prédicrotique et d'une courbe dicrotique plus élevée. On est donc amené à penser que le premier phénomène marquant le retour du vaisseau sanguin à son calibre primitif relève de l'action mécanique du tissu élastique des parois vasculaires, et se manifeste par l'oscillation prédicrotique; le second phénomène serait produit par une contraction active de la tunique musculaire et se traduirait par l'onde dicrotique proprement dite. Ces phénomènes se ralentissent et s'exagèrent lorsque le tonus artériel est diminué, c'est-à-dire, lorsque la tunique musculaire est relâchée et que, par conséquent, la lumière du vaisseau se distend librement et complètement. Si le tonus artériel est augmenté, la distension mécanique du vaisseau est peu marquée, et la réaction musculaire est si prompte qu'elle coïncide avec le retrait du tissu élastique; aussi les deux ondes se confondent en une seule, et même, comme leur point de départ est presque exactement synchrone avec la cessation de la distension déterminée par la contraction cardiaque, la courbe ne montre en fait aucun arrêt dans sa chute : l'onde dicrotique disparaît à peu près complètement quand la tension artérielle est élevée.

(1) *Animal Physiology.*

En dernier lieu, on rencontre dans le problème prodigieusement complexe et intéressant de l'équilibre de la tension artérielle certains faits qui restent inexpliqués dans l'hypothèse ordinairement admise de la passivité des parois artérielles : par exemple, l'augmentation de la tension artérielle au moment où une plus grande quantité de sang est amenée dans une région donnée ; on attendrait précisément le phénomène inverse si l'on se basait sur une opinion *a priori* considérant les vaisseaux comme de simples canaux passifs. On explique habituellement ce fait d'une façon imparfaite en faisant intervenir ce pouvoir fabuleux que l'on attribue au cœur d'être indéfiniment tolérant, et d'effectuer un travail d'autant plus considérable que devient plus puissante la résistance qui s'oppose à lui ; qualité qui mériterait à cet organe, si elle lui appartenait pour un temps plus long qu'un court instant, une place tout à fait exceptionnelle dans la hiérarchie des organes.

Pour terminer, nous nous hasarderons à soumettre au lecteur les conclusions suivantes, qui serviront de base aux études et aux discussions ultérieures :

1° Nous avons les raisons les plus sérieuses de croire que l'existence d'une contractilité active dans la paroi musculaire des artères et des artérioles, et, à un degré moindre, des veines, des lymphatiques et, de l'épithélium capillaire, se rencontre chez les mammifères les plus élevés, qui ont hérité cette propriété des espèces ancestrales.

2° Les effets salutaires de l'eau froide sur la circulation et particulièrement de l'eau très minéralisée, et des applications suivies de friction, d'abord dans l'état de santé, ensuite dans la méthode de Brand pour la fièvre typhoïde et dans la méthode de Schott-Nauheim pour le traitement des affections cardiaques, ne sont expliqués d'une façon satisfaisante que par la persistance de ce pouvoir contractile dans le « cœur cutané » de notre organisme de mammifère.

3° Cette contractilité existe presque constamment chez les invertébrés ; elle a été observée dans le système vasculaire de beaucoup de vertébrés inférieurs (grenouilles, poissons) et chez les vertébrés supérieurs, quand on s'est placé dans des conditions favorables à sa découverte (aile de la chauve-souris, oreille du lapin). Nous sommes donc fondés à admettre que son existence dans notre espèce est possible et même probable.

4° Un certain nombre de faits notés par les physiologistes

dans l'étude des fonctions des vaisseaux restent inexpliqués, que l'hypothèse de la contractilité peut permettre de comprendre : la pulsation rythmique des vaisseaux dans l'oreille du lapin, le rétablissement du tonus artériel normal après la section des nerfs vaso-moteurs, la persistance de contractions dans le ventricule chez les vertébrés inférieurs, et dans l'oreillette chez tous les animaux après section de tous les nerfs cardiaques, le phénomène du pouls dicrote, ce fait anormal que la rapidité de la circulation et la masse sanguine augmentent en une région donnée alors que la résistance artérielle est nettement accrue.

L'auteur a exposé ici la théorie du « cœur cutané » de Hutchinson, parce qu'elle confirme ses propres idées sur ce sujet, établies antérieurement sur des données cliniques. Si l'on joint à cette notion ce que nous avons dit de l'action des fibres musculaires de la peau, on trouvera une explication très plausible du phénomène de la réaction, qui a inspiré des opinions si divergentes aux hydrothérapeutes. (Voir l'article Réaction.)

Hasebrook (1), à la fin d'un excellent article sur le traitement gymnastique des maladies du cœur, conclut en affirmant l'indépendance de la circulation périphérique. Il prétend que l'activité diastolique et systolique se manifeste dans les capillaires des tissus comme une force aspiratrice et dans le domaine des artères comme une force propulsive.

Veines. — On n'a pas accordé, jusqu'ici, en étudiant le mode d'action de l'hydrothérapie, une attention suffisante au rôle des veines cutanées, des veines superficielles, qui sont si nombreuses et si larges dans les membres. J'ai soupçonné longtemps que des masses sanguines considérables pouvaient se déplacer sous l'action d'une contraction des veines, identique à celle des petits vaisseaux superficiels et déterminée comme celle-ci par les procédés froids ; car le contenu de ces veines se déplace très aisément, du fait d'un changement de position, par exemple. Mais j'ai omis de mentionner, jusqu'à présent, dans ce chapitre, la circulation veineuse, parce que je n'avais connaissance d'aucune étude anatomique ou physiologique récente sur ce sujet, et que je ne voulais me contenter ni d'une discussion théorique, ni d'une notion purement empirique.

(1) *D. Archiv. f. klin. Med.*, Bd., LXXVII.

Voici ce qu'écrit Sewell (les phrases en italiques ont été soulignées par moi) dans le *Journal of the American Medical Association*, du 20 octobre 1906 (p. 1283) :

« Le faible développement de la musculature des veines a fait apprécier insuffisamment leur fonction contractile. Quand on veut comparer les veines aux artères au point de vue du mécanisme de la contraction, il faut n'avoir en vue qu'une seule chose : le rapport du volume de l'ensemble des fibres musculaires dans un département veineux déterminé à la pression sanguine moyenne contre laquelle celles-ci doivent réagir; et c'est ce rapport que l'on mettra en parallèle avec le même rapport considéré dans les artères. *La physiologie des veines semble n'avoir reçu qu'une attention fort limitée.* Bancroft (1) a étudié les veines des membres postérieurs chez des chats et des lapins. La compression de l'aorte ne produisait aucune diminution du calibre des veines, mais simplement leur aplatissement et leur flaccidité. L'excitation du nerf sciatique amenait une contraction marquée, irrégulièrement répartie. L'effet de l'excitation était considérablement influencé par la manière dont la veine était mise au jour; l'appareil vasomoteur se fatiguait facilement.

L'étude des veines chez l'homme démontre : 1° *qu'une veine peut se vider passivement par défaut d'afflux sanguin, ou activement du fait de ses propres contractions;* — 2° que, dans une veine relâchée et remplie en partie seulement, le sang peut refluer librement en amont d'une valvule, au moins lorsque la veine se trouve dans une position horizontale; — 3° que la fermeture d'une valvule veineuse est, habituellement sinon toujours, produite par une contraction active de la veine ; cette contraction porte sur le segment de la veine périphérique par rapport à la valvule, et secondairement sur le segment central ; on peut supposer raisonnablement que la dilatation pathologique des veines tient à un défaut de leur contractilité, qui ne parvient pas à rendre les valvules suffisantes; — 4° une contraction veineuse peut se localiser en un espace étroit; — 5° *l'excitant principal de la contractilité veineuse est le froid, spécialement quand il est associé à une friction légère ;* — 6° les manifestations de la contractilité des veines sont très variables, probablement, à cause de l'intervention de la fatigue.

(1) Huber. Bohm, Davidoff, Text-book of Histology, 1900.

Les veines superficielles et celles des membres inférieurs passent pour avoir une musculature relativement bien développée. « Des cellules musculaires aplaties et disposées circulairement se trouvent groupées à la face interne de la plupart des valvules les plus larges. »

Chez les personnes dont les veines superficielles du bras sont saillantes, on voit ces vaisseaux se contracter et les valvules se montrer plus ou moins apparentes, quand le membre est exposé à l'air frais. Si l'on effleure alors le bras, du poignet à l'épaule, simplement en y passant la main, les veines ainsi excitées peuvent devenir complètement invisibles, ou encore se montrer comme de simples cordons blancs; mais leur trajet est indiqué par les valvules dont chacune reste fermée sous la pression d'une gouttelette de sang, maintenue en place par le segment central de la veine contracté sur elle. La contractilité de la veine peut même retenir la gouttelette de sang au contact de la valvule un certain temps, alors que l'élévation du bras fait agir la pesanteur en sens contraire. Lorsqu'une veine est dilatée, l'excitation mécanique d'un segment limité amène quelquefois une contraction tonique locale de cette partie. Quand on chasse par une friction vigoureuse le sang qui remplit une veine au delà d'une valvule déterminée, qui l'empêche de refluer en arrière, le segment vidé de la veine semble subir une contraction active ; cette contraction est d'autant plus nette que le segment suivant se trouve gonflé de sang en aval de la valvule qui le ferme.

Si l'on plonge la main dans l'eau froide pendant une minute, les veines se contractent et deviennent presque entièrement invisibles. Mais, en même temps, la peau de la main devient très rouge. La tension artérielle dans le bras ne change pas. La congestion de la main est manifestement produite par l'engorgement des capillaires dû à la résistance que les veines contractées opposent au cours du sang. La pression dans les veines baisse un peu après cette opération ; mais elle est loin de tomber aussi bas qu'on la trouve dans une veine également distendue alors que la peau est pâle. C'est que, dans le premier cas, la poussée du sang qui doit vaincre la résistance des veines est beaucoup plus énergique que dans le second. En d'autres termes, quand une veine diminue de volume par la contraction active de ses parois, la pression tend à s'élever dans sa lumière ; quand la réduction de sa capacité dépend de la diminution de l'afflux artériel la pression tombe toujours.

La contraction localisée des veines est bien mise en évidence par l'immersion de la main et de la moitié de l'avant-bras dans l'eau froide. Les veines, pendant quelques minutes après le retrait du membre, restent petites ou invisibles dans la région refroidie, tandis que, juste au-dessus de celle-ci, les veines du bras alimentées par les couches profondes se dilatent amplement ; le phénomène est particulièrement frappant si l'on place une bande légèrement serrée autour de la partie supérieure du bras. »

Il est absolument nécessaire de connaître exactement et de bien comprendre l'anatomie et la physiologie de la circulation cutanée pour se faire une idée juste des résultats variés, et parfois contradictoires en apparence, que l'on obtient par l'emploi de l'eau dans les maladies.

Nerfs. — L'appareil nerveux de la peau est constitué par des fibres à myéline et des fibres sans myéline. Les branches sensitives des nerfs crâniens et rachidiens (auxquelles se mêlent les nerfs vaso-moteurs) et les nerfs moteurs des muscles cutanés forment dans la peau, suivant Unna, des plexus composés d'éléments plus volumineux et plus nettement disposés que ceux qui constituent les plexus péri-vasculaires. Dans le tissu sous-cutané les nerfs ont un parcours horizontal plus étendu que celui des vaisseaux ; ils émettent çà et là des rameaux grêles avant d'entrer dans le derme en compagnie des vaisseaux. En certaines régions ils fournissent dans le tissu sous-cutané des rameaux pour les corpuscules de Pacini. Après avoir pénétré dans le derme, les nerfs s'infléchissent de nouveau au niveau du bord inférieur du corps papillaire, prennent une direction horizontale et constituent un plexus nerveux juste au-dessous de l'épiderme. Krause prétend que de petites cellules ganglionnaires sont accolées à celles des fibres qui possèdent encore de la myéline. Les fibres ascendantes sont très courtes ; elles perdent leur myéline et se terminent exactement à la face inférieure de l'épiderme en fines fibrilles, très nombreuses ; elles fournissent quelques ramuscules à l'endothélium des vaisseaux papillaires. D'autres se terminent librement dans le tissu conjonctif par de fines extrémités renflées. Une partie de ces fibres, encore pourvues d'une gaine de myéline, s'élèvent dans les papilles jusqu'aux corpuscules de Meissner, qui, comme on le sait, sont répandus en abondance dans la peau tout entière.

L'appareil nerveux de l'épiderme offre un grand intérêt ;

D'après Unna, des ramuscules amyéliniques du réseau sous-épidermique s'élèvent perpendiculairement entre les cellules cylindriques basales; ils fournissent de fines fibrilles dont les ramifications disposées en plexus vont jusqu'à la couche cornée. Ils cheminent entre les cellules du corps muqueux de Malpighi et se terminent par de fines extrémités renflées. Les terminaisons nerveuses dans l'épiderme sont donc réparties en étages, et intercellulaires. Ces fibres centripètes conduisent aux centres les sensations thermiques.

Les follicules pileux et les glandes sébacées reçoivent également des fibres nerveuses émanées du plexus sous épidermique.

Zones réflexes. — Les physiologistes ont étudié les rapports qui existent entre certaines régions de la peau et les centres nerveux constitués par les ganglions rachidiens. Les données plus ou moins certaines qu'ils fournissent ont un grand intérêt pour l'hydrothérapeute.

La région interscapulaire, qui est le siège du réflexe scapulaire, est en connexion avec les premiers, deuxième et troisième ganglions dorsaux. Les nerfs cutanés, qui se ramifient le long des bords des muscles droits innervent la zone réflexe abdominale qui se rattache aux huitième, neuvième, dixième, onzième et douzième ganglions dorsaux. Le revêtement cutané de la partie inférieure de la poitrine représente la zone réflexe épigastrique, qui est reliée aux cinquième, sixième et septième ganglions dorsaux. La peau recouvrant les fesses, siège du réflexe fessier, est en relation avec les quatrième et cinquième ganglions lombaires. La face interne et supérieure de la cuisse, zone du réflexe crémastérien, est attachée aux quatrième et cinquième ganglions lombaires.

Dans une excellente étude sur les « nerfs des capillaires », Carl Sihler (1) arrive à cette conclusion que « les capillaires reçoivent des fibres nerveuses à la fois des nerfs sensitifs et des nerfs qui entourent les vaisseaux sanguins les plus larges, artères et veines ».

Les rameaux de la corde du tympan, dans la glande sous-maxillaire, ne vont pas aux cellules glandulaires, mais se terminent sur les capillaires.

Les tissus musculaires et glandulaires, et peut-être même

(1) *The Journ. of Experimental Medicine*, vol. I, n° 5, 1901.

tous les tissus de l'organisme, contiennent un vaste plexus nerveux disposé autour des capillaires sanguins. Ces nerfs des capillaires, que l'on doit peut-être considérer aussi comme des nerfs trophiques, règlent la production et la circulation interstitielle de la lymphe, et interviennent dans le mécanisme de la sécrétion glandulaire. Ils peuvent entrer en activité sous l'influence d'excitations périphériques ou d'impulsions reçues du système nerveux central et du sympathique. Ils peuvent exercer, grâce à leurs connexions avec les vaso-moteurs des artères et des veines, une certaine action sur la circulation du sang.

La présence dans la peau des terminaisons nerveuses que nous venons de décrire explique cette sensibilité épidermique si remarquable, qui permet aux opérations hydriatriques d'agir sur le système nerveux central, et spécialement sur le sympathique, qui régularise la plupart des fonctions organiques.

Considérons, en même temps que ces faits anatomiques et physiologiques, une autre autre vérité également bien établie ; à savoir, que les onze cents mètres carrés de capillaires cutanés sont étroitement reliés à l'appareil central de la circulation. Nous pourrons alors prétendre, avec une sincérité absolue, que le médecin qui possède une notion exacte des principes et de la pratique de l'hydrothérapie tient en ses mains la clef d'un grand nombre de problèmes pathologiques et thérapeutiques, qui ont jusqu'à présent déconcerté les observateurs.

Température normale de la peau. — Les opérations hydriatriques agissent sur la surface extérieure du corps et leurs effets dépendent presque entièrement de la différence qui existe entre la température de l'eau employée et la température de la peau ; cependant, on ne trouve que de rares données sur celle-ci dans les auteurs qui exposent la physiologie de la peau et la théorie des diverses opérations hydriatriques. Il est pourtant très important, surtout quand il s'agit d'une maladie chronique non fébrile, d'avoir présent à l'esprit que la température de la peau est normalement inférieure à la température interne, en moyenne de six à huit degrés F. (3,3° à 4,4°C.). La température normale de la peau en dehors de l'état fébrile est, pour l'auteur, 92°F. (33,3°C.). Certaines régions du corps présentent des différences de température qu'on utilise, dans la pratique, comme on le verra. C'est rappeler une notion banale que dire que les extrémités inférieures se refroidissent facilement ; aussi l'on fait rarement des applications froides sur ces parties, et l'on y fait souvent des applications chaudes. L'abdomen est la région de l'organisme dont la température est le plus élevée. Des parties qui sont habituellement exposées à l'air libre, la plus chaude est la région frontale.

On évitera dans cet ouvrage de désigner comme eau fraîche et eau froide l'eau dont la température est inférieure à la température du CORPS ; on appellera correctement eau fraîche et eau froide l'eau dont la température est inférieure à celle de la PEAU, eau chaude et eau très chaude l'eau à une température supérieure à celle de la peau.

CHAPITRE II

FONCTIONS DE LA PEAU

On peut considérer la peau, au point de vue de l'hydrothérapie, sous trois aspects différents : 1° comme un des organes des sens; 2° comme un organe d'excrétion; 3° comme un organe de régulation des fonctions de calorification.

1° *La peau, organe sensoriel.* — Roehrig a indiqué en quelques mots toute l'importance de la peau considérée comme un des organes des sens, en disant que, après la vue, le toucher est le plus précieux de tous. L'organisme humain prend, par ce sens, conscience de son contact avec le monde extérieur. La distribution anatomique des nerfs dans toute l'étendue de la peau et leurs connexions avec le système nerveux central sont si complètes et si parfaites que la pointe d'aiguille la plus fine ne peut pénétrer la couche la plus superficielle du revêtement cutané, sans mettre en jeu tous les appareils dont l'organisme dispose pour se protéger contre un danger imminent ou une influence nuisible. *Les terminaisons nerveuses de la peau veillent sur la plupart des fonctions organiques de l'homme.*

Les excitations auxquelles la peau se trouve le plus constamment exposée lui viennent du froid et du chaud. Dans son existence habituelle, l'homme s'efforce de neutraliser, par la disposition de ses vêtements et de son habitation, tous les effets nocifs, que peuvent lui faire subir ces excitations. Ces excitations produisent leur action physiologique, parce qu'elles sont transmises, par l'intermédiaire des voies sensitives, aux centres vaso-moteurs, respiratoires et cardiaques, et aux muscles. C'est de cette façon qu'elles font naître tel acte réflexe qui doit écarter une atteinte nuisible du monde extérieur. Les organes nerveux périphériques, qui permettent cette action physiologique, sont les corpuscules du tact, les corpuscules de Pacini et les terminaisons nerveuses renflées en massue. Le sens du toucher, suivant Goldscheider (1), se compose d'un certain nombre de sensations spécifiques dont chacune est transmise par des conducteurs spéciaux. Goldscheider a étudié les terminaisons de ces nerfs, et a montré que leurs localisations sont distinctes et leurs fonctions définies. De même qu'il existe dans la muqueuse linguale des nerfs de deux sortes, les uns gustatifs et les autres sensitifs, qui se distribuent aux mêmes régions et donnent, néanmoins, des perceptions tout à fait distinctes, de même il y a dans la peau des fibres nerveuses spécialement affectées à chaque ordre de perceptions que la surface cutanée fournit. Des points spéciaux sont sensibles au contact, d'autres à la pression, et, probablement, d'autres encore, suivant Frey, à la douleur. Il semble que nous possédons en outre des terminaisons nerveuses spéciales, réparties dans toute l'étendue de la peau, par lesquelles nous percevons des sensations d'un certain ordre qui nous permettent de « sentir notre peau ». Tandis que les nerfs de la sensibilité à la pression nous informent des objets extérieurs qui arrivent au contact de notre corps, d'autres nerfs transmettent à notre conscience des perceptions qui constituent ce que nous appelons la « sensibilité générale ». Mais les plus importants de ces organes spécialisés de la sensibilité cutanée sont les terminaisons nerveuses qui nous fournissent les notions de température. Goldscheider, Blix et Frey ont démontré qu'il existe des points spéciaux pour les sensations de froid et pour les sensations de chaud, points que l'on peut découvrir en les touchant avec de petits pinceaux de soies imbibés d'éther. Ces points sont disposés suivant des lignes qui souvent rayonnent autour d'un point central. Les centres des radiations forment des rangées où se rencontrent des points pour la chaleur et des points pour le froid ; mais chaque radiation ne perçoit jamais que le froid ou le chaud. Les points sensibles au chaud sont en plus petit nombre. *La sensation de froid*, éveillée par l'excitation d'un point sensible au froid, *est aussi rapide qu'un éclair. La sensation de chaleur*, produite par l'excitation d'un point sensible au chaud, *se développe plus lentement.* Cette particularité physiologique nous explique pourquoi l'on considère le contact brusque de l'eau à une température basse comme déterminant un « choc » que l'on n'a jamais imputé au contact de l'eau à une température élevée. Il est regrettable

(1) *Archiv für Physiologie*, 1885.

qu'on assimile si souvent le choc produit par l'eau froide avec le choc que les médecins connaissent comme une cause de dépression des énergies vitales. Cette confusion a pour effet d'inspirer de la méfiance à l'égard du traitement des fièvres par les bains.

On peut exciter les points thermiques au moyen d'excitants mécaniques, électriques, ou chimiques. On parvient, en effet, à mettre en évidence un point sensible au froid en le touchant avec une aiguille chauffée. Le contact, s'il est léger, n'est pas perçu en ces points; et, même s'il est brutal, il ne produit pas de sensation douloureuse. L'excitation des troncs nerveux formés de fibres sensibles au froid détermine une sensation de froid localisée à la périphérie, comme celle qu'entraîne l'excitation des terminaisons. Pour cette raison, il arrive souvent qu'une pression vigoureuse atteignant les nerfs thermiques cause une sensation de chaud ou de froid.

La répartition topographique de la sensibilité est réglée par le développement régional de l'appareil nerveux qui est affecté à cette sensibilité spéciale. Par exemple, dans l'extrémité palmaire des doigts, qui possède une sensibilité tactile excellente, les points thermiques sont en petit nombre, et, par conséquent, la sensibilité thermique est moindre. L'opinion d'après laquelle l'acuité de la sensibilité thermique dépendrait de la finesse de l'épiderme est erronée, si l'on en croit Goldscheider. Cet auteur a montré que, sur la face antérieure du thorax, la région sternale ne possède qu'une sensibilité au froid modérée, tandis que les autres régions sont très sensibles à cet excitant; la région mammaire est également très sensible à la chaleur. Dans la région ombilicale, la sensibilité au froid est faible, la sensibilité à la chaleur est presque nulle. Le dos est à peu près aussi sensible au chaud qu'au froid; au niveau de la colonne vertébrale, la sensibilité est un peu moindre; elle est plus développée sur le côté gauche du dos.

A. Herzen rapporte des expériences faites sur des membres présentant des anesthésies, et soutient que l'on constate, dans les cas de ce genre, une diminution de la sensibilité tactile, l'abolition de la sensibilité au froid et l'intégrité de la sensibilité au chaud; il contredit sur ce point l'opinion de Goldscheider. Herzen pense que les sensations de froid, comme les sensations tactiles, sont transmises par des conducteurs spéciaux passant par les cordons postérieurs de la moëlle, tandis que les sensations de chaud, comme les sensations douloureuses, passent à travers la substance grise. Ce fait important s'est trouvé confirmé par la clinique dans un cas de sclérose du cordon postérieur, avec anesthésie tactile complète des extrémités inférieures; il a été également vérifié par des expériences sur les animaux.

D'après Roehrig, le fonctionnement des sensibilités au contact, à la pression, et à la température dépend de l'intégrité de la région de la peau qui contient les terminaisons nerveuses. Lorsque l'excitation porte directement sur les nerfs, la seule perception produite est une sensation douloureuse, qui est la même pour les divers excitants. D'autre part, les terminaisons des nerfs du toucher perdent leur sensibilité spéciale à la pression et à la chaleur, quand elles sont irritées d'une façon intense, parce que leur capacité perceptive est émoussée par la sensation douloureuse générale. La partie de la peau ainsi traitée est privée, pour un moment, de la faculté de percevoir les excitations ultérieures. On peut regarder les sensations de contact et de pression comme dues à la compression directe des tissus contenant les terminaisons nerveuses, et admettre que nous jugeons des qualités de la sensation suivant l'énergie et l'étendue de la pression. Il en est de même des sensations thermiques. Elles dépendent des mouvements d'expansion et de réduction que la chaleur fait subir aux liquides contenus dans les organes microscopiques du tact. La sensation de chaleur est le résultat de la compression des terminaisons nerveuses.

On peut expliquer par là ce phénomène bien connu : la transformation d'impressions produites par le contact en sensations thermiques. C'est ainsi que nous estimons ordinairement trop haut le poids d'un objet froid; car nous ne pouvons séparer avec précision la sensation de pression et la sensation thermique qu'il nous donne; nous percevons l'une et l'autre sous la forme d'une sensation de pression plus intense.

L'état de la circulation sanguine au niveau des organes terminaux des nerfs thermiques joue également un rôle important dans la genèse des sensations de température. On sait que les régions congestionnées sont plus sensibles aux excitations thermiques que les autres régions. C'est là une disposition dont on tirera parti, lorsqu'on préparera la peau d'un sujet dont les réactions sont paresseuses, en l'exposant à la chaleur, à subir les effets des opérations froides, qui, dès lors, seront plus actives. La circulation de la peau est soumise à des actions réflexes. Le froid détermine la contraction des vaisseaux cutanés, la chaleur détermine leur dilatation. Ce fait explique que l'électricité et certains excitants chimiques qui produisent des effets semblables sur la circulation cutanée sont susceptibles d'impressionner les nerfs thermiques et d'amener une sensation de chaleur. La sensation de brûlure donnée par un cataplasme sinapisé, ou par un courant galvanique, peut bien être confondue avec celle que donne le contact d'un objet chauffé.

Les impressions qui, des nerfs centripètes, vont aux centres nerveux, et celles qui, des centres nerveux, vont aux nerfs centrifuges, sont conduites, sans aucun doute, suivant les mêmes lois.

Les *sensations thermiques* sont positives, ce sont les sensations de chaleur, ou négatives, ce sont les sensations de froid, suivant que la température de l'objet qui les produit est supérieure ou inférieure à celle de la peau. Mais, comme la température de la peau est soumise à des variations constantes, il est évident qu'il n'est pas très facile d'établir une limite bien nette entre ces deux ordres de perceptions. En général, la faculté de percevoir le froid et le chaud est exposée à de nombreuses erreurs. C'est ainsi que notre perception dépend de l'étendue de la région de la peau qui entre en contact avec l'objet, et par conséquent du nombre des terminaisons nerveuses sur lesquelles il s'applique. La sensation thermique est donc accentuée en proportion du nombre de terminaisons nerveuses qui la reçoivent. Contrairement à l'opinion de Goldscheider, Roehrig soutient que l'épaisseur plus ou moins grande de l'épiderme, qui est mauvais conducteur, est pour beaucoup dans l'intensité de la sensation.

Les diverses parties de l'aire cutanée présentent, d'après Goldscheider, des différences dans la sensibilité. Ce laborieux auteur a montré que la ligne médiane du corps représente le maximum de la sensibilité, laquelle va en diminuant à mesure qu'on s'éloigne de cette ligne, en restant plus intense, toutefois, sur le côté gauche. Le sens du froid est plus développé que celui du chaud. Il semble que la sensibilité thermique est plus faible au niveau de la colonne vertébrale que dans les autres régions du dos, ou elle est très marquée. Les parties hyperémiées sont, on le sait, plus sensibles que les autres aux effets de la température. On met à profit cette particularité, comme on le verra, dans la technique de plusieurs opérations hydriatriques.

Une exposition répétée aux changements de température accoutume la peau à les supporter. Non seulement ce fait est établi par la clinique, mais il a reçu en outre une démonstration expérimentale. Surig et Lode (1) ont confirmé les observations de Nasaroff (2), qui ont montré que des chiens soumis à des bains froids répétés ne présentent plus l'abaissement de la température rectale notée au début. Ces auteurs expliquent cette adaptation aux impressions thermiques par un émoussement de la sensibilité au froid, qui rend plus parfaite la régulation physique de la chaleur animale (qu'on doit distinguer de la régulation chimique, effet des échanges organiques). Ils nient que cette adaptation soit due à une éducation des fibres musculaires lisses des vaisseaux cutanés. Malgré cela, on ne peut douter que les fibres lisses de la peau ne subissent une sorte d'entraînement à la suite d'expositions brèves et répétées au froid, qui doivent accoutumer les capillaires à supporter le froid et à augmenter leur tonus.

En résumé, l'appareil nerveux de la peau nous fournit le moyen de percevoir la douleur, la température, l'étendue; il possède les fonctions complexes d'un organe des sens. L'importance de la peau à ce point de vue est mise en évidence par les troubles pathologiques qui suivent la perte de la sensibilité réflexe. Dans les hémiplégies anciennes, la peau est ratatinée et desséchée, témoignant ainsi d'une nutrition défectueuse; dans la paralysie faciale, l'altération des fonctions trophiques apparaît également dans l'état d'émaciation et de flaccidité de la peau du visage; dans la sciatique grave, la peau reste souvent pâle et froide.

2° *La peau, organe de sécrétion et d'excrétion.* — On a reconnu dès le temps de Galien que la peau est un important organe d'excrétion. Mais l'opinion qui a prévalu jusqu'aux époques récentes, d'après laquelle la sécrétion cutanée entraîne de si grandes quantités d'éléments toxiques que sa suppression détermine à coup sûr une mort rapide, cette opinion est erronée. On n'accepte plus comme une démonstration du danger que présente l'interruption de l'excrétion cutanée, l'histoire bien connue de cet enfant, qui succomba pour avoir été doré afin de représenter un ange au couronnement d'un pape. La

(1) *Archiv für hygiene*, 39, 1901.
(2) *Virchow's Archiv*, 1882.

mort des animaux que l'on recouvre de substances imperméables est due, on le sait aujourd'hui, au trouble apporté à la régulation de la chaleur, qui fait tomber la température interne au-dessous du point où elle est encore compatible avec la santé. On le prouve en montrant que les animaux vernis ne périssent pas aussi rapidement, lorsqu'on les maintient dans une atmosphère d'air chaud. Lorsque le vernissage de la peau n'est pas neutralisé, il a pour effet une élévation brusque de la température et tous les symptômes d'un état fébrile, tels que fatigue, pouls rapide, respiration accélérée; ensuite la respiration se ralentit graduellement, la température s'abaisse, l'animal s'affaiblit, il présente de l'albuminurie et des convulsions, l'exhalaison de CO^2 se réduit au septième de la quantité normale et la température finit par tomber à 80°F. (26,6°C.).

Bien que l'arrêt de la perspiration ne soit pas aussi immédiatement dangereux qu'on l'avait supposé tout d'abord, la fonction sécrétoire de la peau joue cependant un rôle important dans l'entretien de la santé. Grâce à ses nombreuses glandes, la surface cutanée débarrasse l'organisme d'une énorme quantité d'eau. Elle exhale également de l'acide carbonique et de l'urée. D'après Schierbach (1), CO^2 est éliminé par la peau en quantités modérées quand la température varie de 29° à 33° C. L'élévation de la température au-dessus de 33° accroît subitement la quantité de CO^2, qui peut être double lorsqu'on atteint 34°. L'excrétion de l'eau n'est pas abondante au-dessous de 33° ; elle augmente simultanément avec l'exhalaison de CO^2, l'une et l'autre résultant probablement de la suractivité des cellules glandulaires.

Lombardo (1) a trouvé, d'une façon constante, du glycogène dans l'épithélium sécrétoire des glandes sébacées et dans les gaines épithéliales externes des poils, depuis le bulbe jusqu'à l'insertion de l'arrecteur.

Dans diverses affections pulmonaires et cardiaques qui diminuent certaines fonctions de ces organes, l'exhalaison de CO^2 par la peau est ordinairement augmentée : témoin les sueurs profuses qui accompagnent l'accès d'asthme grave ; les vaisseaux cutanés se dilatent alors, l'excrétion d'eau, de vapeur d'eau et d'acide carbonique augmentent et la dyspnée s'atténue un peu. De même, lorsque l'activité cardiaque se trouve gênée,

(1) *Archiv für Anatomie und Physiologie*, 1893.

(2) *Giornale Italiana delle Malattie Venere e della Pelle*, 1907-8.

les vaisseaux périphériques se dilatent et produisent un effet compensateur, qui met le malade à l'abri d'un danger immédiat. La sueur froide caractéristique de l'insuffisance cardiaque est un phénomène clinique d'observation courante.

On a souvent mis en relief les similitudes qui existent entre la structure de la peau et celle des glomérules des reins, d'une part, entre la composition chimique de la sueur et celle de l'urine, d'autre part. La sueur et l'urine sont des excrétions qui peuvent se suppléer l'une l'autre ; leurs rapports à ce point de vue sont en général plus manifestes dans la maladie. Quand les reins ne peuvent éliminer certains éléments, l'excrétion cutanée de ceux-ci s'accroît. Favre, Picard, Funke ont trouvé l'urée dans la sueur normale dans la proportion de 0,1 à 0,2 pour cent. L'élimination par la peau des substances chimiques les plus toxiques augmente lorsque les reins deviennent insuffisants. Schottein, qui n'a pu découvrir d'urée dans la sueur normale, a trouvé cet élément dans la sueur quand les reins étaient insuffisants, comme dans l'urémie du choléra. Il constata dans ce cas que tout le corps se couvrait d'une mince couche blanche de cristaux d'urée. Unna a confirmé ce fait par des observations prises dans des cas d'urémie survenant au cours de suppurations rénales et de typhoïde à forme de choléra; on pouvait recueillir chaque jour chez ses malades une grande quantité de dépôts d'urée par râclage de la peau.

Conrad Brunner (1) a découvert, dans la sueur provoquée par l'application de maillots humides chez un homme atteint de pyohémie et dont le sang contenait du staphylocoque blanc, la présence de ce microbe, qui s'y montrait en abondance dans six ou huit examens. Afin de contrôler cette observation, Brunner expérimenta sur deux porcs, chez lesquels il détermina une pyohémie au moyen d'injections de staphylocoque doré. Il trouva de nombreuses cultures de ce micro-organisme dans la sueur produite chez ces animaux par la pilocarpine. Chez un chat inoculé avec des bacilles du charbon, la sueur obtenue dans la patte par la faradisation du nerf sciatique contenait de ces bacilles.

Tizzoni rapporte un cas de septicémie survenue à la suite d'une infection du genou gauche, qui avait été ouvert et désinfecté sans résultat sur l'évolution de l'infection générale. Au

(1) Ueber Ausscheidung pathogener. Micro-Organismen durch den Schweiss. *Berliner klinische Wochenschrift*, 1891, n° 21.

cours de la maladie, à laquelle le sujet finit par succomber après l'amputation du membre, on vit apparaître sur la peau une éruption miliaire; les vésicules, que l'on ouvrit après un lavage soigné au sublimé et à l'alcool, contenaient une culture pure de staphylocoque pyogène doré, dont on contrôla l'existence par des cultures sur gélatine et sur agar. On trouva le même microbe dans l'urine.

Bernabie relate un cas de péritonite d'origine puerpérale dans lequel les sécrétions utérines contenaient des streptocoques. On découvrit aussi des streptocoques, à trois reprises, dans des vésicules miliaires de la peau, au niveau de lésions de décubitus et en des points où des injections sous-cutanées d'éther avaient amené une certaine inflammation.

Gaertner trouva également, dans un cas de septicémie consécutif à une version pour placenta prævia, le staphylocoque blanc dans le sang et dans la sueur, en même temps que d'autres diplocoques. Cet auteur rapporte deux autres cas d'infection dans lesquels l'examen de la sueur montra des staphylocoques identiques à ceux qui existaient dans le sang.

Ces observations authentiques établissent, sans contestation possible, l'importance des fonctions sécrétoires et excrétoires de la peau dans l'état de santé, et leur utilité dans la maladie.

Il restera à montrer plus tard comment les applications d'eau exercent une influence considérable sur ces fonctions de la peau dans les états pathologiques.

3° *La peau, organe de régulation de la chaleur.* — La régulation de la chaleur animale est la fonction de la peau la plus importante au point de vue du sujet qui nous occupe. Elle est subordonnée en grande partie aux deux autres fonctions dont nous avons parlé précédemment. Chez l'homme, la constance de la température du corps est d'une extrême utilité, et l'intervention de la peau est indispensable à ce phénomène. La régulation des fonctions de calorification s'opère, on le sait, par le maintien d'un équilibre entre la production et la déperdition du calorique. Sans aborder les questions théoriques que soulève l'étude de ces fonctions, nous devons indiquer que la chaleur organique est produite par la combustion des substances non azotées, principalement dans les muscles, et qu'elle est dépensée par la perspiration et le rayonnement de la surface cutanée. Lorsque la perte de calorique excède la production, la température s'abaisse jusqu'à ce que les phénomènes vitaux soient interrompus et définitivement arrêtés.

Les données physiologiques que nous allons exposer, quelle que soit leur banalité, présentent un certain intérêt à cette place. La température du corps humain n'est pas régie par les seules lois de la physique; elle est gouvernée par un mécanisme dont la fonction consiste à éviter à l'organisme des pertes de calorique trop sérieuses, en faisant intervenir certaines réactions avant que les basses températures ne soient atteintes. Lorsque le corps est exposé à des températures très inférieures à la sienne, les vaisseaux périphériques se contractent, leur lumière se rétrécit; la circulation sanguine s'y affaiblit graduellement. L'émission de calorique par la surface de la peau dépendant de l'activité de la circulation dans celle-ci, la déperdition diminue. D'autre part, il se produit en même temps, dans les parties sous-jacentes, une hyperémie, qui oppose un obstacle à la pénétration du froid. Comme le froid inhibe l'action du centre vaso-moteur dont relève le nerf splanchnique abdominal, l'aire vasculaire si étendue que gouverne ce nerf s'agrandit dans des proportions considérables; le sang refroidi ainsi dérivé dans cette région plus chaude y retrouve sa température normale. Au même moment, les muscles de la peau, qui sont annexés aux follicules pileux et dont nous avons indiqué le mode d'action, réagissent au froid en se contractant et amènent le phénomène de la chair de poule. Ce phénomène diminue la perte de chaleur due au rayonnement. Le spasme des vaisseaux cutanés détermine, conformément à la loi de Marey, une augmentation de l'énergie cardiaque; le sang artériel est poussé avec plus de force à travers les muscles, et l'activité thermogène de ceux-ci s'accroît. En outre, lorsque l'organisme exige une production plus grande de calorique, les muscles volontaires sont sollicités par un certain besoin de mouvement, qu'éveille habituellement l'influence du froid dans les conditions ordinaires.

Le système nerveux est également impressionné directement par les excitations qui lui arrivent des terminaisons des nerfs sensitifs, organes du sens thermique si délicat que possède la peau. Voici comment il intervient dans la régulation de la calorification, quand l'organisme est exposé à des changements de température. La moëlle épinière renferme un centre excitateur et modérateur de la chaleur qui, suivant Senator, peut amener des variations de température de 8° à 10°C. L'exposition brusque de l'organisme au froid met en jeu les fibres excitatrices, ou bien paralyse les fibres inhibitrices : la production de chaleur devient plus considérable. L'excitation est transmise aux muscles, qui se contractent légèrement d'une façon persistante, et parfois assez pour manifester leurs contractions sous forme de frissons : la production de chaleur augmente encore de cette façon, et l'effet nocif du froid se trouve annulé. « Des considérations nombreuses, dit M. Foster, ont amené depuis longtemps les physiologistes à soupçonner l'existence d'un mécanisme nerveux par le moyen duquel les excitations centripètes, venues de la peau ou d'ailleurs, produiraient, en passant par le système nerveux central, des excitations centrifuges qui auraient pour effet d'augmenter ou de diminuer la quantité de calorique engendrée dans l'organisme à un moment donné. »

D'un autre côté, les terminaisons nerveuses sensitives qui recueillent les sensations thermiques portent au centre vaso-dilatateur du bulbe l'excitation qu'elles reçoivent lorsque l'organisme est exposé à de hautes températures. En réponse à cette excitation, se produit une dilatation de l'aire vasculaire de la peau et des membres, et la sécrétion sudorale devient plus abondante. En même temps l'aire vasculaire profonde de l'abdomen, que gouverne le nerf splanchnique, se réduit. De ce fait, non seulement la circulation du sang surchauffé se trouve limitée, mais encore l'évaporation, le rayonnement et la sécrétion sudorale s'accentuent; ces phénomènes, avec la réduction de l'aire vasculaire profonde, ont pour effet de refroidir l'intérieur du corps et s'opposent ainsi à l'influence nocive de la chaleur extérieure. Si l'organisme reste exposé à la chaleur, et si celle-ci augmente, les vaisseaux cutanés perdent leur tonicité, la peau se congestionne, la circulation se ralentit, ce qui prévient un retour trop rapide du sang chauffé aux organes internes. Ceux-ci ne reçoivent pas la quantité de sang qui leur est nécessaire pour fournir la quantité de chaleur habituelle ; ils se trouvent ainsi protégés contre le danger d'être surchauffés.

Adamkiewicz a démontré que la sudation peut être déterminée par des excitations atteignant le système nerveux par l'intermédiaire des fibres sensitives, et que la chaleur est un excitant réflexe très puissant pour éveiller ce phénomène, qu'elle soit appliquée à l'extérieur ou qu'elle soit produite à l'intérieur de l'organisme. Le sang refroidi de cette façon s'écoule vers les organes internes et prévient une élévation excessive de la température.

L'observation clinique peut aisément prouver que la sensibilité thermique de la peau joue le rôle capital dans la régulation de la température. Des brûlures couvrant plus des deux tiers du corps entraînent fatalement la mort, parce qu'elles détruisent les terminaisons sensitives. La violente excitation que reçoit dans ce cas le système nerveux central met les nerfs vaso-moteurs dans leur plus haut état de tension. Le rayonnement cutané diminue progressivement, tandis que les échanges organiques augmentent et que la production de calorique s'accroît considérablement. Comme aucune influence régulatrice ne se trouve à la périphérie, les vaisseaux, s'ils ne sont pas détruits au point frappé, restent contractés. Il en résulte une hyperémie des organes profonds, qui cause les ulcérations que l'on connaît bien et des inflammations mortelles.

D'autre part, les narcotiques administrés à doses assez fortes pour abolir la sensibilité des terminaisons nerveuses périphériques et la conductibilité des nerfs sensitifs favorisent la mort par exposition au froid ; c'est que les centres régulateurs de la calorification sont alors privés des excitations auxquelles ils répondent dans les conditions normales en activant la thermogénèse.

L'action des applications thermiques externes sur la production et l'émission du calorique sera discutée plus longuement dans un des chapitres suivants. L'exposé qui précède a pour but de bien établir le rôle de la sensibilité thermique de la peau dans la régulation des fonctions de calorification, sensibilité qui fournit au système nerveux central les excitations sous l'influence desquelles il équilibre l'émission et la production de la chaleur animale.

CHAPITRE III

PROPRIÉTÉS PHYSIQUES DE L'EAU

Grâce à ses propriétés physiques l'eau permet de déterminer ces impressions thermiques, qui sont l'effet essentiel des opérations hydriatriques :

1° L'eau possède une aptitude particulière à recueillir, absorber et transporter le chaud et le froid.

On a démontré souvent par des expériences que l'eau possède une remarquable aptitude à absorber de la chaleur sans acquérir elle-même une température très élevée, et à en dégager sans subir elle-même un abaissement très considérable de sa température. La quantité de chaleur nécessaire pour élever la température d'une livre d'eau à 34° Farenheit (de 0° à 1,1° centigrade) suffit à porter à la même température deux livres d'huile de térébenthine, huit livres de fer et trente-cinq livres de mercure.

La capacité de l'eau pour transporter la chaleur est vingt-sept fois plus grande que celle de l'air.

L'eau apporte à la peau des impressions thermiques beaucoup plus fortes que ne le ferait l'air à la même température, fait que l'on peut aisément constater en passant d'une chambre à la température de 75°F. (23,8°C.) dans un bain à la même température.

2° Sa souplesse est remarquable. L'eau peut subir des transformations considérables dans son état physique sous l'influence des variations de la température, ce qui en fait un agent thermique très maniable.

A 32°F. (0° C.) l'eau devient solide; à 212° F. (100° C.), sous la pression atmosphérique ordinaire, elle devient élastique, augmentant dix-sept cent fois de volume. Sous forme de glace elle permet, comme on le verra, de précieuses applications de sa thermalité que ses autres états ne rendraient pas possibles. A l'état de vapeur elle est encore un agent très utile.

De simples manœuvres mécaniques permettent d'avoir l'eau à la température qu'exigent les particularités de chaque cas. Son emploi est rendu plus facile que celui de tout autre agent thérapeutique, par la précision et la méthode avec lesquelles la température et la durée de son application peuvent être graduées, comme on le montrera plus loin.

On voit qu'une série très étendue d'effets nous deviennent possibles, quand on constate que nous pouvons employer l'eau à la température de la peau, ce qui ne produit qu'un effet indifférent, à la température de la glace, ce qui peut arrêter la vie dans la région si l'application est suffisamment prolongée, et, d'un autre côté, à une température assez élevée pour produire un effet également destructeur. En restant dans les limites où l'on a toute sécurité, nous avons encore un grand choix de températures (à savoir de 34° à 120° F., de 1,1° à 49°C.) qui fait que l'eau constitue le plus souple des agents thérapeutiques.

3° La principale des propriétés de l'eau, sa fluidité, permet un contrôle parfait : on modifie le volume, la forme, et le caractère du jet, on le dirige sur une seule partie, on limite de cette façon les effets locaux et généraux avec la plus grande délicatesse et une extrême précision.

Les différents procédés hydriatriques : bain complet, demi-bain, bain de siège, douche spinale, etc., utilisent dans leur technique et leur application cette propriété de l'eau.

4° La faculté que possède l'eau d'être soumise à des degrés différents de pression lui donne le pouvoir de produire des effets mécaniques sur le système nerveux et l'appareil vasculaire de la peau, effets qui constituent l'un des éléments les plus intéressants, et cependant des moins appréciés, de l'hydrothérapie.

A l'aide de moyens purement mécaniques, qui seront décrits dans un des chapitres suivants, l'eau peut être employée presque sans pression, par exemple avec l'éponge, ou si on la verse d'un récipient placé juste au-dessus de la surface cutanée; elle peut s'écouler d'un niveau élevé, ou peut être envoyée à la peau sous l'action de l'air comprimé. Il est possible de produire ainsi une série d'effets mécaniques excitants qui varient des plus doux aux plus destructeurs. On ne peut nier qu'un effet destructeur puisse être atteint. Je l'ai souvent demontré avec la douche filiforme de Lauriat, au moyen de laquelle un jet ténu comme un fil, projeté avec une pression élevée, peut pénétrer la peau en produisant de la douleur et une hémorragie.

Là encore nous trouvons une série d'effets qui permettent au médecin de produire des actions variées, adaptées aux nécessités thérapeutiques qui peuvent se présenter.

CHAPITRE IV

MÉCANISME PHYSIOLOGIQUE DE L'ACTION DE L'EAU DANS L'ÉTAT DE SANTÉ

L'eau peut être employée comme agent thérapeutique en applications externes sur la surface cutanée, à l'intérieur du corps dans les cavités naturelles sous forme d'irrigations, et enfin comme substance destinée à être absorbée. Son mode d'action dans l'état de santé peut donc être envisagé sous trois aspects différents.

L'application de l'eau sur la surface de la peau est la fonction la plus importante de l'hydrothérapie. Elle comporte surtout des effets thermiques et mécaniques. Leur action, soit par le froid ou le chaud, soit par la percussion, est celle des excitants des nerfs sensitifs périphériques.

a) L'excitation ainsi déterminée peut être conduite à certaines régions du système nerveux central, d'où elle est réfléchie par les fibres centrifuges sur les différents organes que nous désirons impressionner.

b) L'excitation peut aussi porter sur les centres ganglionnaires que possède, comme Vulpian, Golz, Heidenhain l'ont montré, l'appareil nerveux des vaisseaux et qui remplissent la fonction d'un centre nerveux à l'égard de la sphère immédiatement voisine, indépendamment des incitations réflexes d'origine cérébrale et médullaire; elle détermine ainsi des modifications dans le fonctionnement local du système nerveux de la région qui reçoit l'application.

L'effet de ces excitations nerveuses dépend, comme celui que déterminent les autres excitants, de leur intensité, de l'étendue de la surface qu'elles atteignent, de la susceptibilité de l'organisme entier ou des points d'application, et aussi de la soudaineté du choc.

L'action thermique et mécanique de l'eau sur la circulation, la respiration, la température, les échanges organiques et les sécrétions forme la base de tous ces résultats thérapeutiques remarquables dont se réclame l'hydrothérapie. Si l'on peut établir qu'il est possible d'obtenir de l'hydrothérapie des actions énergiques et efficaces dans l'état de santé, on en arrivera à conclure logiquement qu'elle est utile dans la maladie; car les mêmes lois qui gouvernent les processus vitaux de l'organisme sain de façon à entretenir ses fonctions interviennent aussi dans les états pathologiques pour rétablir l'équilibre rompu.

C'est ainsi que, dans l'étude des agents médicamenteux, leur action physiologique fournit à la fois une explication de leurs effets thérapeutiques et un guide pour leur administration.

L'hydrothérapie moderne ne demande pas que l'on accepte ses résultats cliniques sans qu'elle soit appelée à fournir une analyse raisonnée bien claire de l'action de ses procédés. Le but de ces pages est précisément *d'amener le praticien à adopter les méthodes hydrothérapiques toutes les fois que leur valeur thérapeutique est supérieure à celle des agents pharmaceutiques*, ou qu'elles peuvent devenir les auxiliaires de ces derniers. On ne saurait y arriver sans instruire le médecin des lois qui régissent l'action de ces méthodes.

Pour donner une notion claire des capacités thérapeutiques réelles de l'excitation thermique et mécanique appliquée aux surfaces cutanées chez le malade, nous devons exposer avec quelque détail l'état présent de nos connaissances sur son influence sur les fonctions les plus importantes de l'organisme.

On a déterminé cette influence par des expériences démonstratives sur les animaux et sur l'homme, expériences que nous allons étudier en considérant successivement l'action des applications hydriatriques sur : 1° la circulation, 2° la respiration, 3° la température, 4° les échanges organiques, 5° les sécrétions.

Action des applications hydriatriques sur la circulation.

L'appareil circulatoire est la grande route par laquelle sont transportées les substances destinées à l'entretien et à l'accroissement de l'organisme et sont éliminés les déchets et les résidus provenant du fonctionnement des divers organes. Un agent quelconque susceptible d'exercer une influence, même la plus légère, sur un appareil consacré à ces tâches importantes, doit, par conséquent, exercer quelque influence analogue, chez un malade, sur les fonctions qui sont soumises à l'action de cet appareil. L'étude de l'action mécanique et thermique de l'hydrothérapie sur la circulation retiendra donc tout particulièrement notre attention. Nous nous proposons de présenter en deux paragraphes distincts les effets physiologiques des applications hydriatriques sur la circulation :

1° Effets portant sur la distribution du sang et sur la pression sanguine;

2° Effets portant sur la composition du sang.

I. — Effets des applications hydriatriques sur la distribution du sang et sur la pression sanguine.

L'influence des applications hydriatriques sur la distribution du sang et leur influence sur la pression sanguine seront étudiées ensemble pour des raisons faciles à comprendre. On peut, cependant, subdiviser cet important sujet, pour en permettre une conception bien nette, en deux parties : *a*) effets vaso-moteurs ou *réflexes; b*) effets mécaniques ou hydrostatiques.

1° ***Effets réflexes.*** — Les effets des opérations hydriatriques sur la distribution du sang ont été étudiés par de nombreux physiologistes. Parmi eux, Roehrig, de Kreuznach, qui possède une expérience étendue de l'hydrothérapie, a exposé avec beaucoup de soin (1) l'influence des excitants cutanés sur la circulation, en un travail à la fois convaincant et pratique, dont les données s'appliquent aux différents procédés de l'hydrothérapie.

« Lorsque la surface cutanée d'un animal est exposée à l'action d'un excitant, il se produit immédiatement au point d'application une rubéfaction, qui peut aller du simple érythème à la mortification complète de la région. Les vaisseaux sanguins subissent des modifications qu'il est possible d'observer sous le microscope dans la membrane interdigitale ou le mésentère de la grenouille. Quand on pique avec une aiguille, ou qu'on presse avec une pince le dos d'une grenouille, on remarque aussitôt un accroissement notable dans la vitesse du courant sanguin, accompagné d'une faible contraction des artères et même des veines; au bout de quelques secondes, la

(1) Die Physiologie der Haut, experimentell und kritisch bearbeitet.

rapidité normale de la circulation se rétablit, en même temps que les vaisseaux reviennent à leur calibre primitif. Si l'excitation est plus intense, le rétrécissement de la lumière des vaisseaux est plus marqué, seulement il est suivi d'un relâchement anormal plus considérable de la tunique musculaire des vaisseaux accompagné d'un ralentissement net du courant sanguin. Le retour à l'état normal à la suite de telles excitations est beaucoup plus lent à se produire qu'après une excitation faible. La durée et l'intensité de ces effets dépendent de l'intensité de l'excitation. Ces expériences démontrent que de *faibles excitations cutanées augmentent la tonicité normale des fibres circulaires des vaisseaux, et que des excitations fortes entraînent à leur suite un relâchement de ces fibres.* Si l'excitation persiste, ou bien le calibre se rétrécit, ou bien, à la suite d'une excitation intense, par exemple, l'artère répond aussitôt par une dilatation marquée, sans contraction préalable. » Ce dernier phénomène peut être regardé, suivant Roehrig, comme résultant de la fatigue causée par une excitation excessive ; car l'intensité et la durée du relâchement des fibres circulaires ne correspondent pas seulement à l'intensité de l'excitation sensitive, mais encore à l'intensité de la contraction primitive de l'artère. En résumé, l'appareil nerveux des tuniques vasculaires montre les mêmes propriétés qui caractérisent les autres appareils nerveux, c'est-à-dire, *qu'il est stimulé par des excitants faibles et paralysé par des excitants énergiques.*

Des observations expérimentales faites sous le microscope chez les grenouilles ont clairement montré que l'excitation de la surface cutanée parvient, sous forme d'excitation réflexe, aux parois des vaisseaux. Les origines de l'appareil nerveux des vaisseaux se trouvent dans le centre vaso-moteur du bulbe. Quand on excite celui-ci, les petites artères du corps entier se contractent, exactement comme elles le font à la suite de la simple excitation des nerfs sensitifs. Il est probable que tous les nerfs sensitifs de la peau sont en connexion avec le centre vaso-moteur du bulbe, qui les met en relation avec les vaso-moteurs de toutes les artères de l'organisme. De ce point central part un influx permanent qui agit sur toutes les artères, et, probablement avec une énergie plus grande, sur les vaisseaux périphériques. Il s'établit ainsi une action tonique permanente qui produit le « tonus artériel » et fournit en partie ces résistances périphériques dont l'existence est indispensable au maintien de l'énergie cardiaque et à la régulation de la pression sanguine et de la distribution du sang. Le fait que ces facteurs importants de la fonction circulatoire peuvent subir des modifications rapides sous l'influence de l'excitation des nerfs cutanés a été démontré expérimentalement. Mais il est d'autres résultats expérimentaux plus intéressants et d'une plus grande portée, qui éclairent l'effet de l'excitation thermique de la peau, et, par conséquent, les résultats d'un grand nombre de procédés hydriatriques.

Les expériences de Maximilien Schüller (1) sur des lapins trépanés démontrent que l'appareil nerveux des vaisseaux de la pie-mère reçoit une excitation tonique permanente des nerfs sensitifs de la peau. Lorsque Schüller sectionnait un tronc nerveux d'un côté chez un lapin trépané, il observait constamment une dilatation passagère, mais très nette, des vaisseaux pie-mériens du côté correspondant. Ce résultat n'était évidemment pas dû à la douleur puisque les vaisseaux du côté opposé restaient sans aucune modification. L'expérience prouvait donc clairement que les modifications apportées à cette excitation tonique, dont nous avons parlé plus haut et qui est produite par les impressions thermiques et mécaniques reçues par les nerfs cutanés, peuvent troubler l'équilibre vasculaire du cerveau. Schüller admet non seulement que les vaisseaux reçoivent l'excitation réflexe qui provient des nerfs sensitifs cutanés, mais encore que les centres moteurs du cœur et de l'appareil respiratoire la reçoivent peut-être à un plus haut degré. L'observation clinique, d'autre part, trouve chez l'homme une confirmation de ce fait.

Goltz (2) a montré, de son côté, comment l'excitation des nerfs sensitifs peut exercer une influence réflexe sur l'activité du cœur. L'irritation mécanique des intestins d'une grenouille, exposés à l'air, au moyen d'un simple choc, cause l'arrêt du cœur en diastole; ce résultat fait défaut quand le cycle réflexe est interrompu par la destruction du bulbe ou par la section des vagues.

L'activité cardiaque augmente nettement, comme on le sait, sous l'influence des températures atmosphériques élevées, et diminue sous l'influence des basses températures. Roehrig a fait de nombreuses expériences pour déterminer l'effet produit sur l'activité du cœur par l'excitation des nerfs sensitifs de la

(1) *Deutsches Archiv für klinische Medicin*, n° 4, 1874.
(2) Tonus der Gefässe, etc., in *Virchow's Archiv*, Bd., XVIV.

peau, expériences qui ont toutes démontré que le myocarde répond avec une grande sensibilité aux impressions de tout ordre qu'on fait subir à ces nerfs. Des excitations faibles modifient constamment l'énergie des contractions cardiaques et, de plus, en augmentent le nombre, tandis que des excitations cutanées intenses accroissent la force des contractions, mais en réduisent la fréquence d'une façon notable.

Ces effets ne dépendent pas de la seule intensité de l'excitation ; ils dépendent également de l'étendue de la surface impressionnée. Roehrig a expérimenté, d'autre part, avec des excitants thermiques. Il place un tube à parois minces rempli de glace à l'intérieur de l'oreille d'un lapin, et il observe que le refroidissement énergique de l'oreille produit une accélération de douze à dix-huit pulsations. D'un autre côté, une application d'eau à 156°-158° F. (68,9° à 70° C.) détermine une accélération immédiate de dix à douze pulsations, mais qui est suivie d'un ralentissement marqué du pouls, le nombre normal des battements cardiaques, qui est de 150 à 170, diminuant alors de 70. Dans l'une et l'autre expériences, le cœur revient lentement, au bout de deux heures, à son état normal. Roehrig s'est encore assuré, par ses propres expériences, que *les excitations cutanées énergiques qui produisent un ralentissement considérable du cœur augmentent aussi sa force. Ces résultats sont sans aucun doute amenés par une action réflexe.* La section expérimentale du sympathique et du vague chez différents animaux a, en effet, démontré que le ralentissement du pouls est dû à une excitation du pneumogastrique, excitation qui peut, dans des cas extrêmes, causer la mort par contraction tétanique du cœur. Les animaux meurent avec des convulsions, en présentant une pâleur de plus en plus accentuée du fond de l'œil, comme on peut l'observer chez les lapins albinos qui meurent les yeux ouverts. Il se produit alors évidemment une interruption de l'apport sanguin au cerveau et à la moëlle.

On pensait autrefois que l'hyperémie locale de la peau était produite par une action directe des substances irritantes sur les vaisseaux. On supposait que l'accumulation du sang à la surface après l'application de vésicants ou de rubéfiants attirait le sang dont la fluxion au niveau des organes internes causait la maladie, et qu'on obtenait ainsi un effet antiphlogistique. Cette erreur a été détruite par les recherches de Naumann, qui sont devenues classiques.

Naumann a démontré nettement que les effets des irritants

externes sur la circulation profonde du corps sont, en réalité, d'ordre réflexe. Il sépare la tête d'une grenouille du reste du corps, les laissant seulement rattachés par le bulbe. Il isole ensuite, après avoir prévenu l'hémorragie par une ligature des vaisseaux, une des pattes en la laissant reliée au corps par le nerf sciatique. Il applique alors des excitants thermiques, chimiques et électriques, sur le pied du membre en partie séparé, tout en observant au miscroscope le mésentère de la grenouille. Si l'on produit une irritation légère des terminaisons périphériques du sciatique dans le pied, on remarque bientôt que la circulation s'accélère dans le réseau vasculaire des poumons et du mésentère, pour revenir lentement à son état primitif après le retrait de l'agent irritant. Une irritation plus brutale produit un ralentissement de l'ondée sanguine et même une stase, comme si le cœur se trouvait paralysé pour un instant. Un excitant énergique détermine la dilatation des vaisseaux, un excitant faible leur contraction. L'effet de ces excitations périphériques sur le cœur a été également noté. Une irritation violente de la peau affaiblit les contractions cardiaques, une irritation légère en accroît la force. Comme il n'existe aucune voie vasculaire ou nerveuse, qui relie la région irritée à l'organe dont les modifications sont visibles, on arrive nécessairement à conclure que l'effet observé est purement réflexe. L'eau chaude agit précisément de la même façon que les autres excitants. Naumann a poursuivi ces recherches sur les animaux à sang chaud et sur l'homme avec les mêmes résultats ; il a exprimé ses conclusions de la façon suivante :

« L'effet des révulsifs est essentiellement dû à une action réflexe passant par le système nerveux central ; ils exercent une influence considérable sur l'activité du cœur et des vaisseaux.

« Dans des proportions variables suivant la susceptibilité individuelle, les excitations continues énergiques diminuent l'activité du cœur et des vaisseaux, affaiblissent leurs contractions, amènent une dilatation des vaisseaux et un ralentissement de la circulation ; les excitations relativement faibles augmentent l'activité du cœur et des vaisseaux, renforcent la contraction cardiaque, contractent les vaisseaux et accélèrent la circulation.

« Les modifications produites dans l'organisme par les excitations cutanées longtemps entretenues cessent, en général, un temps considérable après l'interruption de celles-ci ; plus l'excitation est prolongée plus ces modifications persistent ; elles seront souvent encore apparentes chez un individu sain, une demi-heure ou trois quarts d'heure après la fin de l'excitation.

« Le ralentissement du pouls qui suit les excitations cutanées énergiques atteint souvent son maximum pendant qu'elles agissent, mais souvent aussi après qu'elles ont cessé.

« L'action tonique des excitations cutanées relativement faibles persiste également un temps considérable après leur interruption, et elle est également suivie d'un relâchement ; seulement celui-ci apparaît beaucoup plus tardivement et à un degré moindre que dans le cas d'une excitation plus énergique.

« Sous l'action de fortes excitations cutanées, il se produit constamment, d'ordinaire après une période plus ou moins longue de chaleur, un refroidissement des parties inférieures du corps, qui souvent ne se termine qu'une demi-heure après la cessation de l'excitation.

« Cette période de modification de la température a une durée variable ; le refroidissement commence souvent pendant l'excitation, mais plus généralement après qu'elle a cessé. »

Il existe deux moyens de *déterminer des modifications de la circulation sous l'influence d'une excitation réflexe* partie des nerfs sensitifs, qui consistent, l'un, à produire un changement du calibre des vaisseaux, l'autre à agir sur la force propulsive du muscle cardiaque. Sans entrer dans le détail des expériences de Bezold, de Ludwig et de Roehrig, on peut établir sans conteste que l'élévation de la tension artérielle et l'accélération du courant sanguin qui suit la contraction des vaisseaux produite par des excitations cutanées faibles ne sont pas causées par un accroissement de la force propulsive du cœur : en effet, les mêmes résultats s'observent également quand tous les nerfs allant au cœur sont sectionnés. Les artérioles, à la suite de la contraction de leurs ramuscules, sont le siège d'une stase sanguine, qui est due bien réellement à l'obstacle opposé à l'ondée sanguine par les vaisseaux contractés ; l'élévation de la tension artérielle n'est donc pas imputable à un accroissement de l'énergie cardiaque, mais à l'augmentation de la résistance périphérique au cours du sang.

Sous l'influence des basses températures, la circulation dans les capillaires s'accélère d'abord et le nombre des éléments figurés du sang diminue ; alors la région pâlit. Aussitôt après cette accélération se produit une stase dans les capillaires, tandis que le ralentissement du courant sanguin dans les artères et les veines de petit calibre est suivie de brèves et rapides oscillations, qui sont ensuite plus lentes et plus rares. Peu à peu les vaisseaux deviennent plus pâles, moins transparents, et finalement le courant sanguin s'arrête et la lumière des vaisseaux disparaît.

Lorsque le froid est moins intense et plus prolongé, le courant sanguin se ralentit dans les capillaires, tandis qu'il devient plus actif dans les vaisseaux plus larges qui se dilatent alors. Si, cependant, l'action du froid continue, ces vaisseaux se contractent aussi et se ferment. Un phénomène accessoire apparaît : l'hyperémie des régions voisines, où la circulation devient plus rapide.

Cette influence énergique du froid sur les vaisseaux, comme il est facile de le penser, détermine des modifications physiologiques de la plus grande importance, que nous étudierons plus loin.

En résumé, les excitations cutanées faibles produisent une contraction des petites artérioles, avec une élévation de la tension artérielle, par suite de laquelle les résistances périphériques sont accrues et le cœur se contracte plus énergiquement. Les excitations fortes, au contraire, fatiguent et paralysent l'énergie nerveuse que le bulbe fournit aux vaisseaux sanguins. Elles amènent un relâchement et une dilatation des artères périphériques avec diminution de la tension artérielle ; mais, en même temps, l'action modératrice du pneumogastrique s'accentue, déterminant un ralentissement et un renforcement de la contraction cardiaque ; action qui, si elle est excessive, peut même causer la mort par tétanisation du myocarde.

Les effets physiologiques si importants déterminés par l'excitation des nerfs sensitifs de la peau doivent rester présents à l'esprit. La valeur pratique des notions qui les concernent est considérable en hydrothérapie. En effet, le but de la plupart des opérations hydriatriques est la production d'excitations thermiques d'intensité variable. Le degré de chaud ou de froid, la pression de l'eau, l'état préalable du malade, si, par exemple, la peau de celui-ci se trouve dans les conditions habituelles, s'il vient de passer dans un bain d'air de 150° F. (65,5° C.), ou s'il sort d'une chambre dont l'atmosphère est à la température ordinaire, un changement brusque ou un abaissement progressif de la température de la douche, — tous ces facteurs modifient l'excitation thermique et mécanique que reçoivent les nerfs sensitifs. Les effets qu'ils déterminent sont régis par les lois qu'ont établies les expériences de Roehrig et de Naumann rapportées ci-dessus, expériences qui ont été bien souvent confirmées par d'autres auteurs.

2° *Effets hydrostatiques.* — L'action des opérations hydriatriques sur la distribution du sang n'est pas seulement un phénomène réflexe, mais aussi, jusqu'à un certain point, un phénomène hydrostatique, comme l'ont nettement démontré les expériences de Maximilien Schüller (1). Ce physiologiste trépane des lapins, et expose au jour les vaisseaux de la pie-mère, sans léser la dure-mère, dont la transparence permet d'observer ceux-ci. Il note soigneusement l'état de la circulation normale de ces vaisseaux, et il constate qu'une simple pression sur le ventre amène la dilatation des veines, et quelquefois aussi celle des artères, probablement par suite d'une interruption mécanique de la circulation de retour dans les veines. Quand il applique des morceaux de glace sur la dure-mère, il enregistre une contraction très énergique des veines et des artères de la pie-mère, qui persiste encore une demi-minute après le retrait de la glace. L'observation la plus intéressante, toutefois, est la suivante : quand on place des compresses humides, froides, sur le ventre du lapin, les vaisseaux de la pie-mère se dilatent, le pouls cérébral devient plus marqué et plus lent, et la respiration plus profonde et plus lente. Ces phénomènes se prolongent un court instant après l'enlèvement des compresses, et ils sont suivis d'une contraction passagère, puis du retour des vaisseaux à leur calibre normal. Lorsqu'on applique des compresses chaudes, les artères et les veines de la pie-mère se contractent, les pulsations cérébrales sont moins prononcées et plus fréquentes, la respiration est plus superficielle et s'accélère.

En modifiant la température des compresses, on obtient des effets plus ou moins rapides. Des compresses très chaudes donnent le même résultat que des compresses froides. Ces mêmes manifestations s'observent, mais plus marquées, après l'immersion du corps entier dans l'eau froide ou l'eau chaude, l'effet produit étant exactement proportionné à l'étendue de la surface immergée. Une immersion prolongée dans l'eau froide amène la contraction des vaisseaux et l'affaissement de la substance cérébrale, phénomènes qui sont dus, sans doute, à l'abaissement de la température du sang en circulation, lequel

(1) *Deutsches Archiv fur klinische Medicin*, XIV.

intervient alors à peu près comme une application locale de glace. Les vaisseaux de l'oreille participent aussi à ces changements. L'immersion dans l'eau chaude détermine une dilatation passagère, qui est suivie d'une vaso-constriction énergique et d'un affaissement de la substance cérébrale. Les mouvements du cerveau s'accélèrent d'abord, puis deviennent plus lents et moins étendus, pour être enfin plus rapides, quand on élève la température de l'eau.

L'immersion dans des bains très chauds entraîne des effets semblables à ceux des compresses très chaudes, mais d'une intensité et d'une durée plus grandes.

Sous l'action de la douche, soit froide, soit chaude, la circulation cérébrale n'éprouve pas de grandes variations.

Les lavements froids amènent toujours une dilatation modérée des vaisseaux cérébraux.

L'hydrothérapie a contracté des obligations durables envers Schüller, pour le soin qu'il a consacré à ses observations. La grande importance des expériences et des déductions de ce physiologiste autorise l'auteur à les présenter en détail; car ses exposés très clairs, s'ils sont interprétés logiquement et sans parti-pris, donnent la clef de beaucoup de phénomènes mal compris en hydrothérapie.

De toutes ses expériences, Schüller tire la conclusion suivante qu'il regarde comme incontestable : Les changements qui se produisent dans l'état des vaisseaux de la pie-mère et dans la consistance du cerveau pendant et après les diverses opérations hydriatriques, et qui se montrent toujours constants chez un très grand nombre d'animaux, peuvent certainement être considérés comme l'expression de véritables modifications physiologiques.

L'apparition de ces effets caractéristiques chez les animaux curarisés s'oppose à ce qu'on objecte qu'ils sont accidentels. On peut donc considérer comme prouvé *qu'une relation de cause à effet existe entre les différentes applications externes de l'eau et les modifications typiques des vaisseaux de la pie-mère.*

Pour expliquer ces phénomènes : la dilatation des vaisseaux pie-mériens sous l'action d'applications froides sur la surface de l'animal, et leur contraction sous l'influence des applications d'eau chaude, la première pensée qui s'offre, d'après les idées habituelles, c'est qu'ils dépendent d'un effet de l'excitation thermique sur les nerfs des vaisseaux ou sur les vaisseaux des centres nerveux. Mais Schüller, en excitant les nerfs eux-mêmes, a montré que les résultats obtenus ainsi diffèrent entièrement de ceux que fournissent ses premières expériences. Lorsqu'il place un morceau d'éponge empli d'eau à 9° R. (11,2° C.) sur le tronc d'un nerf cutané, une contraction passagère des vaisseaux de la pie-mère se produit, tandis qu'une compresse, de température égale, placée sur le ventre ou le dos de l'animal, amène toujours une dilatation marquée et prolongée. L'application d'eau à 30°R. (37,5° C.) sur le tronc du nerf cutané entraîne une vaso-constriction pie-mérienne. L'excitation thermique du tronc des nerfs sensitifs cutanés détermine donc dans les vaisseaux de la pie-mère des modifications toutes contraires de celles que cause cette excitation portée directement sur la peau. Par conséquent, *les phénomènes vasculaires typiques que produisent dans la pie-mère les applications hydriatriques faites sur la périphérie ne peuvent être attribués, exclusivement, à une action réflexe partie des nerfs cutanés.*

En outre, des compresses à différentes températures déterminent toujours des modifications dans la pression sanguine : avec de l'eau froide une forte élévation de cette pression dans la carotide, avec de l'eau chaude un abaissement relatif. Ce fait bien constaté ne peut être concilié avec l'hypothèse que l'action des applications hydriatriques sur les vaisseaux de la pie-mère est d'origine réflexe. Car, si nous acceptions cette hypothèse, nous serions obligés d'expliquer la dilatation des vaisseaux pie-mériens consécutive aux applications froides faites sur la peau par un réflexe inhibiteur sur les nerfs vaso-moteurs du cerveau. Or, l'inhibition des nerfs ou des centres vaso-moteurs est toujours associée à une chute marquée de la tension artérielle, tandis que les applications d'eau froide sont constamment suivies, au contraire, d'une élévation de la tension; la vaso-dilatation de la pie-mère coïncidant avec l'élévation de la tension ne peut donc, en aucune façon, être attribuée à un réflexe inhibiteur sur les vaso-moteurs.

Ces faits en apparence contradictoires et inconciliables : à savoir, la dilatation des vaisseaux pie-mériens sous l'action des applications froides faites sur la peau et leur contraction quand celles-ci sont portées sur le tronc des nerfs sensitifs, et, d'autre part, l'élévation de la tension artérielle coïncidant avec la dilatation des vaisseaux de la pie-mère et de l'oreille, peuvent être expliqués très facilement. Ils le seront, et d'une manière satisfaisante, si l'on admet que l'application d'eau froide sur la surface cutanée détermine une contraction des vaisseaux périphériques, qui a pour conséquence de remplir d'une plus grande quantité de sang les autres vaisseaux du corps. En outre, comme l'établissement d'un obstacle au cours du sang (dans le cas particulier cet obstacle siège dans l'aire si vaste des capillaires de la peau) augmente la tension artérielle en amont, nous nous expliquons encore par ce fait l'élévation de la pression sanguine. Quand on expérimente avec le bain complet, la masse sanguine contenue dans les vaisseaux pie-mériens s'accroît en proportion des dimensions de la surface de l'animal qui est immergée dans l'eau froide; les vaisseaux des oreilles se remplissent aussi plus complètement quand celles-ci sont maintenues hors de l'eau; enfin la dilatation des vaisseaux de la pie-mère augmente encore plus quand les oreilles sont elles-mêmes plongées dans l'eau. Ce fait, rapproché des observations ci-dessus mentionnées, ne peut être expliqué que d'une seule façon, à savoir : si l'on admet que la cause de la vraie dilatation de la pie-mère sous l'influence des applications d'eau froide est causée par une rétrostase du sang dans la profondeur, consécutive à la réduction de l'aire vasculaire de la peau. Une explication correspondante de la vaso-constriction pie-mérienne sous l'action des applications d'eau chaude est admissible : la dilatation des vaisseaux cutanés qui se remplissent amène une diminution simultanée du volume du sang contenu dans les autres vaisseaux, et par conséquent dans ceux du cerveau. L'abaissement relatif de la tension artérielle ne contredit pas cette explication : en effet, la brève élévation de la tension, que l'on observe au début, peut être rapportée à l'accroissement de la rapidité des contractions cardiaques.

Schüller ne nie pas que les applications froides ou chaudes agissent sur les nerfs. Au contraire, pour cet auteur, il est incontestable que les terminaisons nerveuses de la peau sont impressionnées par les excitations thermiques comme les vaisseaux de celle-ci, et il est très probable que ces filets nerveux sont affectés de la même façon que leurs troncs, c'est-à-dire que les applications froides provoquent une contraction réflexe et les applications chaudes une dilatation réflexe des vaisseaux de la pie-mère. Cet effet, en contradiction apparente avec les constatations précédentes, permet de définir les changements caractéristiques qui se passent dans les vaisseaux de la pie-mère quand on fait des applications hydriatriques sur la peau ; on doit lui attribuer, sans doute, les modifications rapidement alternantes du calibre de ces vaisseaux, qui se produisent au début de l'application, avant que ne soit établie la dilatation ou la contraction typique. En d'autres termes, Schüller croit que, au début de l'application, les vaisseaux reçoivent une excitation réflexe des nerfs de la peau, et que l'effet véritable se manifeste seulement après que l'excitation thermique sur les vaisseaux cutanés a pris le dessus.

La section de la moëlle dans la région cervicale empêche l'action des applications hydriatriques sur les vaisseaux de la pie-mère, mais ce fait ne signifie pas que cette action soit autre chose qu'un phénomène hydrostatique. La section de la moëlle interrompt bien l'influence réflexe des excitations thermiques périphériques sur l'appareil nerveux des vaisseaux pie-mériens; mais, surtout, elle supprime le tonus des tuniques musculaires de tous les vaisseaux, et par conséquent le tonus des vaisseaux cutanés. Dans ces conditions, aucun effet quelconque sur la distribution du sang ne peut être obtenu des applications d'eau; car le sang de l'organisme entier demeure dans une position d'équilibre, les vaisseaux restant inertes.

L'action du cœur et les mouvements respiratoires, qui, dans les conditions ordinaires, ont une influence plus ou moins grande sur la circulation cérébrale, sont de peu d'importance dans le cas particulier. Schüller a trouvé que, après la section des vagues, les vaisseaux de la pie-mère ne sont pas tout à fait aussi remplis ; mais les modifications typiques que les applications d'eau impriment à ces vaisseaux ont lieu exactement comme si les vagues étaient intacts.

Schüller résume ainsi l'action caractéristique des applications hydriatriques sur les vaisseaux de la pie-mère :

Les modifications observées sont dues essentiellement à l'augmentation ou à la diminution de l'afflux sanguin dans les vaisseaux pie-mériens, par suite de la constriction ou de la dilatation des vaisseaux périphériques dans la peau.

Les mouvements du cœur et de la respiration ne sont en cause qu'indirectement; ils favorisent ou bien limitent ces modifications, dans certains cas.

Les actions réflexes provenant de l'excitation thermique des nerfs cutanés sont d'une importance secondaire (dans la manière d'opérer de Schüller, devons-nous ajouter); s'ils ont quelque effet, c'est probablement en limitant les phénomènes en question.

Effets secondaires des applications d'eau. — Les expériences de Schüller ont montré, en outre, que les phénomènes décrits comme provenant des applications froides et chaudes ne persistent pas lorsque celles-ci sont prolongées. Ces phénomènes cessent deux ou trois minutes après l'application de compresses, cinq à dix minutes après les bains. En général, ils sont de plus courte durée après l'action du froid qu'après celle de la chaleur. La répétition des applications n'en modifie pas l'effet, qui, s'il augmente d'intensité parfois quand il s'agit d'applications froides, a dans ce cas une durée moindre. Après la période précédemment analysée, que l'application soit interrompue ou qu'elle soit continuée, Schüller observe des modifications constantes du calibre des vaisseaux, *qui sont inverses des modifications initiales ;* si les vaisseaux de la pie-mère sont dilatés sous l'influence d'applications froides, ils se contractent alors, et vice-versa. Lorsque l'application froide n'a qu'une courte durée, les vaisseaux reprennent leur état normal ; lorsqu'elle se prolonge très longtemps la contraction secondaire est le plus souvent augmentée. Les observations de Schüller démontrent clairement que ces modifications secondaires dans l'état des vaisseaux pie-mériens sont dues à la prédominance de phénomènes opposés aux premiers et d'intensité moindre ; c'est-à-dire, que les vaisseaux cutanés se remplissent après la cessation de l'action du froid ou malgré qu'elle continue. Schüller prétend qu'une application de longue durée, amenant un refroidissement relativement intense du sang, produit une contraction prolongée des vaisseaux de la pie-mère ; le sang plus froid circulant dans les vaisseaux fait contracter leur tunique musculaire, notamment après les bains froids ; cet effet est particulièrement marqué chez les lapins, parce que leur surface est relativement étendue par rapport à leur masse. Les phénomènes secondaires qui ont pour siège les vaisseaux de la pie-mère après les applications d'eau chaude peuvent être expliqués de la même façon. Quand le bain est prolongé, le sang, par suite de la diminution des pertes de calorique, arrive aux vaisseaux de la pie-mère à une température relativement plus élevée et détermine une dilatation des vaisseaux précédemment contractés, en raison de l'inhibition de leurs vasomoteurs. Si l'application chaude est interrompue, les vaisseaux cutanés se contractent de nouveau, et le sang est entraîné en plus grande quantité aux vaisseaux de la pie-mère, d'où une dilatation de ces vaisseaux, qui cesse peu à peu quand la distribution du sang revient à son état d'équilibre. Schüller estime que telle est la raison de la dilatation consécutive à la cessation de l'application d'eau chaude; en effet, si l'on fait succéder immédiatement l'eau froide à l'eau chaude, la dilatation augmente en raison de l'accroissement de la contraction des vaisseaux cutanés, qui pousse, des capillaires périphériques aux organes profonds, une quantité plus considérable de sang.

L'explication fournie par Schüller des effets secondaires produits par les applications d'eau ne me paraît pas entièrement satisfaisante. Je crois que l'explication originale donnée par Schüller des effets primaires, à savoir qu'ils sont principalement d'origine hydrostatique, est également valable pour les effets secondaires de sens inverse. On peut, en effet, indiquer, en faveur de l'action hydrostatique, une preuve qui n'aurait pas échappé à Schüller, s'il avait été familier avec l'hydrothérapie. Ces phénomènes, avons-nous dit, cessent deux ou trois minutes après l'application des compresses, cinq à dix minutes après les bains. Cela s'explique facilement par le fait suivant : quand les compresses ont refoulé par la contraction des capillaires le sang vers les vaisseaux profonds, il se produit une réaction : les artérioles se distendent sous l'influence de l'augmentation de la pression et le sang circule plus rapidement dans les capillaires précédemment ischémiés, les dilatant au-delà de leur calibre normal (ce phénomène est mis en évidence, chez l'homme, par la rougeur de la peau). Cette hyperémie des vaisseaux cutanés donne naissance à la réduction du calibre des vaisseaux pie-mériens, phénomène hydrostatique en tout comparable à celui qui a lieu sous l'influence des compresses chaudes. Si la peau est maintenue à une basse température dans un bain, au bout de cinq à dix minutes la réaction apparaît : les vaisseaux de la peau se remplissent et ceux de la pie-mère se contractent.

Les applications chaudes sur la peau sont suivies de la contraction des vaisseaux pie-mériens, et cette contraction cesse quand cesse l'application, les vaisseaux revenant, comme Schüller l'a montré, à leur calibre normal. Je crois qu'on peut trouver une explication rationnelle de ce phénomène dans ce fait que, la peau étant exposée, après l'application chaude, à la température de l'air, toujours bien inférieure à celle de l'eau, les vaisseaux cutanés se contractent en raison de ce changement de température jusqu'à ce qu'ils aient atteint leur calibre ordinaire; par là les vaisseaux de la pie-mère reprennent également leur volume normal. L'observation de Schüller, d'après laquelle le maintien prolongé d'une application d'eau chaude accentue la contraction des vaisseaux pie-mériens, peut être expliquée par le relâchement complet des vaisseaux cutanés, qui, en vertu de leur inertie, reçoivent alors une plus grande quantité de sang qu'ils ne le faisaient tout d'abord.

Schüller prétend, à juste titre, que ses recherches expérimentales sur les animaux doivent servir très utilement à établir une conception pratique de l'effet des applications d'eau chez l'homme, et que, si leurs conclusions peuvent être appliquées à l'organisme humain, elles arriveront à modifier ou à ruiner certaines idées mal définies qui ont cours sur ce sujet, et à leur substituer des notions plus exactes. Il n'est pas douteux que les résultats de ces expériences ne soient également vrais pour l'organisme humain. Bien que la structure anatomique de la peau et les rapports des nerfs cutanés avec le système nerveux central diffèrent du lapin à l'homme, l'effet des applications d'eau n'est modifié chez celui-ci que dans une mesure négligeable. Le résultat est le même. En effet, les conditions sont encore plus favorables chez l'homme, parce que sa peau et son tissu cellulaire sous-cutané sont mieux irrigués, qu'ils possèdent une musculature plus riche, et des lymphatiques pourvus d'une tunique musculaire plus nombreux. L'action constrictrice du froid sur les veines superficielles doit également entrer en ligne de compte. Il est singulier que ce dernier phénomène ait été négligé par les observateurs même les plus consciencieux des effets de l'hydrothérapie. Je désire donc mettre en lumière cette particularité anatomique, que la musculature des veines superficielles, surtout dans les extrémités inférieures, est très développée (1) et que « des fibres musculaires aplaties et disposées en cercle existent dans leurs valvules ». Schlesinger (2) a observé que « les veines des membres inférieurs, qui présentent une dilatation pathologique, peuvent se transformer en cordes sous l'influence d'applications froides énergiques ».

L'action locale de l'excitation thermique est accrue du fait de l'existence dans le derme de fibres musculaires lisses, qui permettent à la peau de répondre promptement aux applications froides. Si l'on considère que cet effet se produit sur le

(1) Huber, Bohm et Davidoff : Text-book of Histology.
(2) *Wiener klinische Wochenschrift*, 1896, p. 52.

vaste réseau richement anastomosé des vaisseaux cutanés, on concevra facilement combien sont importantes les fluctuations que les contractions et les dilatations imposées à ce réseau par l'eau froide et l'eau chaude déterminent dans la distribution du sang à travers le reste du système vasculaire. L'influence des bains chauds et des bains froids sur le système nerveux a été trop souvent notée pour qu'il soit utile de la rappeler à l'appui de notre démonstration.

Les observations de Schüller analysées plus haut ont été vérifiées chez l'homme par le Dr Vinaj, qui utilisa à cet effet un sujet auquel un traumatisme grave avait enlevé un fragment du crâne. Vinaj a présenté ses observations au quatrième Congrès italien d'Hydrologie, tenu à Florence le 21 novembre 1892, et montré qu'elles ont confirmé entièrement les résultats obtenus chez les animaux par Schüller.

Les explications que nous venons de donner font voir très clairement que, si l'action locale du sang réchauffé ou refroidi sur les vaisseaux de la pie-mère peut participer à la production des effets secondaires de sens inverse que nous avons enregistrés, des causes hydrostatiques interviennent également dans ces phénomènes.

J'ai insisté longuement sur ce point, parce que *les explications que j'ai proposées offrent, comme on le verra plus loin, la clef d'un grand nombre de phénomènes obscurs déterminés par les opérations hydriatriques.*

Loi de l'antagonisme de Dastre-Morat. — Les physiologistes ont reconnu depuis longtemps un certain antagonisme entre les vaisseaux périphériques et les vaisseaux profonds, spécialement ceux qui gouvernent le splanchnique.

Augmentation de volume montrée par le pléthysmographe. — Winternitz (1) a démontré, par des expériences originales et intéressantes réalisées à l'aide du pléthysmographe, l'effet hydrostatique des applications hydriatriques. Il place un homme dans un bain de siège vide et le couvre d'une couverture de laine, le bras droit du sujet étant introduit dans le cylindre de verre de l'instrument. L'appareil et le manomètre sont remplis d'eau à la température du corps et reliés à l'ap-

(1) Die Hydrotherapie auf physiologischer und klinischer Grundlage, 1890.

pareil enregistreur. Au bout d'un moment, la baignoire est remplie rapidement d'eau à 50°F. (10°C.). L'eau froide produit son effet habituel sur le pouls et la respiration. La courbe obtenue (que montre la figure 1) est inscrite sans interruption pendant tout le temps que dure l'opération. Le tracé reste uni-

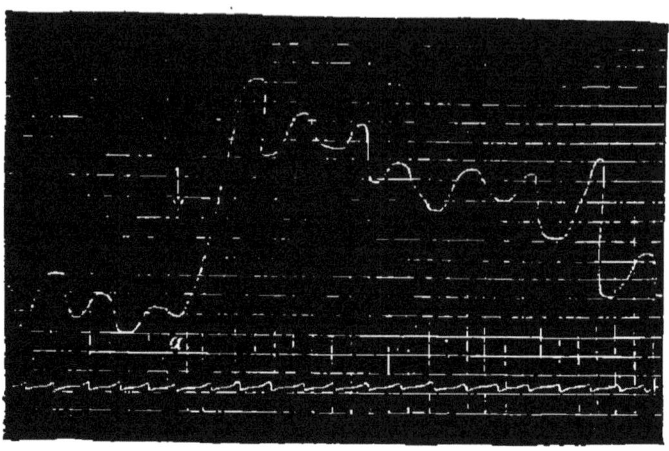

Fig. 1. — Courbe des variations de volume du bras droit avant et après un bain de siège à 50° F. (10° C.) (d'après Winternitz).

forme tant que la baignoire est vide. Aussitôt qu'on y fait pénétrer l'eau, la courbe s'élève perpendiculairement, comme on le voit en *a*. Le volume du bras droit, par conséquent, augmente, puisque l'eau de l'appareil est poussée dans le manomètre. Cet effet se prolonge de dix-huit à vingt secondes et le tracé descend légèrement pendant les vingt ou trente secondes suivantes, mais il ne revient pas au niveau primitif.

On peut chercher l'explication de ces résultats dans l'excitation locale des terminaisons des nerfs sensitifs par le froid et dans les actions réflexes ainsi portées sur les vaso-moteurs des vaisseaux cutanés. Cependant, je suis disposé, pour ma part, à admettre une autre explication. La réduction du réseau capillaire par la contraction des fibres musculaires de la peau sous l'influence directe du froid empêche l'afflux du sang dans un vaste département vasculaire. Par suite d'un phénomène hydrostatique, plutôt que d'une action vaso-motrice, une grande quantité de sang pénètre dans les autres départements vasculaires de l'organisme et en *augmente le volume*. Winternitz prétend, en effet, que, dans le bain de siège froid, les vaisseaux des organes, des organes abdominaux surtout, sont contractés et que le sang qui les abandonne emplit les autres parties du corps, y compris le bras.

Dans une autre expérience faite sur un homme de vingt ans avec de l'eau à 110°F. (43,3°C.), Winternitz obtient le résultat indiqué par la courbe de la figure 2.

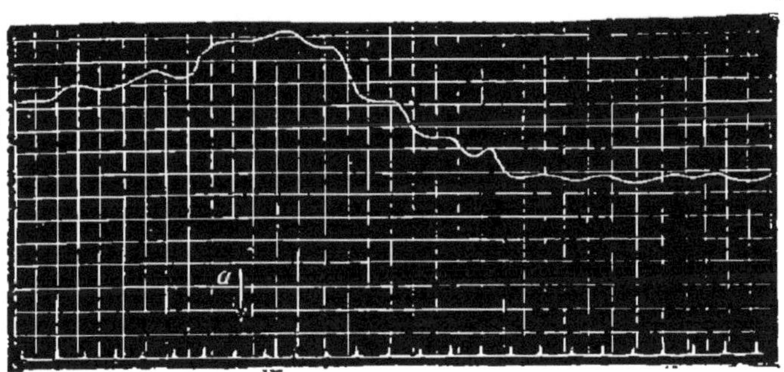

Fig. 2. — Courbe des variations de volume du bras droit avant et pendant un bain de siège à 110° F. (43,3° C.) (d'après Winternitz). Durée : deux secondes.

Cette dernière observation confirme celles de Schüller, qui a noté une brève contraction des vaisseaux cutanés, suivie de leur dilatation, sous l'influence de l'eau chaude. L'augmentation de volume du bras, qui se manifeste tout d'abord, indique qu'il se produit dans ce membre un afflux de sang, auquel correspond une diminution de la masse sanguine dans une autre région.

Ottfried Müller, qui a fait quelques recherches excellentes et paraissant dignes de toute confiance sur la distribution du sang dans un organisme soumis à l'influence des excitants thermiques (1), prétend que les expériences de Winternitz sont trop courtes et, par là, d'une technique trop imparfaite pour séparer le rôle des terminaisons sensitives de celui de l'appareil vasculaire. Il constate, cependant, que l'effet des excitations thermiques sur les vaisseaux sanguins périphériques est manifestement une contraction quand il s'agit d'applications froides, une dilatation quand il s'agit d'applications chaudes. Müller affirme l'antagonisme des vaisseaux superficiels et des vaisseaux profonds. Il démontre que les vaisseaux du cerveau et ceux de l'intestin agissent en sens inverse, par un procédé ingénieux : l'examen du fond de l'œil à l'ophtalmoscope.

(1) *Deutsches Archiv für klinische Medicin*, 1905.

Les effets les plus ténus et les plus délicats des applications d'eau sur l'organisme ont donné lieu à des opinions opposées, mais qu'on peut concilier en appréciant judicieusement les faits. L'observateur consciencieux qu'est Mathes contredit les déductions de Schüller et de Müller et cite les expériences de Klapp à l'appui de son scepticisme. Klapp a constaté que des lapins, qui sont soumis à une application d'air très chaud sur l'abdomen, présentent une dilatation des vaisseaux du péritoine. Il n'y a aucune similitude entre les expériences de Schüller et celles de Klapp; les premières emploient l'eau chaude, et non très chaude, et leurs résultats sont enregistrés pendant la durée du bain, tandis que les secondes font intervenir l'air très chaud (1), dont l'action est interrompue quand on en observe les effets. Une différence dans la technique a pour conséquence des différences dans les résultats des expériences tant physiologiques que thérapeutiques. Un grand nombre de divergences d'opinion peuvent être expliquées de cette façon.

Il n'existe aucune opposition entre les conclusions de Naumann, de Roehrig et de Schüller, comme on peut s'en apercevoir en examinant les effets des différents procédés hydrothérapiques. Les bains et autres procédés qui ne produisent pas d'action mécanique, quand on les applique à de larges surfaces, ont sans doute un effet hydrostatique, alors que les douches, qui frappent une région limitée, et comportent des actions mécaniques, agissent principalement par influence réflexe. On voit par là quelle est la souplesse de l'eau comme agent thérapeutique.

Pression sanguine. — Les applications thermiques faites à la périphérie déterminent des phénomènes importants en agissant sur des organes qui n'entrent pas directement en contact avec elles. Comme l'action propulsive du cœur sur le courant sanguin persiste intégralement, la contraction et la dilatation consécutive des vaisseaux dans les parties soumises à l'action immédiate de ces applications entraînent certaines modifications d'où résulte une accommodation vasculaire.

Le sang chassé des vaisseaux contractés trouve une issue dans la circulation collatérale. Ainsi s'établit une hyperémie collatérale, accompagnée d'une augmentation de la tension dans la circulation générale.

(1) Opitz (*Journal f. Exper. Med.*, janv. 1906) a montré d'une façon très nette cette différence.

L'application du froid sur la surface cutanée, comme celle d'autres excitants, même si elle est suivie de la dilatation des vaisseaux de la peau, amène une *augmentation de la pression sanguine*. La réduction de volume des capillaires artériels produit primitivement une accélération du courant sanguin des artères aux veines. Le retour du sang au système veineux doit être accéléré par cette augmentation de la *vis a tergo*. Les modifications de la respiration, qui devient plus profonde sous l'influence d'une application froide, comme on le verra plus loin, accroissent aussi la rapidité de la circulation dans les petits vaisseaux : le sang revient plus vite et en plus grande quantité à l'oreillette gauche, la systole est plus lente et plus vigoureuse, le système artériel se remplit plus activement; cette réplétion est limitée dans les artérioles cutanées par la contraction de l'appareil musculaire et élastique qui les entoure.

O. Müller (1) expose le résultat de deux mille mensurations de la tension artérielle, faites à la clinique de Leipzig, et conclut : 1° L'influence de tous les bains, le sujet restant immobile, sur la pression sanguine est due à l'excitation thermique; cette excitation, si elle est donnée par une température inférieure à la température moyenne de la peau, détermine une augmentation de la pression, dont la courbe est typique, pendant toute la durée du bain; ce phénomène est accompagné d'une diminution des pulsations, qui est nettement influencée par l'abaissement de la température du bain. — 2° Les bains à une température supérieure à celle de la peau, jusqu'à 40° C. (104 F.), amènent d'abord une brève élévation, puis un abaissement au-dessous de la normale de la pression, qui se relève ensuite; les pulsations diminuent jusqu'à 38° C. (100° F), puis augmentent. — 3° Des bains au-dessus de 40° C. accroissent d'une façon persistante la pression sanguine, comme les bains froids, et *accélèrent* le pouls. La pression revient à la normale, dans les deux cas, une demi-heure à deux heures après, et fréquemment descend au-dessous. — 4° Dans les bains comportant des mouvements actifs (demi-bains et bains d'eau courante), l'excitation mécanique exerce la principale influence; ainsi que dans les douches, son action y est prédominante et indépendante de la température; elle élève la pression sanguine, mais cependant d'une façon moins durable.

Il est regrettable que Müller ait omis d'indiquer la durée des

(1) *Congress f. innere Medicin*, 1902.

bains qu'il employait; la durée exerce, en effet, comme on l'a montré, une influence considérable sur les effets immédiats et éloignés du bain. Strassburger (1) confirme les résultats de cet auteur. Ses observations mettent en évidence trois stades dans les modifications de la pression sanguine : une élévation, un abaissement et une élévation. Plus le bain est froid, plus l'élévation initiale est accentuée; plus il est chaud, plus l'élévation terminale est prononcée. Dans le bain chaud la pression se maintenait; dans le bain tiède elle tombait plus bas. Des bains à une température voisine du point neutre (90° F., 32,2° C.) paraissent régulariser la pression sanguine. Strassburger considère la courbe de la pression sanguine enregistrée dans les bains à 40° C. (104°F.) comme due à l'état du tonus vasculaire; dans le bain froid l'élévation primitive de la pression est due à la contraction des vaisseaux, l'abaissement secondaire résulte de leur dilatation (réaction); l'élévation de la pression à la fin du bain chaud, par contre, provient de l'augmentation de l'activité cardiaque.

Vinaj (2), expérimentant sur lui-même, a constaté que sa tension artérielle était de 130 millimètres de mercure et que son pouls avait 74 pulsations par minute, avant de prendre un bain à 18°C.; après un séjour de trois minutes dans ce bain, la tension était de 145 mm. ; au bout de quinze minutes, elle était de 120 mm., et l'on comptait 74 pulsations. La chair de poule et la pâleur des téguments, qui étaient survenues au début, disparurent en cinq minutes; la peau avait pris une coloration rouge à la fin du bain. Vinaj s'est hasardé, en outre, à rester trois minutes dans un bain à 6° C. Sa tension artérielle s'éleva de 128 à 155 mm., et le nombre de ses pulsations tomba de 72 à 64. Quelques minutes après cette immersion pénible, la tension artérielle et le pouls étaient revenus à leur état normal et la peau présentait une coloration rouge vif. On doit féliciter l'expérimentateur de son courage et des excellentes facultés réactionnelles qu'il possède.

Le sphygmographe démontre que la dilatation des vaisseaux périphériques qui se produit au moment de la réaction n'est pas accompagnée d'une diminution du tonus et n'est pas passive. Cette constatation se trouve confirmée par le fait que les bains de vapeur produisent un effet opposé sur les tracés sphygmographiques, qui, dans ce cas, montrent nettement un affai-

(1) *Deutsches Archiv f. klin. Med.* (1905), Bd., 82.
(2) *Bl. f. klinische Hydrotherapie*, décembre 1908.

blissement du tonus, un abaissement de la tension et un dicrotisme marqué.

On doit admettre comme un fait cliniquement établi, dont on possède, d'ailleurs, l'explication physiologique, comme nous le verrons, que le froid augmente le tonus de l'appareil circulatoire tout entier, tandis que la chaleur le réduit. Sous l'influence du froid, le cours du sang s'active, et la tension artérielle s'élève, alors que les vaisseaux se relâchent après les applications chaudes, et que leurs parois se laissent dilater, probablement par suite d'une diminution de leur élasticité. Que ce soit tôt ou tard, dans l'un et l'autre cas, une hyperémie doit évidemment se produire. *Il importe d'établir ces distinctions physiologiques* entre les applications froides et les chaudes, car nous obtenons des effets totalement différents et opposés, suivant que nous provoquons l'hyperémie à l'aide de la chaleur ou à l'aide du froid.

Les tracés ci-dessous donnent une représentation graphique de l'effet du froid et de celui de la chaleur sur le pouls dans les conditions normales (1). Ils ont été pris au cours d'une expérience destinée à démontrer que l'effet des bains de Nauheim dépend autant de la température de l'eau que du gaz carbonique qu'elle contient, bien que celui-ci exerce certainement une action spécifique et très importante sur les vaisseaux périphériques et sur l'activité cardiaque. Les observations que j'ai publiées (2) ont été confirmées par les recherches étendues de Ottfried Müller (*loc. cit.*), qui a employé deux séries de bains, une série de même température contenant une proportion progressivement croissante de gaz carbonique, et une autre série de température croissante avec quantités décroissantes de gaz carbonique.

Si les bains de Nauheim exerçaient une certaine action sur la rapidité du pouls et sur la pression sanguine, leur température avait beaucoup plus d'influence sur ce résultat que leur composition chimique.

Le premier tracé (fig. 3) a été pris sur un infirmier qui avait fumé avec excès tout le jour et qui cependant ne pensait pas se trouver dans un état anormal. Il représente un pouls de tension basse, offrant un dicrotisme considérable ; l'ondulation

(1) « L'application pratique de l'hydrothérapie. » Leçon clinique faite au German Hospital de Philadelphie par Simon BARUCH, M. D., *International Clinics*, vol. II, 7e série.

(2) System of Therapeutics, de Hare, article Mineral Springs, vol. I.

systolique est petite ; la contraction ventriculaire marquée par un trait obliuqe de bas en haut est faible; le choc artériel est

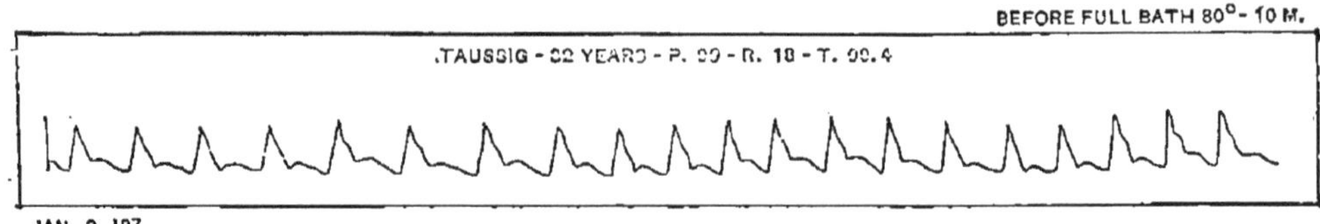

Fig. 3. — Tracé pris avant un bain à 80° F. (26,6° C.).
Homme de 32 ans.

figuré par un angle quelque peu obtus. Pouls 90; respiration 18 ; température 99, 4° F. (37, 5° C.). Le sujet ayant été soumis à l'action d'un bain complet à 80° F. (26,6° C.), le pouls subit une modification prononcée, comme le montre la figure 4. Nous voyons maintenant que la tension s'est élevée, que l'ondulation systolique est plus accentuée, que le dicrotisme est très réduit, normal, que la contraction ventriculaire est bonne,

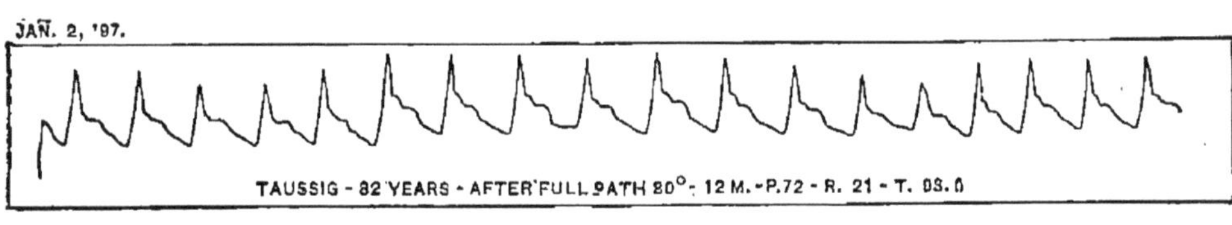

Fig. 4. — Tracé pris après un bain de 12 minutes à 80° F. (26,6° C.).
Homme de 32 ans.

comme en témoignent un trait vertical vivement inscrit et l'angle aigu figurant le choc artériel. Pouls, 72 ; respiration, 21 ; température, 98,6° F. (37° C.).

La figure 5 montre le tracé du pouls du même individu le jour suivant, alors qu'il n'avait pas fumé du tout. Pouls, 70 ;

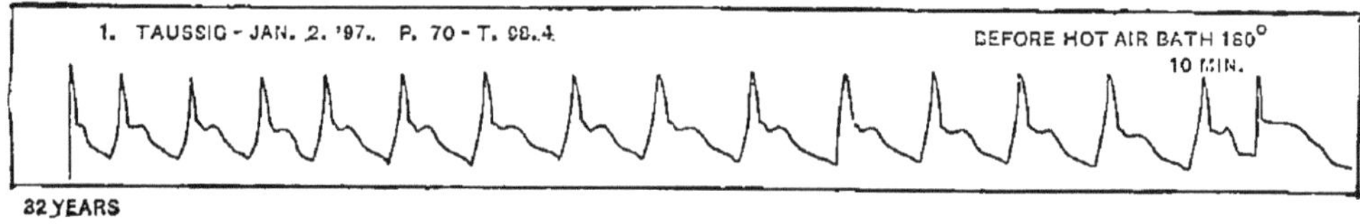

Fig. 5. — Tracé pris avant un bain d'air chaud à 180° F. (83° C.).

température, 98, 4° F. (36,9° C.). Il prit alors un bain d'air chaud.

La figure 6 présente le tracé pris sur le sujet alors que celui-ci se trouvait en sueur dans un bain d'air à 180° F.

(85° C.), que l'on prolongea dix minutes. Pouls 100 ; température, 99,2° F. (37,3° C.), respiration, 24. Il apparaît claire-

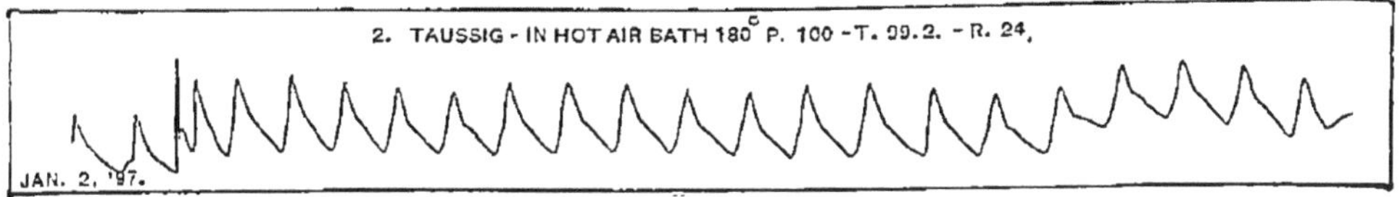

Fig. 6. — Tracé pris pendant un bain d'air chaud à 180° F. (85° C.).

ment que la contraction ventriculaire est affaiblie, car l'ondulation systolique est absente et le choc artériel est figuré par un angle obtus. On donna ensuite une douche en pluie.

La figure 7 montre le tracé du pouls du sujet pris à la suite d'une douche en pluie à 80° F. (26,6° C.), de une minute (succédant elle-même au bain d'air chaud). Pouls, 72 ; température, 98,4° F. (36, 9° C.).

On constate un renforcement prononcé de la contraction ventriculaire, indiqué par une ligne ascendante haute et rapide,

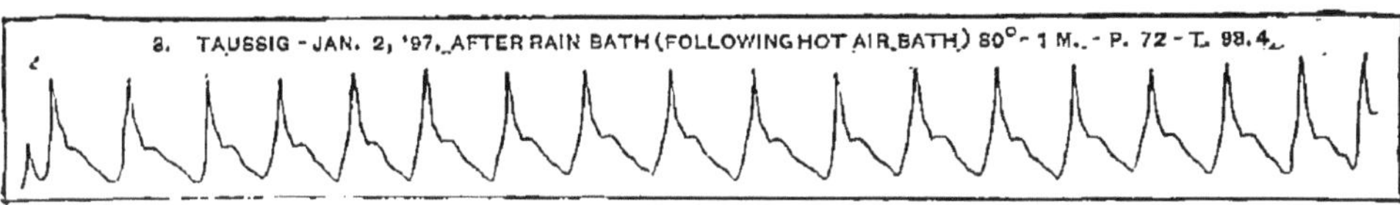

Fig. 7. — Tracé pris après une douche en pluie à 80° F. (26,6° C.), de 1 minute (administrée à la suite d'un bain d'air chaud).

un choc artériel marqué par un angle très aigu, et une ondulation systolique très nette.

Chez un autre infirmier, Victor H... (fig. 8), on obtint les mêmes résultats. (La numération des éléments figurés du sang

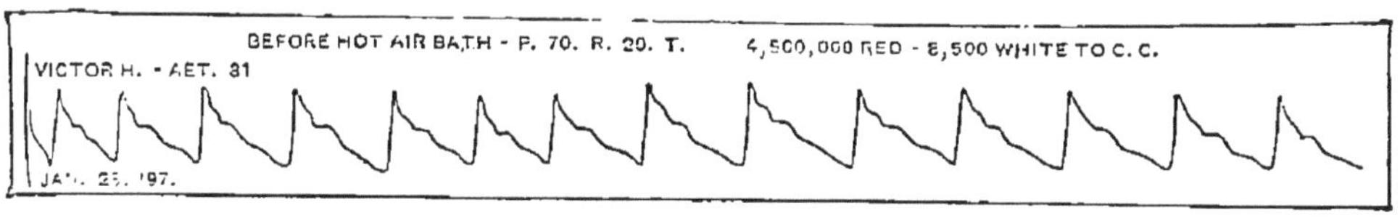

Fig. 8. — Tracé pris avant un bain d'air chaud.

faite à l'aide de l'hématocrite de Daland trouvait, avant le bain d'air chaud, avec un pouls à 70 et une respiration à 20, 4.500.000 globules rouges et 8.500 globules blancs). Immédiatement après un bain d'air chaud, d'une durée de dix minutes, le pouls était à 86, la respiration à 16, la température à 99,5° F. (37,5° C.).

Après une douche en jet à 80°F. (26,6°C.) de cinq secondes,

donnée à la suite du bain d'air chaud, le pouls était à 72, la respiration à 20 et profonde, la température à 99° F.

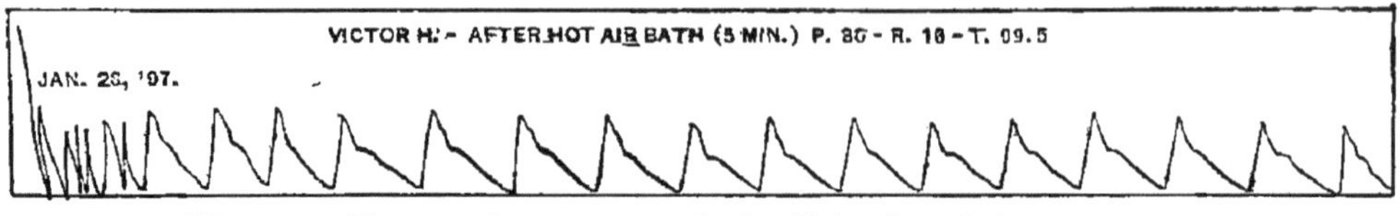

Fig. 9. — Tracé pris après un bain d'air chaud de 5 minutes.

(37,2° C.); l'examen du sang donnait 5.200.000 globules rouges et 10.000 globules blancs.

A coup sûr, aucun agent thérapeutique ne produit de telles modifications quand on l'administre aux doses ordinaires, et aucun n'a été étudié dans ses effets plus complètement, plus scientifiquement que ne l'ont été les applications d'eau dans les expériences simples et absolument inoffensives qu'on a faites sur des sujets sains.

Quelle explication peut-on donner des différences que l'on observe entre les effets des applications froides et ceux des applications chaudes.

Ce fait, ambigu en apparence, a été le sujet d'un grand nombre de discussions : le froid et la chaleur déterminent l'un et l'autre une hyperémie; ce phénomène est passif, c'est-à-dire accompagné d'une diminution du tonus, sous l'influence de celle-ci; il est actif, donc manifesté par une augmentation du tonus, sous l'influence de celui-là. Ainsi que pour beaucoup d'autres faits ambigus en apparence, que l'on rencontre en hydrothérapie, la discussion repose sur une erreur dans les prémisses. Comme les artères ne peuvent se dilater sans perdre de leur tonus, on admet que les capillaires qui se remplissent au moment de la réaction après les opérations froides, ne peuvent se dilater sans perdre de leur tonus. Cet argument serait valable, s'il n'était basé sur une proposition erronée. Le tonus des capillaires cutanés ne dépend pas d'une tunique musculaire, comme celui des artères. L'anatomie nous apprend que les fibres musculaires et les faisceaux élastiques de la peau remplissent à l'égard des capillaires toutes les fonctions d'une tunique musculaire sans être intimement unis à ceux-ci. Cette tunique musculaire adjointe est très sensible aux changements de température, comme le montre la contraction du dartos sous l'action du froid et son relâchement sous l'action de la chaleur. Parler du tonus ou de la tension (*Wand-*

spannung) de ces vaisseaux cutanés, c'est leur attribuer des fonctions qu'ils ne possèdent pas; car ils ne font qu'emprunter leur tonus de l'état des fibres musculaires et élastiques qui les entourent. La coloration vermeille de la peau qui suit l'application d'une compresse froide, et l'aspect bouilli que lui donne un cataplasme fournissent de cette proposition une démonstration meilleure que l'expérience de laboratoire la plus ingénieuse. Le tonus imparti à l'appareil vasculaire tout entier par l'application du froid à la surface cutanée, comme on l'a montré ci-dessus, est soumis à cette loi physiologique qui veut que les fibres musculaires ne restent jamais dans un état égal de contraction. Aussi souvent que le froid est éloigné, les fibres musculaires cutanées commencent à revenir à leur état normal ; le sang, qui a été chassé des vaisseaux de la peau par l'action constrictrice du froid, y rentre lentement; les capillaires se distendent alors autant que le permet la résistance des fibres musculaires contractées et des fibres élastiques. Aussi longtemps que les éléments du derme conservent leur état de contraction, puis leur tonicité normale, l'hyperémie reste « tonique », c'est-à-dire qu'elle ne s'accompagne pas de relâchement. Elle est soutenue, au contraire, par l'augmentation de l'énergie cardiaque que déterminent les opérations froides; sous l'influence de celles-ci, le sang arrive avec plus de force aux capillaires, dont le réseau musculaire et élastique de la peau empêche plus ou moins la distension, suivant que son tonus est plus ou moins accentué.

Lorsque l'on considère ces faits anatomiques et physiologiques à la lumière des remarquables expériences de Bier, le mécanisme de l'action des applications froides sur la circulation de la peau devient plus clair. Bier (1) prétend que l'hyperémie ne relève pas de l'action du cœur, si elle succède à une ischémie produite préalablement par un agent vaso-constricteur; qu'une telle hyperémie n'est pas égale dans tous les organes ; et que les vaisseaux, ou, comme il le dit, les tissus contractés, possèdent la faculté de retenir le sang artériel de préférence au sang veineux, quand la contraction cesse. Bier détermine la suffocation presque complète chez un porc, après avoir placé une bande d'Esmarch sur une jambe, et il constate après le retrait de la bande que ce membre ne donne pas de sang chargé de gaz carbonique ; on n'en peut tirer que du sang

(1) Die Hyperaemie als Heilmittel..

rouge. Cet auteur conclut de nombreuses expériences, qui sont devenues la base de son traitement original et efficace par l'hyperémie, que le même tissu qui absorbe avidement le sang artériel se défend contre la pénétration du sang veineux, manifestant ainsi son aptitude à choisir entre le sang artériel et le sang veineux.

Bier appelle cette auto-régulation de la distribution du sang dans les capillaires *sensibilité sanguine*. C'est, dit-il, une fonction analogue à la sensibilité ordinaire (spécialement à la sensibilité à la douleur), c'est-à-dire qu'elle a pour effet de protéger les parties externes contre la destruction, de réparer promptement et sûrement tous les désordres possibles produits par les atteintes du monde extérieur, pression, etc. Il regarde la « sensibilité sanguine » chez l'homme civilisé comme dégénérée quand on la compare à celle de l'homme primitif, l'Africain, et à celle des animaux sauvages. Les vaisseaux, non seulement reprennent leur calibre normal, mais se dilatent encore au delà, de façon à recevoir une plus grande quantité de sang, réaction d'une grande importance, car l'hyperémie ainsi amenée est surtout artérielle.

Ritter (1), confirmant l'opinion de Bier, dit que l'hyperémie artérielle active, qui se produit dans les parties où l'on vient de provoquer une ischémie artificielle, est indépendante du système nerveux central, c'est-à-dire, purement locale et par conséquent fonction propre des vaisseaux cutanés. Certains faits cités par Ritter sont extrêmement intéressants pour l'hydrothérapeute. Ritter congèle un point sur le bras avec du chlorure d'éthyle, puis, ayant laissé ce point se dégeler et la réaction amener une rougeur vermeille (hyperémie artérielle), il serre le bras à un niveau plus élevé avec une bande élastique, comme Bier le fait dans son « stauungs-hyperæmie ». Il en résulte que le bras entier prend une teinte bleu foncé ; mais le point dégelé reste rouge vif. Ritter opère d'une façon inverse ; il détermine d'abord une stase dans le bras avec cyanose, puis congèle et laisse ensuite dégeler un point donné ; ce point devient rouge vif et demeure ainsi, tandis que le reste du membre garde sa coloration bleuâtre. Ces expériences démontrent sans aucun doute la faculté que possèdent les vaisseaux d'attirer le sang artériel, même dans les conditions les moins favorables, et de se défendre contre l'intrusion du sang veineux.

(1) Mittheilungen aus den Grenzgebieten, etc., 1903.

La justesse de l'hypothèse de Bier n'a pas été démontrée, mais les expériences de Ritter ont été vérifiées par l'auteur. On peut trouver une autre explication plausible dans ce fait physiologique, que le retour à l'état normal d'une région qui a été brusquement ischémiée est accéléré par la rapidité de sa circulation devenue de trois à cinq fois plus active.

Lorsque le sang est chassé des vaisseaux cutanés par l'action constrictrice du froid sur les fibres musculaires de la peau, nous assistons à une reproduction atténuée de l'expérience de Bier — la vaso-constriction est d'origine thermique au lieu d'être mécanique et elle est suivie d'une vaso-dilatation, qui coïncide avec un afflux de sang artériel.

Si l'application du froid porte sur une surface considérable, à la *vis a fronte* de Bier s'ajoute la *vis a tergo* mise en activité par l'action réflexe du froid sur le muscle cardiaque, que soutient l'accentuation de l'effet vaso-moteur dû à la résistance périphérique dont on a parlé plus haut. Dans ces conditions, seuls des critiques par trop méfiants hésiteront à accepter cette conclusion, que l'hyperémie des capillaires artériels et probablement aussi celle des artères les plus petites peuvent exister sans perte de tonus. En réalité, tandis que le sang se meut en accord rythmique avec les contractions ventriculaires, les fibres musculaires et les faisceaux élastiques de la peau embrassent l'immense réseau des capillaires cutanés dans leur étreinte tonique, pour ainsi dire, et entretiennent par là cette résistance périphérique qui est essentielle au maintien du tonus vasculaire.

Un examen judicieux et impartial de ces faits anatomiques et physiologiques brièvement rapportés met en lumière l'erreur contenue dans les prémisses sur lesquelles s'appuient les auteurs qui soutiennent qu'il est impossible d'obtenir une dilatation « tonique » du vaste appareil vasculaire de la peau, parce qu'une augmentation du tonus des artères est incompatible avec leur dilatation. On a montré plus haut que les conditions ne sont pas celles qu'indiquent ces auteurs ; par conséquent, l'opinion de Winternitz, établie sur une expérience clinique immense, qui veut que les opérations froides appliquées avec discernement soient suivies d'une hyperémie active (dilatation tonique), a une base absolument rationnelle.

Effet de la chaleur. — Pendant les applications de calorique, qui peuvent être tolérées sans dommage (au-dessous de 104° F., 40° C.), les vaisseaux sanguins de la peau sont dilatés, parce que l'appareil musculaire et élastique de la peau est relâché, comme le montre l'aspect mou, succulent et bouilli de celle-ci. S'il n'y a pas eu d'ischémie préalable, le sang artériel n'arrive qu'en petite quantité, et, par conséquent, n'afflue pas comme il le fait à la suite des opérations froides ; il ne rencontre aucune résistance et coule passivement dans les vaisseaux, jusqu'à ce que ceux-ci soient turgides. D'autre part, la stimulation réflexe du cœur, que donne une application froide judicieuse, fait défaut ; et l'accroissement de l'irrigation artérielle des fibres musculaires qui maintiennent le tonus des vaisseaux cutanés manque également. La coloration sombre que prend la peau sous une application chaude indique une prédominance du sang veineux sur le sang artériel. Comme les vaisseaux cutanés sont relâchés, le tonus vaso-moteur est diminué et les contractions ventriculaires sont plus faibles (hyperémie passive), ce qui amène dans le nombre de celles-ci une augmentation compensatrice de la perte de force. Le tonus de l'appareil vasculaire tout entier est abaissé. L'anémie du cerveau ajoute à cela ses effets déprimants, ainsi qu'en témoigne la faiblesse qu'on éprouve dans un bain prolongé. L'individu « saigne » dans ses vaisseaux cutanés dilatés et passifs. Un bain d'une température supérieure à 104° F. (40° C.), d'autre part, amène tout d'abord une contraction des vaisseaux de la peau, comme le fait un bain froid. Si l'application est courte, la pression sanguine s'élève et l'effet sur la circulation est semblable à celui d'une opération froide. L'effet secondaire, cependant, est tout à fait différent. Le lent refroidissement de la peau, qui retient la chaleur pour un temps considérable, en produit le relâchement et les vaisseaux cutanés ne se sentent plus, désormais, soutenus par les fibres musculaires ; à ce relâchement s'ajoute un affaiblissement général dû à l'absence du réconfort et de la stimulation réflexe qui sont si prononcés après les applications froides.

II. — Effets des applications hydriatriques sur la composition du sang.

1° *Modifications des éléments figurés du sang*. — Les observations du professeur Winternitz sur ce sujet sont d'un grand intérêt (1). Winternitz a recherché le nombre des globules

(1) *Blätter für klinische Hydrotherapie*, février 1893.

rouges et des globules blancs, et les quantités relatives de chaque espèce que le sang contient avant et après les applications froides, et a constaté que ces opérations déterminent une modification considérable de la composition du sang.

Cette modification consiste en ce fait que, au lieu de trouver un globule blanc pour quatre à huit cents globules rouges comme avant l'application froide, on trouve après celle-ci les globules blancs en nombre double ou triple. Ces recherches ont été faites tant sur des sujets sains que sur des malades.

Les expériences de Winternitz ne sont pas concluantes à tous les points de vue. Elles établissent que l'augmentation du nombre des leucocytes existe toujours une demi-heure après le bain. La persistance de ce phénomène n'est pas exactement déterminée, mais on le constate encore, dans certains cas, au bout de deux heures.

Winternitz regardait ces observations comme les seules de ce genre avant d'avoir pris connaissance des résultats d'expériences semblables présentées par le professeur Rovighi au Congrès international de Rome. Ces dernières expériences, faites sur le lapin et sur l'homme, démontrent que la chaleur diminue le nombre des leucocytes des deux tiers et que le froid le double.

La diminution du volume de la rate et l'augmentation de la pression sanguine et du tonus vasculaire après une application froide sont des faits démontrés depuis un certain temps. N'est-il pas possible, demande Winternitz, que les leucocytes soient chassés hors de la rate, du foie et de la moëlle osseuse et passent en plus grand nombre dans le courant sanguin ?

Le Dr William Sydney Thayer, de *Johns Hopkins University*, à Baltimore, prétend que les observations qu'on vient de citer confirment les résultats qu'il a obtenus en expérimentant sur lui-même. Il prend un bain à 70° F. (21,1° C.), d'une durée de vingt minutes, qu'il fait suivre d'une réaction douce, sans frisson, la peau se trouvant rouge et chaude. La numération des globules sanguins est faite immédiatement avant le bain, et de nouveau quinze minutes après ; elle donne la première fois 10.333 leucocytes et la seconde fois 12.333.

Des recherches plus récentes ont été entreprises par Aloïs Strasser (1), sur la demande du professeur Winternitz. Le sang était pris aux sujets avant leur lever, ensuite avant leur repas, et de nouveau, à plusieurs reprises, à la suite de l'opération hydriatrique. Le plus grand soin était apporté aux examens, et

(1) *Blätter für klinische Hydrotherapie*, novembre 1893.

le contrôle poussé assez loin pour éviter toute erreur possible. La mesure de l'hémoglobine était pratiquée à l'aide de l'hémomètre de Fleischl avec la solution salée à 0,6 pour cent; la numération des globules au moyen de l'appareil de Thoma-Zeiss, avec la solution à 2,5 pour cent de bichromate de potasse pour les hématies, et la solution à 0,1 pour cent d'acide acétique cristallisable pour les leucocytes. La dilution du sang était toujours à 0,5 pour 101. Les individus en expérience étaient sains ou atteints d'indispositions légères. Les numérations, pratiquées par plusieurs assistants, n'étaient acceptées que lorsqu'elles se trouvaient concordantes. Les résultats indiquaient (à la suite de toutes les opérations thermiques et mécaniques agissant sur la surface entière, comme le drap mouillé froid, l'immersion, le demi-bain, les douches de toute sorte, le bain d'air chaud suivi d'une application froide, la douche écossaise qui fait succéder le froid au chaud, le bain froid avec de rares exceptions) une *augmentation du nombre des globules rouges* dans le sang prélevé à l'extrémité du doigt ou au lobule de l'oreille. Les leucocytes, presque toujours, étaient en plus grand nombre, et la teneur en hémoglobine était plus élevée. L'augmentation maxima du nombre des hématies montait chez cinquante-sept sujets à 1.860.000 par millimètre cube, celle du nombre des leucocytes atteignait presque le triple du nombre normal; l'augmentation maxima de l'hémoglobine était de 14 pour cent. L'examen n'était pas toujours fait immédiatement après l'opération hydriatrique, mais souvent au bout d'une heure. Il est à remarquer qu'une multiplication des leucocytes était observée à un moment où le nombre des hématies avait commencé à décroître. Quelquefois cette multiplication pouvait être notée encore au bout de deux heures, délai après lequel, dans la plupart des cas, la diminution commençait. On n'a pas déterminé le temps que mettait le sang à revenir à son état antérieur. Dans quelques cas observés d'une façon plus suivie, il n'y revenait pas tout à fait, mais une certaine augmentation du nombre des globules restait permanente.

Winternitz conclut avec raison qu'on ne peut douter de l'existence de modifications survenant après toutes les applications froides qui enveloppent le corps tout entier. L'exercice musculaire produit un effet quelque peu semblable.

Après les bains d'air chaud et les bains de vapeur, on observe dans la plupart des cas une diminution du nombre des globules rouges, qui est suivie chez les individus robustes d'une augmentation modérée.

Les applications thermiques locales, comme les bains de pieds froids, les douches en éventail sur les cuisses ou les genoux et les bains de siège, amènent une diminution du nombre des globules rouges et des globules blancs dans le sang prélevé au lobule de l'oreille, tandis que l'on trouve dans les parties atteintes par l'eau froide une augmentation manifeste de ces éléments.

Il est probable que cet accroissement dans le nombre des éléments figurés du sang n'est pas la conséquence d'une formation récente ou nouvelle.

Comme les mêmes résultats ont été obtenus presque constamment dans soixante cas, on peut dire que toute erreur est exclue de ces expériences.

L'augmentation, d'ailleurs, est trop considérable pour être trompeuse : 1.800.000 hématies et 1.300 leucocytes par millimètre cube.

Le fait que le nombre des éléments diminue progressivement jusqu'à ce que l'état antérieur se soit rétabli démontre d'une façon concluante que les effets observés sont dus aux modifications subies par la circulation : action du cœur, tonus des vaisseaux et des tissus. Dans les conditions favorables qu'établissent, comme on le sait, les applications froides, les globules sanguins sont chassés des organes où existent une stase et une accumulation de ces éléments.

Les observations que nous venons d'exposer nous apprennent comment l'augmentation du nombre des globules sanguins, qui constituent le véhicule de l'oxygène et de l'acide carbonique, peut avoir un effet thérapeutique marqué. Elles expliquent clairement l'influence des actions thermiques appliquées sur la surface du corps.

L'action des phénomènes vaso-moteurs sur la composition et l'état physique du sang humain a été l'objet de recherches de la part de Knoepfelmacher (1). Ces recherches furent entreprises à la suite de celles que le professeur Kraus venait de faire sur les facteurs vaso-moteurs qui entrent en jeu dans les pyréxies et sur leur influence sur le sang. Knoepfelmacher a étudié la proportion des globules sanguins, la teneur en hémoglobine et le poids spécifique du sang à la suite des applica-

(1) *Wiener klinische Rundschau*, 1894.

tions thermiques qui déterminent une contraction et une dilatation prononcées des vaisseaux.

On sait que la section de la moëlle au-dessus de l'origine des splanchniques est suivie de perturbations intenses et rapides dans la circulation. L'excitation de la moëlle sectionnée amène une contraction des vaisseaux dilatés et élève la pression sanguine au-dessus de la normale. La section de la moëlle entraîne toujours une diminution marquée du nombre des globules sanguins ; l'excitation des nerfs périphériques produit avec la même rapidité une augmentation du nombre de ces éléments, dans la proportion de vingt-cinq pour cent et plus. D'après Cohnstein et Zuntz, l'effet est le même sur les leucocytes et les hématies. Parallèlement à ces modifications dans la composition du sang, se manifeste un changement très accentué du calibre des petites artères et des capillaires.

Grawitz a étudié les différents résultats de l'excitation thermique des vaso-moteurs, en vue de déterminer les variations du poids spécifique du sang. Il a observé que les brusques changements de température produits par la douche, la friction ou le bain froids amènent une augmentation de la densité du sang, et que les applications chaudes en provoquent la diminution. Grawitz pense que la contraction des vaisseaux détermine une transsudation de sérum dans les tissus, et par là une concentration du sang, tandis que la dilatation des vaisseaux produit un phénomène inverse. L'activité régulatrice des centres vaso-moteurs équilibre ces fluctuations d'une façon tout à fait remarquable.

Knoepfelmacher a recherché si ces modifications du sang humain, qui sont dues, comme on l'a établi, à des conditions mécaniques, altèrent notre conception actuelle de la nature physiologique de la leucocytose.

Afin d'obtenir une contraction et une dilatation marquées des vaisseaux, Knoepfelmacher s'est servi de l'excitation réflexe des nerfs vaso-moteurs par les bains chauds et les bains froids. On a déjà établi, par des expériences sur les animaux, que l'application de la chaleur et du froid sur la peau est suivie, par action réflexe, de changements dans le calibre des vaisseaux, même en dehors de toute modification de l'activité cardiaque. On ne peut, sans de grandes imperfections, employer ces méthodes chez l'homme ; cependant Knoepfelmacher a réalisé des expériences comparatives qui, du moins, rendent très probable cette hypothèse, que les changements apportés à la composition du sang ne sont pas dus à des modifications purement locales de la concentration de ce liquide. Il examine le sang pris à l'extrémité du doigt chez des individus normaux (en excluant toujours la leucocytose de la digestion) une demi-heure avant le bain, puis au moment où le relâchement consécutif au bain chaud est bien marqué. Ce bain a une durée de dix-huit à vingt minutes; l'eau est à une température de 96° à 107° F. (35,5° à 41,7°C.). Les bains froids durent de dix à douze minutes, à la température de 62° à 75° F. (16,6° à 23,8° C.). La numération des globules rouges est faite avec l'appareil de Thoma-Zeiss, des blancs avec celui de Thoma-Lyon; l'hémoglobine est dosée avec l'appareil de Fleischl, et le poids spécifique établi d'après la méthode de Hammerschlag. Les résultats donnés par dix bains chauds et dix bains froids semblent parfaitement constants; *à la suite du bain froid le nombre des globules sanguins augmente rapidement;* il commence à augmenter deux minutes après que le sujet est entré dans le bain. L'augmentation maxima est de trente pour cent; une diminution se produit au bout d'une demi-heure; dans un cas seulement l'augmentation persistait après ce délai. La teneur en hémoglobine et le poids spécifique s'accordent avec les résultats précédents. Les globules blancs se comportent de différentes façons. Dans huit ou dix examens distincts leur nombre subissait une *augmentation* plus considérable, huit pour cent en plus, que celles des globules rouges. Cet excès était passager; il cessait au bout d'une demi-heure. Des bains très chauds suivis de transpiration amenaient un accroissement du nombre des globules sanguins, relativement plus marqué pour les leucocytes. Des bains chauds, qui déterminaient une dilatation nette des vaisseaux visibles, entraînèrent dans sept examens sur dix une réduction de vingt-trois pour cent du nombre des globules, accompagnée d'une diminution du poids spécifique. Le nombre des globules blancs ne subit pas une réduction aussi marquée que celui des globules rouges, sauf dans un cas, mais seulement une légère diminution.

E. Mangranti (1) a fait, à la clinique du professeur Bozzole, à Turin, quelques expériences sur les modifications amenées dans la constitution cellulaire du sang par l'immersion et par les applications de glace. Il se proposait de vérifier les expériences de Thermes, Winternitz, Thayer, Rovighi, Murri, Pozzo,

(1) *Giornale della Reale Accademia*, 10 octobre 1895.

Grawitz, parce que quelques-unes d'entre elles paraissent incomplètes. Il pratiqua des examens sur trente-six cas, avant et après une application d'eau, soit entre 102° et 122° F. (38,9°-50° C.), soit entre 59° et 32° F. (15°-0° C.). Les numérations étaient faites avec l'appareil de Thoma-Zeiss, la quantité d'hémoglobine déterminée à l'aide de l'appareil de Fleischl et contrôlée au moyen du chromocytomètre de Bizzen.

Mangranti expose en détail ses recherches et donne les conclusions suivantes :

a) L'augmentation la plus considérable de globules rouges, s'élevant fréquemment à plus de deux millions par millimètre cube se produit au moment où les vaisseaux cutanés sont le plus dilatés, à la suite d'une application prolongée et intense du froid, aussi bien que du calorique, ces deux facteurs opposés déterminant en fin de compte des effets identiques : de la congestion et de la stase. — *b*) Une augmentation non douteuse du nombre des hématies au cours de la période de contraction vasculaire suit les applications froides. — *c*) Une diminution du nombre des hématies, environ de un million par millimètre cube, se produit après une courte application de calorique. — *d*) Les leucocytes partagent le sort des globules rouges, mais seulement dans une certaine mesure. — *e*) Dans beaucoup de cas, on constate une diminution de l'hémoglobine, dont la quantité ne correspond pas au nombre accru des globules rouges.

Les différences que l'on remarque entre les résultats de Knoepfelmacher et ceux de Mangranti sont faciles à expliquer par la différence des techniques employées. Mangranti n'indique pas la durée de ses « bains prolongés ». Ils étaient, sans doute, très courts, car les individus qui pourraient supporter des bains prolongés entre 102° et 122° F. (38,9°-50° C.) et entre 32° (?) et 59° F. (0° — 15° C.) n'existent pas.

Les résultats de Mangranti — augmentation du nombre des globules rouges, après les applications très chaudes, aussi bien qu'après les applications froides, et diminution de ces éléments à la suite de courtes applications chaudes. — prouvent d'une façon concluante que la chaleur et le froid agissent tous deux comme des excitants, mais que le relâchement secondaire des tissus produit par la chaleur, qui est dû, après les bains prolongés, à l'absorption de calorique par la peau, manque après de courtes applications ; tandis que, à la suite des applications froides, le processus de sélection artérielle de

Bier et le renforcement de la *vis a tergo* fournie par le cœur, comme on l'a indiqué ci-dessus, déterminent, en s'associant, une réaction qui maintient le tonus vasculaire et remplit les capillaires de sang artériel.

2° *Modifications de la densité du sang.* — Le Dr Burton-Opitz rapporte les résultats de six expériences faites sur des chiens dans le laboratoire de physiologie de *Columbia University* (1). Après avoir soumis ces animaux à l'action de bains à 43° C. et à 23° C., on étudie la viscosité de leur sang. Les carotides sont mises au jour, les animaux étant maintenus dans la baignoire sous une légère narcose à l'éther. L'auteur pense avoir établi d'une façon concluante que la viscosité du sang est nettement accrue par les bains froids et diminuée par les bains chauds; le poids spécifique suit un mouvement parallèle. Les tableaux suivants résument deux de ces expériences.

Comme Burton-Opitz ne donne pas d'explication physiologique de ces phénomènes, dans son travail, j'en ai cherché une dans les expériences de Lœwy : Cet auteur expose des lapins dans une caisse spacieuse à une température de près de 100° F. (37,8° C.), pendant vingt-quatre heures (2). « Le sang pris dans les gros vaisseaux des oreilles est plus aqueux qu'à l'état normal, malgré que l'évaporation par transpiration soit plus considérable. Le sang devient plus fluide. »

Le corps doit alors devenir plus pauvre en eau. Pour le prouver, on détermine la quantité d'eau contenue dans les muscles. Dans le plus grand nombre des expériences, on les trouve plus pauvres en eau, ce que Lœwy considère comme dû à la perte générale d'eau que subissent tous les tissus. Le plasma du sang augmente manifestement. La chaleur produit un accroissement d'étendue de l'appareil circulatoire ; la résistance opposée au cours du sang, et par conséquent la pression sanguine sont diminuées. De ce fait la transsudation du plasma dans les tissus et les espaces lymphatiques se réduit, ce qui amène une augmentation du plasma du sang. Mais cette explication est peut-être insuffisante, car, si la dilatation des vaisseaux cause un abaissement de la pression dans les petites artères, il ne s'en suit pas nécessairement qu'elle pro-

(1) *Journ. of Experimental Medicine*, janvier 1906.
(2) *Berliner klinische Wochenschrift*, n° 41, 1896.

NUMÉRO D'ORDRE des expériences et poids du chien		NUMÉRO D'ORDRE des examens	TEMPÉRATURE °C de l'eau	TEMPÉRATURE °C rectale du chien	Temps écoulé depuis le commencement du bain, en minutes	Poids spécifique du sang	QUANTITÉ fournie par le tube capillaire, en milligrammes	TEMPS en secondes	PRESSION en millimètres de Hg	COEFFICIENT de viscosité, K	Valeur moyenne de K.	Différence maxima
EFFETS DES BAINS CHAUDS												
Exp. III 8 kg.	A l'état normal.	1	—	37.5	—	1.0500	2004.2	13.28	151.90	1039.32	1038.09	101.39
		2	—	»	—	»	1782.1	11.89	149.60	1048.00		
		3	—	37.2	—	»	1663.1	12.32	137.50	1026.95		
	Pendant le bain.	4	42.0	—	15	—	1782.9	10.39	159.60	1126.48	1134.11	
		5	»	—	30	1.04832	1768.9	10.78	151.30	1136.38		
		6	»	39.8	45	»	2038.7	12.26	152.90	1139.48		
EFFETS DES BAINS FROIDS												
Exp. III 12 kg.	A l'état normal.	1	—	37.0	—	1.05236	1367.7	12.90	113.30	976.70	978.02	129.17
		2	—	»	—	»	1742.1	13.62	136.50	978.01		
		3	—	37.0	—	»	1871.7	13.92	143.30	979.36		
	Pendant le bain.	4	22.0	—	15	1.05375	1761.9	14.20	135.60	953.80	898.32	
		5	»	—	30	»	2025.7	17.17	136.00	904.22		
		6	»	—	45	»	2382.6	17.61	159.10	886.41		
		7	»	33.5	60	»	1198.3	11.17	131.70	848.85		

duise un pareil abaissement dans les capillaires, comme Heidenhain et d'autres auteurs l'ont montré. L'abondance de la transsudation du plasma sanguin dépend surtout de la pression dans les capillaires. En outre, comme la chaleur entraîne une déperdition plus grande d'eau, principalement par les poumons, il peut se faire que cette soustraction d'eau atteigne la circulation artérielle, et que les capillaires s'appauvrissent d'une certaine quantité d'eau. Ainsi s'établit un processus d'équilibration osmotique, par suite duquel les liquides passent des canaux lymphatiques et des espaces interstitiels des tissus dans les vaisseaux sanguins. Mais ce processus osmotique, quelle que soit son étendue, ne peut, à lui seul, rendre le sang plus fluide.

Comme cette dilution du sang ne peut être établie sur des preuves absolues, Lœwy propose d'en démontrer l'existence d'une autre manière. Huit lapins sont placés de quinze minutes à une demi-heure dans une caisse dont la température est maintenue entre 148° et 150° F. (64,4° et 65,5° C.). On observe chez chacun d'eux une réduction marquée, souvent très considérable, de la densité du sang ; ce phénomène est tout aussi net qu'après un séjour de vingt-quatre heures dans une caisse à la température de 86° à 91° F. (30° à 32, 7° C.). On ne trouve pas de différence entre l'effet d'un chauffage de deux heures et celui d'un chauffage de quinze minutes. Le nombre des globules rouges est diminué. *L'influence d'une exposition même très courte à la chaleur sur la composition du sang en circulation paraît donc très considérable.* De quelle façon expliquer ces modifications ? Il ne peut y avoir aucun changement absolu dans la quantité des éléments figurés du sang ni dans le plasma ; le nombre des premiers ne saurait être diminué d'une manière absolue ; et le plasma ne peut subir une augmentation aussi importante au cours d'une expérience aussi brève. Nous devons donc admettre que ces modifications sont le résultat d'un changement dans la proportion des globules du sang relativement à ses éléments liquides. En outre, l'évaporation de l'eau de l'organisme, pendant ces expériences de courte durée, n'est pas suffisante pour augmenter la viscosité du sang. Il ne peut s'établir, des tissus aux capillaires, de courant osmotique considérable, en tout cas, assez considérable pour augmenter le plasma sanguin. Même s'il en était ainsi, cela n'expliquerait pas l'appauvrissement du sang que l'on remarque. Cohnstein et Zuntz ont montré que les phénomènes osmotiques de cette sorte se produisent très lentement, trop lentement pour réaliser les modifications exposées plus haut.

Lœwy pense que le phénomène de dilution du sang peut être expliqué mieux de la façon suivante. En raison de l'augmentation d'étendue du système capillaire déterminée par la dilatation des vaisseaux cutanés, une plus grande quantité d'éléments figurés pénètrent dans les vaisseaux qui se trouvaient précédemment remplis seulement de plasma (les vasa serosa), ou qui n'offraient de place qu'à un petit nombre de globules. Ces globules sont soustraits en grand nombre aux vaisseaux de plus gros calibre, qui sont précisément ceux dont on prélève du sang dans les expériences ; ce sang perd ainsi ses éléments figurés, sa densité est diminuée, la plasma ne paraît pas modifié.

Des expériences de Cohnstein et Zuntz prouvent manifestement que des changements dans le tonus vasculaire peuvent amener des modifications aussi considérables et aussi rapides dans la composition du sang que celles que Lœwy a mises en évidence dans ses expériences d'une durée de quelques minutes.

Ces auteurs ont trouvé que le contenu globulaire des vaisseaux sanguins de calibre moyen dépend de l'état des capillaires et de la quantité de sang que ceux-ci contiennent. Les causes qui entraînent la contraction des capillaires augmentent le nombre des globules dans les vaisseaux; inversement, celles qui amènent la dilatation des capillaires réduisent ce nombre. Ce dernier résultat, par exemple, se manifeste après la section de la moëlle, pendant la stase veineuse, et pendant l'activité musculaire. Schoenburg et Zuntz attribuent les modifications subies par le sang sous l'influence des altitudes élevées aux changements du tonus vasculaire. Les modifications remarquables produites par la lumière dans la composition du sang peuvent également être imputées à la même cause, comme Fuller l'a constaté dans le laboratoire de Zuntz.

Dans toutes les expériences dont il vient d'être question, c'est toujours la chaleur qui intervient, de la même manière et avec la même rapidité, pour entraîner une diminution du nombre des éléments globulaires dans les vaisseaux, et par là une réduction du poids spécifique du sang.

On a publié un grand nombre d'autres recherches sur l'influence exercée par les agents thermiques sur la composition du sang. Elles se rapportent toutes à des applications de courte durée. Winternitz (1) dit que le froid amène toujours une concentration du sang, causée par l'augmentation du nombre des globules rouges, que la chaleur diminue, au contraire, dans la majorité des cas.

Knoepfelmacher (2) a enregistré des résultats semblables. Winternitz, Knoepfelmacher, Mangranti ont toujours examiné le sang total pris dans une partie du corps. Malgré la similitude de leurs résultats, leurs interprétations diffèrent. Tous trois attribuent les phénomènes observés à l'action exercée par les agents thermiques sur la musculature des vaisseaux — contraction de vastes départements vasculaires par le froid, dilatation par la chaleur.

Winternitz et Knoepfelmacher expliquent ces phénomènes par une théorie d'après laquelle les modifications du calibre des vaisseaux, en dehors des changements qu'elles produisent dans la circulation, amènent des changements dans la distribution des globules sanguins; ces auteurs n'admettent aucune variation de la fluidité du plasma. Winternitz soutient, en outre, que l'augmentation du nombre des éléments figurés sous l'influence du froid est due à ce fait que des masses considérables de globules sanguins passent dans la circulation générale, chassés d'organes dans lesquels une stase ou une accumulation quelconque de sang s'était établie. A l'encontre de cette opinion, Grawitz a affirmé, à maintes reprises, que ces phénomènes ne sont pas dus à la distribution des globules, mais à l'état du sérum sanguin ; pour cet auteur, l'excitation des vaso-moteurs par le froid et l'élévation consécutive de la pression sanguine amènent une transsudation d'eau du sang dans les tissus, et, par là, une concentration du sang ; le résultat inverse se produit sous l'effet de la chaleur, qui entraîne une diminution de la pression sanguine, fait ainsi passer de l'eau des tissus dans les vaisseaux et dilue le sang. Cette opinion ne peut être acceptée, même en tenant compte des expériences de Cohnstein et Zuntz, et les recherches de Lœwy sur la densité du sang la contredisent. Ce dernier auteur s'accorde donc avec Winternitz et Knoepfelmacher, qui considèrent un changement dans la répartition des globules sanguins dans l'appareil vasculaire, comme l'agent principal des variations de la densité du sang. L'exactitude de la théorie de Winternitz qui attribue, dans ces phénomènes, un rôle aux organes internes aussi bien qu'aux

(1) *Centralblatt für innere Medicin*, 1893.
(2) *Wiener klinische Wochenschrift*, 1893.

vaisseaux de la peau, semble prouvée par les recherches de Breitenstein, qu'on trouvera ci-dessous. Lœwy espère avoir montré, en publiant ses résultats, l'importance pratique des recherches de Cohnstein et Zuntz, que l'on n'avait pas assez reconnue. Il fait remarquer, en même temps, qu'on ne peut élucider les problèmes rencontrés dans l'étude du sang, si l'on s'en tient à déterminer l'état du sang en un seul point ou en plusieurs points placés dans les mêmes conditions. Pour aboutir à des conclusions d'ordre général nous devons, comme Breitenstein, examiner le sang de plusieurs départements vasculaires se trouvant dans des conditions circulatoires différentes; ou bien nous devons examiner, en outre du sang complet, au moins un de ses éléments, liquide ou cellules.

Breitenstein (1) a publié des recherches qui jettent une vive lumière sur cet intéressant sujet. Il prend du sang à des sujets sains et à des malades par une petite incision au lobe de l'oreille, en le recueillant sans exercer de pression. L'individu en observation se couche, le corps légèrement élevé, sur un canapé, dans un une chambre vide. On attend de un quart d'heure à une heure avant de prélever le sang, que l'on examine à l'aide des appareils les plus récents. Le sujet prend un bain de 77° F. (25° C.), d'une durée de dix minutes, puis reste de nouveau au repos. On examina ainsi onze hommes sains et trois jeunes filles chlorotiques. Chez huit individus on constata une augmentation du nombre des globules rouges; chez trois, dont deux chlorotiques, une diminution insignifiante. Ainsi se trouvait démontré le fait que les bains frais déterminent une augmentation du nombre des globules sanguins dans les vaisseaux périphériques. Winternitz a obtenu les mêmes résultats, mais par des opérations hydriatriques qui amènent une réaction énergique dans la peau. Breitenstein conclut qu'une réduction légère de la température ne joue aucun rôle, parce que dans ses expériences on ne pouvait noter aucune relation entre l'abaissement de la température et l'augmentation des globules sanguins. Cette opinion se trouve confirmée par des expériences faites avec de l'antipyrine, dans lesquelles la réduction la plus considérable de la température n'était pas toujours accompagnée de l'effet le plus marqué sur les globules rouges. Ni la baisse de la température, ni la diminution de la respiration,

(1) *Archiv für experimentelle Pathologie und Pharmakologie*, Bd., 32, 1896.

ni le ralentissement du pouls ne fournissent la clef des variations du nombre des éléments figurés. On ne peut parler d'une nouvelle production de globules : il ne peut s'en former un aussi grand nombre dans l'espace d'une heure. Suivant Breitenstein, on peut à peine songer à une modification du plasma pareille à celle qu'admet Grawitz ; il est très difficile, en effet, comme on le sait bien, de modifier la composition normale du sang pour une certaine durée. Où ces globules sanguins restent-ils cachés ? Ils ne peuvent pas se détruire, pas plus qu'ils ne le font dans les états fébriles, où l'on n'a jamais aucune raison de dire que le sang est dilué. Ils doivent s'être logés quelque part. Breitenstein recherche s'ils se trouvent *dans le foie*, en prélevant en même temps du sang dans cet organe et dans l'oreille, en prenant toutes les précautions nécessaires à l'égard du mouvement, des repas, etc., avant et après l'application de calorique. Les globules sanguins sont en nombre égal dans l'oreille et dans le foie avant que les animaux n'aient été soumis à l'application très chaude ; mais, après cette opération, on constate une énorme augmentation du nombre des globules dans le foie, comme l'indique le tableau suivant.

EXPÉRIENCES SUR TROIS LAPINS SURCHAUFFÉS

NUMÉROS	POIDS en GRAMMES	Température rectale	NOMBRE de GLOBULES ROUGES en millions	DIFFÉRENCE entre le sang des veines de l'oreille et celui du foie	QUANTITÉ D'HÉMOGLOBINE pour cent
I	2,120	39,0°C	Oreille 5,992	....	11,84
	Température de la caisse chaude :		Foie 5,840	— 152.000	12,12
	35—41,9°C		Oreille 5,132	....	10,72
	2,250	40,3°	Foie 6,250	+ 938.000	12,12
II	1,880	38,9°	Oreille 5,720	....	12,40
	Température de la caisse chaude :		Foie 5,896	+ 176.000	12,84
	37—37,5°C		Oreille 5,996	....	11,22
	1,900	40,5°	Foie 6,204	+ 908.000	13,28
III	2,370	39,3°	Oreille 5,440	....	11,00
	Température de la caisse chaude :		Foie 5,584	+ 144.000	11,32
	37,5—42,5°C		Oreille 5,320	....	11,32
	2,150	43,3°	Foie 6,112	+ 792.000	12,40

Becker (1) a étudié ce même sujet à la clinique du professeur Gerhardt. Cet auteur est disposé à se séparer des autres, non sur les résultats des expériences toutefois, mais sur leur explication. Il conclut ainsi (p. 182) : 1° une application froide portant sur le corps entier donne une augmentation du nombre des globules rouges plus petite que celle du nombre des globules blancs dans le sang des capillaires cutanés ; 2° ces modifications sont dues surtout aux actions vaso-motrices, principalement à la perte d'eau subie par le sang, et, en seconde ligne, à une stase des globules dans les capillaires ; 3° une augmentation du nombre des leucocytes se produit, en outre, après l'application froide, due, pour la plus grande part, au fait que ces éléments se disposent en couches marginales dans le courant sanguin ; 4° dans les états pathologiques, certaines modifications de la composition du sang peuvent également s'expliquer par une diminution modérée des stases.

E. Tschlenoff (2) place six lapins dans une chambre à air chaud à 42° C. pendant cinq à six heures, et constate une perte de cinquante pour cent dans le nombre des leucocytes, l'hémoglobine et les globules rouges ne présentant aucun changement. Cette perte est compensée au bout de vingt heures.

Des modifications dans la circulation rénale ont été observées par Rem-Picei (3), qui a fait cent quinze expériences sur trente-cinq individus sains, avec trois cent cinquante analyses d'urine. Cet auteur a constaté que l'urine contient de l'albumine après les bains froids (de 12° à 13° C. pendant trois minutes) avec une fréquence tout à fait remarquable ; il en est de même à la suite de bains de quinze minutes à 20° C. L'albumine apparaît rapidement, mais disparaît seulement au bout de quelques heures ; elle n'excède jamais 0, 025 pour cent ; elle est formée surtout de sérine, jamais de globuline ; il n'est pas rare de trouver des cylindres hyalins et des cristaux d'oxalate de chaux. Fréquemment, sinon dans tous les cas, la diurèse est augmentée, surtout après des bains courts très froids pris à l'air libre. Les éléments solides de l'urine sont excrétés en proportion plus grande. L'azote, l'urée, les chlorures sont augmentés. Il n'y a pas d'urobiline. Après les douches et les bains froids courts, on observe une élévation de la pression san-

(1) *Blätter f. klin. Hydrotherapie*, août 1902, n° 8.
(2) *Wratsch*, 9 et 10, 1893.
(3) *Il Policlinico*, 1901, n° 53.

guine ; après les bains très froids prolongés, la rapidité et l'irrégularité des battements cardiaques, une cyanose plus ou moins diffuse, et une dilatation manifeste du ventricule droit. Rem-Picei soutient que l'albuminurie consécutive aux bains froids dépend d'une excitation cutanée, qui, atteignant les terminaisons des nerfs sensitifs, est transmise au système nerveux central, et réfléchie sur le vague ou le sympathique. Un fait vient à l'appui de cette manière de voir : les lésions du vague entraînent également de l'albuminurie.

Les expériences de Strasser et Wolf (1) avec l'onkomètre confirment les résultats qui viennent d'être exposés.

Le refroidissement intense de la peau produit des modifications dans la circulation rénale. Les procédés hydriatriques usuels ne les déterminent pas, parce qu'ils ne sont jamais appliqués à de très basses températures sans être suivis d'une friction, qui contrebalance l'effet congestif que le froid exerce sur les organes profonds.

Les expériences rapportées ci-dessus enlèvent toute base aux critiques d'Adler (2) et de quelques autres auteurs, qui prétendent que nous ne possédons pas en hydrothérapie l'équivalent des données expérimentales que le laboratoire nous fournit sur la strychnine, par exemple, et les autres agents thérapeutiques.

Expériences faites pour déterminer l'effet des différents procédés hydriatriques sur les éléments du sang, dans l'état de santé et dans la maladie. — En vue de déterminer l'influence des différents procédés dans l'état de santé et dans la maladie, j'ai entrepris à l'*Hydriatric Institute* certaines expériences, auxquelles a collaboré mon fils le Dr H.-B. Baruch, et, à *Montefiore Home*, d'autres expériences qui ont été conduites, sous ma direction, par le Dr Abramson, avec l'aide du Dr Talmey. Les numérations de globules et les dosages d'hémoglobine furent faits exactement avant chaque opération, et dans les quinze minutes qui la suivaient. On fit usage à l'*Hydriatric Institute* de l'hématocrite de Daland, et à *Montefiore Home* de l'appareil de Thoma-Zeiss.

(1) *Bl. f. klin. Hydroth.*, 1903.
(2) *New-Yorker mediz. Monatsschrift*, 1897.

A l'Hydriatric Institute

NOM	AGE	ETAT DU SUJET ET PROCÉDÉ EMPLOYÉ	NOMBRE DE GLOBULES ROUGES PAR MILLIMÈTRE CUBE		NOMBRE DE GLOBULES BLANCS PAR MILLIMÈTRE CUBE		
			Avant	Après	Avant	Après	
Victor H. (Masseur)	31	Etat de santé ; bain d'air chaud, suivi d'une douche en jet à 80° F. (26,6° C) de 5 secondes.	4.500.000	5.800.000	8.500	10.500	Sang du lobule de l'oreille droite examiné à l'hématocrite de Daland.
Le même	31	Etat de santé. Douche en jet à 80° F. (26,6° C.),de 10 sec.	4.500.000	5.200.000	8.500	10.000	id.
T. (doucheur)	32	Etat de santé. Bain complet à 80° F. (26,6° C), de 10 minutes.	5.000.000	5.800.000	9.000	10.500	id.

A Montefiore Home

NOM	AGE	MALADIE DU SUJET et procédé employé	NOMBRE de globules rouges par millimètre cube		NOMBRE DE globules blancs par millimètre cube		QUANTITÉ d'hémoglobine	
			Avant	Après	Avant	Après	Avant	Après
William H	24	Paralysie agitante, bain complet à 95° F. (35° C.), de 30 minutes.	6.491.666	5.444.444	6.000	11.600	120	110
Bertha D...	67	Paralysie agitante, bain complet à 95° F. (35° C.), de 30 minutes.	4.250.000	5.666.666	5.100	5.200	105	105
Nanette G.	..	Maladie de Basedow, maillot humide à 60° F. (15, 5° C.), de 1 heure.	4.875.000	4.091.666	5.131	11.400	75	90

A Montefiore Home

NOM	AGE	MALADIE DU SUJET et procédé employé	NOMBRE de globules rouges par millimètre cube		NOMBRE DE globules blancs par millimètre cube		QUANTITÉ d'hémoglobine	
			Avant	Après	Avant	Après	Avant	Après
Matilda G..	16	Tuberculose pulmonaire, bain d'air chaud jusqu'à sensation de chaleur, suivi d'une douche en pluie à 60° F. (15,5° C.), sous pression de 2 atmosphères et de 1 minute.	4.833.000	4.933.355	8.000	10.400	76	75
Mollie M...	58	Néphrite chronique, bain d'air chaud.	2.166.666	3.055.555	9.500	10.400	50	45
Augusta P.	31	Rhumatisme déformant, sudation dans un bain d'air chaud de 10 minutes.	4.450.000	4.980.335	6.400	9.400	80	80
Jenny L...	21	Hystérie, douche en pluie à 60° F. (15,5° C.), sous press. de 2 atmos. et de 1 minute.	3.718.752	4.125.000	6.800	8.200	70	90
Lena D....	12	Bronchite chronique, douche en pluie à 80° F. (26.6° C.), sous press. de 2 atmos. et de 1 minute.	5.325.000	5.590.000	7.500	10.500	75	90
Annie S...	9	Rachitisme, douche en cercles à jets filiformes, à 60° F. (15,5° C.), sous press. de 1 atmos. et de 1 minute.	3.321.666	3.575.000	7.500	11.000	83	80
Lizzie B....	30	Gastrite chronique, douche en cercles à 80° F. (26,6° C.), sous press. de 1 atmos. et de 1 minute.	4.112.500	5.366.666	8.000	8.000	90	95
Nathan B..	28	Neurasthénie, douche en jet à 60° F. (15.5° C.), sous press. de 1 atmos. et de 20 secondes.	4.525.000	5.683.333	8.600	8.600	100	105
Julius D...	38	Maladie de Friedreich, douche en jet à 80° F. (26,6° C.), sous press. de 1 atmos. et de 20 secondes.	4.691.666	5.375.000	9.600	8.600	105	105

NOM	AGE	MALADIE DU SUJET et procédé employé	NOMBRE de globules rouges par millimètre cube		NOMBRE DE globules blancs par millimètre cube		QUANTITÉ d'hémoglobine	
			Avant	Après	Avant	Après	Avant	Après
Joseph B...	40	Dilatation du cœur et neurasthénie, douche en jet à 45° F. (7,2° C.), sous press. de 1 atmos. et de 10 secondes.	4.133.333	4.658.333	8.200	8.200	100	100
Rosa G....	42	Ataxie locomotrice, douche en jet à 95° F (35° C.), sous press. de 2 atmos. et de 20 secondes.	4.683.300	4.641.000	14.375	9.400	100	95
Minnie G..	44	Sclérose en plaques, douche en jet à 95° F. (35° C.), sous press. de 2 atmos. et de 20 secondes.	4.783.300	4.958.333	5.419	6.800	85	85
Lillie F...	29	Tabes, douche en jet à 110° F. (43,3° C.), sous press. de 1 1/2 atmos. et de 30 secondes.	5.262.000	4.216.666	4.500	8.400	80	90

3° *Modifications dans la composition chimique du sang.* — Aloïs Strasser a entrepris d'étudier la réaction chimique du sang sous l'influence des applications thermiques. Les expériences qu'il a faites sur lui-même et sur le Dr Kuthy sont exposées dans le *Deutsche Medizinal Zeitung* du 15 juin 1896. En voici un résumé succinct.

Après toutes les opérations hydriatriques chaudes ou très chaudes, principalement les bains à 43° C., on observait constamment une augmentation de la proportion de phosphate acide, le plus souvent considérable (dans un cas plus de cent pour cent).

Après les opérations froides, la proportion de phosphate acide se trouvait diminuée, la plus grande diminution survenant à la suite des demi-bains (autour de cinquante pour cent); une diminution légère suivait la douche, le drap mouillé, ou l'immersion dans un bain à environ 9° C. On prélevait le sang, après anesthésie, d'une des artères fémorales avant l'expérience, et, de l'autre, après. On constatait une diminution de l'alcalinité du sang après les bains très chauds, et une augmentation de l'alcalinité après les bains froids.

Pokrowsky (1) a démontré expérimentalement que l'assimilation des aliments azotés augmente sous l'influence des bains d'air chaud, la quantité des fèces et leur teneur en azote sont diminuées, et le poids du corps augmente (?).

Gussero (2) admet également un accroissement des échanges azotés après les bains très chauds.

Modifications dans la circulation de la lymphe. — E. von Kowalski (3) a réalisé, dans le laboratoire du professeur Beck, à *Lembert University*, une série d'expériences soigneusement conduites, en vue de déterminer l'action des excitants thermiques sur la circulation de la lymphe et sur les nerfs vaso-moteurs des vaisseaux lymphatiques. Nous n'entrerons pas dans le détail des recherches de cet auteur et des commentaires dont il les accompagne; il suffira de faire connaître ses conclusions, qui sont intéressantes : 1° les excitants thermiques exercent sur le cours de la lymphe une influence non seulement indirecte, par l'effet de modifications concomitantes dans les autres organes, mais directe également, faisant varier le calibre des vaisseaux lymphatiques; les excitants thermiques de basse température contractent les vaisseaux, ceux de température élevée les dilatent; 2° la cause de ces variations se trouve dans le système nerveux, car les lymphatiques sont soumis aux mêmes influences que les vaisseaux sanguins, notamment à celle des vaso-moteurs, qui, excités par une basse température, déterminent une contraction, excités par une température élevée provoquent une dilatation; 3° les nerfs vaso-moteurs des lymphatiques ne sont pas identiques aux nerfs des vaisseaux sanguins qui leur correspondent; en tout cas, leur activité est indépendante de l'état de la circulation sanguine.

En pratique, ces faits nous donnent une notion qui nous permet d'agir utilement, au moyen des applications hydriatriques, à la fois sur les lymphatiques et sur la circulation générale. Par exemple, un bain chaud ou une compresse chaude augmenteront l'absorption de la lymphe; si ces procédés sont

(1) *Wratsch*, n° 9, 1893.
(2) *Wratsch*, n° 39, 1893.
(3) *Blätter für klin. Hydrotherapie*, janvier et février 1901.

suivis d'une opération froide (bain, douche), les vaisseaux se videront et feront passer leur contenu dans la grande circulation. Il est manifeste que nous avons ici un moyen d'action thérapeutique efficace, basé sur des faits physiologiques scientifiquement établis.

Conclusions. — On peut retenir de toutes ces expériences et observations sur l'action des procédés hydriatriques chez l'individu sain, faites dans les meilleures conditions et avec les précautions les plus consciencieuses par différents auteurs, et en dépit de quelques divergences de vue dans leurs conclusions, que les *modifications déterminées dans les fonctions circulatoires par l'excitation thermique et mécanique des opérations hydriatriques sont très marquées et d'une grande importance*. Il est clair comme le jour *qu'on peut exercer une énorme influence au moyen de ces opérations, qui entraînent des changements si considérables dans le calibre des vaisseaux, dans l'activité du cœur et dans la composition du sang chez l'individu sain, et que le même effet doit être également obtenu dans le cas de maladie*.

Conduire et diriger cet effet dans la bonne voie, et provoquer dans la circulation des phénomènes qui résolvent une stase, remplissent certains départements vasculaires et en vident d'autres, tel est le but d'une hydrothérapie intelligemment pratiquée.

Le médecin dispose ainsi d'un moyen d'action puissant, qui peut donner, suivant le cas, de bons ou de mauvais résultats.

Action des applications hydriatriques sur la respiration.

On a vu que toutes les applications d'eau à une température supérieure ou très inférieure à celle de la peau agissent comme des excitants thermiques. Les physiologistes admettent que le centre respiratoire est très facilement atteint par les impressions nerveuses qui lui viennent des différentes régions de l'organisme. Les impressions reçues par presque toute la surface sensible et par presque tous les nerfs sensitifs peuvent modifier la respiration. Des expériences sur les animaux montrent nettement que l'excitation des nerfs sensitifs rend l'inspiration plus profonde. L'influence des excitations portées sur la peau est particulièrement marquée, comme le prouve l'usage universel des applications froides et chaudes faites sur la peau en vue de ranimer les nouveau-nés.

Il existe probablement deux sortes de fibres nerveuses sensitives reliant la surface cutanée au centre respiratoire, à savoir des fibres inhibitrices et des fibres excitatrices.

Lorsqu'on entre dans un bain très froid ou très chaud, l'inspiration commence par devenir plus profonde, puis elle est interrompue par des efforts convulsifs. Si l'on reste dans le bain, les mouvements respiratoires deviennent réguliers, car la différence de température, qui est indispensable pour que l'excitation existe, a cessé, et la fonction circulatoire s'adapte au nouvel état de la distribution du sang.

Ce sont les applications froides qui produisent l'excitation la plus considérable du centre respiratoire, en particulier quand elles portent sur la poitrine et l'abdomen. Le nerf phrénique est probablement excité dans ces conditions, amenant une contraction spasmodique du diaphragme, qui fait paraître imminente la cessation des mouvements respiratoires. La respiration reste ensuite plus profonde pendant un temps considérable. Winternitz et Pospischl ont montré qu'il en résulte une augmentation manifeste de l'élimination de CO^2 (1).

L'exposition du corps nu aux opérations froides détermine, suivant Friedrich (2), une augmentation marquée de la consommation de l'oxygène, en rapport avec l'intensité du froid. Une projection d'eau froide sur le corps produit également une augmentation de la consommation d'oxygène et de l'excrétion de CO^2 chez les animaux à sang chaud.

D'après Wick (3), qui a expérimenté sur lui-même, les bains très chauds exercent une influence particulière sur la respiration. Même à 39°C, la fréquence des mouvements respiratoires est diminuée ; ils deviennent plus profonds et le restent encore dans les enveloppements qui suivent le bain. Dans les bains entre 42° et 44° C., le sujet éprouve une sensation de constriction, avec un sentiment de resserrement du larynx,

(1) Neue Untersuchungen über den respiratorischen Gaswechsel unter thermischen und mechanischen Einflüssen, 1893.

(2) HAYEM. Leçons de thérapeutique. vol. I, 1894.

(3) Ueber die physiologische Wirkung verschiedener warmer Bäder (Vienne), 1894, p. 150.

lesquels cessent en même temps lorsque le cou est élevé en dehors de l'eau.

Les bains chauds amènent une rétraction marquée de l'abdomen qui va en augmentant avec la chaleur. Ce phénomène semble être d'ordre réflexe, comme le ralentissement de la respiration. Ce dernier pourrait être dû à une action sur le centre respiratoire du sang modifié dans ses qualités. Mais la théorie réflexe a plus de chances d'être vraie pour celui-ci, comme pour la rétraction de l'abdomen, qui est amenée par l'effet de l'eau très chaude sur les nerfs périphériques cutanés. Il est à remarquer que l'action du sang chauffé sur les centres respiratoires détermine habituellement une respiration rapide et superficielle. Les deux causes interviennent probablement ; en effet, une réponse prolongée du réflexe au bain chaud l'affaiblit, et alors la chaleur agit seule. Topp a vu la respiration s'accélérer nettement et devenir saccadée dans des bains à 45-46°C.

Baelz, qui a décrit longuement les bains très chauds du Japon, dit que, sous l'influence de ces bains, la respiration n'est tout d'abord que peu modifiée, mais devient ensuite plus rapide et superficielle, ce que j'ai souvent vérifié. Claude Bernard a bien montré que la dyspnée produite par la chaleur est due à une action réflexe exercée par le sang chauffé sur le centre respiratoire. Frick et Goldstein ont déterminé de la dyspnée en faisant circuler de l'eau à 70° C. autour des carotides chez les animaux.

Des bains très chauds prolongés, qui tendent à élever la température du corps, accélèrent la respiration et le pouls. Celui-ci devient moins tendu, quoique plein et bondissant ; celle-là devient plus profonde.

H. Winternitz (de Halle) (1) conclut, de quelques expériences faites sur un étudiant en médecine, que les bains très chauds augmentent l'activité chimique de la fonction respiratoire, et qu'il en résulte un accroissement énorme de la consommation d'oxygène et de l'élimination de CO^2, qui excède même celui que l'on observe dans les fièvres (20 pour cent). Même lorsque la température du corps ne s'élevait pas sensiblement par l'effet du bain chaud, et que les mouve-

(1) Einfluss heisser Baeder auf den respiratorischen Stoffwechsel des Menschen. — Abdruck aus dem klinischen Jahrbuch, siebenter Band, Jena, 1899, p. 19.

ments respiratoires n'étaient pas modifiés, le résultat de sept examens faits, à des jours différents, pendant des bains très chauds de 30 minutes, montrait que la consommation d'oxygène augmentait en moyenne de 78 pour cent et l'élimination de CO^2 en moyenne de 91 pour cent. Cette accentuation de l'activité respiratoire persistait pendant quelque temps, comme le prouvaient sept examens pratiqués après un délai moyen de 53 minutes, à la suite du bain; la consommation d'oxygène était encore augmentée de 22 pour cent, et l'élimination de CO^2 de 16 pour cent. H. Winternitz n'attribue pas sans restriction ces modifications à un accroissement du travail du cœur et du poumon ; car, si l'on fait abstraction de ces facteurs et si l'on tient compte des effets de la transpiration, si l'on élimine tous ces éléments qui sont en rapport avec la température et la durée des bains, on constate encore une augmentation anormale de 30 pour cent qui reste inexpliquée.

La suractivité de la fonction respiratoire après les bains très chauds s'affirme aussi dans les expériences de Rubner. Mais comme la durée de ces bains était moins longue, la suractivité était moindre.

Des expériences nombreuses faites à l'*Hydriatric Institute* sur des individus sains appartenant au personnel masculin de l'établissement, et sur des malades en traitement pour des maladies diverses qui ne les empêchaient pas d'exercer leur profession, ont démontré à l'auteur que le contact de l'eau à une température inférieure de dix degrés (5,5° C.), ou plus, à celle de la peau, amène des efforts inspiratoires brusques et convulsifs, qui semblent devoir s'arrêter immédiatement après leur début, et alarment souvent les personnes qui subissent ce contact.

Très souvent, cependant, si l'inquiétude se calme et si l'équilibre psychique se rétablit, les inspirations deviennent plus profondes et l'expiration relativement plus active. Les mouvements respiratoires s'accélèrent pendant le bain, s'il est très froid, à moins qu'un frisson ne survienne, qui donne une respiration saccadée. Après le bain froid ou la douche froide, la respiration se comporte suivant la façon dont se passe la réaction consécutive. Si la réaction est bonne, les mouvements respiratoires deviennent plus profonds, le malade sent qu'une plus grande quantité d'air pénètre dans ses poumons. C'est *pourquoi toutes les applications hydriatriques froides doivent être suivies d'un exercice physique modéré à l'air pur du dehors.*

Lorsqu'un procédé hydriatrique ajoute une action mécanique à l'action thermique, comme dans la douche, par exemple, son influence sur les centres respiratoires est plus forte. Les effets des excitants thermiques et mécaniques qui ont été indiqués plus longuement à propos de la circulation agissent aussi sur la respiration ; la principale différence observée réside dans la sensibilité plus grande du centre respiratoire, et dans sa promptitude à répondre à l'excitation venue de la périphérie. C'est un champ fertile offert aux expériences futures, que l'étude de l'influence précise des applications hydriatriques modérées et progressivement accentuées sur la respiration et les phénomènes physiologiques dépendants de cette fonction. Les résultats d'expériences de cette sorte seraient extrêmement utiles à connaître dans le traitement des maladies. Nous avons un exemple grossier de ces avantages dans l'effet des immersions très chaudes ou froides et des affusions au cours de la bronchopneumonie chez l'enfant. En effet, l'agent principal, dans ce cas, est peut-être l'excitation portée par les nerfs sensitifs de la peau au centre respiratoire, qui, se trouvant épuisé par la maladie, cesse de répondre aux exigences croissantes de l'organisme, dans le sang duquel s'accumule CO^2. L'inspiration plus profonde et l'expiration plus vigoureuse favorisent l'expulsion des sécrétions retenues dans les poumons.

Des recherches expérimentales plus étendues sur l'influence des excitants thermiques et mécaniques sur la respiration permettraient de connaître, d'une façon plus précise, les rapports d'une température définie avec des effets particuliers.

On a sur ce sujet quelques expériences de laboratoire dignes de foi, qui sont d'un grand intérêt. Rubner(1) a étudié, à l'aide de l'appareil de Zunz, les effets de bains et de douches de courte durée, comme on les donne dans la pratique, sur la fonction respiratoire. L'activité de cette fonction augmente beaucoup sous l'influence de ces opérations, comme le montrent les chiffres moyens présentés ci-dessous.

(1) *Archiv. f. Hygiene*, 1903, 46.

BAIN	VOLUME DE L'AIR	CO^2	O	QUOTIENT RESPIRATOIRE
16° C. (61° F.)	+ 22.9	+ 64.8	+ 46.8	0.86 : 1.00
30 C. (86° F.)	+ 7.3	+ 31.0	+ 16.2	0.95 : 0.93
33° C. (91° F.)	+ 1.8	— 1.8	+ 6.2	0.87 : 0.90
40° C. (104 F.)	+ 16.1	— 3.9	+ 3.2	0.86 : 0.90
44° C. (111 F.)	+ 18.8	— 32.1	+ 17.3	0.86 : 1.00

Ce tableau montre clairement que des bains à 16°C. amènent une augmentation prononcée de l'activité respiratoire, que des bains à 33°C. ne produisent que peu d'effet, et que l'action des bains s'accroît de nouveau quand la température s'élève davantage.

Il est intéressant de noter que l'effet de la douche à température égale est le double de celui d'un bain court. Une douche à 16°C. augmente.

Le volume d'air de......	54,5 p. cent;	un bain de	22,9	p. cent.
L'élimination de CO^2 de..	149,4	—	64,8	—
L'absorption d'O de.....	110,1	—	46,8	—

Rubner a également cherché à déterminer la durée des effets des procédés hydriatriques, et a découvert qu'ils cessent environ au bout d'une heure. Mais cela tient probablement à ce que les individus en expérience ne pouvaient prendre aucun exercice après le traitement, condition qui n'est pas réalisée dans la pratique. Cet auteur admet que l'exercice développe la gymnastique pulmonaire, et accentue l'effet des bains à température basse ou élevée.

Action des opérations hydriatriques sur le fonctionnement de l'appareil musculaire.

Cet intéressant sujet n'a reçu, jusqu'à ces derniers temps, qu'une attention insuffisante. Deux médecins italiens, Vinaj et Maggiora (1), l'ont étudié avec soin. Leurs expériences sont

(1) *Blätter für klinische Hydrotherapie*, 1892, vol. II, n° 15, et vol. III, n° 7.

regardées par tous ceux qui s'intéressent au développement scientifique de l'hydrothérapie comme un travail si important qu'une analyse détaillée de ces expériences doit prendre place dans ce chapitre, où est expliqué le mode d'action des différents procédés hydriatriques. Elles permettent, en effet, d'établir la théorie exacte de l'action de la douche. Les auteurs ont exposé leurs expériences dans une lettre ouverte au professeur Mosso, le physiologiste italien bien connu. Ces recherches furent entreprises à l'aide de l'ergographe de Mosso, en vue d'établir scientifiquement l'effet des opérations hydriatriques les plus importantes sur la résistance des muscles à la fatigue. Jusqu'à ce moment, on manquait de recherches précises sur ce sujet, dont l'importance est si grande au point de vue de l'hygiène aussi bien qu'au point de vue de la thérapeutique. L'action stimulante ou déprimante, exercée sur l'appareil musculaire par beaucoup de procédés hydriatriques le plus communément employés, n'avait pas entièrement échappé aux grands maîtres de la médecine, mais le peu qu'on en savait jusque-là était le résultat de la simple observation subjective et directe des phénomènes, dont aucune preuve expérimentale ne contrôlait l'exactitude. Les expériences faites au moyen du dynamomètre ne peuvent être considérées comme scientifiquement exactes, à cause des nombreuses causes d'erreur inhérentes à l'emploi de cet instrument. Les tracés suivants donnent une représentation graphique des expériences réalisées à l'aide de l'ergographe de Mosso. La courbe de fatigue à l'état normal était déterminée à plusieurs reprises au moyen de l'ergographe appliqué aux muscles fléchisseurs des médius des deux mains, l'instrument entraînant un poids de trois kilogrammes et enregistrant les contractions toutes les deux secondes. Toutes les observations successives étaient prises dans des conditions identiques. Deux heures et demie après avoir fourni sa courbe de fatigue normale, le sujet était placé dans une baignoire contenant de l'eau à 50° F. (10° C.) pendant quinze secondes. On le séchait ensuite en l'enveloppant dans des couvertures de laine, et on prenait sa courbe de fatigue sur les médius des mains droite et gauche. Cette expérience se répétait trois fois dans la journée. On a choisi, parmi huit courbes ainsi obtenues, les suivantes (fig. 10 et 11). Celles-ci, et celles qui ne sont pas reproduites ici, indiquent l'étendue du travail fourni par les muscles.

Le médius de la main droite, se contractant de façon à soulever un poids de trois kilogrammes toutes les deux secondes en donnant l'effort le plus grand jusqu'à complet épuisement,

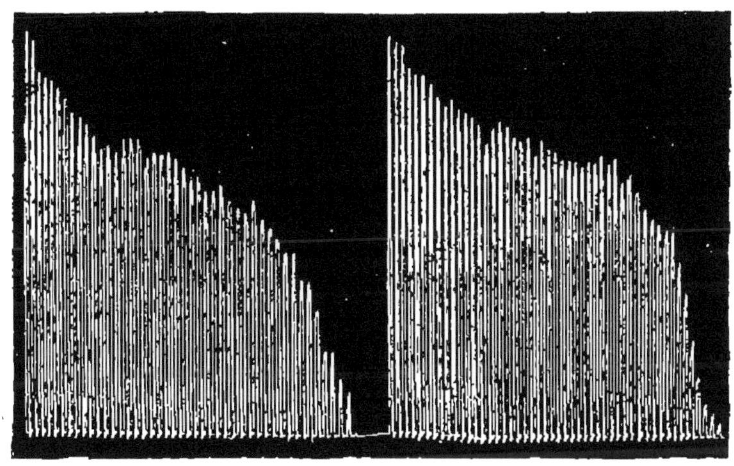

Fig. 10. — Courbe de fatigue normale. Main gauche. Fig. 11. — Courbe de fatigue normale. Main droite.

pouvait, dans les conditions normales, produire cinquante contractions correspondant à un travail mécanique de 5.139 kilogrammètres. Après le bain froid, le même muscle exécutait soixante-quinze contractions avant d'arriver à la fatigue, ce qui correspond à un travail mécanique de 9.126 kilogrammètres. Cette expérience simple et précise démontre que le bain froid détermine une augmentation considérable de la capacité de travail des muscles.

Le tracé ci-contre (fig. 11) montre dans la courbe de fatigue normale un abaissement graduel des oscillations, chacune d'elles mesurant l'étendue de la contraction. L'affaiblissement progressif des muscles est manifeste. La courbe de fatigue obtenue après le bain froid diffère nettement de la courbe normale; dans la première, l'énergie musculaire persiste environ la moitié de la période normale en plus, et sa diminution vers la fin est tout à fait progressive.

Le *bain progressivement refroidi* donne une courbe de fatigue intéressante. L'eau se trouvait à une température de 36° C., lorsque le sujet, un étudiant en médecine de vingt-sept ans, entrait dedans après qu'on eut enregistré sa courbe de fatigue normale. Au bout de cinq minutes, on laissait s'écouler l'eau du bain, pour la remplacer par de l'eau froide, qui en faisait tomber la température à 20° C. et le sujet ressentait un léger frisson. Après sa sortie du bain, on prenait de nouveau la

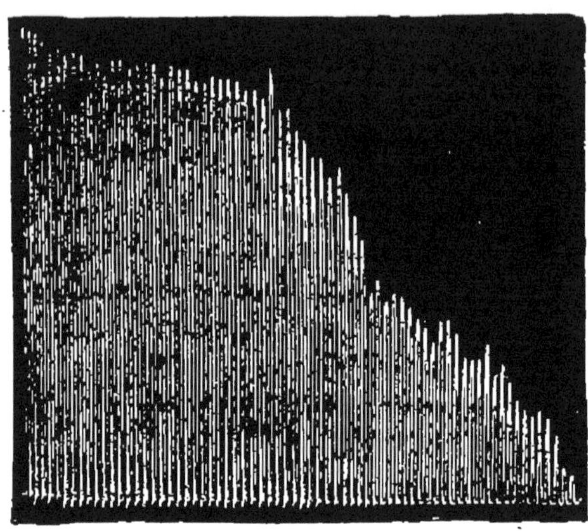

Fig. 12. — Courbe de fatigue après un bain à 10° C. de 15 secondes. Main droite.

courbe de fatigue. Les tracés ci-dessous (fig. 13 et 14) représentent l'effet de ce bain.

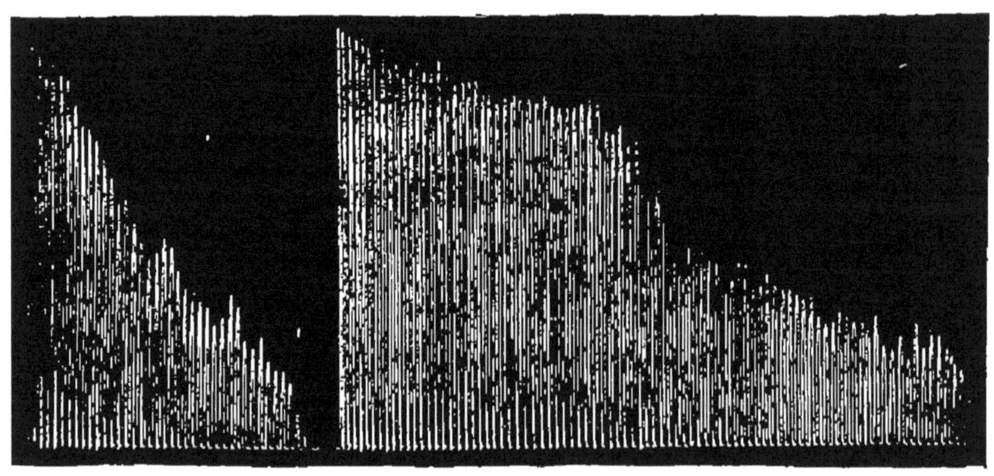

Fig. 13 et 14. — Courbes de fatigue prises avant et après un bain progressivement refroidi.

La moyenne des résultats de plusieurs expériences montre que le fléchisseur du médius gauche, qui, avant le bain, pouvait exécuter trente-neuf contractions, correspondant à un travail de 3.603 kilogrammètres, donnait dans les mêmes conditions, après un bain graduellement refroidi (de 36,5° à 20° C.), quatre-vingt-sept contractions, équivalentes à un travail de 9.349 kgm. Cet accroissement manifeste de la capacité de travail est également indiqué par le changement de forme de la courbe de fatigue. Avant le bain, la courbe (fig. 13) figure de grandes contractions, qui tombent régulièrement et lentement jusqu'au milieu; puis se présentent de légères fluctuations dans la hauteur des contractions, indiquant une modification de l'activité musculaire; celle-ci baisse ensuite régulièrement, mais beaucoup plus lentement. Après le bain (fig. 14) les oscillations restent presque de la même hauteur pendant un long moment; puis elles baissent lentement et progressivement. Les études de Vinaj sur le bain refroidi nous apprennent que ce bain augmente le tonus vasculaire. L'expérience précédente montre dans quelles proportions la résistance des muscles à la fatigue est accrue, et que cet effet relève autant de l'action thermique que de l'action mécanique de l'opération hydriatrique. Si l'on ne considère que la première de ces actions, on constate que le froid augmente la capacité de travail des muscles, tandis que la chaleur, quand elle n'est pas associée à une action mécanique, diminue la force musculaire. Cependant, quand les opérations chaudes comportent des effets mécaniques, comme dans l'ablution, les douches, les frictions, elles élèvent manifestement la capacité musculaire; mais celle-ci reste toujours moins développée qu'avec l'eau fraîche, et surtout qu'avec l'eau froide ou les procédés alternants. Des tracés nous fourniront une représentation plus nette de ces effets, quand nous serons arrivés à l'étude du mode d'action des douches.

Les expériences des auteurs italiens ne sont pas parvenues à séparer complètement l'action purement thermique de l'action mécanique. Elles font voir, néanmoins, que c'est au moyen des applications froides que l'effet maximum peut être obtenu. Non seulement certaines opérations hydriatriques augmentent la capacité de travail des muscles; elles rétablissent encore celle-ci, quand elle se trouve épuisée par un exercice physique.

Les dernières expériences de Vinaj et Maggiora (1) mettent en évidence l'action des procédés hydriatriques sur les *muscles*

(1) *Blätter für klinische Hydrotherapie*, juillet 1893.

qui ont été fatigués. Leurs tracés montrent l'action d'un bain total froid sur les muscles fléchisseurs du médius droit, un poids de quatre kilogrammes étant soulevé toutes les deux

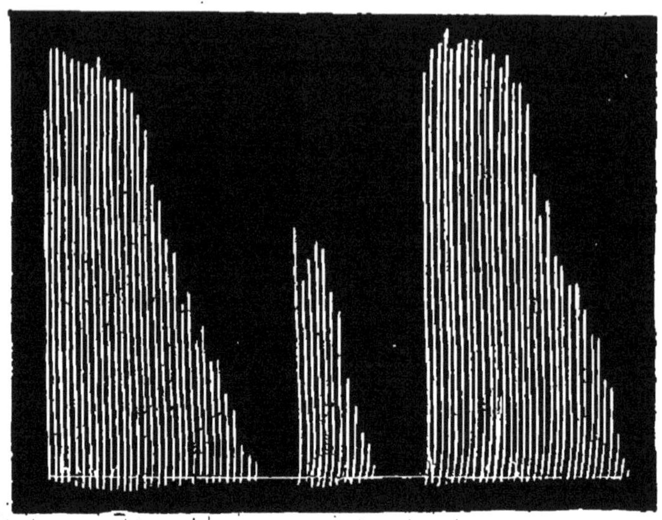

Fig. 15, 16, 17. — Effet d'un bain progressivement refroidi sur la courbe de fatigue. — Fig. 15, courbe normale ; fig. 16, courbe après un exercice musculaire actif ; fig. 17, courbe après un exercice musculaire actif et un bain.

secondes (fig. 15, 16, 17). Ils établissent que l'effet de la fatigue disparaît complètement sous l'influence du bain froid.

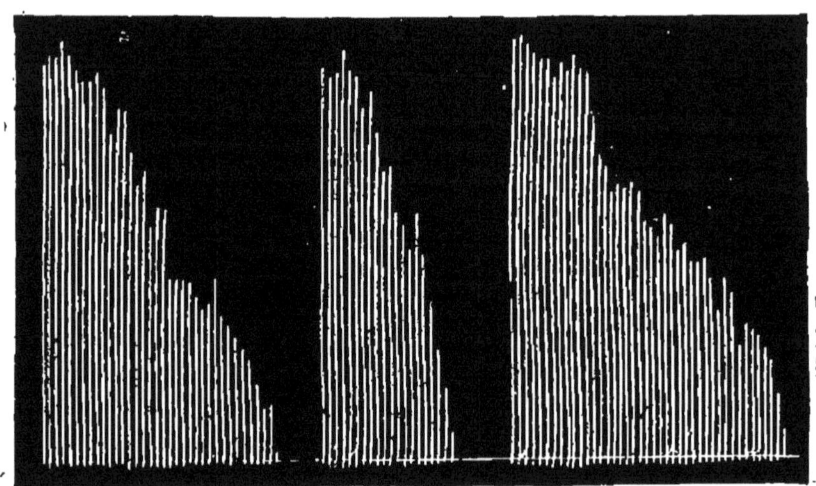

Fig. 18. — Courbe de fatigue normale. — Fig. 19. — Courbe après un exercice musculaire. — Fig. 20. — Courbe après l'exercice et un drap mouillé.

L'action d'un drap mouillé suivi de friction sur la capacité de travail d'un muscle qui a été fatigué est figurée dans les tracés ci-contre de Vinaj et Maggiora (fig. 18, 19, 20).

On trouve dans ces tracés l'indication non seulement de la disparition de la fatigue, mais encore d'un accroissement de la capacité musculaire. Kellogg (1) a confirmé pleinement les observations précédentes.

Action des opérations hydriatriques sur les échanges organiques.

Nous avons exposé en détail l'influence des opérations hydriatriques sur la circulation, la respiration et l'activité musculaire. On a vu jusqu'où s'étend cette influence : la distribution et même la composition du sang varient dans les différents organes et régions du corps, l'oxygène est absorbé et l'acide carbonique éliminé en plus grandes quantités, la thermogénèse et l'excrétion sont modifiées (voir page 85), et l'activité musculaire est accrue. Comme l'activité fonctionnelle est le principal agent des échanges organiques et que cette activité dépend de l'afflux du sang dans les organes, nous pouvons facilement, en agissant sur celui-ci, exercer sur celle-là une influence considérable.

On admet généralement que l'excitation thermique et mécanique produite par l'action des opérations hydriatriques sur la surface cutanée stimulent l'activité cellulaire et augmentent les échanges organiques. Cette opinion répandue trouve une base solide dans des données expérimentales sérieuses. On a fait un grand nombre d'expériences de laboratoire en vue de démontrer l'influence des méthodes hydriatriques sur les échanges organiques. On peut mentionner parmi ces expériences celles de Liebermeister et Goldscheider, qui sont classiques : elles mettent en évidence une augmentation constante de la production de CO^2 après les applications froides. Leurs conclusions sont confirmées par les recherches consciencieuses faites par Roehrig et Zuntz (2) dans leur laboratoire de Bonn. Ces derniers n'ont pas seulement établi l'exactitude de l'opinion de Liebermeister, ils ont montré en outre que l'absorption de l'oxygène varie d'après la température du milieu ambiant. Ils ont découvert, d'autre part, que ces modifications

(1) *Rational Hydrotherapy*, p. 1122, 1901.
(2) *Pflüger's Archiv*, 1871.

dans l'intensité du métabolisme paraissent imputables à l'action de certaines fibres nerveuses de la peau, qui sont excitées par le froid. Ces fibres nerveuses seraient également stimulées par d'autres excitants, comme les bains salés concentrés, et amèneraient une semblable augmentation des échanges organiques. Il est intéressant de remarquer, d'après ces expériences, que le processus d'oxydation ainsi activé semble s'effectuer dans les muscles, sous l'influence de leur système nerveux, sans qu'ils doivent être, pour cela, excités au point de donner des contractions apparentes. Ce fait est démontré par les expériences réalisées sur des animaux, dont l'innervation musculaire était paralysée par le curare. Chez ces animaux, les échanges organiques, non seulement n'augmentaient pas sous l'action du froid, mais diminuaient même de moitié.

Roehrig et Zuntz concluent que la source des échanges organiques dans l'économie animale, quand celle-ci est soumise à l'action du froid, réside dans l'innervation des muscles. On trouve une confirmation de ce fait dans cette notion physiologique banale, que la plus grande partie des processus de combustion qui se passent dans l'organisme ont pour siège les muscles.

Nous possédons sur ce sujet un travail consciencieux et fouillé, dans une monographie excellente sur l'état des échanges organiques dans les opérations hydriatriques du Dr Alois Strasser, le savant assistant du professeur Winternitz à *l'Allgemeine Poliklinik* de Vienne. Je reproduirai les résultats de cet auteur aussi largement que me le permettra l'espace dont je dispose.

Strasser se réfère à ce fait, auquel je me suis arrêté ailleurs, que l'action de tous les excitants thermiques est d'ordre réflexe. La contraction des vaisseaux périphériques suivie de l'élévation du tonus vasculaire dans les muscles ; l'augmentation de l'activité cardiaque par l'accroissement réflexe de la force du myocarde en présence d'une résistance périphérique plus grande ; l'accélération des mouvements respiratoires qui deviennent plus profonds — tous ces phénomènes sont d'ordre réflexe, comme l'auteur l'établit avec précision, et ils entraînent des modifications importantes dans le fonctionnement chimique de l'organisme.

« Tous les échanges de substances, qui se produisent dans l'organisme par suite de l'organisation et de la désorganisation de ses éléments composants, sont l'effet de l'activité vitale des cellules, dont nous pouvons suivre le fonctionnement à travers les modifications et les diverses étapes qu'il comporte au moyen de méthodes plus ou moins compliquées, principalement de l'examen des produits terminaux provenant de la destruction des tissus. Ces méthodes sont également nécessaires quand il s'agit de déterminer les changements amenés par les excitations thermiques dans le cours des processus constituant les échanges organiques. Winternitz et Pospischl ont montré l'influence des excitants thermiques sur l'échange des gaz dans la respiration ; ils ont trouvé, dans l'augmentation très marquée de l'absorption de l'oxygène et de l'élimination de CO^2, une preuve que les processus d'oxydation sont considérablement accrus dans l'organisme soumis à l'action de ces excitants.

Bartels, le premier, a déterminé les variations de l'urée sous l'influence des bains de vapeur. Cet expérimentateur porte la température d'un homme au delà de 40° C., en l'exposant de vingt minutes à une heure et demie à l'action d'un bain de vapeur très chaud. Pendant les premiers jours, cette accumulation artificielle de calorique dans l'organisme diminue la quantité d'urine jusqu'à la faire tomber à 600 cc. ; l'excrétion de l'urée semble augmentée ; mais le quatrième jour, alors que l'urine est à 400 cc. on observe une première diminution de l'excrétion de l'urée ; le cinquième jour, cependant, le bain étant supprimé, la quantité d'urine augmente de nouveau et s'élève à 1.900 cc. en même temps que l'excrétion de l'urée est accrue. Chaque élévation de la température du corps doit être accompagnée d'une augmentation de la destruction des éléments de l'organisme ; car les processus d'oxydation, suivant Naunyn, ont une grande ressemblance avec les processus de fermentation, dont l'activité est en rapport avec le degré de température. Les expériences de Bartels ont confirmé cette vue. Cet auteur, en effet, a constaté que la quantité d'urée excrétée chaque jour par les sujets en expérience, du commencement à la fin de la période des bains de vapeur, oscillait entre 21,9 et 24,9 grammes ; la quantité d'urée la plus considérable excrétée un jour de bain fut de 34,6 grammes. Naunyn, à l'appui des conclusions de Bartèls, a démontré qu'une simple accumulation de calorique chez un caniche pesant 17.8 kgm. produit une augmentation marquée de la quantité d'urée (environ cinquante pour cent). Schleich est arrivé aux mêmes résultats en expérimentant sur lui-même et sur deux autres personnes au moyen de bains chauds de 39° à 42° C. ; il a constaté une augmentation de l'excrétion de l'azote total et de l'urée qui fait place, au bout d'un certain temps, à une diminution de l'excrétion de l'azote destinée à rétablir l'équilibre perturbé des éléments azotés. Kosturin, Godlewsky, et Richter ont obtenu des résultats concordants. Senator et Makowiecky sont arrivés à des résultats contraires.

Formanek a fait quelques expériences pour trancher cette question. Il détermine une élévation de la température du corps en le soumettant à un bain d'air chaud à 65° C. de vingt minutes suivi d'un bain de vapeur à 41°C. de quinze minutes et d'une douche tiède. Il constate qu'un bain d'air chaud ou un bain de vapeur modifie à peine l'excrétion de l'azote, mais que, si deux de ces bains sont pris deux jours de suite, l'élimination de l'azote augmente le second jour, et reste plus forte le jour suivant. Cinq bains de vapeur très chauds, pris en trois jours, ont le même effet. On peut donc croire que l'effet dépend pour beaucoup de la durée et de l'intensité de l'élévation de température produite par le bain, ce qui expliquerait les quelques différences rencontrées dans les résultats des autres expérimentateurs. L'excrétion de l'urée suit le mouvement de l'azote. Lorsque l'élimination de l'azote augmente, celle de l'acide urique s'accroît. L'examen du sang montre dans chaque cas une diminution de la leucocytose. (Ce résultat s'accorde avec les expériences de Lœwy et celles de Breitenstein.)

Les expériences qui peuvent renseigner sur l'action des bains froids sur les échanges organiques ne sont pas nombreuses; mais leurs résultats sont presque entièrement concordants.

Dommer a constaté une augmentation de l'élimination de l'azote après un bain à 8°-10° R. (10°-12, 5° C.) d'une demi-heure. Flavard et Lépine ont obtenu le même résultat chez des chiens inanitiés, dont l'élimination azotée augmentait dans des proportions très considérables sous l'action d'un bain à 4°-2,5° C. de quinze minutes.

Formanek a également fait, à ce point de vue, quelques observations sur un étudiant en médecine. Les résultats de ses recherches, menées avec un grand souci d'éviter toute erreur, sont les suivants. Après un seul bain froid, l'excrétion de l'azote se trouvait à peine modifiée ; mais si l'on donnait deux bains par jour, trois jours de suite, de façon à soustraire une plus grande quantité de calorique à l'organisme, l'élimination de l'azote par l'urine augmentait d'une façon remarquable pendant la période des bains, passant de 13,43 à 14,51 grammes par jour. La somme des quantités d'azote excrétées par l'urine et les fèces était plus élevée à peu près de 1 gr. 5 qu'en temps normal ; mais elle dépassait la quantité d'azote absorbée, si bien que, pendant la période des six bains, l'organisme perdait 0 gr. 59 d'azote emprunté à sa propre albumine. L'excrétion de l'acide urique allait habituellement de pair avec celle de l'azote. Ces expériences de Formanek sont les seules qui aient établi avec une précision digne de confiance l'effet de la soustraction de calorique sur les échanges organiques. »

Strasser soutient avec raison que « toutes ces expériences ont pour objet seulement l'échauffement et le refroidissement du corps, et, par conséquent, ne peuvent avoir de l'importance que comme des observations physiologiques ou pathologiques purement expérimentales. Elles représentent seulement en partie les conditions qui sont en œuvre quand on emploie les opérations thermiques à des applications thérapeutiques. Elles n'établissent pas de distinction entre les excitations thermiques courtes et les excitations prolongées. Cet élément serait pourtant absolument nécessaire pour juger de l'action physiologique de ces excitations. Une application froide de courte durée doit certainement agir autrement qu'une application de longue durée ; la première est suivie de réaction, contraction des capillaires de la peau et hyperémie active ; la seconde, par exemple, le bain froid prolongé de trois quarts d'heure, détermine un véritable spasme des vaisseaux cutanés, à la suite duquel la circulation périphérique se rétablit beaucoup plus lentement ; il est probable que les échanges organiques sont alors modifiés, non seulement dans leur quantité, mais encore dans leur qualité, d'une manière tout à fait différente. Par conséquent, ces expériences, qui produisent une soustraction ou une accumulation considérables de calorique, ne sont pas calculées pour expliquer l'effet des opérations hydriatriques usuelles. Nos procédés thérapeutiques ont une action plus ou moins complexe, comme les douches, dans lesquelles il est impossible d'estimer l'effet sur les échanges organiques de chacun des éléments qui entrent en jeu (durée, énergie de la percussion, etc.). De même que, dans la douche, l'effet principal est un massage thermique, dans d'autres opérations, comme les demi-bains, intervient la collaboration d'un autre élément qui, par une action mécanique adaptée au cas présent, contribue avec l'excitation périphérique à faire naître la réaction. »

Après avoir acquis une connaissance véritablement scientifique de tous les éléments du problème, Strasser a entrepris des recherches pour arriver à se faire une idée exacte de l'action totale des différents facteurs compris dans le traitement hydriatrique. Il soumit deux sujets aux opérations fraîches et froides qui sont habituellement employées dans les établissements hydrothérapiques. Sans tenir compte des changements de température amenés par elles, il se limita à déterminer leurs effets sur le métabolisme des tissus. Des médecins russes ont fait des recherches semblables sur l'effet des douches tempérées (33° C.), froides (15° C.), chaudes (40° C.) et écossaisses (45° et 15° C.), d'une durée de quatre minutes. On constata, après ces applications, une augmentation des échanges azotés, principalement après la douche écossaise et la douche froide. L'assimilation de l'azote était augmentée, environ de 1.84 pour cent, dans quatre cas rapportés par l'un des observateurs, à la suite de douches froides (17° à 25° C.).

Strasser a expérimenté sur deux jeunes hommes, de dix-huit et vingt-huit ans, en mesurant chaque jour leur alimentation, leur urine, leurs fèces, etc. Le procédé le plus employé était le demi-bain, qui soustrait plus de calorique parce qu'il met le plus longtemps la surface du corps en contact avec l'eau froide, et que son action mécanique est relativement légère, comparativement avec celle des douches. Comme à l'ordinaire, le sujet était séché et présentait de suite une bonne réaction.

Nous ne pouvons exposer en détail les résultats de chaque examen, ni reproduire les tableaux habilement et soigneusement établis qui accompagnent le travail de Strasser, mais nous en citerons les conclusions.

« *L'excrétion de l'azote était manifestement augmentée pendant la période des bains.* Chez le premier sujet, l'organisme ne répondait pas au premier appel de l'excitation périphérique thermique et mécanique par la plus forte excrétion d'azote ; mais, le second jour, apparaissait la réaction la plus énergique et l'excitation atteignait son effet maximum. Quand il n'en était pas ainsi, une élévation rapide et marquée de l'excrétion d'azote se produisait dès le début ; l'augmentation, maxima le premier jour, était de 32,2 pour cent, minima le troisième jour de 11,33, et en moyenne de 16,43 pour cent.

L'augmentation de l'excrétion azotée peut être considérée comme une conséquence directe de la suractivité des fonctions de l'organisme — les échanges azotés se développant dans le sens d'une meilleure utilisation des aliments. La rapidité que l'effet met à se montrer est démonstrative à cet égard, comme l'est aussi ce fait que l'azote des matières fécales diminuait en même temps que l'azote des urines augmentait, phénomène que l'on retrouvait uniformément dans l'un et l'autre des deux cas indiqués. »

A la suite d'une seconde série d'expériences, entreprises en vue de contrôler les résultats précédents, Strasser (1) formule les conclusions suivantes : « Les opérations hydriatriques augmentent d'une façon constante l'assimilation de l'azote; mais dans des proportions inégales chez les différents individus; une diminution de l'albumine de l'organisme ne s'ensuit pas nécessairement, si l'alimentation est suffisante ; au contraire, même pendant la durée de l'expérience, l'organisme peut gagner une certaine quantité d'albumine. Dans la majorité des cas, il ne semble pas que la réaction augmente, après un traitement de trois jours, l'effet de la stimulation. Cependant un nombre considérable d'observations cliniques ont mis hors de doute que l'assimilation est augmentée d'une façon marquée et durable par le traitement hydriatrique, pourvu qu'il soit suffisamment prolongé. »

Un travail récent de Graeupner (2) démontre que les conclusions de Strasser sont exactes, sans contester, d'ailleurs, les résultats obtenus chez les individus sains au moyen de bains froids, non pas administrés *secundum artem*, mais donnés dans les conditions où les physiologistes font des expériences.

Graeupner distingue avec raison les différentes formes et variétés des procédés froids ; il formule des conclusions que chaque hydrothérapeute expérimenté admettra facilement. Pendant le premier temps d'une opération hydriatrique l'action des muscles striés et des muscles lisses augmente, ce qui accroît les oxydations. Graeupner, qui a une grande expérience des bains de Nauheim, dit que ces bains d'acide carbonique n'augmentent pas l'absorption d'oxygène, parce que le malade éprouve un effet sédatif et que le « choc » est neutralisé par l'action réchauffante des bulles de gaz carbonique. Il prétend que, au moment de la réaction, aucun changement ne survient,

(1) Fortschritte der Hydrotherapie. Festschrift zum vierzigjährigen Doctorjubilaüm des Prof. Dr W. Winternitz, herausgegeben von Dr A. Strasser und Dr B. Buxbaum Vienne, 1897, p. 249.

(2) *Archiv für Physikalisch-dieletische Therapie*, 1901, 3, pp. 7-9.

ou bien qu'il se produit une diminution des oxydations ; ce phénomène est suivi en une heure ou une heure et demie d'une légère élévation de la température et d'une augmentation des processus d'oxydation. Il attribue celle-ci à l'état de repos qui a précédé, état de repos que Winternitz et Pospischl rattachaient à la fatigue et à l'épuisement des muscles striés et des muscles lisses, déterminés par l'excitation énergique donnée par le froid, mais que Graeupner compare très ingénieusement aux processus de la nutrition qui s'effectuent pendant le sommeil. Cet auteur dit fort exactement que cette manière de voir se justifie par l'expérience clinique. On peut souvent observer que le tissu adipeux diminue sous l'action d'une hydrothérapie judicieusement appliquée, tandis que le tissu musculaire se développe.

Urée. — Le produit terminal des échanges azotés de l'organisme le plus important est l'urée,qui résulte de l'activité vitale de toutes les cellules en général. L'urée, qui est l'élément de désassimilation le plus largement représenté dans l'urine,suit à peu près toutes les variations de l'excrétion azotée ; ainsi, dans les expériences de Strasser,la quantité absolue d'urée est sensiblement plus élevée les jours où l'excrétion d'azote augmente. Chez le premier sujet, l'augmentation maxima était de 18 pour cent, et l'augmentation moyenne de 10 pour cent ; chez le second sujet, l'augmentation maxima était de 25 pour cent, la moyenne de 21,1 pour cent.

Strasser explique l'élévation du taux de l'urée dans la période des bains par le fait que l'apport sanguin aux organes qui prennent part à l'élaboration de l'urée est augmenté ; car la circulation devient plus active sous l'influence de l'excitation réflexe. La proportion d'urée reste plus élevée relativement aux autres produits d'excrétion azotés, alors que l'azote total a cessé d'être en plus grande quantité ; ce fait démontre, suivant Strasser, que la suractivité des organes et des cellules qui contribuent à l'élaboration de l'urée, après avoir été stimulée par l'excitation thermique et mécanique de la peau, persiste même après la fin de l'excitation initiale. Ces conclusions ont été confirmées par Vinaj et Vietti.

Acide urique. — Nos idées sur la formation et l'excrétion de l'acide urique se sont modifiées en ces derniers temps. On a regardé d'abord la production de l'acide urique comme une conséquence de la nature des aliments, et cet acide, de même que l'urée, comme un produit terminal des transformations organiques des albuminoïdes; actuellement, la théorie de la formation de l'acide urique aux dépens des bases nucléiques est généralement admise. Chez le premier sujet de Strasser, la quantité absolue d'acide urique augmentait, de 30,6 pour cent pendant la période des bains; et, en moyenne de 20 pour cent; le jour qui suivait cette période une augmentation de 6,8 pour cent persistait encore.

Chez le second sujet, l'excrétion d'acide urique était accrue dans des proportions considérables, sans qu'aucun changement se produisît dans le rapport de cet élément avec l'azote total. L'augmentation absolue pendant la période des bains était de 27,5 pour cent; l'augmentation moyenne était de 19,1 pour cent; dans les jours qui suivaient, elle tombait à 11 pour cent. Le rapport de la quantité d'acide urique à la quantité d'azote total excrétée restait à peu près invariable à toutes les périodes; les excitants employés produisaient donc des effets constamment parallèles sur les diverses excrétions urinaires, et, par conséquent, amenaient une réaction toujours identique.

Suivant Horbaczewski, nous devons regarder l'acide urique comme un produit direct de la désintégration des globules blancs du sang. Il est facile, dans ce cas, d'expliquer l'augmentation de l'excrétion d'acide urique qui résulte des excitations périphériques dues aux applications froides : il suffit d'invoquer la destruction de globules blancs, qui doit suivre la leucocytose abondante déterminée par celles-ci (phénomène observé dans des centaines de cas).

Acide phosphorique. — Cet élément de l'urine provient principalement des aliments, dans les conditions habituelles. L'organisme humain conserve facilement l'équilibre de ses éléments phosphorés, lorsqu'il reçoit un apport régulier de phosphore.

Le rapport entre la quantité de P^2O^5 et la quantité d'azote total excrétées peut nous fournir quelques indications sur le processus physiologique de la digestion, et sur les phénomènes de destruction de certaines albuminoïdes organiques. Chez les deux sujets de Strasser, on note, d'une part, une augmentation considérable, tant absolue que relative, de l'acide phosphorique excrété pendant la période des bains, et, d'autre part, une élévation imprévue de la proportion de P^2O^5 par rapport à l'azote total. Chez le premier sujet, l'augmentation maxima de P^2O^5 survint le premier jour de la période des bains, atteignant environ 44 p. 100 (un gramme); l'augmentation moyenne fut de 35,5 p. 100; elle resta égale à 15,5 p. 100 après la cessation des bains. Chez le second sujet, l'augmentation maxima se produisit le second jour, s'élevant à 26,3 p. 100; l'augmentation moyenne, pendant la période des bains, fut de 23,8 p. 100; après cette période l'augmentation atteignit encore 14,4 p. 100.

Strasser prétend que l'augmentation relative de l'excrétion de P^2O^5, à la suite des opérations hydriatriques est due à l'augmentation de la destruction des composés phosphorés de l'organisme; il considère les globules sanguins, qui sont riches en nucléine et en lécithine, comme la source de l'excès phosphorique; en d'autres termes, c'est la désintégration des globules sanguins qui fournit P^2O^5.

D'après les recherches de Winternilz et d'autres auteurs, on peut affirmer avec assurance que les excitations thermiques, en particulier le froid, agissant sur les nerfs périphériques, amènent une augmentation du nombre des globules sanguins, qu'ils viennent du foie ou d'ailleurs; les produits de désintégration des globules sanguins se trouvent donc en plus grande abondance dans l'organisme à la suite des applications thermiques. L'acide urique et l'acide phosphorique peuvent provenir de la nucléine des leucocytes; la lécithine des globules rouges peut, en outre, fournir de l'acide phosphorique. Ainsi s'expliquerait ce fait que l'augmentation de l'acide phosphorique est relativement plus marquée que celle de l'acide urique : celui-ci n'est livré que par les leucocytes, dont le nombre n'est pas très considérable, tandis que celui-là dérive des deux espèces de globules sanguins.

Il peut se faire, en outre, que les globules rouges soient détruits directement, même dans l'appareil circulatoire, de même qu'ils se détruisent sous l'influence du froid dans l'hémoglobinurie paroxystique, comme l'ont démontré de nombreuses recherches, et comme l'admettent tous les auteurs.

Dans ses dernières expériences, Strasser a constaté que la destruction des tissus ne fournit qu'une faible partie de l'acide phosphorique en excès. Ces expériences ont démontré que l'augmentation de l'absorption du phosphore alimentaire est pour une grande part dans l'augmentation de l'acide phosphorique excrété; les éléments cellulaires n'y sont représentés que par une quantité minime (en moyenne 0,018 gr.). Strasser, poussant plus loin cette étude, a trouvé que l'augmentation de l'acide phosphorique consiste entièrement en une augmentation des phosphates alcalins ; fait remarquable : la quantité des phosphates terreux excrétés ne change pas pendant la période des bains. Il est donc établi que les opérations hydriatriques activent l'absorption des substances phosphorées. Le fait que cette augmentation de l'absorption se limite aux phosphates alcalins ne vient pas à l'encontre de la première constatation. Il est, au contraire, d'un grand intérêt, car il indique l'origine du petit excès de phosphore excrété qui ne semble pas balancé par la diminution de la quantité de phosphore contenue dans les fèces. Comme la totalité du phosphore urinaire en excès consiste en phosphates alcalins, la part qui provient de l'organisme n'est pas empruntée au tissu osseux ; mais elle a son origine dans les globules sanguins détruits, ainsi que l'établissaient les premières expériences de Strasser.

Ammoniaque. — Cet élément de l'urine est un produit de transformation des albumines organiques. Les expériences de Strasser ont permis de constater une augmentation absolue aussi bien que relative de l'excrétion de l'ammoniaque ; mais l'augmentation relative, qui est très significative, était, surtout chez le second sujet, bien inférieure à ce qu'on pouvait espérer la trouver du fait de la suractivité générale des échanges organiques, particulièrement des échanges phosphorés.

L'augmentation absolue de l'ammoniaque est, en vérité, considérable, s'élevant chez le premier sujet, pendant la période des bains, à 52,5 pour cent, la moyenne étant de 42 pour cent ; chez le second sujet, l'augmentation maxima était de 42 pour cent, la moyenne de 36 pour cent. Pendant la période consécutive aux bains, la quantité d'ammoniaque baissait si rapidement, chez le premier, qu'elle se trouvait inférieure de 33 pour cent à ce qu'elle était avant le bain ; chez le second, elle demeurait plus élevée de 30 pour cent.

Strasser s'attendait à une excrétion ammoniacale plus considérable après les opérations thermiques, parce que l'augmentation de la destruction de l'albumine entraîne une production plus abondante d'acides organiques, dont la neutralisation exige de l'ammoniaque. Les seuls acides qui contribuent à entretenir l'acidité de l'organisme sont, on le sait, ceux qui ne sont pas réduits en acide carbonique et en eau. On peut donc admettre légitimement que le développement considérable des oxydations organiques sous l'action des opérations thermiques amène la combustion des acides organiques qui, dès lors, ne peuvent prendre part à l'entretien de l'acidité organique.

Dans la seconde série d'expériences, Strasser (1) a trouvé une confirmation absolue de cette manière de voir. On ne peut, dit-il, écarter cette idée que les opérations hydriatriques froides déterminent le départ, ou au moins la destruction, des éléments acides de l'organisme. Comme les acides minéraux ne sont pas diminués, mais augmentent même, seuls les acides organiques peuvent être détruits ; ce qui semble d'ailleurs tout à fait plausible à cause de l'impulsion énergique que donnent aux phénomènes d'oxydation les opérations hydriatriques.

Schilling (2) a constaté une augmentation manifeste de l'excrétion de l'ammoniaque, mais il l'attribue à la formation de substances acides.

Matières extractives. — Sous cette dénomination, Stra sse a enregistré un certain nombre d'éléments contenant de l'azote (créatine, xanthine, etc.), qui représentent, à l'état normal, un septième ou un huitième de l'azote total.

La quantité de ces matières extractives baissait de 1.5 pour cent après la période des bains; ce qui indiquait que la plus grande partie de l'azote était employée à la constitution des produits terminaux normaux des échanges organiques, une petite partie seulement restant disponible pour constituer les matières extractives.

Strasser conclut de ses excellentes observations que les effets de l'hydrothérapie sur les échanges organiques s'expliquent par l'influence des procédés de celle-ci sur l'activité des fonctions de l'organisme. Vinaj et Vietti (3), d'expériences soigneusement conduites et dont ce dernier était le sujet, concluent que le cours des échanges organiques est nettement modifié les jours où l'organisme est soumis aux opérations hydriatriques (bain complet à 35°-10° C. le matin, douche en pluie à

(1) *Loc. cit.*
(2) *Deut. Archiv Med.*, LXXXIV, p. 311, 1905.
(3) Hydrotherapie und Stoffwechsel, par les Drs G. T. VINAJ et S. VIETTI, *Blätter f. klin. Hydrotherapie*, 1905, pp. 5 et suiv.

10° C. et douche en éventail le soir). Une augmentation sensible des dérivés de l'albumine mettait en évidence les modifications des échanges organiques : augmentation absolue et relative de l'urée et de l'azote total, accompagnée d'une augmentation des phosphates, des chlorures et des composés ammoniacaux. La diurèse devenait plus abondante, et la réaction de l'urine présentait de légères alternatives.

Ziegelholts (1) nous offre, en vue d'expliquer l'effet des opérations hydriatriques froides sur les oxydations cellulaires, les expériences suivantes. « Si l'on place une baignoire remplie de cent litres d'eau à 18° R. (22,5° C.), dans une chambre à 15° R. (18,7° C.), durant dix minutes, l'eau s'abaisse pendant ce temps de deux dixièmes de degré R. (0,25 de degré C.). Si l'on maintient un adulte pesant soixante-douze kilogrammes et ayant une température buccale de 36,7° C., pendant dix minutes, dans une autre baignoire à 18° R. (22,5° C.), la température de celle-ci s'élève de 0,9° R. (1,125° C.) ; c'est-à-dire que les cent litres d'eau se sont élevés de près de un degré et quart de centigrade aux dépens de l'individu qui est resté tranquillement étendu dans la baignoire. Pour élever de un degré et quart C. la température de cent litres d'eau, il faut 125 calories. Le sujet baigné à donc fourni à l'eau, en dix minutes, 125 calories sans subir aucune réduction de sa température. Au contraire, le thermomètre indique chez lui une élévation brusque de 0, 2° C., au moment où il est placé dans l'eau froide, et sa température conserve le même niveau tout le temps qu'il reste dans le bain.

L'auteur a obtenu des résultats semblables à la Clinique Vanderbilt, avec le concours des Drs Shrady, Wittson et Cleghorn. On place pendant dix minutes un homme ayant une température normale dans une baignoire qui contient 273 litres d'eau à la température de la chambre (73° F. ou 22, 8° C.) et où il reste immobile. Après le bain, la température du sujet est plus élevée de 0,1° F. (0,055° C.); la température de l'eau a monté de 2,3° F. (1, 3° C.). Il est donc établi que, pendant un bain d'une durée de dix minutes, 273 litres d'eau gagnent 1,3° C., et par conséquent que le sujet émet 355 calories pendant cette période.

Les observations de Rubner et Ignatowski (2) ont donné les

(1) *Deutsche Medizinal Zeitung*, 53, 1897.
(2) *Archiv f. Hygiene*, 1903-1904.

mêmes résultats chez l'homme. Elles montrent d'abord une augmentation de la production de calorique, aussi bien après le bain froid qu'après le bain chaud, et les effets secondaires qui manifestent clairement la suractivité cellulaire et l'importance des échanges organiques.

On apprécie davantage la signification de cette perte de calories, quand on remarque qu'elle représente une part considérable du nombre total des calories produites par l'organisme normal en vingt-quatre heures. Les expériences de Frankland et Rubner prouvent qu'un gramme d'albumine fournit environ 4 calories ; 125 calories correspondent par conséquent à 30 grammes d'albumine.

De ce fait, le développement des échanges organiques qui résulte d'un bain assez tempéré nous paraît énorme. Des bains plus actifs, comme on en donne habituellement quand on demande aux opérations hydriatriques une augmentation du métabolisme organique, doivent assurer ce résultat : il en est ainsi d'après l'expérience personnelle de l'auteur.

Linser et Schmidt (1) ont fait des recherches sur des malades atteints d'ichthyose qui transpiraient très peu, ou ne transpiraient pas du tout, et qui, par conséquent, devaient manifester facilement toute élévation de leur température rectale. Ces auteurs ont constaté que la destruction des albumines organiques ne subit qu'une augmentation faible ou nulle au-dessous de 39° C., mais qu'elle s'accentue régulièrement quand la température du corps atteint et dépasse 40° C. Ils concluent que, dans les fièvres qui ne dépassent pas 40° C., la destruction des albumines augmente exclusivement par le fait de l'infection. Si l'on ajoute des hydrates de carbone au régime alimentaire dans l'hyperthermie provoquée artificiellement, on limite la destruction des albumines, mais pas dans la même mesure que dans les conditions normales de température. Sous l'action des bains chauds, qui déterminent une hyperthermie chez l'homme, la respiration s'accélère toujours et l'inspiration devient plus profonde. La quantité d'oxygène absorbée augmente sensiblement, parfois de 100 pour cent, et l'élimination de CO^2 peut augmenter de 40 pour cent avec des bains au-dessus de 104° F. (40° C.).

On possède donc la démonstration mathématique de la puis-

(1) Ueber den Stoffwechsel bei Hyperthermie, *Deutsch. Archiv f. klin. Med.*, 1905, Bd. 79.

sance des moyens thérapeutiques que le médecin tient de la méthode hydriatrique. Cette méthode, bien appliquée, peut donner des résultats supérieurs à ceux qu'on obtient de tous les autres agents thérapeutiques connus.

Action des opérations hydriatriques sur la température.

Les physiologistes sont d'accord pour affirmer que la température d'une région ou d'un organe vivant dépend de l'afflux du sang artériel qui circule dans ses tissus ; le sang veineux revenant d'un organe en suractivité fonctionnelle est plus chaud que le sang artériel qui lui arrive : ce fait seul montre avec une suffisante netteté que la circulation artérielle joue un rôle important dans l'équilibre de la température du corps. Tous les échanges organiques, toute l'activité fonctionnelle sont en raison directe de la quantité de sang artériel circulant dans un organe donné ; ils dépendent, par conséquent, du fonctionnement des vaisseaux par le moyen desquels les éléments d'excrétion et de sécrétion sont amenés à l'organe ou lui sont soustraits. La chaleur accumulée dans les organes est absorbée par le courant sanguin qui les traverse. Le courant artériel atténue donc, dans une certaine mesure, les variations de température. L'action des opérations hydriatriques sur la circulation, la respiration et les échanges organiques a été exposée longuement ci-dessus. Il nous reste maintenant à montrer de quelle façon nous pouvons réduire ou élever la température de l'homme en utilisant les ressources de cette action. Dès les premiers temps de l'observation médicale, on a reconnu la valeur des bains de diverses sortes employés à cet effet. Et même, *cette idée, que l'abaissement de la température est la principale, sinon la seule conséquence du bain, s'est enracinée si fortement dans l'esprit des médecins qu'il est très difficile de l'en arracher aujourd'hui*, alors que nous sommes arrivés à prouver que cet abaissement est seulement un des effets utiles du bain.

On a montré (la peau, organe de régulation de la chaleur, page 27) qu'il n'existe aucune preuve établissant que l'action des excitations thermiques périphériques parvient aux centres thermogènes. Mais les faits abondent, qui démontrent que cette action s'exerce directement sur cet agent capital de la régulation de la chaleur : la circulation cutanée périphérique ; cet agent se trouve secondé, quand on emploie les opérations froides, par la production de calorique dans les muscles, qui subissent une contraction involontaire plus ou moins grande; cette contraction apparaît dans le frisson produit par les températures désagréablement froides, contre lesquelles l'organisme se défend de cette façon. La réaction de l'organisme dans le cas présent est donc double.

J'ai rappelé ce fait bien connu dans les sciences physiques, que deux corps de température différente entrant en contact tendent à prendre une température égale. Mais cette loi concerne les corps inanimés et n'est applicable à l'organisme vivant que dans une certaine mesure; car celui-ci est doué de facultés compensatrices, qui le rendent capable de s'opposer aux empiétements dangereux des agents thermiques extérieurs, et dont on a parlé longuement au chapitre de la régulation de la chaleur.

En utilisant ces facultés compensatrices, nous pouvons exercer, comme on le verra, une influence puissante sur la température du corps dans les états pathologiques, où le bien-être et la santé du malade sont compromis par la persistance des températures élevées; nous pouvons également augmenter les échanges organiques et les processus d'élimination, en élevant la température du corps pendant un temps plus ou moins long, effet qu'aucun agent médicamenteux n'est susceptible de produire.

La température d'une région de la surface du corps peut être réduite ou élevée si on la met en contact avec des milieux de température différente, jusqu'à ce que survienne la mortification des tissus par gelure ou brûlure; les parties profondes sont protégées contre une destruction plus avancée par la présence de l'escarre. En outre, les températures dont les effets pourraient amener la destruction des tissus sont arrêtées, jusqu'à un certain point, dans leur pénétration vers les couches profondes, par la suractivité de la circulation dans les muscles de la région atteinte, qui augmente leur vitalité et leur résistance. Le tissu musculaire, comme on le sait, est mauvais conducteur, et les contractions toniques des muscles amenées par l'application du froid tendent à créer du calorique. D'ailleurs, nous avons déjà insisté sur ces points.

Ainsi donc, puisque les parties externes du corps sont bien défendues contre l'atteinte directe des agents thermiques dangereux, les moyens que nous offrent les opérations hydriatriques pour abaisser ou élever la température du corps sont très réduits dans l'état de santé; toutefois, dans les états pathologiques, leur action est plus marquée. On ne peut obtenir des modifications de la température que pour des périodes relativement courtes; l'emploi de l'eau comme antithermique est donc loin de posséder la valeur des autres effets hydriatriques dans les états fébriles.

Il est bon d'acquérir de bonne heure, par la pratique, cette importante notion. Car, l'opinion erronée, d'après laquelle les bains froids abaisseraient le température par l'effet direct du froid, est encore fixée si profondément dans l'esprit de tant d'hommes bien renseignés par ailleurs qu'on la regarde comme un axiome. Cela fait qu'on a donné du mode d'action du bain froid dans les fièvres une interprétation défectueuse, qui a été un sérieux obstacle à la vulgarisation de ce procédé sauveur. La vérité est que, plus le bain est froid, moins efficace est son pouvoir de réduire la température interne. Les températures prises dans la bouche et dans l'aisselle sont trompeuses. Des erreurs se sont glissées dans l'estimation de l'effet des bains froids sur l'abaissement de la température, pour cette raison que celle-ci était prise dans l'aisselle, comme ce semble être encore la coutume dans quelques régions de l'Allemagne, ou dans la bouche, comme cela se fait surtout, par commodité, aux Etats-Unis. Si l'on tient un thermomètre, pendant un temps suffisamment long, dans la bouche, l'aisselle et le rectum, les températures enregistrées simultanément seront presque exactement semblables. L'écart est en rapport inverse de l'élévation de la température au-dessus de la normale. Plus la température du corps dépasse la normale, plus les trois notations sont égales. Dans les fièvres toutes trois seront enregistrées avec la même précision au bout de dix minutes, la température la plus haute exigeant le temps le plus court. Mais, après un bain froid, comme la peau est de toutes les parties du corps la première et la plus exposée à se refroidir, la température axillaire est absolument infidèle, et la température buccale ne correspond pas à la température rectale, le thermomètre restant en place le même temps (cinq à dix minutes), comme avant le bain (1).

(1) L'auteur a eu l'occasion de démontrer ces faits aux savants médecins de deux des plus grands hôpitaux de l'Allemagne.

Un typhique prenait trois fois par jour des bains à 33°C. avec affusions à 26°C., lorsque sa température axillaire dépassait 39°C. et sa température baissait de un degré. On prit, à ma demande, avant le bain, sa

J'ai souvent vu la température buccale après un bain de quinze minutes à 65° F. (18, 3° C.) dans la fièvre typhoïde, tomber à 99° F. (37,2° C.), quand la température rectale était plus élevée de 2° (1,1° C.), bien qu'on eût pris l'une et l'autre avec soin pendant cinq minutes.

On n'avait jamais relaté ce fait avant l'apparition de mon livre sur « The Uses of Water in Medicine ». C'est pourtant un fait clinique qui n'admet aucun doute. Je dois en parler ici avec insistance, comme je le ferai également ailleurs, pour détruire ce *préjugé déraisonnable que l'on a contre le bain froid et qui a pour origine cette idée que l'effet antithermique du bain est d'autant plus marqué que sa température est plus basse*. En réalité, comme l'a montré Liebermeister (1), pendant que s'opère une soustraction exceptionnelle de calorique empruntée à la surface extérieure du corps, si l'intensité de cette soustraction ne dépasse pas certaines limites, la température interne ne baisse pas, mais même s'élève un peu. Aubert, Corette, et d'autres auteurs, cités par Hayem dans ses Leçons de Thérapeutique, confirment cette observation.

Ignatowski (2) a démontré clairement, au moyen d'un calorimètre perfectionné, qui était pourvu d'un anémomètre afin de donner la mesure exacte de la chaleur rayonnée, et d'un hygromètre pour déterminer la quantité de sueur évaporée, que des bains, même tels qu'ils sont donnés dans la pratique au point de vue de la température et de la durée, produisent un effet identique.

La production de calorique augmente, l'évaporation diminue

température dans le rectum, la bouche et l'aisselle et l'on trouva partout 39° C., le thermomètre étant resté en place dix minutes. Après le bain (33° C. pendant 6 minutes, sans friction), la température axillaire était de 38° C., la température buccale de 38,4°; et la température rectale de 39° C.; cette dernière n'avait donc pas changé, comme je l'avais annoncé pour un bain d'aussi courte durée. Dans l'autre hôpital, le malade avait, avant le bain, une température axillaire de 40,2° C., une température rectale de 40,4°; après un bain de 33°, avec trois affusions à 25° et quelques frictions, l'aisselle donnait 39°, le rectum 39,7°, le thermomètre restant en place quinze minutes, c'est-à-dire, jusqu'à ce que j'eusse affirmé que, dans une demi-heure au plus, la température externe serait totalement rétablie du fait de la réaction. La perte de temps prise par la mesure axillaire de la température et la fausseté de ses indications après le bain froid sont de sérieuses objections contre cette façon d'opérer.

(1) Handbuch der Pathologie und Therapie des Fiebers, p. 102.

(2) *Archiv f. Hyg.*, 1904, 51.

et cela peut continuer pendant deux heures à moins que la réaction ne s'établisse. Lorsque celle-ci survient, comme c'est le cas habituel, il se produit toujours une légère élévation de la température rectale.

L'action la plus importante que les agents thermiques en applications externes aient sur la température tient à l'influence très étendue qu'ils exercent sur la circulation cutanée. Les recherches de plusieurs physiologistes ont établi que, si l'on chauffe modérément une certaine région de la peau, la température des parties voisines s'abaisse, et que, si l'on refroidit modérément une surface cutanée, les parties environnantes présentent une température proportionnellement plus élevée. On peut rattacher cet effet à l'ischémie collatérale produite par l'afflux du sang à la surface chauffée dans le premier cas, et par le retrait du sang de la périphérie aux couches profondes, quand il s'agit d'une opération froide.

Fleury, qui a tant fait en France pour expliquer les opérations hydriatriques d'après les données de la physiologie, est arrivé, après des expériences consciencieuses, aux conclusions suivantes : l'immersion du corps dans de l'eau froide (de 9° à 14° C.) pendant 30 minutes, abaisse la température de la surface, tandis que la température interne n'est aucunement modifiée. Plus l'application est courte, plus le refroidissement est considérable ; plus la température ambiante est élevée, plus la réaction se produit rapidement et complètement. La réaction, qui entraîne le rétablissement et même une élévation de la température antérieure, dépend de la conduite du malade à la suite des applications : elle est plus rapide et plus complète après des exercices musculaires actifs et passifs, surtout s'ils sont faits dans une atmosphère plus chaude.

Ces simples faits ont été maintes et maintes fois vérifiés par de nombreux auteurs dont la compétence fait autorité; ils peuvent, s'ils sont bien compris, donner une idée exacte de beaucoup de constatations qui semblent paradoxales dans la pratique hydriatrique.

Dans l'état de santé, l'action des applications hydriatriques sur la température du corps est presque nulle ; car les facultés compensatrices, dont nous avons parlé, veillent constamment au maintien de l'équilibre normal.

Tandis que la circulation et la respiration sont rapidement impressionnées chez un sujet sain par l'excitation thermique et mécanique, que les applications d'eau apportent à la surface cutanée, la température interne ne répond à cette excitation que dans une très faible mesure.

L'influence des opérations hydriatriques froides sur la température n'est donc très sensible, dans l'état de santé, que s'il s'agit de la surface du corps. Dans la maladie même, cet effet est subordonné aux conditions pathologiques particulières qui donnent lieu à l'élévation de température. On montrera, par exemple, que l'observation clinique a constaté une résistance considérable des températures élevées aux procédés hydriatriques dans les premiers jours de la fièvre typhoïde. Il est rare, si cela arrive, qu'un bain froid abaisse la température de plus de deux degrés (1,1°C.) dans la première semaine de cette maladie, tandis que, dans la pneumonie, un bain froid même modéré (85° à 80° F., soit 29,4° à 26,6° C.) peut abaisser la température de 2° à 4°.F. (1,1° à 2, 2° C.).

Il est bon, par conséquent, d'être averti dès le début que *l'opinion si longtemps prévalente, d'après laquelle les opérations froides doivent leur principale efficacité au pouvoir qu'elles ont d'abaisser la température, est une erreur.*

L'effet des *applications chaudes* faites sur la surface cutanée est plus prononcée. Les recherches de Liebermeister (1), Baelz (2), Topp (3), Mosler (4) et H. Winternitz (5) confirment ce que nous avons dit de l'élévation marquée de la température interne du corps sous l'influence des bains très chauds prolongés, qui limitent l'émission du calorique. Aucune réaction caractéristique ne se produit pour augmenter la production de chaleur. Au contraire, tous les efforts de l'organisme ont pour but de rétablir l'équilibre, comme pendant la durée des applications froides.

L'élévation de la température interne est donc presque entièrement due au contact de la peau avec le milieu chauffé, et à l'impossibilité où se trouve celle-là de perdre du calorique par rayonnement et par conduction. Pendant le bain d'air chaud, qui met une légère entrave au rayonnement du calorique et à la déperdition de chaleur que cause la transpiration, la tem-

(1) Handbuch der Path. und Therapie des Fiebers, Leipzig, 1875.
(2) Baelz : Verhandl. des XIII Congress f. innere Medicin, Wiesbaden, 1893.
(3) Topp : *Therap. Monatshefte*, 1894.
(4) Mosler : *Virchow's Archiv*, Bd., 14.
(5) H. Winternitz : *loc. cit.*

pérature interne s'élève, comme nous l'avons observé dans des centaines de cas, de un demi à trois degrés Fahreinheit (0,25° à 1,6° C.).

Les expériences d'Ignatowski ont confirmé ce fait et ont fourni en outre quelques données exactes au sujet de la thermogénèse, de l'absorption et de l'émission du calorique et du rôle important de l'évaporation de la sueur après les opérations hydriatriques. Quoique ces données ne soient pas toujours uniformes, elles le sont cependant suffisamment pour mériter l'attention. Nous citerons une expérience à titre d'exemple. F... est placé dans une baignoire-calorimètre remplie d'eau à 39°C. pendant quinze minutes. L'eau du bain fournit au sujet 26,7 calories ; le poids, qui était avant le bain de 53, 5 kilogrammes, est après de bain de 53, 2 ; la température axillaire gagne 0, 3°C. ; la température de l'organisme s'est élevée de 0,7° C., c'est-à-dire que celui-ci a absorbé 37,32 calories. Le même sujet étant placé dans un bain à 42,5° C., absorbe 98,25 calories; la température axillaire s'élève de 1,11° C., ce qui équivaut à 61; 451 calories ; il s'est donc produit une perte de 50 pour cent du fait de l'évaporation de la sueur.

Si les bains très chauds activent la thermogénèse, ils sont loin de le faire dans la même mesure que les opérations froides ; la thermogénèse augmente sous l'influence des premiers dans la proportion de 30 pour cent, et dans les derniers dans la proportion de 1300 pour cent.

Il est évident que l'émission de chaleur augmente immédiatement après la cessation des procédés chauds, et que l'augmentation est en rapport avec le degré de l'échauffement antérieur. La perte de vapeur d'eau s'accroît manifestement (parfois elle double ou triple) ; elle représente la cause de l'augmentation que l'on constate dans l'émission de calorique ; la déperdition de chaleur produite par rayonnement ou conduction, toutefois, reste pratiquement la même. La température, qui s'est élevée dans une première période, tombe ensuite, d'abord rapidement, puis progressivement dans l'espace de deux heures environ ; on remarque alors une élévation secondaire, que précède parfois un abaissement de la température au-dessous du point qu'elle atteignait avant le bain. La différence habituelle qui existe entre la température axillaire et la température rectale (0,5° C.) s'accentue aussitôt après le bain chaud en raison de l'absorption de calorique par la peau. La thermogénèse se ralentit quelquefois immédiatement après le bain ; plus fréquemment elle s'élève. Un échauffement modéré du corps amène toujours une suractivité de la thermogénèse, qui constamment reste encore plus élevée au bout d'une heure ou deux qu'elle ne l'était avant le bain.

Ces observations démontrent que, si les applications d'eau chaude, comme celles d'eau froide, amènent dans l'organisme des modifications nettes de la production et de l'émission du calorique, modifications que nous trouverons susceptibles d'un emploi thérapeutique utile dans la partie clinique de cet ouvrage, les actions compensatrices de l'économie rétablissent l'équilibre de la température si complètement chez l'individu sain, que l'effet terminal est négatif en ce qui concerne l'élévation de la température ; on a vu qu'il en est exactement de même quand on fait usage des opérations froides.

CHAPITRE V

LA RÉACTION

Les résultats les plus remarquables de l'hydrothérapie sont fournis par l'application de l'eau froide sur la surface cutanée; application, dont l'*action* constrictrice entraîne le sang dans les vaisseaux sous-jacents. Cette *action* de l'eau froide (au-dessous de 90° F., 32.2° C.) est suivie d'une dilatation des vaisseaux précédemment contractés; c'est ce phénomène avec quelques autres : bien-être, délassement, suractivité fonctionnelle qui constituent la *réaction*. L'auteur ne considère pas les effets thérapeutiques de l'application de l'eau chaude (au-dessus de 90° F., 32,2° C.) sur la peau comme la conséquence d'un processus de réaction ; cette opinion trouve ses raisons dans la théorie qu'il a donnée du mode d'action des opérations, qui font intervenir l'eau à une température supérieure à celle du corps.

Comme le plus grand nombre des procédés, qui seront énumérés et décrits, agissent par la *réaction* qu'ils provoquent, il est nécessaire d'étudier ce phénomène important avant d'exposer la technique de ces procédés.

La réaction qui suit les applications d'eau froide peut être définie : une réponse de l'organisme à l'atteinte de la température. Cet effort défensif de l'organisme pour rétablir son équilibre perturbé par l'envahissement du froid résulte, comme on l'a montré dans les pages précédentes, de la suractivité plus ou moins grande des fonctions organiques. On utilise dans les maladies infectieuses (aiguës) cette suractivité des fonctions organiques, comme on le verra dans la partie clinique, en la graduant judicieusement, en vue de maintenir la résistance du malade et de le tirer des dangers que la toxémie fait courir aux organes indispensables à la vie. Dans les maladies chroniques, cette exaltation de l'activité vitale provoquée par la réaction qui suit les applications d'eau froide, intervient d'une façon extrêmement précieuse, pour rétablir les fonctions qui se sont engourdies, ou qui ont pris un développement anormal sous l'influence de processus vitaux viciés.

Ces faits cliniques rendent intéressante l'étude de la réaction. En effet, c'est seulement en acquérant une idée claire de la façon dont elle se produit, de son mode d'action et des influences qui l'augmentent ou la diminuent, que nous atteindrons cette perfection de la technique hydriatrique, qui permet au médecin de modifier et d'adapter les diverses phases de celle-ci à la guérison des états pathologiques ou des troubles fonctionnels.

La réaction qui suit les applications d'eau froide est un résultat secondaire des effets produits par celles-ci sur les terminaisons sensitives et les réseaux vasculaires de la peau.

L'observation clinique distingue deux formes de la réaction qui doivent être considérées séparément, bien qu'elles combinent leur action dans les conditions ordinaires.

1° *Réaction nerveuse (réflexe).* — Au risque de répéter des faits rebattus, nous nous arrêterons encore à l'action des excitants thermiques sur les terminaisons nerveuses sensitives de la peau. On considère comme une vérité physiologique incontestée, que des excitants de cette sorte déterminent une excitation locale, et que celle-ci ne reste pas limitée à la surface excitée, mais est transmise aussitôt au système nerveux central par les nerfs sensitifs, et réfléchie de là sur d'autres régions. Comme le froid est un excitant thermique, il n'y a aucune difficulté à rattacher la plupart des effets importants de l'hydrothérapie à cette seule loi physiologique. L'expérience de chaque jour démontre que les agents médicamenteux ne peuvent rivaliser avec les résultats thérapeutiques fournis par l'application de l'eau froide. La réaction nerveuse se manifeste quand le système nerveux central donne une réponse aux sollicitations qu'adressent les applications froides aux terminaisons sensitives de la peau.

La première manifestation visible de la réaction nerveuse consiste en brusques mouvements respiratoires convulsifs et saccadés. C'est là un phénomène aussi familier aux praticiens que son mécanisme l'est aux physiologistes. L'effet immédiat d'une aspersion froide sur une personne en défaillance, ou sur un nouveau-né à l'état de mort apparente, sont des exemples de réaction nerveuse pure. L'effet terminal de la réaction nerveuse apparaît dans le délassement de tout l'organisme qui survient à la suite d'une opération froide bien appliquée. Un homme sain, dont le pouvoir réactionnel est suffisant pour lui permettre de se plonger chaque matin dans un bain froid, atteste l'importance de ce résultat par son teint vermeil et par le sentiment de vigueur générale qu'il avoue. Dans la maladie, chaque bain froid ou opération froide donne un coup de fouet aux centres nerveux affaiblis et infuse une vie nouvelle aux organes dont l'énergie fonctionnelle relève de ceux-ci. Le mécanisme tout entier de l'homme reçoit une impulsion qui persiste pendant une période plus ou moins longue, suivant la température, la durée, et la technique du procédé froid. Quiconque a vu comment le regard abattu d'un typhique redevient brillant et comment son attitude accablée disparaît après un bain froid suivi de frictions; quiconque a vu ce malade, à la suite d'une opération froide bien administrée, passer du délire tranquille ou du coma vigil à un sommeil paisible, doit être convaincu que ces effets salutaires ne peuvent être aussi rapidement obtenus que par le moyen d'une action sur le système nerveux central.

L'observation de chaque jour montre que l'intensité de la réaction nerveuse varie suivant l'étendue et l'intensité de l'excitation cutanée ; et ce fait est d'accord avec une loi physiologique bien établie. On exposera dans la partie clinique les applications de cette loi aux dosages des procédés hydriatriques et on indiquera, dans le chapitre sur les prescriptions hydriatriques, comment la méconnaissance des simples lois de la physiologie, qui servent de bases à l'hydrothérapie, empêche d'arriver aux résultats les plus satisfaisants.

2° *Réaction vasculaire.* — L'effet primitif des opérations froides sur les vaisseaux est une contraction des fibres musculaires et des fibres élastiques qui entourent les capillaires et les artérioles de la peau : c'est l'*action*; l'effet secondaire est le retour du sang dans les vaisseaux préalablement vidés : c'est la *réaction*.

L'effet des excitations thermiques sur les artérioles et les capillaires qui se ramifient dans la peau a été discuté longuement. On peut considérer comme démontrées les données suivantes :

a) Les vaisseaux situés dans la région sur laquelle porte l'application se contractent immédiatement, sous l'action des fibres musculaires et élastiques de la peau; leur contraction est proportionnée à l'intensité et à l'étendue de l'application, et le sang s'accumule dans la profondeur, principalement dans les vaisseaux intra-abdominaux;

b) Le sang, que le froid a chassé de la peau, revient ensuite dans les artérioles et les capillaires en quantité proportionnée à l'intensité du froid et à la durée de l'opération;

c) Une application prolongée et intense du froid sur la peau empêche la réaction, en raison du spasme des artérioles qui limite l'afflux de sang artériel nécessaire pour amener la réplétion des capillaires cutanés, phénomène initial de la réaction;

d) Le sang artériel se précipite dans les vaisseaux vidés, tandis que le sang veineux s'écoule en aval plus paresseusement (Bier, exp. 27 et 28. p. 291, *loc. cit.*), après le retrait du froid.

Nous concevons maintenant d'une façon claire quelle est la nature de la réaction locale qui suit les opérations froides. Cette réaction de la région atteinte donne naissance à un processus physiologique fort intéressant, et dont le rôle est capital dans la production de la réaction vasculaire générale, par l'intermédiaire de laquelle on peut agir puissamment sur l'hématose, la nutrition, les sécrétions et les excrétions, comme on l'a exposé longuement ci-dessus.

La réaction vasculaire se manifeste par une réplétion plus ou moins active des vaisseaux cutanés. La coloration vermeille de la peau démontre que cette réaction provient d'une accentuation du relâchement normal (tonique) des fibres musculaires et des fibres élastiques, dont l'action modifie les capillaires cutanés. Un autre fait prouve qu'il en est ainsi : la rapidité avec laquelle le sang reflue dans une région d'où on l'a chassé par la pression d'un doigt, quand ce point réagit, rapidité qui fait contraste avec la paresse qui caractérise le retour du sang dans une région qui ne réagit pas (cyanosée); dans le premier cas, les cellules endothéliales des capillaires et les fibres musculaires cutanées sont excitées par le retour du sang artériel, particulièrement quand il y a friction; dans le second cas, elles sont dans un état de cyanose et de paralysie partielle, que l'on peut souvent faire disparaître au moyen d'une excitation mécanique (friction).

Les applications froides de courte durée stimulent la circulation locale, en particulier lorsqu'on y ajoute la friction (que l'on utilise constamment en combinaison avec la plupart des procédés hydriatriques). Leur efficacité dans les gelures, où il existe une véritable hyperémie paralytique des vaisseaux cutanés est une démonstration de ce fait (1). J'estime que cette réaction n'est qu'une accentuation de l'activité normale des artérioles et des capillaires.

Quel est l'effet de cette réaction vasculaire locale sur le cœur et les gros vaisseaux? Nous allons trouver une réponse à cette nouvelle question dans des faits physiologiques bien établis. Tout ce qui favorise la circulation périphérique a une action favorable sur le cœur et les gros vaisseaux, dont le fonctionnement normal dépend de l'intégrité de celle-ci. Dans les états pathologiques (fièvres infectieuses, etc.), la dépendance réciproque, qui existe entre la circulation périphérique (cutanée) et le cœur, a, comme on le sait, une importance extrême pour ce qui concerne la thérapeutique de ces maladies.

L'excitation sensitive locale et la réaction vasculaire locale sont les points de départ de la réaction générale, leurs effets associés se manifestent au bout d'un temps plus ou moins long par le phénomène connu sous le nom de réaction générale.

Conditions agissant sur la réaction. — La réaction dépend de certaines conditions, avec lesquelles l'hydrothérapeute doit se familiariser, s'il veut recueillir les bénéfices complets des opérations froides :

a) Conditions concernant la peau du patient ; *b*) siège et étendue de la surface traitée; *c*) durée de l'opération ; *d*) adjonction d'une action mécanique ou autre ; *e*) état physique et psychique du malade ; *f*) période de la maladie.

a) La température moyenne de la peau humaine nue oscille autour de 92° F. (33, 3° C.). Comme la différence qui existe entre la température de la peau et celle de l'eau est l'élément principal qui détermine la réaction chez le malade, il est évident qu'une eau à une température voisine de 92° F. (33, 3° C) sera neutre ou indifférente, tandis qu'une eau considérablement inférieure à 92° F. (33, 3° C.) constituera un excitant thermique actif et amènera une réaction proportionnelle. On utilise la

(1) Les opinions divergentes exprimées par Winternitz, Mathes, Martin et d'autres auteurs n'établissent pas une distinction suffisamment claire entre l'action tonique locale des applications froides et leur action tonique générale. L'auteur espère, en réédifiant la théorie de la réaction, concilier les contradictions qui existent entre les vues de ces différents auteurs.

connaissance de ce fait quand on ranime une femme évanouie, et quand, dans les maladies chroniques, on élève la température cutanée au moyen de bains d'air chaud, afin d'établir une différence plus grande entre la température de la peau et celle de l'eau qui sera employée.

Ce fait physiologique, que confirme l'observation clinique, nous permet de formuler la loi hydrothérapique suivante : *L'intensité de l'effetobtenu est proportionnelle à la différence qui existe entre la température de l'eau et celle de la peau.*

b) Le siège et l'étendue de la région traitée exerce une influence sur la réaction générale, non seulement en clinique, mais aussi dans les expériences physiologiques. Goldscheider a confirmé expérimentalement ce que Charcot et d'autres auteurs avaient depuis longtemps déterminé par la clinique ; à savoir, que certaines régions du corps possèdent à l'égard du froid une sensibilité plus fine que d'autres ; tandis que le dos présente une susceptibilité très grande au froid, les parties voisines de la région spinale sont manifestement moins sensibles (douches de Charcot). En outre, les régions de la surface cutanée qui ont un appareil vasculaire plus développé réagissent mieux au froid.

L'étendue du point d'application est nécessairement un facteur important dela réaction consécutive. Ce fait apparaît dans la différence qu'un individu sain constate entre l'effet rafraîchissant d'une ablution froide faite le matin sur la face, et l'effet d'une immersion dans une baignoire d'eau froide. Le médecin tient compte de ce même fait quand il asperge le nouveau-né asphyxié avec de l'eau froide dans les cas bénins, tandis qu'il le plonge tout entier dans l'eau froide quand l'état est plus grave, afin d'augmenter l'excitation thermique et par conséquent la réaction qui met en mouvement les rouages de la vie.

c) L'étude de l'action physiologique du froid sur la peau démontre que la durée des opérations froides joue un rôle important dans l'établissement de la réaction. Une application prolongée de froid intense (sac à glace ou tube spiral réfrigérant) chasse d'abord le sang des artérioles, et, si elle est maintenue, elle les rétrécit au point d'empêcher tout apport de sang artériel (vermeil) aux vaisseaux de la surface. Il en résulte une teinte cyanotique, qui indique la paresse et la faiblesse de la circulation locale. Une application fugitive de glace, au contraire (comme dans la friction à la glace de Hare) laisse la peau rouge vif et succulente. Plongeons une main dans de l'eau à 40° F. (4,4°C.) pendant une seconde et immergeons l'autre dans la même eau pendant une minute ou plus ; quand on retire la première la réaction se produit, les ongles deviennent roses, etc., tandis que la seconde reste glacée, ses ongles prennent une coloration cyanotique et la réaction s'y établit avec une lenteur en rapport avec la durée de l'immersion. Il est bon de se rappeler ce fait lorsqu'on commence un traitement, c'est-à-dire, lorsqu'on n'a pas encore déterminé la réaction du malade. Dans certains cas de fièvres et dans d'autres états asthéniques, une ablution rapide à 70°F. (21,1°C.) peut rendre service, alors qu'un bain complet à 70°F (21,1° C.), selon la méthode de Brand, causerait un irréparable dommage ; une affusion ou une immersion froides seront de très grand prix, à cause de leur brièveté, tandis qu'un bain de température égale serait nuisible.

d) L'adjonction d'une excitation mécanique ou chimique peut aider la réaction, et l'omission de ces adjuvants peut compromettre celle-ci. Aussi longtemps qu'on considérera le bain froid comme un agent réducteur de la température (antipyrétique) et qu'on l'emploiera sans friction (je l'ai vu appliquer de cette façon dans deux des plus grands hôpitaux de l'Allemagne, en octobre 1902), ses effets laisseront des déceptions, car on fera intervenir un froid plus intense en vue d'obtenir un effet plus intense, suivant le principe qui règle l'administration des autres agents thérapeutiques. L'erreur qui inspire cette façon de procéder m'arrêtera souvent au cours de ces pages. Combien de vies a-t-elle coûté, et combien en exigera-t-elle encore, on ne saurait l'apprécier ! Il est certain que les bains très froids ont perdu l'estime du public parce qu'ils ont été administrés sans adjuvant mécanique, sans friction. L'aveu candide du docteur Ball, rapporté plus loin, peut être cité en exemple. Le frottement de la peau pendant le bain stimule, par excitation mécanique, les terminaisons sensitives aussi bien que les fibres musculaires qui entourent les vaisseaux cutanés ; en réponse à cette excitation se manifeste l'hyperémie de la peau. Le refroidissement causé par le bain continu est ainsi neutralisé, et le bain peut être donné plus long et plus froid sans entraîner d'affaiblissement. Dans des cas plus graves, l'addition de sel de Nauheim, imaginée par Mathes, favorise considérablement la réaction. Dans les maladies chroniques, la douche fournit le stimulant de la friction par la percussion, le drap mouillé par les frictions manuelles et les tapotements.

Mes assistants et toutes les infirmières que j'ai instruites ont appris à considérer comme une règle absolue de ne jamais employer l'eau froide sans friction. Le maillot humide fait exception ; on l'applique seulement aux personnes qui ont été habituées à la réaction par un traitement préalable.

e) L'état physique et psychique du malade exerce une influence plus ou moins grande sur ses facultés réactionnelles. Un malade anémique ou affaibli d'une façon quelconque doit être traité avec une circonspection plus grande, parce qu'il supporte mal la soustraction de chaleur. D'autre part, j'ai vu un homme vigoureux, membre du Stock Exchange, justement à cause de ses occupations, de ses inquiétudes et de ses soucis déprimants, trembler sous une douche en cercle à 90F.(32,2°C.), qu'une femme délicate dans l'état ordinaire de sa santé eût acceptée avec indifférence. C'est un fait bien connu que les sujets intoxiqués par l'alcool ou l'opium réagissent mal, quand ils le font. Nous citons ces brèves observations pour mettre en relief ce principe, que la réaction dépend de l'intégrité des moyens de défense de l'organisme tout entier.

f) La réponse réactionnelle de l'organisme est plus affirmée et plus sûre dans la première période des maladies infectieuses aiguës, qu'elle ne l'est dans la dernière période de celles-ci, alors que le système nerveux central a subi un affaiblissement du fait de la toxémie prolongée et que le cœur, ainsi que la circulation périphérique, ont perdu de leur activité. Par conséquent, il est indispensable d'employer dans la dernière période des applications plus courtes, des températures basses avec des frictions supplémentaires, ou avec addition de l'excitant que constitue CO^2 produit par des sels de Nauheim dissous dans le bain ; ces procédés sont de grande valeur. Si l'on adaptait les opérations hydriatriques aux facultés réactionnelles du malade, on éviterait de les délaisser, comme on le fait si fréquemment, sous prétexte qu'elles sont inefficaces ou dangereuses. La pratique a également démontré que, dans la typhoïde et les autres fièvres, le malade supporte beaucoup mieux des températures plus basses et des bains plus longs dans les dernières périodes, s'il en a pris dans les premières. Il en est ainsi, évidemment, parce que les premiers bains ont maintenu l'intégrité de l'organisme.

Dans les états chroniques, au contraire, l'organisme est moins capable de répondre au froid, parce que le malade est affaibli depuis longtemps. Il faut accentuer sa réaction par un entraînement neuro-vasculaire quotidien, et le traitement doit comporter des températures plus basses et des durées plus longues à mesure que la réaction se montre plus active et plus complète.

C'est en accordant une attention suffisante aux faits qui sont exposés brièvement dans ce chapitre, qu'on peut graduer convenablement les opérations froides. Comme il est nécessaire de bien connaître et de posséder parfaitement ces faits, on les rappellera fréquemment et on mettra en relief leur signification à propos de la technique et des applications thérapeutiques de chaque procédé.

Signe permettant d'apprécier le pouvoir réactionnel des individus. — En terminant, l'auteur désire attirer l'attention sur un signe brut de la façon dont le malade est disposé à réagir, ou à ne pas réagir, sous les applications d'eau froide. Grâce aux facilités que j'ai d'étendre mes observations cliniques à un grand nombre d'individus, j'ai appris que la réponse donnée par la circulation cutanée à une excitation mécanique indique le pouvoir réactionnel probable d'un malade. On passe rapidement, mais avec douceur, la face dorsale de l'ongle de l'index sur l'abdomen, puis on trace en augmentant la pression de l'ongle une seconde ligne parallèle à la première ; on produit ainsi une rougeur plus ou moins marquée de la région de la peau irritée. La rapidité avec laquelle la ligne rouge se développe après le retrait de l'ongle, et la pression qu'elle a exigée pour se produire, fournissent à un œil exercé une mesure brute, mais très sûre, du pouvoir réactionnel du malade. En recherchant fréquemment ce signe avant chaque opération, on s'habitue rapidement à l'apprécier ; on évite ainsi d'amener trop lentement l'établissement de la réaction, car on augmente graduellement l'intensité du traitement, manière d'agir que l'auteur adopte dans la plupart des cas.

L'auteur a démontré la valeur de ce signe dans la clinique du professeur Winternitz, le 15 mars 1908, au cours d'une leçon du Dr Strasser. Un individu robuste présentant un dermographisme marqué, et pour lequel l'auteur avait annoncé une bonne réaction, fut soumis à une douche en pluie et en éventail à 16° C. pendant quinze secondes, bien que ce fût la première qu'il reçut ; sa peau tout entière présenta une rougeur scarlatineuse. Le signe fut l'objet d'une observation attentive de la part des nombreux praticiens qui assistaient à la leçon.

DEUXIÈME PARTIE

PRATIQUE DE L'HYDROTHÉRAPIE

CHAPITRE PREMIER

L'ABLUTION, LE DEMI-BAIN, L'AFFUSION, LE DRAP MOUILLÉ, LA FRICTION FROIDE, LE MAILLOT HUMIDE, LA COMPRESSE MOUILLÉE.

Les chapitres précédents ont été consacrés à l'exposition de la théorie et des principes qui régissent l'application de l'eau. On a expliqué les effets de celle-ci sur les différentes fonctions organiques aussi succinctement qu'on pouvait le faire sans nuire à la précision de l'exposé. On a évité les discussions purement théoriques et les données subtiles et pseudo-scientifiques, car on avait pour but de poser des principes physiologiques bien définis, recueillis par l'expérience d'observateurs consciencieux et de les donner pour bases aux chapitres suivants qui traitent de la *pratique de l'hydrothérapie*.

La pratique de l'hydrothérapie peut être divisée en une partie technique et une partie clinique. Le lecteur se familiarisera d'abord complètement avec les méthodes hydriatriques les plus employées dans les états morbides ; on exposera clairement la technique de celles-ci ; on expliquera leur mode d'action ; on indiquera enfin les principales applications cliniques de chaque procédé, au risque de se répéter, dans des chapitres ultérieurs, qui seront consacrés à l'étude de quelques-unes des maladies dans lesquelles l'hydrothérapie a le plus nettement prouvé son utilité.

On engage le lecteur à suivre aussi exactement que possible la technique décrite, et à observer les effets de chaque opération afin de pouvoir y apporter des modifications d'après les principes établis, toutes les fois que des cas particuliers le demanderont.

La connaissance familière des détails techniques est aussi nécessaire pour obtenir des résultats dans la pratique hydriatrique que pour réussir des opérations dans la pratique chirurgicale.

Comme cet ouvrage a pour but de rendre accessible au praticien une méthode thérapeutique dont celui-ci n'a habituellement qu'une idée vague et imparfaite, l'auteur se propose, pour en simplifier la partie technique, de *décrire les seuls procédés qu'il considère comme utiles, d'après son expérience de praticien et de médecin d'hôpital.*

Les écrits des hydrothérapeutes abondent en subdivisions minutieuses des procédés techniques : bains de poignet, bains de bras, bains de tête, etc., qu'on passera sous silence, parce que leur valeur thérapeutique n'est pas établie. Les procédés décrits dans les pages suivantes permettront au praticien de remplir toutes les indications usuelles de l'hydrothérapie, à condition que la technique soit suivie d'une façon précise et que l'action physiologique qui lui sert de base soit parfaitement connue.

Chaque procédé sera décrit en détail et illustré de dessins; le mode d'action sera ensuite mis en lumière de façon que le médecin, après en avoir acquis une parfaite connaissance, puisse employer le procédé en tenant compte des indications thérapeutiques de chaque cas, et le modifier, quand cela sera nécessaire, suivant toutes les exigences de la pratique.

Enfin les indications thérapeutiques de chaque procédé seront énumérées. Ainsi la matière de la pratique hydrothérapique tout entière sera présentée avec précision, comme le sont les connaissances concernant les substances pharmaceutiques dans les ouvrages de thérapeutique.

L'ABLUTION

Technique. — L'ablution (*ablution*) est la plus simple des applications hydriatriques, et c'est celle qu'on peut employer le plus communément. Non seulement l'ablution est utile dans beaucoup d'états pathologiques, mais elle sert encore à préparer les malades à des moyens plus actifs. Elle consiste à appliquer de l'eau avec la main nue, ou avec la main recouverte d'un gant, de gaze ou de toile. On doit éviter l'éponge, parce qu'elle ne produit pas une friction suffisante et atténue la réaction.

Habituellement on exprime l'éponge avant de la passer doucement sur la surface cutanée. Dans les états fébriles, l'éponge détermine un refroidissement par évaporation, mais elle ne produit qu'une très faible excitation des terminaisons nerveuses, et, par conséquent, un effet très réduit, ou nul, sur le système nerveux central; or, cet effet, comme on l'a montré, est le but principal des opérations hydriatriques. La méthode et la température de l'eau employée varient avec l'objet que l'on a en vue. On place à la portée de la main plusieurs récipients remplis d'eau à des températures convenables. Pour les maladies fébriles aiguës, dans lesquelles la température dépasse 101° F. (38,3° C.), on procède ainsi : on étend sur un côté du lit recouvert d'une couverture de laine une toile cirée ou une alèze en caoutchouc, sur laquelle on place un drap de toile ou une nappe, dont une moitié arrive jusqu'au bord du lit tandis que l'autre moitié est enroulée sur l'autre côté du lit. Le malade est alors placé sur le drap. On bassine d'abord le visage avec de l'eau entre 65° et 50° F. (18,3° et 10° C.). Pour le corps on emploie en commençant de l'eau à 90° F. (32,2° C.), puis on abaisse à chacune des applications suivantes la température de l'eau de deux degrés ou davantage (1° C.). On arrose en se servant d'une pièce de gaze froissée ou d'une petite serviette imbibée d'eau, avec laquelle on exerce de légères frictions, successivement la poitrine, les bras jusqu'aux coudes, le dos, l'abdomen, et les membres inférieurs jusqu'aux genoux ; on mouille fréquemment la serviette, que l'on exprime ensuite sur le corps. Lors de la première ablution on presse fortement la serviette ou le gant avant de s'en servir, afin d'obtenir un effet modéré, que l'on pourra augmenter à chacune des ablutions suivantes en laissant une plus grande quantité d'eau dans le tissu.

Dans les états fébriles, on ne soumet jamais à l'ablution les extrémités des membres si elles restent froides; lorsque la température est normale, on évite également de les humecter, car la réaction n'en est que plus active. Ce procédé est de beaucoup supérieur à l'épongement (*sponging*), qui produit un refroidissement par évaporation, tandis que le léger choc de l'eau qui atteint la peau dans l'ablution, et qui est accompagné ou suivi d'une friction douce, réveille les nerfs périphériques, et, par son effet réflexe, réconforte l'organisme tout entier. On peut se faire une idée de l'effet particulièrement réparateur de la friction qui complète l'ablution, en comparant, au moment de sa toilette habituelle du matin, ce que l'on éprouve en se nettoyant le visage avec une éponge imbibée d'eau froide, et la sensation que l'on a en se lavant avec de l'eau froide dont on s'éclabousse la face avec les mains tout en se frictionnant.

On peut augmenter l'effet réparateur et antithermique de l'ablution, chez des sujets vigoureux ayant des températures élevées, si l'on se dispense de sécher le corps jusqu'à ce que l'opération soit terminée, ou si l'on ne fait que l'envelopper dans un drap sec, que l'on a tenu en réserve sur l'autre côté du lit, et dans lequel on laisse le malade sécher spontanément. On doit cependant prendre ses précautions pour éviter le refroidissement du malade et se rappeler qu'on doit rechercher seulement une réaction douce, en considération des principes établis, qu'il est inutile de reproduire dans l'exposé de chaque procédé.

Une autre méthode pour accentuer l'effet antithermique consiste à placer une mince serviette de toile humide (toujours dépourvue de franges pour éviter l'égouttement) successivement sur la poitrine, l'abdomen, le dos et les parties supérieures des membres, et à jeter de l'eau sur ces régions avec la main, ou à l'aide d'un pot à eau, ou en exprimant une éponge, puis à faire une friction et des tapotements avec la main à plat par-dessus la serviette humide. Ce procédé produit des effets voisins de ceux du bain et souvent donne des résultats aussi bons, en ce qui concerne l'abaissement de la température et l'action réparatrice, que le bain complet ou le demi-bain. En modifiant la température de l'eau et la durée de l'opération, on peut modifier l'effet antithermique. Après l'ablution, que l'on peut renouveler en retournant le sujet deux ou plusieurs fois, sur l'une et l'autre face, on le sèche. On recommence l'opération quand les symptômes l'exigent. On peut apprécier la valeur de ce procédé dans les premiers stades de toutes les maladies fébriles, à l'exception des affections pulmonaires et bronchiques.

Dans les maladies chroniques, en outre, l'ablution est un préliminaire utile pour aborder des opérations hydriatriques plus actives.

J'ai depuis longtemps pris l'habitude, en traitant des malades extrêmement affaiblis, qui se présentaient à *Montefiore Home* et dont un grand nombre étaient toujours restés étrangers à l'usage de l'eau froide quand ils étaient en bonne santé, de suivre la règle que je vais indiquer. Le malade reçoit un bain de propreté chaud avec savonnage et friction à la brosse.

Le jour suivant on l'enveloppe, nu, dans deux couvertures de laine à longs poils. On étale les couvertures sur un lit, le malade s'étend par-dessus, les bras relevés au-dessus de la tête, et on replie la couverture en la serrant autour du corps et entre les jambes. Les bras sont alors étendus le long du corps, on relève la seconde couverture autour du sujet, en fixant solidement les angles supérieurs sous le cou et en repliant le bord inferieur sous les pieds. On le laisse alors reposer, telle une momie, dans la chambre chaude, après avoir placé sur lui des couvertures. L'ingestion à petites gorgées d'un verre ou deux d'eau glacée favorise le fonctionnement de la peau. Quand le malade est resté de une demi-heure à une heure à accumuler ainsi de la chaleur à sa surface, on lui bassine le visage avec de l'eau à 50° F. (10° C.). On écarte les couvertures successivement de la poitrine, de l'abdomen, du dos, des membres inférieurs et des bras, et on bassine ces régions les unes après les autres, en les frictionnant avec de l'eau à 80° F. (26,6° C.), que l'on jette avec la main. On sèche immédiatement chacune des régions et on la replace sous la couverture. On abaisse la température de deux degrés chaque jour jusqu'à ce qu'on atteigne 60° F. (15,5° C.). On fait ensuite une friction sèche générale avec la main ou avec un linge, et on fait prendre quelque exercice au malade, s'il est capable de le faire. Dans le cas contraire, on le laisse au lit et on lui donne une tasse de bouillon chaud. Il est préférable d'appliquer ce procédé dans les premières heures de la matinée; mais on peut l'appliquer à un moment quelconque et le répéter autant que l'exigent les facultés réactionnelles du sujet pendant plusieurs jours. Durant les premiers jours, on se contente d'appliquer l'eau simplement en frictionnant avec la main fréquemment mouillée les diverses régions du corps. Chaque jour on emploie une quantité d'eau un peu plus grande, en se servant du creux de la main ou d'un pot à eau, et l'on donne ainsi au malade une certaine éducation, un certain entraînement. Le pouvoir réactionnel de celui-ci augmente graduellement sous l'influence de cette méthode, en sorte qu'on évite de lui imposer une secousse désagréable.

L'étape suivante de l'entraînement du malade aux opérations hydriatriques est une *ablution générale*. Le malade se tient debout dans trente centimètres d'eau à 100° F. (37,8° C.); on verse sur lui avec la main, ou à l'aide d'un récipient, de l'eau à 80° F. (26,6° C.); on le mouille et on le frictionne doucement avec les mains, comme on l'a indiqué ci-dessus. Chaque jour on abaisse de deux degrés ou plus (1,1° C.) la température de l'eau, jusqu'à ce qu'on atteigne 60° F. (15, 5° C.). Je me suis servi avec tant d'avantages de cette application simplifiée des méthodes adoptées par certains spécialistes de l'hydrothérapie, comme Fleury, Winternitz, Duval, que je ne saurais la recommander avec trop d'insistance, pour les individus sains comme pour les malades. Toutefois, je dois aussi attirer l'attention sur la nécessité d'une technique exactement suivie. Il ne suffit pas de dire au malade : « Vous devez vous bassiner d'eau froide chaque jour. » Il faut le pénétrer de cette idée que l'impression subite produite sur les terminaisons sensitives est très importante, de même que la réaction qui suit le choc bref que l'eau froide donne chaque jour à l'organisme. Il faut lui donner par écrit l'indication des températures auxquelles doivent être prises les ablutions successives, comme on indiquerait les doses d'un médicament. Il est bon de se renseigner à la visite suivante du malade sur la façon dont il a exécuté les prescriptions, afin qu'il corrige sa technique si elle est défectueuse. La plupart des malades qui sont capables de marcher peuvent être dispensés du maillot sec ; ils débutent par une ablution de la poitrine et de la partie supérieure des bras qu'ils font le matin, vêtus jusqu'à mi-corps, avec de l'eau à la température prescrite contenue dans une cuvette placée devant eux. Après une semaine d'ablutions quotidiennes de la partie supérieure du corps, une ablution générale, le malade se tenant debout dans de l'eau à 100° F. (37,8° C.), constituera la seconde étape de l'entraînement neuro-vasculaire.

A côté de leurs avantages thérapeutiques, les ablutions possèdent une grande valeur comme procédés préparatoires à d'autres opérations hydriatriques plus énergiques, dans les maladies aiguës aussi bien que dans les états chroniques ; car elles mettent en marche le mécanisme réactionnel du malade. Si, par exemple, la peau reste froide et pâle, ou se cyanose à la suite d'une ablution accompagnée de frictions, nous sommes avertis que nous ne devons employer des procédés plus actifs qu'avec une grande circonspection. Dans des cas de ce genre, on ne doit s'attaquer tous les jours, ou tous les deux jours seulement, qu'à une région du corps peu étendue, en faisant suivre l'ablution d'une bonne friction. Chaque jour on fait porter l'ablution sur une surface plus large.

Cette conduite prudente m'a mis dans la possibilité d'affirmer que je n'ai jamais vu un malade trop faible pour ne pouvoir supporter aucune des formes de l'hydrothérapie. Cette méthode d'accoutumance progressive éveille les facultés réactionnelles du malade dans les maladies chroniques; elle permet d'estimer le pouvoir qu'a le malade de conserver son calorique; le médecin peut alors adapter les opérations hydriatriques suivantes aux besoins que lui ont révélés ses observations.

Mode d'action. — La raison de l'efficacité des ablutions se trouve probablement dans l'excitation périphérique, qui, transportée aux centres nerveux, a une action tonique, et dans la dilatation des vaisseaux superficiels sous l'influence de la friction, laquelle, suivant Weyrich, augmente l'évaporation de la peau dans la proportion de cinquante pour cent. Ce dernier phénomène doit avoir une grande valeur dans les états fébriles, car, d'après Leyden et d'autres auteurs, la rétention de l'eau est un des principaux éléments du processus fébrile.

Nous devons ajouter à cet effet la dilatation des capillaires superficiels, qui se manifeste par la coloration rosée de la peau qui suit une ablution accompagnée de frictions. L'augmentation de l'amplitude des mouvements respiratoires, déterminée par le choc de l'eau froide qui atteint successivement les diverses régions, active également la respiration. Si l'énergie cardiaque est affaiblie, nous pouvons accroître par l'ablution le tonus des vaisseaux périphériques et faciliter le travail du cœur en supprimant l'obstacle que l'atonie des vaisseaux cutanés offrait au cours du sang. La *vis a fronte*, fournie par la dilatation plus marquée de ces vaisseaux, fait que la *vis a tergo* exigée du myocarde n'a pas besoin d'être aussi énergique. Ces remarques expliquent que les ablutions constituent un procédé préparatoire très précieux, que les sujets les plus faibles peuvent supporter sans inconvénient, et qui n'inquiète ni le malade, ni son entourage, comme pourraient le faire d'autres méthodes plus énergiques.

Les ablutions exercent également sur *l'appareil musculaire* un effet remarquable. Vinaj et Maggiora l'ont mis en relief dans leurs belles expériences, comme on l'a rapporté page 89. Le sujet subissait deux fois par jour un épongement avec de l'eau à 50° F. (10° C.), et l'on enregistrait la courbe de fatigue avant et après chaque opération. Une courbe de ce genre prise après ablution est représentée fig. 21. Ce tracé montre un accroissement marqué de la capacité musculaire après l'ablution froide, qui prouve que l'effet tonique de celle-ci est très important.

Indications thérapeutiques. — L'emploi de l'ablution est indiqué dans les maladies fébriles aiguës comme celui d'un agent anti-fébrile et anti-thermique. Dans les formes bénignes

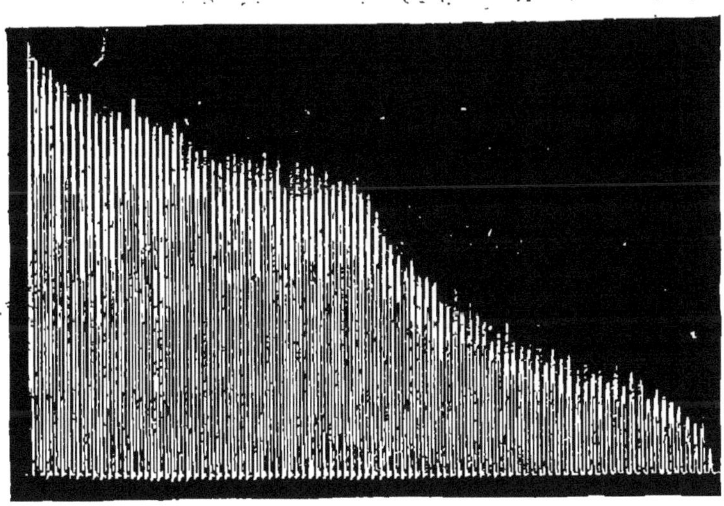

Fig. 21. — Courbe de fatigue de la main droite après une ablution froide. (Voir la courbe normale, fig. 11.)

des maladies infectieuses, elle peut suffire à prévenir tout danger pendant la durée entière de la maladie. J'ai traité ainsi des cas de fièvre typhoïde dont la température n'atteignait pas 102,5° F. (39,1° C.). Si, dans la suite, la température dépasse 39,6° C, les mérites de l'ablution comme procédé préparatoire au bain froid paraissent évidents.

L'ablution a une grande valeur dans les maladies chroniques, anémie, chlorose, phtisie, etc.

Dans tous les cas de neurasthénie qui n'exigent pas l'emploi de moyens plus actifs, l'ablution donne d'excellents effets ; dans les cas plus graves, elle permet d'amener progressivement le malade à la douche et à d'autres procédés plus énergiques.

LE DEMI-BAIN

Technique. — Pour préparer un demi-bain *(half-bath)*, on verse dans une baignoire ordinaire une quantité d'eau suffisante pour dépasser le bassin du malade ; la température de l'eau, que l'on doit adapter à chaque cas, est entre 70° et 85° F. (21,1° et 29,5° C.). Après avoir entouré la tête du malade d'une serviette imbibée d'eau froide, on le place, ou, s'il n'est pas trop faible, on le fait asseoir, dans la baignoire qui contient de l'eau à 85° F. (29,5° C.). L'infirmier bassine le visage et commence en même temps à frictionner le dos de la main gauche, tandis que, de la main droite, il projette de l'eau sur les épaules du malade au moyen d'un petit récipient à long manche (semblable aux mesures qu'on emploie pour le lait). Pendant ce temps, le malade se frictionne lui-même la partie antérieure du corps avec les deux mains. On ajoute de l'eau plus froide, préparée à cet effet, jusqu'à ce que le malade ait froid. S'il claque des dents, on doit le retirer du bain. L'application constamment renouvelée de l'eau et les chocs successifs que reçoit le corps du fait de l'agitation de l'eau, ainsi que la friction, stimulent les nerfs périphériques et dilatent les vaisseaux superficiels. L'action réparatrice atteint l'organisme tout entier, plus intense que celle des ablutions. La pression que l'eau exerce sur le corps dans le bain complet manque dans le demi-bain; ce détail a une importance spéciale; en effet, la dilatation des vaisseaux superficiels est beaucoup moins favorisée par la pression de l'eau qu'elle ne l'est par les modifications sans cesse renaissantes de la température cutanée produites par le choc bref et répété de l'eau froide. D'autre part, il est plus facile de pratiquer des frictions sur le corps quand celui-ci n'est pas immergé. Ainsi, l'action mécanique, qui est pour beaucoup dans l'efficacité d'un grand nombre de procédés hydriatriques, se trouve très accentuée dans le demi-bain. Si le malade est trop faible, il peut s'étendre dans la baignoire et s'abstenir de se frictionner lui-même; ou bien il peut passer de la position étendue à la position assise, de façon à se soumettre à une friction générale dans la première position et à l'arrosage opéré au moyen du seau dans la seconde. La température de l'eau sera abaissée à chaque bain de façon à éviter toute secousse inutile. Il est rarement nécessaire de l'abaisser au-dessous de 70° F. (21,1° C.). En effet, de l'eau plus froide produirait dans les états subaigus des sensations douloureuses aux pieds, qui obligeraient à retirer le malade du bain. La principale objection que l'on puisse faire au demi-bain, dans l'opinion de l'auteur, est basée sur ce fait que les extrémités inférieures qui possèdent le pouvoir réactionnel le plus faible sont continuellement immergées dans l'eau froide, et qu'elles peuvent se glacer et devenir le siège de crampes pénibles, si elles ne sont pas soumises à des frictions.

Indications thérapeutiques. — Le demi-bain, selon Winternitz, est de tous les procédés hydriatiques celui qui peut être le plus universellement utilisé, si l'on en possède bien la technique. Dans la période aiguë des fièvres, quand il n'y a pas de lésion organique, le demi-bain peut suivre l'ablution ou la remplacer. La petite quantité d'eau qu'il nécessite n'inspire pas d'appréhension au malade; l'abaissement graduel et même rapide de la température de l'eau est à peine perçu; car l'agitation de l'eau empêche le refroidissement subit, et la friction provoque une réaction immédiate dans chaque région du corps. L'élévation de la température, dans un grand nombre de fièvres, en particulier dans celles qui ont une origine infectieuse, est due en partie à l'état de parésie dans lequel se trouvent les vaisseaux superficiels, état qui fait obstacle à l'émission du calorique par la peau; nous remplissons donc une des principales indications fournies par l'hyperthermie, en amenant la dilatation des vaisseaux, que donne à coup sûr une friction succédant à une application énergique d'eau froide. Plus la soustraction de chaleur se fera lentement, plus sera persistant l'abaissement de la température de l'organisme. Dans le demi-bain, nous pouvons graduer la rapidité de la soustraction de calorique, en dosant convenablement la température de l'eau et les frictions. Cependant, le demi-bain est moins utilisable que d'autres procédés dans les cas dont nous venons de parler; aussi ne nous arrêtons-nous pas à les mentionner longuement. Le demi-bain constitue plutôt une préparation à d'autres bains plus actifs, quand il s'agit d'obtenir un effet anti-fébrile.

Dans les maladies chroniques, quand le maillot humide, ou un autre procédé, a déterminé une dilatation des vaisseaux superficiels, l'intervention du demi-bain est nécessaire pour maintenir le tonus de ces vaisseaux. Dans ce cas, on remplit un quart de la profondeur d'une baignoire, soit, sur une hauteur de 25 centimètres avec de l'eau entre 90° et 85° F. (32,2°-29,5° C.); le malade et l'infirmier agiteront vivement cette eau avec les mains, suivant les règles que nous avons indiquées plus haut; la durée de l'opération sera de six à dix minutes.

Lorsque le malade sort du demi-bain, on l'enveloppe d'un drap de grosse toile, que l'on a chauffé et placé à portée de la main, et on le sèche rapidement. Dans les maladies fébriles aiguës, on doit sécher le malade dans son lit; on y dispose d'avance une couverture et un drap, et on opère comme il a été dit à propos des ablutions générales.

L'AFFUSION

Technique. — L'affusion (*affusion*) est un procédé qui consiste à faire tomber un filet d'eau d'un pot à eau, d'une cuvette, ou mieux d'un seau, qui donne un jet plus large, sur la tête, les épaules et le corps du malade, qui se tient debout ou assis dans une baignoire vide, ou étendu sur une table à pansements. L'effet excitant dépend de l'élévation du niveau d'où l'eau est versée et du degré de la température (50° à 65° F. ou 10° à 18,3° C.). Quand on a affaire à des malades faibles, il est bon de commencer par de l'eau à une température élevée, versée d'une faible hauteur. L'opération tout entière sera rapidement exécutée. Le malade se tiendra assis, ou à demi couché, s'il est atteint d'une maladie aiguë, debout dans de l'eau à 100° F. (37 8° C.), s'il souffre d'une affection chronique. L'affusion est un traitement plus énergique que l'ablution, à cause de sa durée plus brève, du choc plus brutal qu'elle produit, de l'étendue plus grande de la surface qu'elle frappe. C'est cette forme du traitement par l'eau froide que pratiquait Currie ; elle lui a donné tant de succès qu'elle est devenue la base de l'hydrothérapie moderne.

Mode d'action de l'affusion. — Le mode d'action des affusions est très simple. Le choc brusque d'un volume assez considérable d'eau froide, projetée avec force sur une surface étendue du corps, doit produire cette action mécanique et thermique intense sur les nerfs sensitifs de la peau, que nous avons analysée plus haut. L'excitation, transmise au système nerveux central détermine des effets d'ordre réflexe sur la respiration, l'activité cardiaque, l'assimilation et la nutrition, qui ne sauraient passer inaperçus. Le caractère intermittent de l'excitation thermique et mécanique donne à ce procédé une efficacité particulière. Il fournit tous les effets que nous avons attribués aux ablutions (page 131), mais avec une intensité manifestement plus grande.

Nous devons à plusieurs expérimentateurs russes des recherches précises sur ces effets. Nous en donnons un bref résumé, en omettant les détails qui prouvent le soin avec lequel ces observations ont été faites.

Blagowetschensky a étudié, en 1888, l'action des affusions chez des individus sains, emprisonnés dans une maison de réclusion à Saint-Pétersbourg. Les affusions étaient données le matin et le soir, avec trois seaux d'eau, dont la température était entre 52° et 75° F. (11,1° et 23,8° C.). Les aliments et les boissons étaient pesés soigneusement et l'administration en était réglée. On constata que l'assimilation de l'azote était augmentée, dans tous les cas,de 1,43 pour cent après une affusion à 52°F. (11,1° C.),et de 2,44 pour cent après une affusion à 75°F. (23,8° C.).D'ailleurs les fonctions d'assimilation étaient activées d'une façon générale. Le poids des sujets augmenta dans sept cas, dans quelques-uns d'une façon considérable; il diminua dans un cas. Les pertes subies par l'organisme du fait des excrétions cutanées et pulmonaires étaient augmentées de 24 pour cent. On constata un ralentissement marqué du pouls dans quatre-vingt-trois examens, et on trouva une augmentation de quatre pulsations à la suite de deux affusions à 60° F. (15,5° C.). La respiration était ralentie. La pression sanguine s'élevait manifestement après les affusions les plus froides. Chez les individus sains, il n'y avait qu'un abaissement léger de la température. Plus l'affusion était froide, plus les modifications du pouls, de la respiration et de la température étaient marquées.

Indications thérapeutiques (1). — L'affusion est, dans certaines circonstances, un adjuvant très utile du traitement de

(1) Le Docteur Léopold Senfelder (*Wiener klinische Rundschau*, 1897) indique, dans un travail qui présente un intérêt historique, les circonstances dans lesquelles Hippocrate employait ce procédé. Hippocrate appliquait les affusions générales froides dans la syncope et le collapsus, et dans le tétanos ; les affusions chaudes dans la fièvre puerpérale (à la place des bains) et dans l'hydropisie. Il employait des affusions partielles : affusions chaudes sur la tête dans les inflammations de l'œil ; affusions froides sur la tête dans la fièvre, pour produire la sudation, dans l'insomnie et le délire, dans les plaies de tête avec délire, dans les blessures quelconques, dans l'inflammation de la gorge. Hippocrate appliquait également des affusions chaudes aux articulations luxées ou atteintes de quelque traumatisme pour produire un effet calmant, dans les fractures, dans les déplacements de l'utérus, dans les fistules à l'anus pour les nettoyer, dans les douleurs de la cuisse, des hanches et des reins. Il appliquait les affusions froides dans la diarrhée avec collapsus, dans les douleurs et les tuméfactions articulaires, dans les déplacements de l'utérus : il faisait verser de l'eau sur les cuisses pour produire une stimulation, pour déterminer un effet rafraîchissant dans l'inflammation de l'utérus, et pour exercer une action styptique et calmante dans l'hémorragie utérine.

certaines maladies aiguës. Lorsque le malade est sans connaissance ou délirant ; quand il présente les signes de l'effondrement de ses forces nerveuses et d'une adynamie générale ; quand les vaisseaux superficiels réagissent faiblement, ce qui se traduit par une cyanose plus ou moins marquée, et que le cœur s'efforce de suppléer au défaut d'élasticité qui empêche les vaisseaux de collaborer comme de coutume à la propulsion du sang ; quand les bronches sont obstruées de mucus et que les alvéoles pulmonaires sont fermées par la congestion hypostatique, il n'est aucun remède qui puisse réveiller les fonctions défaillantes, comme une affusion bien administrée. Le patient peut être placé ou maintenu dans une position à demi couchée dans l'eau à une température de 100° F. (37,8° C.), tandis qu'on douche la partie supérieure de son corps et qu'on le sèche au moyen de frictions. On emploie de l'eau entre 60° et 85° F. (15, 5° et 29, 5° C.) ou a une température inférieure ; l'opération dure deux secondes ou plus ; on en observe attentivement les effets, et on la répète au bout d'une heure, ou moins fréquemment, jusqu'à ce que le résultat soit obtenu. Quiconque aura constaté l'effet réparateur que détermine une opération de cette sorte intelligemment appliquée ne l'oubliera jamais. Le malade, qui entre dans la baignoire avec du délire, retrouve souvent sa connaissance, son regard redevient brillant et son apathie diminue. Chez d'autres malades, dont la respiration avant le bain était superficielle, les mouvements respiratoires deviennent souvent plus amples, la toux et l'expectoration plus faciles ; et ils retournent à leurs lits ayant soustraits leurs poumons au péril de la congestion hypostatique. Chez d'autres encore, chez qui la cyanose ou des marbrures de la peau indiquaient l'affaiblissement du cœur, la surface cutanée prend une coloration rouge, la circulation superficielle devient plus active, la force du pouls augmente et sa fréquence diminue. L'action réflexe qui porte sur le nerf phrénique rend l'inspiration plus profonde, un nouvel apport d'oxygène arrive aux poumons dont l'expansion était insuffisante, le cœur est excité et l'appareil respiratoire triomphe des dangers de l'état hypostatique. L'allure tout entière de la maladie se transforme souvent sous l'influence d'applications froides de courte durée, après lesquelles le malade est séché rapidement. Les excitants qui, jusque-là, ne suffisaient pas à réveiller les fonctions languissantes, agissent maintenant avec plus d'efficacité, car leur effet devient plus durable. Lorsque le collapsus est imminent, on doit avoir présente à l'esprit cette déclaration du savant clinicien qu'est Winternitz, déclaration dont on a si souvent confirmé la valeur : « On regarde presque partout le collapsus comme une contre-indication de toute application froide. J'exprimerai de nouveau cette opinion, que je ne connais pas d'agent plus puissant et plus efficace pour combattre le collapsus qui menace ou qui s'est établi, que l'excitation intense d'une application froide intelligemment faite. Combien de fois ai-je vu, dans des états fébriles avancés, dans des fièvres typhoïdes compliquées, un changement favorable s'opérer rapidement, dans la froideur cadavérique des extrémités, dans les manifestations les plus sérieuses de l'adynamie, dans la congestion hypostatique des poumons, sous l'influence de l'immersion du sujet dans un bain très froid ou d'une application froide. Je suis fermement convaincu que, très souvent, ces symptômes ne sont pas dus à l'affaiblissement du cœur, mais à un collapsus des vaisseaux, et que le seul remède sûr est, dans ce cas, l'excitation passagère mais énergique que donne le froid, comme je l'ai prouvé à maintes reprises. »

Henoch (1) recommande l'emploi du froid comme excitant dans le collapsus des maladies infantiles. Il conseille le demi-bain (91° F., 32,7° C.) avec affusion froide sur le cou et la poitrine.

L'affusion est encore la méthode qui a permis à Currie d'obtenir des succès remarquables dans le traitement du typhus. Il se servait surtout d'eau de mer à bord d'un vaisseau. Il plaçait le malade sur le pont et versait sur son corps brûlant des seaux d'eau de mer ; il arrivait ainsi à modifier complètement la physionomie de la maladie.

Le professeur Hoffmann, de Leipzig (2), s'exprime ainsi :

« J'ai obtenu les meilleurs résultats des frictions froides et des douches dans les affections pulmonaires. Appliquées avec prudence, elles n'ont jamais entraîné d'effets nuisibles. On sait que les affusions froides sur la poitrine et le cou déterminent des mouvements d'inspiration tout particulièrement énergiques. Aussi les a-t-on employées depuis longtemps pour rendre la respiration plus profonde chez des malades dans la torpeur. Les fébricitants, dont la respiration superficielle favorise l'établissement de la congestion hypostatique, peuvent échapper,

(1) *Deutsche Medizinal-Zeitung*, 1er septembre 1890.
(2) *Vorlesungen über allgemeine Therapie*, Leipzig, 1892.

par ce moyen, à des complications dangereuses. L'inspiration devient plus profonde ; elle facilite la circulation du sang entre le cœur droit et le cœur gauche ; elle amène une dilatation des vaisseaux cutanés, et une anémie proportionnelle des organes internes.

Dans la *scarlatine*, quand le système nerveux est sidéré par l'intoxication, que la circulation est gênée, que la peau est pâle, marbrée, ou cyanosée, la respiration superficielle, la température élevée, le pouls faible et rapide, on obtient des résultats vraiment merveilleux de l'emploi judicieux d'affusions de courte durée. La réaction survient rapidement ; la circulation générale et la circulation périphérique deviennent plus actives, la respiration plus profonde, l'attitude est plus ferme, et la peau prend une coloration rosée. *Que la crainte du froid n'empêche personne d'avoir recours aux affusions froides* (70° à 60° F. ; 21,1° à 15,5° C.), dans ces cas désespérés. Elles constituent l'équivalent hydriatrique de la digitale et de l'alcool ; par elles le cœur affaibli reprend une vigueur nouvelle ; il lance un sang vivifiant en flots joyeux à travers les artères paresseuses, chassant la congestion hypostatique, le délire, la torpeur, prévenant l'issue fatale dans les circonstances qui laissent le moins d'espoir. La conviction que j'exprime ici est née de mes observations cliniques. Je reconnais d'ailleurs qu'il faut employer cette méthode avec discernement, en déterminant, suivant l'état du malade la température de l'eau employée, sa quantité, la durée de l'opération et l'énergie de l'application.

Delirium tremens. — Sir William Broadbent (1) recommande l'affusion avec de l'eau glacée comme produisant des résultats favorables immédiats dans cette maladie. Le malade est deshabillé et couché sur une couverture sous laquelle est placée une toile imperméable ; on humecte abondamment et rapidement son visage, sa poitrine, et le reste du corps à l'aide d'une grosse éponge imbibée d'eau glacée ; on le sèche en le frictionnant ; on soumet le dos au même traitement, et l'on répète l'opération deux ou trois fois de suite en frictionnant vigoureusement le sujet dans l'intervalle des affusions. Un sommeil réparateur s'installe, et la guérison survient rapidement, même lorsque des complications comme la pneumonie et l'albuminurie interdisent l'emploi des opiacés. Bien que l'auteur n'ait

(1) *British Medical Journal*, juillet 1905.

pas expérimenté personnellement cette méthode, il la recommande chaudement; car elle est basée sur l'action physiologique des applications froides de courte durée sur les vaisseaux cutanés; ces vaisseaux, en effet, chez l'alcoolique chronique, sont dilatés et dans un état de semi-parésie, comme en témoigne la cyanose. En outre, les inspirations devenues plus amples augmentent l'oxygénation et favorisent l'élimination de l'alcool.

Méningite et autres affections cérébrales. — Rohrer (1) rapporte quinze observations remarquables de cas désespérés, dans lesquels on constate l'effet salutaire des affusions froides. Après s'être élevé contre la tendance qu'ont certains médecins à s'incliner devant le préjugé des profanes, alors qu'ils sont convaincus de la valeur thérapeutique de l'eau froide dans les états fébriles, cet auteur dit avoir vérifié l'efficacité des affusions froides : « 1° dans les symptômes cérébraux consécutifs à l'hyperthermie dans les maladies infectieuses (cinq cas); 2° dans la méningite, les troubles des fonctions cérébrales causés par des lésions du système nerveux central, la congestion cérébrale, la pachyméningite, l'infiltration néoplasique, l'insolation, la méningite tuberculeuse (six cas); 3° dans les manifestations méningées survenant au cours de maladies aiguës non infectieuses, particulièrement de la pneumonie à forme cérébrale (quatre cas) ». Les observations détaillées établissent l'exactitude de l'opinion donnée par cet auteur, qui la résume en ces termes :

« L'affusion froide agit comme :

1° Agent réducteur de la température, quand on la donne très froide et assez abondante pour y employer dix seaux;

2° Antispasmodique, calmant des convulsions toniques et cloniques résultant de l'excitation du cortex;

3° Dérivatif; lorsque l'eau est versée sur la tête et le cou, la peau de cette région devient toujours d'une rougeur intense;

4° Excitant des terminaisons nerveuses périphériques; elle augmente l'amplitude des mouvements respiratoires.

L'affusion peut être employée :

a) Dans tous les états fébriles accompagnés de congestion ou d'excitation cérébrales;

b) Dans la méningite, quelle qu'en soit l'étiologie;

(1) *Deutsches Archiv für klinische Medicin*, 1874, n° 13.

c) Dans tous les cas d'hyperthermie avec troubles cérébraux;

d) Dans les infections accompagnées de torpeur, de coma, de délire furieux;

e) Dans les troubles fonctionnels du ventricule gauche, qui surviennent à la suite de la gêne de la respiration, de la congestion hypostatique, de la pneumonie aiguë. »

Les observations cliniques détaillées, sur lesquelles Rohrer appuie son opinion, méritent une considération toute particulière. Nous en avons cité les conclusions, afin de montrer au lecteur qu'on peut intervenir utilement dans des cas presque désespérés.

Dans les maladies chroniques, l'affusion convient parfaitement quand on ne peut donner de douche, si on l'administre avec soin et précision, en tenant compte de la température et du pouvoir réactionnel du malade. Elle constitue donc un procédé précieux dans l'hydrothérapie à domicile.

Le préjugé qui existe dans l'esprit des profanes contre la méthode qui consiste à verser une cuvette, un seau ou un broc d'eau froide sur un fébricitant, disparaîtra très rapidement, si l'on interdit à l'entourage du malade d'assister à l'opération, et si on lui permet seulement de constater les changements qui se manifestent chez le malade, quand il se trouve dans le délire ou sans connaissance.

LE DRAP MOUILLÉ

Technique. — On administre le drap mouillé (*sheet bath*) de la façon suivante : on recouvre d'une alèze de caoutchouc un côté du lit du malade, ou un petit lit spécial, et on étend une couverture par-dessus. Plusieurs draps de toile, fine ou grosse, suivant l'effet recherché (voir au *Mode d'action*), une cuvette, un seau d'eau à la température voulue, une tasse et une éponge sont placés à portée de la main. On plonge le drap dans de l'eau entre 50° et 80° F. (10° et 26,6° C.), on le tord légèrement et on l'étend sur le lit aussi rapidement que possible, afin d'éviter tout changement dans la température. Après avoir bassiné d'eau glacée la tête et le visage du malade, et l'avoir coiffé d'une serviette humide, on l'étend sur le drap mouillé et on l'en enveloppe de la façon suivante. On lui fait tenir les deux bras au-dessus de la tête. La partie supérieure du bord gauche du drap est appliquée étroitement sous l'aisselle gauche et ramenée sur la partie antérieure de la poitrine jusqu'à la ligne axillaire du côté droit ; la partie inférieure de ce bord est disposée sur le bassin et enroulée entre les jambes. Les bras sont alors abaissés et placés le long du corps, dont les sépare l'épaisseur du drap. On étend ensuite sur le corps la moitié droite du drap de haut en bas, en enveloppant les bras et les épaules aussi bien que les membres inférieurs. On serre fortement le bord droit sur l'épaule gauche et on le fixe solidement en l'enroulant par-dessous celle-ci ; on replie l'extrémité du drap sous les talons. De cette façon le malade se trouve étroitement enveloppé dans le drap mouillé, et aucune région de son corps ne reste découverte. Chez les malades affaiblis, on peut laisser les bras entièrement en dehors du drap, et les humecter simplement pendant l'opération. Cette modification rendra en outre plus facile l'application du drap. La première impression éprouvée par le malade frappe les nerfs périphériques au moment ou la peau entre en contact avec le drap imbibé d'eau froide. Des inspirations brusques et profondes et un petit frisson se produisent. La température élevée du sujet en triomphe rapidement, et les manipulations pratiquées par le baigneur contribuent à y mettre fin. Celui-ci frotte le drap mouillé avec le plat de la main, d'abord doucement, puis de plus en plus énergiquement, et parcourt ainsi toute la surface du corps. Il opère de cette façon sur des régions limitées, jusqu'à ce que celles-ci se soient réchauffées. Dès qu'une surface est devenue tout à fait chaude, on verse dessus, à l'aide d'une tasse ou d'une éponge exprimée, de l'eau entre 50° et 60° F. (10° et 15, 5° C.), et l'on reprend la friction. Lorsque la région traitée a cessé de s'échauffer sous l'influence de la friction, l'infirmier passe à une autre région. On alterne ces frictions (énergiques sans brutalité), portant successivement sur les diverses régions du corps, avec l'arrosage de celles-ci au moyen de petites quantités d'eau froide, jusqu'à ce que le malade sente partout le refroidissement ou frissonne. On doit toujours éviter de pousser l'opération jusqu'à ce que celui-ci tremble et claque des dents ; car ce serait le signe d'une contraction musculaire et d'une différence de température trop marquée entre les régions centrales et les régions périphériques de l'organisme ; c'est cette différence, en effet, qui détermine la contraction musculaire, laquelle a pour effet de contrebalancer la perte de calorique. La friction prévient cette conséquence regrettable de tous les procédés froids, et nous permet de renouveler les applications d'eau froide sur les parties échauffées du drap mouillé, en vue d'en maintenir l'action réfrigérante. L'opération terminée, on sèche rapidement le malade, et on le roule doucement sur le côté pour retirer les draps, les couvertures, et l'alèze de caoutchouc. Il n'est pas nécessaire de pratiquer de frictions sur des régions autres que les extrémités en les séchant. Nous avons dans le drap mouillé une admirable médication antifébrile, dont on peut accentuer considérablement les effets en laissant le malade étroitement enveloppé dans son drap et dans sa couverture, sans aucune friction, pendant une demi-heure. Ce procédé tempéré est mieux accepté par le malade et son entourage que les bains froids complets; on peut aussi l'employer comme une mesure préparatoire utile, tenant le milieu entre l'ablution et le demi-bain.

Indications thérapeutiques. — On peut employer le drap mouillé dans toutes les maladies aiguës dont l'élévation de la température est un des principaux symptômes. Je m'en suis servi avec avantage à la place du bain complet, lorsque je ne pouvais me procurer le matériel nécessaire pour celui-ci. C'est ainsi que, dans les maisons de campagne et les fermes où l'on ne trouve pas de baignoire, des draps de toile, ou même des nappes de toile (au besoin de vieux draps de coton bien usés), une pièce de toile cirée, pour protéger le lit, une couverture, un seau d'eau et une éponge sont tout ce qu'il faut pour intervenir. Dans la maison la plus humble, on trouvera, pour remplacer le lit ou le sopha, une planche à repasser ou une petite porte. On étend une toile cirée sur une porte dont une caisse ou un tabouret soulève le bord supérieur, ou même sur le parquet, on dispose par-dessus une pièce de toile à sac ou une couverture de coton, et on mouille une nappe de table, ou même un drap de coton. On peut ainsi appliquer le drap mouillé, sur lequel on versera de l'eau avec une éponge ou un pot à eau. On empêchera facilement l'excès d'eau qui s'échappe du drap de couler sur le parquet en l'absorbant avec un torchon ou une éponge, qu'on exprimera dans un seau. On aura toujours présente à l'esprit cette notion, qu'un malade dont la température atteint ou dépasse 103° F. (39, 4° C.) ne court aucun risque de prendre froid. La crainte chimérique de ce danger porte souvent le médecin, aussi bien que le malade, à se méfier des procédés hydriatriques, en particulier de ceux qui exigent l'emploi de grandes quantités d'eau froide.

Pour augmenter l'effet anti-thermique et sédatif de ce traitement; quand on le pratique à la campagne, on replacera sur son lit le malade encore enveloppé étroitement dans le drap mouillé et la couverture, et on le laissera tranquille pendant une demi-heure. Le plus souvent il tombera dans un sommeil calme, dont on ne devra l'éveiller sous aucun prétexte. Des frissons répétés indiquent la nécessité d'interrompre immédiatement l'opération et de sécher le malade.

Mode d'action. — *L'action anti-thermique du drap mouillé* peut être expliquée de la façon suivante. Cette opération a pour effet immédiat de contracter les vaisseaux périphériques, d'amener l'ischémie et la pâleur de la peau et d'entraîner le sang des vaisseaux superficiels aux vaisseaux profonds. C'est pourquoi il est nécessaire d'appliquer sur la tête des compresses mouillées et des affusions intermittentes pour prévenir la congestion de la tête. Toutefois, comme le choc reçu par les nerfs sensitifs est bref, et que, aussitôt parvenu aux centres nerveux, il est réfléchi sur les nerfs moteurs, l'action locale est en réalité tout à fait passagère. Le drap se réchauffe rapidement si la température du malade dépasse 102° F. (38,9° C.). L'eau froide, versée sur les régions du drap qui se sont réchauffées, soustrait du calorique au sang des vaisseaux cutanés, qui se sont dilatés sous l'influence des frictions dont nous avons parlé, de cette façon le drap se refroidit et se réchauffe alternativement, empruntant du calorique au sang pour le céder à l'eau. Chaque fois que l'eau froide tombe sur le drap, la respiration devient plus profonde, ce qui favorise l'hématose. L'augmentation du tonus des vaisseaux périphériques fait disparaître l'hypotension qui existait antérieurement, relève ainsi l'activité cardiaque et diminue la vitesse du pouls. Si on laisse le malade enveloppé dans un drap mouillé, un sommeil calme s'établit, l'organisme se refroidit et se repose, après avoir éprouvé une certaine fatigue du fait des excitations mécaniques qu'il a reçues. Le drap mouillé constitue donc une méthode anti-fébrile rationnelle, qui n'éprouve pas le malade autant qu'un bain complet, et qui est plus facilement acceptée par celui-ci et par son entourage.

Ce procédé ingénieux et pratique est extrêmement utile lorsqu'il s'agit de rétablir les forces nerveuses de malades, aigus ou chroniques, à qui leur faiblesse interdit d'autres méthodes plus énergiques.

En apportant certaines modifications au drap mouillé, on

peut en faire une opération stimulante, qui convient très bien aux maladies chroniques dans lesquelles la soustraction de calorique est inutile ou franchement contre-indiquée ; c'est la friction froide (kalte Abreibung), dont la vogue est considérable en Allemagne et dont nous donnerons la description autre part.

L'application du drap mouillé diffère quelque peu dans les cas chroniques ; en effet, la plupart des malades peuvent alors se tenir dans la position debout, qui permet au baigneur d'exercer des frictions plus vigoureuses. On l'appelle alors *drap mouillé ruisselant.*

LE DRAP MOUILLÉ RUISSELANT

Montefiore Home est un établissement où sont hospitalisés des malades chroniques, véritablement incurables, et qui ne reçoit guère que les cas les plus invétérés des affections chroniques, organiques et fonctionnelles. L'auteur y a employé le drap mouillé ruisselant (*drip sheet*) pendant plusieurs années avant l'installation des douches. Ce procédé, tel qu'il est encore appliqué, a donné toute satisfaction. On peut donc l'employer dans la pratique privée.

Technique. — La température de la chambre où se fait l'opération ne doit pas être inférieure à 70° F. (21, 1° C.). Le malade se tient debout dans une baignoire ou un bain de pieds contenant de l'eau à 100° F. (37,8° C.) sur une hauteur de 30 centimètres, pour prévenir le frisson ; on trempe un drap dans de l'eau à la température de 80° F. (26,6° C.) — que l'on réduit chaque jour ou plus fréquemment jusqu'à ce qu'elle atteigne 60° F. (15,5° C.), — puis on le place ruisselant sur les épaules et le dos du sujet de la manière suivante. Le bord supérieur gauche du drap est tenu par la main gauche, tandis que la main droite en rassemble en plis la moitié droite. On plonge alors le drap dans un seau d'eau d'où on le sort ruisselant, et on l'applique sous l'aiselle droite du malade, comme le montre la figure 22. On demande au malade de serrer fortement le drap entre son bras et son côté droit (fig. 23), puis de tourner sur lui-même ; il s'enveloppe ainsi dans le drap (fig. 24), tandis que l'infirmier tend celui-ci pour l'appliquer étroitement au corps. Lorsque le corps entier est recouvert, on enroule le bord supérieur du drap autour du cou, et le bord inférieur autour des jambes. L'infirmier pratique alors des frictions rapides par dessus le drap au niveau du dos, des côtés, et des membres inférieurs avec le plat de la main (fig. 25), en tapotant fréquemment la surface du corps, pour augmenter l'excitation mécanique. On verse deux ou trois fois, à de courts intervalles, sur la tête et les épaules du malade, une cuvette d'eau à une température inférieure de 10° à 15° F. (5, 5° à 8,3° C.) à celle du drap. En même temps, on pratique des frictions pendant cinq à dix minutes. Puis on enlève rapidement le drap. Dans la

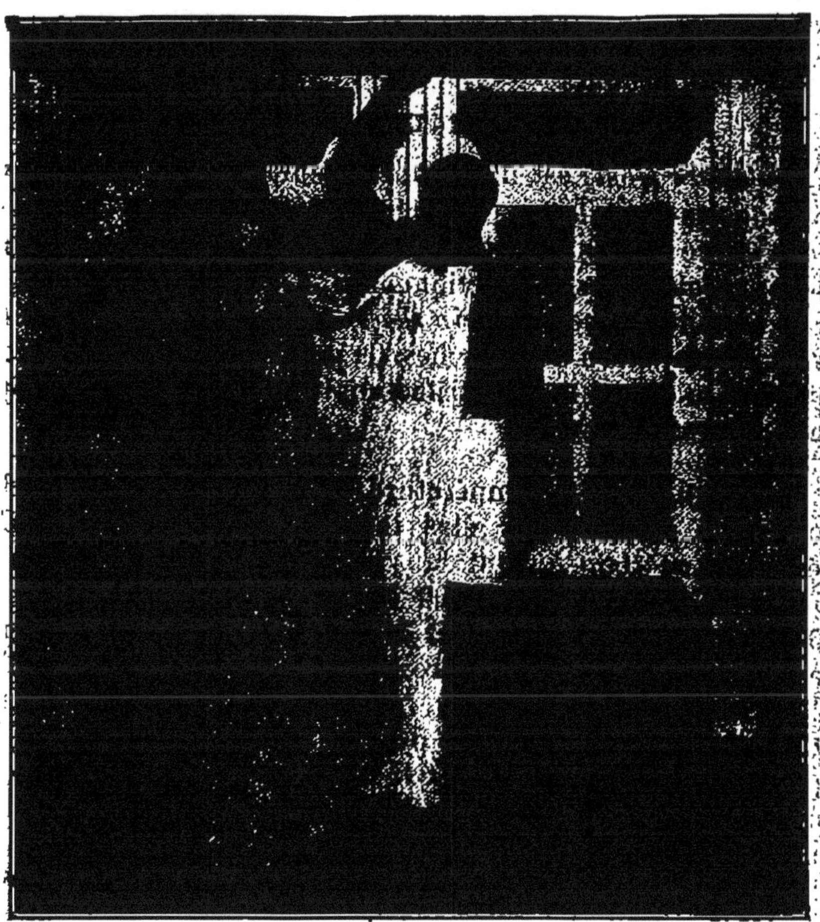

Fig. 22. — Drap mouillé ruisselant. Premier temps.

plupart des cas, surtout si le traitement est continué pendant quelque temps, la peau présente une hyperémie marquée à la fin de l'opération. Le malade se place alors sur une descente de lit ou une couverture de laine et on le sèche complètement avec des serviettes de toile douce. On le frictionne ensuite avec une serviette ou un drap chauds, ce qui augmente la nongeur de la peau. Le malade, pendant les tout premiers jours, sort de l'opération fatigué, mais avec une sensation de bien-être. Si la fatigue est très prononcée, on doit raccourcir la durée de l'opération, jusqu'à ce que le malade fasse preuve d'une résistance et d'un pouvoir réactionnel plus grands. Habituellement, il lui est possible de marcher, ce qui est un grand avantage. Quand il fait beau temps, il est indispensable

Fig. 23. — Drap mouillé ruisselant. Deuxième temps.

de faire suivre le traitement d'une paisible promenade ; comme la respiration est plus ample, les poumons absorbent ainsi une plus grande quantité d'oxygène.

Mode d'action. — Comme le drap mouillé enveloppe la surface tout entière du corps, l'excitation thermique qu'il produit est plus prononcée que celle que l'on obtient de l'ablution. Il excite les vaisseaux cutanés et les fibres musculaires de la peau ; il les fait d'abord se contracter pendant un court instant, puis se dilater rapidement et complètement. Le va-et-vient rapide et la pression de la main sur des régions limitées du corps recouvertes par le drap augmentent considérablement la dilatation vasculaire qui constitue la réaction. La friction amène ainsi, de l'intérieur à la surface cutanée, une grande quantité de sang.

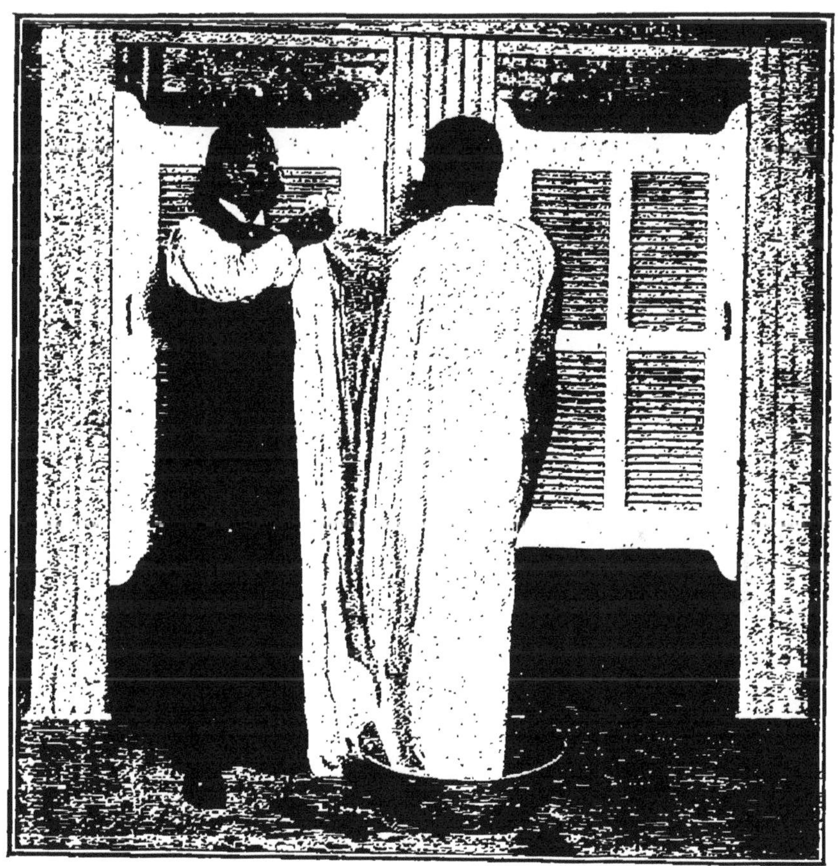

Fig. 24. — Drap mouillé ruisselant. Le malade se retourne.

Des recherches physiologiques ont montré que les deux tiers de la masse totale du sang peuvent trouver place dans l'intérieur de la peau ; une bonne application du drap mouillé peu donc produire un effet dérivatif énorme.

Quand on répète l'excitation thermique, en versant de nouvelles quantités d'eau froide sur les régions que les mains du baigneur viennent de réchauffer par la friction, on en renouvelle tous les résultats ; on obtient ainsi, dans les cas chroniques, des effets toniques, et, dans les cas aigus,des effets antifébriles dont la valeur est évidente.

Le docteur Storoscheff, de Moscou (1), a publié des observations intéressantes au point de vue pratique, sur l'effet du drap mouillé ruisselant. Il a constaté que ce procédé détermine un échauffement plus ou moins considérable de la peau, par-

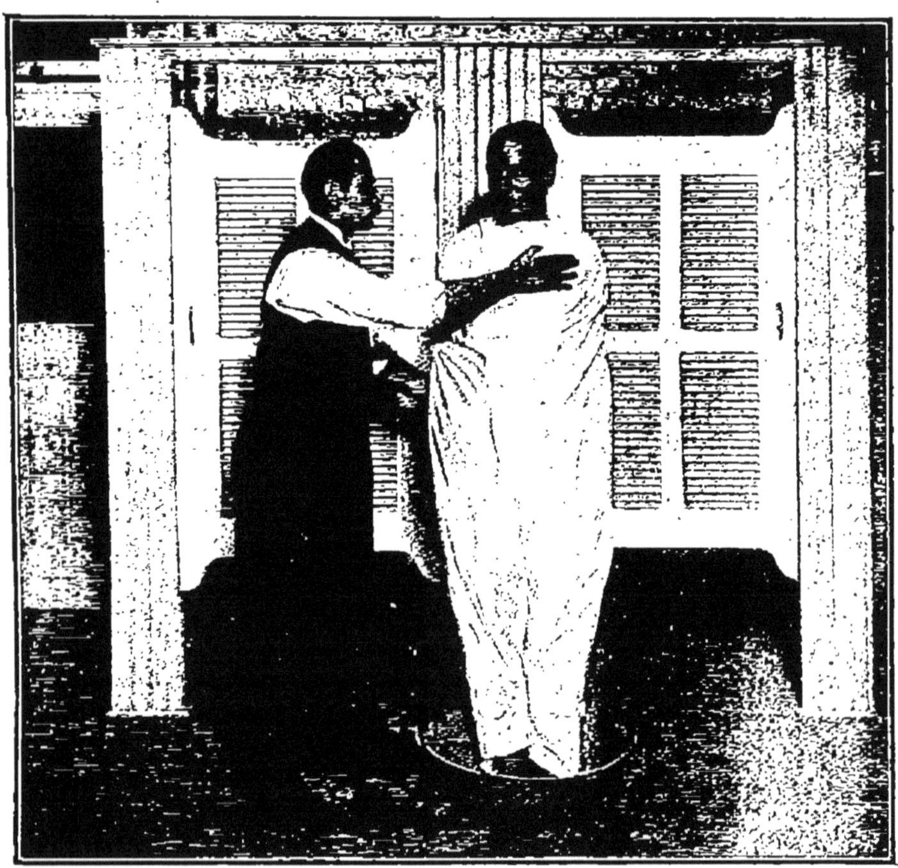

Fig. 25. — Drap mouillé ruisselant. La friction.

fois assez intense pour que le drap émette des vapeurs. Cet effet tient sans doute à l'afflux du sang dans les vaisseaux dilatés de la peau.

La *respiration*, d'abord haletante, devenait plus ample, puis s'accélérait. Gritzay, dans cinquante applications du drap ruis-

(1) *Blätter für klinische Hydrotherapie*, nos 1 et 2, 1894.

selant, faites à seize infirmiers âgés de 21 à 24 ans, a vu l'intensité de la respiration diminuer dans trente-deux cas, rester la même dans neuf cas et augmenter dans trois. L'intensité de la respiration était déterminée à l'aide du pneumo-manomètre de Waldenburg. L'inspiration était augmentée dans quarante-cinq cas, restait sans modification dans cinq cas; l'expiration augmentait dans trente-trois cas, était sans modification dans treize cas, était diminuée dans quatre cas. L'augmentation moyenne de l'inspiration dépassait celle de l'expiration.

Le nombre des battements du cœur était habituellement diminué. La tension artérielle était augmentée dans treize cas, non modifiée dans seize cas et diminuée dans trois cas seulement. L'élévation moyenne de la tension artérielle était de huit millimètres.

La *température rectale* était abaissée dans tous les cas. La force musculaire déterminée, pour les extrémités supérieures, à l'aide du dynamomètre de Berg, était augmentée, en moyenne, de 3,5 kg. Les tracés plétysmographiques montraient des ondes beaucoup plus basses figurées par des lignes obliques et des ondes secondaires plus distinctes.

Feit nous fournit le résultat d'expériences qu'il a faites, en vue de déterminer *l'effet du drap mouillé ruisselant sur la consommation de l'azote* et l'assimilation des substances azotées de l'alimentation, chez quatre étudiants, âgés de 23 à 25 ans, qui furent soumis à une observation minutieuse pendant une période de vingt et un jours. L'auteur expose en détail la méthode qu'il a employée. On appliquait le drap mouillé, le matin et le soir. La consommation d'azote était augmentée dans tous les cas, au maximum de 31 pour cent, au minimum de 1 pour cent. L'*assimilation* des matériaux azotés était toujours activée. L'*appétit* augmenta dans trois cas et diminua dans un cas. Le *pouls* se ralentissait, et restait plus lent pendant une heure. La *respiration* devenait plus ample et son intensité moyenne augmentait. La *capacité vitale* étudiée chez cinq femmes, était augmentée à la suite de l'application du drap ruisselant à 54° F. (12,2° C.).

En 1890, Everneeff a étudié l'influence du drap mouillé ruisselant sur l'assimilation des graisses chez des individus sains, âgés de dix-neuf à vingt-neuf ans. Bien que l'appétit fût plus vif, on ne constata aucun changement appréciable dans l'*assimilation des graisses*, estimée d'après les quantités excrétées d'acides gras, etc.

Indications thérapeutiques. — Le drap mouillé ruisselant peut être employé dans un grand nombre de maladies, en particulier pour remplacer la douche, que l'on ne peut avoir que dans des établissements spéciaux. On l'administre comme tonique dans la chlorose, l'anémie et la neurasthénie, comme dérivatif dans le catarrhe intestinal, comme révulsif et fortifiant dans la mélancolie, l'hypocondrie, les névralgies, enfin dans les affections bronchiques et pulmonaires.

La simplicité et la souplesse de cette méthode la rendent particulièrement recommandable. C'est probablement le procédé le plus maniable que l'on connaisse. Le praticien peut augmenter l'excitation locale portant sur les nerfs et les vaisseaux cutanés, exactement dans la mesure qu'il juge nécessaire, simplement en tordant bien le drap, en se servant d'un drap plus grossier, en abaissant la température de l'eau, en raccourcissant la durée de l'opération, en frappant le drap mouillé du plat de la main. On rendra plus énergique l'action antipyrétique de ce procédé en faisant absorber au drap une plus grande quantité d'eau; on la rendra plus intense encore en prolongeant l'application et en faisant de plus fréquents arrosages avec de l'eau plus froide, ou encore en employant un drap de toile plus fine. La durée du drap mouillé doit être déterminée avec le plus grand soin. Il suffit de *deux à dix minutes*, dans la plupart des cas, pour obtenir un effet tonique; mais il faut parfois de quinze à vingt minutes pour avoir un effet antipyrétique. Il va de soi que la sensibilité excessive de la peau dans les affections cutanées, ou une inflammation étendue en surface interdisent absolument l'emploi du drap mouillé. Adapter le drap mouillé, comme la plupart des autres procédés hydriatriques, aux différentes nécessités de la pratique demande de l'attention et du jugement; c'est dans cette nécessité qu'il faut chercher la raison pour laquelle les médecins les plus compétents, en France et en Allemagne, envoient leurs malades chroniques, que n'ont pas soulagés les médications ordinaires, à des collègues qui possèdent une connaissance spéciale de l'hydrothérapie, et confient entièrement à ceux-ci le traitement de ces malades. Une expérience étendue permet à ces spécialistes d'obtenir de leurs opérations, en y apportant des modifications qui peuvent paraître insignifiantes aux yeux des profanes, des effets vraiment curateurs, dans des cas où parfois ont échoué les moyens hydrothérapiques appliqués avec moins de discernement.

Je désire, toutefois, qu'on ne me prête pas la pensée que le médecin praticien ne saurait traiter convenablement des cas de cette sorte par la méthode hydriatrique. Au contraire, *le but de cet ouvrage est précisément d'aider ce médecin à entreprendre le traitement hydriatrique de ses malades chez eux, et de reconnaître les limites du traitement à domicile; car beaucoup de cas doivent nécessairement être envoyés aux établissements hydrothérapiques, où l'eau ne serait rien si elle n'était appliquée scientifiquement.*

LA FRICTION FROIDE

La friction froide (*cold rub*), le « kalte Abreibung » des Allemands, s'applique habituellement le matin au sortir du lit, dont le malade garde encore la chaleur; c'est une modification du drap mouillé.

Technique. — On trempe un drap de toile, de préférence de grosse toile, dans de l'eau à 60°-75° F (15,5°-23,8° C.), on le tord, et on l'enroule rapidement autour du malade de la manière décrite plus haut. On exerce des frictions rapides par-dessus le drap, comme avec le drap ruisselant, mais d'une façon plus active; car on ne se propose pas de soustraire du calorique, mais de déterminer une hyperémie marquée de la peau. Pour atteindre plus facilement ce but, on exécute des claquements répétés.

La durée de cette opération varie avec l'objet que l'on a en vue. Après la friction, on laisse tomber le drap; on sèche rapidement le malade, on l'habille, et, autant que possible, on l'envoie à l'air libre après lui avoir administré une tasse de lait chaud.

Indications thérapeutiques. — Ce sont l'anémie chez les individus affaiblis, la phtisie, et les états où l'hématose est défectueuse.

Quelques neurologistes ont recommandé cette méthode sous le nom de *drip sheet* (drap mouillé ruisselant) (1), comme un

(1) *Drip sheet* signifie : drap qui dégoutte ; l'expression française équivalente est celle de « drap mouillé ruisselant », que l'on oppose à celle de « drap mouillé tordu ». (N. du T.)

excellent procédé à employer dans la cure de repos pour amener le sommeil. La désignation de drap mouillé ruisselant (*drip sheet*) pour désigner cette méthode est un exemple de l'imprécision de la terminologie hydriatrique courante. On ne peut qualifier le drap de « ruisselant » *après qu'il a été tordu*. L'emploi erroné de ce terme semble se perpétuer, car, dans quelques récents ouvrages, on dit que le « drip sheet » se prépare « en tordant un drap trempé dans de l'eau froide », etc. On doit éviter ces confusions en traitant des opérations hydriatriques.

Von Noorden a recommandé hautement l'emploi de la friction froide dans les néphrites, en particulier dans la sclérose rénale, au cours d'une discussion devant la Société balnéologique (1). Il combat les préventions qui existent contre l'eau froide et qui, sans être fondées, s'imposent depuis longtemps. Il prétend que l'usage judicieux des frictions froides peut donner d'excellents résultats, même dans les affections chroniques des reins. « Je connais à peine un autre procédé, dit-il, qui ait des effets plus durables et plus utiles que le « kalte Abreibung » suivi d'une friction vigoureuse, qui rougit et sèche la peau pendant la réaction. Il ne faut pas éviter constamment l'emploi de l'eau froide dans les affections rénales. »

Dans la même discussion, Winternitz insiste, avec son énergie habituelle, sur cette notion que l'on n'a rien à redouter des basses températures, lorsque la réaction se produit sous l'influence d'une application froide. L'eau tiède, comme il le fait remarquer justement, ne peut provoquer cette réaction.

Groedel (de Nauheim), qui est opposé à l'emploi de l'eau froide dans les néphrites en général, admet cependant un procédé qui détermine véritablement une bonne réaction. (Voir *Indications thérapeutiques du maillot humide.*)

LE MAILLOT HUMIDE

On emploie depuis très longtemps le maillot humide (*wet pack*) dans la pratique de l'hydrothérapie. Quoi qu'on en ait dit, ce procédé n'est pas de l'invention de Priessnitz. Il a été décrit par le médecin anglais Lucas en 1750. Sans doute, Priessnitz l'a découvert de son côté, car il était bien trop ignorant pour avoir connaissance des écrits de Lucas. Les disciples du

(1) *Deutsche Medizinal-Zeitung*, 1900, n° 49.

paysan hydrothérapeute appliquent le maillot humide plus fréquemment qu'aucun autre procédé. L'application du maillot humide, comme celle de toute opération hydriatrique, demande de l'attention et de la précision pour amener de bons résultats. La terreur des draps mouillés est si intimement associée dans l'esprit du populaire à celle des rhumes et du rhumatisme, que l'idée d'être placé dans un maillot humide donne un frisson au malade pour qui cette médication est toute nouvelle. D'un autre côté, les hydrothérapeutes qui en font un usage habituel l'ont fait tomber en défaveur, en revendiquant pour elle une parfaite innocuité et des vertus curatives de toutes sortes.

Technique. — La *technique* du maillot humide est la suivante : on place un matelas de crin ou d'autre matière disposé de la façon la plus convenable (si l'on emploie un sommier de fil de fer, on doit le recouvrir d'une alèze de caoutchouc pour éviter qu'il ne soit mouillé) sur un lit assez élevé, situé de préférence au milieu de la chambre, de façon à ce que l'infirmier puisse facilement circuler autour de lui. On étend sur le matelas deux larges couvertures de laine, qui dépasseront de soixante centimètres les pieds du malade et dont on laissera pendre le tiers sur le côté gauche du lit. On déploie sur la couverture un drap de grosse toile, que l'on a *tordu* après l'avoir plongé dans de l'eau à une température de 60° à 70° F. (15,5° à 21,1° C.), suivant les indications (fig. 26). On étend sur le lit le malade muni d'un turban mouillé, à la limite du tiers moyen et du tiers droit du drap. Le malade place ses bras au-dessus de sa tête. On relève le drap autour du corps de droite à gauche; la partie supérieure en est enroulée autour du côté gauche du tronc ; la partie inférieure est placée entre les jambes (fig. 27). On abaisse alors les bras le long du corps. On relève de gauche à droite la partie du drap qu'on a laissée pendante, de façon à envelopper les bras et le corps entier ; on enroule le bord du drap le long du côté droit et on replie son extrémité inférieure sous les talons en emprisonnant les pieds. Chez les personnes affaiblies, on peut laisser les pieds à découvert en retroussant le drap humide sous les jambes.

On relève la partie gauche de la couverture et on la serre contre le corps jusqu'au côté droit de celui-ci ; on relève la partie droite jusqu'au côté gauche de la même façon, on la fixe en l'introduisant sous le corps, et on enroule son angle supérieur autour du cou, sous lequel on l'assujettit. Pour exécuter ce temps, la main gauche doit saisir le bord de la couverture à environ quarante-cinq centimètres de l'épaule, le tendre fortement à la surface de celle-ci, en le mettant à angle droit par rapport à la direction de la couverture que l'on va appliquer sur le corps ; en même temps on saisit de la main droite le bord de la couverture un peu plus bas et on le tend jusqu'à l'épaule de l'autre côté, sous laquelle on l'introduit. La main gauche exécute ici la même manœuvre que lorsqu'on fait un renversé dans un bandage. Les pieds sont fortement serrés dans l'extrémité

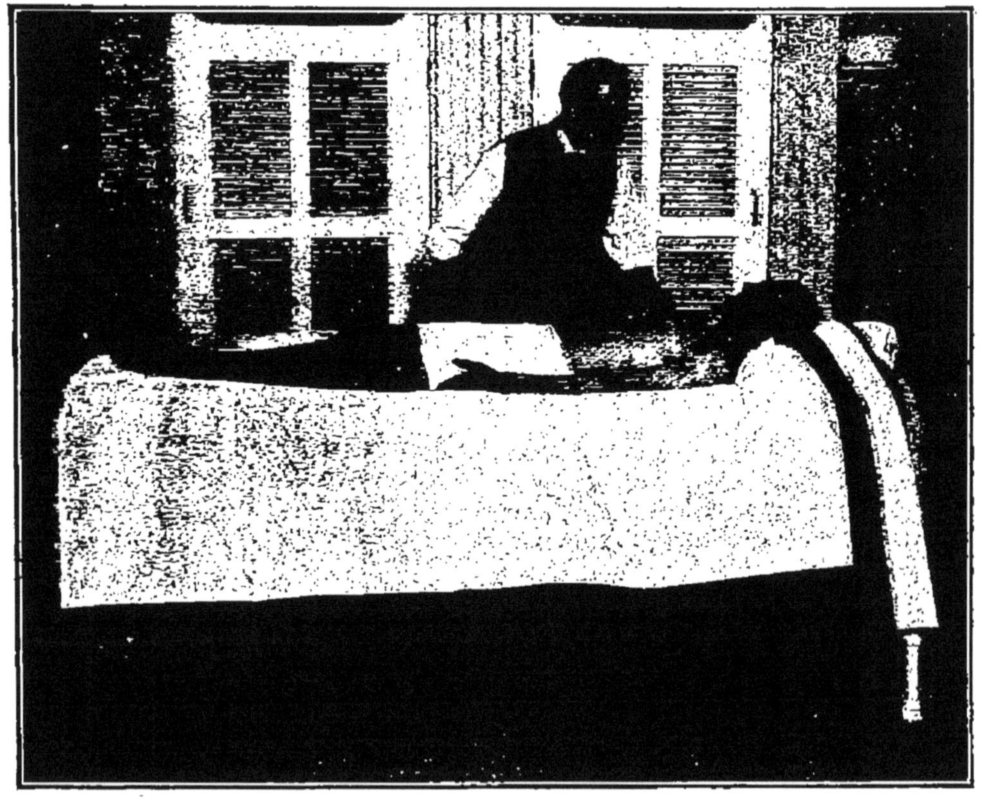

Fig. 26. — Maillot humide en préparation. On voit le drap mouillé et la couverture.

inférieure de la couverture. Il importe de chasser complètement l'air de dessous la couverture. Lorsque le malade a froid, on étend sur lui plusieurs couvertures. Si le maillot a été bien exécuté, le patient ressemble à une momie dont la tête serait enveloppée d'un turban mouillé (fig. 30).

On peut modifier ce procédé en faisant un maillot partiel qui ne recouvre que les parties du corps situées au-dessous de l'aisselle. La durée du maillot (qui peut être de une demi-heure à une heure), la finesse du drap, la température de l'eau, l'étendue du maillot, la répétition du procédé, offrent le moyen de modifier les effets de la méthode, comme on le verra. Chaque maillot humide peut être suivi d'une application hydriatrique qui relève le tonus des vaisseaux cutanés que le maillot a relâché. On peut employer le demi-bain ou l'affusion froide, en choisissant celui de ces procédés qui répond le mieux aux indica-

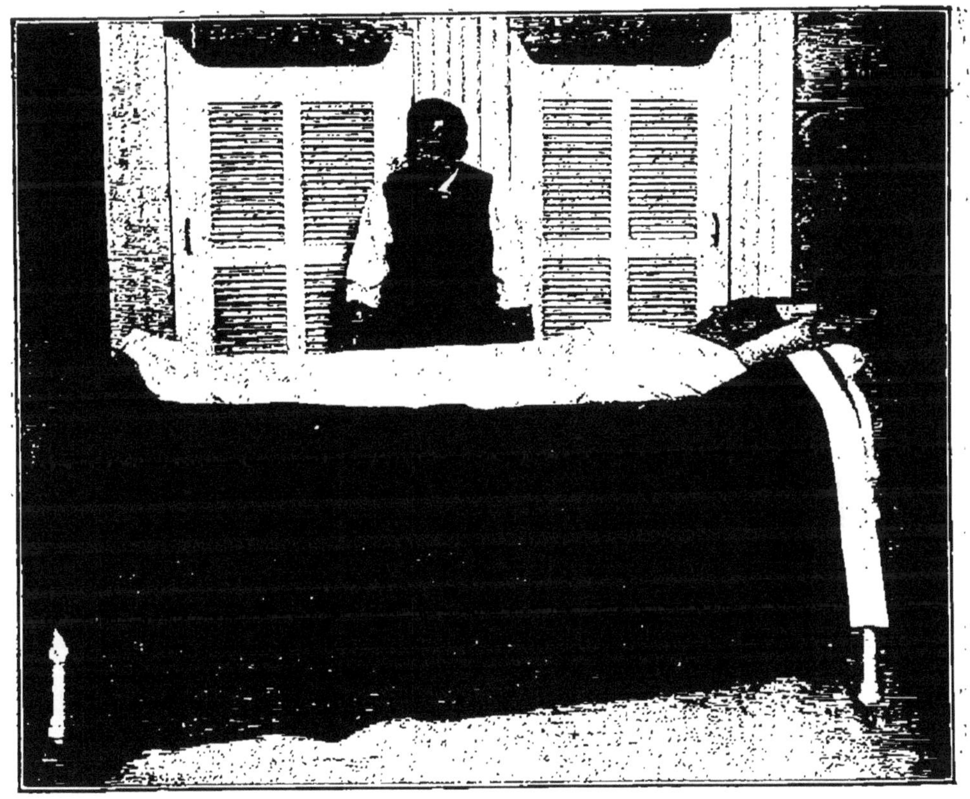

Fig. 27. — Maillot humide. Drap relevé de droite à gauche.

tions de chaque cas particulier. Dans les établissements hydrothérapiques, la douche en cercle et la douche à 70°-80° F. (21,1°-26,6° C.) offrent un complément plus agréable, parce que plus rapide, du maillot humide. La chambre dans laquelle est administré le maillot humide doit être aérée largement; on cesse l'aération peu de temps avant d'enlever le malade du maillot.

Mode d'action. — Le premier effet que produit le contact du drap mouillé d'eau froide est une excitation des nerfs et des vaisseaux cutanés, qui détermine la contraction de ceux-ci, et qui persiste jusqu'à ce que les facultés réactionnelles de l'individu entrent en jeu. Celles-ci dépendent, comme dans toutes les opérations hydriatriques, de l'âge et de l'état du malade; les personnes âgées et les enfants ne réagissent pas aussi facilement que les adultes ; lorsque la température antérieure de

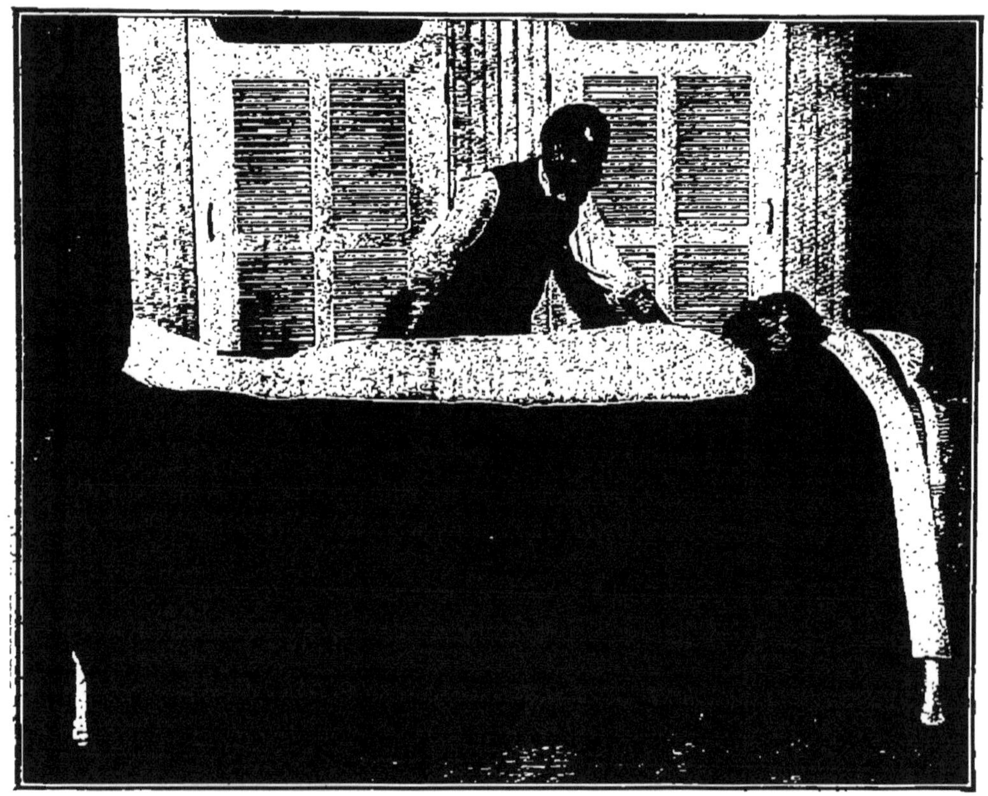

Fig. 28. — Maillot humide. Second temps. Le drap est relevé de gauche à droite.

la peau est élevée, la réaction est plus prompte, comme elle l'est chez les individus vigoureux. On doit se rappeler que le maillot humide diffère sur un point important des méthodes précédentes. Comme on n'y ajoute pas l'adjuvant mécanique que donne l'infirmier dans le drap mouillé ou le demi-bain, *la réaction dépend entièrement des énergies vitales du malade.* Ce fait distingue tout à fait le maillot humide de tous les autres procédés hydriatriques; il exige qu'on apprécie exactement le pouvoir réactionnel du malade. Pour ce motif, on n'aura pas recours à cette méthode avant d'avoir déterminé ce pouvoir, ou l'avoir augmenté au moyen d'autres opérations.

Dès que la peau a subi le premier « choc », qui dure de cinq à dix minutes, et qui parfois produit le frisson, les vaisseaux

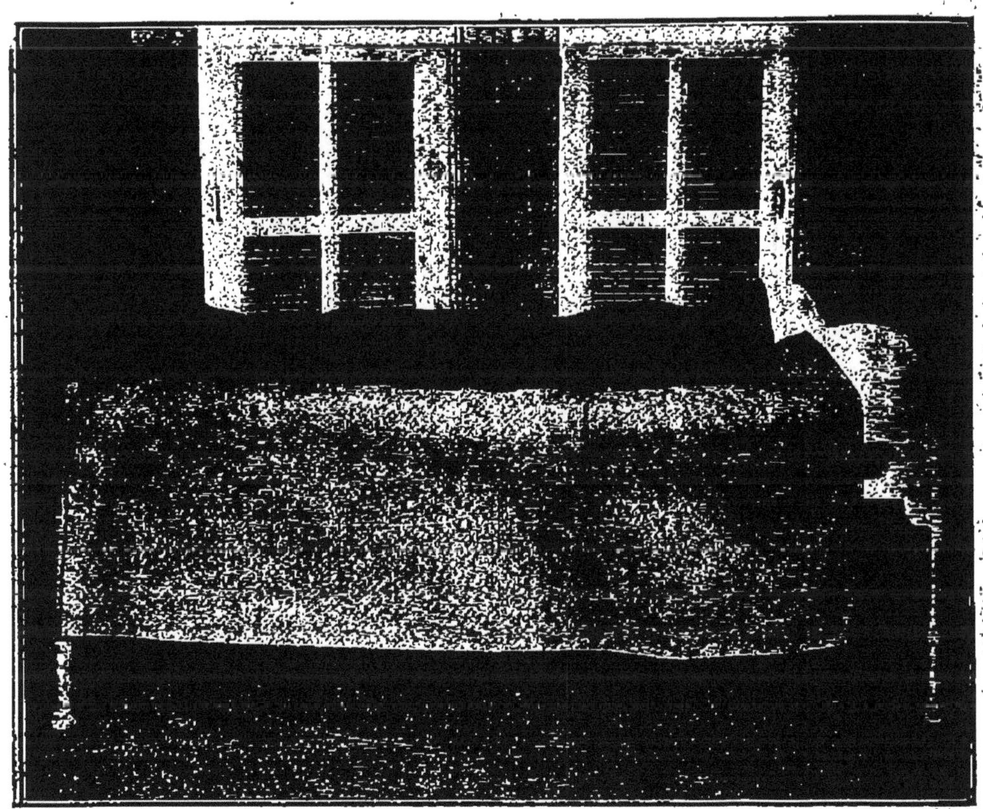

Fig. 29. — Manière de fixer la couverture. On voit l'alèze de caoutchouc qui pend du lit.

cutanés commencent à se dilater; le sang apporte sa chaleur du centre à la périphérie, l'organisme s'efforçant d'établir un équilibre entre la température de la peau et celle du drap. Lorsque la température du corps est élevée, comme dans les fièvres, il n'y a pas de sensation de froid. Le sang refroidi est d'abord entraîné de la surface aux couches profondes, mais, très rapidement, le sang chaud venant de l'intérieur prend sa place, et les vaisseaux cutanés se dilatent.

Ces échanges continus entre la profondeur et la surface s'établissent facilement et progressivement chez les malades dont la température est normale ; ils amènent une évaporation de l'eau contenue dans le drap ; dans la fièvre, cette évaporation favorise l'émission du calorique par la peau. Cette déperdition de chaleur est augmentée par le rayonnement de la couverture, et par l'état de repos du malade, dont le corps tout entier se trouve entouré de vapeur. Elle continue aussi long-

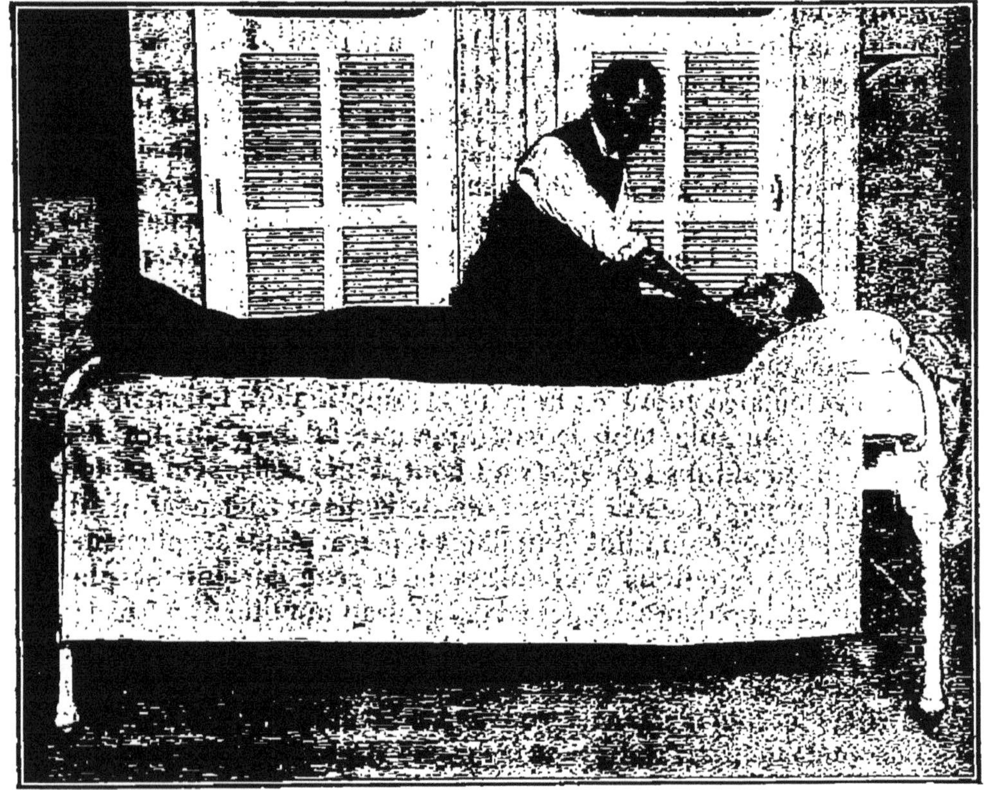

Fig. 30. — Maillot humide terminé.

temps que le drap reste froid, juste autant que se renouvelle l'excitation thermique plus faible d'instant en instant, c'est-à-dire jusqu'à ce que le drap soit entièrement réchauffé.

Lorsque le drap et la peau ont atteint la même température, ce qui demande environ dix minutes quand la circulation est parfaite, le malade repose dans un drap mouillé de température neutre. Les processus d'oxydation qui ont été éveillés par l'effet primitif du drap froid, et qui doivent protéger l'organisme contre les conséquences nuisibles de la perturbation de son équilibre thermique, ne s'arrêtent pas, cependant, lorsqu'ils ont été mis en mouvement. La production normale de calorique continue, mais la déperdition de chaleur par rayonnement et par évaporation est interrompue, et la déperdition par conduction diminue considérablement du fait des couvertures de laine qui enveloppent le malade. Il en résulte une accumulation de calorique à la surface du corps, qui contribue à entretenir l'évaporation de l'eau du drap. Le malade se trouve alors dans un milieu plus chaud que celui de ses vêtements ordinaires. Il éprouve, par conséquent, l'effet calmant que procure un bain chaud. Si le maillot est maintenu pendant une heure, l'accumulation de chaleur se manifeste par l'apparition de la sueur sur le front. Ce malade est ainsi placé dans un milieu surchauffé et il éprouve tous les effets physiologiques que nous avons décrits ci-dessus. Ziegelroth (1) a constaté que le maillot que l'on maintient plusieurs heures provoque en outre une élimination de toxines. L'excitation primitive du froid ayant éveillé une action réflexe des centres respiratoire et cardiaque, la réaction survient, déterminant la réplétion de l'aire vasculaire cutanée ; la peau se remplit alors tellement de sang et accumule tant de calorique que le drap émettra des vapeurs quand on l'enlèvera au bout d'une heure. On ne doit pas interrompre cette hyperémie de la peau ; on peut, d'ailleurs, laisser le maillot humide en place pendant plusieurs heures. Les fonctions excrétoires de la peau deviennent plus actives, et la sueur s'évapore dans le drap mouillé et à travers son épaisseur. Souvent l'odeur du drap, quand on l'enlève, témoigne de cette augmentation de l'excrétion. Ziegelroth attribue le soulagement éprouvé par la plupart des malades, non seulement à l'influence favorable du maillot sur la circulation, mais encore à l'élimination des toxines. Bien que ce dernier fait n'ait pas reçu une démonstration suffisante, il semble établi d'une façon probante par l'odeur qu'exhale le drap. Celle-ci a été particulièrement remarquée dans le rhumatisme articulaire aigu. Ce processus éliminatoire se trouve secondé dans des proportions considérables par le développement des combustions cellulaires qu'accentue le maillot humide. Le médecin n'a pas à sa disposition de meilleur moyen de favoriser les oxydations intra-organiques, afin d'amener la combustion des

(1) *Deutsche Medizinal-Zeitung*, 5 juillet 1897.

substances autotoxiques, la transmutation des produits de déchet en éléments solubles susceptibles d'être éliminés. Bouchard, qui fait autorité en cette matière, s'exprime ainsi : « Chose remarquable, ces hommes à sécrétion sudorale fétide cessent d'exhaler une odeur mauvaise, s'ils viennent d'être atteints de quelque maladie fébrile. » Ces autotoxines sont donc réellement consumées, quand les processus fébriles augmentent l'activité des combustions et elles s'éliminent ainsi de l'organisme. Ce qu'on a appelé le « pouvoir curatif de la fièvre » est dû, probablement, à cette oxydation des toxines et autotoxines, et il peut être également la raison pour laquelle des maladies chroniques disparaissent parfois sous l'influence de maladies aiguës intercurrentes, et pour laquelle un grand nombre d'individus se trouvent beaucoup mieux à la suite d'une maladie fébrile aiguë. Les applications prolongées du maillot humide durant deux ou trois heures sembleraient donc offrir, par ce mode d'action, un moyen d'augmenter les éliminations, qui pourrait être employé utilement dans un grand nombre de traitements.

Des expériences sur les animaux ont été faites en vue d'établir le mode d'action du maillot humide.

Schüller a montré l'action du maillot humide sur des lapins trépanés. Il les enveloppait d'un drap mouillé avec de l'eau à 34° F. (1,1°C.) et les recouvrait d'une toile cirée et de couvertures de laine, qui les serraient étroitement, ne laissant libre que la tête ; il les gardait ainsi deux ou trois heures sur une table. La température s'abaissait de un à deux degrés (0,55° à 1,1° C.) et recommençait à s'élever au bout de 2 heures un quart. La respiration devenait plus lente et plus profonde et le pouls se ralentissait. Les animaux réagissaient moins aux excitations et semblaient d'abord assoupis ; et lorsque la température recommençait à s'élever, ils redevenaient plus vifs et se mettaient à se débattre avec énergie. On observait une contraction des vaisseaux de la pie-mère, que la trépanation avait mise au jour. Après une dilatation initiale de courte durée, les vaisseaux se contractaient, le cerveau s'affaissait de plus en plus et la dure-mère était soulevée par le liquide céphalo-rachidien, qui s'accumulait en abondance sous elle. Les battements du cerveau devenaient plus lents et plus égaux. Ces modifications duraient plusieurs heures. Les excitations externes que l'on faisait subir aux animaux en les pinçant, les frictionnant, les soulevant, amenaient d'abord des battements cérébraux rapides, mais ensuite plus courts, et une dilatation plus grande, mais variable, des vaisseaux. Aussitôt que l'on enlevait le maillot, les vaisseaux se dilataient, mais reprenaient de suite leur calibre normal. La respiration et les battements cérébraux devenaient plus fréquents. Si l'on appliquait des compresses chaudes sur le ventre et le dos de l'animal, les vaisseaux de la pie-mère se contractaient, le pouls et les mouvements respiratoires s'accéléraient, le premier devenait moins perceptible, ceux-ci plus superficiels.

Ces expériences peuvent paraître contradictoires à un examen sommaire. Il est pourtant facile de les expliquer. Sous l'influence de leur exposition brusque à l'action du maillot humide à 34° F. (1,1° C.), les muscles de la peau se contractent, entraînant la contraction des artérioles et du vaste réseau capillaire de celle-ci. Ce phénomène détermine la vaso-dilatation de la pie-mère, que Schüller a notée tout d'abord. La dilatation secondaire des vaisseaux cutanés, qui s'établit sous le drap mouillé et sous les couvertures de laine, qui retiennent le calorique à la façon d'un cataplasme, amène une contraction des vaisseaux pie-mériens. Les fibres musculaires de la peau se relâchant, la dilatation des vaisseaux cutanés devient encore plus considérable, et le calibre des vaisseaux de la pie-mère va en diminuant ; il y a anémie cérébrale. Lorsqu'on retire l'animal du bain de vapeur chaude où il se trouvait plongé, les vaisseaux de la peau se contractent de nouveau sous l'influence de l'air frais, et les vaisseaux de la pie-mère se dilatent ; « ils reprennent aussitôt leur calibre normal », dit Schüller.

Ces expériences permettent de comprendre l'action du maillot humide sur le corps humain. Nous avons vu souvent le malade s'endormir aussitôt que la température s'était équilibrée entre le corps et le drap, et que le processus réactionnel donnait naissance à de la chaleur, en remplissant les vaisseaux cutanés et en diminuant ainsi l'apport sanguin dans le territoire des vaisseaux cérébraux. En outre, l'état de repos du malade, et la suppression de toutes les influences réflexes qui, dans les conditions ordinaires, arrivent au cerveau par les nerfs de la peau doivent contribuer à l'action sédative du maillot humide.

Vinaj et Maggiora (1) ont porté leur attention sur l'influence exercée par le maillot humide sur l'appareil musculaire. Ils prenaient la courbe de fatigue du médius gauche chez les indi-

(1) *Blätter für klinische Hydrotherapie*, 1892.

vidus qu'ils avaient maintenus deux heures dans le maillot humide (fig. 31). Immédiatement après leur sortie du maillot, on plongeait les sujets dans une baignoire d'eau froide. On

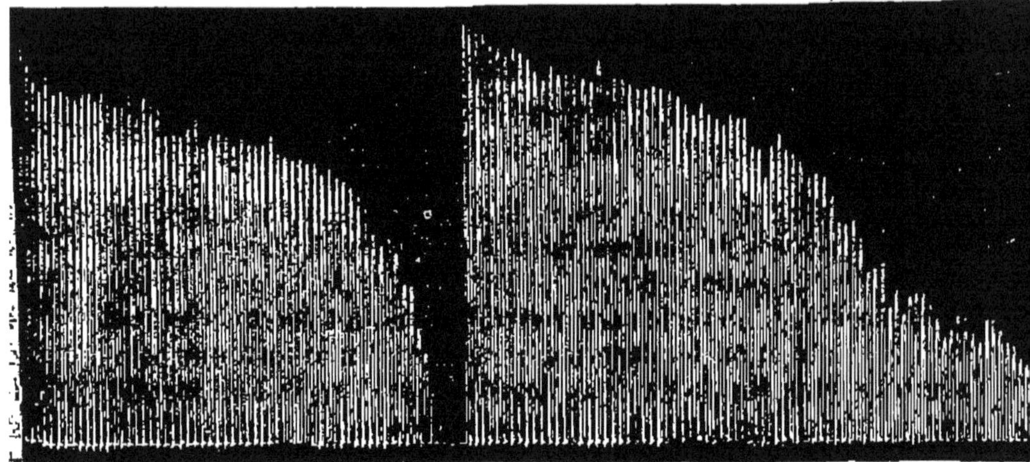

Fig. 31. — Courbe de fatigue de la main gauche, après le maillot humide maintenu pendant deux heures.

Fig. 32. — Courbe de fatigue de la main droite, après le maillot humide et une immersion froide.

enregistrait alors la courbe de fatigue du médius droit (fig. 32). On pouvait comparer ces courbes avec la courbe normale prise avant l'application du maillot, laquelle était identique aux courbes représentées dans les figures 1 et 2.

Tableau indiquant la capacité de travail des muscles, après le maillot humide.

COURBES	CONDITIONS DE L'EXPÉRIENCE	MAIN GAUCHE		MAIN DROITE	
		Hauteur totale du soulèvement, en mètres.	Travail total en kilogrammètres.	Hauteur totale du soulèvement, en mètres.	Travail total en kilogrammètres
(1) Fig. 31	Après le maillot humide.	2.370	7.110		
(2) Fig. 32	Après une immersion froide..........	....	....	3.840	11.520
(3)	Dans les conditions normales......	1.737	5.211		
	Dans les conditions normales......	....	....	1.690	5.070

Ce tableau montre l'accroissement énorme de la capacité de soulèvement après un maillot humide suivi d'un bain froid ordinaire; et il explique en partie le mode d'action de l'effet tonique habituellement produit par ce procédé. Il me semble que cet « effet tonique » n'est pas dû au maillot humide de deux heures, mais à l'immersion froide que l'on pratique ensuite alors que la peau s'est surchauffée, du fait de l'application prolongée du maillot humide.

Indications thérapeutiques dans les maladies aiguës. — Si la soustraction de chaleur est le but principal, la température du drap doit être entre 60° et 70° F. (15,5°-21,1° C.) dans le premier maillot, le malade sera retiré du maillot lorsque celui-ci sera échauffé et on le placera dans un autre maillot à une température plus élevée de deux degrés (1,1° C.) que l'on installe sur le même lit ou sur un lit voisin. Dès qu'il a réchauffé le drap et la couverture, ce dont on s'aperçoit en appliquant la main sur les différentes régions, on le porte dans un troisième maillot à une température plus élevée de deux degrés F. (1,1° C.) Liebermeister a montré que cinq maillots humides de ce genre, durant dix minutes chacun, soustraient autant de calorique qu'un bain général de 15 minutes à 65° F. (18, 3° C.). Donc, lorsque la température est élevée (au-dessus de 102° F., 38,9° C.), ou lorsque l'on ne peut vaincre les objections qui sont élevées contre l'emploi d'un autre procédé plus ou moins énergique, le maillot humide offre une ressource utile et acceptable dans les états fébriles. Le médecin doit donc décider s'il est préférable d'avoir recours à cinq maillots successifs durant en tout 50 minutes, plutôt qu'à un bain général de 15 minutes. Les particularités du cas lui inspireront sa décision. Mon expérience personnelle est en faveur du bain général, si l'ablution, le drap mouillé et le demi-bain se sont montrés insuffisants, et si l'on peut obtenir le personnel et le matériel convenables. Le maillot humide est une médication anti-fébrile remarquable; toutefois, dans les cas bénins dont la température est entre 100° et 103 F. (37,8° et 39,4° C.), particulièrement dans les cas qui n'ont pas un caractère infectieux. Comme le procédé peut être modifié, soit en employant de l'eau à une température plus élevée et en prolongeant l'application si le corps continue à se refroidir, soit en abaissant la température du drap mouillé si la température du corps ne baisse pas, nous avons dans le maillot une méthode très souple, susceptible d'un dosage exact pour ainsi dire. Dans les états fébriles, la première impression de froid sur la surface cutanée cesse brusquement et donne lieu au phénomène d'évaporation mentionné plus haut. Celui-ci détermine un effet sédatif sur les vaisseaux et les nerfs périphériques, et les malades qui, jusque-là, s'agitaient sans repos, s'endorment.

Si l'effet sédatif est la principale indication au moment où l'on intervient, si le malade a perdu le sommeil ou s'il côtoie le délire, il sera prudent de le laisser dans le maillot jusqu'à ce qu'il s'éveille, et de lui donner alors une ablution froide rapide. Toutefois, si l'élévation de la température ne s'accompagne pas d'adynamie, elle constitue la première indication ; le malade sera donc retiré du maillot dès que l'on commencera à sentir s'échauffer la couverture ou le drap ; il sera placé alors dans un autre maillot, comme on l'a indiqué ci-dessus, et l'on appliquera ainsi jusqu'à quatre ou cinq maillots successifs ; on interrompra le renouvellement des maillots, lorsque la température sera suffisamment abaissée, en ayant toujours soin de laisser le malade dans le dernier maillot, qui le refroidit sans le glacer, pendant 10 ou 15 minutes. S'il n'est pas trop fatigué, on lui administrera une ablution rapide avec de l'eau entre 50° et 60° F. (10° et 15,5° C.). Cette méthode agit plus lentement, mais produit un effet plus durable que le procédé plus rapide du bain général, pour cette raison que l'élévation compensatrice de la température, qui constitue la réaction défensive normale, est plus tardive et plus lente.

L'auteur a obtenu d'excellents résultats dans la typhoïde et d'autres états adynamiques, où les autres procédés avaient déterminé de grands frissons, d'une modification apportée à la technique du maillot humide, procédé dont on constate l'utilité dans un grand nombre de circonstances.

J'étais guidé par cette idée que, si les ablutions ou les bains arrivent à glacer les malades, c'est que la réaction des vaisseaux cutanés fait défaut. Je faisais préparer le maillot humide sur une table ou un lit voisin ; on étendait deux couvertures de laine épaisses et larges et, sur celles-ci, une couverture mince, puis un drap de grosse toile plongé dans de l'eau à 70°-60° F. (21,1°-15,5° C.) et bien tordu, l'eau la plus froide paraissant la plus efficace. On faisait en sorte d'envelopper *rapidement* le malade dans le drap mouillé et successivement dans chaque couverture. Dès qu'il déclarait se trouver bien et se sentir réchauffé, on retirait la couverture la plus superficielle, et, cinq ou dix minutes après, la seconde des couvertures épaisses; on laissait alors le malade dans la couverture mince pendant cinq à dix minutes. On le laissait ainsi plus longtemps quand il s'endormait, ce qui arrivait souvent. Par ce moyen, on peut prévenir le défaut de pouvoir réactionnel et les inquiétudes du malade et obtenir néanmoins tous les effets anti-fébriles de l'eau froide : stimulation par le choc froid du début, réaction après l'emmaillottement, refroidissement par l'évaporation s'opérant à travers la couverture mince; on y ajoutait, quand cela était nécessaire, un autre stimulant en frictionnant rapidement la peau avec une serviette imbibée d'eau froide, avec de l'alcool, ou en pratiquant une ablution froide. Quelques maillots de ce genre suffisent à préparer le malade à l'ablution, au drap mouillé, au bain de baignoire, qu'il supportera dorénavant sans peine. On peut citer en faveur de l'emploi du maillot humide dans les maladies aiguës les observations concordantes de beaucoup de médecins d'hôpitaux. Rendu (1) fournit les résultats de dix années d'observations sur le maillot humide. Il prétend que ce procédé peut remplacer utilement le bain froid; qu'il abaisse la température et favorise l'élimination des produits toxiques; qu'il active le fonctionnement des reins, calme le système nerveux et prévient le collapsus cardiaque; qu'il est beaucoup plus aisément accepté par le public que le bain froid, et qu'il est, par conséquent, d'un emploi plus facile que celui-ci dans la pratique privée. Rendu satisfait aux préjugés des profanes, qui réclament des médicaments, en ajoutant une décoction végétale ou un sel inoffensif à l'eau dont on fait usage. Il affirme que le maillot humide n'est jamais contre-indiqué par l'âge, ni par la constitution du malade. Il recommande le maillot humide prolongé, en particulier dans la néphrite aiguë (dans laquelle Kussmaul l'a également conseillé), et s'oppose en même temps à toute médication diurétique. (Voir page 170 pour l'emploi du maillot humide dans la néphrite.)

Wachsmuth a vanté l'application du maillot humide dans la diphtérie grave ; sur quinze cas traités par cette méthode, il ne perdit que trois malades, dont deux étaient mourants.

Mode d'action dans les maladies chroniques. — Si la température du corps est normale ou un peu au-dessus de la normale, comme c'est le cas dans la plupart des maladies chroniques,

(1) *Revue d'hygiène thérapeutique*, juin 1893.

l'excitation thermique est la même que dans la maladie aiguë, mais la réponse de l'organisme à cette excitation est toute différente, parce que le système nerveux est affaibli et le pouvoir réactionnel diminué. Les vaisseaux périphériques se contractent; le malade frissonne plus longuement, probablement parce que le sang n'afflue pas aussi rapidement à la peau et qu'il s'y refroidit plus vite. L'énergie de la réaction qui répond à l'excitation thermique est moindre dans l'enfance et dans la vieillesse. Elle dépend aussi de la constitution plus ou moins vigoureuse du malade, et, jusqu'à un certain point, de sa température. L'effet réfrigérant cesse au bout de dix minutes ou plus; pendant ce temps le malade éprouve des sensations assez désagréables, et demande souvent à quitter le maillot. Le premier choc de l'eau froide sur la peau produit en outre une respiration haletante et augmente le malaise que subit le malade. Toutefois ce malaise prend fin après un instant plus ou moins long. L'équilibre s'établit entre la température du corps et celle du drap mouillé et l'évaporation fait que le corps s'enveloppe de vapeur. L'organisme est ainsi amené à fournir un effort relatif qui favorise grandement la circulation et qui contribue, comme on l'a démontré, à activer le métabolisme. Souvent, le malade qu'on laisse reposer dans le maillot s'endort. C'est ainsi que j'ai vu, dans l'établissement du professeur Winternitz à Kaltenleutgeben, de nombreux malades s'endormir rapidement, bien que le maillot fût habituellement donné avant sept heures du matin, c'est-à-dire, juste au sortir du lit. L'effet sédatif d'un sommeil d'une heure dans ce maillot, qui est une sorte de cataplasme doux, est utile dans les névroses fonctionnelles, l'hystérie, et quelques troubles cardiaques, comme on le verra.

Max Herz, de Vienne (1), appelle l'attention sur ce fait que le drap mouillé sature d'eau l'épiderme. Il a étudié le rayonnement du calorique chez un malade atteint de tuberculose avec fièvre, et a constaté que, malgré une température axillaire élevée, le malade ne perdait pas plus de calorique par rayonnement que n'en perdait un autre sujet apyrétique placé dans le même milieu. Herz mouilla alors la peau tout entière de son malade et vit que le rayonnement de calorique était augmenté. Le rayonnement dépend de l'état de la surface cutanée, et il n'y a pas de doute qu'un épiderme gonflé d'eau ne rayonne la chaleur plus facilement qu'une peau sèche. Le calorique perdu

(1) *Monatschrift für praktische Heilkunde*, juillet 1895.

par l'épiderme est sans cesse remplacé par celui qu'apporte le sang circulant dans la peau. Si l'épiderme est mauvais conducteur, l'émission du calorique retenu par le sang rencontre une résistance plus grande, tandis que, dans des conditions meilleures de conductibilité, le calorique est littéralement « aspiré ». Ces observations fournissent une explication rationnelle de l'action anti-thermique du maillot humide.

Dans une excellente monographie sur le maillot humide et le massage, le Dr Mary Putnam Jacobi résume d'une façon si claire et si complète l'action du maillot humide que je reproduis son exposé en témoignage de mon estime pour ce travail d'un médecin américain.

« L'augmentation de la thermogénèse déterminée par l'excitation de l'appareil régulateur de la chaleur, indépendamment de la quantité de calorique soustraite par le froid, implique l'activité fonctionnelle : 1° des nerfs sensitifs; 2° d'une ou plusieurs parties des centres nerveux ; 3° des fibres nerveuses centrifuges de tout ordre qui se terminent dans les muscles; 4° des muscles dans lesquels s'accomplissent les phénomènes chimiques qui entretiennent la production de chaleur. L'organisme est ainsi amené à fournir une somme définie de travail, qui n'est pas négligeable. Aussi les tissus nerveux et musculaires, au moins en grande partie, sont-ils placés dans des conditions favorables à leur nutrition. Mais ce n'est pas tout. Lorsque la réaction après le maillot humide se produit normalement, le sang qui se trouve dans la profondeur au voisinage des viscères chylopoiétiques est rapidement amené à la surface, il accélère donc la circulation tout entière de ces organes dans le même sens. Le résultat le plus important de ce processus est celui-ci : une quantité plus grande de matériaux alimentaires est versée dans la circulation générale et, l'hyperémie gastro-intestinale diminuant, l'appétit se réveille. Le sommeil s'établit presque toujours pendant le maillot dans les cas heureux, et nous avions trouvé que le malade en tirait le plus grand avantage, lorsqu'il pouvait dormir une demi-heure après l'achèvement du maillot et le massage. Nous pouvons affirmer, pour des raisons faciles à comprendre, que, pendant la première phase de l'application du maillot, le sang circule en plus grande abondance et sous une pression plus élevée à travers les centres nerveux, et par suite entraîne complètement les produits acides de la fatigue, qui maintenaient les éléments nerveux en état d'excitation permanente. La diminution de l'apport sanguin qui suit immédiatement, pendant la seconde phase de l'application, ne peut manquer d'avoir d'excellents effets ; car elle réduit l'activité fonctionnelle du tissu nerveux, qui s'est prolongée à l'excès, et place par conséquent celui-ci dans les conditions qui sont nécessaires pour que commencent les phénomènes de nutrition. La diminution de l'apport sanguin n'est pas assez marquée pour empêcher ce dernier processus de s'accomplir ; en effet elle n'est pas plus considérable que celle qui se produit dans le sommeil, période pendant laquelle s'opèrent les phénomènes d'assimilation dans les tissus nerveux et musculaires à l'état physiologique. En acceptant la loi que Ranke a formulée pour ces tissus, qui ne se réparent que lorsqu'ils sont fatigués, c'est-à-dire relâchés, nous pouvons voir dans le relâchement musculaire, amené par l'humidité chaude du maillot, une condition très favorable pour la nutrition des muscles. »

Autres formes du maillot humide. — Les modifications que l'on peut apporter au maillot humide, en en transformant légèrement la technique, expliquent pourquoi les hydropathes, depuis l'époque de Priessnitz, l'ont vanté comme une panacée dans toutes les maladies. Les observations pratiques de ces empiriques sont dignes d'attention. Leur singulière conception du rejet des poisons du sang provoqué par cette méthode n'est même pas entièrement dénuée de base scientifique. Nous pouvons accepter avec un certain scepticisme leurs théories et leurs prétentions, mais nous serons avisés en tenant compte de leur expérience clinique. Winternitz, Kussmaul l'ont fait ; je l'ai fait moi-même.

On a indiqué la modification que l'on doit faire subir au maillot humide quand on veut produire le refroidissement, en traitant de son application dans les états fébriles. On peut obtenir un effet analogue en modifiant la durée de l'opération. Chez les malades qui entrent en traitement avec une température presque normale, on peut augmenter, tout d'abord, les facultés réactionnelles au moyen de la friction, du maillot sec, ou d'un bain d'eau chaude. Toutefois, cela est rarement nécessaire, lorsqu'on emploie un drap rude, qu'on le trempe dans de l'eau à une température ne dépassant pas 70° F. (21,1° C.) et qu'on enveloppe *rapidement* le malade dans ce drap et dans les couvertures, comme on l'a indiqué plus haut. L'effet réfrigérant du drap mouillé est bientôt neutralisé par la chaleur fournie par l'organisme, que l'atteinte portée à sa peau amène à se défendre. Aussitôt que la température du drap atteint celle de la peau à l'état normal (92°F., 33,3° C.), la sensation de froid diminue. Si le maillot reste en place, le calorique venant des organes internes élève la température de la peau et celle du drap, car la production de chaleur continue une fois qu'elle a été activée par la nécessité de compenser la soustraction initiale de calorique subie par l'économie.

L'humidité chaude qui enveloppe alors le malade produit un effet sédatif, que l'on peut entretenir en enlevant la couverture superficielle pour réduire l'activité de la thermogénèse, qui obéit encore à l'impulsion que lui a donnée l'intervention du froid.

Si, au contraire, on augmente l'épaisseur des couvertures, ou si l'on place une toile imperméable sur le maillot, on arrête plus ou moins la diffusion du calorique, la peau se congestionne, le visage devient rouge, et l'on observe tous les phénomènes déterminés par le bain chaud, même une transpiration abondante du visage. La somme de travail fonctionnel fournie par l'organisme entier pour l'accomplissement de ces processus peut être utilisée à l'avantage du patient, ou tourner à son détriment si on la provoque d'une façon intempestive.

Le maillot humide dans les néphrites. — Lorsque j'eus connaissance des excellentes recherches de Kauffmann et Barrie (1) sur l'emploi du maillot humide dans les néphrites, etc., faites à la clinique de Kussmaul, je pensai que les résultats obtenus devaient être dus au mode d'action exposé brièvement ci-dessus, et j'adoptai le maillot humide froid comme supérieur à d'autres opérations chaudes dans le traitement de nombreux cas de néphrite, de goutte, et de rhumatisme. Quand la température du corps est au-dessus de la normale, ou quand le début de la maladie est brusque, comme dans l'albuminurie et même dans l'éclampsie de la grossesse, la réaction s'établit très rapidement si le maillot humide est appliqué judicieusement. Une action diaphorétique se produit, et tous les effets favorables qui peuvent dériver de la diaphorèse s'accentuent, du fait que la circulation générale et la circulation locale deviennent plus faciles et plus actives.

(1) *Berliner klin. Wochenschrift*, 1888, n° 28.

Le maillot humide chaud (*hot blanket pack*). — On parle si souvent de cette méthode, àpropos de la néphrite dans la littérature médicale, qu'il est bon d'en exposer la technique. On opère habituellement de la façon suivante : on place sur un lit ou sur une table trois ou quatre couvertures de laine ; deux infirmiers plongent la couverture, qui sera placée par-dessus, dans de l'eau aussi chaude que peuvent le supporter leurs mains et ils l'expriment en tordant ses extrémités en sens contraire. On étale rapidement la couverture chaude sur les autres et on enveloppe étroitement le malade de cette couverture et des suivantes. Le danger de brûler le malade a été exagéré par des auteurs qui n'avaient pas l'expérience de ce procédé ; la couverture perd beaucoup de sa chaleur pendant qu'on la déploie, souvent même plus qu'il ne serait désirable. S'il a sa connaissance, le malade souffre bientôt de la chaleur et d'un certain malaise, comme dans un bain très chaud, et s'empresse de demander qu'on le délivre. Il ne se produit pas de stimulation des fonctions calorifiques ; au contraire, l'effort de l'organisme pour s'adapter à la température va dans un sens opposé, la transpiration de la face s'établit, l'eau se vaporise et commence à abandonner la trame de la couverture. Au lieu de l'accumulation de calorique, que produit dans le maillot humide froid la suractivité compensatrice de la thermogénèse, on observe, après le premier choc du maillot humide chaud, une diminution de la production du calorique. L'auteur a exposé dans ses cours à la *Post-Graduate Medical School* les différences qui existent entre le maillot humide froid et le maillot humide chaud employés dans le traitement de la néphrite chronique et de la néphrite de la grossesse ; et il invoqua le témoignage des infirmières à l'appui de ses dires, quand il indiqua que l'on trouvait la couverture mouillée froide après le retrait du maillot chaud, et le drap mouillé chaud après le retrait du maillot froid. Dans l'un et l'autre cas, cet effet s'accentue si l'on enveloppe le maillot tout entier dans une toile imperméable pour empêcher l'évaporation. Le maillot humide froid mérite donc d'être préféré. Il n'est pas généralement adopté en raison dupréjugé susperstitieuxqui fait craindre les applications froides dansla néphrite et le rhumatisme. L'affirmation autorisée de Kussmaul semble n'avoir pas réussi à ruiner ce préjugé.

Von Noorden et Grodel (1) approuvent l'emploi du maillot

(1) *Loc. cit.*

froid dans la néphrite lorsqu'il se fait une bonne réaction. L'auteur espère avoir attiré suffisamment l'attention sur cet utile procédé en exposant le mode d'action et les mérites de celui-ci. Dans mon ancien service du *J. Hood Wright Hospital*, on amena un jour en ambulance une femme atteinte d'éclampsie au sixième mois d'une grossesse. Une prompte délivrance amena une sédation après trente crises convulsives; la malade resta sans connaissance, fournissant 240 grammes d'urine très albumineuse pendant la nuit. Je fis appliquer un maillot humide à 55° F (12, 8° C.), en présence des médecins qui suivaient mon cours à la *Post-Graduate School*. Après chacune des trois applications, faites à intervalle de quatre heures, la quantité d'urine retirée par le cathétérisme augmentait; au bout d'une semaine, l'urine était normale en quantité et en qualité.

Indications thérapeutiques dans les maladies chroniques. — Le maillot humide peut rendre de grands services dans tous les cas chroniques dont un des éléments principaux est le ralentissement du métabolisme, comme dans le *diabète*, le *rhumatisme*, la *goutte*, dans certains troubles de l'appareil digestif, l'anémie et la chlorose. Dans les névroses fonctionnelles, le maillot humide offre un moyen de modifier l'irritabilité et, si on le fait suivre d'un demi-bain, d'une douche, ou d'une autre opération mécano-hydriatrique énergique, il amène une détente du système nerveux, une augmentation des échanges organiques et de l'hématopoièse et un fonctionnement plus parfait de l'appareil circulatoire. Cette méthode présente donc une association d'effets qu'aucune autre ne peut fournir. On peut l'employer avec avantage dans les cas dont nous parlons comme un moyen préparatoire à la douche, à la place du bain d'air chaud. En fait, c'est là la principale application qu'en faisaient Priessnitz et les hydropathes, qui mettaient ce procédé au-dessus de tous les autres.

Dans les *troubles mentaux chroniques* le maillot humide a été employé comme un utile agent thérapeutique (1). Un usage presque continu du maillot humide froid pendant deux années, dans des cas soigneusement sélectionnés, a établi la valeur

(1) Government Report of the Hospital for the Insane, Washington, D. C., 1896.

de cette méthode dans un grand nombre de formes des maladies cérébrales et dans des troubles mentaux que l'on estimait jusque-là incurables.

Foster regarde le maillot humide froid (70° F., 21, 1° C.), total ou partiel, comme un traitement « à la fois inoffensif et efficace » dans des cas de manie, compliquée de « symptômes rénaux, retention souvent complète ; diminution marquée de l'excrétion quotidienne de l'urée (jusqu'au quart de la quantité normale) malgré l'augmentation énorme du métabolisme ; albuminurie, cylindrurie, hématurie, associées ou non ».

A l'établissement Toner, un nombre considérable de paralytiques généraux à une période avancée de leur affection furent soumis pendant longtemps au traitement hydriatrique, entre les mains du Dr Foster. Le principal agent thérapeutique était le maillot humide froid. Foster conclut ainsi : « L'augmentation du tonus vasculaire et le rétablissement de l'équilibre de la tension artérielle, l'impulsion imprimée à la circulation lymphatique, un apport plus normal de sang sain aux tissus inanitiés, paraissent être les causes qui amènent la sédation du trouble mental et le sommeil réparateur que provoque le maillot. Tous les processus dont on vient de parler s'accentuent sous l'influence d'un massage pratiqué après le maillot ; en particulier un effleurement. On employait toujours le thermomètre pour contrôler les détails de l'application, ce qui est nécessaire quand on fait intervenir la chaleur ou le froid.

Les avantages de ce traitement actif ne sont limités en aucune façon au cas de paralysie générale. La *mélancolie* et les *accès maniaques aigus* en bénéficient souvent. Mais la question importante qui se pose aujourd'hui est celle-ci : dans les affections réputées jusqu'ici incurables, ce traitement offre-t-il, au moins dans un petit nombre de cas bien déterminés, quelques chances de guérison ? Il n'y aurait certainement aucun inconvénient à en faire l'expérience dans d'autres hôpitaux.

L'année dernière, quatre paralytiques généraux hommes, à une période assez avancée de la maladie, ont été traités à l'établissement Toner au moyen du maillot, qui donna des résultats remarquables, en calmant l'excitation, en provoquant le sommeil, en faisant disparaître rapidement la confusion mentale et l'excitation d'origine circulatoire. Trois de ces sujets sont encore vivants ; leur maladie est manifestement en rémission et leur état mental est considérablement amélioré par rapport à ce qu'il était au début du traitement. Le quatrième malade est mort. Au cours de la quatrième année de sa maladie, il semblait définitivement condamné au lit et destiné à une fin prochaine. Il fut transporté à l'établissement Toner et soumis au massage et au maillot. L'amélioration fut aussi remarquable qu'inattendue. Au bout de deux ou trois mois, il était de nouveau sur pieds et travaillait dans son quartier ; les fonctions motrices perdues s'étaient rétablies et son activité mentale première paraissait revenue en grande partie. Il eut alors tout à coup, sans aucun avertissement, une crise épileptiforme, qui amena la terminaison fatale. Cet homme succomba à la paralysie générale, bien qu'il se fût plus rapproché de la guérison qu'aucun autre paralytique de l'hospice. »

Le Dr G. W. Foster, de l'asile d'aliénés de Eastern Maine, parle (dans son rapport du 28 janvier 1903) de la valeur du maillot humide partiel dans la manie aiguë.

LA COMPRESSE MOUILLÉE

Cette application si simple est peut-être le procédé hydriatrique le plus universellement employé. En Allemagne on le désigne sous le nom de « Priessnitz Umschlag ». Bien que Priessnitz ait, sans doute, créé tous les procédés dont il faisait usage, le mérite de l'invention de la compresse mouillée (*wet compress*) doit être rapporté à Lucas, l'auteur du maillot humide, dont la compresse n'est, en réalité, qu'une modification. Tout ce qui a été dit du mode d'action du maillot peut être appliqué à la compresse mouillée, mais dans des limites plus étroites, car celle-ci porte sur une étendue plus restreinte.

Technique. — On fait une compresse avec deux ou trois morceaux de vieille toile, mince ou épaisse, d'une forme et d'une étendue en rapport avec la région sur laquelle elle sera appliquée. Une étoffe de coton ne convient pas, parce qu'elle n'absorbe pas ou ne retient pas l'eau. Si, cependant, on ne dispose pas de toile, on peut choisir une vieille étoffe de coton très usée. On trempe la compresse dans de l'eau à la température requise ; on la tord, et on la recouvre d'un morceau de flanelle ou de toile sèche, de même forme que la compresse, mais plus large d'un pouce ou deux, et d'une longeur suffisante pour fixer étroitement celle-ci quand elle est épinglée. Une condition essentielle d'une bonne exécution de la compresse mouillée froide est que l'air ne demeure pas en dessous de celle-ci. Car l'évaporation de l'eau quelle contient sous l'influence de la chaleur de la peau expose la région au refroidissement lorsque la compresse est mal appliquée. La compresse est renouvelée toutes les heures en général, mais chaque cas particulier a ses indications. Avant d'enlever la compresse, on doit en tenir une autre toute prête. Une règle capitale, qui doit présider au renouvellement des compresses, et qui est applicable dans tous les cas, est celle-ci : on doit attendre, avant d'enlever une compresse, qu'elle se soit échauffée. Si elle ne s'est pas encore échauffée après un contact d'une heure avec la peau, on doit ou bien la laisser en place, ou bien l'enlever sans la renouveler, de la façon qui est indiquée ci-dessous. Comme la méthode présente des différences suivant le but thérapeutique qu'on se propose, il est nécessaire de donner une description détaillée des compresses habituellement appliquées aux différentes régions du corps.

Compresse céphalique (head compress). — Elle consiste en une serviette de toile que l'on trempe dans de l'eau à 60°-75° F., c'est-à-dire 15,5°-23,8° C., et que l'on exprime bien, avant de l'appliquer sur la tête à la façon d'un turban. Son emploi est utile dans tous les procédés dans lesquels on peut redouter la congestion des vaisseaux encéphaliques, comme dans le maillot humide et le bain d'air chaud. C'est une idée communément acceptée parmi les hydrothérapeutes, que cette application prévient des symptômes pénibles et même de dangereuses congestions. Que cette pratique soit purement empirique, ou qu'elle soit basée sur un raisonnement exact, le turban humide rend certainement plus agréables les procédés dans lesquels on l'applique.

Compresse cervicale (throat compress). — Cette compresse est probablement appliquée plus souvent qu'aucune autre. Il est donc tout à fait surprenant qu'on en comprenne aussi mal le mode d'action et qu'on l'applique d'une façon aussi imparfaite. La méthode habituelle consiste à plier un mouchoir ou une serviette en un bandage étroit, que l'on trempe dans de l'eau froide, que l'on exprime, et que l'on enroule autour du cou en l'assujettissant avec une épingle (fig. 33). Au bout de peu temps, les mouvements du malade déplacent ce bandage que l'on appliqua d'une façon trop lâche, afin d'éviter la suffocation, de sorte qu'il se déforme, laissant l'air s'introduire librement par en haut ; le cou se refroidit ainsi plus ou moins et la compresse sèche rapidement. Comme on le verra dans l'exposé des indications thérapeutiques de la compresse cervicale, cette application défectueuse fait manquer le but qu'on se proposait, à moins qu'il ne s'agisse du traitement de quelque trou-

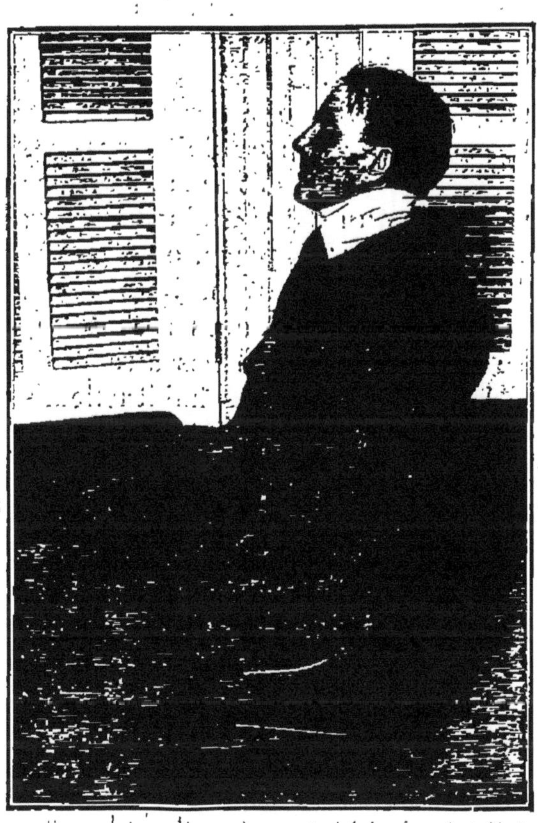

Fig. 33. — Compresse cervicale mal appliquée.

ble trachéal ou laryngé. Lorsqu'on a en vue le traitement d'une amygdalite, d'une diphtérie et d'autres affections du pharynx, la compresse cervicale doit être appliquée de la façon suivante. Un morceau de toile vieille et mince, d'une longueur suffisante pour aller de la partie inférieure de l'oreille d'un côté jusqu'au point correspondant du côté opposé, est replié en un bandage de quatre épaisseurs. On prépare également un morceau de flanelle de huit pouces sur vingt-quatre (20× 60 centimètres), présentant une fente pour chaque oreille. On ajuste ces bandages d'après le volume de la tête du malade, de façon qu'ils puissent aller d'une oreille à l'autre en passant sous le menton. On trempe la compresse de toile dans de l'eau à 60° F. (15,5° C.);

on l'exprime, et on l'étend sur la partie moyenne du bandage de flanelle sec. On place sous le menton le bandage humide; on enroule la bande de flanelle en partant du sommet de la tête; on l'applique d'abord sur le côté droit (en faisant passer

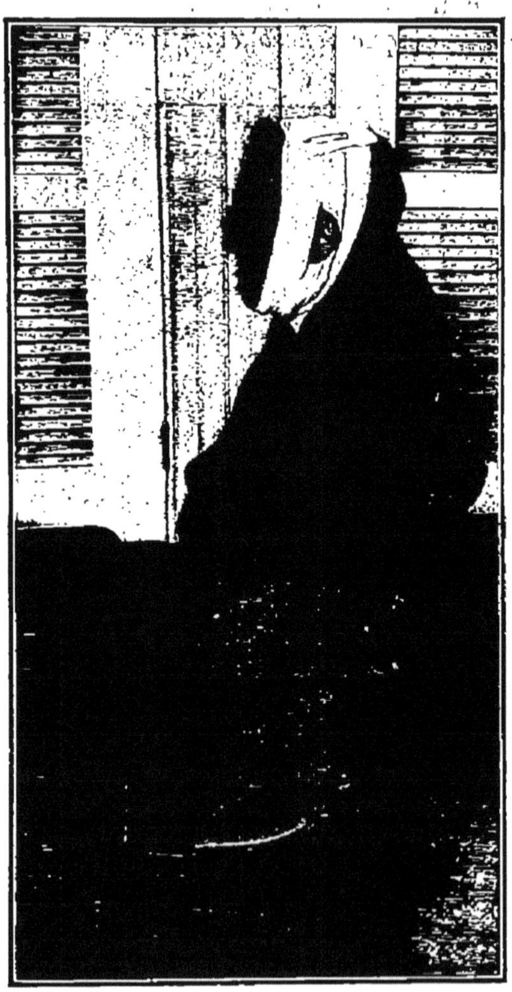

Fig. 34. — Compresse cervicale.

l'oreille à travers la fente), puis sous le menton et enfin sur le côté gauche, où l'on fait passer également l'oreille par la fente (on a donné à cette fente une longueur plus grande qu'il est nécessaire afin d'assurer le contact parfait du bandage et d'éviter toute pression sur l'oreille). On tend alors fermement le bandage sur la tête et on le fixe avec des épingles (fig. 34). Il est nécessaire d'avoir deux séries de bandages, l'une étant mise à sécher pendant que l'on se sert de l'autre.

Chez les enfants et les malades agités, on assure le maintien du bandage en plaçant autour de la tête un circulaire auquel on épingle la compresse cervicale.

Compresse thoracique (chest compress). — On la prépare en

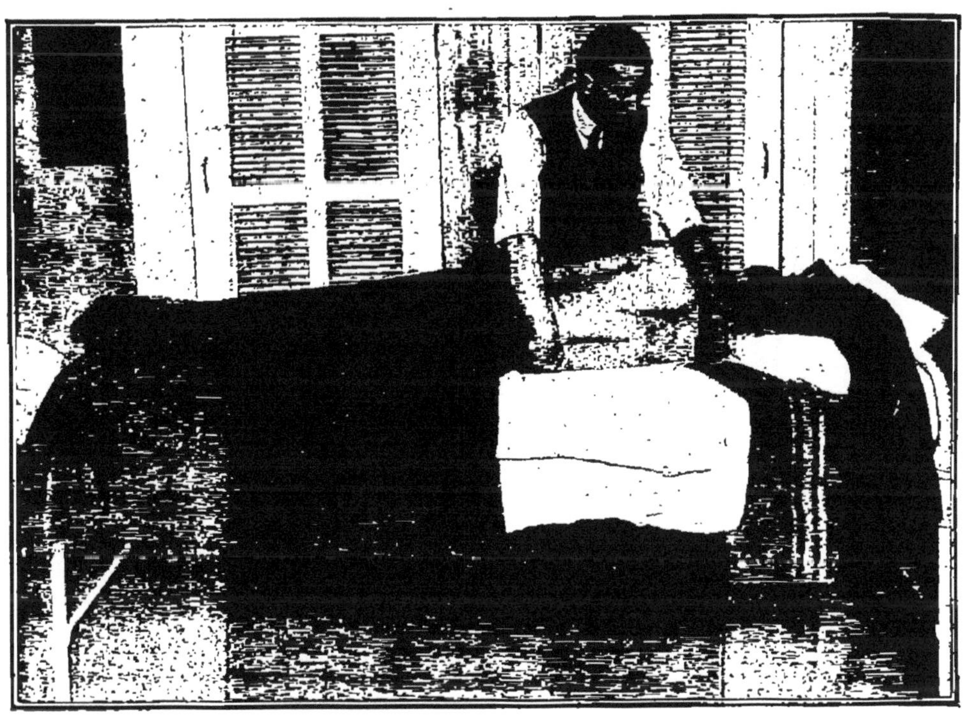

Fig. 35. — Application d'une compresse thoracique.

taillant trois épaisseurs de vieille toile d'une largeur suffisante pour revêtir le thorax tout entier, depuis la clavicule jusqu'à l'ombilic, avec des échancrures pour les bras dans la région des aisselles, échancrures que l'on fait après avoir mesuré exactement la distance d'une aisselle à l'autre, et auxquelles on donne une profondeur suffisante pour permettre au bord supérieur de la compresse de dépasser les clavicules et pour laisser les deux pans ainsi formés se rejoindre pardessus les épaules. On prépare deux camisoles de ce genre et deux pièces de flanelle d'un tissu serré, auxquelles on donne la même forme, mais une largeur et une longueur d'un pouce plus grandes, et on les ajuste sur le malade. On roule une des compresses de toile et on la trempe dans une cuvette d'eau à 60° F (15°, 5 C.); ensuite on la tord de façon à ce qu'elle soit très mouillée sans dégoutter. On étend alors la flanelle sur une surface unie et on dispose la compresse humide par-dessus, de façon à ce que le bord de la flanelle la dépasse environ d'un pouce tout autour. On les enroule toutes les deux ensemble dans la moitié de leur étendue. On tourne doucement le malade

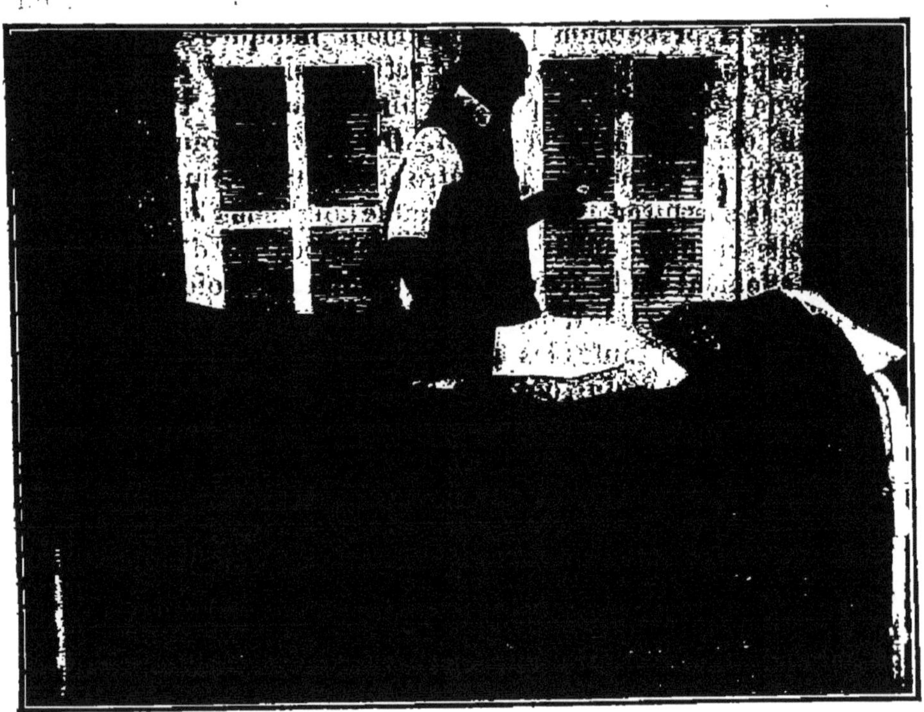

Fig. 36. — Compresse thoracique terminée.

sur le côté droit (fig. 35), en prenant la précaution de ne lui laisser faire aucun effort; on place la compresse sur le lit de façon à ce que la partie enroulée soit située tout près du côté droit du malade, et que le bord inférieur de l'échancrure droite arrive sous l'aisselle droite. On remet sans brusquerie le malade sur le dos. La partie enroulée de la compresse redevient libre; on la déroule et on l'étend sur la partie antérieure du thorax en l'appliquant étroitement à celui-ci. On reprend l'enveloppe de flanelle qu'on avait laissée sur le lit pendant l'application de la compresse mouillée, et on l'étale par-dessus celle-ci. On l'assujettit au moyen de deux épingles de sûreté placées sur le devant de la poitrine et d'une épingle placée sur chaque épaule (fig. 36).

Comme on l'a indiqué ci-dessus, on doit appliquer très étroitement la compresse quand on la dispose autour du thorax, afin de prévenir le refroidissement pendant l'évaporation de l'eau. D'un autre côté, elle ne doit pas être serrée au point de gêner la respiration.

On renouvellera la compresse environ toutes les heures; on aura pris la précaution précédemment indiquée de préparer une compresse fraîche, avant de retirer celle qui est en place, afin de ne pas laisser la poitrine nue exposée à l'air, ce qui mettrait obstacle à la réaction. On doit recommander aux infirmiers de prendre une autre précaution importante; à savoir : de s'assurer, en introduisant le doigt sous la compresse, que celle-ci s'est entièrement réchauffée, et d'ajourner le renouvellement de la compresse si la toile est froide. Tant que la température rectale dépasse 99,5° F. (37,5° C.), on peut changer la compresse toutes les heures ; quand elle est descendue au-dessous de ce point, on peut laisser la compresse en place jusqu'à ce qu'elle soit sèche, puis l'enlever alors, et attendre pour la renouveler que la température rectale se soit élevée de nouveau. On recommence ainsi toutes les demi-heures ou toutes les heures, suivant les exigences du cas particulier, la nuit et le jour, à moins que le malade ne soit endormi. On renouvelle l'eau chaque fois dans la cuvette, et l'on doit rincer la compresse dans une autre cuvette avant de la mouiller pour s'en servir. Afin d'assurer une propreté parfaite et d'éviter les furoncles par une asepsie soigneuse, on aura deux séries de compresses qu'on fera alterner, et l'on fera bouillir chaque compresse une fois par vingt-quatre heures, comme dans les autres formes de la méthode. Les infirmiers, dans leur zèle louable pour la propreté, commettent sans le savoir une erreur dont les exemples sont très répandus; ils recouvrent la compresse d'une toile cirée ou d'un autre tissu imperméable. Ils transforment ainsi la compresse humide en un véritable cataplasme, en un pansement humide, pour employer une expression chirurgicale. Comme le but principal de la compresse mouillée est, d'abord, de produire une excitation thermique, ensuite, d'amener l'hyperémie de la réaction, et de laisser celle-ci s'atténuer lentement sous l'influence de l'évaporation de l'eau à travers la flanelle pour obtenir une action anti-thermique, un enveloppement imperméable ira à l'encontre de l'effet qu'on recherche. Si les infirmiers n'ont pas été spécialement instruits de ce détail, ils appliqueront certainement une toile imperméable sur la compresse, en particulier sur la compresse thoracique et sur la compresse abdominale.

On a exposé la *technique* de cette méthode avec des détails qui peuvent sembler superflus. Ces détails, comme on le montrera plus loin, permettent d'apporter de la précision dans l'exécution du procédé, et c'est de leur application stricte que dépend le succès. Le médecin devra diriger lui-même la première application des compresses de tout genre, de même qu'il doit diriger l'administration du premier bain de Brand dans la fièvre typhoïde. Un infirmier expérimenté peut être chargé ensuite de l'exécution de ces compresses.

Certains détails de la technique varient suivant les indications particulières. Dans les cas ordinaires, une température de 60° F. (15,5° C.) convient. Pour les malades qui présentent de la torpeur ou un délire tranquille, on adoptera une température plus basse et on versera une ou plusieurs fois de l'eau froide sur la poitrine avant d'enlever chaque compresse. Il est indiqué d'opérer de même dans la broncho-pneumonie, quand les bronches sont obstruées par des sécrétions ou qu'il existe de la cyanose.

Lorsque, dans un état adynamique, la compresse ne s'échauffe pas rapidement, et que la peau est encore froide au bout d'une heure, on enlèvera la toile et on laissera la flanelle seule appliquée sur le thorax jusqu'à ce que la peau se soit réchauffée. Ensuite on trempera la compresse dans de l'eau à 60° F. (15,5° C.), on l'exprimera bien et on l'appliquera après avoir pratiqué une légère friction. Une compresse de ce genre, exactement appliquée sur la poitrine, relève les fonctions cardiaques, comme en témoignent les ongles, qui reprennent leur teinte rosée. On s'abstient prudemment d'employer d'autres opérations froides ; mais on les reprend quand c'est indiqué ; et ces moyens si simples permettent de lutter d'une façon efficace contre l'état adynamique, en particulier dans la pneumonie des enfants.

On emploiera de l'eau à une température supérieure à 60° (15,5° C.), si l'on constate une grande jactitation, de l'insomnie et de l'excitabilité. Dans ce dernier cas, on trouvera un grand avantage à imbiber la compresse d'une plus grande quantité d'eau avant de l'appliquer, et à la laisser en place pendant deux heures ; on la transforme ainsi en une fomentation calmante qui n'est pas émolliente comme un cataplasme.

Le mode d'action de la compresse de poitrine sera discuté à fond dans l'article consacré à la pneumonie.

Winternitz a imaginé un excellent bandage de poitrine qu'il appelle « *Kreuzband* » (*Crossbinder, bandage croisé*). On fait un bandage avec deux épaisseurs de toile, d'une largeur de six à huit centimètres et d'une longueur de deux à trois mètres ; on le plonge dans de l'eau à 60°-70° F. (15,5-21,1° C.) et on l'exprime. Une extrémité de ce bandage étant placée sur le dos on le fait passer successivement sur l'épaule gauche, sous l'aisselle droite, sous l'aisselle gauche, sur l'épaule droite, et on termine en faisant un circulaire autour de la partie inférieure du thorax. Enfin on recouvre ce bandage d'une flanelle. Je préfère employer la compresse en forme de gilet décrite ci-dessus dans le traitement de la pneumonie, parce qu'on peut l'appliquer avec un minimum de dérangement pour le malade, tandis que le bandage croisé exige que celui-ci se tienne assis.

Compresse abdominale (*abdominal compress*). — Elle consiste en une pièce de toile de trois épaisseurs, d'une largeur suffisante pour s'étendre du sternum au pubis et retomber de chaque côté de l'abdomen. On la plonge dans de l'eau à 60-70° F. (15,5°-21,1° C.), on l'exprime, et on la maintient en place au moyen d'un bandage de flanelle un peu plus large et d'une longueur suffisante pour faire le tour du corps, que l'on serre et que l'on assujettit sur la face antérieure avec des épingles de sûreté.

Quand il est nécessaire de changer ce bandage, on se contente d'ouvrir la flanelle, on enlève la compresse échauffée, on applique une compresse fraîche et l'on assujettit de nouveau la flanelle. Lorsque celle-ci est devenue assez humide pour mouiller le lit on la remplace. Il est toujours bon d'avoir deux ou trois séries de compresses sous la main. On les fera bouillir chaque jour, pendant quinze minutes, pour prévenir la furonculose. Je connais un médecin très capable à qui cette méthode a cessé d'inspirer confiance, parce qu'il avait vu survenir, chez un malade d'hôpital affaibli, des furoncles très douloureux, pendant la convalescence d'une pneumonie grave qui avait été traitée par les compresses. Si l'on suit exactement la technique que nous avons exposée, aucune complication fâcheuse ne se produira. L'infirmier doit avoir la précaution de disposer une couverture de flanelle sèche de façon à empêcher le linge du malade, les draps et les couvertures de se mouiller. On doit éviter d'employer une toile imperméable ; elle préviendrait l'évaporation et contrarierait l'effet de la compresse, qui doit produire d'abord un refroidissement et, secondairement, une stimulation. Une alèze, formée d'un drap plusieurs fois replié et placée sous le tronc du malade protégera le lit mieux que toute autre chose. Cette recommandation concerne toutes les compresses.

Ceinture de Neptune (*Neptune girdle*). — C'est un bandage de grosse toile, assez large pour recouvrir entièrement la partie inférieure du tronc depuis l'appendice xiphoïde jusqu'au pubis, et assez long pour faire le tour complet du corps et recouvrir deux fois l'abdomen. On le trempe dans de l'eau, ordinairement à 60-75° F. (15,5°-23, 8° C.), on l'exprime, on l'applique étroitement autour du corps et on le recouvre avec un autre bandage de toile ou de flanelle, que l'on fixe avec des épingles. On change ces bandages deux ou trois fois dans les vingt-quatre heures ; on lave chaque fois la région avec de l'eau froide avant d'appliquer un bandage frais. C'est ce procédé que les Allemands appellent *Priessnitz Umschlag ;* j'ai rarement eu l'occasion de l'appliquer, sauf dans des cas chroniques. Dans ces derniers cas, on peut le renouveler trois fois dans les vingt-quatre heures, en frictionnant la région avec une serviette mouillée froide, avant chaque application. Priessnitz avait coutume de montrer avec orgueil les furoncles suppurés produits par son « Umschlag », prétendant que le pouvoir que possédait celui-ci de retirer les mauvaises humeurs s'en trouvait nettement démontré. Ces clous étaient dus à l'infection des points excoriés par la toile grossière que l'on employait, et l'infection était entretenue, parce que l'on continuait à faire usage de la même compresse pendant longtemps. Cet accident est souvent favorisé par l'application d'un tissu imperméable sur la compresse, manière de faire qui va à l'encontre du résultat recherché. On doit mettre les infirmiers en garde contre l'emploi de la toile cirée pour protéger les draps, une serviette surajoutée remplit cette fonction, sans gêner l'évaporation. Que dirait Priessnitz dans son tombeau, s'il apprenait qu'on offre au public, à Carlsbad, comme « Priessnitz Umschlag », des compresses recouvertes de toile cirée ?

Compresse combinée de Winternitz (*combination compress*). — C'est une modification de la *ceinture de Neptune*, que l'on emploie dans certaines conditions qui sont indiquées plus loin. On applique la compresse humide comme d'habitude, mais on place, en outre, sur la région épigastrique, un serpentin métallique de Leiter ou un tube spiral de caoutchouc ; et on recouvre le tout d'un bandage sec.

On place un seau d'eau très chaude à proximité du lit, sur une selle ou sur tout autre support élevé, on met en communication le conduit afférent du tube spiral avec le seau, et l'on

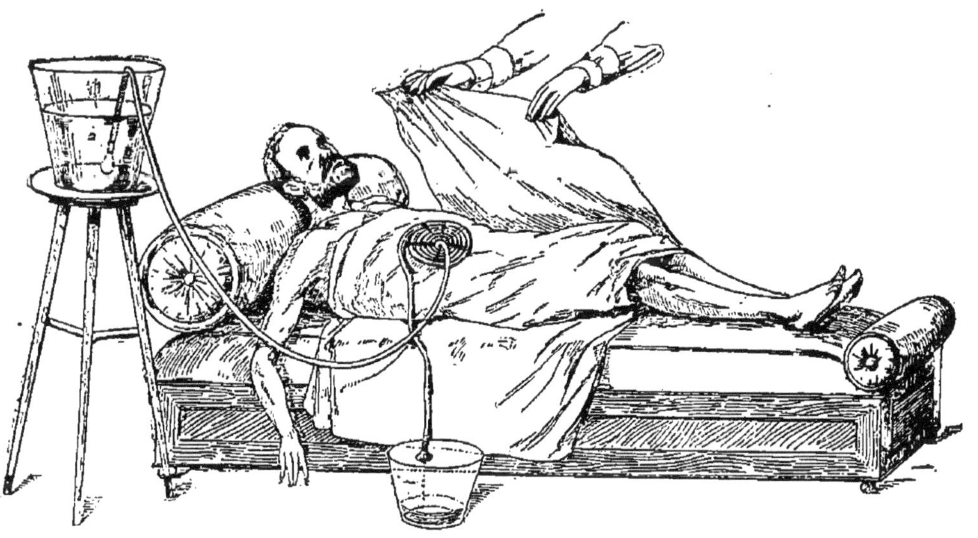

Fig. 37. — Compresse combinée de Winternitz. Extrait de « Blätter für klinische Hydrotherapie »).

fait écouler l'eau chaude à travers le tube spiral dans un récipient placé sous le tube efférent (fig. 37).

Mode d'action de la compresse combinée. — La compresse mouillée froide enveloppant le tronc de la base de l'appendice xiphoïde au pelvis, comme toute opération froide, détermine un état d'ischémie de la peau sur laquelle elle est appliquée. Les vaisseaux cutanés se contractent, les nerfs périphériques reçoivent une excitation, et la respiration devient plus ample. La réaction s'établit rapidement ; la région s'échauffe, les vaisseaux subissent une dilatation active, et la circulation reçoit une certaine impulsion. Au-dessous de la surface que recouvre le tube spiral où passe de l'eau chaude, la réaction survient plus rapidement ; et cette région devient plus chaude et plus congestionnée. La région épigastrique se couvre donc d'une vapeur chaude; ce phénomène détermine une sédation marquée des nerfs de la peau, qui se transmet, sans doute par l'intermédiaire d'une action réflexe des ganglions périphériques, aux parties sous-jacentes; celles-ci, en même temps, se décongestionnent sous l'influence de la dérivation qui s'opère vers la peau.

On a employé avec avantage ce procédé dans des cas de vomissements incoercibles, de nature organique ou fonctionnelle, même dans les vomissements de la grossesse; dans le catharre gastrique, l'hyperacidité, l'ulcère de l'estomac; également dans la dysménorrhée et la pleurésie, quand on l'applique à la place des cataplasmes; dans la typhlite, la pneumonie, la méningite. Dans l'anorexie, qui est si fréquente dans la phtisie et d'autres maladies consomptives, Wendringer (1) le recommande hautement et cite plusieurs observations démonstratives. Comme Winternitz lui-même, il fait prendre aux malades de grandes quantités d'aliments pendant l'application de la compresse et du tube spiral, et souvent les malades gardent leur nourriture, alors que toutes les autres médications ont échoué.

La *technique de la compresse mouillée* diffère suivant l'objet que l'on a en vue.

Compresse anti-phlogistique.— Elle se compose de deux épaisseurs de toile usée et mince, que l'on trempe dans de l'eau dont la température n'est pas supérieure à 60° F. (15, 5° C.), et on l'applique étroitement sur la partie enflammée. On ne peut prétendre agir sur celle-ci lorsque l'inflammation est profondément située. L'action thérapeutique est due à la contraction des vaisseaux enflammés, contraction que l'on doit entretenir en renouvelant fréquemment la compresse et en évitant de la couvrir de quelque façon que ce soit; s'il en était autrement, la compresse se transformerait bientôt, sous l'influence de la température élevée de la partie enflammée, en une fomentation ou un cataplasme, dont l'effet serait contraire à celui que l'on désire. Le choc du froid que donne la toile mouillée augmente la tonicité des vaisseaux; la région s'anémie, et la circulation, que le processus inflammatoire avait accrue, se réduit. Comme ce processus s'arrête sous l'influence du froid continu, parce que la migration des globules blancs est interrompue, la suppuration se tarit, et la nutrition de la région est activée par la stimulation tonique qu'apporte le froid. Il est essentiel, bien entendu de déterminer la température en raison des indi-

(1) *Monatshefte für Wasserheilkunde*, décembre 1894.

cations thérapeutiques, comme dans tout autre procédé hydriatrique. Si l'on élève la température de l'eau au delà de 75° F. (23,8° C.), ou si le froid n'est pas entretenu, la dilatation des vaisseaux cutanés succédera à leur contraction, et l'effet antiphlogistique sera interrompu. D'un autre côté, si la température de l'eau est trop basse, de 40 à 50° F. (4, 4 à 10° C.), les nerfs et les vaisseaux périphériques seront paralysés par une application continue; ou bien, si celle-ci est intermittente, la dilatation se produira, qui ne favorisera pas le résultat thérapeutique désiré, mais plutôt y mettra obstacle, en amenant un afflux sanguin dans la peau déjà hyperémiée. Pour refroidir une inflammation voisine de la surface cutanée, on applique une compresse imbibée d'eau à 50-60° F. (10°-15,5° C.); on peut renouveler fréquemment la compresse en faisant dégoutter de l'eau froide sur la toile, l'excès d'eau étant absorbé par une serviette pliée, exactement appliquée au-dessous de la région, ou, ce qui est mieux, on applique sur la compresse froide un sac à glace, ou un tube spiral dans lequel on entretient un courant continu d'eau froide, afin de maintenir la basse température de la compresse.

Réfrigération des couches profondes. — C'est une idée très répandue, que les applications réfrigérantes faites sur les surfaces cutanées pénètrent profondément si elles sont assez froides et assez prolongées. L'auteur ne partage pas cette opinion; il est convaincu, au contraire, que le mécanisme régulateur de la chaleur organique, qui entre immédiatement en jeu pour résister à la pénétration du froid dans l'intérieur de l'organisme empêche l'effet que l'on avait en vue. L'application de sacs à glace dans la pneumonie, la péricardite, la péritonite, la gastrite, l'appendicite, etc., est si universellement pratiquée que l'auteur ne déconseille cette méthode qu'avec de grandes hésitations et une véritable répugnance. Le lecteur qui appréciera judicieusement les résultats contradictoires des différents observateurs, et, qui acquerra l'expérience que donne la pratique, se convaincra que cette méthode si bien établie n'est qu'illusoire, comme l'auteur s'en est convaincu. On ne peut nier l'action *anesthésique* d'un cataplasme chaud ou d'un sac à glace, mais il est douteux qu'une application externe de ce genre puisse atteindre les poumons ou l'appendice à un degré appréciable. Le Dr Henry C. Coe m'a dit avoir observé, alors qu'il était attaché au *Woman's Hospital*, il y a quelques années, que l'emploi le plus énergique du tube spiral n'avait produit aucun effet sur la péritonite, dans aucun des cas dont on fit l'autopsie. De même, au cours des opérations, il n'a jamais trouvé la plus légère modification de la congestion péritonéale à mettre au compte des applications froides faites antérieurement. Cette expérience est, sans aucun doute, celle de tous les chirurgiens qui font des laparotomies.

On a exposé assez longuement le mode d'action du froid sur la température pour qu'il ne soit pas utile d'y revenir. A ce propos cependant il peut être intéressant de citer les excellentes expériences du Dr W. Gilman Thompson (1), qui sont une démonstration physiologique de cette action. Le Dr Thompson anesthésie à l'éther plusieurs chiens, leur rase la paroi abdominale et pratique sur un côté de celle-ci une petite incision, par laquelle il introduit un thermomètre long, qu'il pousse jusqu'au côté opposé de l'abdomen. Quand il sent le thermomètre s'arrêter contre la paroi, il applique un tube spiral réfrigérant pendant une heure. Tant que les fonctions circulatoires du chien persistent, le thermomètre marque la même température ; mais dès que l'animal est sacrifié, la température de la cavité abdominale commence à baisser très rapidement. L'application de cataplasmes chauds donne un résultat équivalent. Sur un cadavre dont la paroi abdominale n'a pas plus de 12 à 18 millimètres d'épaisseur, le froid d'un tube spiral réfrigérant pénètre très lentement ; mais il finit par amener, au bout de trois quarts d'heure à une heure, un abaissement de la température abdominale de 25° F. (13,9° C.). Si l'on place sur l'abdomen d'un typhique un tube spiral où passe de l'eau à 32° ou 34° F. (0° ou 1,1° C.), et si l'on introduit un thermomètre entre le tube et la paroi abdominale, il marquera en moyenne 64° à 70° F. (17,8° à 21,1° C.). Par conséquent, il semble matériellement impossible d'exercer une influence sur les vaisseaux des couches profondes au moyen d'applications externes locales de température différente, tant que les fonctions circulatoires s'accomplissent bien. A coup sûr, il est impossible d'arrêter une hémorragie par ces moyens, et, dans la pratique, le Dr Thompson n'a jamais vu aucun avantage résulter d'une tentative de ce genre. Si quelque effet se produit, il doit tenir à une action réflexe très complexe.

Rob. Heintz (2) a apporté au Congrès de Médecine interne de

(1) *International Clinics*, 1892.
(2) *Deutsche med. Zeitung*, 20 mars 1901.

Berlin des résultats différents de ceux du Dr Thompson. Il débute en considérant comme une chose admise que les vaisseaux des couches profondes peuvent subir l'influence du froid et de la chaleur, de l'humidité, des ventouses scarifiées, etc. Il prétend avoir démontré au moyen d'un appareil thermo-électrique introduit dans la cavité pleurale de lapins, ou de chiens dont les parois thoraciques sont plus épaisses que celles de l'homme, que des compresses froides placées sur la peau rasée abaissent la température de la plèvre de un dixième de degré à un degré, et qu'une pulvérisation de chlorure d'éthyle sur la peau rasée réduit la température interne de 10° C. Les applications chaudes donnent des résultats de sens contraire. Des observations d'Esmarch sur les cavités carieuses ont également montré un abaissement de la température sous l'influence de la réfrigération superficielle. Cela s'explique facilement, car les côtes et les autres os ne sont pas remplis de sang chaud comme les parties molles, et, par conséquent, sont meilleurs conducteurs et constituent un obstacle moins résistant à la pénétration du froid. Cette disposition anatomique peut expliquer l'effet réfrigérant exercé sur le cœur par l'application d'un tube spiral glacé sur la région précordiale, que Silva prétend avoir obtenu.

Les *applications réfrigérantes sur la tête* sont employées depuis longtemps dans le traitement de la méningite et des autres états congestifs des organes intra-crâniens. Esmarch a montré que le froid peut traverser les parois osseuses. Cela tient probablement à ce que la circulation n'est pas suffisamment active dans les os du crâne pour s'opposer à la pénétration du froid à l'intérieur de celui-ci ; ils la favoriseraient plutôt en transmettant le froid aux méninges par conductibilité. Les sacs à glace dont on se sert ordinairement pour cet usage sont mal faits et, malgré leur vogue, insuffisants. Ils sont lourds et durs ; en outre, la vapeur se condense toujours plus ou moins à la surface du sac, et produit une humidité qui mouille l'oreiller et peut amener, dans les états fébriles, des douleurs rhumatismales. Un succédané préférable du sac à glace est la compresse mouillée de deux ou trois épaisseurs, que l'on façonne spécialement pour couvrir la tête (autant que possible après avoir coupé les cheveux), et que l'on maintient en place au moyen d'un tube spiral en forme de calotte (fig. 38). On fait couler de l'eau glacée dans celui-ci afin d'entretenir d'une façon continue la température basse que l'on recherche.

On a très fréquemment l'occasion d'employer la *compresse humide stimulante*. Elle est formée de deux ou trois épaisseurs de toile, vieille mais grossière, que l'on trempe dans de l'eau à une température d'environ 60° F.(15, 5°C.),que l'on exprime et que l'on recouvre d'une flanelle ou d'un autre bandage de toile, pour la laisser en place jusqu'à ce qu'elle se soit complètement échauffée, dans les cas aigus, ou jusqu'à ce qu'elle soit sèche dans les cas chroniques.

Il n'est pas rare que la compresse stimulante semble devoir

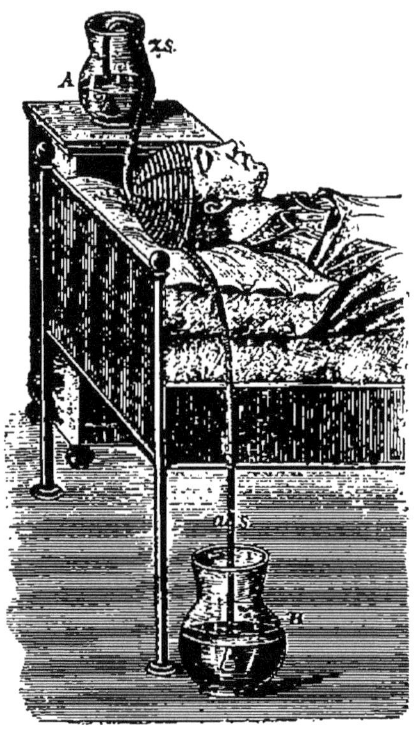

Fig. 38. — Compresse céphalique.

ne pas s'échauffer; le malade éprouve une sensation de froid et un malaise. Mais il n'est pas nécessaire d'interrompre l'application pour ce motif. Il faut remettre la compresse en place après avoir fait une friction avec de l'eau froide, pour réveiller l'activité des vaisseaux cutanés; par cette excitation thermique on favorise la réaction, et on maintient la compresse jusqu'à ce qu'elle soit complètement échauffée. On arrive au même but en imbibant la compresse d'une eau beaucoup plus froide et en l'exprimant davantage. Cette manière de faire va à l'encontre de l'opinion répandue, mais erronée, d'après laquelle l'eau froide déprime tandis que l'eau chaude stimule. *On ne doit jamais enlever une compresse froide stimulante avant qu'elle se soit réchauffée.* Il est bon d'en interrompre l'emploi dans les maladies infectieuses aiguës, lorsque la température rectale tombe à 99,5° (37,5° C).

Mode d'action de la compresse mouillée. — La compresse mouillée produit l'effet habituel d'une application froide; les vaisseaux se contractent et la région se refroidit. Mais très rapidement se produit une hyperémie active : c'est la dilatation tonique, dont nous avons si souvent parlé, et qui est proportionnée à la température de l'eau et au pouvoir réactionnel du malade. La compresse se réchauffe alors sous l'influence de l'afflux de sang artériel, qui se produit au-dessous d'elle; l'émission du calorique se trouvant dorénavant suspendue, il s'accumule à la face inférieure de la compresse, qui atteint graduellement la température de la région ; une enveloppe sèche prévient l'évaporation rapide. Le calorique s'accumule ainsi tant que la compresse est étroitement appliquée, jusqu'à ce qu'elle soit sèche ; les vaisseaux reçoivent un apport sanguin abondant, le métabolisme local est activé, et les conditions circulatoires meilleures mettent fin aux phénomènes morbides. En répétant l'application de compresses froides, on détermine des effets alternatifs, le froid fait place au chaud, qui pour un moment augmente la quantité de sang circulant dans les vaisseaux cutanés, et qui doit agir également sur la circulation des muscles sous-jacents; car les vaisseaux de ceux-ci sont en relations directes avec les premiers. En outre, ces vaisseaux se trouvent reliés à la circulation profonde, comme le démontre la dilatation des veines abdominales superficielles que l'on observe souvent chez les personnes atteintes de cirrhose du foie. Comme on l'a montré en expliquant le mode d'action d'autres opérations froides, toutes les fois que les vaisseaux cutanés se contractent, une dilatation compensatrice des vaisseaux profonds se produit. En sorte que les organes profonds situés au-dessous de la compresse reçoivent un soudain afflux de sang quand se produit le premier choc du froid ; et lorsque les vaisseaux cutanés se dilatent par le fait de la réaction consécutive, les vaisseaux de la profondeur se rétrécissent de nouveau. Ces mouvements actifs de la circulation entre les vaisseaux profonds et les vaisseaux superficiels doivent exercer une influence puissante sur les organes internes. De plus, l'excitation des terminaisons nerveuses de la peau produite par le choc brusque du froid et la sédation qu'amène ensuite l'échauffement de la région et le bain de vapeur que subit celle-ci parviennent au système nerveux central, et de là se réfléchissent sur les organes dont il régit le fonctionnement. Nous pouvons nous borner à rappeler l'action de la compresse froide sur l'inspiration, qui devient plus profonde, et sur le pouls, qui se ralentit.

Une compresse d'une température supérieure à 104°F. (40°C.) déterminerait d'abord une contraction des vaisseaux cutanés, qui se relâcheraient ensuite et perdraient leur tonus, tandis que les régions sous-jacentes se congestionneraient. Mais, dans ce cas, l'effet primitif de l'excitation thermique sur le système nerveux central serait presque nul tandis que l'action sédative secondaire portant sur les terminaisons nerveuses périphériques serait assez prononcée.

Les compresses froides et les compresses chaudes font sentir leur influence sur la composition du sang des régions sous-jacentes et des régions éloignées, ainsi que sur leur température.

Action des différentes compresses sur l'état du sang. — Winternitz a étudié l'action locale des compresses chaudes stimulantes (1). Il a constaté que la composition du sang, à la suite de toutes les opérations thermiques, varie suivant le siège du point où l'on prélève le sang à examiner, soit que ce point ait une situation périphérique, soit qu'il se trouve au voisinage des régions centrales du corps. Le sang provenant de ces dernières régions présentait une augmentation de la quantité d'hémoglobine et du poids spécifique; le sang de l'extrémité du doigt ou du lobule de l'oreille était moins riche que celui de la peau de l'abdomen ou du thorax. Les leucocytes n'obéissaient pas à cette règle; leur nombre était parfois augmenté à la périphérie et parfois dans les régions centrales. Des modifications importantes se produisaient après l'application des compresses froides ou chaudes dans la composition du sang des régions sur lesquelles elle était faite et dans celle du sang de régions qu'elle n'avait pas atteintes.

On observait presque régulièrement, à la suite des applications froides, une augmentation du nombre des globules rou-

(1) *Blätter für klinische Hydrotherapie*, 1894.

ges, de l'hémoglobine, et du poids spécifique. Lorsque l'application portait sur le corps entier, le nombre des leucocytes augmentait en général; les applications locales amenaient parfois une augmentation et parfois une diminution de leur nombre. La diminution était constante après les bains de siège froids.

Les recherches qui portèrent sur les effets des *compresses stimulantes* (toile imbibée d'eau froide et bien exprimée, serrée sous une flanelle) donnèrent les résultats suivants. Avant l'application, le sang de l'extrémité du doigt avait 95 °/₀ d'hémoglobine, 5.800.000 globules rouges et 10.000 globules blancs; le sang prélevé sur le mollet ou sur la cuisse avait, avant l'opération, 105 °/₀ d'hémoglobine, 6.400.000 globules rouges et 8.800 globules blancs. Après avoir laissé une compresse stimulante pendant une heure et demie autour de la jambe, on prélevait du sang dans cette région et on le comparait à celui de l'extrémité du doigt. Ce dernier avait perdu 5 °/₀ d'hémoglobine et 500.000 globules rouges; le nombre des leucocytes était également diminué. Dans le sang pris à la jambe au point où la compresse avait séjourné, l'hémoglobine s'était élevée à 115 °/₀, le nombre des globules rouges avait augmenté de 1.000.000 par millimètre cube et celui des leucocytes de 800. Le changement déterminé par la compresse stimulante était plus apparent dans l'augmentation des globules rouges, exactement comme nous l'avons trouvé dans les régions congestionnées.

Pour déterminer l'effet des compresses chaudes, on étudia comparativement la composition du sang de l'extrémité du doigt et celle du sang de la peau de l'abdomen. Dans le sang du doigt, on trouva 95 °/₀ d'hémoglobine et 5.300.000 globules rouges ; dans le sang de la peau de l'abdomen, 120 °/₀ d'hémoglobine et 7.000.000 de globules rouges; l'un et l'autre contenaient environ 7.000 leucocytes. On fit un nouvel examen après avoir laissé une compresse chaude à 53° C. sur l'abdomen pendant une heure et demie; dans le sang du doigt, l'hémoglobine était augmentée de 10 °/₀, les globules rouges de 900.000, les leucocytes de 1.000. Mais le sang prélevé de la peau de l'abdomen sous-jacente au cataplasme avait perdu 22 °/₀ de son hémoglobine et 2.500.000 de ses globules rouges, tandis que le nombre des leucocytes avait doublé.

Deux assistants du professeur Brieger, à l'Institut hydrothérapique de l'Université de Berlin, Laqueur et Lœwenthal, ont fait des recherches sur l'influence des applications hydrothérapiques locales sur la composition du sang. Ces auteurs prétendent qu'ils n'ont trouvé aucune différence positive entre l'action de la compresse stimulante froide et celui de la compresse stimulante chaude sur la composition du sang, quel qu'ait été le siège de l'application. *Toutefois, le nombre des leucocytes était toujours augmenté* au siège de l'application, qu'elle fût froide ou chaude, tandis qu'il était diminué dans les régions éloignées. Ce résultat s'explique facilement, si l'on tient compte de ce fait que les parties situées sous la compresse sont chaudes dans les deux cas à la suite de la réaction : les conditions sont semblables de part et d'autre.

Le choix de la température n'est donc pas indifférent, lorsque l'emploi des compresses chaudes est indiqué. Les sensations accusées par le malade peuvent servir de guide ; mais c'est surtout la connaissance du mode d'action des compresses froides et des compresses chaudes qui nous permet de les approprier aux nécessités présentes de chaque cas. S'il s'agit d'obtenir un effet antiphlogistique, on peut affirmer que les applications froides seront utiles dans les premiers stades de la congestion, tant que la circulation s'effectuera encore librement dans la partie atteinte, ce qui sera indiqué par la tension des tissus. Mais lorsque la région aura pris une teinte cyanotique, quand les leucocytes auront commencé à adhérer en grand nombre aux tuniques des vaisseaux et que leur émigration s'accentuera, les applications chaudes favoriseront la diapédèse et hâteront la suppuration, lorsque celle-ci sera devenue inévitable. La compresse froide diminue la congestion, retarde la leucocytose et la diapédèse, tandis que les applications chaudes ont l'effet contraire ; chaque procédé a donc son utilité dans un stade différent de l'inflammation.

La compresse humide que l'on recouvre d'une enveloppe imperméable et qu'on laisse en place plus ou moins longtemps sur la région malade constitue ce que l'on appelle dans le vocabulaire chirurgical un « pansement humide ». C'est un procédé supérieur au cataplasme en raison de sa simplicité, de sa légèreté, de sa capacité pour retenir les antiseptiques. Il donne une idée de la facilité avec laquelle la compresse humide s'adapte aux indications thérapeutiques de chaque cas particulier.

Les expériences de Genzmer (1) sur les émissions locales de sang permettent d'expliquer facilement les effets antiphlogisti-

(1) *Centralblatt für die medicinischen Wissenschaften*, 1882, nº 13.

ques des compresses mouillées. Cet auteur a été amené à conclure que l'action favorable de la saignée sur les régions enflammées où elle est faite doit être attribuée, non à ce qu'elle décongestionne celles-ci, mais au fait que le courant sanguin devient plus rapide, et que les globules qui adhèrent aux tuniques des vaisseaux s'en détachent et rentrent dans la circulation générale. L'activité circulatoire que l'application de compresses froides ou chaudes provoque dans les régions sur lesquelles on les place est donc la vraie cause des modifications que subissent les tissus, lorsqu'ils sont enflammés. Ainsi peut se justifier d'une façon satisfaisante la théorie ancienne de la dérivation.

On peut faire intervenir cette action des compresses froides dans quelques inflammations locales, où la région présente une teinte cyanotique et où il importe de prévenir une suppuration imminente. Dans ce cas, les compresses chaudes et les cataplasmes sont également utiles pour exciter la circulation superficielle ; lorsqu'ils se refroidissent, ils dilatent les vaisseaux profonds et rétablissent ainsi la circulation qui devenait languissante. Lorsque cet effet est obtenu, on peut remplacer les compresses chaudes par des compresses froides, afin de limiter la leucocytose et d'entraîner les globules immobiles par un courant sanguin plus actif.

Action des compresses sur la température. — Winternitz, Pollak et d'autres auteurs (1) ont étudié l'action des compresses stimulantes sur la *température locale*. Pendant les cinq premières minutes, celle-ci varie de 1° à 0,6° C. La température de la peau atteint son maximum le plus rapidement sous un bandage sec d'ouate : en cinq minutes, sous une compresse humide à 104° F. (40° C.), sans enveloppe, la température commence à baisser après 15 minutes. Sous des compresses mouillées, recouvertes d'un tissu sec, placées autour du thorax ou de l'abdomen, la température de la peau s'élève même, dans quelques cas, après une application de deux heures et demie. Si la compresse mouillée n'est pas protégée par un linge sec, la température tombe, sans doute à cause de l'évaporation. La température prise entre le corps et la compresse reste plus élevée que la température normale de la peau pendant

(1) *Pathologie und Therapie der Phtisie*, 1887.

une heure ou plus, et baisse lorsque la compresse commence à sécher. Si l'on recouvre la compresse de toile mouillée d'une toile imperméable, on empêche celle-là de sécher en mettant obstacle à l'évaporation ; la température de la peau ne tombe pas. Les températures les plus élevées sont observées dans l'application de compresses sèches de toile et de flanelle, qu'elles soient recouvertes ou non d'un tissu imperméable.

Les idées, qui ont eu cours jusqu'à présent au sujet des compresses froides et des compresses chaudes, sont si dépourvues de précision que les expériences indiquées ci-dessus apportent un concours précieux à celui qui veut comprendre le mode d'action de ces procédés. Ces expériences démontrent qu'il n'y a aucun avantage spécial à employer la compresse chaude comme révulsif, parce qu'il est difficile d'entretenir sa température. Une compresse de ce genre, en particulier si on la recouvre d'une toile cirée pour n'avoir pas besoin de la renouveler fréquemment, convient surtout pour exercer une action sur les processus inflammatoires locaux en augmentant la leucocytose, et en précipitant la suppuration, lorsqu'on ne peut l'éviter ou qu'on la désire. Cette remarque confirme la valeur du cataplasme ordinaire, recouvert de tissu imperméable, dont chaque praticien a pu apprécier l'utilité.

D'un autre côté, toutes les fois que l'on recherche une action révulsive accompagnée d'un effet tonique permanent, la compresse mouillée froide recouverte d'une flanelle sèche est supérieure à tout autre procédé, parce qu'elle détermine l'élévation au-dessus de la normale de la température cutanée au moyen d'un phénomène physiologique, la réaction, et qu'elle amène, chaque fois qu'elle est renouvelée, la dilatation des vaisseaux et un afflux de sang dans la région. Néanmoins, on ne doit pas trop souvent renouveler une compresse de ce genre ; la meilleure règle est de le faire juste avant qu'elle soit sèche. Si le malade se plaint du refroidissement de la région, c'est que la réaction est faible ; on l'accentuera en pratiquant une friction avec de l'eau plus froide sur la région, en enlevant la compresse pendant un court instant, ou simplement en abaissant la température de celle-ci. Il est évident, ici comme dans toute autre opération hydriatrique, que plus l'eau est froide, dans des limites raisonnables, et plus la peau est chaude, plus la réaction consécutive est énergique.

Indications thérapeutiques. — On a employé avec succès

la compresse stimulante dans les *amygdalites* et autres affections inflammatoires de la gorge. Ce n'est pas, toutefois, qu'on se propose, en le faisant, d'obtenir le refroidissement des amygdales, etc., comme on le suppose d'ordinaire; c'est qu'on veut produire une hyperémie des tissus situés entre la région enflammée et la compresse, et décongestionner cette région, surtout par le moyen d'une action réflexe. Lorsque la suppuration est imminente et que le médecin désire la hâter, on exprime moins la compresse cervicale, on la recouvre d'une toile imperméable et on la laisse en place plus longtemps, afin d'activer le processus sous l'influence de la chaleur. (Voir *Technique* et *Mode d'action.*)

L'auteur n'emploie pas la *compresse thoracique* décrite ci-dessus pour provoquer le refroidissement ; il désapprouve, pour les raisons qui ont été indiquées, l'application de la glace ou des compresses très froides dans l'hémoptysie ou la congestion pulmonaire. Cependant, la compresse thoracique stimulante est utile dans la phtisie et la pneumonie. En outre des effets que l'on a énumérés en exposant le mode d'action des compresses de tout genre, la compresse thoracique détermine une augmentation de l'amplitude des mouvements respiratoires; elle contribue ainsi à développer la ventilation pulmonaire et à expulser les sécrétions qui se sont accumulées. La vapeur émise par la compresse devenue chaude se dégage lentement à travers l'enveloppe de flanelle, qui est un mauvais conducteur ; elle crée autour du thorax une atmosphère chaude, qui est agréable au malade, et amende la toux et la dyspnée ; elle amène ainsi une atténuation réelle des symptômes qui conduit à la guérison. Dans la phtisie et les affections pulmonaires subaiguës, dans l'infiltration chronique, le bandage thoracique peut être laissé en place jour et nuit ; dans la plupart des cas, il suffit de l'appliquer la nuit.

Rien n'est plus utile pour abaisser la température, diminuer la douleur, et atténuer le malaise général, dans les cas accompagnés de fièvre, que les compresses thoraciques, ne contenant pas assez d'eau pour mouiller les régions voisines. On peut renouveler ces compresses aussi souvent que l'état du malade l'exige.

Dans la *pneumonie*, la compresse thoracique est le procédé thérapeutique le plus important, à condition qu'on l'applique toutes les demi-heures, lorsque la température dépasse 102,5° F. (39,1° C.), toutes les heures si celle-ci n'atteint pas ce degré, et qu'on l'enlève lorsque la température est tombée à 38°. La compresse froide (60°F.,15,5° C.) augmente l'amplitude des inspirations ; elle contracte les vaisseaux cutanés, qui se dilatent ensuite rapidement ; elle constitue bientôt un cataplasme calmant, qui diffère du cataplasme ordinaire en ce qu'il est plus propre, et qu'il entretient une dilatation tonique susceptible de diminuer le travail du cœur, tandis que les applications chaudes n'amèneraient qu'un relâchement passif des tuniques vasculaires contractées. Le choc du froid et la réaction consécutive excitant toutes les demi-heures les artérioles de la peau, s'opposeront ainsi à l'affaiblissement du myocarde. En outre, comme l'auteur l'a souvent observé, la compresse mouillée amène un abaissement de la température dans la pneumonie.

Dans la phtisie et les affections pulmonaires et bronchiques subaiguës, la compresse thoracique, appliquée seulement lorsque le malade est au lit, ne produit pas seulement un effet stimulant et tonique, mais exerce encore une influence sédative sur la toux et fluidifie les sécrétions, ce qui ajoute énormément au bien-être du malade, sans l'exposer aux inconvénients des opiacés et des expectorants. Tandis que la température s'équilibre entre la peau et la compresse, il se forme une vapeur humide qui, ne pouvant s'échapper à travers l'enveloppe de flanelle, baigne le thorax et pénètre probablement dans la peau, comme on l'a vu en étudiant la physiologie de celle-ci, pour agir sur les fonctions cellulaires et sur la circulation locale. La différence importante qui existe entre le cataplasme ordinaire muni d'un revêtement imperméable et la compresse correctement appliquée avec son enveloppe de flanelle, réside dans ce fait que le premier est dépourvu des effets réparateurs et stimulants qui résultent de la réaction consécutive aux procédés froids ; il y a donc avantage à employer la compresse quand la circulation n'est pas satisfaisante.

Toutes les fois que l'on sera dans l'obligation d'interrompre l'application de la compresse thoracique, par exemple lorsque le malade se lèvera de son lit, on frictionnera énergiquement les régions qu'elle recouvrait avec un linge plus chaud, pour entretenir la stimulation locale et générale.

La compresse abdominale s'est montrée très utile dans un grand nombre de maladies aiguës, en particulier dans la fièvre typhoïde, où Brand l'a recommandée, et où elle sert à maintenir l'abaissement de température qui suit le bain, dans la gastrite, l'hépatite, la péritonite, l'appendicite et les entéro-colites des enfants et des adultes, lorsqu'elles s'accompagnent de fièvre. Dans ces différents cas, la compresse abaisse la température et, en déterminant l'hyperémie de la peau (ce qui est contraire à l'opinion courante), elle agit comme un révulsif. En outre, l'effet sédatif de cette compresse est une ressource thérapeutique inestimable dans les affections douloureuses, où il dispense assez souvent d'employer les calmants, les hypnotiques et les antithermiques. A cet effet, on la renouvellera fréquemment, environ toutes les heures. L'auteur a cessé depuis longtemps d'avoir confiance aux applications très froides (sacs à glace) sur la région de l'appendice et sur d'autres foyers inflammatoires profonds, pour faire avorter l'inflammation ou arrêter les hémorragies internes (hémoptysies). Le sac à glace est utile comme anesthésique local, en particulier dans l'appendicite, à la première période de laquelle on doit éviter les opiacés, parce qu'ils obscurcissent les indications les plus importantes au point de vue de l'intervention chirurgicale.

Dans beaucoup de *maladies chroniques*, fonctionnelles ou organiques, des organes intra-abdominaux, la *ceinture de Neptune* appliquée correctement rendra de grands services. Dans ce cas, la compresse humide sera laissée en place jusqu'à ce qu'elle soit presque sèche. Une compresse de ce genre est très utile si on la maintient jour et nuit, dans les différents troubles gastro-intestinaux chroniques des adultes et des enfants, qui ont pour base la dyspepsie, la diarrhée et la constipation.

Dans deux cas d'*appendicite chronique* survenus chez des confrères, les Dr B... et W..., on a fait porter aux malades une compresse humide sur la région iliaque droite, d'une façon continue, pendant près d'une année, et on a obtenu comme résultat qu'il n'y a pas eu de récidive depuis dix ans. J'ai l'habitude d'ordonner l'application continue de compresses mouillées renouvelées deux ou trois fois par jour dans beaucoup de cas d'exsudats anciens, situés au voisinage de la surface du corps.

Dans l'*insomnie*, la ceinture de Neptune appliquée pendant le séjour au lit m'a été une excellente ressource en raison de ses effets dérivatif et calmant.

Dans les troubles gastriques, en particulier dans les vomissements incoercibles, la compresse combinée de Winternitz (p. 183) s'est montrée d'un grand secours après l'échec de toutes les autres médications. Le premier cas dans lequel Winternitz fit usage de son procédé était celui d'une femme hystérique et dyspeptique, qui avait de l'anorexie, des éructations, de la cardialgie, et de constants vomissements qui l'avaient beaucoup amaigrie. En dépit de tous les traitements, y compris l'hydrothérapie et la cure de repos, son état s'était aggravé. Winternitz appliqua sa compresse mouillée recouverte d'un tube spiral à eau chaude et fit administrer à la malade un verre de lait une demi-heure après. Il ne survint ni douleur ni vomissement. On renouvelait l'application chaque fois qu'on devait donner des aliments. On augmentait progressivement la quantité des aliments et leur valeur nutritive. Quand la malade eut quitté le lit, l'appareil lui fut appliqué dans la position assise avec le même résultat. L'état général s'améliora rapidement, le poids et l'hémoglobine augmentèrent, et la guérison alla en s'affirmant.

Dans des cas de *vomissements incoercibles* de la grossesse, Buxbaum (1) a obtenu de bons résultats en une semaine. Wendringer rapporte le cas d'une femme enceinte dont l'émaciation était considérable et qui avait de la diarrhée ; elle fut traitée avec succès par l'emploi de lavements très chauds, suivis d'une application de la compresse combinée de Winternitz.

Dans le *rhumatisme aigu, subaigu ou chronique*, la compresse mouillée est un excellent adjuvant d'autres traitements. Au *J. Hood Wright Memorial Hospital*, on traite le rhumatisme articulaire aigu avec des résultats très satisfaisants, depuis que l'on a fait une place à ces compresses dans la médication appliquée à cette maladie. La durée des attaques en est raccourcie d'un cinquième ou d'un tiers. La comparaison établie entre les malades traités dans cet établissement et ceux d'autres hôpitaux montre que l'évolution de la maladie est certainement abrégée par cette méthode. Dans le cas de rhumatisme, on confectionne la compresse mouillée avec deux ou trois épaisseurs de vieille toile recouvertes de flanelle, que l'on applique exactement sur les articulations ; on évite de la renouveler trop fréquemment en faisant couler de l'eau froide sur la toile, après avoir soulevé l'enveloppe de flanelle. Winternitz recommande l'ouate comme supérieure à la flanelle pour recouvrir la compresse dans les cas subaigus et chroniques.

La *compresse avec fomentation chaude* demande une description spéciale. Elle est formée de deux pièces de vieille cou-

(1) *Blätter für klinische Hydrotherapie*, 1892, p. 56.

verture d'environ 40 centimètres de côté, que l'on sature d'eau bouillante et que l'on exprime fortement au moyen d'un appareil spécial. On peut façonner cet appareil à exprimer, en fixant avec une couture à chaque extrémité d'une serviette de toilette une solide baguette, longue de 60 à 75 centimètres, dont les extrémités dépassent le bord de le serviette. On pose cet appareil sur une cuvette et on y place les morceaux de couverture. On verse alors l'eau bouillante sur ceux-ci jusqu'à ce qu'ils soient complètement imbibés. On se sert des bâtons pour tortre la serviette afin que la compresse ne garde pas assez d'eau pour dégoutter. On fait une onction soigneuse sur la région douloureuse qui doit recevoir la fomentation chaude; puis on emmaillotte le malade étroitement dans une couverture sèche. Ceci fait, l'assistant apporte la serviette tordue contenant la compresse humide chaude. On ouvre le maillot suffisamment pour introduire la fomentation chaude sur la région malade. Après avoir exécuté rapidement cette manœuvre, on referme parfaitement la couverture. Si le malade se plaint de la chaleur on l'engagera à la supporter. Comme la région a été couverte d'une onction et que l'eau chaude a été bien exprimée du tissu de la compresse, il n'y a aucun danger de brûlure. Une expression incomplète cependant ferait courir ce risque, comme l'auteur l'a observé; on doit donc enseigner aux infirmiers à le redouter. Au début du traitement, il est bon de ne pas appliquer de compresse trop chaude, mais d'habituer progressivement le malade à des températures de plus en plus élevées. On renouvellera la compresse toutes les dix ou quinze minutes; trois ou quatre suffisent habituellement à produire un bain de vapeur. Après l'achèvement de la fomentation, on découvre peu à peu le malade ; on sèche successivement les différentes régions en les frictionnant, et on les humecte rapidement avec de l'eau à 75° F. (23,8° C.) en continuant la friction ; on sèche de nouveau le malade et on le place sur son lit. Il y aura un grand avantage à faire suivre la fomentation d'une douche en jet ou en éventail à 85°F. (29°,5 C.), quand on disposera de l'installation nécessaire. Dans la pratique à domicile, on peut remplacer utilement cette opération par une affusion faite avec une cuvette d'eau à 75° F. (23,8° C.), ou au-dessous, à condition qu'elle soit suivie d'une friction consciencieuse.

Dans la *sciatique*, aucun traitement fait à domicile n'est aussi efficace que cette simple fomentation suivie d'une douche froide, d'une ablution ou d'une affusion froides.

M. L..., marchand, âgé de trente-cinq ans, était atteint de sciatique de la jambe gauche depuis deux mois; il avait parcouru toute la gamme des médicaments usuels, depuis l'acide salicylique jusqu'à la cautérisation actuelle. Il avait probablement retardé sa guérison en continuant à voyager, jusqu'au jour où, arrivant à New-Orléans, il alla de nouveau consulter un médecin. Il revint à New-York et se mit au lit ; on lui administra du calomel, et on lui ordonna un régime à base de lait et de farine. On lui appliqua une fois par jour des fomentations chaudes sur la région sciatique, et quand il transpirait on le laissait dans le maillot, recouvert d'une couverture, de une à trois heures. On le séchait ensuite rapidement et on le soumettait à une ablution faite avec de l'eau à 70° F. (21,1° C.). Ce traitement fut continué pendant deux semaines, pendant lesquelles on lui recommanda de boire beaucoup d'eau. Au bout de la seconde semaine, la douleur s'était beaucoup atténuée et la guérison fut complète à la fin de la troisième.

Le *lumbago* et les douleurs rhumatismales et musculaires des régions intercostales ou autres sont promptement soulagés par les fomentations chaudes que l'on répète toutes les nuits. Dans les cas récents, de deux à quatre applications suffisent pour rétablir la souplesse des muscles et rendre le mouvement indolore.

LA COMPRESSE PRÉCORDIALE

On applique la compresse précordiale (*precordial compress*) de la façon suivante : On place sur la région précordiale trois ou quatre épaisseurs de toile fine, que l'on a exprimées après les avoir plongées dans de l'eau à 40 °F. (4,4° C.). On place par-dessus un tube spiral à travers lequel on fait couler de l'eau d'une façon continue d'un seau ou autre réservoir, placé à 60 centimètres au-dessus du niveau du lit. (Voir la disposition de l'appareil, dans la figure de la page 184.) Quand on ne dispose pas d'un tube spiral, on peut employer à sa place un large sac à glace rempli aux deux tiers de menus fragments de glace. On fixe solidement la compresse et l'appareil réfrigérant à l'aide d'un bandage de flanelle entourant le thorax. Une pratique très répandue laisse en place d'une façon continue le tube spiral à eau glacée ou le sac à glace, jusqu'à ce que la glace soit fondue. Si l'on examine la peau de la région sur laquelle une compresse ou un tube spiral aura séjourné si longtemps on remarquera, sa teinte cyanotique et sa température glaciale. Si l'on a désiré stimuler la circulation que les processus inflammatoires rendaient paresseuse, cet état de paralysie des vaisseaux superficiels et profonds est certainement contraire à l'effet que l'on recherchait ; si l'on désirait produire un refroidissement, on s'apercevra que plus les vaisseaux superficiels sont contractés, moins les couches profondes deviennent accessibles. L'auteur a donc pris l'habitude de ne jamais permettre qu'un tube spiral à eau glacée ou un sac à glace reste en place plus de 40 minutes, et de laisser toujours la réaction locale se produire, en attendant environ une heure avant d'en faire une nouvelle application. Comme dans tout procédé froid, il est bon d'employer, en commençant, des températures plus élevées. La chose est facile quand on se sert du tube spiral, on ne met pas de glace dans l'eau tout d'abord et on ajoute celle-ci progressivement. Quand on fait usage du sac à glace, et c'est le cas de beaucoup le plus fréquent, on peut obtenir un effet analogue si l'on imbibe la compresse d'eau à 100° F. (37,8° C.) et si l'on met obstacle à la pénétration trop rapide du froid en augmentant l'épaisseur de la compresse, qui sera formée de six à dix couches de toile. On la diminuera d'une ou plusieurs couches chaque fois qu'on renouvellera le sac à glace.

Mode d'action. — Le refroidissement des tissus situés en avant du cœur exerce sans doute une action réflexe excitante sur l'appareil nerveux de cet organe. Les contractions cardiaques deviennent plus vigoureuses, ce dont témoignent l'augmentation de la tension artérielle et la réplétion de l'artère radiale, le pouls devenant plus plein et plus lent.

Julien (1) a montré, par des expériences sur des animaux, que le sac à glace appliqué sur la région précordiale peut élever la tension artérielle de 120 mm. à 170 et même à 190 mm., et en même temps diminuer d'une façon considérable la rapidité du pouls.

Indications thérapeutiques. — La compresse réfrigérante précordiale s'est comportée entre les mains de l'auteur comme un excellent tonique cardiaque, dans des cas d'arythmie fonctionnelle ou de tachycardie, dans l'affaiblissement du cœur lié au déficit de son action compensatrice, et dans quelques cas d'adynamie au cours de maladies aiguës.

(1) *Gazzetta delle Cliniche*, 1887.

Winternitz a obtenu de ce procédé de si bons résultats qu'il le regarde comme la « digitale hydriatrique ». A mon avis, il est de beaucoup supérieur à la digitale dans les *névroses cardiaques*. On ne peut l'appliquer dans les dégénérescences du muscle cardiaque. Julien (1) a eu l'occasion de contrôler l'efficacité des applications précordiales de glace dans un cas de fièvre typhoïde à forme grave, offrant le tableau caractéristique du type ataxo-adynamique de la maladie. La malade avait perdu connaissance et restait entièrement à découvert sur son lit, dans une attitude tétanique interrompue seulement par quelques spasmes de la tête. La température restait constamment au-dessus de 104°F.(40° C.); le pouls avait atteint successivement 120, 140 et 160. En présence de cet état, Julien ordonna l'application de la glace sur le cœur comme intervention suprême. Il surveillait étroitement le pouls, prêt à interrompre l'opération à la première apparition d'un danger. Mais, en moins de quinze minutes, il vit le nombre des pulsations diminuer et leur amplitude augmenter ; au bout de peu d'instants, les battements presque imperceptibles de l'artère devinrent plus sensibles. Toutes les fois qu'il interrompait la réfrigération, les symptômes alarmants revenaient aussitôt, de sorte que, après un certain nombre de tentatives, il se décida à laisser en place le sac à glace pendant quelques jours. La température s'abaissa ; puis les phénomènes cérébraux disparurent et la malade fut hors de danger. Julien est convaincu qu'elle dut son salut à l'intervention décisive à laquelle il s'arrêta. Dans un autre cas, il obtint également, avec ce moyen, un résultat remarquable. Il fait observer, en concluant, que les effets utiles se montrent après quinze à vingt minutes à partir du commencement de l'application, et atteignent leur maximum au bout d'une heure. Il est vrai, ajoute-t-il, qu'ils sont très passagers, disparaissant rapidement lorsque l'opération est suspendue ; mais il n'y a aucun danger à la prolonger tant que l'état général reste précaire. Dans quelques cas, sous l'action de ce procédé, on a vu tripler l'amplitude des pulsations, qui constituaient un pouls plus ample, plus plein, et plus tendu, avec atténuation du dicrotisme, des intermittences et de l'irrégularité, et avec augmentation de la durée de la diastole. On a fait cette constatation intéressante, que les effets de l'alcool et de l'atropine sur la circulation sont, jusqu'à un certain point,

(1) *Loc. cit.*

neutralisés par le sac à glace. Cela n'est pas étonnant, dit Julien, car l'alcool a la propriété d'abaisser la tension artérielle en paralysant les nerfs vasomoteurs, et l'atropine d'augmenter la fréquence du pouls en paralysant le pneumogastrique. Cette action antagoniste, suggère cet auteur, pourrait peut-être rendre service dans quelques cas d'empoisonnement.

J'ai trouvé dans ma pratique hospitalière la confirmation des observations précédentes ; il n'est pas rare que des malades sortent d'un état adynamique grave sous l'action de la compresse précordiale réfrigérante.

La compresse précordiale a souvent d'excellents effets dans l'*endocardite* et la *péricardite aiguës*. Son action sur l'activité cardiaque se traduisant par une prolongation de la diastole, les tissus enflammés disposent d'une période de repos plus longue, et leur réparation est favorisée par les modifications circulatoires qui se produisent. On donne souvent à tort, dans ces cas, une durée assez longue à l'application, sous l'influence de cette idée fausse qu'elle exerce une action réfrigérante directe sur les tissus enflammés. Il suffirait de réfléchir pour se persuader que l'épaisseur de la peau, du tissu cellulaire, de la couche adipeuse, des côtes et des muscles intercostaux, qui recouvrent le cœur et dans lesquels s'effectue une circulation active de sang chaud, annihilent l'action réfrigérante de la compresse, ou du moins la rendent si légère qu'elle est sans utilité ; aucun médecin ne pourrait donc avoir pour but de déterminer cette action, tant que la vitalité de la paroi ne serait pas suspendue et que la conductibilité n'en serait pas augmentée. On trouve dans l'observation clinique la confirmation de cette opinion que l'action de la compresse précordiale est d'ordre réflexe, et qu'on favorise cette action en enlevant de temps en temps la compresse et en la réappliquant ensuite. On jugera de l'opportunité de la réapplication d'après l'état du pouls, sa rapidité et sa tension. On doit employer la compresse précordiale avec prudence lorsqu'il y a de la *myocardite* ou quand le défaut de compensation est assez accentué pour créer un danger. Lorsque la matité cardiaque ne diminue pas, que le pouls ne s'améliore pas, que la réplétion du ventricule semble ne pas se faire complètement, en particulier, s'il se produit rapidement de la dyspnée ou de la cyanose à la suite de l'application, on est en droit de supposer que le muscle cardiaque est dégénéré. Dans ces conditions les applications chaudes sont plus utiles.

Dans l'*endocardite chronique*, en particulier dans l'insuffisance aortique, la compresse précordiale m'a puissamment aidé à rétablir la compensation compromise, lorsque la digitale agissait mal.

La *compresse rachidienne* consiste en plusieurs épaisseurs de toile trempées dans de l'eau à 40° F.(4,4° C.) et bien exprimées, que l'on suspend à la nuque au moyen d'une mince cravate. On place au niveau du cou un petit tube spiral ou un sac à glace, qui transmet à la compresse son action réfrigérante. Ce procédé est trop douloureux pour qu'on en fasse une application prolongée : il faut se le rappeler quand on fait usage de ce procédé chez des malades sans connaissance. L'action réflexe de la compresse rachidienne sur un pouls rapide, faible, ou arythmique est parfois étonnante. Le pouls s'accélère pendant quelques instants, puis il se calme progressivement.

On doit, bien entendu, apporter du jugement dans l'appréciation de l'effort que le cœur est capable de fournir et dans la sélection des cas auxquels ce traitement convient. Toutes les fois que le pouls s'améliore, que les artères se remplissent mieux, et que la diurèse augmente après l'application du tube spiral froid, son utilité est démontrée. Les mains et les pieds cessent parfois d'être froids d'une façon constante. Les cas influencés de la façon la plus favorable par le tube spiral froid sont ceux dans lesquels le second bruit est plus affaibli que le premier à la base. Cette particularité est souvent caractéristique de la maladie de Basedow. L'emploi du tube spiral à eau glacée, s'il est prudent et intermittent, et s'il est accompagné d'un régime lacto-végétarien excluant absolument la viande, les épices, et les autres aliments irritants, donne dans cette maladie une amélioration considérable.

CHAPITRE II

LE BAIN GÉNÉRAL
LE BAIN FROID AVEC FRICTION

Le bain général (*full bath*) comporte l'immersion complète du corps dans l'eau, de sorte que le niveau de celle-ci atteint la face inférieure du menton, la tête émergeant seule de l'eau. Le bain de baignoire (*tub bath*) correspond à ce que les Allemands appellent « Vollbad ». Comme c'est le genre de bain le plus important, et que sa technique, ses effets, et ses applications thérapeutiques diffèrent suivant la température de l'eau employée, il est nécessaire, pour rendre ce sujet plus clair, de le diviser en trois parties :

1° Le bain général froid (avec friction) ;
2° Le bain général chaud ;
3° Le bain de hamac.

LE BAIN FROID AVEC FRICTION

L'auteur emploie l'expression de « bain froid avec friction »

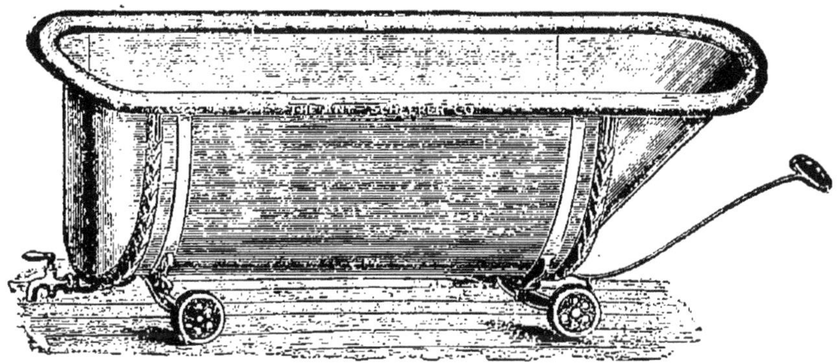

Fig. 39. — Baignoire roulante.

(*cold friction bath*), pour désigner le bain général froid (*cold full bath*), afin de le définir par ses principaux éléments : la basse température et la friction, et parce que la première ne doit jamais intervenir sans la seconde, comme on le démontrera amplement.

On a appliqué ce procédé avec des succès remarquables dans le traitement de la fièvre typhoïde et d'autres maladies infectieuses. L'exposé détaillé de cette méthode et de son mode d'action mérite la plus grande attention ; car on a recours très fréquemment à ce genre de bain dans la pratique médicale actuelle.

La technique du bain froid diffère suivant le but thérapeutique que l'on a en vue, comme on le montrera plus loin. D'une façon générale on l'emploie de la manière suivante, dans les cas aigus : on dispose près du lit du malade, mais en arrière d'un paravent pour que le malade ne soit pas ému par ces préparatifs, une baignoire d'une longueur et d'une largeur suffisantes pour qu'il s'y trouve bien, et on la remplit aux trois quarts avec de l'eau dont la température varie entre 90° et 65° F. (32,2° et 18,3° C.).

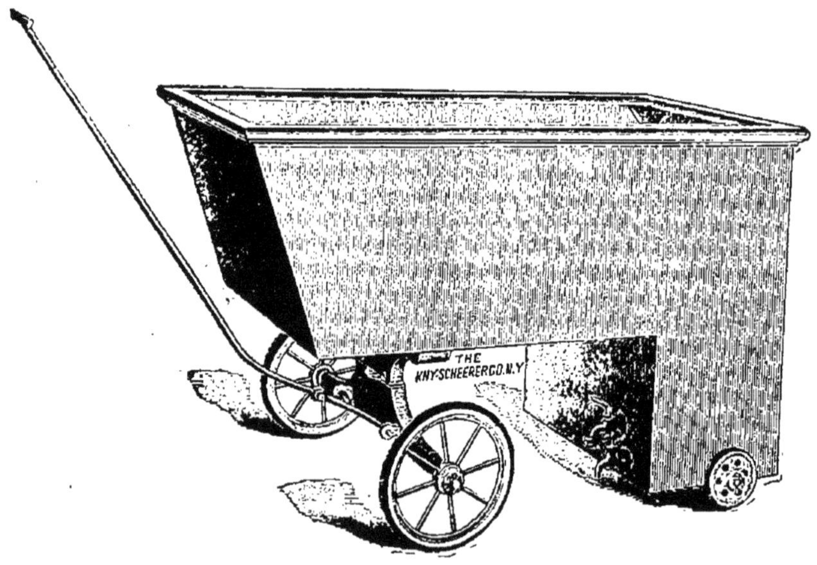

Fig. 40. — Baignoire roulante de l'auteur.

On ne se servira jamais, à moins qu'il soit absolument impossible de faire autrement, d'une baignoire fixe située dans une salle de bain qui contient des lieux d'aisances. Si l'installation offre certaines commodités pour avoir de l'eau à la température convenable, elle procure aux infirmiers le désagrément et au malade la souffrance de séjourner dans l'atmosphère viciée d'une salle étroite. Les mouvements que l'on imprime au malade pour le transporter de sa chambre à une salle de bain même toute proche peuvent également lui être préjudiciables. Pour la pratique privée la baignoire ordinaire de tôle de 1m. 65 à 2 m. de long, telle qu'on la trouve dans le commerce, est peut-être celle qui convient le mieux. On étend le long du lit un tapis, sur lequel on place la baignoire, que l'on fait reposer sur des briques ou des pièces de bois, ou encore sur des bancs ou des tabourets peu élevés afin de la mettre à peu près au même niveau que le bord du lit. C'est cette disposition que les infirmiers, qui auront à porter le malade du lit à la baignoire et à le frictionner, trouveront la plus commode. On aura besoin d'une moins grande quantité d'eau si la tête de la baignoire est placée 15 ou 30 centimètres plus bas que son pied. Quand on doit apporter dans des seaux l'eau à la baignoire, on remplit plus facilement celle-ci si elle se trouve dans cette position. On peut remplir partiellement la baignoire avant de la mettre en place; puis on achève de la remplir avec des seaux, que l'on vide le plus silencieusement possible. Un bon moyen de remplir la baignoire, c'est de la relier par un tube de caoutchouc au robinet d'un lavabo et d'y laisser couler l'eau. Dans les maisons situées à la campagne, on aura plus de facilité à vider la baignoire en adaptant à son robinet d'écoulement un tube de caoutchouc, que l'on fait passer par une ouverture pratiquée dans la paroi. L'expérience personnelle de l'auteur lui permet de garantir la commodité de cette disposition. Dans la pratique hospitalière, on trouvera avantageux l'emploi d'une de ces baignoires qui sont représentées ci-contre (fig. 39 à 41), parce qu'elles sont plus solides et plus faciles à nettoyer.

La figure 39 représente une baignoire roulante en tôle que fabrique la maison d'appareils de chirurgie Richard Kny and C°.

Les figures 40 et 41 représentent une baignoire roulante imaginée par l'auteur pour servir dans les salles étroites du *Manhattan Hospital*. Elle possède certains avantages sur la baignoire ordinaire de 2 m. de long. Les dessins montrent bien la forme de la baignoire. Elle a 1 m. 25 de long sur 70 cm. de large; elle est formée de deux parties disposées de telle sorte que les extrémités inférieures du malade sont fléchies à angle droit par rapport à son corps allongé, ses pieds reposant sur un double fond qu'on remplit avec de l'eau chaude. On fait pénétrer l'eau chaude dans le double fond par un tube à entonnoir situé dans un des angles de la baignoire; un robinet placé sur la face postérieure du réservoir à eau chaude permet de le vider. L'utilité de cette baignoire consiste en ce fait qu'elle place le malade dans une position commode, et qu'elle prévient le refroidissement trop considérable des pieds et les crampes douloureuses qui en sont la conséquence (fig. 41). Ses dimen-

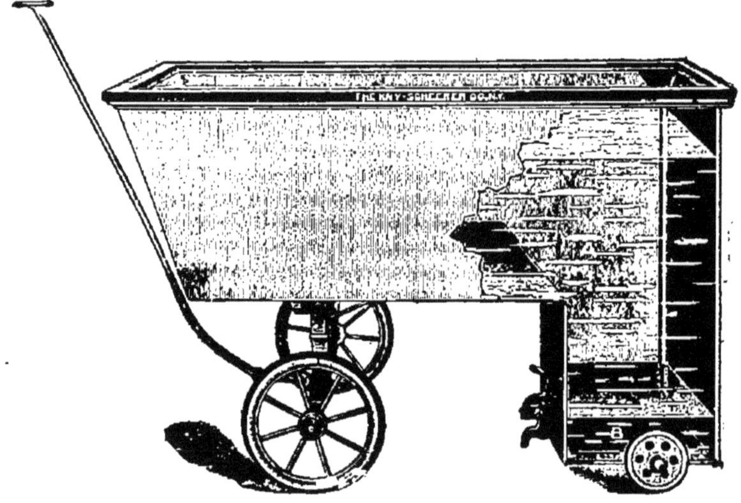

Fig. 41. — Baignoire roulante de l'auteur pour les usages hospitaliers, section montrant le tube qui conduit l'eau chaude dans le double fond.

sions réduites et sa forme ramassée la rendent plus facilement transportable qu'aucune autre baignoire. La Kny-Sheerer Company a construit cette baignoire en bois revêtu d'une forte couche de vernis et doublé de cuivre, ce qui la rend facile à nettoyer. La hauteur de la baignoire évite beaucoup de courbatures aux infirmiers, qui sont obligés de frictionner le malade pendant la durée du bain. On se sert constamment à l'hôpital d'une baignoire de ce genre depuis quinze ans, et elle a donné toute satisfaction.

Baignoire portative de Burr. — Lorsque le malade ou son entourage recule devant cette mesure héroïque que leur paraît le bain de baignoire, ou lorsque celui-ci est impraticable, à cause de l'exiguité de la chambre ou pour une autre raison, on peut se servir avec avantage de la baignoire du Dr A.-H. Burr (de Chicago). Elle comprend d'abord un large drap de caoutchouc, muni d'anneaux fixés le long de ses bords par des rubans élastiques, ensuite, un cadre de bois léger, dont la barre inférieure porte des crochets auxquels on peut fixer le drap. Ce châssis se plie en deux mouvements en un faisceau compact. Les accessoires sont un tuyau en caoutchouc servant de siphon muni d'un ajutage métallique, une éponge et un thermomètre de bain. Quand on veut faire usage de l'appareil, on glisse le drap de caoutchouc sous le malade en l'introduisant entre la tête et l'oreiller et en le déroulant jusqu'aux pieds. On déploie le châssis et on le place sur le matelas encadrant le malade et le drap de caoutchouc. Puis on tire les bords du drap sur la partie supérieure du châssis, on les abaisse jusqu'à la barre inférieure, aux crochets de laquelle on les fixe par leurs anneaux. On fait ainsi une baignoire légère et parfaite

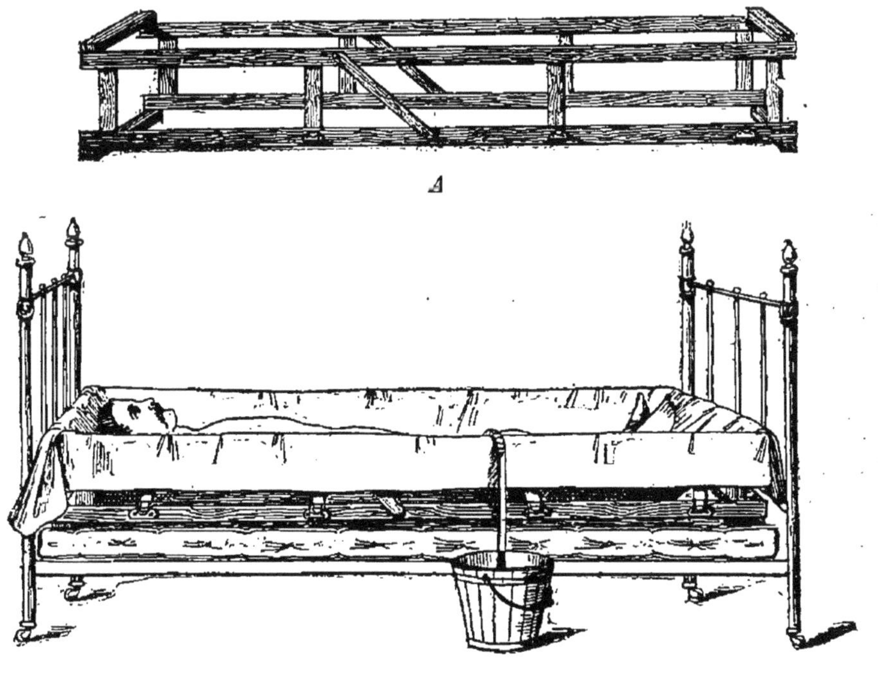

Fig. 42. — Baignoire portative de Burr. *A*, le cadre ; *B*, l'appareil monté.

susceptible de contenir 90 litres d'eau. On peut la vider à l'aide du siphon en quatre minutes (fig. 42).

Simplification du bain portatif. — Le Dr A.-C. Haven a imaginé une utile modification de la baignoire de Burr, qui la rend plus simple et en diminue le prix de revient (1). On peut improviser un bain de ce genre avec une corde à étendre le linge, une douzaine d'épingles de bois et trois mètres de toile cirée. « Fixez solidement une première corde autour de la tête du lit, une seconde autour du pied du lit, reliez l'une à l'autre avec deux cordes parallèles, assujettissez la toile cirée avec les épingles, et vous aurez une baignoire aussi commode que peu coûteuse, dont le prix de revient ne dépassera pas 3 fr. 75. On n'a pas besoin de placer une corde autour de la tête et du pied du lit, lorsqu'il s'agit d'un lit métallique. Un tuyau d'ar-

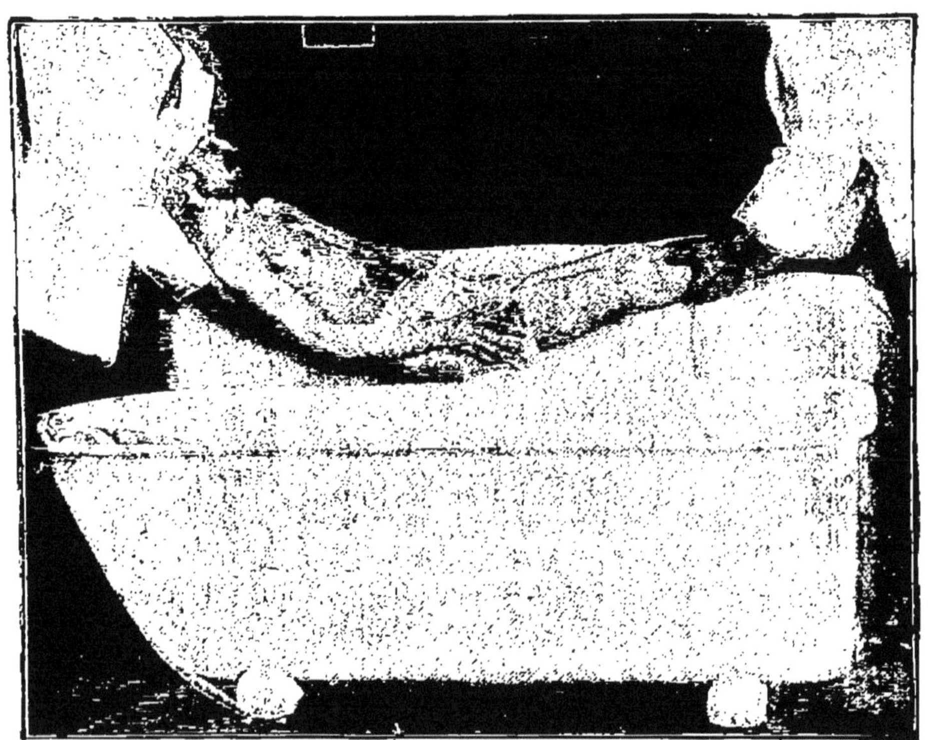

Fig. 43. — On place le malade dans le bain froid.

rosage de 1 m. 25, muni d'un bouchon de bois à son extrémité, constitue un excellent siphon. Tel est le bain dont je me sers maintenant. » Le Dr Haven ajoute : « Mon seul désir est de répandre dans les masses les bienfaits du bain. Dans les mai-

(1) *Medical Record*, 8 janvier 1898.

sons encombrées et les habitations rurales, le médecin peut, en un instant, montrer à son malade comment on peut se procurer les effets salutaires de l'eau froide. »

Technique. — Le bain froid avec friction, dont la forme la plus parfaite est connue sous le nom de bain de Brand, doit être administré de la façon suivante : on fait prendre au malade un stimulant, de l'alcool, suivant Brand, de préférence 120 grammes de café fort et chaud, d'après l'expérience de l'auteur. On le déshabille, et on recouvre ses organes génitaux d'une petite serviette. On bassine alors son visage avec de l'eau glacée, et s'il est trop faible pour se transporter dans le bain, il y est placé par deux infirmiers (fig. 43). On aura rempli la baignoire avec de l'eau dont la température ne sera pas supérieure à 70° F. (21,1° C.) ni inférieure à 65° F. (18,3° C.) (Brand m'a communiqué lui-même l'indication de ces températures) ; le tronc tout entier et les membres doivent être immergés. Une excellente manière de transporter le malade dans la baignoire consiste à le placer dans un hamac, solide mais d'un prix peu élevé, dont on a enlevé les bâtons. Deux infirmiers en tiennent les extrémités rassemblées entre leurs mains et peuvent ainsi soulever le malade le plus lourd pour le placer dans la baignoire. On laissera le hamac dans celle-ci jusqu'à la fin du bain. On plonge le malade dans l'eau avec la plus grande douceur. Il halète et frissonne un instant et parfois supplie qu'on le retire du bain. Mais les paroles encourageantes, l'attitude rassurante, la manière d'agir calme et exempte de hâte des assistants, et *le soin qu'ils prennent de ne jamais opposer la force ou des raisonnements* à son désir si naturel de se soustraire à ce traitement qui lui paraît très dur, arrivent presque toujours à calmer ses appréhensions. On prie l'entourage de quitter la salle, afin que sa présence n'augmente pas l'anxiété du malade, et n'accentue pas sa répugnance par des discours intempestifs. Un coussin à eau suspendu à la tête de la baignoire constituera un soutien très agréable pour la tête du malade ; un coussin à eau de forme ronde sera avec avantage placé sous son siège. Si l'on ne dispose pas d'un support pour la tête, l'infirmier soutiendra celle-ci de la main gauche, tandis qu'il pratiquera de la main droite une friction douce sur les différentes parties du corps (fig. 44). Cette friction peut être exécutée dans des conditions parfaites par un infirmier, ou dans la pratique privée par un parent ou un ami. On prendra soin de frictionner toutes les parties du corps (excepté la partie inférieure de l'abdomen) ; ces frictions *sont en effet regardées comme extrêmement importantes* par l'inventeur de la méthode, pour prévenir le refroidissement, le collapsus, la cyanose et l'affaiblissement du cœur.

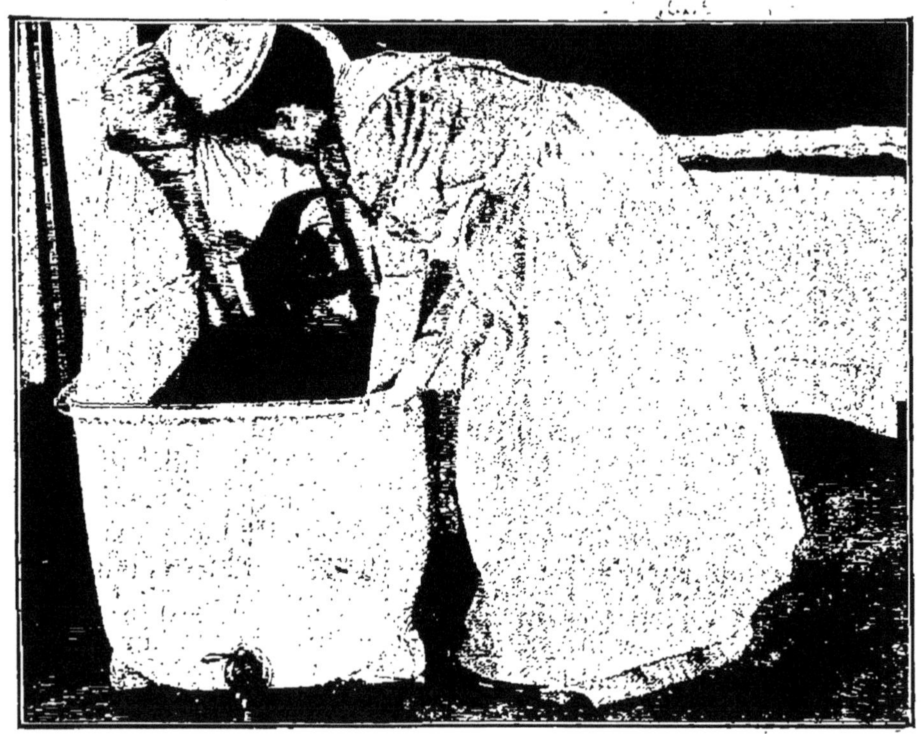

Fig. 44. — Friction dans le bain froid.

Cette friction douce et continue amène une rougeur diffuse qui fait contraste avec la pâleur que la peau présentait antérieurement, et qui témoigne d'une dilatation marquée des vaisseaux superficiels. Comme on fait porter la friction successivement sur toutes les régions du corps, on agit en réalité de façon à entretenir constamment la contraction et la dilatation des vaisseaux périphériques, la première étant déterminée par le contact de l'eau froide agitée à la surface du corps, la seconde par la friction et la réaction qu'elle entraîne. *On ne doit pas considérer le fait que le malade se plaint du froid comme une indication à le retirer du bain*, à moins qu'il ne se produise un claquement des dents prononcé; les plaintes du malade sont volontaires et peuvent êtres dues à son émotivité, le claquement des dents est habituellement involontaire. Un pouls petit, des *mains* cyanosées ou ratatinées sont souvent regardés par les personnes inexpérimentées comme un symptôme indiquant qu'on doit sortir le malade du bain, qui pourtant n'a pas encore donné tout son effet. Ces phénomènes peuvent être dus, on se le rappelle, à l'action locale du froid sur les vaisseaux périphériques; il est donc inutile de s'en alarmer, à moins que le *visage* ne se cyanose. Les ongles des mains sont souvent cyanosés, lorsque le malade se cramponne au bord de la baignoire pour se soutenir quand il tremble. La pression des mains contre le bord empêche le retour du sang veineux. Ce signe est donc trompeur. Mais la cyanose de la face est une manifestation qui exige qu'on interrompe le bain. N'étant pas immergée, la face ne peut se cyanoser que par suite de l'affaiblissement de l'énergie cardiaque, complication excessivement rare, lorsque le bain est accompagné de *friction*. La petitesse du pouls n'apparaîtra pas comme un symptôme de faiblesse cardiaque, quand on constatera, en même temps, qu'il devient moins rapide et moins dépressible et qu'il perd son dicrotisme. Les assistants qui ne sont pas familiarisés avec ces manifestations d'apparente faiblesse, en particulier les membres de la famille, seront exclus de la chambre pendant la durée du bain et les instants qui suivront; car leurs inquiétudes peuvent gêner l'exécution correcte du procédé, en réduire la durée et paralyser ainsi les efforts du médecin et des infirmiers. Si l'on ne peut éviter leur présence et leur collaboration, on leur décrira succinctement par avance les symptômes qui doivent se présenter, afin de pouvoir leur demander de résister avec les infirmiers aux instances habituelles du malade, qui supplie qu'on le retire du bain. La durée du bain froid général varie avec le but qu'on se propose; cette question sera traitée à part. Habituellement, quand cette durée dépasse quinze minutes, on verse doucement sur la tête du malade une cuvette d'eau à 50° F. (10° C.), à plusieurs reprises au cours du bain. On aura auparavant disposé autour de la tête un mouchoir plié de façon à former un bandage large de 5 centimètres, que l'on noue sur la nuque. Il forme une gouttière qui empêche que le visage ne soit surpris par l'arrivée de l'eau froide. Si le malade présente de la torpeur ou du délire, on verse de l'eau froide sur sa tête et également sur ses épaules.

Avant que le bain soit terminé, on préparera le lit du malade de la façon suivante : on étend une double couverture sur le côté du lit qui sera occupé par le malade, et l'on place sous la partie supérieure de celle-ci un oreiller recouvert d'une serviette. Sur la couverture on étend un drap de vieille toile (le drap de coton est inférieur parce qu'il n'absorbe pas l'eau aussi vite; or, il est parfois nécessaire, comme on le verra, de laisser le malade dedans jusqu'à ce qu'il soit sec). On prépare plusieurs boules d'eau chaude pour les pieds, qui d'ordinaire restent froids à la suite du bain. Celui-ci terminé, deux infirmiers se placent à une des extrémités de la baignoire, ils soulèvent le patient et le portent sur son lit. Si l'on se sert d'un hamac, chacun d'eux rassemble en ses mains une des extrémités de celui-ci. Puis ils lèvent le hamac contenant le malade, le soutiennent un instant au-dessus de la baignoire afin d'en laisser écouler l'eau et le posent sur un lit auxiliaire ou sur un des côtés du lit du malade. On abandonne le hamac, on enlève rapidement la serviette qui recouvre les organes génitaux, et on place le malade sur le drap de toile et les couvertures préparés précédemment, de façon que leur bord supérieur s'étende au delà des épaules jusqu'à la nuque. On l'enveloppe alors soigneusement de la manière suivante.

On étend le drap sur le corps en introduisant un pli entre le tronc et le bras et entre les membres inférieurs, afin que les surfaces mouillées ne soient pas en contact. On dispose alors la couverture autour du malade (fig. 45). Si sa température est élevée, au-dessus de 103° F. (39,4° C.) dans le rectum, on laisse le malade enveloppé dans son drap pendant cinq ou dix minutes; si la température est plus basse, on le sèche de suite avec le drap, puis avec des serviettes molles. Dans l'un et l'autre cas, on placera des boules d'eau chaude aux pieds. D'ordinaire le malade, qui était agité avant le bain, s'endort. Dans quelques cas, des frissons peuvent persister jusqu'à ce que la réaction survienne. Des frissons qui se prolongent un certain temps à la suite du bain froid avertissent que celui-ci a été défectueux, soit dans sa durée, soit dans sa température : on doit élever celle-ci ou diminuer celle-là; au cours et à la suite du bain suivant, on apportera également une attention plus scrupuleuse à la friction et à l'administration de stimulants, qui favoriseront la réaction circulatoire en augmentant la *vis a tergo*. L'emploi d'applications chaudes portant sur les membres est critiquable parce qu'elle produit un échauffement artificiel de l'organisme; la nécessité où l'on se trouve d'y recourir à la suite de plusieurs bains consécutifs indique que le mode d'administration de ceux-ci présente quelque imperfection sérieuse.

Tel est le bain idéal imaginé par Ernest Brand, de Stettin, pour le traitement de la fièvre typhoïde. C'est un sujet sur lequel nous aurons l'occasion de revenir. Nous en avons exposé la technique avec une grande minutie, parce que nous avons vu bien souvent le bain froid administré *sans friction* ou suivant une méthode défectueuse par quelqu'autre endroit, et que son succès thérapeutique dépend de l'application exacte des règles que nous avons indiquées. Au cours d'une discussion sur la balnéation dans la fièvre typhoïde à l'Académie de Médecine de New-York (1), le Dr A. B. Ball dit que « les médecins de Bellevue, au nombre desquels il se trouvait, avaient abandonné le traitement balnéaire depuis quelques années pour la raison *qu'ils n'employaient pas la friction ;* tous ceux qui expérimentèrent la méthode plus récente qui comporte la friction acquirent la conviction qu'on ne pouvait recommander de méthode plus efficace ».

Une autre forme du bain complet que les cliniciens ont avec raison beaucoup vantée est le *bain progressivement refroidi* (*graduated bath*) créé par von Ziemssen, de Munich. On exécute ce procédé de la façon suivante : les préparatifs en vue du bain et du séchage du malade sont les mêmes que dans la méthode de Brand. On verse dans une baignoire de l'eau entre 90 et 86° F. (32,2 et 30° C.), assez pour en remplir un tiers. Le malade s'y trouvant placé, un infirmier bassine son corps à l'aide de la main et de l'éponge, tandis que l'autre infirmier ajoute au bain de l'eau à une température d'environ 40° F. (4,4° C.), en un endroit où elle ne risque pas d'arriver immédiatement en contact avec le corps, jusqu'à ce que la température du bain soit tombée à 77°,72° F. (25°, 22,2° C.). Il sera habituellement nécessaire d'enlever une certaine quantité d'eau à la baignoire au moyen d'une cuvette ou d'un pot à eau pendant qu'on y versera de l'eau plus froide. *La friction est dans ce cas encore un élément essentiel du bain.* La seule différence qui existe entre le bain progressivement refroidi et le bain froid ordinaire réside dans ce fait que le premier de ces deux procédés accoutume graduellement le malade à l'eau froide et paraît moins terrible à celui-ci et à son entourage. On peut faire durer le bain une demi-heure, c'est le temps que Ziems-

(1) *New-York Medical Record*, 7 novembre 1896, p. 692.

sen indique. Lorsque l'opération est terminée, on enveloppe le malade dans des couvertures de laine préalablement chauffées pendant un quart d'heure, puis on le sèche et on le revêt de son linge de corps.

Le bain progressivement refroidi de Ziemssen est mieux accepté par les profanes et par les médecins qui n'ont pas l'expérience des procédés de ce genre, parce qu'il débute par de l'eau tiède et parce que l'abaissement progressif de sa

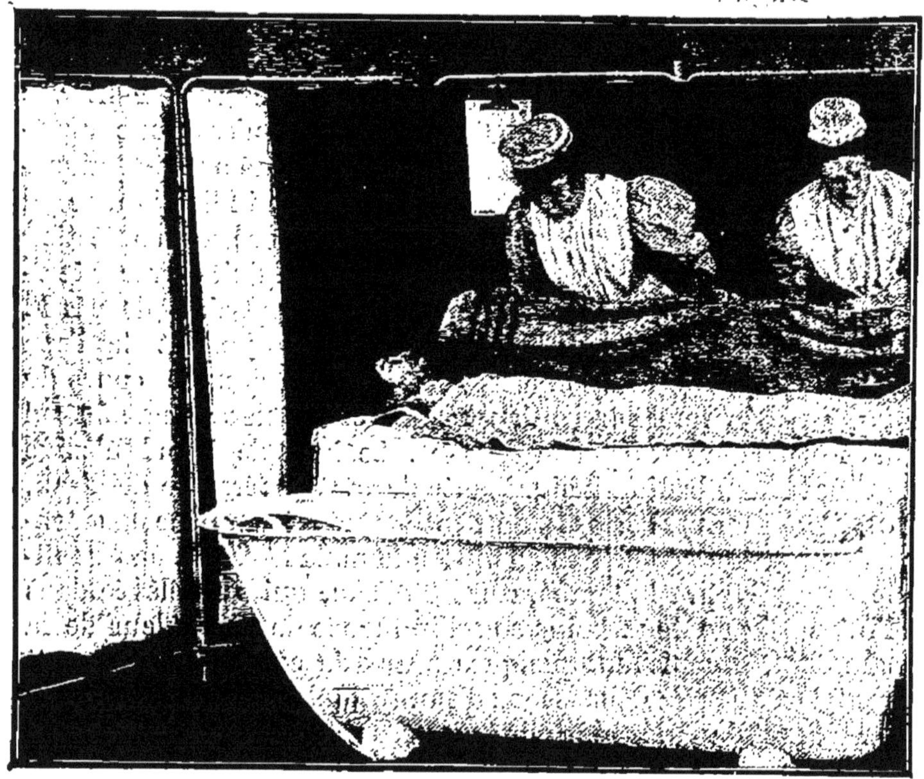

Fig. 45. — Enveloppement du malade après le bain.

température les effraie moins. On peut, cependant, élever contre son emploi quelques objections qui l'emportent sur les avantages qu'il présente au point de vue du sentiment. Sa longue durée impose une fatigue extrême aux malades et aux infirmiers; il exige plus de travail, parce qu'il demande une plus grande quantité d'eau chaude, d'eau froide et de glace. L'addition de glace à l'eau qu'on va verser dans la baignoire est particulièrement impressionnante pour le malade et on doit éviter d'exécuter cette opération en présence de celui-ci. En outre il est excessivement difficile d'abaisser la température de l'eau de 90° à 70° F. (de 32, 2° à 21,1° C.) pendant que le malade est étendu dans la baignoire. L'abaissement graduel de cette température, on peut également l'indiquer ici, diminue l'action stimulante du froid ; mais c'est là un point qui mérite d'être développé et qui sera exposé plus longuement à propos de l'action physiologique du bain froid, à cause de la persistance singulière de cette opinion erronée, qui veut que le bain de Ziemssen soit plus doux que le bain de Brand. Comme le malade est maintenu plus longtemps dans le bain et qu'il en reçoit une stimulation moindre, il réagira nécessairement avec moins de promptitude. Le bain de Ziemssen n'est donc supérieur au bain de Brand qu'en tant que procédé antithermique, lorsque l'effet antithermique est la principale indication, ce qui est rarement le cas. On peut lui faire encore une objection très sérieuse, en faisant remarquer que l'on doit élever la température de l'eau avant chaque bain de vingt-cinq degrés F. (14° C.) en enlevant de l'eau froide et en ajoutant de l'eau chaude et qu'on doit l'abaisser de nouveau dans le cours du bain. C'est là un surcroît de travail et de dérangements qui n'est pas compensé par le résultat. Le bain de Brand n'exige qu'une modification insignifiante de la température de l'eau, ou même ne l'exige pas ; on peut employer la même eau pendant vingt-quatre heures ou plus si le malade ne l'a pas souillée. On rétablira la température de l'eau, qui s'est élevée dans l'intervalle de deux bains sous l'influence de la chaleur de la chambre, en enlevant quelques seaux de cette eau qui seront remplacés par quelques seaux d'eau froide, ou plus simplement en agitant dans la baignoire un gros morceau de glace enveloppé de gaze. On fera en sorte d'éviter que le malade ne remarque cette opération qui pourrait l'effrayer. Des médecins et d'autres personnes qui ont été soumis à des bains de l'un et l'autre genre affirment que l'immersion brusque dans l'eau la plus froide produit un effet beaucoup moins désagréable et une sensation de refroidissement beaucoup moins pénible que le bain dont la température est progressivement abaissée. En somme, ce dernier est bien plus désagréable et donne beaucoup plus d'embarras.

Mode d'action. — Le mode d'action du bain froid, que l'on applique principalement dans la fièvre typhoïde et les autres maladies infectieuses, est en rapports si étroits avec les données actuelles de la physiologie qu'il doit inspirer toute confiance à la personne qui l'administre, après avoir acquis une connaissance exacte de son but et de ses propriétés.

Effet général. — Le bain froid détermine dans une large mesure tous les effets que l'on a indiqués comme appartenant à toutes les opérations froides. Il produit une contraction simultanée de tous les vaisseaux de la peau, un choc simultané de tous les nerfs de la peau ; les résultats de ce choc seraient dangereux si une active friction du corps ne les neutralisait pas : cette friction est un élément essentiel du bain froid. J'appelle bain froid celui dans lequel le corps est complètement immergé pour plus d'un court instant dans une baignoire d'eau froide. Je ne me sers jamais du bain froid dans les maladies non fébriles, mais de procédés où l'eau froide n'est appliquée sur le corps que brièvement ou partiellement. Le mode d'action du bain froid diffère du mode d'action des procédés de ce dernier genre, décrits autre part, en ce qu'il exerce son action sur toutes les parties du corps en même temps. Le pouvoir réactionnel du malade est développé à son maximum dans le bain froid, tandis que, dans les ablutions ou les douches, l'application locale de l'eau froide amène la réaction seulement aux points où elle a porté, et elle est favorisée par le libre fonctionnement des régions qui lui ont échappé. Dans les fièvres, c'est la température élevée qui aide la réaction : elle neutralise l'effet du choc, en particulier dans les premières périodes de ces maladies. Toutefois, comme la persistance du choc exige un pouvoir réactionnel supérieur à celui que possède un fébricitant, une friction portant sur le corps entier intervient pour stimuler artificiellement les nerfs et les vaisseaux cutanés. On s'aperçoit que le résultat est obtenu à l'abaissement de la température et au relèvement des fonctions nerveuses.

Mode d'action de la friction. — Winternitz a formulé cette loi, que la réduction de la température déterminée par un procédé hydriatrique dépend plus de l'intensité de l'excitation thermique et mécanique des nerfs sensitifs de la peau que d'aucun autre facteur. Nous devons au labeur incessant de Winternitz et de ses assistants la démonstration de ce fait qu'une excitation mécanique active de la peau, quand elle se combine avec l'application de l'eau froide, augmente l'action antithermique de celle-ci, ainsi que Pospischl l'a montré. Au moyen de la friction ou d'une autre stimulation active de la circulation superficielle pendant le bain, comme au moyen du drap mouillé, du demi-bain, etc., on détermine une réplétion artérielle plus rapide des vaisseaux cutanés, en sorte qu'on augmente la largeur de l'aire, où le sang peut se refroidir en circulant au voisinage immédiat d'un milieu réfrigérant : l'eau du bain. Le sang refroidi pénétrant dans l'intérieur est remplacé par du sang chaud qui en vient. Cette méthode simple mais efficace d'abaisser la température explique un grand nombre des effets contradictoires que l'on observe dans l'emploi des bains au cours des maladies fébriles. Il apparaît clairement, maintenant, que l'augmentation compensatrice de calorique consécutive à toute application froide ne dépend pas de la quantité absolue de chaleur soustraite par le contact de l'eau, mais de l'intensité de l'excitation des nerfs thermiques et du degré de refroidissement qu'éprouvent les terminaisons nerveuses périphériques, qui agissent par action réflexe sur la régulation de la température. Ce fait explique pourquoi deux bains froids de même température et de même durée peuvent produire des effets totalement différents chez le même individu, si dans un cas on le laisse reposer tranquillement, et si dans l'autre cas on le soumet à une friction énergique. Dans le premier cas la circulation périphérique est ralentie, la température de la surface est abaissée presque au degré de la température du milieu ambiant, la production de calorique dans les tissus musculaires est exaltée, et la température rectale diminue peu, si elle diminue. Dans l'autre cas, la circulation périphérique est continuellement stimulée, l'aire vasculaire se remplit, la surface cutanée se refroidit moins, mais le sang qui arrive aux vaisseaux superficiels se refroidit davantage.

En outre, la friction favorise l'élimination de la sueur. Les expériences de Weyrich et les expériences plus récentes d'Ignatowski (1) établissent qu'une bonne réaction consécutive à un bain froid augmente dans des proportions énormes et pour un temps considérable l'évaporation de la sueur, tandis que ce phénomène se réduit, si le bain froid n'est pas suivi de réaction. Puisque la réaction est le but principal du bain froid, la friction devient l'élément le plus important de celui-ci.

(1) *Loc. cit.*

De plus, la friction prévient le *tremblement*. Les modifications de la thermogénèse augmentent sous l'influence des contractions musculaires toniques ou cloniques, qu'elles soient volontaires ou involontaires, qui surviennent habituellement lorsque le corps entre en contact avec de l'eau à une température très inférieure à la sienne. En neutralisant cet effet, par la suppression du tremblement, la friction pratiquée au cours du bain froid ajoute, par conséquent, à l'effet antithermique de celui-ci. S'il est possible que le tremblement n'oppose pas un obstacle bien important à l'abaissement de la température, il n'en est pas moins un des éléments compensateurs qui reproduisent le calorique à mesure que celui-ci disparaît; le tremblement aide donc la peau dans les fonctions compensatrices dont elle dispose pour régulariser la température.

La régulation de la température organique dépend principalement des modifications de l'émission du calorique, elle dépend donc surtout de l'état des nerfs et des vaisseaux périphériques; comme nous pouvons exercer sur ceux-ci une action énergique au moyen du bain froid, nous avons en ce procédé un agent puissant pour modifier la température du corps dans la maladie.

Winternitz fait remarquer, avec une légitime fierté, que les expériences les plus récentes confirment les opinions qu'il a depuis longtemps formulées, et il termine le remarquable chapitre qu'il consacre à ce sujet, de la façon suivante : « Si nous mettons en regard les constatations précédentes et les phénomènes qui surviennent au cours de l'application des procédés thermiques et mécaniques dans la distribution du sang et du calorique, dans le contrôle de l'émission de la chaleur — ou plutôt, comme je puis le dire maintenant, le contrôle du degré de production de la chaleur — nous trouverons tout naturel que l'hydrothérapie soit le remède souverain, non seulement dans les premières périodes des maladies fébriles, non seulement dans les fièvres relevant de la rétention du calorique, mais spécialement dans tous les processus fébriles, parce qu'aucune autre médication n'est susceptible, autant que celle-là, de faire face aux principales indications thérapeutiques de ceux-ci.

Je suis pleinement d'accord avec Winternitz sur ce point, comme je m'efforcerai de le montrer dans le chapitre consacré au traitement hydriatrique des fièvres.

Le choc que le contact de l'eau froide sur la surface entière du corps inflige au système nerveux dans le bain froid, et la stimulation qui invariablement suit un choc de ce genre, sont intenses et ils écraseraient le fébricitant, si on ne mettait pas de la prudence à les provoquer et si on ne les proportionnait pas soigneusement à l'état présent des centres nerveux. Habituellement, on administre au malade, immédiatement avant de le mettre dans le bain, une boisson stimulante alcoolique ou une tasse de café fort et chaud ; une friction permanente, qui détermine un mouvement houleux de l'eau à la surface du corps sur certaines parties et qui excite les terminaisons nerveuses dans d'autres régions, neutralise le choc et assure non seulement son innocuité, mais encore son efficacité.

En prenant la fièvre typhoïde comme le type le plus caractéristique des maladies infectieuses, on peut exposer facilement les raisons physiologiques de l'action du bain froid.

Un processus infectieux que l'on ne peut ni diriger ni supprimer s'est installé dans l'organisme. L'agent toxique manifeste sa présence par les troubles suivants :

I. Le système nerveux reçoit le choc le plus brutal de l'agent spécifique de l'infection. L'invasion de celui-ci, commençant par un malaise mal défini, se continue avec l'ataxie, la lassitude générale, la somnolence, d'autres symptômes adynamiques, et elle arrive à son point culminant avec la stupeur, le délire, le coma, les soubresauts, le tremblement et la mort.

II. La température est constamment élevée ; désagréable au malade, elle le prive de sommeil, altère les fonctions de ses organes, et, si son élévation se prolonge sans rémission, des complications dangereuses, cardiaques ou cérébrales surviennent plus ou moins rapidement.

III. La circulation est considérablement gênée. Le cœur, appelé à fournir un travail excessif, court le risque de faiblir, et souvent faiblit.

IV. La peau, les reins et les poumons sont tellement surmenés qu'ils n'arrivent plus à accomplir leurs importantes fonctions.

V. Les globules du sang et sa composition chimique sont modifiés d'une façon si défavorable que la résistance de l'organisme à l'invasion toxique est considérablement diminuée.

I. **L'influence du bain froid sur le système nerveux** est très importante. Bien que les symptômes provenant de la dépression nerveuse s'établissent progressivement et insidieusement au début de la maladie, ils ne sauraient échapper à un observateur expérimenté ; en effet, ils constituent le caractère le plus constant de toutes les fièvres d'origine infectieuse. Nous citerons à l'appui de cette affirmation une seule observation. Le Dr Edward Delafield, dans un travail sur la fièvre typhoïde, lu à l'Académie de Médecine de New-York (1), où il discute la valeur séméiologique des différents symptômes, s'exprime ainsi : « L'examen d'un ensemble de courbes de températures montre que nous ne devons pas nous attendre à trouver dans chacune une image parfaite de la courbe schématique. » Il oppose avec raison à l'inconstance des caractères de ce signe et des autres symptômes l'invariabilité de l'habitus. « Une physionomie morne et apathique, une coloration sombre du visage, souvent une légère cyanose des joues, une intelligence engourdie et paresseuse sont toujours des manifestations bien marquées; dans un cas seulement, elles étaient réduites à peu de chose. » Ces symptômes traduisent l'affaiblissement des centres nerveux, qui sont les organes les plus atteints dans la fièvre typhoïde et les autres maladies infectieuses fébriles, et qui doivent être, par conséquent, les organes les mieux défendus. La dépression nerveuse entraîne souvent des troubles circulatoires qui nuisent au fonctionnement des divers organes et qui amènent souvent l'issue fatale. Si l'on considère que toutes les autres fonctions dont l'accomplissement nécessite l'intégrité des fonctions nerveuses se trouvent paralysées, comme on le montrera plus loin, on appréciera l'importance d'un agent thérapeutique qui peut exercer une influence favorable sur le système nerveux, source de toute énergie vitale. Il n'existe aucune substance médicamenteuse qui possède ce pouvoir, comme le prouve surabondamment l'inutilité des efforts dépensés par la médecine à la recherche d'une telle substance dans les siècles passés. Seul, le bain froid exerce une action sûre et rapide sur le système nerveux. Bien que l'effet immédiat n'en soit pas très durable, l'application prudente qu'on en fait est inoffensive et peut se répéter par conséquent assez souvent pour entretenir son action bienfaisante.

Le bain froid, en stimulant les centres nerveux, les fait sortir de leur engourdissement et dissipe l'influence paralysante de la toxémie. On peut constater un effet de ce genre à la suite de chacun des bains; plus la torpeur ou le délire sont accen-

(1) *Medical Record*, 12 novembre 1883.

tués, plus cet effet se manifeste nettement. Après un certain nombre de bains, la physionomie de la maladie est complètement transformée. Ainsi que l'auteur l'a dit, au cours d'une discussion sur ce sujet à l'Académie de Médecine de New-York (1) : « On peut comparer l'effet exercé par les bains froids sur un malade écrasé par l'infection typhique à l'effet des excitations externes que l'on emploie dans le traitement de l'intoxication par l'opium. Dans cette intoxication, on préserve la vie du malade en maintenant éveillés les centres nerveux jusqu'à ce que le poison soit éliminé. Mais cela ne demande qu'un temps assez court, et l'on peut employer des stimulations très énergiques (flagellation, électricité faradique, promenade), tandis que, dans la fièvre typhoïde, il faut plusieurs semaines pour que disparaisse la virulence des bacilles ; c'est ce qui fait la valeur du bain froid : l'excitation systématiquement répétée des nerfs cutanés parvient aux centres nerveux dont elle maintient le fonctionnement.

II. Influence du bain froid sur l'hyperthermie. — Il me semble inutile de discuter ici les opinions divergentes que les auteurs ont formulées d'après de consciencieuses expériences de laboratoire ou d'après leurs observations cliniques, sur les facteurs essentiels de la perturbation de la thermogénèse déterminée par la fièvre, c'est-à-dire qu'il me semble inutile de rechercher s'il s'agit d'une surproduction ou d'une rétention du calorique, ou de ces deux phénomènes à la fois. Mais je me sens obligé à envisager au point de vue clinique ce symptôme particulièrement apparent de la maladie. Il est regrettable qu'on ait regardé si longtemps l'hyperthermie comme l'élément le plus important de la fièvre ; en réalité, ce phénomène n'est qu'une des manifestations principales de la fièvre et il est loin certainement d'avoir l'importance qu'ont les troubles cardiaques et circulatoires et les troubles des fonctions d'excrétion et de sécrétion ; mais il était devenu difficile de convaincre le public médical de cette vérité. On a fait un grand progrès dans la thérapeutique des fièvres quand on a abandonné l'idée pernicieuse que l'on avait sur l'hyperthermie. Toutefois, l'élévation de la température est extrêmement pénible pour le malade, elle lui enlève souvent tout sommeil réparateur, elle s'accompagne d'une soif vive, de l'arrêt des sécré-

(1) *Medical Record*, février 1890.

tions, de jactitation, et d'autres troubles. Il est donc tout à fait indiqué de la faire disparaître, ou du moins de l'atténuer jusqu'à ce que l'organisme puisse la tolérer.

On a employé depuis longtemps le bain froid en vue d'abaisser la température, avec plus ou moins de succès. Mais aussi longtemps que l'on considéra l'abaissement de la température obtenu par le moyen du bain froid comme une simple réfrigération du sang surchauffé produite par le contact direct de la peau avec l'eau, les résultats thérapeutiques ne donnèrent pas satisfaction. Depuis lors Currie et, plus récemment, Winternitz et d'autres auteurs ont montré que l'excitation mécanique de la peau pendant le bain froid augmente l'action antithermique de celui-ci.

Ce fait indique combien il est nécessaire d'apporter une attention méticuleuse à la technique du bain. L'immersion du malade dans un bain froid sans friction ou l'enveloppement dans des draps glacés, pratiques défectueuses qui ont été en usage dans quelques hôpitaux, doivent amener un spasme persistant des vaisseaux superficiels. Si un traitement de ce genre n'entraîne par le collapsus, il peut ralentir la réaction; et la température antérieure se rétablit ou augmente encore. Mais, si l'on place avec soin le malade dans un bain à 65°-70° F. (18,3°, 21.1° C.), et si on pratique sur toute l'étendue de son corps une friction douce et permanente (Brand), les tuniques des vaisseaux superficiels sont excitées, la réaction succède au choc initial, les vaisseaux se contractent et se dilatent rapidement comme l'atteste la rougeur de la peau qui a été frictionnée.

L'excitation mécanique, non seulement fait disparaître les obstacles qui s'opposent à l'émission du calorique, mais encore augmente l'élimination de l'eau de 60 à 90 pour cent, comme le prouvent les expériences de Weyrich et de Pospischl, et les expériences plus récentes et si intéressantes d'Ignatowski, que nous avons rapportées. En outre, le sang qui a été refroidi passe des vaisseaux dilatés aux organes internes et exerce ainsi sur eux une action réfrigérante directe, comme on l'a montré ci-dessus.

Le bain froid, lorsqu'on y associe la friction, remplit donc les deux indications auxquelles il est nécessaire de satisfaire pour rétablir la température normale, tandis que les médicaments antipyrétiques répondent à une seule de ces indications : l'émission du calorique.

La question de savoir quelle est la forme de bain la plus efficace pour abaisser la température ne sera résolue, je pense, que le jour où l'on aura reconnu la fausseté de cette opinion que l'abaissement de la température est d'autant plus considérable que le bain est plus froid. Cette idée erronée a été l'origine de discussions nombreuses entre les partisans de Liebermeister et ceux de Winternitz. Voit, auquel nous devons des notions si importantes sur la physiologie de la régulation de la température, a démontré que le métabolisme augmentait, même de quarante pour cent à la suite d'une application froide; mais qu'il ne se produisait aucune élévation de température sous cette influence si l'on déterminait en même temps quelques perturbations dans cet organe dont le rôle est si considérable dans la régulation des fonctions thermiques : la peau. Si l'on place un malade dont la température est à 104° F. (40° C.), dans un bain à 65° F. (18, 3° C.) et qu'on l'y laisse jusqu'à ce qu'il grelotte, les vaisseaux cutanés se contractent de plus en plus et l'émission du calorique se trouve véritablement interrompue. Le tremblement ajoutera, dans une certaine mesure, à l'élévation de la température interne en produisant de la chaleur, comme l'ont établi les expériences de Speck et Lœwy rapportées ailleurs. On imagine à quel point sera différent de ce résultat celui d'un *bain de Brand avec friction* administré selon les règles. Dans ce cas, comme on l'a indiqué précédemment, les vaisseaux cutanés se dilatent et une plus grande quantité de sang refroidi pénètre dans la profondeur pour faire place à du sang surchauffé. D'un autre côté, dans les cas qui demandent surtout au bain une stimulation du système nerveux ou de l'appareil cardiaque, un procédé froid de courte durée avec excitation mécanique de la peau, comme celui que l'on a décrit sous le nom de demi-bain, détermine une réaction qui, à moins qu'il ne soit prolongé, n'intéresse pas la température d'une façon aussi marquée que le bain de Brand (parce que le sang n'est pas exposé pendant un temps suffisamment long à l'action antithermique) ; mais, cette opération excite les énergies réflexes, amène le sang à la surface, rend la respiration plus profonde et relève l'action du cœur comme on l'a montré ci-dessus.

L'action antithermique du bain froid ne peut rivaliser avec celle des médicaments antipyrétiques. L'activité de ceux-ci est beaucoup plus grande, mais, comme on le dira, l'abaissement de température qu'ils amènent s'opère aux dépens des fonctions vitales qu'il est plus important de ménager. En outre, le bain froid diminue la température lentement et sûrement, fournissant au malade chaque jour ou tous les deux jours un léger gain. L'élévation de la température est habituellement due à l'intensité de l'affection ; combattre celle-ci à l'aide du bain froid est d'une utilité autrement certaine, au point de vue du résultat final, que la réduction de température à quelques degrés près que l'on obtient seulement pour deux heures, en employant les médicaments antipyrétiques. On peut administrer ces substances à petites doses afin d'amener un sommeil paisible; mais le bain froid est l'agent antithermique le plus sûr et le plus inoffensif, car il ne contrarie aucune fonction et répond aux principales indications.

III. — **L'affaiblissement du cœur** se dresse comme un spectre effrayant au chevet de tout malade atteint d'une maladie infectieuse fébrile. Liebermeister a dit avec raison « qu'il est beaucoup plus difficile de prévenir la paralysie du cœur que celle du cerveau ». L'affaiblissement du cœur est l'expression du mauvais fonctionnement des centres ganglionnaires automatiques à fonctions vaso-motrices, qui sont en relations étroites avec le système nerveux central ; il survient lorsque le cœur et les vaisseaux périphériques ont perdu leur tonus normal. Ce phénomène fait penser aux expériences de Golz sur la grenouille, qui démontrent que la perte du tonus vasculaire et la diminution de la tension artérielle dans une aire circulatoire étendue affaiblissent notablement l'action du cœur.

Romberg (1) a récemment publié une excellente étude sur les causes réelles de l'affaiblissement du cœur dans la fièvre, étude qui confirme l'opinion que nous venons d'exposer. Quel est le rôle du cœur et des vaso-moteurs dans les manifestations des maladies infectieuses que nous groupons habituellement sous le nom d'affaiblissement du cœur? Romberg fait remarquer que nous attribuons communément à l'affaiblissement du cœur, dans les infections suraiguës, des troubles circulatoires qui se manifestent cliniquement par une diminution de la tension artérielle et une diminution de la réplétion des artères. Il n'est pas douteux, cependant, que l'état des vaisseaux périphériques et leur fonctionnement, qui sont en rapport avec l'état et le fonctionnement du cœur, n'interviennent

(1) *Berliner klinische Wochenschrift*, 1895, nos 17 et 52.

d'une façon décisive dans ces phénomènes. Romberg a institué quelques expériences pour déterminer quelle est la part du cœur et quelle est la part des vaso-moteurs dans la genèse de l'affaiblissement du cœur. Lorsqu'on comprime l'aorte descendante au-dessus du diaphragme, ou lorsqu'on soumet l'abdomen de l'animal à un massage, la pression artérielle s'élève; car la circulation est interrompue dans l'aorte abdominale, et le cœur, pouvant se remplir plus facilement et plus complètement, envoie dans l'aorte une plus grande quantité de sang. Mais les causes qui déterminent l'augmentation de la tension artérielle, lorsqu'elle est amenée par une excitation énergique de la peau ou des muqueuses, sont toutes différentes. Dans ce cas elle est la conséquence d'une excitation réflexe du centre bulbaire, comme l'arrêt respiratoire qui l'accompagne.

Partant de ces faits, Romberg inocule un certain nombre de lapins avec le bacille pyocyanique. La tension artérielle s'élève passagèrement, puis elle tombe à un degré extrêmement bas. Dans ces conditions, la pression sur l'aorte et le massage de l'abdomen déterminent encore une élévation marquée de la tension, mais l'excitation des nerfs sensitifs et la suffocation restent sans effet. L'inoculation du pneumocoque amène les mêmes résultats. Romberg conclut que les processus infectieux troublent les fonctions circulatoires en paralysant les vaso-moteurs sans altérer l'énergie du muscle cardiaque.

Paessler (1) a confirmé les résultats des observations de Romberg. Il est même allé plus loin et à établi que l'effet nuisible des infections tient surtout à leur action sur le centre vaso-moteur du bulbe : car les nerfs et les muscles des vaisseaux périphériques, aussi bien que les centres médullaires de Golz, conservent leur activité fonctionnelle normale jusqu'à la mort. Paessler (2) a fait quelques expériences sur un grand nombre de lapins inoculés avec le bacille de Loeffler. Comme dans les autres infections, l'effet nuisible portait presque exclusivement sur les vaso-moteurs, sans atteindre l'énergie cardiaque. Les troubles circulatoires mortels étaient, encore dans ce cas, imputables à la paralysie des vaso-moteurs et non à une altération des fonctions cardiaques. Des injections de chlorure de baryum produisaient une élévation marquée de la tension

(1) Kongress für innere Medicin, Wiesbaden, 7 avril 1896.

(2) Kongress Deutscher Naturforscher und Aerzte, Carlsbad, septembre 1902.

artérielle, ce qui prouvait l'intégrité des nerfs et des muscles des vaisseaux périphériques. Paessler affirme qu'il est nécessaire, pour remédier à ces troubles, d'user des procédés qui peuvent, sans nuire, stimuler le plus sûrement les vaso-moteurs.

Heureusement nous nous trouvons déjà en possession de ce procédé. L'influence du bain froid sur la circulation périphérique dans les fièvres est due en partie à son action stimulante sur le centre vaso-moteur ; si cette action n'est pas démontrée d'une façon absolue, du moins l'action du bain sur les vaisseaux cutanés est évidente. Le bain froid associé à la friction rétablit presque complètement le tonus normal des vaisseaux cutanés et l'énergie cardiaque au moyen de leur contraction et de leur réplétion artérielle consécutive à la réaction, et ramène ainsi la tension artérielle à son état normal. L'auteur et cent autres observateurs ont démontré que l'effet dont nous venons de parler, associé à l'excitation réflexe que reçoivent les centres nerveux régulateurs de la contraction cardiaque du sang refroidi qui leur arrive, exerce sur le cœur une action calmante et réparatrice, diminue le nombre de ses contractions et en augmente la force, et fait disparaître le dicrotisme. Une action calmante et tonique de même ordre s'exerce sans doute aussi sur les ganglions automatiques qui entretiennent les contractions cardiaques. Ce que nous avons dit du mode d'action des opérations froides (page 62), permet de comprendre les modifications favorables de la circulation générale, que déterminent celles que l'on a produite dans la circulation locale. Le sang chassé par la contraction des fibres musculaires de la peau arrive en plus grande quantité au cœur droit, le fait contracter avec plus de force, et passe dans le poumon, dont les inspirations sont plus amples et dans le rein, dont l'activité sécrétoire augmente.

Le Dr Hobart A. Hare met ce fait en lumière en établissant une comparaison entre le cœur et une locomotive (1). « Le système vaso-moteur, dit Hare, comprend, d'un côté, un appareil nerveux vaso-moteur, et, d'un autre côté, les vaisseaux sanguins eux-mêmes. La résistance opposée à la contraction du cœur par l'action propre du système nerveux vaso-moteur, action que celui-ci exerce au moyen de son influence sur les vaisseaux périphériques, est comparable au frottement des

(1) *Theraveutic Gazette*, vol. XII, nº 3.

roues motrices d'une locomotive. La locomotive est appelée à rencontrer une certaine résistance et à la vaincre ; si la résistance disparaît parce que les rails sont glissants, les roues tournent inutilement, surmenant la machine et l'usant sans utilité. Ceci nous amène à quelques conclusions importantes au point de vue du diagnostic et du traitement : 1° la rapidité du pouls peut n'être due en aucune façon a un trouble cardiaque, mais à un relâchement des vaso-moteurs ; 2° le meilleur moyen à opposer à la rapidité du pouls, c'est de mettre du sable sur la voie et d'augmenter la résistance, et non de forcer la vapeur — c'est-à-dire, de donner de la digitale — ce qui ne ferait rien de plus que d'obliger la machine, ou le cœur, à travailler inutilement sur des rails glissants, en subissant une usure plus considérable et sans avancer. »

Pour que l'effet tonique exercé par le bain, sur le cœur et les vaisseaux, soit continu, il importe de répéter l'opération à des intervalles suffisamment rapprochés (il est établi qu'un intervalle moyen de trois heures est le plus convenable), et on doit surveiller attentivement le résultat obtenu. Il est inutile autant que dangereux de soutenir l'énergie cardiaque faiblissante au moyen d'alcool ou d'autres stimulants administrés pendant une période assez longue. Les bains froids répétés accompagnés de frictions, non seulement soutiennent le cœur, mais sont dépourvus de toute action nocive, car ils ne font que provoquer un phénomène physiologique.

Dans les premiers stades de la fièvre typhoïde, alors que le pouvoir réactionnel n'est pas encore très affaibli, on ne constate pas pendant le bain le claquement des dents, la pâleur de la face, et la petitesse du pouls aussi fréquemment et à un degré aussi marqué que dans les stades plus avancés. Ces symptômes ne doivent jamais amener le médecin à interrompre le bain ; ils indiquent que l'on doit activer les frictions sur la peau, et peut-être administrer un léger stimulant. Si la friction détermine facilement la congestion de la peau, la petitesse du pouls, et même un visage grippé, qui peuvent provenir de l'effet local du froid, ne demandent pas qu'on mette fin à l'opération. Toutefois un tremblement marqué et la persistance du claquement des dents indiquent qu'on doit le faire, car les contractions musculaires qui produisent ces phénomènes amènent, comme Speck et Lœwy l'ont montré, un accroissement des oxydations, qu'il faut éviter dans les cas de ce genre.

Un fait met bien en évidence les modifications favorables éprouvées par le pouls à la suite du bain froid : *tandis qu'il était petit et presque filiforme avant le bain, il a gagné en force et en tension après celui-ci*, et il conserve cette amélioration. L'effet du bain froid n'est pas aussi marqué dans les périodes avancées des maladies infectieuses que dans les premières périodes. On comprend qu'il en soit ainsi ; car la réponse du système nerveux est plus faible lorsque la toxémie l'écrase, et, par conséquent, le pouvoir réactionnel est plus diminué, à moins que les bains froids n'aient été administrés dès le début. Il est indiqué de donner au bain une température plus élevée (75° à 80° F., 23,8° à 26,6° C.), ou si la température reste la même (65° à 70° F., 18,3° à 21, 1° C), une durée moindre, à partir du commencement de la troisième semaine ou de la fin de la seconde dans la fièvre typhoïde. On doit toujours avoir présente à l'esprit, dans ce cas, cette notion que *l'application brève d'une température basse est plus réparatrice et plus stimulante, sans avoir une action antithermique plus marquée, que l'application prolongée d'un bain à une température plus élevée*. L'opinion contraire, quoique erronée, est si solidement fixée dans l'esprit des médecins, aussi bien que dans celui des profanes, qu'il est très difficile de l'en déloger.

On peut imaginer les modifications qu'il conviendra de faire subir au procédé dans les autres maladies infectieuses, en méditant les considérations que nous avons consacrées au mode d'action de celui-ci ; nous y reviendrons d'ailleurs.

IV. — Troubles des fonctions excrétoires de la peau, des reins et des poumons. — *a*) La sécheresse, la pâleur, l'anémie de *la peau* indiquent que ses fonctions excrétoires sont suspendues. Le bain froid avec friction fait disparaître la pâleur en attirant le sang dans les vaisseaux de la peau, il la rend plus douce et plus souple et il active sa fonction excrétoire en enlevant les cellules épithéliales mortes qui obstruent les orifices des glandes sudoripares. Il est facile de constater ces modifications, en comparant l'aspect et l'état de la peau avant le bain à ce qu'ils deviennent à la suite de ce bain comportant une friction et administré avec soin. On a démontré, en outre, que certains procédés hydriatriques provoquent l'élimination des toxines par la peau.

b) Mais l'action qui porte sur les *reins* est encore plus importante. Une manifestation constante des maladies infectieuses est l'obstacle que rencontre l'élimination des produits toxiques par les reins. Il est facile d'observer que la quantité de l'urine est notablement diminuée; en outre, on a récemment démontré avec précision que sa composition chimique est modifiée. Albert Robin (1) a conclu de l'examen d'un grand nombre d'observations que l'accumulation des produits de déchet dans l'organisme était en proportion de la gravité du cas, et que les matériaux solides de l'urine passaient de 48 pour cent pendant l'acmé de la maladie, à 60 pour cent pendant la convalescence. Cet auteur a également constaté que les matières extractives, qu'on trouve dans le sang normal dans la proportion de 4 à 4,5 pour cent, se rencontrent dans la proportion de 6,5 pour cent au cours des cas bénins de fièvre, et atteignent 12,1 pour cent dans les cas mortels. Le sang contient donc, pendant la durée de l'infection, une quantité de matières extractives toxiques qui est le double de la quantité normale. Robin termine cette intéressante étude en montrant que l'organisme se charge, dans l'intoxication d'origine infectieuse, de produits d'hydratation insolubles et toxiques, dont la formation est accompagnée d'une suractivité de la thermogénèse. Il importe au salut de l'organisme que ces produits solubles soient oxydés, transformés en composés solubles et éliminés.

c) *Poumons.* — L'influence des bains froids sur la chimie des échanges respiratoires a été bien étudiée par Robin et Binet, qui ont fait porter leurs recherches sur plus de cent cas qui leur ont fourni un millier d'analyses. En comparant les résultats d'analyses d'urine normale, ces auteurs ont établi un certain nombre de faits, qui peuvent donner lieu à des applications cliniques et thérapeutiques. Les proportions d'oxygène absorbé et de CO^2 éliminé étaient nettement inférieures à la normale dans les cas de fièvre typhoïde d'intensité moyenne. Dans les cas graves qui doivent guérir, ces proportions sont encore plus réduites, tandis que l'absorption d'oxygène par les tissus est augmentée ; pendant la convalescence l'absorption de O et l'élimination de CO^2 augmentent d'une façon marquée, l'excès de O sert à la formation de CO^2, et la quantité de O absorbée par les tissus ne diffère pas de ce qu'elle est à l'état normal. Les cas les plus sévères et les cas mortels de fièvre thyphoïde présentent également une relation inverse entre les échanges respiratoires et l'intensité de la maladie ; plus celle-ci est grave, plus les échanges gazeux sont incomplets.

(1) *Bulletin de Thérapeutique*, vol. I, p. 5, 1895.

Ces faits justifient l'emploi des médicaments qui augmentent les oxydations, et indiquent qu'on doit rejeter ceux qui n'ont aucune influence sur celles-ci. Les antipyrétiques appartiennent sans aucun doute à cette dernière catégorie, car leur action est semblable à celle de la maladie, et la fièvre n'est pas un dommage pour l'organisme, mais plutôt une réaction contre les toxines. Les bains froids, au contraire, augmentent les oxydations et abaissent la température en développant la résistance physiologique à l'infection. Les bains augmentent l'oxydation et la combustion des produits extractifs de désintégration et d'hydratation. On doit remédier à l'incapacité où se trouvent les cellules de fixer et retenir l'oxygène; car, moins les tissus reçoivent d'oxygène, plus ils se trouvent envahis par les produits de décomposition les plus insolubles, les plus toxiques, et les plus difficiles à éliminer. Les bains froids produisent de merveilleux résultats dans la fièvre typhoïde, parce qu'ils augmentent les processus d'oxydation, qu'ils élèvent la tension artérielle, qu'ils accroissent l'énergie cardiaque et, par ce moyen, la diurèse par laquelle s'effectue une sorte de purification interne et une prompte élimination des produits de déchet du métabolisme. Ainsi les succès du bain froid répondent aux indications thérapeutiques que nous avons mentionnées ci-dessus, et favorisent par tous les moyens possibles l'absorption de l'oxygène, non seulement dans la fièvre thyphoïde, mais dans toutes les maladies infectieuses, en particulier si elles se compliquent d'un état typhique; or, les processus d'oxydation sont les moyens de défense de l'organisme Robin a trouvé qu'un typhique qui absorbait par minute 5 cc. d'oxygène par kilogramme de son poids, en absorbait 6,49 cc. immédiatement après le bain froid. Les quantités d'acide carbonique exhalé passait de 3,77 cc. à 4, 45, tandis que l'urée augmentait de 20 pour cent. Les expériences récentes de Rubner confirment les résultats concernant l'absorption de O, et l'élimination de CO^2 après les bains froids, que nous venons de rapporter.

Aucune autre démonstration ne prouve plus clairement l'éminente valeur des bains froids, dans les maladies infectieuses.

Roque et Weil ont établi par de consciencieuses recherches (1) que l'urine des typhiques contient une quantité de toxines

(1) *Revue de Médecine*, 1891.

double de la quantité normale, quantité qui devient quintuple de la normale sous l'influence des bains, jusqu'à ce que survienne la guérison. Ce fait a été pleinement confirmé par les recherches de Hewetson au *Johns Hopkins Hospital* à Baltimore.

D'ailleurs il ne se produit pas seulement une augmentation de la toxicité urinaire, mais la quantité d'urine excrétée s'accroît aussi dans des proportions énormes. Il n'est pas rare de la voir passer de 1.800 à 2.400 grammes dans les vingt-quatre heures ; parfois je l'ai vue dépasser 3.600 grammes. Cette augmentation du volume de l'urine est un résultat presque invariable du bain froid.

V. — Action du bain froid sur les globules sanguins et la constitution chimique du sang. — Boeckelmann et d'autres auteurs ont montré qu'il se produit une diminution rapide du nombre des globules sanguins dans le sang pris aux vaisseaux cutanés au cours des maladies infectieuses, et que ce nombre s'élève de nouveau à son chiffre normal pendant la convalescence. Boeckelmann ne prétend pas qu'il y ait une perte réelle de globules. Il est probable que, en raison de l'affaiblissement du cœur, et peut-être de la paralysie et du défaut de tonus des vaisseaux cutanés (que nous avons signalés plus haut), certains vaisseaux ou certaines aires vasculaires soient privées de l'apport sanguin qu'elles ont à l'état normal, ce qui entraîne des stases avec augmentation du nombre des globules (c'est la stase globulaire de Huter), qui disparaissent dès que le cœur et les vaisseaux périphériques sont revenus à leur état normal pendant la convalescence. Les recherches de Cohnstein et Zuntz ont établi que cette stase disparaît rapidement sous l'influence du bain froid avec friction, qui produit en définitive une dilatation des vaisseaux cutanés. Ces auteurs ont démontré que le nombre des éléments figurés dans les gros vaisseaux dépend du calibre des capillaires et de l'activité de la circulation de ceux-ci.

L'action des bains froids sur les globules sanguins et l'hémoglobine dans la fièvre typhoïde a été l'objet d'une étude attentive.

Breitenstein (1) présente un tableau résumant les observations de vingt-six malades qui démontre que, dans la grande

(1) *Archiv für experimentelle Pathologie und Pharmakologie*, vol. 37, p. 260.

majorité des cas, le bain froid exerce une influence marquée sur la composition du sang. Dans vingt-neuf cas, on constate une augmentation d'au moins 50.000 globules rouges par millimètre cube, avec une augmentation correspondante de l'hémoglobine. Dans la plupart des observations, cette augmentation du nombre des globules rouges atteignait cent mille : dans un cas elle allait jusqu'à un million. Il est évident, d'après les observations de Breitenstein, que cette action du bain froid sur le nombre des éléments figurés du sang n'est pas due à l'abaissement de la température, car l'effet de l'antipyrine, qui diminue la température et la rapidité du pouls, se produit sans amener d'augmentation du nombre des globules rouges.

Breitenstein conclut, des observations qu'il a prises avec beaucoup de soin, que le bain froid détermine des modifications de la composition du sang, en dissipant la stase qui s'est établie dans certains organes internes ou dans certaines régions profondes, parce qu'il augmente l'activité circulatoire, et qu'il rend la respiration plus ample, ce qui favorise une circulation rapide et empêche la stase veineuse. Ces effets ne sauraient être obtenus à l'aide des médicaments antithermiques.

Thayer et Billings, du *Johns Hopkins Hospital*, ont également montré qu'une augmentation énorme du nombre des globules du sang prélevé au lobule de l'oreille suit l'administration du bain froid dans la fièvre thyphoïde. Dans quelques cas, le nombre des leucocytes était augmenté dans des proportions très considérables (trois fois le nombre normal). Ces constatations ont été contrôlées par un grand nombre d'observateurs, en particulier par mon fils le Dr H. B. Baruch, au *Mount Sinaï Hospital*, et, par moi-même chez des malades de ma clientèle.

On trouve, dans certaines recherches de laboratoire, des raisons de croire que le principal moyen de défense de l'organisme réside dans le sang, probablement dans les leucocytes (1). Une méthode qui peut chasser les leucocytes des régions reculées de l'appareil vasculaire où ils restent endormis

(1) Emil Fischl (Prager. med. Woch., vol. XXII, 5, 1897) démontre que l'activité des leucocytes fournit à l'organisme un moyen de défense puissant contre l'invasion des microbes pathogènes. Il injecte le diplocoque de Fraenkel dans la veine auriculaire de lapins ; on note une augmentation marquée des globules blancs chez les animaux qui survivent, tandis que chez ceux qui succombent à l'infection on n'observe pas de leucocytose prononcée. La leucocytose cesse en même temps que les microorganismes disparaissent du sang.

paresseusement, pour les faire rentrer dans la circulation générale, doit, par conséquent, aider l'organisme à repousser l'attaque des bactéries.

En outre, Bouchard nous a appris qu'un excès d'acidité du sang est une des manifestations de l'auto-intoxication, et il a cherché sans succès à le neutraliser au moyen des alcalins. Bireger et d'autres auteurs ont établi que l'alcalinité du sang diminue dans les maladies infectieuses. Or, Aloïs Strasser a fait remarquer que l'alcalinité du sang augmente d'une façon marquée sous l'influence des opérations hydriatriques froides.

Il s'ensuit que la constitution chimique et la composition globulaire du sang qui ont subi l'influence défavorable de l'infection sont ramenées à un état plus voisin de l'état normal par les bains froids.

La quantité d'hémoglobine, suivant Korowitzky (1), subit des variations considérables au cours des maladies infectieuses; en particulier dans la fièvre typhoïde (18,48 à 7,24 pour cent) et dans la pneumonie (16,74 à 8,64 pour cent). Ces variations commencent dans les premiers stades de la maladie; elles ne sont pas dues à une réduction absolue, mais à l'inanition partielle qui accompagne ces maladies et qui diminue non seulement la masse du sang, mais aussi le nombre des globules et la quantité d'hémoglobine.

Les procédés hydriatriques froids favorisent donc le retour à leur état normal de tous les éléments du sang.

Nous pouvons conclure, maintenant, de cet exposé du mode d'action du bain froid que nous venons de donner que le bain froid avec friction, administré convenablement, remplit toutes les indications thérapeutiques des maladies infectieuses de la façon la plus strictement scientifique.

Indications thérapeutiques du bain froid avec friction. — La méthode du bain froid avec friction implique, pour l'auteur, l'*immersion du corps entier*, dans de l'eau froide, à une température inférieure de 10 à 30° F. (5,5 à 16° C.) à la température normale du corps pendant une durée de 10 à 20 minutes, avec une friction continue. Entendu de cette façon, elle est indiquée principalement dans les états fébriles prolongés comme l'établit la discussion que nous avons donnée à propos de son mode d'action. En dépit de cette limitation, le champ de ses applications est donc extrêmement étendu.

(1) Congrès des Médecins russes à Kiew, 1896.

J'estime l'immersion froide, c'est-à-dire le simple plongeon dans de l'eau aux températures susmentionnées, utile dans un petit nombre de cas de neurasthénie, d'hystérie et d'anémie, après que le malade a été accoutumé par des procédés plus doux à supporter cette immersion en réagissant bien. Mais je ne ferai pas rentrer ces cas dans le chapitre des indications thérapeutiques du *bain général froid*, parce que le malade passe dans l'eau trop peu de temps et qu'il ne reçoit pas de friction.

C'est seulement en suivant exactement la technique décrite ci-dessus (p. 212) qu'on aura un véritable bain froid avec friction. Ce bain est utile surtout dans les fièvres infectieuses; chacune de ces maladies demande quelques modifications dans la durée du bain et dans la température de l'eau : on exposera plus loin d'une façon détaillée, les diverses méthodes adaptées à la fièvre typhoïde, à la pneumonie, aux fièvres éruptives, etc.

Fièvres. — Le praticien rencontre constamment dans l'exercice quotidien de sa profession, un certain nombre de cas dans lesquels l'hyperthermie est le symptôme le plus apparent, sinon le plus important. Combattre ce symptôme paraît avoir été le but principal de la thérapeutique du passé. On a consacré à ce symptôme plus de réflexion et plus d'activité qu'à aucune autre manifestation morbide. La notion de son importance, qui existe depuis si longtemps, est encore imprimée dans l'esprit du public, et, malheureusement, elle n'a pas encore été complètement extirpée de l'esprit du corps médical. Il en est encore beaucoup, qui regardent l'hyperthermie comme le facteur le plus dangereux d'une maladie aiguë, et une température élevée est toujours pour eux un ennemi redoutable, que l'on doit combattre avec des armes puissantes. Mais cette erreur perd heureusement de son autorité auprès des médecins. Ces pages se proposent de contribuer à reléguer cet épouvantail effrayant dans l'obscurité qu'il mérite, et de mettre en relief ce fait que l'affaiblissement du système nerveux, l'inhibition des fonctions organiques qui en est le résultat, et enfin la dégénérescence des organes, constituent les principaux dangers qui menacent la vie dans la fièvre et qu'il importe d'éloigner, en faisant appel aux différents procédés thérapeutiques.

Les fièvres offrent à l'hydrothérapie le champ le plus fertile en succès. Si nous nous arrêtons sur le traitement hydriatrique de ces maladies plus longtemps, peut-être que, sur aucun autre, nous nous estimons justifié par l'importance qu'acquiert ce traitement du fait de la fréquence, de l'universalité et de la gravité des maladies infectieuses.

Fièvre typhoïde. — Nous prendrons la fièvre typhoïde comme le meilleur exemple des maladies infectieuses, et nous consacrerons les pages suivantes à l'exposé du traitement de cette maladie par le bain froid avec friction, exposé qui servira de type pour l'application du procédé dans les autres infections.

Les discussions fréquentes sur la fièvre typhoïde au sein de nos sociétés médicales ont mis en évidence, non seulement sa fréquence extrême, mais encore l'infidélité des méthodes thérapeutiques actuelles dans cette maladie. Nous pouvons discuter brillamment et doctement de la fièvre typhoïde, nos statistiques personnelles peuvent être favorables, les tableaux des rapports de nos services d'hygiène nous invitent encore à améliorer nos méthodes, en termes plus éloquents que la langue humaine ou la plume ne peuvent en formuler. Le taux de la mortalité par fièvre typhoïde dans nos villes d'Amérique s'élève à 25 ou 40 pour cent; la mortalité dans les hôpitaux de New-York, en ces dernières années, est de 26 pour cent, suivant les recherches du Dr Delafield. On ne saurait exagérer l'importance de ces statistiques. Peut-on les modifier? On peut le faire par le bain froid, cette méthode de traitement dont l'emploi est sanctionné par une longue pratique, recommandé par des cliniciens expérimentés, et dont l'utilité est démontrée par des statistiques irréfutables.

Je me propose de présenter ici, en vue de combattre l'antipathie naturelle, et non dépourvue de fondement, que rencontre la méthode de Brand, non pas une discussion vaine, mais une argumentation inspirée par des réflexions mûries et passée au crible de l'observation clinique et expérimentale, argumentation que j'ai établie en comparant les résultats des différents auteurs à ceux que j'ai moi-même obtenus de l'emploi des divers modes de traitement dans le cours des trente dernières années de ma carrière professionnelle. Au bout de vingt ans d'une pratique exercée dans des limites assez étendues, j'étais arrivé à considérer le bain progressivement refroidi de Ziemssen comme la méthode la plus féconde en promesses, dans le traitement de la fièvre typhoïde; j'en ai obtenu, en effet, plus de résultats satisfaisants que d'aucune autre. Mais je trouvais à opposer à son emploi un grand nombre d'objections, qui sont exposées ailleurs, et je l'appliquais exactement comme un agent purement antithermique ; aussi, lorsque d'autres méthodes antipyrétiques entraient en vogue et faisaient espérer un succès égal au médecin qui considérait l'abaissement de la température comme la principale indication, je me laissais naturellement emporter par le courant qui traversait le monde médical. Comme le traitement par le bain froid nécessitait beaucoup de dérangement et paraissait très effrayant à beaucoup de malades et à leur entourage, j'étais heureux de l'abandonner en faveur du premier produit antipyrétique digne de confiance qui s'offrait alors aux usages thérapeutiques. Le médecin qui a exercé entre 1880 et 1890, et même postérieurement à cette date, connaît bien toute l'étendue de l'empire que le système antipyrétique a exercé vers cette époque dans le traitement des fièvres. Les formes les plus douces de la balnéation, comme le maillot humide et l'épongement, associées à la quinine, à l'antipyrine, au tube spiral réfrigérant, et, en dernier lieu, à l'antifébrine et à la phénacétine, remplaçaient progressivement la méthode expectante, exactement comme celle-ci avait déplacé les méthodes spoliatives, qui faisaient autorité antérieurement, et la balnéation froide irrationnelle (antithermique).

Les résultats de mon observation personnelle dans la pratique privée et dans la pratique hospitalière, et ceux qu'ont obtenus beaucoup de mes confrères, aussi bien que les discussions des sociétés médicales, établissent que *la mortalité de la fièvre typhoïde n'est pas réduite par le traitement antithermique*. L'examen consciencieux, impartial et complet des résultats des différentes méthodes, qui ont été en vogue au cours de ces trente-cinq dernières années, démontrent que l'adoption du bain froid a inauguré une époque dans le traitement de la fièvre typhoïde, en diminuant, dans des proportions considérables, la mortalité de cette maladie.

On peut se faire une idée de la fréquence de la terminaison fatale dans la fièvre typhoïde, d'après les statistiques données ci-dessus. Cette mortalité est plus considérable que celle que l'on trouve indiquée dans des statistiques soigneuses établies récemment en Allemagne, qui montrent que la mortalité s'est élevée à 21,7 pour cent dans un ensemble de 11.124 cas traités par l'expectation. Le Dr Murchison a assemblé 27.051 cas, dans lesquels la mortalité était de 17,45 pour cent.

Un ensemble de 80.140 cas, réunis par Jaccoud, donnait une mortalité de 19,23 pour cent. La moyenne fournie par les statistiques de l'armée anglaise pour les six années antérieures à 1878 indiquait une mortalité de 32 pour cent; la statistique de la flotte une mortalité de 25,5 pour cent.

Les statistiques les plus favorables, à ce point de vue, sont celles du *Boston City Hospital*, que le Dr A.-L. Mason a publiées (1). « En dehors de quatre-vingt-neuf cas traités par le Dr Edes, la méthode de Brand ne fut pas appliquée dans cet hôpital, mais les symptômes pyrétiques furent combattus au moyen *d'affusions et d'épongements froids*, accompagnés de l'administration à l'intérieur de médicaments antipyrétiques, antiseptiques, et toniques. Au cours des années 1890 et 1891, on traita de cette façon 676 cas de fièvre typhoïde, dont 70 eurent une issue fatale, soit 10,4 pour cent. Ce résultat remarquable est dû, sans doute, à ce fait que plus d'un tiers des cas arrivèrent à l'hôpital dans le cours du premier septenaire, et que l'hydrothérapie fut employée très largement dans tous les cas. »

Ces statistiques, auxquelles on pourrait facilement en ajouter d'autres, si les premières n'étaient pas suffisamment étendues, nous montrent l'effrayante mortalité que l'on observe dans la fièvre typhoïde, quand on la soigne par l'expectation ou par la méthode antipyrétique, qui prétendent ramener le malade à la santé en l'alimentant, en le plaçant dans de bonnes conditions hygiéniques, en combattant les complications quand elles surviennent, et en abaissant la température. On a beaucoup insisté autrefois sur l'hyperthermie, que l'on considérait comme l'élément capital du danger dans la fièvre typhoïde. On affirmait que la dégénérescence parenchymateuse du cœur, des reins, et des autres organes est le résultat direct de l'élévation prolongée de la température; et le principal effort de la thérapeutique s'attaquait à cette hydre. A vrai dire, cette idée trouvait un appui dans les merveilleux succès du traitement par l'eau froide, si elle n'y avait pas pris son origine même. Cette méthode avait été proposée aux médecins allemands en 1861 par Brand, de Stettin, et avait été modifiée par Liebermeister, le grand-prêtre du traitement antipyrétique, aussi bien que par Ziemssen et quelques autres, et transformée en un procédé antithermique, au grand détriment de la méthode.

(1) *Boston Medical and Surgical Journal*, 7 avril 1892.

L'histoire de ce point particulier est instructive, car elle montre comment l'expérience clinique démolit tôt ou tard les édifices les plus solidement bâtis par le raisonnement théorique, et comment on arrive à des résultats pour avoir négligé des détails sur lesquels l'inventeur d'une méthode a insisté. Brand n'a jamais prétendu que sa méthode fût spécialement dirigée contre l'hyperthermie. Au contraire, celle-ci était à ses yeux d'une importance secondaire. La critique que Liebermeister (1) a fait de la méthode de Brand en est à la fois la meilleure exposition et la louange la plus complète. « Le travail de Brand, dit-il (page 15), qui a été publié en 1861, dépasse le niveau des publications des professionnels de l'hydrothérapie à l'époque actuelle. Cependant, l'auteur se tient à peu près exactement sur le même terrain que Priessnitz. L'importance prédominante de la soustraction de calorique n'est pas suffisamment reconnue; l'action essentielle de l'eau est quelque chose de plus qu'une stimulation, » etc. (2). Liebermeister lui-même a changé d'opinion, comme on le voit d'après ses écrits plus récents. Il est évident, aujourd'hui, que l'opinion de Brand est juste, et qu'elle s'appuie sur les études expérimentales les plus démonstratives et sur les observations cliniques les mieux établies. Les médecins réfléchis s'aperçoivent, maintenant, que l'introduction, dans la thérapeutique, d'antithermiques actifs n'a pas abaissé la mortalité de la fièvre typhoïde, et que le seul avantage qu'on semble en avoir obtenu, c'est *qu'on a permis au malade de mourir avec une température presque normale*. Les statistiques de la pratique privée et de la pratique hospitalière, qui indiquent une mortalité atteignant 24 pour cent, depuis que l'antipyrine et ses succédanés ont été introduits et sont employés en grande quantité, prouvent l'insuffisance des médicaments de cet ordre. Ces statistiques deviennent encore plus instructives, quand on les compare à celles où l'on voit la mortalité se réduire à 3,9 pour cent sous l'influence du bain froid avec friction, et quand on étudie soigneusement l'action des antipyrétiques.

Nous aurons le devoir strict, après avoir pesé les raisons de ces énormes différences dans la mortalité, de déterminer si

(1) Handbook of General Thérapeutics, 1885.

(2) Ce témoignage de Liebermeister décharge Brand de l'accusation que Curschmann (Encyclopédie de Nothnagel) porte contre lui, en lui attribuant la doctrine funeste qui montre dans l'hyperthermie l'ennemi à combattre.

celle-ci ne peut pas être réduite encore par une vulgarisation plus étendue de la méthode de Brand. Je me propose d'établir que nous pouvons réduire cette mortalité, comme Brand l'avait fait, à *un pour cent*. Ceux qui, comme moi, ont constaté par eux-mêmes la gravité de la fièvre typhoïde dans la ville de New-York peuvent hausser les épaules avec scepticisme, comme je l'ai fait moi-même autrefois, et appuyer les objections qu'ils élèvent contre les bains sur leurs statistiques personnelles, statistiques peu étendues, établies dans la pratique privée, simplement d'après les souvenirs de chacun ; ou encore, ils peuvent donner comme base à leur argumentation les indications incomplètes fournies par les statistiques hospitalières, dans lesquelles on confond, en un pêle-mêle indescriptible, des cas appartenant à des personnes de tout âge, de l'un et l'autre sexe, arrivant à l'hôpital dans les états les plus différents, et à une période quelconque de la maladie, habituellement, d'ailleurs, à une période avancée de celle-ci. La lecture des pages suivantes où seront exposés les arguments qui établissent la supériorité du bain froid avec friction démontrera que cette ambition n'est pas chimérique, mais se justifie par les résultats les plus certains de l'expérimentation clinique.

Brand a publié les statistiques de 19.017 cas de fièvre typhoïde rassemblés avec beaucoup de soin (1), qui démontrent que l'application du traitement par le bain froid, sous toutes ses formes, alors même que les règles strictes n'en sont pas absolument respectées, abaisse la mortalité de 21,8 pour cent à 7,8 pour cent. La statistique de l'hôpital de Boston précédemment citée (page 240) fournit la même démonstration. Mais ce n'est pas tout, Brand a recueilli de sources diverses, au nombre de vingt-trois, en Allemagne et en France, sources qu'il indique expressément, les observations de 5.573 cas (auxquels j'ai ajouté des observations plus récentes), et s'en est servi pour établir ce fait, qui n'a pas encore été contesté et qui ne peut l'être, à savoir : que le bain froid avec friction, dont il a inauguré l'emploi, a réduit la mortalité de la fièvre typhoïde à 3,9 pour cent. Toutefois, ce dernier pourcentage comprend encore beaucoup de cas traités d'une façon imparfaite. Si l'on élimine ceux-ci, le nombre de ceux qui ont été traités suivant une méthode rigoureuse par Jürgensen, Vogl, Brand, et d'autres auteurs, jusqu'à janvier 1887, s'élève à 1.223 cas, sur lesquels 12 eurent une terminaison fatale, ce qui donne une mortalité de *un pour cent*.

(1) *Deutsche medicinische Wochenschrift*, 1887.

Ce n'est pas tout encore, car le fait le plus remarquable que ces statistiques mettent en évidence est celui-ci : *aucun de ces douze décès n'appartient à un cas qui a été soumis au traitement avant le cinquième jour*. Brand s'appuie sur cet ensemble de 1.223 cas, dont un quart appartient à sa pratique privée, le reste provenant de la clinique de Jürgensen, à Tübingen (où les conditions se rapprochent de celles que l'on rencontre dans la pratique privée), du service de Vogl, à l'hôpital militaire de Munich, et des hôpitaux militaires de Stralsund et Stettin, pour affirmer avec assurance que *tout cas de fièvre typhoïde que l'on soumet au traitement avant le cinquième jour doit guérir*.

La méfiance à l'égard des statistiques médicales est un usage classique; cependant, l'exactitude des tableaux présentés par Brand, dans la remarquable discussion qu'il a publiée dans le *Deutsche medicinische Wochenschrift*, ne peut être mise en doute; et l'on ne peut contester les conclusions de l'auteur; car elles sont basées sur l'examen de cas provenant de la pratique civile et de la pratique militaire, de cliniques universitaires et d'hôpitaux militaires, de cas soumis à l'observation de médecins compétents et exercés, et elles sont confirmées par des statistiques plus récentes, comme je l'exposerai.

Si démonstratifs que soient les arguments fournis par ces statistiques en faveur de l'application stricte du bain froid, les résultats de ce dernier sont encore plus nettement indiqués dans quelques autres statistiques comparatives. Par exemple, les rapports officiels du deuxième corps d'armée prussien, cités par Brand, montrent que la mortalité s'est élevée, pour 1.970 cas traités, de 1849 à 1866, à 26,3 pour cent, tandis qu'elle s'est réduite à 4,3 pour cent sur 2.714 cas traités par l'application stricte du bain froid. Cette énorme réduction est encore plus manifeste, quand on compare cette mortalité de 4,3 pour cent à la mortalité observée dans les autres armées. Elle se trouvait, pendant la même période, en France, de 32,2 pour cent; en Italie, de 28,6 pour cent; en Autriche, de 27,4 pour cent, et en Angleterre, de 23,8 pour cent. Devant une réduction aussi frappante de la mortalité dans les hôpitaux allemands, le ministère de la Guerre prussien, l'attribuant à l'emploi de la méthode de Brand, envoyait le 25 janvier 1883 au service médical une circulaire où il était dit : « Comme le traitement de Brand s'est montré efficace en abaissant la mortalité de la fièvre typhoïde, dans certains hôpitaux, de 25 pour cent à 8 pour cent, nous croyons pouvoir espérer que ce traitement, adopté en plus d'endroits et appliqué avec plus de soin, permettra de sauver un nombre plus considérable encore de malades. »

On a souvent émis des doutes au sujet de l'exactitude de ces statistiques, et on a contesté que les déductions qu'on en tire soient applicables aux Etat-Unis ; nous allons donc citer quelques opinions autorisées qui confirment la valeur de ces statistiques et de ces déductions.

Le Dr J.-C. Wilson, de Philadelphie, actuellement professeur au *Jefferson College*, m'écrivait, le 16 octobre 1890 : « J'avoue avoir conservé longtemps quelque méfiance à l'égard de l'exactitude des statistiques de Brand ; mais, l'été dernier, j'ai saisi l'occasion de me renseigner par moi-même sur ce sujet par des recherches systématiques. *Quiconque en aura fait autant, en appliquant étroitement les règles de la méthode et en évitant l'emploi des médicaments, ne pourra mettre en doute l'efficacité du traitement.* Il serait impossible, chez nous, à l'heure actuelle, d'étendre beaucoup l'emploi de la méthode de Brand dans la pratique privée ; mais la publication de statistiques incontestables, prouvant que la mortalité moyenne peut être réduite de son chiffre actuel, environ seize pour cent, en comprenant la clientèle hospitalière et la clientèle privée, à deux ou trois pour cent, rendra très facile, au bout de peu de temps, l'usage des bains à l'hôpital et chez les malades de la ville. Je crois que la principale opposition viendra de quelques-uns de nos médecins obstinément attachés aux traditions. Mais il en est un grand nombre qui sont accessibles à la persuasion. »

Dans *The Medical News*, du 6 décembre 1890, le Dr Wilson s'exprime ainsi : « Les symptômes graves se sont atténués, et les cas bénins ont suivi une évolution très favorable. En général, les malades n'ont fait aucune objection à l'emploi des bains. Les objections que quelques-uns élevaient contre cette méthode tombaient dès qu'un petit nombre de bains leur avaient été administrés. Les complications étaient insignifiantes ; on n'observait pas de séquelles ; et, dans chaque cas, la convalescence était rapide et satisfaisante. »

Le Dr Wilson dit encore, dans une leçon publiée dans les *International Clinics* de Lippincott, de juillet 1891 (page 19) : « Ce traitement consiste presque exclusivement en un procédé unique, et, à cet égard, il se trouve en désaccord presque complet avec les doctrines générales qui ont cours aux Etats-Unis sur le traitement, non seulement de la fièvre typhoïde, mais encore de toutes les autres maladies infectieuses. Il est, en outre, radicalement différent de toutes les méthodes appliquées jusqu'ici dans les autres hôpitaux qui vous sont ouverts, et vos manuels ne le discutent pas longuement. On vient de pratiquer cette méthode d'une façon systématique et continue dans cet hôpital, pendant une période de seize mois, et l'expérience que nous en avons, si je suis bien informé, embrasse une période de temps plus longue et un nombre de cas plus considérable, que l'expérience qu'on peut en avoir acquise dans tout autre hôpital américain. L'ensemble de ces cas est assez étendu pour nous permettre, aujourd'hui, de passer en revue les résultats que nous avons obtenus, résultats qui coïncident avec ceux qu'établissent les statistiques beaucoup plus étendues qui ont été publiées à l'étranger. »

Le Dr Wilson (1) rapporte 408 cas traités par la méthode des bains au *German Hospital* et à *l'Hôpital de Philadelphie*, qui ont donné 32 décès, soit une mortalité de 7, 84 pour cent. Le plus grand nombre de ces cas étaient entrés à l'hôpital dans le cours du deuxième septenaire. La méthode de Brand, qui exige l'emploi des bains dès la première semaine, n'avait donc pas reçu une application stricte.

Pendant la guerre de Cuba, le Dr J.-C. Wilson (2) a traité, au *German Hospital*, 47 cas de fièvre typhoïde, qui lui ont donné une mortalité de 3,4 pour cent ; 121 de ces cas avaient été traités par l'emploi systématique du bain froid. Si l'on considère que, dans ces cas, la maladie existait déjà depuis onze jours en moyenne au moment de l'entrée à l'hôpital, ce résultat est remarquable. Le Dr B.-F. Sthal (*Sainte Agnès Hospital*) relate 144 cas, avec 5 décès (2,8 pour cent); tout malade dont la température atteignait 39° C. prenait un bain toutes les trois heures ; on donna en tout 1.830 bains. Un appareil ingénieux facilitait le transport du malade dans la baignoire.

Le Dr James Tyson, professeur de clinique médicale à l'Université de Pennsylvanie, affirme en ces termes la valeur de la méthode de Brand (3) : « J'attendais avec impatience l'occasion de m'étendre sur un mode de traitement qui, alors qu'il a été admis par la grande majorité des médecins d'hôpitaux, n'est pas arrivé, pour diverses raisons dont quelques-unes

(1) *Medical News*, 30 novembre 1895.
(2) *Philadelphia Med. Journal*, 25 février 1899, p. 409.
(3) *Therapeutic Gazette*, 15 juillet 1895.

très puissantes, à pénétrer dans la pratique générale, dont son efficacité le rend digne ; et j'ai pensé qu'il y avait utilité à le présenter à un grand nombre de médecins qui résident en dehors des grands centres; car on n'a pas appelé l'attention de ces médecins sur les grands avantages de la méthode avec assez d'insistance pour la faire adopter d'une façon plus générale dans la pratique privée. De plus, je puis indiquer un procédé qui peut enlever au traitement un de ses inconvénients les plus sérieux, je veux parler de la méthode employée par Brand dans le traitement de la fièvre typhoïde. *J'ai été si satisfait dans ma pratique personnelle de cette méthode, qui sans aucun doute surpasse de beaucoup toutes les autres en efficacité, que je me sens tenu de faire tout mon possible pour en vulgariser l'usage.* »

Dans son rapport sur les cas de fièvre typhoïde observés sur les soldats de la guerre de Cuba, le Dr Tyson écrit ce qui suit : « On peut dire que le traitement, en dehors de la diète, a consisté dans l'emploi de la méthode de Brand, l'usage que j'ai fait alors de cette méthode n'a en aucune façon diminué la confiance que j'avais en elle ; c'est le procédé le plus efficace dans le traitement de la fièvre typhoïde, à condition qu'on l'applique dans les limites que fixent le bon sens et l'expérience. »

Le professeur Tyson, que j'ai interrogé au sujet de son opinion présente sur ce sujet, m'a récemment répondu ceci : « J'applique encore la méthode de Brand aussi souvent que possible. Elle a pour effet, pratiquement, de rendre moins graves les cas graves et plus bénins les cas bénins. Mes statistiques au 1er janvier 1906 indiquent une mortalité de 7,3 pour cent, qui rappelle, d'une façon étonnante, celle des statistiques de Osler au *Johns Hopkins Hospital*, qui est de 7,3 pour cent, et celle des statistiques de Wilson au *German Hospital*, qui est de 7,25 pour cent.

Le Dr G. C. Smythe, d'Indianapolis, rapporte, dans les *Transactions of the State Medical Society of Indiana*, 208 cas de fièvre typhoïde que lui-même et trois de ses confrères ont traités au moyen des bains, et qui leur ont donné 5 décès (2,5 pour cent). Il s'exprime ainsi : « Personne n'a le droit de proscrire ce traitement au nom de considérations purement théoriques. Le médecin qui refuse de l'adopter *signe la condamnation à mort de vingt individus sur cent malades qu'il soigne et l'opinion publique l'en rendra responsable.* »

Une discussion, à la *New-York Clinical Society*, renseigne sur l'emploi de la méthode de Brand à New-York. Au cours de cette discussion, le Dr H. P. Loomis a présenté un excellent exposé de la méthode de Brand (1) :

« On doit admettre que le traitement actuel sur cent malades, en sauve plus de quinze, qui précédemment mouraient; car la maladie n'est certainement pas, à l'heure actuelle, d'une forme plus bénigne qu'elle ne l'était il y a dix ou vingt ans.

« C'est au bain de Brand qu'on doit légitimement attribuer presque entièrement cette diminution de la mortalité.

« Dans tous les hôpitaux, on prescrit le bain de Brand lorsque la température atteint 103° F. (39,4° C.), sauf au *Presbyterian Hospital*, où on l'ordonne lorsque la température s'élève à 102,5° F. (39,1° C.). Les seules exceptions à la règle générale que l'on puisse relever dans les autres hôpitaux appartiennent au service du Dr Peabody, au *New-York Hospital*, et au service du Dr James au *Roosevelt Hospital*, où les bains sont donnés quand la température est de 102,5° F. (39,1° C). Dans deux hôpitaux (Presbyterian et Bellevue), on administre les bains toutes les quatre heures; et dans deux autres (Roosevelt et New-York), toutes les trois heures. Le premier bain est donné à une température d'environ 70° F. (21, 1° C.); les enfants sont toujours baignés à une température plus élevée, à savoir : 85° F. (29, 5° C.). La durée du bain est de 15 minutes, et l'on fait prendre partout aux malades du whiskey avant le bain et du lait chaud après celui-ci. On prend la température une demi-heure après le bain dans tous les hôpitaux, sauf au Presbyterian, où on la prend au bout d'une heure.

« On doit administrer le *bain de Brand* dans tous les cas où la température atteint 103° F. (39,4° C.); on doit le faire toutes les quatre heures. La technique est la suivante.

« On fait prendre au malade quinze grammes de whiskey étendu d'eau avant le bain, et un verre de lait chaud après celui-ci. La température du bain doit être de 70° F. (21,1° C.), et on l'abaisse graduellement avec de la glace à 65° F. (18, 3° C.). On laisse le malade dans le bain pendant quinze minutes et on le frictionne constamment. On place sur sa tête une compresse froide ou un bonnet à glace. Après avoir retiré le malade du bain, on le sèche au moyen d'un drap, puis on l'enveloppe dans des couvertures. Au bout d'une demi-heure, on prend la

(1) *Medical Record*, 10 janvier 1903.

température et on l'inscrit sur la feuille, où les points indiquant les températures consécutives au bain sont reliés par un trait rouge. On peut toujours omettre avec avantage le bain de 4 heures du matin, et aussi, dans la plupart des cas, le bain de minuit. »

Quelques jours seulement avant sa mort, ce regretté maître écrivait à l'auteur qu'il était toujours aussi attaché à la méthode de Brand; il lui disait en terminant : « Je fais toujours administrer un ou deux bains de Brand en présence des étudiants du *Cornell Medical College*, à *Bellevue Hospital*, et j'en expose soigneusement tous les détails. »

Le professeur J. H. Musser, de Philadelphie, écrivait récemment à l'auteur : « Je recommande l'emploi de la méthode de Brand dans la fièvre typhoïde parce que c'est elle qui nous donne le meilleur résultat. »

Le Dr A.-B. Ball, professeur de clinique médicale au *Cornell Medical College*, estime que « la raison pour laquelle les médecins de Bellevue, au nombre desquels il se trouvait, avaient abandonné le traitement par les bains, il y a quelques années, résidait dans ce fait qu'ils n'employaient pas la friction. Quiconque a fait l'expérience du procédé plus récent, imaginé par le Dr Baruch (1), qui se complète par la friction, s'est convaincu qu'*on ne peut recommander aucun procédé qui soit aussi efficace*. On doit mettre au nombre de ses effets les plus utiles l'influence qu'il exerce sur la respiration, qu'il rend plus profonde. Chez les femmes, on a continué le traitement pendant la période menstruelle et cette pratique a reçu l'approbation de plusieurs gynécologistes qui avaient été consultés sur ce sujet. On peut trouver avantage à faire débuter certains malades par un bain à 85 ou même à 90° F. (29,5° ou 32,2° C.). On a supposé que le bain froid avait simplement pour but d'abaisser la température, et ce fut une grande erreur ».

Le Dr Tuttle (2) rapporte les faits suivants : « On a traité par le bain froid, au *New-York Hospital*, pendant l'année prenant fin au premier novembre 1892, 76 typhiques, qui ont donné une mortalité de 5 pour cent seulement. On y appliquait la méthode de Brand d'une façon plus parfaite que dans aucun autre hôpital de la ville ; dans la plupart des hôpitaux, en effet, le

(1) L'auteur s'est attaché à démontrer l'importance capitale de la friction, mais c'est Ernest Brand, de Stettin, qui a imaginé ce procédé, et c'est à lui que doit en revenir tout l'honneur.

(2) *Southern Medical Record*, 1892.

traitement était mixte; dans quelques-uns, on ne donnait un bain que lorsque le malade semblait supporter mal les températures élevées, et dans d'autres on administrait les bains en même temps que les antiseptiques intestinaux et d'autres médicaments; mais, dans aucun, on n'obtint d'aussi bons résultats que ceux qui sont indiqués ci-dessus. » L'erreur signalée par le Dr Tuttle est très répandue; car on perd de vue ce fait que l'on ne peut espérer les résultats parfaits obtenus par Brand, que si l'on applique exactement sa méthode.

Le Dr Osler, professeur de pratique à *Johns Hopkins Hospital* (1), écrit ce qui suit : « On attribue à l'emploi de l'hydrothérapie dans la fièvre typhoïde deux avantages : une atténuation des symptômes généraux de la maladie, et une réduction de la mortalité. Notre expérience personnelle, dans ces cinq dernières années, confirme cette opinion. On ne peut espérer obtenir les bénéfices complets du bain froid tels que les a indiqués Brand dans les hôpitaux généraux, où les malades arrivent rarement avant la fin de la première semaine ; toutefois, lorsqu'on examine un nombre assez considérable de cas, on constate que les troubles graves paraissent être moins communs. Comme l'ont allégué à maintes reprises un grand nombre d'auteurs compétents, l'action utile du bain n'est pas spécialement antithermique, mais, d'une façon générale, elle est tonique et fortifiante. On voit moins fréquemment le tableau de l'état typhique, et l'on peut soigner vingt cas, ou plus, sans voir un seul exemple de langue sèche et de délire.

« Dans les *Metropolitan Fever Hospitals* de Londres, la mortalité s'élevait à 17 pour cent, d'après le rapport de 1893. Le traitement par le bain froid, rigoureusement appliqué, semble avoir sauvé 6 ou 8 malades sur 100 typhiques confiés aux soins des médecins des hôpitaux. »

Le professeur Llewellen Barker, répondait récemment à une enquête de l'auteur : « Nous constatons, à la clinique médicale de *Johns Hopkins Hospital*, comme le Dr Osler, que le bain de Brand est d'une grande utilité dans la fièvre typhoïde. La fièvre typhoïde a une physionomie entièrement différente de celle que nous lui connaissions avant l'introduction de la méthode de Brand. »

Le Dr Glénard (de Lyon), qui traita sous la direction de Brand des Français atteints de fièvre typhoïde, prisonniers de guerre

(1) Rapports de cet Hôpital, vol. V.

en Allemagne, et qui devint, à son retour en France, un ardent propagateur de la méthode de Brand, termine ainsi une communication au Congrès français de Médecine de 1894 : « Le traitement de la fièvre typhoïde par les bains froids, introduit il y a vingt ans en France, non seulement reste debout en dépit de toutes les attaques dont il a été l'objet, mais sa valeur est tellement incontestée aujourd'hui qu'il est considéré dans l'école de Paris, par un de ceux qui dirigent l'opinion médicale de notre pays, comme le spécifique de la fièvre typhoïde. Un traitement spécifique est non seulement le meilleur traitement d'une maladie, mais c'est le seul qu'on doive lui appliquer, parce que c'est le seul qui en réduise la mortalité à un minimum qui ne semble pas pouvoir être dépassé. Ce traitement est facile à appliquer, à la campagne comme à la ville, chez le pauvre, comme chez le riche. Il suffit d'avoir vu pour être convaincu, et c'est à l'hôpital, dans le service de ceux qui sont convaincus, qu'il faut apprendre à le connaître. »

Le Dr S.-H. Hare, du *Brisbane Hospital*, Queensland (1), a publié les résultats obtenus dans un hôpital général important. De 1882 à 1887 on y traita par l'expectation 1.828 cas de fièvre typhoïde qui fournirent une mortalité de 14,8 pour cent. De 1887 à 1896 on y traita 190 cas par la méthode de Brand, et la mortalité fut de 7,5 pour cent ; la mortalité s'est donc abaissée de 50 pour cent ; ou, en d'autres termes, le bain froid a sauvé environ 7 malades sur cent. Ce résultat s'accorde exactement avec les conclusions d'Osler sur ce sujet.

« La perforation et l'hémorragie intestinale, dit cet auteur, qui causaient habituellement, à elles deux environ un quart à du total des décès, sont la cause de plus de la moitié des décès l'heure actuelle, alors qu'on emploie le bain froid, et cela en dépit du fait qu'elles sont moins souvent fatales à notre époque.

« Ce travail met en relief un point intéressant : la mortalité comparée des sexes. Des statistiques étendues montrent que la mortalité féminine est légèrement plus élevée que la mortalité masculine, lorsqu'on emploie les traitements ordinaires. Pendant la période du traitement par l'expectation, on traita, au *Brisbane Hospital*, 1.160 hommes et 668 femmes ; 164 hommes moururent, ce qui donne une mortalité de 14, 14 pour cent ; 107 femmes succombèrent, pour elles la mortalité était donc de

(1) *Medical Record*, 8 mai 1899.

16,02 pour cent. La mortalité féminine est donc plus considérable, bien que les hommes soient deux fois plus exposés que les femmes aux perforations et aux hémorragies. Les quartiers de femmes offrent donc au traitement par le bain froid un champ plus fertile que les quartiers d'hommes. »

Ces statistiques fournissent un résultat presque exactement semblable à ceux de la seconde division de l'hôpital de Vogl, dans lequel on appliquait également un traitement mixte. Elles sont également précieuses, car on en a éliminé toutes les sources d'erreur. Il peut être intéressant de rappeler ce fait mis en évidence par Brand, qu'on ne met le malade à l'abri de la perforation et de l'hémorragie qu'en lui administrant le bain froid dès les premiers jours de la maladie. Si donc la fréquence de ces complications n'a pas été diminuée au *Brisbane Hospital*, c'est que les cas de fièvre typhoïde n'arrivent guère à un hôpital général avant le cinquième jour; c'est aussi que le traitement appliqué consistait surtout en une association de la méthode de Brand avec les antipyrétiques.

Bouveret (1) rapporte cent cas de fièvre typhoïde traités par l'application exclusive du bain froid, qui ont donné une mortalité de 3 pour cent. Les cas mortels étaient entrés à l'hôpital vers le seizième jour. Cet auteur donne, au début, dans les cas avancés, le bain à une température de 26°-27° C., puis il abaisse la température au point fixé par Brand, 18° C. si la fièvre ne diminue pas. *Le bain ne lui a jamais donné de syncope ni d'affaiblissement du cœur, car il n'a jamais omis de faire pratiquer des frictions sur tout le corps*, l'abdomen excepté. Il applique rigoureusement les règles de Brand, sauf en ce qui concerne les compresses mouillées abdominales, que l'on maintient froides au moyen d'une vessie de glace que l'on place sur elles.

Voici ce qu'écrit W. Gilman Thompson (2) : « La méthode de Brand, telle qu'on l'applique aux Etats-Unis, donne des résultats dont la constance est étonnante. Par exemple on trouve une mortalité, au *Johns Hopkins Hospital*, de 7, 5 pour cent; dans les hôpitaux de Philadelphie (Wilson et Tyson), de 7, 3 pour cent; au *Roosevelt Hospital* (New-York), sur 368 cas (1889-1899), de 6,8 pour cent; au *New-York Hospital* et au *Presbyterian Hospital*, sur 900 cas, de 6,5 pour cent (la mor-

(1) *Lyon Médical*, 1891.
(2) Text-Book on Practical Medicine, 1902, p. 45.

talité était précédemment de 16,1 pour cent) et de 7,75 pour cent. On doit donc admettre que la mortalité générale de la fièvre typhoïde se trouve réduite de moitié par l'emploi du bain froid, ce qui donne certainement une compensation plus que suffisante aux désagréments, aux embarras et aux dépenses, qu'entraîne l'application de cette méthode. »

Un manuel de médecine pratique, très répandu en Angleterre, indique que la méthode de Brand a éveillé l'attention même dans ce pays si conservateur (voir chapitre XXVIII) (1): « *Traitement contre l'hyperthermie* (?). La quinine est le meilleur agent médicamenteux ; on doit éviter l'usage du coaltar. On a employé avec plus de succès les moyens hydrothérapiques. De tous ces moyens, le plus important de beaucoup est la méthode de Brand, bien qu'on n'en ait encore jamais fait sérieusement l'expérience en Angleterre ; il a donné des résultats admirables sur le continent et en Amérique. Ce traitement, malgré son apparente rudesse, a diminué considérablement la mortalité de la fièvre typhoïde dans tous les hôpitaux où il a été appliqué systématiquement. Le grand secret de ses succès, semble-t-il, n'est pas qu'il abaisse la température, mais qu'il détermine une élimination. La diurèse est beaucoup plus active et elle rejette une beaucoup plus grande quantité de toxines. »

La dernière phrase de cette citation est en contradiction formelle avec l'idée qui se trouve exprimée dans les premiers mots ; on voit par là combien la croyance que le bain froid est un traitement « contre l'hyperthermie » est solidement implantée dans les esprits.

Le bain froid dans la clientèle privée. — Jusqu'ici nous n'avons cité que des observations fournies par des médecins d'hôpitaux et des professeurs. Bien que leurs travaux fassent connaître les résultats de leur expérience dans la clientèle privée, il est intéressant d'examiner l'opinion des médecins qui ont appliqué la méthode de Brand dans cette clientèle.

Dans un mémoire lu devant la *Detroit Medical Association*, le Dr Carl Borning (2) dit ceci : « J'ai traité par la méthode de Brand, en excluant toute médication autre qu'une ou deux doses assez élevées de calomel administrées au début, 61 cas de

(1) Practice of Medicine, de GIBSON. 1901.
(2) *The Physician and Surgeon*, décembre 1889.

fièvre typhoïde et je n'ai eu aucun décès. Je puis dire avec assurance, en considérant de tels résultats, que le traitement par les bains froids, appliqué à la fièvre typhoïde, au typhus, et, d'une façon générale, à toutes les maladies qui s'accompagnent d'une élévation anormale de la température, est le traitement de beaucoup le meilleur, le traitement idéal, celui que l'on doit employer dans tous les cas, qu'ils soient graves ou bénins. *Si l'on applique cette méthode dès les premiers jours de la maladie, le médecin n'aura jamais à s'inquiéter de l'issue de cette maladie, car le malade guérira sûrement.* L'évolution de la maladie sera relativement bénigne, et toutes les complications si variées et si terribles qui surviennent si fréquemment seront évitées presque complètement. Seulement, pour arriver à ces résultats, *nous avons suivi à la lettre les indications de Brand.* »

Le Dr Barker, de Saint-Louis (1), a soigné 45 cas de fièvre typhoïde dans la clientèle privée en administrant à 35 d'entre eux des bains à 70° ou 75° F. (21,1°-23,8° C.) de quinze minutes. Ces derniers ne lui ont pas donné un seul décès. Barker a abandonné l'épongement, la friction avec de la glace, etc., pour « l'immersion, qui, quoique pénible au début, demande moins d'habileté manuelle et peut agir énergiquement ».

Le Dr Carl Sihler, de Cleveland (Ohio), est si fermement convaincu de l'efficacité souveraine de la méthode de Brand dans la fièvre typhoïde qu'il a entrepris de traduire à ses propres frais les travaux de Brand, de Vogl et de Tripier, car « c'était une bonne chance de traduire ces auteurs, pour le médecin, qui se proposait d'explorer un domaine qui promettait d'être si fertile en bons résultats ». L'expérience personnelle que j'ai de ce traitement, dit-il, comme je l'ai acquise en faisant mon apprentissage, en appliquant la méthode avec des omissions et des erreurs, n'a pu me fournir des cas bien satisfaisants ; malgré cela elle m'a montré clairement que le praticien pouvait employer le bain froid avec la précision nécessaire et d'une façon courante, même dans les classes laborieuses. En deux années, le Dr Sihler a traité par le bain froid 54 cas de fièvre typhoïde, sur lesquels il eut 3 décès, et 26 cas bénins dont quelques-uns seulement eurent des bains et qui donnèrent 1 décès.

(1) *Therapeutic Gazette*, p. 515, 1895.

TABLEAU COMPARATIF DE LA MORTALITÉ DANS LA FIÈVRE TYPHOÏDE

SUIVANT LES DIFFÉRENTES MÉTHODES DE TRAITEMENT

AUTEURS	SOURCES	TRAITEMENTS	Nombre des cas	Mortalité pour cent
Jaccoud.....	Sources diverses....	Expectation.........	80.140	19,25
Murchison...	Sources diverses.....	Expectation.........	27.051	17,45
Brand.......	Sources diverses....	Expectation.........	11.124	21,7
Delafield .. .	Hôpitaux de New-York, 1878-1883.	Expectation.........	1.305	24,66
Tripier......	Hôpitaux de Lyon, 1866-1877.	Expectation.........	229	26,2
Vogl........	Hôpital militaire de Munich, 1841-1878.	Divers, principalement l'expectation.	5 484	20,7
Hare.........	Brisbane Hospital, 1882-1887.	Expectation, quinine et drap mouillé froid.	1.828	14,82
Wilson......	Hôpital allemand de Philadelphie.	Expectation et quelquefois des bains.	271	13,29
Tripier......	Hôpitaux de Lyon, 1873-1881.	Expectation et bains.	629	16,5
Bouveret et Teissier...	Hôpitaux de Lyon, 1882-1887.	Bains froids dans les cas graves.	376	6,9
Vogl........	Hôpital militaire de Munich, 1868-1881.	Expectation et bains.	2.841	12,2
Brand.......	Sources diverses.	Bains froids de tous genres.	19.017	7,8
Riess	Hôpital de Berlin....	Bains tièdes continus.	1.000	8,5
Ziemssen ...	Clinique de Tübingen.	Bains progressivement refroidis, et médicaments antithermiques.	2.000	9,6
Vogl........	Hôpital militaire de Munich, 1877-1887.	Bains froids et méd. antithermiques.	702	7,6
Hare........	Brisbane Hospital, 1875-1881.	Bains froids et méd. antithermiques.	1.173	7,84
Hare........	Brisbane Hospital, 1887-1896.	Méthode de Brand rigoureusement appliquée.	1.902	7,05
Naunyn.....	Clinique de Königsberg.	Bains froids.........	145	6,9

AUTEURS	SOURCES	TRAITEMENTS	Nombre des cas	Mortalité pour cent
Vogl........	Hôpital militaire de Munich (2e division) 1882-1887.	Bains froids plus rigoureusement appliqués et méd. antithermiques en moins grande abondance.	144	4,1
Vogl........	Hôpital militaire de Munich (1re division), 1880.	Bains froids.........	428	2,7
Vogl........	Hôpital militaire de Munich, 1882-1887.	Bains froids	141	3,5
Bouveret....	Hôpital de la Croix-Rousse, Lyon, 1891.	Bains froids.........	100	3
Brand.......	Sources diverses....	Bains froids.........	2.198	1,7
Brand.......	Les mêmes cas, en exceptant ceux qui n'ont pas été traités avant le cinquième jour.	Bains froids.........	2.150	0
Wilson J.-C.	Hôpital allemand, Philadelphie.	Bains froids.........	94	1
Wilson J.-C.	Hôpital allemand, Philadelphie.	Bains froids.........	408	7,8
Vogl........	Hôpital militaire de Munich.	Bains à 15° C.......	426	8,4
Tuttle.......	New-York Hospital, 1893.	Bains froids.........	76	5
Sihler.......	Clientèle privée......	Bains froids.........	80	5
Barker......	Clientèle privée.....	Bains froids.........	35	0
Borning.....	Clientèle privée.....	Bains froids.........	61	0
Baruch......	Clientèle privée.....	Bains froids.........	52	1
Murtra......	Australie...........	Bains froids.........	173	5,4
Tyson J.....	University Hospital, Philadelphie.	Bains froids.........	......	7,25
Thompson W.-H.	Roosvelt Hospital, New-York, 1889-1899.	Bains froids.........	368	6,8
Osler.......	Johns Hopkins Hospital.	Bains froids.........	......	7,5
Gilman Thompson	New-York Hospital et Presbyterian Hospital.	Bains froids.........	900	7,75

Il dit en concluant : « Cette méthode met entre les mains du médecin un moyen de guérison très efficace ; et je ne voudrais pas me confier, si j'étais atteint de fièvre typhoïde, aux soins d'un médecin qui n'appliquerait pas les principes de Brand, pas plus que je n'accepterais d'être opéré par un chirurgien qui ne respecterait pas les principes de Lister. »

Depuis que j'ai adopté l'emploi exclusif de la méthode de Brand, j'ai traité environ 100 cas dans la clientèle privée et je n'ai eu qu'un décès : tandis que j'avais perdu 33 pour cent de mes malades dans la dernière année, où j'avais appliqué l'expectation ou la médication antithermique. Les cas que l'on voit en consultation dans la clientèle privée sont trop avancés pour donner tous les résultats de la méthode. Celle-ci ne peut être appliquée avec toute la rigueur nécessaire à sa technique, parce que le pouvoir réactionnel du malade n'a pas été entretenu par des opérations hydriatriques antérieures. Toutefois, une adaptation judicieuse de la méthode à chaque cas particulier donne des résultats encourageants (1).

Le tableau ci-dessus, que j'ai composé, en prenant soin d'éliminer toutes les statistiques douteuses, permet de juger d'un coup d'œil les mérites respectifs des différentes méthodes de traitement. Ces chiffres me frappèrent lorsque je les eus réunis, et j'espère que la leçon qui s'en dégage laissera une marque ineffaçable dans l'esprit du lecteur.

Raisons qui expliquent la supériorité du bain froid dans le traitement des maladies infectieuses. — Les statistiques nous ont démontré la supériorité de la méthode de Brand ; mais il est bon que les médecins ne s'en laissent pas imposer par de simples chiffres ; les statistiques, on l'a objecté, ne constituent, en aucune façon, une preuve absolue de quoi que ce soit. Nous devons donc rechercher quelles sont les raisons de la supériorité du bain froid sur l'expectation et sur la médication antithermique. Je ne demande donc pas que l'on accepte, sans exiger davantage, les conclusions que j'ai avancées, bien qu'on ne puisse trouver dans l'histoire de la médecine un seul problème thérapeutique, dont la solution ait pu s'appuyer sur des statistiques aussi imposantes, provenant de sources aussi autorisées et aussi diverses.

(1) Quelques cas désespérés de fièvre typhoïde traités par le bain froid, ou sans le bain. *Medical Record*, 1er octobre 1890.

On doit abandonner l'idée que l'hyperthermie est la principale cause déterminante de la mortalité dans la fièvre typhoïde. Puissions-nous bientôt nous dégager de cette erreur, pour le plus grand avantage des malades. Cette opinion erronée a contre elle les conclusions d'un grand nombre de cliniciens et des démonstrations expérimentales. Au nombre de celles-ci, se place l'étude pénétrante et claire sur la fièvre publiée par le professeur Welch, de *Johns Hopkins University*, dans ses *Cartwright Lectures*, en 1888. Cet auteur a examiné avec beaucoup de conscience et de jugement, dans son travail, tous les arguments qui parlent contre le rôle de l'hyperthermie dans les fièvres, en les appuyant par des données expérimentales et cliniques, qui doivent convaincre tout esprit impartial. Il ajoute ceci (1) : « On a le droit de conclure, semble-t-il, que *l'affaiblissement de l'énergie cardiaque est moins l'effet de l'hyperthermie, que l'effet des autres perturbations qui l'accompagnent.* La diminution de la transpiration, l'altération des fonctions rénales et les troubles digestifs (qui comprennent exceptionnellement la constipation) peuvent être également rapportés surtout à d'autres causes qu'à l'élévation de la température. L'expérimentation et l'observation clinique fournissent l'une et l'autre d'excellents arguments à l'appui de cette opinion, aujourd'hui acceptée de toutes parts, qui fait considérer les troubles intellectuels, que l'on trouve au premier plan dans le groupe des symptômes typhiques, comme relevant beaucoup plus de l'infection ou de l'intoxication que de l'hyperthermie. Même dans les états fébriles, tels que la fièvre typhoïde et la pneumonie, où l'élévation de la température est, sans aucun doute, un signe très important de la gravité de la maladie, il n'existe aucun parallélisme entre la température, d'une part, et la gravité des symptômes, d'autre part ; il en serait tout autrement si ces symptômes étaient causés par l'augmentation de la chaleur organique. »

Au cours d'une discussion qui eut lieu au sujet d'un travail sur les antithermiques, que j'avais eu l'honneur de lire devant l'Académie de Médecine de New-York, le regretté Dr Wesley Carpenter s'exprima ainsi : « J'ai eu l'occasion de me faire une opinion sur l'affaiblissement du cœur et la dégénérescence de ses fibres musculaires, en examinant au microscope le myocarde dans un nombre de cas assez étendu ; j'ai constaté que

(1) *Medical Record*, 28 avril 1888.

ces complications ne surviennent pas aussi fréquemment qu'on pourrait s'y attendre d'après la lecture des auteurs allemands. »

D'autres travaux américains et étrangers nous apportent une confirmation du fait que nous venons d'indiquer.

On regarde donc aujourd'hui comme un fait établi que l'hyperthermie, en dehors de l'infection, ne produit pas ces dégénérescences graves qu'on lui attribuait précédemment; par conséquent, c'est dans le processus infectieux, et dans l'intoxication ptomaïnique qu'il entraîne, que nous devons chercher la cause des altérations organiques qui minent l'économie et parfois causent la mort du typhique. Comme on l'a démontré dans le chapitre consacré au mode d'action de ce procédé, le bain froid avec friction combat avec le succès le plus remarquable ces effets des agents infectieux et toxiques, dont nous ne connaissons pas encore la vraie nature. Un grand nombre d'excellents observateurs ont établi que la stimulation réflexe, que reçoivent les terminaisons nerveuses périphériques, relève l'énergie des centres qui commandent aux fonctions circulatoire, respiratoire, digestive, excrétoire et aux fonctions de nutrition; de cette façon, l'organisme peut éviter les dangers que ferait naître l'arrêt de ces fonctions.

Tel est, en résumé, l'effet du bain froid dans les maladies infectieuses. La simple réfrigération du sang ne joue qu'un rôle secondaire, important toutefois.

Cette action stimulante du bain froid sur les centres nerveux, dont nous venons de parler, augmente l'énergie du cœur, ce qui rend le pouls plus lent et plus régulier et la tension artérielle plus forte; elle excite l'appétit et les fonctions digestives, et permet un accomplissement plus parfait des phénomènes de la nutrition, elle ralentit les mouvements respiratoires et en augmente l'amplitude, obviant ainsi à la stagnation des sécrétions bronchiques et aux complications pulmonaires; elle active toutes les sécrétions, elle repose et fortifie le malade *et met toutes les chances de son côté dans la lutte qu'il soutient pour son existence.* Combien sont différents les effets de l'expectation ou ceux de la médication antipyrétique! Certainement, ces traitements peuvent abaisser la température, mais ils n'exercent aucune action stimulante sur les centres nerveux et les sécrétions, sauf sur la sécrétion sudorale. Vinay (1), qui a fait d'excellentes recherches sur ce sujet, nous apprend que l'anti-

(1) *Lyon Medical*, 1888.

pyrine n'atténue pas le délire, ce qui se trouve confirmé par mes propres observations; elle n'augmente pas la quantité des urines, comme le fait le bain froid, qui permet ainsi l'élimination d'éléments nocifs. Cet auteur confirme également l'opinion de Vogl, en assurant que la convalescence est beaucoup plus courte, lorsque la fièvre typhoïde est traitée par les bains froids, car il se produit une augmentation de poids rapide. La kairine, la résorcine et l'antipyrine (1) diminuent l'excrétion de l'urée et des composés azotés; elles réduisent donc l'excrétion par les reins des produits pathologiques, tandis que les bains l'augmentent. Chez les sujets qui succombent après avoir été traités par l'antipyrine, le foie est plus lourd que chez ceux qui ont été traités par les bains froids. Ce fait a été confirmé par le Dr Porter (2), qui a constaté que les médicaments antithermiques déterminent une dégénérescence granulo-graisseuse du foie et des reins. En outre, l'antipyrine n'exerce aucune action favorable sur la circulation, tandis que le bain froid modifie très heureusement cette fonction.

Cette question a été discutée, il y a quelques années, au Congrès de Thérapeutique de Paris, sur la demande de Dujardin-Beaumetz. Lépine a indiqué, à cette occasion, qu'il estimait, d'après des recherches concluantes, que les antithermiques, dont l'action sédative sur le système nerveux est si manifeste, agissaient en inhibant l'activité du protoplasme; ils exercent leurs effets destructeurs surtout sur les globules rouges, soit en transformant l'hémoglobine, soit en altérant la structure même de la cellule; ils agissent comme des poisons à l'égard du protoplasme. Desplats, favorable à l'emploi des médicaments antithermiques dans les fièvres de courte durée, recommande, d'une façon catégorique, l'emploi exclusif du bain froid de Brand dans les fièvres prolongées, qui ont une tendance à l'adynamie ou à l'ataxie. Stokvis et Semnola considèrent les antithermiques comme des médicaments dangereux. Semnola croit que tout ce qu'ils peuvent donner d'agréable au malade lui est accordé aux dépens de ses forces.

Les opinions sont toutes différentes, lorsqu'il est question de la méthode de Brand; car ce mode de traitement est de beaucoup plus efficace, même dans certaines formes anormales de la fièvre typhoïde.

(1) Suivant Jacubowitch, *Jahrbuch für Kinderheilkunde*, 1885, et d'autres auteurs.

(2) *New York Medical Journal*, 30 juillet 1887.

Le Dr Shattuck (1), professeur à l'Université Harvard, fait remarquer que le bain froid tel qu'on l'applique, modifié et atténué, aux Etats-Unis, ne peut fournir des résultats comparables à ceux de la méthode de Brand rigoureusement appliquée; il laisse encore subsister, en effet, une mortalité de 10 pour cent.

Le Dr Horatio C. Wood, professeur de Thérapeutique à l'Université de Pennsylvanie, s'exprime ainsi au sujet de la méthode de Brand : « Je ne doute pas qu'un grand nombre de personnes, qui ont succombé à la fièvre typhoïde aux Etats-Unis, n'auraient été sauvées si les médecins américains avaient triomphé de l'opposition des profanes et de leurs propres préjugés. »

Le Dr Blackader (2) donne la relation d'une épidémie de fièvre typhoïde chez des enfants causée par l'usage de lait infecté à Montréal. On traita 53 cas à l'hôpital, et 29 cas dans la clientèle privée. Dans le plus grand nombre des cas on administra le bain froid toutes les fois que la température atteignit 103,2° F. (39,5° C.). On donnait au bain une durée de dix minutes, et on le renouvelait toutes les trois heures. L'auteur est convaincu de la grande valeur du traitement par les bains froids et les bains frais; il demande surtout à ce procédé de relever l'énergie cardiaque, et d'activer les fonctions respiratoires et sécrétoires. Le système nerveux de l'enfant réagit au bain froid avec plus de rapidité ; cette rapidité est en raison inverse de l'âge. La température, la durée, et le nombre des bains doivent s'adapter à chaque cas particulier ; en règle générale, on donne aux enfants des bains un peu plus chauds qu'aux adultes. Tandis qu'un bain à la température de 68° F. (20° C.) de 75° F. (23, 8° C.) même, peut déterminer un choc considérable chez l'enfant, un bain à 89° F. (31,7° C.), progressivement refroidi jusqu'à 85° F. (29, 4° C.), n'amène jamais de collapsus. Plus la maladie est avancée, plus la température du bain peut être basse. Lorsque la température est inférieure à 102,5° F. (39,1° C.), l'administration quotidienne d'un ou deux bains froids favorise les fonctions cardiaques et hâte la convalescence.

Juhel-Renoy (3), le regretté médecin parisien, prétend que, chez les vieillards mêmes, le seul traitement efficace est le bain

(1) *Boston Medical and Surgical Journal*, 1894, p. 604.
(2) *Archives of Pædiatrics*, septembre 1900.
(3) *Bulletin de Thérapeutique*, 1895, p. 530.

froid, dont il a obtenu des résultats si merveilleux parfois, qu'ils méritaient le nom de résurrections.

Le Dr H.-A. Hare, professeur de Thérapeutique au *Jefferson Medical College*(1), dit qu'aucune fièvre ne peut résister au bain froid. « Le bain froid est un agent de guérison devant lequel toutes les autres méthodes doivent s'effacer. »

Le professeur Gerhardt a ouvert son cours de l'Université de Berlin, à la fin de 1896, par une leçon sur « le pronostic de la maladie », dans laquelle il dit que le pronostic de la fièvre typhoïde a été transformé par le traitement, car le bain froid de Brand a abaissé la mortalité de cette maladie au quart de ce qu'elle était auparavant.

On a démontré que le bain froid constitue un *traitement antifébrile*, tandis que les *médicaments antithermiques ne sont rien de plus qu'antithermiques* ; la supériorité du premier est donc bien établie.

Liebermeister et Ziemssen défendent le traitement mixte. Ziemssen, qui est un des partisans les plus convaincus du bain froid (mais sans considérer celui-ci comme un simple agent antithermique), regarde le bain progressivement refroidi comme la méthode la mieux adaptée aux exigences de la clientèle privée, en convenant que les résultats obtenus par Vogl et par d'autres, dans l'exercice de la médecine militaire, ne laissent rien à désirer. Liebermeister a, jusqu'à ces tout derniers temps, insisté sur l'emploi du bain froid comme agent antithermique pour amener une rémission de la fièvre ; il administre de la quinine afin de rendre cette rémission plus durable. Par contre, Naunyn prescrit des bains plus tempérés, mais rejette toute médication antithermique.

Au quatrième Congrès international de Médecine (1885), d'éminents cliniciens ont exprimé sur le bain froid une opinion presque unanime. Jusqu'à ce que nous ayons découvert un agent thérapeutique spécifique contre la fièvre typhoïde, on doit préférer le traitement par le bain froid ; car il atténue ou fait cesser les effets des agents pathogènes plus sûrement qu'aucun autre; les médicaments antithermiques n'agissent que sur l'hyperthermie, mais ils ne sont pas susceptibles de modifier, comme le bain, le processus fébrile. Fielehne, Liebermeister, Jacksch, Strumpell, Rossbach, Heubner, Jurgensen, Bamberger prirent part à cette discussion et leur inter-

(1) Fever : Pathology and Treatment by Antipyretics.

vention amena une réaction décisive en faveur du bain froid, qui était exposé à se voir détrôner par les médicaments antithermiques.

Degré de certitude des données statistiques. — Berlin possède un service de statistique qui examine avec soin toutes les statistiques concernant la médecine. En 1887, Guttstadt, qui en était le censeur, s'exprimait ainsi dans une communication faite à la Société de Médecine interne de Berlin : « Un important facteur de la diminution de la mortalité réside dans l'efficacité plus grande de la thérapeutique que l'on applique à l'heure actuelle, en particulier de la méthode de Brand ».

On trouve de précieux renseignements dans les rapports remarquables du Dr A. Vogl, médecin en chef de l'hôpital militaire de Munich, pour expliquer les raisons de la supériorité du traitement par le bain. Cet auteur a réuni toutes les observations des cas de fièvre typhoïde, au nombre de 8.325, traités dans cet hôpital pendant 47 ans, en exposant les détails du traitement, les constatations nécroscopiques et d'autres indications intéressantes. Le tableau suivant montre les résultats d'ensemble de ce travail. Toutefois, la remarque la plus intéressante qu'il permet de faire est celle que nous allons exposer. Jusqu'en 1875 on appliqua deux méthodes de traitement différentes dans deux quartiers différents de l'hôpital.

RENSEIGNEMENTS	TRAITEMENT MIXTE	BAINS FROIDS
Nombre de cas	667	221
Mortalité	7,6 pour cent.	2,7 pour cent.
Séjour moyen à l'hôpital	40,7 jours.	47,3 jours
Durée moyenne de la fièvre	1,9 semaine.	1,8 semaine.
Pourcentage des complications	82	65,2
Nombre moyen de selles diarrhéiques par jour et par personne	1,9	0,7

Dans le 1er quartier, on employa le traitement mixte, comprenant des bains à la température de la chambre, une dose quotidienne de 3 à 4 grammes de quinine, et du salicylate de soude. Dans le 2e quartier, on administra, selon la méthode de Brand, des bains à 60-65° F. (15,5°-18,3° C.), d'une durée de 15 minutes, toutes les fois que la température atteignait 103° F. (39,4° C.), et l'on ne prescrivit aucun médicament. Les baraques où l'on pratiquait le traitement étaient, comme j'ai pu le constater par moi-même, si bien ventilées, que leur température pendant l'hiver était environ de 45° F. (7, 2° C.). Les salles longues chauffées par des poëles de fonte avaient des ouvertures au voisinage du toit, et possédaient tant de fenêtres qu'elles ressemblaient à des serres de fleuriste. A une de leurs extrémités se trouvaient deux baignoires en zinc ordinaires placées sous un robinet, auxquelles on amenait les malades. Il est certain qu'un traitement de ce genre semble héroïque ; mais les résultats en sont étonnants.

Les rapports de Vogl présentent une expérience thérapeutique tout à fait remarquable. Ils permettent de comparer les résultats obtenus par l'application à des malades du même genre (soldats à peu près du même âge et placés antérieurement dans les mêmes conditions de santé) de la méthode déplétive, de l'expectation et du traitement hydriatrique et, pour ce qui concerne celui-ci, les résultats du traitement mixte par le bain et les antithermiques, de la méthode de Brand rigoureusement suivie, et de la méthode de Brand modifiée par l'emploi d'eau plus froide. Les chiffres de ces statistiques sont suffisamment élevés pour se recommander d'eux-mêmes à l'attention. La longueur de la période pendant laquelle ces observations ont été recueillies, le fait qu'elles l'ont été par des médecins agissant chacun suivant sa propre conscience excluent toutes les possibilités d'erreur, qui pourraient tenir à un parti pris personnel, ou à des variations dans le type de la maladie. Ces statistiques sont donc les plus irréfutables qu'on puisse trouver dans l'histoire de la médecine.

Action du bain froid sur la nutrition. — Vogl a confirmé une remarque importante, que déjà Brand avait faite : sous l'influence du bain froid les malades prennent goût à la nourriture semiliquide et deviennent capables de la digérer. Les Drs George

(1) L'auteur, au cours d'une récente visite qu'il a faite à l'hôpital militaire de Munich, en compagnie de V. Vogl, a constaté que ces baraques avaient été remplacées par des bâtiments de briques, et qu'il ne s'y trouvait aucun cas de fièvre typhoïde.

Peabody et Austin Flint ont pu faire la même constatation au *Bellevue Hospital*. Le premier admet même l'usage d'aliments solides au cours de la troisième semaine; le second m'a fait connaître qu'il lui est difficile d'apaiser la faim de ses malades quand il leur a administré des bains froids. L'état des fonctions gastriques est tout autre, quand on traite la maladie par l'expectation ou les antithermiques, comme tout médecin qui a pratiqué ne le sait que trop. Mon observation personnelle confirme ce que Brand exprime en ces termes : « Avec le traitement hydriatrique, la langue est humide, pâle, dépourvue d'enduit saburral ; le pharynx n'est pas douloureux, l'estomac et l'intestin ne présentent pas de catharre, et les glandes de celui-ci sont simplement tuméfiées. Avec tout autre traitement, la langue est rude, brune et sèche, la salive fait défaut, la déglutition est douloureuse ; l'estomac et l'intestin ne peuvent absolument rien digérer et leur muqueuse est couverte d'ulcérations ; l'intestin est distendu. C'est dans ces conditions que l'école classique nous demande d'alimenter le malade. Quelle singulière demande ! Quand on emploie le bain froid, les organes de la digestion sont dans un état si voisin de leur état normal que je me suis souvent interrogé pour savoir si l'on ne pourrait pas, en toute sécurité, donner une nourriture solide pour apaiser la faim. J'ai trouvé dans *Virchow's Archiv* de 1889 (pages 85 et 303), un travail de Hosslin qui démontre que la nourriture est presque complètement absorbée, quand il y a fièvre et diarrhée, tant que la température n'est pas très élevée, ce qui est le cas habituel dans la fièvre typhoïde. Il n'y aurait, par conséquent, aucune raison pour ne donner au fébricitant qu'une alimentation réduite, sous prétexte qu'il ne la digère et ne l'absorbe pas. Cet auteur estime donc nécessaire de donner aux typhiques la plus grande quantité de nourriture substantielle, comme du lait, de la viande, des œufs, des bouillies, etc., mais toujours, cependant, sous une forme presque liquide. »

Tripier et Bouveret donnent du bouillon, du jus de viande, du café ou du thé au lait, un demi-litre de l'un ou l'autre après chaque bain. Lorsqu'une apyrexie relative survient, ils permettent les biscottes, le riz, la crème, le tapioca, le chocolat, quatre œufs mollets par jour. Dès que la température est presque normale, ils tolèrent le poulet rôti, le pain trempé dans du lait, la viande maigre, surtout blanche, le riz, la cervelle, un peu de bœuf bouilli, finement hâché. Vogl donne, dès le premier jour, du bouillon de viande avec un peu de farine et des œufs, du lait, une bouteille de vin rouge chaque jour, ensuite du potage et des œufs, de façon à administrer au malade cinquante grammes d'albumine, quarante-cinq grammes de graisse et deux cents grammes d'hydrates de carbone, ration alimentaire qu'on ne pourrait permettre à un malade qui ne serait pas baigné. Brand déclare que l'élément le plus important des fonctions de nutrition est, avec la nourriture, un bon estomac, et que le traitement systématique par les bains assure cet avantage au malade.

Dans un excellent travail sur les indications de l'emploi des stimulants alcooliques dans la fièvre typhoïde, le Dr J.-H. Musser (1) exprime un avis judicieux. « On sait aujourd'hui que les méthodes thérapeutiques modernes — à savoir, l'usage de l'eau, à l'intérieur et à l'extérieur — atténuent les effets de la toxémie, et, par suite, retardent l'épuisement des forces du malade mieux que tout autre traitement employé jusqu'à ce jour. Tout économe d'hôpital vous dira qu'il dépense moins d'argent à l'achat de l'alcool, depuis l'introduction de la méthode de Brand ; et chaque médecin reconnaît que l'administration de stimulants s'impose moins souvent qu'autrefois. » Cette déclaration d'un clinicien expérimenté confirme les propres observations de l'auteur, qui a récemment traité un certain nombre de cas dans la clientèle privée sans prescrire le moindre stimulant. Si le bain de Brand ne possédait pas d'autre avantage que celui de soutenir l'énergie cardiaque, comme le démontre le fait que nous venons de signaler, il mériterait encore d'être très sérieusement défendu.

Les observations des partisans du bain froid offrent des exemples si abondants de l'action bienfaisante qu'il exerce sur les fonctions vitales pendant la fièvre que je les citerais volontiers si l'espace ne m'était mesuré.

J'ai cherché à indiquer aussi brièvement que possible pourquoi le bain froid imaginé par Brand en 1861 donne des résultats plus favorables qu'aucun autre mode de traitement. Le bain froid apparaît comme le traitement idéal de la fièvre typhoïde, et toutes les fois qu'on l'abandonne, on en vient bientôt à l'opinion que Jurgensen exprimait au Congrès de Londres : « Quand j'ai essayé de m'écarter de l'application

(1) *Therapeutic Gazette*, 15 avril 1900.

rigoureuse du bain froid, j'y suis revenu rapidement, afin d'obtenir les résultats les plus satisfaisants. »

Certains médecins ont expérimenté personnellement la méthode de Brand. Ziemssen, Vogl, le Dr W.-G. Thompson ont indiqué les effets bienfaisants qu'ils avaient éprouvés du bain froid, lorsqu'ils étaient atteints de fièvre typhoïde. Vogl et Thompson disent qu'ils ne se laisseront jamais détourner par les protestations du malade, d'administrer des bains rigoureusement toutes les trois heures, tant que la température rectale sera à 103° F. (39,4° C), ou lorsque les facultés intellectuelles seront obnubilées, alors même que la température serait plus basse.

But du bain froid. — On doit comprendre, à la fin de ce chapitre, que la méthode de Brand n'a pas pour objet de combattre l'hyperthermie, mais de réparer et de soutenir les forces vitales qui résistent aux attaques des agents infectieux. C'est là le but que nous devons nous proposer ; nous avons pu nous en convaincre en étudiant le mode d'action de ce procédé. Nous avons traité avec quelques détails les questions se rapportant au mode d'action de la méthode, afin de persuader les personnes que n'auraient pas suffisamment impressionnées les statistiques que nous avons citées. D'ailleurs, celui qui cherche la vérité exige avec raison qu'on lui explique le mécanisme de l'action des agents thérapeutiques, avant de leur accorder sa confiance, quand l'intérêt qui est en jeu est la vie humaine.

Objections contre la méthode de Brand. — On a formulé un grand nombre d'objections contre l'application rigoureuse de la méthode de Brand. Quelques-unes d'entre elles sont trop puériles pour mériter d'être mentionnées. D'autres sont si absurdes, ou montrent une telle méconnaissance des données physiologiques, qu'il suffira d'indiquer en quoi elles contredisent les lois de la thermogénèse.

Objection I. — Voici une objection spécieuse, comme on en trouve parfois dans notre littérature médicale. Le directeur d'un journal de médecine très répandu, qui ne croit pas à l'emploi du bain froid dans la fièvre typhoïde, d'accord en cela avec beaucoup d'autres médecins, n'hésite pas à exprimer son scepticisme de la façon suivante : « Si le fait qu'un typhique a trop chaud est une raison suffisante pour le plonger dans l'eau froide, pourquoi ne donnerait-on pas une ration alimentaire généreuse a un homme inanitié pour rétablir ses forces, pourquoi n'administrerait-on pas une quantité illimitée d'eau à un homme mourant de soif? « Voyez comme la sécrétion rénale augmente », s'écrie en triomphant le partisan de l'immersion, qui emploie le bain, non pour abaisser la température, mais pour favoriser la phagocytose et les fonctions de nutrition. Il ne remarque pas que ce traitement arrête la transpiration, entraîne le sang de la peau aux organes internes qui se trouvent déjà congestionnés et intoxiqués, et qu'il laisse seulement le choix entre la diurèse, la diarrhée et la mort. Les partisans de l'immersion baignent presque tous les cas de fièvre typhoïde qui entrent dans leurs services, en y comprenant les jeunes filles anémiques, les femmes amaigries, les hommes débilités, pour lesquels le bain froid ne devrait être prescrit qu'avec la plus grande prudence (pas plus de deux fois par jour), si ces personnes consultaient pour leur état de faiblesse générale en dehors de toute fièvre typhoïde. »

Il n'est pas nécessaire de rappeler aux médecins avertis que l'on ne plonge pas le malade dans l'eau froide parce qu'il a trop chaud; que l'augmentation de l'excrétion rénale n'est pas due à ce fait que « le sang est entraîné de la peau à des organes déjà congestionnés et intoxiqués »; que le bain de Brand a, en réalité, pour effet de congestionner la peau, comme le montre la rougeur qu'il détermine, et de décharger ainsi les organes congestionnés; que les reins sont amenés à éliminer une plus grande quantité de poison par l'impulsion donnée à l'activité cardiaque. Quiconque a baigné des « jeunes filles anémiques » et des « femmes amaigries » atteintes de fièvre typhoïde sait que la plupart d'entre elles réagissent bien, lorsque le bain est administré de façon convenable, et que leur résistance à l'infection devient plus grande.

Objection II. — Beaucoup de médecins, auxquels on a appris à regarder l'expectation comme le meilleur traitement, hésitent à abandonner cette méthode, qui consiste à laisser la fièvre suivre son cours naturel. Le bain impose au malade un dérangement qui est contraire aux règles de l'expectation ; celle-ci, en effet, se propose d'éviter au malade toute fatigue qui pourrait provenir de l'intervention thérapeutique. D'autres réservent le bain pour les cas graves.

Tant que nous n'avons eu à notre disposition qu'un traitement médicamenteux inefficace, sinon dangereux, il était sage d'éviter de troubler le sommeil du malade. Mais, dans un cas de typhoïde grave, il est aussi important d'interrompre le sommeil, *s'il est dû à la torpeur*, qu'il est important de le faire dans l'intoxication par l'opium. On peut dire que, dans les deux cas, le traitement est en quelque sorte le même : on doit s'attacher surtout à réveiller les centres nerveux et à les tenir éveillés (mais d'une façon non continue dans le premier cas) jusqu'à ce que la toxémie se soit dissipée. Le clinicien le plus expérimenté est incapable de prévoir, au début d'une fièvre typhoïde, quelle sera la gravité probable de l'évolution de celle-ci. Le praticien doit, par conséquent, commencer le plus tôt possible l'administration des bains; des travaux concluants ont établi leur valeur comme agent prophylactique : ils rendent l'évolution de la maladie plus bénigne et préviennent des complications graves, qui souvent seraient fatales.

Objection III. — Le caractère en apparence héroïque de la méthode de Brand peut intimider certains médecins et les amener à lui préférer l'emploi des antithermiques. Cette idée, que le bain froid a surtout pour objet d'abaisser la température, objet que l'on atteint avec une facilité beaucoup plus grande quand on administre l'antipyrine ou l'antifébrine, peut détourner un grand nombre de médecins de l'usage de la balnéation. Mais cette idée est erronée, comme nous l'avons démontré ; il est heureux qu'elle ait, actuellement, perdu de son autorité.

Quelques personnes timorées peuvent s'alarmer de la pâleur du patient, de la faiblesse de son pouls, de ses plaintes quand il est dans le bain et qu'il accuse un certain refroidissement. Mais ces manifestations perdent de leur importance, lorsque le bain est administré suivant les règles et qu'on frictionne le tronc et les membres du malade. La réaction qui survient rassure bientôt l'infirmier et l'encourage à continuer l'administration régulière des bains.

Objection IV. — Si l'on n'applique pas rigoureusement les règles de la méthode, ou si on lui substitue quelque autre procédé : maillot humide, épongement, aspersion, etc., on aura des mécomptes et on risquera de se décourager. Ces procédés ne sont pas le bain froid. Toutefois, ils peuvent être utiles lorsqu'il est impossible d'appliquer exactement la méthode.

La seule modification du bain froid que conseille Brand est

l'affusion stimulante, que l'on administre lorsque la température atteint 103° F. (39,4° C.), que le cœur menace de s'affaiblir, ou que le délire apparaît. Elle consiste en un demi-bain à 95° F. (35° C.), auquel on ajoute des affusions à 50°-60° F. (10°-15,5° C.) sur la tête, la poitrine et le dos. (Il importe que la baignoire soit toujours amenée tout à côté du lit du malade, pour épargner à celui-ci un dérangement inutile.)

Objection V. — Les médecins qui n'ont qu'une expérience personnelle limitée de la méthode de Brand, ou qui ne la connaissent que par l'opinion d'autrui, en ont parfois trouvé les résultats défavorables dans un, deux, ou plusieurs cas; ils sont ainsi amenés à négliger ce mode de traitement énergique. Si l'on n'a pas apprécié les résultats du bain froid en Angleterre, c'est qu'on n'en a pas fait une expérience suffisante pour en estimer les mérites à leur juste valeur. On peut se convaincre qu'il en a été ainsi en lisant, par exemple, cette phrase du Dr Bristowe, de *St Thomas' Hospital:* « Je n'ai pas une expérience personnelle étendue de ce traitement, et, si je l'ai employé depuis quelques années, ce n'est que rarement; sans doute, j'ai vu des malades en obtenir un bénéfice apparent et guérir dans de bonnes conditions; mais je n'ai jamais eu l'assurance que ce bénéfice fût réel. »

Au cours d'une visite qu'il fit à l'un des plus grands hôpitaux de Londres, en 1896, l'auteur demanda au médecin qui le recevait ce qu'il pensait de l'emploi du bain froid dans la fièvre typhoïde; il fut fort surpris de l'entendre dire qu'il considérait ce traitement comme trop énergique et qu'il lui préférait l'expectation.

Il est évident que nos confrères anglais n'avaient pas jusque-là saisi l'idée de Brand; car le domaine où ils pouvaient la mettre à l'épreuve était assez étendu pour leur permettre de constater dans la pratique la grande supériorité de cette méthode sur l'expectation. Cette dernière mérite bien son nom : le médecin, qui s'y conforme, reste constamment dans l'expectation d'une complication quelconque, en face de laquelle il se trouvera trop souvent impuissant à agir.

Le Dr Austin Flint a publié, en 1882, une leçon qui a exercé une influence considérable aux Etats-Unis. Il avait traité dix-sept cas à *Bellevue Hospital.* Dans un petit nombre de cas, il avait employé le bain froid progressivement refroidi de 80° à 65° F. (26,6°-18,3° C.), mais l'avait abandonné, le jugeant inefficace. Il était arrivé à cette conclusion que le traitement antithermique n'augmentait ni ne diminuait la mortalité, qui était de quatre décès pour les dix-sept cas. Le fils de ce médecin, qui fut le premier, six ans plus tard, à me suivre dans l'adoption de la méthode de Brand, après m'avoir demandé d'enseigner à son personnel les règles que l'on doit suivre rigoureusement dans l'application de la méthode, en obtint des succès remarquables, dans le service même où son illustre père avait renoncé à la pratiquer.

Si l'on compare ces pauvres statistiques à celles de Brand et aux statistiques américaines et australiennes récentes, on s'aperçoit que les premières n'ont aucune signification, quand il s'agit d'en tirer des conclusions.

Actuellement, un grand nombre d'ouvrages insistent sur la valeur thérapeutique réelle du bain froid. Strümpell, qui l'emploie depuis longtemps, dit avec sa netteté habituelle : « Il n'existe actuellement aucun autre mode de traitement, de la fièvre typhoïde, qui possède des avantages aussi nombreux et aussi évidents pour le malade. Nous estimons que c'est un devoir pour tout médecin qui entreprend de traiter un cas grave de fièvre typhoïde de faire son possible pour employer le bain froid ».

Objection VI. — Il est difficile, si même la chose est possible, de traiter les malades avant le cinquième jour. On peut le faire, dit-on, seulement dans les hôpitaux militaires ou pendant les épidémies, quand on peut soumettre chaque cas suspect à la balnéation. On a objecté « qu'il est très délicat d'appliquer un traitement, lorsque ce traitement doit sauver le malade ou le laisser périr, suivant qu'il est entrepris le quatrième jour ou le cinquième ». Cette objection repose sur une erreur. Un délai d'un seul jour peut n'avoir qu'une importance minime ; un délai de plusieurs jours a parfois des conséquences graves. Il en est ainsi pour beaucoup de nos interventions thérapeutiques. *Principiis obsta*, tel est le premier des préceptes de la thérapeutique rationnelle. On peut comparer avec assez de justesse la maladie à un incendie : on l'éteint d'autant plus facilement qu'on l'attaque plus tôt. Dans les formes graves du paludisme, comme j'en ai observé dans le Sud, par exemple, une dose de quinine sauvera la vie du patient, qui, si elle était administrée un jour, ou même une heure plus tard, le laisserait succomber, ou ne réussirait pas à lui éviter une maladie de longue durée. Brand a démontré aussi parfaitement qu'on peut le faire, en s'appuyant sur les données de la clinique, que, sur douze cents cas traités avant le cinquième jour, on peut n'avoir *aucun décès*.

L'incertitude du diagnostic risque de compromettre un succès possible. Nous ne pouvons dire, d'une façon catégorique, avant l'apparition des taches rosées, si nous avons affaire à un cas de fièvre typhoïde, de granulie, d'embarras gastrique, de pneumonie, de néphrite aiguë, ou de fièvre éruptive. Mais, heureusement, dans le plus grand nombre des cas, nous pouvons exclure aisément ces dernières maladies. *D'ailleurs, il nous est facile de tourner la difficulté, en prenant pour règle générale de soumettre tout malade dont la température rectale se maintient au-dessus de 103° F. (39,4° C.), pendant plusieurs heures, à des bains froids avec friction de dix minutes, auxquels on ne donnera pas une température trop rigoureuse; on commencera par un bain à 90° F. (32,2° C.), et l'on abaissera la température de 5° F. (2,7° C.) à chacun des bains suivants, jusqu'à ce qu'on ait atteint la température de 70° F. (21,1° C.).* L'expérience m'a enseigné qu'il n'y a aucun inconvénient à agir de cette façon, tandis que l'on gagne beaucoup a opposer de bonne heure le bain froid aux manifestations toxiques.

En outre, les bains froids peuvent nous aider à arriver au diagnostic. Dans mon service d'hôpital, j'ai appris au personnel à administrer des bains aux fébricitants dès leur arrivée. Je parviens ainsi à éliminer la pneumonie, la granulie, l'ostéomyélite, et la fièvre intermittente. S'il devient évident qu'il ne s'agit pas de fièvre typhoïde, le malade n'a subi aucun dommage. *Plus nous appliquons rigoureusement la balnéation, plus nous abaissons la mortalité.* Plus tôt on fait appel au bain, mieux on combat les processus infectieux.

Dans la pratique privée, le médecin, que l'on importune pour connaître son diagnostic, peut sortir de sa perplexité en prescrivant le premier bain.

Objection VII. — Tout malade dont la température rectale atteint 103° F. (39,4° C.) doit-il être soumis au bain? Un de mes correspondants me pose la question suivante : « Si un malade a une température de 104°F. (40° C.) pendant une heure ou deux chaque soir, mais une hyperthermie modérée pendant le reste du temps, sans troubles fonctionnels graves, estimerezvous qu'il est nécessaire d'insister pour qu'il accepte les bains? » C'est là une question qui se présente souvent à l'esprit du praticien : celui-ci recule facilement devant les dérangements qu'entraîne l'exécution du bain, devant les critiques qu'on peut lui adresser tant que le cas semble bénin. On n'aura pas de difficultés à faire accepter le bain froid, si le malade a une température de 105°F. (40, 5°C.), s'il a du délire, de la torpeur, etc.; mais lorsque celui-ci présente un état satisfaisant, une température entre 102° et 103° ou 104°F. (38, 9° et 39,4° ou 40°C.), troubler son bien-être en lui donnant un bain froid semble une violation manifeste des règles traditionnelles de l'expectation dont peu d'hommes oseraient prendre la responsabilité.

Il est sage d'administrer des bains même lorsque le malade se trouve dans ces dernières conditions. Le médecin expérimenté ne connaît que trop ces cas où le pronostic rassurant, qu'il avait établi au début sur des symptômes bénins, se trouve en défaut, lorsque, dans les premiers jours de la troisième semaine, le cœur présente un second bruit plus sourd, le pouls devient plus rapide, la congestion hypostatique s'installe ; lorsqu'il survient une hémorragie ou une perforation, et que la mort termine la scène.

La mort est bien rarement, dans la première semaine de la fièvre typhoïde, le fait d'une hyperthermie excessive ou de l'épuisement du système nerveux ; le principal danger réside dans le processus infectieux, qui mine l'organisme lentement, mais sûrement. Pour combattre ce danger, le bain froid nous offre une arme toujours prête. Dans les cas bénins, il abaisse facilement la température et ralentit le pouls. La température peut n'atteindre 103°F. (39,4°C.) qu'à des intervalles éloignés ; mais, toutes les fois qu'elle le fait, la règle doit être inexorable : le bain sera administré. C'est ce qu'exige l'expérience clinique, et, si nous voulons en recueillir les bienfaits, nous devons obéir à ses ordres.

Objection VIII. — Il est difficile d'appliquer la méthode de Brand dans la pratique privée. Malgré les démonstrations successives de Brand, de Sihler, de Tripier, de Bouveret et de l'auteur, cette objection est constamment reprise dans nos sociétés médicales. Brand nous a conté comment un pauvre apprenti imprimeur fut guéri d'une fièvre typhoïde par sa sœur et son frère, âgés de dix ans et treize ans, qui traitaient cet enfant sous sa surveillance personnelle. Carl Sihler (1) a exposé de quelle façon il a pu traiter avec succès cent cas de fièvre typhoïde dans des familles d'ouvriers, où les malades, dont certains prirent plus de quatre-vingt-dix bains, furent traités par des parents ou des amis.

Dans un cas de cet auteur, il s'agissait d'une veuve possédant une ribambelle d'enfants dont le plus jeune avait deux ans, qui ne pouvait payer une infirmière et que soignait une sœur mariée, laquelle se montrait très timide dans ses fonctions de garde-malade. Sihler envoya une de ses infirmières au domicile de cette femme; au bout de six bains, la malade avait pris le courage nécessaire et sa sœur avait acquis une habileté suffisante pour que les bains pussent être continués, et tout se passa de la façon la plus simple et la plus satisfaisante.

Cette anecdote est instructive et peut servir d'exemple. Même à la campagne, la méthode de Brand peut être appliquée avec un plein succès. Lorsque j'exerçais la médecine à Camden, South Carolina, entre 1870 et 1880, j'avais l'habitude de faire porter une baignoire de bois doublée de tôle dans les fermes où j'avais à soigner des typhiques. J'allais voir ces malades le soir, car ils se trouvaient parfois à dix milles de la ville, et je passais la nuit auprès d'eux, afin de donner les instructions nécessaires pour l'application du traitement et d'en surveiller l'exécution.

L'Australie nous fournit un exemple de ce que l'on peut faire avec de l'énergie, de la persévérance et de la foi. Murtra (2) a rapporté cent soixante-treize cas de fièvre typhoïde qu'il a traités par la méthode de Brand dans un district rural à population clairsemée, au milieu des conditions les plus défavorables. La mortalité ne fut que de 5,4 pour cent. Un tel résultat constitue un blâme à l'adresse de certains médecins de la ville, qui ont à leur disposition des infirmiers, des consultants, et souvent les commodités de la vie moderne.

J'ai rencontré assez fréquemment une opposition sérieuse de la part de la famille du malade. Le moyen que j'emploie pour en triompher est très simple. J'avertis la famille que le plus grand nombre des cas de fièvre typhoïde guérissent avec le traitement habituel, et qu'on peut espérer qu'il en sera ainsi

(1) *Journal of the American Medical Association*, 22 juillet, 1889.
(2) *Münchener medicinische Wochenschrift*, 1895, nos 47 et 48.

probablement pour le cas présent; mais j'ajoute qu'avec le bain froid, *si on l'accepte de suite*, la guérison est certaine. Je laisse ainsi le choix au chef de famille ; celui-ci préfère habituellement se décharger de toute responsabilité sur le médecin.

Le Dr Barker (1), de Saint-Louis, « n'a pas constaté qu'il fût aussi difficile d'obtenir le consentement de la famille que certains le prétendent. Pour vaincre le préjugé qu'il rencontre, il remet aux parents du malade quelques brochures de propagande, ou envoie une personne de l'entourage à une famille dans laquelle le bain froid a été employé avec succès. Lorsque quelques bains ont été donnés, il n'est plus nécessaire de défendre la méthode. Pour inspirer confiance, on commence par un bain à 90° F. (32,2° C.), et on abaisse progressivement la température dans les bains suivants. »

Le Dr A.-B. Ball refuse de traiter un malade qu'on ne lui permet pas de baigner.

L'infirmier qui a soigné et veillé un typhique présentant du délire, de la torpeur, de l'incontinence des matières et de l'urine, acceptera volontiers la tâche de traiter un malade par les bains froids, car il en aura moins de désagrément et de fatigue. L'entourage du malade, en constatant la physionomie différente que prend la maladie sous l'action du traitement, cessera de s'alarmer de ces symptômes. Il ne sera plus nécessaire d'insister pour que la méthode soit rigoureusement appliquée. Les personnes qui auront approché le malade en deviendront d'ardents propagateurs ; ainsi disparaîtra le préjugé qui s'est établi contre le bain froid.

Objection IX. — Une des objections que l'on oppose le plus fréquemment à l'emploi du bain froid est fondée sur un prétendu « choc », qui se ferait sentir sur le cœur à la suite de ce traitement « héroïque ». On ne peut mieux démontrer combien cette idée est fausse qu'en rappelant des centaines de cas qui ont été observés dans les hôpitaux de New-York : *Presbyterian*, *Manhattan General*, *New-York Hospital*, etc.

Lorsque je conseille les bains froids en consultation, on m'arrête souvent en me disant que le malade a le pouls faible. J'ai résumé dans le tableau suivant l'observation d'un cas de fièvre typhoïde qui démontre que l'on peut, au moyen de bains froids avec friction donnés à 76°F. (24,4°C.) pendant vingt

(1) *Therapeutic Gazette*, 1894.

minutes, maintenir l'énergie cardiaque, réduire le nombre des pulsations de 130 ou 140 à 116 ou 120, alors que la température est de 104° à 105,6°F. (40 à 40,9°C.), en n'administrant qu'une quantité négligeable de stimulant. Des observations de ce genre fournissent la meilleure réponse que l'on puisse opposer à ceux qui voient dans l'affaiblissement du cœur une contre-indication du bain froid. La malade dont il s'agit se cyanosait toutes les fois que la température du bain était inférieure à 76° F. (24, 4° C.); et cependant elle n'absorba en réalité aucun stimulant, car elle vomit ceux qu'on lui donna.

Madame G...., 40 ans.

DATES	Température maxima °C	Température minima	Nombre de pulsations le plus élevé	APRÈS LES BAINS									
				Nombre de pulsations le moins élevé	Alimentation, en grammes	Eau, en grammes	Sommeil, heures	Selles	Urine, moins une grande quantité perdue dans les selles. Gr.	Température °C des bains	Nombre de bains	Durée des bains en minutes	Quantité d'alcool administrée, en grammes
Janvier 23	38,9	37,2	...	...	0								
» 24	40,2	38,3	...	...	0	...	....	.	...	....	1	..	4
» 25	40,6	39,4	130	116	450	...	5 1/2	4	510	24,4	5	20	27
» 26	40,5	39,4	132	116	300	...	9	4	210	21,1	5	..	75
» 27	40,5	39,4	130	116	300	...	5	4	210	21,1	5	10	
» 28	40,3	38,9	130	114	510	...	5	8	210	21,1	7	12	15
» 29	40,4	38,9	140	116	810	690	5 3/4	4	240	26,6	6	20	135
» 30	40,1	38,9	140	120	840	720	5	3	510	25,5	6	20	
» 31	40 »	39,4	128	114	1,020	810	8 1/2	6	120	26,6	5	20	
1er Février	39,9	38,9	130	120	1,470	420	10	3	360	26,6	6	20	
» 2	40 »	38,9	121	110	1,200	750	8 3/4	4	555	26,6	5	20	4
» 3	39,4	38,9	124	110	1,320	390	7	5	210	26,6	2	20	
» 4	39,4	38,3	122	114	1,410	660	7	9	180	26,6	1	20	
» 5	38,9	38,3	122	108	1,440	390	5 1/2	5	360				
» 6	38,9	38,3	118	108	1,680	420	8	.	930				
» 7	38,9	38,3	114	106	1,770	120	4 3/4	2	420				
» 8	39,3	38,3	106	104	1,800	120	7	2	570				
» 9	38,3	37,8	106	94	1,440	...	8 3/4	2	480				
» 10	38,3	37,2	100	94	1,440	540	7	3	570				
» 11	38,1	37,2	106	94	1,650	480	5 1/2	3	540				
» 12	38,1	36,7	94	88	1,350	330	9	4	375				

Nous pouvons, à ce propos, citer un court extrait du compte rendu d'une discussion empruntée au *Medical Record* du 7 novembre 1896. « Le Dr Simon Baruch a défendu la méthode de Brand, et s'est servi des observations apportées par le

Dr Thompson pour démontrer que le bain est le meilleur tonique du cœur. Le bain abaissa la température, il ralentit le rythme et augmenta l'énergie des contractions cardiaques. En outre, le bain rendit la diurèse plus abondante, et, par conséquent, activa l'élimination des poisons qui circulaient dans l'organisme. Le Dr Thompson a confirmé l'exposé fait par le Dr Baruch en réponse aux assertions du Dr Dudley, qui prétendait que le bain froid n'active pas les éliminations, et affaiblit le cœur. »

Objection X. — On objecte le danger des refroidissements et des affections pulmonaires. Ce prétendu danger n'est qu'une superstition, qui trouve encore place dans l'esprit des profanes et qui, malheureusement, n'á pas encore été expulsée de l'esprit de tous les médecins. L'enseignement de la clinique a répondu avec abondance à cette objection. Je n'ai vu réunies nulle part plus de dispositions exposant les malades au froid que dans l'hôpital militaire de Vogl à Munich. Puisque l'association d'air froid et de bains très froids ne produit ni bronchite, ni pneumonie, ni pleurésie chez les typhiques, on ne peut accuser le bain tout seul d'en déterminer. (La crainte du refroidissement que pourraient amener les bains ou l'air froid dans la fièvre typhoïde, dit Vogl, est sans fondement.)

Loin d'entraîner des complications pulmonaires, le bain froid constitue, au contraire, le meilleur traitement à opposer à ces complications, quand elles surviennent dans le cours de la fièvre typhoïde; c'est ce que prouvent les nombreuses observations détaillées publiées par Brand, Vogl, Tripier et Bouveret et d'autres auteurs. Lorsque ces complications se produisent à une période avancée de la maladie et qu'elles s'accompagnent d'une adynamie profonde, mais alors seulement, le bain froid peut être remplacé par un bain plus tempéré et d'une durée plus courte.

Objection XI. — Le médecin qui applique rigoureusement la technique de Brand incline sa raison devant une méthode purement empirique. On a demandé : « Est-ce une règle absolue de donner un bain à 65°F. (18,3° C.) toutes les trois heures en hiver, toutes les fois que la température atteint 103°F. (39,4°C.), ou peut-on modifier cette pratique suivant les indications de chaque cas? »

Je m'écarterai rarement de la règle, sauf au début du traitement, quand il est utile d'apprécier les facultés réactionnelles du malade ; car *cette règle est basée sur des observations cliniques très nombreuses*, soigneusement recueillies dans des pays divers, par des médecins différents, exerçant dans la clientèle privée, dans les hôpitaux civils et dans les hôpitaux militaires. Tant que le médecin n'aura pas découvert, par ses propres recherches, un traitement plus efficace que la méthode de Brand, il fera bien de suivre celle-ci. Le préjugé qui existe contre le bain froid ne saurait peser en face des observations accumulées par des cliniciens dignes de foi. Tout au plus peut-on admettre que ce préjugé existe chez le malade. On doit toujours se rappeler que le bain est un agent prophylactique ; il n'a pas pour but d'abaisser la température, mais d'atténuer la violence du processus fébrile, jusqu'à ce que celui-ci ait dépensé toute son énergie. Quiconque espère juguler la fièvre au moyen du bain sera certainement déçu ; car l'évolution de la maladie est aussi immuable, aussi inexorable qu'une loi de la nature. La température baissera presque constamment à la suite de chaque bain ; toutefois, elle se sera élevée de nouveau, en se rapprochant plus ou moins du degré où elle se trouvait précédemment, lorsqu'on la prendra au bout de trois heures. Mais, de jour en jour, il se produira un abaissement progressif et régulier de la température moyenne, qui indiquera que les moyens de défense de l'organisme s'opposent victorieusement à la maladie. Voilà ce que l'on obtient habituellement du bain froid appliqué selon les règles, sans timidité et sans faiblesse ; mais on ne pourrait en espérer autant d'un bain de Brand modifié. Toutes les fois que nous essaierons de substituer au bain froid une autre opération hydriatrique, d'élever la température de l'eau, de raccourcir la durée du bain, ou d'en modifier l'exécution de quelque autre façon, nous devrons nous attendre à observer un changement dans le résultat (1). Si l'on commence le traitement tardivement, la maladie résiste davantage à l'intervention thérapeutique et le bain n'amène pas exactement les résultats que nous avons décrits. Il en est de même lorsqu'il s'agit d'une forme grave de la maladie.

On doit prendre soin de ne pas commettre l'erreur opposée, c'est-à-dire qu'on ne doit pas abaisser la température du bain au-dessous de celle qui est indiquée par Brand. On peut citer

(1) « Plus on applique la méthode avec rigueur, plus les résultats sont satisfaisants » (*Medical Record*, 7 mai 1898).

à l'appui de cette recommandation un récent travail de Vogl (1), qui rend compte d'une épidémie survenue en 1893. Bien que l'on donne le traitement employé comme l'application stricte (?) de la méthode de Brand, les résultats ne sont pas aussi favorables que dans les rapports précédents de l'auteur, et cela pour plusieurs raisons que j'exposerai, car je les considère comme très instructives.

« Le nombre des cas admis à l'hôpital militaire, écrit Vogl, fut de 426, le nombre des décès de 36, ce qui donne une mortalité de 8, 4 pour cent. L'épidémie de fièvre typhoïde avait été précédée d'une épidémie d'influenza, qui était encore en activité; si bien que la plupart des soldats étaient atteints à la fois des deux infections. On remarquait chez les malades une tendance beaucoup plus marquée que d'ordinaire aux hémorragies et une dépression nerveuse plus prononcée que dans aucune épidémie antérieure. Les ganglions cardiaques semblaient particulièrement atteints par l'intoxication, comme le montraient le ralentissement et la faiblesse du pouls. La résistance des malades paraissait donc diminuée par le caractère particulier de cette épidémie; c'est ce qui explique, sans doute, que la mortalité ait été assez élevée malgré l'adoption de la méthode de Brand (?). Le traitement consista dans l'administration régulière de bains à 12° R. (15° C.) pendant quinze minutes toutes les trois heures, toutes les fois que la température rectale du malade atteignait 39° C.; on donnait après chaque bain du thé noir fort avec du cognac, et chaque jour une bouteille de vin rouge, des œufs mollets, de la bouillie avec des œufs, quarante à soixante centilitres de lait. On administra dix mille bains pendant la durée de l'épidémie. »

Bien que le Dr Vogl soit satisfait de n'avoir eu qu'une mortalité de 8, 4 pour cent, alors que l'épidémie présentait une forme particulièrement grave, ce dernier résultat ne soutient pas la comparaison avec les résultats des années précédentes, parmi lesquels on trouve, comme chiffre extrême, une mortalité de 5, 2 constatée une seule fois, et dont la mortalité moyenne était de 2,4 pour cent. Vogl explique cette mortalité exceptionnelle (et pourtant bien inférieure à celle que l'on voit quand on emploie un autre traitement que la balnéation) par la coexistence de l'influenza qui détermina, même dans les premières périodes, une grande irrégularité du pouls, et d'au-

(1) *Münchener medicinische Wochenschrift*, 1895, n° 40.

tres symptômes d'insuffisance cardiaque qui font toujours de l'administration du bain froid une question sérieuse. Néanmoins, le traitement mit en évidence l'action tonique des bains; car leur interruption était toujours suivie d'un affaiblissement cardiaque et d'une dépression nerveuse, tandis que la reprise des bains déterminait une amélioration pendant la durée assez longue du processus infectieux (cinq à six semaines).

Je préférerais m'abstenir de toute critique au sujet de ce remarquable rapport de Vogl, par égard pour la grande compétence de l'auteur et pour ses précieux travaux; mais, à mon avis, le bain, tel qu'il fut donné dans l'épidémie en question, n'était pas strictement conforme à la méthode de Brand. Le bain à 12° R. (15° C.), température inférieure de 3° à la température minima conseillée par Brand, exigeait probablement, de la part du cœur, un effort beaucoup plus grand que cet organe n'était capable de le fournirsans dommage. Cela, d'ailleurs, ne contredit en rien l'assertion de Brand, si souvent confirmée par Vogl lui-même, ainsi que par l'auteur, qui prétend que le bain froid est le meilleur tonique du cœur dans la fièvre typhoïde. Le lecteur n'oubliera pas que l'effet tonique du bain froid se manifeste surtout par son action préventive. Comme on l'a dit plus haut (page 277), les bains ne se montrent pas aussi efficaces quand on commence à les appliquer seulement à une période avancée de la maladie; en ce cas, on doit mettre beaucoup de circonspection à déterminer la température du bain. Les malades de Vogl commencèrent à être baignés alors que l'infection grippale avait déjà affaibli leur cœur; ils se trouvaient à peu près dans les mêmes conditions que les malades qui sont arrivés au troisième septenaire de la fièvre typhoïde. L'appareil nerveux du cœur était insuffisant pour répondre à l'excitation produite par les bains très froids que l'on administrait à ces malades. Je crois que c'est là la raison pour laquelle les bains n'arrivèrent pas à diminuer la gravité de cette typhoïde, d'une façon aussi démonstrative que si l'on eût appliqué exactement la méthode de Brand. Ce fait nous montre que, toutes les fois que nous nous écartons de la technique de Brand, nos résultats s'écartent également de ceux qu'a obtenus ce médecin (1).

(1) Il est arrivé à l'auteur, à propos d'un malade auprès duquel il avait été appelé en consultation à Chicago, de recevoir une nuit un message téléphonique alarmant lui annonçant que le malade était tombé dans le collapsus à la suite d'un bain. En me renseignant, je découvris que la

Objection XII. — C'est une objection de sentiment. Elle n'est pas formulée seulement par des profanes, mais encore par quelques médecins. C'est ce que l'on peut voir dans un article du *Medical Record* du 18 novembre 1895, qui montre ce que devient la question quand on l'envisage d'un point de vue sentimental. L'horreur que l'auteur de cet article manifeste pour la balnéation est vraiment émouvante. Voici comment il s'exprime : « Actuellement, le bain administré suivant la méthode de Brand jouit d'une popularité vraiment enviable, comme moyen permettant de réduire l'hyperthermie et de prévenir les complications. On a publié un grand nombre d'observations pour en démontrer l'efficacité ; mais on a bien rarement pris la peine de décrire, dans les publications médicales, les supplications pitoyables et vaines de malades qui demandaient qu'on leur fît grâce du bain suivant, et qui moururent malgré la continuation des bains. Les cas de ce genre n'ont jamais été mis en relief dans les travaux scientifiques concernant le nouveau traitement antithermique. Le côté pathétique de l'histoire ne se voit jamais dans les statistiques. »

Un argument de ce genre, présenté au lieu de statistiques ou de données cliniques, mérite à peine d'être réfuté. Mais, comme on peut s'en servir pour intimider quelques praticiens qui sont toujours prêts à laisser couler de leur sein le lait de la pitié humaine, je me propose d'en discuter la valeur.

Le Dr J. C. Wilson, professeur au *Jefferson Medical College* (1), fait cette remarque : « Habituellement les malades ne font aucune objection à l'administration des bains ; lorsqu'ils en font, ils ne les maintiennent pas après avoir pris quelques bains. »

Le Dr W. Gilman Thompson a rendu compte de l'expérience personnelle qu'il fit des bains froids à l'occasion d'une fièvre typhoïde dont il fut atteint : « Il n'est agréable en aucun temps d'être enlevé d'un lit chaud pour être plongé tout à coup dans l'eau froide ; mais le soulagement qu'on éprouve à la suite de cette opération et l'influence favorable qu'elle exerce sur tous les symptômes sont si prononcés que l'on supporte facilement le désagrément passager qu'elle impose. »

température de ce bain avait été de 60° F. (15,5° C.). Le malade guérit. Les erreurs de ce genre sont habituellement commises par des médecins qui ont commencé par faire de l'opposition à la méthode de Brand, et qui l'ont adoptée après avoir observé les résultats qu'elle donne.

(1) *Medical News*, 6 décembre 1890.

Il est évident que ces observateurs consciencieux n'ont pas vu le côté pathétique de l'histoire.

L'auteur de l'article prétend que la méthode de Brand ne sera « jamais adoptée d'une façon générale à la campagne et dans la pratique privée en ville ». Je suis convaincu que l'intelligence du public obligera partout les médecins hésitants et sentimentaux à recourir à cette méthode, dès qu'il aura appris quels en sont les résultats.

La presse politique a déjà sur ce sujet une opinion plus éclairée, et elle se renseignera de mieux en mieux. Dans nos grandes villes, les maîtres les plus éminents de la science médicale, qui étaient encore sceptiques, il y a quelques années, sont maintenant convertis, et la méthode de Brand est appliquée chaque jour avec succès dans les plus grands hôpitaux. Les jeunes médecins qui s'y forment ne se laisseront donc pas guider dans leur thérapeutique par le sentiment, ni par des principes irrationnels. On doit être positif dans l'exercice de la médecine. Des deux méthodes positives qui s'offrent, le bain froid et la médication antithermique, on n'hésitera pas longtemps à choisir la première. Des médecins distingués ont abandonné la dernière, et beaucoup, qui défendent courageusement leur conviction, administrent le bain froid même dans leur clientèle privée. Le Dr A. B. Ball m'a dit qu'il ne rencontrait aucune objection sérieuse dans sa clientèle privée, bien qu'il donnât le choix entre le bain ou la cessation de ses visites. J'ai traité par les bains froids la femme d'un médecin qui en avait vu administrer à un typhique dans sa propre famille; j'ai traité de même sans difficulté un typhique qui se trouvait dans un élégant hôtel d'une station d'été; j'ai donné des bains à trois membres d'une même famille, qui furent atteints de fièvre typhoïde l'un après l'autre, à intervalle d'une année. J'ai vu quatre familles différentes se servir successivement d'une même baignoire, qui fut cédée par l'une à l'autre sur ma demande. Les appels « pitoyables » d'un premier malade ne détournèrent pas ces profanes d'accepter pour les suivants l'emploi du bain froid. Le sentiment et le pathétique doivent céder en médecine à la logique et au sens commun.

Au Congrès de la *British Medical Association*, en 1896, un grand nombre de médecins, se plaçant à un point de vue purement sentimental, désapprouvèrent l'emploi du bain froid dans la fièvre typhoïde. Le Dr Osler combattit leur opinion et déclara qu'il n'hésiterait pas à adopter ce traitement, même s'il était encore plus rude et plus désagréable, parce qu'il sauve des existences qui sans lui seraient sacrifiées. Cette affirmation était d'autant plus éloquente qu'elle venait d'un médecin qui, trois ans auparavant, estimait que, « si les résultats de ce traitement sont assez favorables pour en rendre l'usage presque obligatoire dans la pratique hospitalière, les difficultés de son application le rendent à peine utilisable dans la clientèle privée. ». Ce clinicien montrait ainsi, non seulement son impartialité bien connue, mais encore l'opinion que l'on a du bain froid, quand on en a acquis une expérience plus étendue.

Objection XIII. — Complications. On a affirmé que le bain froid augmente la tendance aux hémorragies intestinales, en chassant le sang de la périphérie vers les vaisseaux altérés de l'intestin. Tripier et Bouveret n'ont trouvé que quatre cas d'hémorragie dans une série de deux cent trente-trois cas de fièvre typhoïde traités par le bain froid. Deux de ces hémorragies furent mortelles, mais aucun des deux décès ne parut être en relation avec l'administration des bains. Ces auteurs concluent que, d'après leur expérience personnelle, *les hémorragies intestinales sont moins fréquentes quand on applique le traitement hydriatrique*. Brand, qui a étudié tous les résultats de la méthode avec l'unique souci d'arriver à la vérité, a examiné, à ce point de vue, les observations de plusieurs centaines de cas. Sur 4.995 cas de fièvre typhoïde qu'il a rassemblés on observa 155 fois des hémorragies intestinales, dont 35 entraînèrent la mort des malades. La fréquence de cette complication fut donc de 3,1 pour cent, et la mortalité qu'elle causa de 0,6 pour cent. D'autre part, sur 4.890 cas qui ne furent pas traités par le bain froid, on nota 271 fois des hémorragies, soit dans 5,6 cas sur cent. Goltdammer, qui n'est pas un partisan aussi ardent de l'efficacité du bain froid que Brand, nous fournit des statistiques plus étendues (près de 20.000 cas), d'après lesquelles il conclut que le bain froid n'a aucune influence sur la production de l'hémorragie intestinale. Vogl, sur 251 cas traités par le bain froid, n'a observé que deux fois des selles sanglantes. Dans une série d'observations prises récemment par l'auteur, on n'enregistre que deux hémorragies survenues, l'une à l'hôpital, alors qu'on appliquait la méthode de Brand, l'autre dans la clientèle privée, chez un malade à qui l'on ne donna pas de bain, parceque sa température rectale n'atteignit jamais 103°F (39, 4°C.). Le premier de ces malades mourut d'une perforation, il avait été amené à l'hôpital dix jours après le début de la maladie, c'est-à-dire trop tard pour que l'action prophylactique du traitement pût se produire ; le dernier guérit.

Toutes les présomptions s'accordent donc pour nous faire admettre que le bain froid, loin d'intervenir dans la production des hémorragies, en diminue, au contraire, la fréquence, les rend plus bénignes et plus curables, si on l'administre de très bonne heure ; il n'y a pas, d'ailleurs, à chercher bien loin la raison de ce fait.

« Que l'altération des plaques de Peyer n'aille pas au delà du stade infiltration, si le traitement est institué avant le fatidique cinquième jour, est une autre affirmation qui laisse subsister bien des doutes », dit un auteur dans le *Medical Record*. Je renouvelle la réponse que j'ai faite à cet incrédule ; car le doute qu'il exprime est l'enfant légitime de l'application que l'on a faite jusqu'ici du traitement expectant. Heureusement pour les malades, mais malheureusement pour notre instruction médicale, les occasions de faire les autopsies des typhiques sont extrêmement rares, quand on emploie le bain froid. Deux cas seulement, dans lesquels la mort fut déterminée par une cause autre que la maladie, mais qui avaient été soumis à la balnéation avant le cinquième jour, donnent sur ce point des renseignements démonstratifs. Un de ces cas a été publié dans *le Lyon Médical* de 1886 (n° 14) et l'autre par Brand en 1833. Dans le premier, le malade succomba au vingt et unième jour d'une fièvre typhoïde typique ; on ne trouva aucune perte de substance ancienne ni récente dans l'intestin. Dans le second cas, où le décès se produisit également le vingt et unième jour, on ne trouva aucune ulcération, aucune cicatrice, aucune tache pigmentée ; on nota seulement une infiltration récente. Puisque la diarrhée, le météorisme, l'hémorragie, une langue sèche et rouge sont les signes de l'ulcération des plaques de Peyer, on doit admettre que l'absence de ces symptômes dans un grand nombre des cas que l'on traite par le bain froid, est une démonstration de l'absence d'ulcération. Le témoignage de Vogl sur ce point est tout à fait concluant et doit entraîner la conviction ; car il est basé sur l'étude comparée des résultats obtenus pendant un grand nombre d'années chez des malades d'une même catégorie, des soldats. « L'atténuation des symptômes intestinaux, dit Vogl, est un résultat bien évident du bain froid ; il suffira d'un petit nombre d'expériences pour se convaincre de l'efficacité de celui-ci. Sur 221 cas, la moyenne quotidienne des selles diarrhéiques n'était que de 0,7 pour cent, tandis que, dans les cas traités par les bains associés aux médicaments antithermiques, cette moyenne atteignait 1,9 pour cent. Il ne fut jamais nécessaire (dans 251 cas dont les observations ont été soigneusement prises) de recourir à l'opium et au bismuth ; on observa du météorisme, avec tension des parois abdominales seulement chez les malades qui furent admis tardivement à l'hôpital; les bains le diminuait ». Le bain exerce une action favorable sur le processus local qui n'est qu'une des manifestations de l'infection générale.

Lorsque l'hémorragie intestinale est grave et s'accompagne de signes généraux, pâleur, petitesse du pouls, refroidissement des extrémités, chute de la température au-dessous de la normale, on doit interrompre les bains. Une légère coloration sanglante des selles ne doit pas empêcher de continuer l'administration des bains. Brand les a maintenus dans six cas, et s'en est bien trouvé; dans un septième cas, il ne leur trouva aucun inconvénient. Brand distingue l'hémorragie congestive, qui survient surtout avant le quinzième jour, et qui ne doit pas interdire le bain, de celle qui survient plus tard, et qui est due à l'altération des vaisseaux sanguins. Si l'hémorragie est abondante, on doit laisser le malade au repos, et, dans ce cas seulement, suspendre les bains, pour leur substituer des ablutions, que l'on donne sans déranger le malade.

On peut reprendre les bains dès que l'hémorragie est arrêtée. C'est même la règle que l'on doit suivre dans tous les cas où ils ont été interrompus pour une cause de ce genre; car c'est à eux que nous allons faire appel pour réparer les forces du malade; eux seuls peuvent lui permettre d'échapper aux dangers toujours présents que lui font courir les processus infectieux.

Objection XIV. — On a prétendu que les rechutes sont plus fréquentes, quand on traite les typhiques par le bain froid. Cela est vrai probablement, mais s'explique par ce fait qu'un *plus grand nombre de cas survivent aux rechutes*. Si la méthode de Brand, sur cent malades, en sauve seize que l'expectation eût laissé succomber, seize cas de plus seront exposés à la rechute. Si l'on estime d'après le pourcentage habituel des rechutes le nombre de celles qui correspondent à ces seize cas, on constate qu'il explique facilement l'augmentation apparente du nombre des rechutes consécutives à l'emploi du bain froid.

Contre-indications à l'emploi du bain froid. — La menstruation et la grossesse sont considérées comme des contre-indications à l'emploi du bain froid par les médecins qui n'ont pas l'expérience de ce mode de traitement. Ceux qui baignent systématiquement les typhiques constatent chaque jour que cette opinion n'est en rien justifiée et l'auteur peut confirmer le résultat de leur expérience. J'ai souvent administré des bains à des femmes au moment de leurs règles, et le Dr F.-H. Daniels a traité par la méthode de Brand, au *Manhattan General Hospital*, pendant le cours entier d'une fièvre typhoïde, une femme qui se trouvait au septième mois de sa grossesse et qui guérit.

La pleurésie exige l'interruption des bains, parce qu'elle nécessite le repos. Toutefois, si une température élevée persiste et s'accompagne de troubles nerveux graves, on doit administrer les bains alors même que la pleurésie existe. Brand n'a jamais observé de pleurésie sur 335 cas; Rolet, sur 1.005 cas, ne l'a observée que quatre fois; Mollière, une seule fois sur 234 cas. Suivant Betke, la mortalité due à cette complication est peu élevée dans les cas qui sont traités par le bain froid; elle n'était que de 0,2 pour cent sur 5.075 cas, tandis qu'elle se trouvait de 1,4 pour cent sur 1.420 cas traités par les moyens médicaux ordinaires. J'ai eu un décès par pleurésie au *Manhattan General Hospital*. On avait commencé les bains trop tard.

Il n'est pas rare de constater une *toux violente* et un *accès de dyspnée* au moment où le malade sent le premier choc de l'eau froide; mais ces symptômes disparaissent rapidement. Tripier et Bouveret rapportent cinq cas dans lesquels ces troubles persistèrent au point de nécessiter la cessation des bains. Dans quelques cas la dyspnée est un phénomène volontaire; les malades la créent intentionnellement, ou la simulent afin d'alarmer les assistants et d'empêcher que les bains ne soient continués. En rassurant ces malades on les amène à surmonter leur appréhension.

S'il survient de la *cyanose* et une *syncope*, on doit interrompre le bain; mais ce n'est pas une raison pour l'abandonner dans les cas graves. On peut parfois appliquer utilement aux cas de ce genre le bain progressivement refroidi ou le maillot humide. La toux que détermine le choc de l'eau froide a un heureux effet : elle débarrasse les bronches de leurs mucosités et stimule la circulation pulmonaire. On a accusé le bain froid d'avoir causé des syncopes mortelles. L'expérience démontre qu'on ne doit pas redouter cette éventualité. La mort subite par affaiblissement du cœur dans la fièvre typhoïde n'est pas un événement exceptionnel; mais, comme je l'ai montré, le meilleur moyen de la prévenir, c'est d'avoir recours aux bains froids. Korber a établi que, sur 874 typhiques traités par les bains, dix seulement succombèrent immédiatement à la suite d'un bain; ils se trouvaient dans un état tout à fait désespéré. « Un fait que l'on doit particulièrement remarquer, dit Vogl, c'est qu'on n'a pas observé une seule fois du collapsus avant, pendant ou après un bain dans des milliers de cas. »

Pour ma part je n'ai jamais vu le collapsus à l'occasion d'un bain.

La *perforation intestinale* et la *péritonite* contre-indiquent l'administration du bain froid; celui-ci, en effet, troublerait le repos du malade, qui doit être absolu.

Non seulement on a fait justice de cette opinion que le bain froid est parfois la cause de ces graves complications, en y opposant des statistiques étendues et démonstratives et des observations cliniques détaillées, mais on a établi, en outre, que le bain froid diminue la fréquence de ces complications. Les statistiques de Murchison portent sur 1.271 malades, et donnent 196 cas de perforation (11.38 pour cent). Les 4.884 malades de Brand n'en fournissent que 12 cas (0,24 pour cent).

La *néphrite*. — Le Dr James Tyson (1) a rapporté l'observation d'un typhique, qui présenta de l'albumine et des cylindres hyalins dans son urine trois jours après son admission à l'hôpital. On lui donna du lait et des liquides. On le baigna cinq fois par jour. La sécrétion de l'urine et l'excrétion de l'urée augmentèrent dans les proportions suivantes :

Jour de la maladie.	Urine.	Urée.
28e............	2.100 cc.......	29.8 pour cent.
29e............	2.100 —	24.7 —
30e............	2.280 —	32. —

L'albumine diminua, puis disparut, ainsi que les cylindres. La toux fut moins violente. On ne trouva pas de bacilles de Koch dans les crachats. Le malade eut une otite moyenne double, mais ne garda pas de troubles auditifs. La néphrite eut une évolution bénigne.

La *congestion rénale* est un danger que la méthode de Brand peut écarter; le bain froid n'est donc pas contre-indiqué par

(1) *Medical Record*, 1896.

l'existence de cette néphrite passagère. Vogl traite par les bains 69 soldats, dont cinq présentent de la néphrite : tous guérissent. Sur 69 autres typhiques non traités par la méthode de Brand, neuf ont de la néphrite et cinq meurent. Mon expérience personnelle confirme celle de Tyson et celle de Vogl.

Les *sueurs profuses* ne sont pas une contre-indication à l'emploi des bains. On doit, quand elles se produisent, sécher le malade en le frictionnant avant de le baigner.

Des *escarres* (si elles sont étendues) obligent à cesser les bains, parce que les déplacements du malade rendraient difficiles les soins antiseptiques. On pourra remplacer le bain par l'ablution générale ou la compresse froide.

L'*érysipèle* ne constitue pas une raison d'interrompre les bains, tant qu'il ne s'accompagne pas d'une destruction étendue des tissus.

Les typhiques se plaignent souvent de *douleurs* intenses, siégeant dans les muscles des membres, qui peuvent amener les praticiens timorés à suspendre les bains. Le faire est une erreur. Une bonne friction fait cesser ces crampes. On peut parfois en prévenir l'apparition en enveloppant d'une bande de flanelle épaisse la jambe du malade, avant de le placer dans le bain.

On ne doit pas soustraire au bain les *cas avancés*, c'est-à-dire ceux qui ont dépassé le second ou le troisième septenaire, lorsqu'on est appelé à s'en occuper. Lorsqu'on a soutenu, par des bains administrés dès le début, le système nerveux du malade, non seulement celui-ci supporte facilement le traitement dans la dernière période, mais il sent encore, chaque jour, ses forces se relever sous l'influence du bain froid. Si l'on voit le typhique pour la première fois, alors qu'il a déjà parcouru la moitié, ou plus, de la durée de la maladie, on doit administrer les bains avec plus de précautions ; on les donnera plus courts, et à une température plus élevée. Dans ce cas, les résultats de la méthode de Brand sont moins remarquables ; le pronostic n'est plus aussi favorable. Cependant, beaucoup de cas désespérés, qui se termineraient fatalement par la mort, si on les traitait par l'expectation ou par les antithermiques, aboutissent maintenant à la guérison, comme le prouvent les observations hospitalières, parce qu'on les soumet à un traitement hydriatrique rationnel. C'est d'après l'état du cœur, surtout, qu'on doit décider de l'administration du bain, ou plutôt de la forme du bain à donner. Il faut, pour que la réaction se produise à la suite d'un bain à 65°F. (18,3°C.), que le système nerveux central et le myocarde soient peu touchés. Ce n'est presque jamais le cas, lorsque le malade supporte un état fébrile depuis longtemps déjà, sans avoir éprouvé l'action bienfaisante du bain froid, quand bien même il n'existe pas de lésions organiques. Il est préférable d'administrer alors, soit le bain progressivement refroidi de Ziemssen, soit le maillot humide, soit le bain chaud avec affusions froides, suivi de frictions. On permet ainsi aux tissus altérés de se réparer, et on peut avoir, plus tard, recours au bain froid, si les symptômes l'exigent.

Je me suis efforcé, dans le cours de ce chapitre, d'éclaircir tous les détails, de répondre aux objections et de prévoir les difficultés que peut rencontrer le médecin inexpérimenté.

J'ai laissé subsister, dans cette édition, ce plaidoyer, quelquefois un peu long, en faveur de la méthode de Brand. Voici pourquoi. On a modifié récemment d'une façon malheureuse les règles de cette méthode en Allemagne même, où elles ont été formulées pour la première fois, en dépit de la reconnaissance que l'on doit au médecin habile et énergique qui les a établies ; et celui-ci n'est plus là pour défendre son œuvre contre les attaques injustifiées et souvent basées sur des interprétations erronées. Lorsqu'un médecin aussi autorisé que Curschman s'élève contre « la méthode barbare de Brand, qui emploie de l'eau à 10°C. », il est à craindre que ces données ainsi faussées par l'ignorance n'inspirent aux praticiens une certaine méfiance à l'égard du bain froid.

Delirium tremens.—Letulle (1) a obtenu de bons résultats, dans cette maladie, de l'administration de bains à 18°C., d'une durée de dix à quinze minutes, toutes les deux ou trois heures, suivant la gravité du cas et la température du malade. Dans un cas, le sujet pouvait à peine être maintenu par la camisole de force; la température rectale était de 40.3°C. On donna un bain un peu prolongé (vingt-huit minutes), le malade se cyanosa et tomba dans le collapsus (pouls à 108, température rectale à 33,9°C.), et on eut beaucoup de mal à le ranimer. Dans les autres cas les résultats du bain froid furent excellents. Letulle regarde cette méthode comme le meilleur traitement du delirium tremens.

(1) *Presse médicale*, n° 59, 1899.

Salvant (1) conseille le bain froid dans le delirium tremens, toutes les fois que la température atteint 39°C. Si le cœur et les artères sont en mauvais état, il emploie de l'eau à 25-28°; si les fonctions circulatoires ne sont pas sérieusement troublées, de l'eau à 18°C. ; les bains durent de cinq à dix minutes et sont renouvelés toutes les trois heures. Le médecin doit surveiller l'exécution de tous les bains et ne pas cesser d'observer le pouls. Des bains tièdes suffisent dans les cas bénins, lorsque la température est inférieure à 39° C. Dans les cas compliqués d'endocardite, de péricardite, de myocardite, d'artériosclérose, de diabète, etc., le bain tiède donne d'excellents résultats.

(1) *Centralblatt f. d. gesammte Therapie*, 1903.

CHAPITRE III

LE BAIN CHAUD

Un bain préparé avec de l'eau à une température supérieure à celle de la peau (92°F., 33,3°C.) est un bain chaud (*Warm bath*). J'ai adopté cette définition afin de préciser le sens du mot « chaud », qui, par lui-même, n'indique pas une température déterminée. Au lieu d'employer les expressions de « tiède», « chaud », « très chaud » (*tepid*, *warm*, *hot*), je mentionnerai la température exacte du bain; en effet, c'est seulement en se basant sur la connaissance exacte de la température d'un bain qu'on peut en obtenir des effets physiologiques ou thérapeutiques définis.

Nous devons consacrer au bain chaud un chapitre spécial; car sa technique, son mode d'action, ses indications sont très différents de ceux du bain froid (au-dessous de 92° F., 33,3° C.).

Technique. — La salle de bain ne doit pas être à une température inférieure à 70°F. (21,1°C.), ni supérieure à 80°F. (26,6°C.). On préparera les objets suivants :

1° Deux draps de toile et plusieurs serviettes molles, bien chauffés dans une étuve, sur un radiateur ou devant un foyer; on les enveloppera d'une flanelle ou d'une petite couverture, pour les conserver chauds au voisinage de la baignoire, jusqu'à ce que le bain touche à sa fin ;

2° Une baignoire remplie aux trois quarts d'eau à 95°F. (35°C.) ;

3° Une paire de pantoufles chaudes ;

4° Quelques boules d'eau chaude ;

5° Une certaine quantité d'eau chaude, permettant d'élever rapidement la température du bain. Si l'on n'a pas à sa disposition un appareil fournissant de l'eau chaude et de l'eau froide, on placera à portée de la main plusieurs récipients contenant de l'eau à une température de 200°F. (93,3°C.).

On doit remarquer qu'il est beaucoup plus difficile de maintenir à une température donnée un bain chaud qu'un bain froid. En effet, le bain chaud est habituellement à une température plus élevée de 20 degrés F. (11° C.), ou plus, que celle de la salle; tandis que le bain froid d'une certaine durée est rarement à une température inférieure de plus de 5 degrés F. (2,7°C.) à celle de la salle. L'eau du bain chaud se refroidira donc très rapidement pendant l'opération, si l'on n'y ajoute de l'eau chaude.

Lorsque tout est prêt, le malade se bassine le visage avec de l'eau puisée dans la baignoire. Puis il s'étend dans le bain et l'infirmier veille à ce que l'immersion soit complète pendant toute la durée de l'opération; bien que ce détail soit de première importance, on le néglige souvent. Immédiatement avant la fin du bain, on retire de son enveloppe le drap chaud, et, quand le malade s'est levé et s'est placé sur une descente de lit chaude, on l'enveloppe complètement de ce drap; on chausse ses pieds de pantoufles chaudes et on le place rapidement sur son lit, serré dans le drap chaud, sans le sécher, puis on le couvre avec des couvertures et l'on place auprès de lui les boules d'eau chaude qui ont servi à chauffer le lit. Au bout de dix minutes, avant de retirer le drap, on s'en sert pour sécher doucement le malade. On essuie les pieds avec soin, ainsi que toutes les régions qui peuvent retenir l'humidité. Si une transpiration trop abondante empêche le sommeil, on séchera le malade avant qu'il ne se retire dans sa chambre après les bains suivants. La technique de ce procédé est évidemment destinée à conserver au malade, le plus longtemps possible, la chaleur qu'il a empruntée au bain ; aussi, doit-on éviter de provoquer une sudation abondante. On suivra donc avec soin la marche que nous venons d'indiquer. L'infirmier fera bien d'en relire l'exposé avant d'administrer le bain.

Bain chaud et maillot sec. — La technique de ce procédé diffère de celle du bain chaud ordinaire, principalement en ce qu'elle comporte l'application d'un maillot sec à la suite du bain. La température de l'eau doit être à 104°-108° F. (40°-42,2° C.); la durée du bain doit être de cinq à dix minutes; l'une et l'autre sont fixées d'après la tolérance du malade. On fait, pendant le bain, un léger massage des articulations enflées ou des muscles douloureux. Avant de déshabiller le malade, on aura disposé sur un lit trois couvertures. Le bain terminé, on enveloppe complètement le malade d'un drap chaud, on l'étend sur les couvertures que l'on relève et que l'on serre successivement autour de son corps; on opère en ayant soin d'éviter toute perte de calorique. On applique les couvertures de la manière que nous avons indiquée à propos du maillot humide. On place sur la tête du malade une compresse mouillée et on lui administre soixante grammes d'eau glacée toutes les dix minutes, pendant la durée du maillot, qui ne doit pas être inférieure à une heure, à moins que le malade n'accuse un affaiblissement marqué ou que l'artère temporale n'indique une chute de la tension artérielle. Il ne faut jamais demander au malade s'il se sent faible. Lorsque l'application du maillot est terminée, on sèche rapidement le malade et on le frictionne avec de l'alcool. Après être resté une demi-heure au repos, le malade ne doit pas craindre d'aller aussitôt au grand air; il est même nécessaire qu'il le fasse, à condition qu'il soit bien protégé contre les rigueurs de la température.

Mode d'action. — Le bain chaud exerce une action marquée sur les terminaisons nerveuses sensitives. Heyman et Krebs soutiennent que les terminaisons nerveuses s'imbibent d'eau et que leur sensibilité s'émousse ainsi; ils ont démontré que la sensibilité diminue, à mesure que se produit cette lente imbibition des terminaisons nerveuses et des parties qui les entourent, et qu'elle se réveille, lorsque l'eau se retire des tissus. Dans le bain tiède, l'eau pénètre dans les tissus, soit parce qu'elle est directement absorbée par la peau, soit parce que la transpiration est arrêtée. Kölliker a également montré que l'imbibition des terminaisons nerveuses entraîne une diminution marquée de leur irritabilité. Un nerf qui baigne dans de l'eau tiède conserve pendant un moment assez court une certaine sensibilité, mais il la perd plus rapidement qu'un nerf exposé à l'air, que l'on protège contre la dessiccation que produirait l'évaporation.

Ce fait nous donne une explication plausible de l'action calmante du bain chaud, dont on obtient de si bons résultats, à l'heure actuelle, dans les maladies nerveuses et mentales, quand on emploie de l'eau à une température ne dépassant pas 100° F. (38° C.).

Lorsqu'on fait intervenir des températures plus élevées, l'excitation thermique est plus forte, elle a raison de l'obtusion de la sensibilité et les résultats sont opposés.

Nous avons décrit assez longuement les effets des températures supérieures à celle de la peau en exposant l'action des opérations hydriatriques sur le pouls, la respiration, les échanges organiques, etc. Ces effets sont d'autant plus marqués que la différence entre la température du bain et celle de la peau (92° F., 33,3° C.) est plus grande.

Lorsque l'on considère les modifications manifestes que les bains chauds déterminent dans toutes les fonctions de l'organisme, on comprend qu'aucun autre agent thérapeutique ne peut leur être comparé. Un procédé qui peut augmenter le nombre des pulsations radiales, et même le doubler, élever la température interne de trois degrés F, accroître l'absorption de l'oxygène de 78 pour cent, et l'élimination de l'acide carbonique de 91 pour cent, modifier le calibre des vaisseaux des organes internes aussi bien que celui des vaisseaux de l'aire cutanée tout entière, ce procédé ne peut se comporter autrement que comme un agent thérapeutique efficace, quand on l'emploie judicieusement.

Oliver a publié des observations, qu'il a recueillies en se servant d'un artériomètre ingénieusement construit et d'autres instruments de précision, en vue de déterminer l'action des bains sur l'appareil vaso-moteur. L'immersion dans un bain très chaud (100° à 106° F., 38° à 40, 5° C.) amène rapidement une réduction du calibre de l'artère radiale et un abaissement de la tension artérielle, en déterminant une prompte dilatation des artérioles de la peau. On peut attribuer à cette dilatation l'augmentation de volume des membres que l'on observe aussitôt après l'immersion du corps. Cette augmentation de volume diminue assez vite. Dans un cas, le volume initial de 1.640 cmc. s'élevait à 1.744 cmc. sous l'influence du bain chaud, puis tombait à 1.680 cmc. en cinq minutes, puis à 1.664 cmc. en dix minutes. L'augmentation de volume était manifestement due à une turgescence passagère des vaisseaux cutanés. L'immersion dans un bain chaud (96° à 100° F., 35,5°, à 38° C.), au contraire, amène une augmentation du calibre de l'artère radiale; mais, au bout d'un certain temps, les vaisseaux périphériques se dilatent et se remplissent, et le calibre de la radiale diminue.

J'ai constaté, en administrant des bains à 90°-100° F. (32,2°-

38° C.) à un infirmier de l'*Hydriatric Institute*, que le bain chaud ne modifie pas sensiblement le pouls. Le pouls devenait un peu plus rapide au moment où le sujet entrait dans le bain, plus plein et plus ferme quand l'immersion était complète; au bout de quinze minutes, à 100° F. (38° C.), il augmentait de fréquence, devenait mou et dépressible. Ces modifications disparaissaient rapidement lorsque le sujet quittait la baignoire.

Le bain chaud a une action marquée sur la respiration. Dans mes expériences, le nombre des mouvements respiratoires était réduit de dix pour cent dans un bain à 100° F. (38° C.).

On doit se rappeler que l'effet du bain chaud varie suivant la température à laquelle le sujet s'est trouvé exposé avant de pénétrer dans la baignoire. Si le sujet s'est déshabillé dans une chambre à la température de 60° F. (15,5°C.), par exemple, un bain à 92°F. (33, 3°C.) lui paraîtra beaucoup plus chaud que s'il l'a fait dans une chambre à 80°F. (26,6°C.) ou au-dessus. Et encore ce n'est pas là un bain chaud, mais un bain à une température neutre. Un bain à 92°F. (33,3°C.), si on le prolonge vingt-cinq ou trente minutes sans donner de frictions, refroidit progressivement le malade; car l'eau devient de plus en plus froide et le pouvoir réactionnel du sujet diminue. Quand on retire un malade d'un bain de ce genre, il importe de le sécher parfaitement, de le placer entre des draps de coton chauffés et de le réchauffer par des moyens artificiels pour favoriser la réaction.

Lorsqu'on élève la température du bain au-dessus de 104°F. (40°C.), l'effet est tout à fait différent, parce que le mode d'action n'est plus le même. Le cœur est appelé à fournir un travail plus considérable. Les vaisseaux périphériques ne commencent plus par subir une dilatation ; mais les vaso-constricteurs sont fortement excités; ils se fatiguent très rapidement, les vaisseaux cutanés se dilatent alors et se remplissent de sang; le sang s'y réchauffe et élève ensuite la température des organes internes. Le pouls augmente de fréquence; si la température atteint 110°F. (43,3°C), et si le bain se prolonge, il devient plus faible; alors le collapsus est à craindre; mais dès que le malade sort du bain, il éprouve une sensation de bien-être et de légèreté.

Baelz, de Tokio, a publié des observations détaillées sur les effets du bain très chaud. Comme il résidait au milieu d'une nation qui fait un usage quotidien du bain très chaud, dans une ville où l'on donne chaque jour quatre cent mille bains très chauds, il a trouvé des facilités tout à fait exceptionnelles pour étudier les effets de ce mode de bain. La température habituellement adoptée par les Japonais est environ de 130°F. (54,4° C.); les Européens se contentent de bains entre 104° et 109°F. (40° et 42,8°C.). On se trempe la tête dans de l'eau très chaude avant d'entrer dans le bain, afin de relâcher et dilater les vaisseaux encéphaliques et de prévenir par ce moyen l'anémie cérébrale qui pourrait se produire lorsque les vaisseaux cutanés subissent une dilatation considérable, et qui se trouverait favorisée, d'autre part, par la position assise que l'on prend ordinairement dans ces bains. On considère les palpitations et la sensation de grande chaleur comme des indications de quitter le bain. Le bain très chaud détermine tout d'abord le phénomène de la chair de poule et de la pâleur de la peau, pendant quelques secondes; le pouls se ralentit, puis s'accélère. Au début, la respiration n'est pas beaucoup modifiée; plus tard elle devient purement thoracique. La température du corps s'élève lentement à 104°F. (40°C.) et au-dessus, à cause de la rétention de la chaleur organique et de l'absorption de calorique. Cette élévation se produit rapidement, souvent en six minutes; mais la température revient à la normale, après le bain, en une demi-heure. Les artères se relâchent; l'artère temporale prend une forme sinueuse, comme dans l'artériosclérose. Le pouls est plein; sa courbe est élevée. Un séjour prolongé dans le bain amène du vertige et des nausées. Le bain très chaud n'augmente pas la combustion des albuminoïdes. A la suite du bain se produit une transpiration abondante. Les Japonais prennent une affusion froide aussitôt après le bain. C'est une erreur de croire, comme on le fait communément, que l'on s'enrhume facilement après un bain très chaud. Suivant Baelz, la chose est impossible. Souvent les Japonais, après avoir pris un bain très chaud, courent non vêtus par les rues sans prendre froid. Ce mode de bain n'amène pas davantage d'effet débilitant. Au contraire, il semble stimulant et tonique; mais si l'on en fait un usage continu, on perd habituellement un peu de son poids. On prétend que la sensation de chaleur fournie par le bain japonais est si durable qu'on le regarde comme un procédé économique pour avoir chaud, pendant l'hiver, dans des habitations qui ne sont pas chauffées.

Les bains très chauds exercent une action marquée sur la

distribution du sang, si l'on en croit les expériences que nous avons rapportées précédemment. Plus le bain est chaud, plus la turgescence des vaisseaux cutanés est considérable, et, par conséquent, plus la vaso-constriction doit être intense dans les organes internes. Il se produit ainsi une certaine anémie de l'encéphale; Schüller a établi ce fait, qui se trouve, d'ailleurs, démontré par la sensation de pression sur la tête, que l'on éprouve quand on se trouve dans le bain, et par le vertige qui survient souvent au moment où l'on en sort.

Les diverses régions du corps présentent des différences marquées de sensibilité à la chaleur; les pieds sont plus sensibles que les mains et les organes génitaux de l'homme sont plus sensibles qu'aucune autre partie de l'organisme.

Les effets des bains *chauds* (de température voisine de celle *de la peau*) et ceux des bains *très chauds* (de température supérieure à celle *du corps*) diffèrent, comme on peut le prévoir, suivant l'étendue de la surface du corps qui se trouve couverte par l'eau.

Topp (1) a confirmé l'opinion de Baelz, d'après laquelle la sensation de bien-être que l'on éprouve après le bain très chaud (110°F., 43,3°C.) pris à la suite d'un exercice musculaire prolongé, est due à l'élimination des produits provenant de la fatigue, qui sont détruits grâce à l'augmentation des oxydations.

Indications thérapeutiques. — Le bain *chaud* constitue un excellent moyen d'abaisser la température, de calmer la douleur, de remédier à l'affaiblissement du système nerveux, sans mettre obstacle au fonctionnement d'aucun organe, dans toutes les *pyrexies de l'enfance* et de la première enfance. On ne saurait employer, en vue d'obtenir des effets de ce genre, de meilleur agent thérapeutique qu'un bain à 98°F. (36, 7°C.), ou peut-être à 90°F. (32, 2°C.), de huit à dix minutes, accompagné d'une friction légère. Les troubles nerveux marqués, qui surviennent dans les maladies fébriles de l'enfance et de la première enfance, demandent un traitement qui apaise ces symptômes alarmants, sans diminuer les sécrétions. On aura soin de sécher complètement le malade et de le placer dans des conditions de tranquillité favorables au sommeil, quand on aura administré le bain; on veillera également à ce que l'en-

(1) *Therapeutische Monatshefte*, février 1894.

fant ne se découvre pas en s'agitant et ne s'expose ainsi à l'action d'une température très différente de celle du bain. Aujourd'hui que l'on a si facilement recours à l'antipyrine et aux succédanés de celle-ci, une statistique étendue, comme celle que nous allons citer, fournit de précieuses indications. Eroess a publié, dans le *Jahrbuch für Kinderheilkunde* (XXXII, 142), les résultats qu'il a obtenus avec l'antipyrine, la quinine et le bain chaud, dans les pyrexies des nouveau-nés. « Sur 431 cas de fièvre observés dans les dix premiers jours après la naissance, 145 furent de courte durée; les autres durèrent plusieurs jours; dans 184 cas, la fièvre fut continue, dans le plus grand nombre des autres cas elle fut intermittente. Chez 44 malades sur cent, on put l'attribuer à des troubles gastro-intestinaux; chez 34 pour cent à une infection de la région ombilicale. On administra l'antipyrine à dose de six à quinze centigrammes, que l'on renouvelait au bout d'une heure, si cela était nécessaire. Les résultats étaient bons, comme avec la quinine. *Les résultats étaient encore meilleurs, quand, au lieu de drogues, on administrait un bain chaud.* Le bain était à la température de 95°F. (35°C.); on le faisait durer dix minutes, cinq minutes pour les enfants débiles. D'une façon générale, les effets du bain se montraient très satisfaisants. L'insomnie et l'agitation cessaient habituellement; l'enfant tombait dans un sommeil paisible, d'où il s'éveillait avec une amélioration manifeste de son état. Lorsque la température est très élevée, le bain chaud est un procédé de grande valeur. »

Il est peu de maladies fébriles de l'enfance pour lesquelles je ne prescrive pas de bains chauds ; j'en obtiens habituellement les résultats les plus satisfaisants. L'usage s'en est tellement vulgarisé que les mères les désignent sous le nom de « bains abaisseurs » (*reducing baths*) et en administrent souvent à leurs enfants avant même de m'appeler.

Dans l'*insomnie* de la neurasthénie et des autres névroses, on ordonne fréquemment au malade de prendre un bain chaud avant de se coucher ; mais ce procédé est rarement efficace, parce que la technique qu'on suit est défectueuse et qu'elle est en contradiction avec des lois physiologiques bien établies. La prescription que l'on fait d' « un bain chaud à prendre au moment du coucher » ne donne pas ses résultats, parce qu'on n'indique ni la température, ni la durée, ni d'autres détails qui ont leur importance. Lorsqu'un malade sort d'un bain à 100° F. (38° C.) ou au-dessus, les vaisseaux de la peau sont relâchés et dilatés. Comme l'air de la salle de bain est habituellement à une température d'environ 70° F. (21,1° C.), la peau se trouve aussitôt en contact avec un milieu à une température inférieure de 25° F. (14° C.) à la température à laquelle elle vient d'être exposée. Pendant le passage de la salle de bain au lit, la peau se refroidit progressivement et, comme la chaleur l'a rendue plus sensible, sa température subit un abaissement marqué, qu'il n'est pas rare de voir accompagné par le phénomène de la chair de poule. Dans ces conditions, le mode d'action du bain chaud, tel que l'ont déterminé les expériences de Max Schüller sur des lapins trépanés, ne peut se trouver réalisé.

Dans le *rhumatisme chronique* et la *goutte*, le bain très chaud suivi d'un maillot sec, dont nous avons précédemment indiqué la technique, constitue un traitement de grande valeur, qui réussit souvent là où d'autres médications réputées ont échoué. Il est indispensable d'appliquer exactement les règles de ce procédé, en particulier de faire dans le bain un massage prudent des régions qui sont au voisinage des parties malades. On peut employer ce procédé tous les jours, ou le faire alterner chez les individus affaiblis, avec un procédé tonifiant.

On regarde ordinairement le bain chaud comme contre-indiqué dans les *cardiopathies;* mais, lorsqu'il y donne de mauvais résultats, cela tient souvent à ce que la technique en est défectueuse. On ne l'administrera pas à une température assez élevée pour chauffer le sang, mais à une température inférieure à 104° F. (40° C.) ; on n'habillera pas le malade dans la salle de bain, si celle-ci est trop humide ; on ne lui laissera pas faire d'effort pour se sécher et s'habiller.

On évitera toute faute de technique, si l'on surveille le pouls et la température du malade. En prenant ces précautions, on fait du bain chaud un excellent procédé pour régulariser l'action du cœur, car on peut s'en servir indéfiniment. Un inconvénient que l'on ne peut éviter, dans l'emploi du bain chaud, tient à son action sur la peau. La transpiration augmente beaucoup; l'épiderme s'imbibe d'eau et émet plus facilement de la vapeur d'eau ; la réfrigération du corps peut donc se produire facilement après le bain et être assez forte pour que le malade éprouve une sensation de refroidissement. Les vaisseaux cutanés se contractent alors rapidement. Ainsi, tandis que nous désirons relever l'énergie cardiaque, des variations considérables de la tension artérielle exigent du cœur un effort plus grand. Si, pour éviter ce danger, nous couvrons soigneusement notre malade, nous nous exposons à maintenir à la surface de son corps une couche d'air saturé d'humidité, dont la présence entretient la dilatation vasculaire et inspire au malade une crainte légitime de prendre froid. Le tonus des vaso-moteurs est diminué chez celui-ci. Dans les conditions normales l'appareil vaso-moteur régularise la distribution du sang dans tout l'organisme, en prévenant une vaso-constriction excessive aussi bien qu'une vaso-dilatation exagérée. Or, le bain chaud rompt cet équilibre, et il faut un certain temps pour que le tonus normal des vaisseaux périphériques se rétablisse. Quand il s'agit d'un sujet sain, on arrive facilement à déterminer cette réaction en donnant une affusion froide. Mais c'est un moyen qu'on ne peut employer avec sécurité quand le cœur est malade, et qui n'est recommandable que pour les gens pourvus d'un cœur vigoureux. Il importe donc que le tonus vasculaire de la peau se rétablisse progressivement. On favorisera son retour, en diminuant lentement la congestion de la peau, que l'on sèche graduellement au moyen de linges chauds. Cela peut paraître un détail insignifiant; pourtant, le traitement sera utile ou nuisible, selon qu'on aura porté attention à cette vétille, ou non. Toutefois, il faut éviter les frictions trop énergiques. D'autre part, on doit faire porter au malade des tissus de laine pour que sa peau soit protégée, et que la rudesse de l'étoffe détermine un certain degré d'hyperémie cutanée et augmente le tonus vasculaire. Aux périodes avancées des cardiopathies, on devra apporter des soins encore plus grands à l'administration des bains chauds. Tant qu'il n'existe pas de stase veineuse, on peut en faire usage avec avantage. (Hoffmann, de Leipzig.)

On a obtenu du bain chaud de si bons résultats, dans quelques cas de *méningite cérébro-spinale*, qu'il ne faudra pas négliger d'y avoir recours dans cette maladie. Aufrecht (1) a rapporté l'observation d'un cultivateur, âgé de vingt-cinq ans, qui fut atteint au cours d'une épidémie très grave. Ce sujet se trouvait depuis dix jours dans un état de torpeur; on ne pouvait espérer la guérison spontanée. L'abaissement de la température et l'accélération du pouls déterminèrent l'auteur à recourir aux bains très chauds. Le malade prit en tout douze bains de dix ou de vingt minutes. Dès les premiers bains, on remarqua une amélioration de son état. Il reprit progressivement connaissance;

(1) *Therapeutische Monatshefte*, 1894, n° 8.

la raideur de la nuque et la douleur diminuèrent ; il commença à demander le bassin quand il éprouvait le besoin d'uriner ou d'aller à la selle. Lorsqu'on suspendit les bains, après en avoir donné neuf, la céphalée, l'agitation violente, le délire réapparurent. Ces symptômes cessèrent, cependant, quand on eut donné trois bains de plus.

Rogansky (1) a confirmé les résultats d'Aufrecht, après avoir traité, au cours d'une période de cinq années, cinquante et une femmes au moyen de bains à 104° F. (40° C.) d'une durée de quinze ou vingt minutes, administrés deux fois par jour, avec application d'un sac à glace sur la tête. Cette méthode donna des résultats remarquables chez les malades qui se trouvaient dans le subdélire ; souvent elles reprenaient rapidement connaissance après le troisième bain, ou, du moins, devenaient plus calmes, si elles ne reprenaient pas connaissance. Le bain n'exerçait pas une influence aussi marquée sur la température, les vomissements et la raideur de la nuque. Sur 51 malades, 34 guérirent et 17 succombèrent. La mortalité fut donc de 33 pour cent. Dans les quartiers d'hommes, où l'on n'eut pas recours à la balnéation, 40 individus moururent sur 50 malades.

Voroschitsky (2) a publié deux cas de méningite cérébro-spinale guéris par les bains très chauds. Dans un cas, il s'agissait d'un homme de vingt-cinq ans, qui présentait l'aspect d'un tuberculeux, mais qui était resté en bonne santé jusqu'à septembre 1894. A ce moment, il présenta les symptômes caractéristiques de la méningite : céphalée intense, vomissements, raideur de la nuque, hyperesthésie générale ; le pouls était à 60, la température à 37, 8° C. ; il n'y avait pas de troubles oculaires. Ces manifestations s'aggravèrent ; le pouls devint irrégulier et plus lent, une adynamie marquée s'établit. On administra alors le premier bain chaud, qui amena une amélioration légère de l'état général ; les bains successifs déterminèrent une atténuation prononcée de tous les symptômes. Après le huitième bain, la guérison fut presque complète. On donnait un bain par jour, à une température de 32° R. (40° C.), pendant dix minutes.

Le second cas, qui fut plus grave à cause de la faiblesse du cœur, aboutit également à la guérison. L'auteur regarde les bains comme un traitement de grande valeur ; car il avait

(1) *Modern Medicine*, octobre 1904.
(2) *Gazette hebdomadaire Russe*, 1895, n° 4

employé, dans l'un et l'autre cas, la médication habituelle, sans obtenir aucune modification de l'état du malade.

Wollisch (1) rapporte sept cas graves de méningite cérébro-spinale qu'il a traités par les *bains très chauds*. Encouragé par la publication d'Aufrecht et par celle de Voroschitsky, il administra des bains à son premier malade et obtint un résultat si favorable qu'il fut amené à appliquer le même traitement aux six autres. Dans les sept cas (enfants de cinq à dix ans) les symptômes étaient très accentués ; la raideur de la nuque était très marquée ; on se trouvait en pleine épidémie. Cinq malades guérirent et deux succombèrent. Chez l'un de ces derniers, la maladie affecta une forme foudroyante et se termina en vingt-huit heures par la mort ; l'autre mourut à la dernière période de la maladie, après avoir pris des bains pendant les deux premières semaines ; il avait été impossible d'appliquer aucun autre mode de traitement.

Les bains chauds rendirent l'évolution tout entière de la maladie plus bénigne. Leur action favorable sur le cœur et sur le système nerveux était manifeste. On les administra d'une manière un peu différente de la méthode d'Aufrecht. On plaçait le malade dans un bain à 90° F. (32,2° C.), auquel on ajoutait de l'eau chaude, jusqu'à ce que la température eût atteint graduellement 102° (38,9° C.). Pendant le bain, on lui appliquait sur la tête un sac à glace ou un tube réfrigérant de Leiter.

On doit mettre beaucoup de soin et très peu de temps à transporter le malade du lit à la baignoire. Si la rachialgie est très intense, on enlèvera le malade de son lit, au moyen du drap sur lequel il repose, et on le déposera ainsi dans le bain. On s'abstiendra de toucher à la tête du malade pendant ce déplacement. Après le bain, on enveloppe le sujet dans une couverture de laine et on le couvre légèrement ; on ne doit ni le sécher, ni le frictionner. On le laisse ainsi enveloppé pendant une heure, après quoi on peut enlever la couverture. Il est indifférent de baigner le malade à un moment de la journée ou à un autre ; cependant, on ne choisira ni les premières heures de la matinée, ni les dernières heures de la soirée.

Il est nécessaire d'appliquer, en dehors des bains, un bon appareil réfrigérant sur la tête, le cou et le rachis. Le régime consistera en préparations substantielles de viande, même

(1) *Therapeutische Monatshefte*, mars 1896.

lorsqu'il surviendra de la diarrhée. L'auteur prescrit également du vin et du cognac (à prendre dans du lait), de la bière, que l'on peut donner à discrétion ; il estime que l'alcool constitue dans la maladie un tonique et un hypnotique de premier ordre.

Je ne suis pas en mesure de répondre sur la question de savoir quel est le mode d'action des bains très chauds dans la méningite cérébro-spinale ; toutefois, je pense qu'il peut bien se faire que l'hyperémie de la peau produite par le bain soit suivie d'une diminution de la congestion encéphalique et médullaire et que ce procédé agisse à la façon d'une saignée, sans faire perdre à l'organisme une goutte de sang. On a quelque raison de supposer, en outre, que la transpiration qui suit le bain diminue la formation des toxines et en accélère l'élimination. Il est certain, d'ailleurs, que le bain très chaud, même lorsqu'il existe de la fièvre, n'élève pas, mais abaisse, au contraire, la température du corps. On n'a observé en aucun cas qu'il eût une influence nuisible sur les fonctions cardiaques. Même dans un cas où je me tenais prêt à administrer du cognac et du camphre, parce que je craignais que le bain très chaud n'amenât de la dépression, aucun symptôme alarmant n'apparut. Au contraire, mon expérience personnelle m'a convaincu que le bain très chaud agit sur le cœur comme un tonique et un régulateur de la contraction cardiaque. Je recommanderai, enfin, d'employer le bain très chaud dans la méningite cérébro-spinale, alors même qu'on devrait n'en obtenir que la sédation de la douleur et la cessation de l'agitation.

Dans les *troubles de la menstruation* le bain chaud est un traitement depuis longtemps en usage dans les familles. Comme on n'en indique ni la température ni la durée, beaucoup de personnes qui pensent en obtenir les résultats vantés par d'autres échouent dans leur tentative. Soranus (1), d'Ephèse, qui s'occupa spécialement de gynécologie, recommandait l'emploi de bains et de demi-bains dans la dysménorrhée et l'aménorrhée avec repos consécutif dans le lit, et il en a exposé la technique. Voici maintenant ce que pense de cette question un auteur contemporain, Graily Hewitt (2). « Le bain chaud, dans lequel on laisse le malade pendant une demi-heure, est peut-être un des

(1) Cité par Herzl, *in* Winternitz, « Festschrift ».
(2) Pathology and Treatment of Diseases of Women.

moyens les plus efficaces d'atténuer les douleurs violentes ; dans beaucoup de cas, son intervention dans la production de l'hémorragie n'est pas moins évidente ; il ne possède donc pas seulement des propriétés palliatives, mais encore des propriétés curatives. »

En ce qui concerne la température, j'ai administré des demi-bains avec de l'eau à 95° F. (35° C.), qu'on élevait progressivement jusqu'à 100° F. (38° C.), dans des cas d'aménorrhée, où l'on ne trouvait aucune altération de l'état général et aucun trouble fonctionnel. Le bain durait une demi-heure ; le niveau de l'eau dépassait un peu l'ombilic et l'on préparait à l'avance ce qui était nécessaire pour sécher rapidement la malade et pour la coucher dans un lit chaud. On fait alterner ces bains avec des bains de siège de trois minutes, que l'on fait suivre, s'il existe de l'anémie, d'une affusion à 75° F. (23,8° C.) sur les épaules, pendant que la malade est encore dans la baignoire. Cette méthode rend les plus grands services. L'opération chaude et l'opération froide doivent alterner d'une nuit à l'autre.

Dans la *dysménorrhée*, le demi-bain très chaud, que l'on porte de 100° à 115° F. (38° à 46,1° C.) et que l'on fait durer vingt minutes, agit souvent d'une façon merveilleuse.

Topp recommande les *bains très chauds* dans la *bronchite*. Les Drs Jacobi et Léonard Weber, de New-York, vantent leur emploi dans les bronchites des enfants ; dans ce cas, Baelz donne, trois ou quatre fois par jour, des bains à 104°-110° F. (40°-43,3° C.), auxquels il attribue un pouvoir spécifique. Les bains très chauds sont fort utiles dans les *néphrites*, le *rhumatisme*, les inflammations chroniques, les coliques utérines. Mais ils sont contre-indiqués, lorsque le cœur est affaibli et toutes les fois que des congestions internes menacent de se produire. On doit en particulier les éviter aux sujets athéromateux ou atteints d'angine de poitrine.

Dans *l'intoxication* par le *sumac vénéneux*, le Dr Barney, médecin de l'armée des Etats-Unis, a employé, après l'échec de tous les traitements habituels, l'aspersion ou l'épongement avec de l'eau à 110°-120° F. (43,3°-48,9° C.), ou, mieux, l'immersion des parties atteintes dans de l'eau très chaude, et a trouvé ce procédé plus efficace que toutes les méthodes recommandées (1).

(1) *Journ. Amer. Med. Assn.*, 23 août 1905.

LE BAIN CHAUD PROLONGÉ

Technique. — Le bain chaud prolongé (*prolonged warm bath*) doit être préparé de la façon suivante. On place une baignoire dans une chambre agréable, où l'on peut avoir facilement de l'eau. Des boutons ou une barre, fixés le long du bord de la baignoire, permettent d'attacher un drap que l'on suspend à l'intérieur de la baignoire, de façon à ce que le malade qu'on y place ne touche pas le fond de celle-ci, comme s'il se trouvait dans un hamac. On doit employer une baignoire très profonde, afin que le malade s'y trouve à son aise.

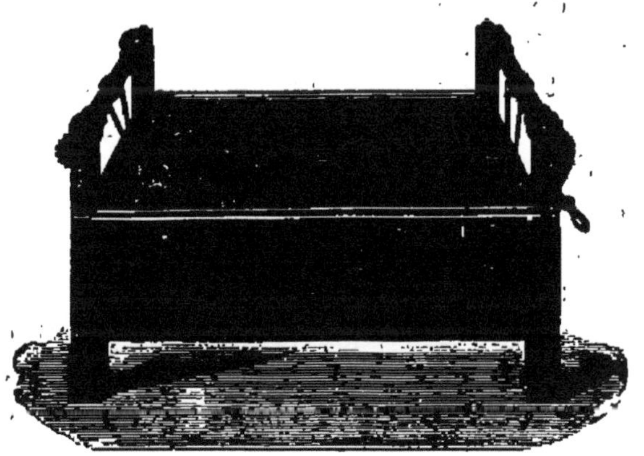

Fig. 46. — Bain continu de Hebra.

Il n'est pas facile de se procurer des baignoires convenablement agencées. Aussi appellerai-je l'attention sur un dispositif auquel j'ai recouru pour installer un bain prolongé improvisé. Une forte toile constitue le hamac. On en fixe les bords à un cadre de bois, dont les pièces ont dix centimètres de large, deux centimètres d'épaisseur et deux mètres trente de longueur. On place l'appareil sur une baignoire large et profonde, de manière à ce qu'il en touche à peine le fond. On prend des dispositions pour maintenir la température à 95°-100° F. (35°-38° C.).

Le Dr Guy L. Hunner, de *Johns Hopkins Hospital*, a imaginé un modèle ingénieux de « crampon de cuivre », qui permet de fixer le drap au bord supérieur de la baignoire.

L'auteur s'est utilement servi, pour cet usage, d'épingles de bois dur ordinaires, qu'il suffisait de mouiller pour empêcher le drap de glisser.

On décrira plus loin un autre mode de préparation extemporanée du bain de hamac, à propos du traitement des brûlures étendues (page 310).

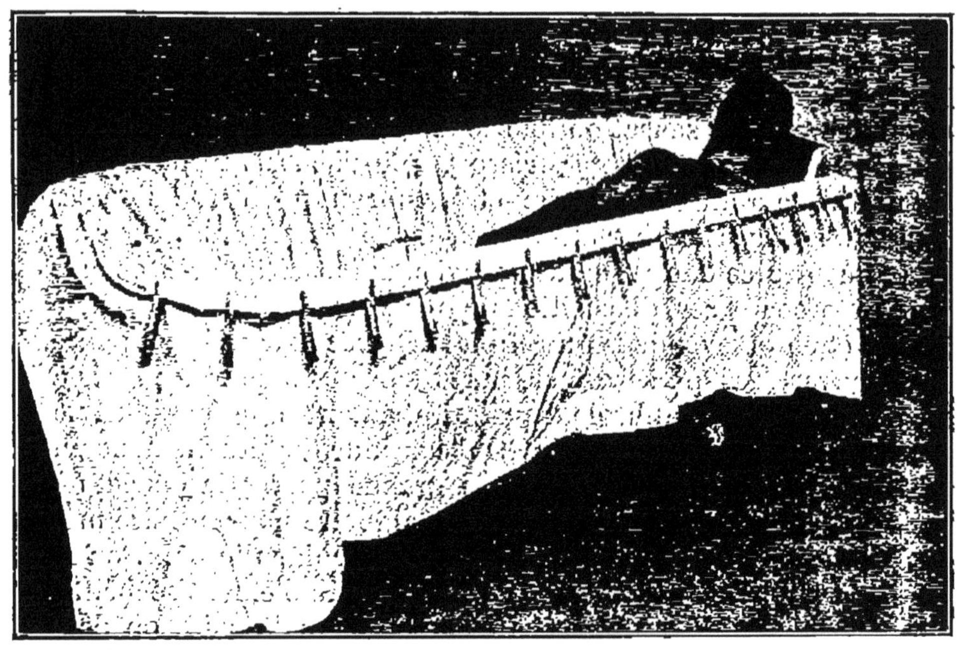

Fig. 47. — Bain de hamac. Manière d'assujettir le drap. Le tronc du malade doit se trouver entièrement immergé.

On peut établir comme suit un excellent dispositif pour un bain continu (1). Le brancard dont on se sert pour plonger le malade dans la baignoire est formé d'un cadre de frêne, sur lequel est tendue une toile à voile imperméable. Cet appareil constitue un lit confortable, qu'on peut raccourcir ou allonger suivant les besoins; on peut aussi en placer la tête suivant différents angles. Le brancard est fixé à un cadre métallique, auquel on adapte l'appareil destiné à le soulever. Lorsque le brancard est en place, on le recouvre d'une planche unie qui protège le malade, concentre la chaleur et peut aussi servir de table pendant les repas. On assure la régulation de la tempé-

(1) Jahrbücher der Hamburger Staatskrankenanstalten, de Kast, I, 1889 (F. W. C. Vogel, Leipzig).

rature au moyen d'appareils électriques ou autres de différents modèles. Cette température ne doit pas s'éloigner beaucoup de 100° F. (38° C.), dans les affections chirurgicales ou cutanées. On enlève chaque jour le malade de son bain, pour le laver complètement à la brosse et au savon, et on renouvelle l'eau de la baignoire. L'urine et les matières fécales liquides sont entraînées par l'eau. Quant aux matières solides, on peut les enlever ou les pousser vers l'orifice de vidange de la baignoire.

La première sensation que le malade éprouve en pénétrant dans le bain est un léger frisson, qui disparaît bientôt pour faire place à un certain bien-être, pourvu qu'on ne laisse pas la température tomber au-dessous de 95° F. (35° C.). On s'assure contre ce danger en s'approvisionnant d'eau très chaude et en prenant ses dispositions pour verser cette eau dans le bain et en enlever de l'eau refroidie. On recouvrira la baignoire de couvertures qui seront étendues sur des supports placés à côté de celle-ci, afin de soustraire, autant que possible, le malade au contact de l'air. On continue habituellement un bain de ce genre pendant la plus grande partie du jour et de la nuit, en retirant le malade de la baignoire pour le faire uriner et aller à la selle. S'il ne peut dormir dans le bain, on le place sur un lit voisin, après l'avoir préalablement séché. Si le cas exige qu'il prenne son sommeil dans le bain, on doit faire attention à ce que la tête du malade ne s'enfonce pas dans l'eau. La présence constante d'un infirmier est habituellement indispensable.

Avant de mettre le malade au bain, on oindra sa peau de suif, afin d'empêcher qu'elle ne se ratatine et ne pèle, ce qui arrive quelquefois lorsque la macération est prolongée.

Les bains prolongés, mais d'une durée plus courte que ceux dont nous venons de parler, se montrent si utiles, dans certaines maladies, que nous donnerons de leur technique une description spéciale. (Voir le chapitre consacré au traitement des néphrites.)

C'est à Riess, qui a fait une étude complète de l'action des bains prolongés, en observant un grand nombre de cas où ils furent appliqués au Berliner städtisches allgemeines Krankenhaus, de 1874 à 1876, que nous devons toutes les connaissances que nous possédons sur les résultats qu'ils donnent dans le traitement des affections internes.

Mode d'action. — Les effets physiologiques que l'on peut attendre du séjour de l'organisme dans un bain à 95° F. (35° C.), continué nuit et jour, ou au moins pendant un certain nombre d'heures, ont un caractère négatif. Il ne se produit ni excitation thermique des terminaisons nerveuses cutanées, ni modification du calibre des vaisseaux, de la tension artérielle, de l'activité cardiaque, de la respiration. Riess a noté avec soin l'état de la température, du pouls et de la respiration, dans tous les cas où il a donné des bains continus; il a constaté que le pouls et la respiration ne présentaient aucune variation, sauf pendant un court instant au début de l'opération. On doit chercher l'explication la plus rationnelle de l'action du bain chaud continu, dans la diminution ou la suppression des irritations (changements brusques de température, etc.), que reçoit habituellement la peau, quand le corps est en contact avec l'air, et qu'elle transmet aux organes internes, particulièrement au système nerveux. Lorsque ces actions irritantes sont interrompues, des fonctions importantes, et surtout celles du système nerveux central, peuvent redevenir régulières et calmes.

Hebra (1) a été le premier à faire remarquer, en 1877, que le séjour prolongé dans le bain n'a aucun effet nuisible sur les malades; ceux-ci s'habituent si facilement à leur traitement, qu'ils dorment bien, ont un bon appétit, des fonctions digestives, urinaires et respiratoires normales, et qu'ils ne présentent aucun signe d'affaiblissement. Cette opinion se trouve confirmée par le rapport pour l'année 1897, publié par les hôpitaux de Hambourg, travail qui fournit par ses statistiques très étendues la démonstration la plus nette de la valeur du bain continu. Toutefois, en approuvant la manière de voir de Hebra, l'auteur de ce rapport, le Dr Zuschlag, nous avertit que, dans les deux ou trois premiers jours, le sommeil n'est pas satisfaisant chez les sujets excitables. Mais l'appétit augmente souvent d'une manière surprenante, et le malade prend du poids. On ne doit pas retirer les malades du bain quand ils y ont laissé échapper de l'urine ou des matières, ni pendant l'époque menstruelle. Zuschlag cite le cas d'un malade qui resta nuit et jour dans le bain pendant quinze mois. La plante des pieds et la paume des mains deviennent douloureuses pour quelques jours, lorsque l'épiderme épais qui les recouvre s'est ramolli. On enduit le malade de lanoline avant de le mettre au bain.

(1) *Wiener medicinische Wochenschrift*, XXVII, nos 36-39.

Indications thérapeutiques. — Le pemphigus est probablement la première maladie que l'on ait traitée par le bain continu. C'est à Hébra qu'appartient le mérite de l'avoir fait. Voici ce que dit Kaposi (1) de l'emploi du bain continu : « Le bain continu est un procédé d'une valeur inappréciable dans le traitement du pemphigus foliacé ; c'est celui qui nous permet le mieux d'apaiser les douleurs, de diminuer la fièvre, de rétablir le sommeil et l'appétit et de faire franchir au malade la période de l'éruption à laquelle il succomberait bientôt. Nous avons traité de cette façon un cas pendant quatre années ; on laissait parfois le malade nuit et jour dans l'eau pendant huit mois avec le meilleur résultat. »

Riess (2) a publié un travail étendu et fort utile sur l'emploi de cette excellente méthode dans un grand nombre de maladies douloureuses incurables.

Les résultats cliniques qu'il a enregistrés sont conformes à ce que l'on sait du mode d'action du procédé. Le bain continu rend des services dans les affections graves du système nerveux central, en particulier dans les maladies de la moëlle, par exemple les *paraplégies*, les paralysies intestinales et vésicales, qui sont si fréquentes au cours du tabès, des myélites et autres affections de ce genre. En dépit de soins minutieux, des *escarres* se produisent dans ces différents cas, et prennent des proportions inquiétantes ; elles exigent le bain continu, qui se montre comme le moyen le plus efficace de remédier à ces complications graves, pénibles et douloureuses. C'est en appliquant ce procédé au traitement des escarres que Riess eut la satisfaction de découvrir qu'il peut amener les améliorations et les rétrocessions les plus surprenantes dans des affections organiques du système nerveux, par exemple dans des cas de rachialgie, de douleurs irradiées dans les membres, de contractures rendant douloureux le séjour au lit, de spasmes réflexes, et autres manifestations analogues.

On a obtenu des résultats également satisfaisants dans la *méningite chronique*, l'apoplexie suivie de contractures, l'hémiplégie, les tumeurs cérébrales, etc. Le bain prolongé a aussi une action favorable sur l'hyperesthésie généralisée, l'excitation cérébrale et le délire.

(1) Realencyclopädie des Gesammten Heilkunde, d'Eulenberg, vol. XV, p. 294.
(2) *Archiv für klinische Medizin*, 1889-90.

L'immersion prolongée dans de l'eau à une température indifférente a un effet sédatif sur l'excitabilité du cerveau; elle permet d'intervenir utilement dans des maladies nerveuses, où les essais thérapeutiques restent habituellement sans succès. Ses effets peuvent s'expliquer par la diminution ou la suppression des excitations périphériques; il semble inutile d'avoir recours, pour en rendre compte, à la théorie de l'imbibition des terminaisons nerveuses de la peau. Mais il ne se produit pas seulement une atténuation des symptômes les plus importants; dans un nombre assez considérable de cas, le bain continu paraît exercer un effet direct favorable sur le processus pathologique, dont il amène la rétrocession, dans la mesure où la chose est possible. « Dans la moitié, environ, des cas d'*affections organiques de la moëlle et du cerveau*, plus d'une centaine, dit Reiss, les bains auxquels les malades furent soumis pendant plusieurs semaines amenèrent non seulement une atténuation des symptômes, mais encore une amélioration incontestable de l'état du malade. » Les paralysies motrices et sensitives, l'ataxie et les autres troubles que nous avons énumérés, cèdent aux bains, alors qu'ils se sont à peine modifiés où sont demeurés au même degré, quand on leur appliquait d'autres médications, pendant les mois antérieurs. Dans les cas où la guérison complète était possible, comme dans les processus inflammatoires au début, dans les cas d'exsudats susceptibles de se résorber, l'emploi du bain continu parut contribuer pour beaucoup au salut du malade. C'est probablement de cette façon que peuvent s'expliquer les guérisons de paralysies d'origine centrale que l'on attribue à la thérapeutique hydrominérale; en effet, les médecins des stations thermales prescrivent avec succès, dans beaucoup de cas de ce genre, un séjour prolongé dans les piscines chaudes.

Riess cite un cas de compression de la moëlle et d'autres cas qui semblaient désespérés, comme exemple de ce que peuvent donner les bains chauds continus.

Zuschlag (*loc. cit.*, p. 119), a traité, en six ans, 182 cas de maladies incurables de nature diverse, dont 50 présentaient des escarres (cas d'affections du système nerveux central et de marasme sénile); de ces derniers, 43 se terminèrent par la mort, du fait de la maladie principale : tabès, tumeurs cérébrales ou médullaires, etc. Les médecins qui ont eu à traiter des cas appartenant à cette catégorie sans pouvoir recourir au bain prolongé apprécieront les avantages de celui-ci, quand ils verront qu'il permet de tenir les malades dans un état de propreté parfaite.

Pour les malheureux qui sont atteints de *cancer inopérable des organes génito-urinaires*, avec pertes de substances et fistules, le bain continu est un inappréciable bienfait.

Dans les *tuberculoses osseuses et articulaires*, les *abcès étendus*, les *plaies suppurantes*, les *gangrènes*, les *septicémies*, le bain continu donne des résultats merveilleux. Un cas de gangrène diabétique, qui avait déjà nécessité quatre amputations restées inefficaces, guérit par un séjour de trente-six jours dans le bain chaud. Zuschlag recommande particulièrement cette méthode dans le cas de *paraphimosis négligé*, d'*anus artificiel*, de *fistules intestinales*, de *fistules urinaires*, où il considère son intervention comme une « véritable bénédiction ».

Les *brûlures étendues* offrent au bain continu le champ le plus fertile en résultats. Hebra a été le premier à proposer ce traitement. Zuschlag a confirmé l'opinion de Hebra. Mais ce n'est pas la guérison des brûlures, qu'il considère comme le plus grand avantage de la méthode (car elles sont presque toujours mortelles au troisième degré); c'est l'immense soulagement que la balnéation procure, et la rapidité de la cicatrisation des brûlures suppurées qu'on y soumet. Il n'est pas nécessaire d'appliquer des pansements douloureux; les morceaux de peau sphacélée, etc., sont facilement enlevés à l'aide de ciseaux, sans souffrance pour le malade. Sur dix cas de brûlures étendues du deuxième ou du troisième degré, quatre ont guéri. On traitera par la balnéation tous les malades avant qu'ils ne soient arrivés à l'épuisement, si l'on veut mériter pleinement leur reconnaissance et celle de leur entourage.

L'auteur se rappelle avoir soigné, au *Manhattan General Hospital*, une femme atteinte de brûlures étendues à toute la surface du corps, dont les cris de douleur emplissaient la salle, malgré des injections répétées de morphine. Il fit préparer extemporanément un bain de hamac, par le Dr Beluap, médecin de l'établissement. On opéra de la façon suivante. On disposa dans la baignoire un drap solide; on fixa à chacun des bords de ce drap, au moyen d'épingles de sûreté, des bandes de toile, à environ trente centimètres l'une de l'autre; ces bandes placées d'un côté du drap avaient une longueur suffisante pour pouvoir passer sous la baignoire et être attachées ou réunies par des épingles de sûreté, à celles qui avaient été fixées à l'autre côté, et auxquelles on avait donné une longueur moindre. Le drap se trouvait ainsi suspendu à environ quinze centimètres du fond de la baignoire. On plaça sur ce hamac improvisé la malade agonisante, sa tête reposant sur un oreiller à eau, après avoir rempli à demi la baignoire avec de l'eau à 98° F. (36,7° C.), dans laquelle on avait fait dissoudre deux kilogrammes de bicarbonate de soude. Lorsque la malade fut en place, on emplit la baignoire jusqu'au bord d'eau chaude, et on la couvrit d'une couverture. On relia la baignoire à un robinet d'eau chaude au moyen d'un tuyau et l'on chargea une infirmière de veiller au maintien de la température. La malade éprouva un tel soulagement qu'elle tomba dans un sommeil plus ou moins continu, et qu'elle cessa de souffrir jusqu'à sa mort, qui survint au bout de vingt-quatre heures.

Dans la *cystite*, le traitement par l'irrigation est beaucoup plus efficace, quand on lui associe le bain continu. Riess en cite cinq cas, dont trois furent guéris de cette façon. Cet auteur a traité avec succès par le bain continu cinq cas de *sciatique* invétérée. Dans la chorée, il a obtenu des résultats partiels. Dans la polynévrite, il vit cesser les douleurs. Dans l'anasarque d'origine cardiaque ou rénale, les résultats furent excellents, bien que la quantité d'urine eût diminué. On s'abstiendra donc d'employer le bain continu, lorsque les urines seront rares.

Dans des cas anciens de *rhumatisme articulaire et musculaire*, où tous les autres traitements avaient échoué, des bains quotidiens de douze heures donnèrent de bons résultats. Presque toujours Riess eut à constater une amélioration de l'état général.

Le bain continu semble déterminer une amélioration marquée dans les cas de *diarrhée chronique*.

Dans le traitement de la *fièvre typhoïde* et des autres fièvres, le Dr Riess recommande également le bain de hamac, en s'appuyant sur une série de statistiques et de constatations cliniques qui méritent la plus grande considération. Sa méthode consiste à immerger le malade dans de l'eau à 88° F. (31,1° C.). On doit mettre le malade au bain toutes les fois que la température atteint 102° F. (38,9° C.), et l'y laisser, le plus souvent, pendant le jour seulement, parfois, quand cela est nécessaire, le jour et la nuit, jusqu'à ce que la température rectale soit tombée à 100° F. (37,8° C.) On le retire alors de la baignoire, où on le mettra de nouveau, quand la température s'élèvera à 102° F. (38,9° C.). Si la température baisse trop lentement, ou monte dans le bain, on peut administrer exceptionnellement un bain de courte durée à 60° F. (15, 5° C.), ou une dose modérée d'antipyrine.

Ce procédé est certainement beaucoup plus agréable et beaucoup moins pénible pour le malade, quand celui-ci s'y est accoutumé, que ne l'est le bain froid. On peut le substituer à ce dernier dans quelques cas, où il serait impossible de donner des bains froids avec friction.

Riess (1) défend cette méthode en s'appuyant sur l'observation clinique de 809 cas, qu'il a traités au Allgemeines Krankenhaus de Friedrichshain. Bien que le taux de la mortalité ne prouve pas beaucoup, parce qu'un grand nombre des cas qui arrivent à l'hôpital ne peuvent être sauvés par aucun traitement, cet auteur prétend avoir dans son service une mortalité inférieure à celle que l'on constate dans les autres hôpitaux de la ville ; dans son service, la mortalité est tombée de 10 pour cent à 8,5 pour cent ; on a enregistré 12 décès de typhiques dus à la pneumonie, 4 dus à l'hémorragie, et 10 autres qui se terminèrent par la mort sans complications. La durée de la maladie se trouvait modifiée, assure-t-il, contrairement à l'opinion partout acceptée qui considère l'évolution de la fièvre typhoïde comme fixe. Bien que la plupart des malades eussent été admis à l'hôpital après le huitième jour, le séjour moyen, dans les 740 cas qui se terminèrent par la guérison, fut de 17, 9 jours. Pour 301 cas admis avant le sixième jour, la durée du séjour fut de 15 jours ; dans les autres cas, elle fut de 17,7 jours. Dans 341 cas, admis avant le sixième jour, la durée moyenne de la fièvre fut de 15,5 jours ; dans 399 cas admis à une période plus avancée, elle fut de 19,9 jours ; cette durée est moindre, certainement, que celle qu'on observe habituellement, quand on établit la durée moyenne d'un nombre de cas aussi important. Parmi les malades qui succombèrent, 10 moururent sans complications, 18 de pneumonie, 12 de lésions pharyngées graves, 12 de perforation intestinale, 3 d'hémorragie intestinale, 3 de pleurésie purulente, 3 de pyohémie prolongée dans le cours de la convalescence, un, enfin, de chacune des affections suivantes : phlegmon gangreneux, gangrène pulmonaire, noma, néphrite hémorragique, dysenterie, tumeur du bassin, cardiopathie ancienne.

Par conséquent, la proportion des malades qui succombèrent

(1) Monographie de l'auteur, et *Archiv für klinische Medicin*, 1889-90.

en dehors de toute complication ne fut que 1,2 pour cent. Des cas dont la terminaison fut fatale, 34 p. cent avaient été reçus à l'hôpital avant le sixième jour ; 65, 2 p. cent après cette date ; la mort survint en moyenne à 9.5 jours du début de la maladie.

Nous devons examiner avec soin l'influence qu'eut ce traitement sur chacun des différents symptômes de la fièvre typhoïde.

Pour ce qui concerne les troubles cérébraux, les bains prolongés semblèrent avoir une action encore plus favorable que les bains froids de courte durée. S'il en avait été autrement, on se fût trouvé dans l'impossibilité de maintenir au bain des malades dans la torpeur, le délire ou l'agitation, sans exiger la présence d'un certain nombre d'infirmiers. Mais les *symptômes cérébraux cédèrent dans tous les cas sans exception après le premier bain prolongé ;* dès le second ou le troisième jour, les malades perdirent l'aspect typhique d'une manière définitive.

L'action du traitement *sur la circulation* fut également favorable. Pendant le premier quart d'heure seulement, les fonctions cardiaques semblaient gênées, on constatait de la petitesse du pouls ; mais bientôt le pouls redevenait plus fort et plus lent ; le premier de ces phénomènes ne doit donc pas alarmer le médecin.

Les *complications pulmonaires* ne s'aggravèrent jamais, mais s'amendèrent, au contraire, sous l'influence du bain prolongé ; et elles n'apparurent que bien rarement, après qu'on eût commencé le traitement. Les lésions intestinales furent aussi avantageusement modifiées ; la diarrhée diminuait si rapidement, qu'elle ne mit jamais obstacle à la continuation des bains. Les complications intestinales furent moins fréquentes. L'hémorragie intestinale ne survint que dans 2,6 pour cent des cas, la péritonite par perforation dans 1,6 pour cent des cas ; un cas de péritonite par perforation se termina par la guérison. La pneumonie atteignit 5,5 malades sur cent ; les complications pharyngées 2,1 malades sur cent ; on eut rarement à constater d'autres complications ou séquelles. La fréquence des furoncles et des abcès sous-cutanés, seulement, subit une légère augmentation (3,4 pour cent).

Riess conclut donc, avec raison, que le traitement de la fièvre typhoïde par les bains continus a une action particulièrement favorable, parce qu'il n'abaisse pas brusquement la température, qu'il atténue la gravité des autres troubles, qu'il diminue la durée de la maladie et réduit la mortalité. Riess a ajouté à la communication qu'il a faite au Congrès scientifique de Heidelberg, en septembre 1889, six feuilles de température, qui donnent une représentation graphique des résultats de sa méthode. Je vais indiquer, d'après l'un de ces tracés, les températures d'un malade, la durée des bains qu'il prit et l'amélioration qu'on observa chez lui.

Siefke, infirmier, âgé de vingt-neuf ans, tombe malade à l'hôpital; on lui donne des bains à partir du second jour jusqu'au huitième. On le met au bain, alors que sa température est à 39,2°C.; et on l'en retire au bout de quatorze heures, alors que la température s'est abaissée à 36,4°. Elle remonte à 39,4°, en quatre heures; on replace le malade dans le bain, où on le laisse dix heures, au bout desquelles la température est à 37,2°. Quatre heures après elle se trouve à 39°; huit heures de bain la ramènent à 37°. Elle met trois heures pour s'élever à 38,8°; un bain de neuf heures et demie l'abaisse à 37,8°. Elle est à 38,6° au bout d'une heure; un bain de dix heures la réduit à 37°. Après un intervalle de trois heures elle est encore à 39°; elle tombe à 37,2° à la suite d'un bain de dix heures. En six heures elle atteint 39°; huit heures de bain l'abaissent à 37,4°. En trois heures elle revient à 39°; un bain de huit heures l'abaisse de nouveau à 37, 4°. Elle est à 38,6° quatre heures après; on laisse alors le malade dans un bain pendant vingt-deux heures, à la suite duquel la température est de 37°. Un intervalle de quatre heures permet à la température de s'élever à 38,8°. Huit heures de bain la font tomber à 37,4°; puis elle s'élève à 38,8° en quatre heures. Un bain de six heures la ramène à 37°, après quoi elle reste normale.

Cette méthode, quand on peut l'appliquer dans la fièvre typhoïde, présente des avantages. Elle est supérieure à la méthode de Brand : 1° en ce qu'elle peut faire avorter la maladie, dont elle diminue certainement la durée, comme le démontrent trois observations concernant des infirmiers ou employés, habitant dans l'hôpital, chez lesquels on put déterminer exactement la date du début de la maladie, et celle de sa terminaison; 2° en ce qu'elle est moins rude et moins désagréable. Elle est inférieure à la méthode de Brand, en ce qu'elle ne diminue pas autant, et à beaucoup près, la mortalité. Mais cette objection est peut-être fondée sur une apparence, plus que sur une réalité. Il existe, à coup sûr, une différence considérable entre de pauvres gens qui arrivent à l'hôpital malades depuis un certain nombre de jours, ayant négligé de se soigner, ou ayant employé à le faire des procédés illusoires, et des soldats, robustes pour la plupart, qui sont envoyés à l'hôpital militaire presque aussitôt qu'ils se sentent incapables d'accomplir leur service.

Je suis disposé à croire, d'après l'expérience de Brand, de Vogl, de Jürgensen, de Wilson, et ma propre expérience, que les « trente-quatre sujets qui furent admis à l'hôpital avant le sixième jour de la maladie » auraient été sauvés presque tous, sinon tous, par l'emploi du bain froid, et qu'un grand nombre de ceux qui vinrent à l'hôpital plus tard (en moyenne avant le dixième jour) auraient pu l'être également. Mais les résultats de la méthode de Reiss sont bien supérieurs à ceux de l'expectation, et ce serait être injuste à l'égard de ce clinicien ingénieux et courageux, que de contester les mérites du traitement qu'il a défendu de nouveau dans un récent travail (1). Ce mémoire indique que, sur une nombreuse série de cas traités en dix ans par sa méthode, appliquée avec une rigueur moindre, la mortalité s'est élevée à trois pour cent dans le même hôpital. Riess affirme que l'élimination des composés azotés augmente sous l'influence des bains chauds prolongés, tandis qu'elle diminue sous l'action de l'antipyrine.

Les conclusions de Riess ont été confirmées par le Dr Barr, de Liverpool (2), qui, sur 55 cas, n'a eu qu'un seul décès. Barr a traité 25 de ces cas par l'immersion continue dans de l'eau à 93°F. (33,9°C.), pratiquée toutes les fois que la température se trouvait à 100°F. (37,8°C.) ou au-dessus ; on élevait la température de l'eau, lorsque celle du malade se rapprochait de la normale. Cette expérience, bien qu'elle ne porte que sur un petit nombre de cas, montre l'utilité du bain de hamac dans la fièvre typhoïde.

Kraepelin, l'éminent psychiatre de Munich, considère le bain continu (à 98-100°F. 36,7°-37,8° C.), d'une durée de plusieurs heures comme le calmant le plus efficace, car ce procédé réussit souvent alors que les autres méthodes thérapeutiques ont échoué. (Voir le chapitre consacré aux maladies mentales.) J'ai vu, en visitant la clinique de Kraepelin, des malades couchés dans des bains à 37° C., dont la température était maintenue constante au moyen d'un appareil de régulation électrique. Ces malades étaient placés dans une chambre d'isolement et faisaient l'objet d'une surveillance spéciale.

(1) *Deutsche med. Wochenschrift*, 1899, p. 655.
(2) Treatment of Enteric Fever, Londres, H. K. Lewis, 1892.

Dans la *néphrite subaiguë*, le bain continu offre au médecin une ressource thérapeutique de la plus grande utilité. On doit l'administrer à 95°-100°F. (35°-37,8°C.), pratiquer des frictions légères sur toute la surface du corps, bassiner de temps en temps le visage et la tête avec de l'eau à 50°-60°F. (10°-15,5°C.), pour prévenir l'affaiblissement possible du cœur et la baisse de la tension artérielle, on donnera au bain une durée de une demi-heure ou une heure, et on le fera suivre d'un repos au lit; le malade sera mis au régime lacté ou à un régime déchloruré. Mes observations cliniques sur ce sujet se trouvent tout à fait confirmées par les recherches de Strasser et Wolf, de Vienne. On a souvent mentionné, dans les travaux concernant les néphrites, l'action favorable des bains tièdes d'une durée de quelques minutes, en expliquant cette action par une augmentation de l'activité des fonctions de la peau. Dans ces dernières années, on a cessé d'attacher une importance aussi grande à l'albuminurie dans la symptomatologie des néphrites, tandis que l'on a porté son attention sur l'insuffisance de l'élimination des substances azotées, des chlorures et de l'eau. Sous l'influence de ces idées plus larges et plus vraies, on a déterminé, d'une façon plus judicieuse, les règles hygiéniques et diététiques auxquelles on doit soumettre les malades atteints de néphrite. Strasser et Wolf ont fait de nombreuses recherches qui démontrent que, chez les sujets traités par la balnéation méthodique, la quantité d'urine et souvent aussi l'azote urinaire et le chlorure de sodium augmentent; l'excrétion du chlorure de sodium atteint parfois le triple de son taux normal, et reste élevée à la suite des bains. La quantité absolue d'albumine n'augmente guère; la quantité relative par litre diminue. On n'observe jamais de rétention des composés azotés ou chlorurés les jours où l'on donne des bains, pas plus dans les cas graves accompagnés d'œdèmes que dans les cas bénins. On a vu, dans un cas grave avec œdèmes, un traitement de quelques jours par les bains augmenter la diurèse et l'élimination des chlorures et faire disparaître les œdèmes.

Fait remarquable, on obtint ce résultat tout en maintenant le régime ordinaire, qui contenait en grande quantité des substances azotées et du chlorure de sodium. Les effets, que l'on attribue au récent traitement par le régime déchloruré, furent amenés par le simple bain chaud. Cependant le régime déchloruré rend l'action du bain chaud sensiblement plus efficace, comme le démontrent les dernières expériences de Strasser et Blumenkranz (1), expériences qui confirment celles que ces auteurs avaient précédemment faites. On doit maintenir le bain à une température de 95° F. (35° C.), à moins que le malade n'ait des frissons. Dans les cas aigus, le malade restera étendu dans le hamac, ou reposant sur un coussin dans la baignoire, pendant une heure. Dans les cas subaigus ou chroniques, on peut le laisser s'asseoir, à condition que l'eau le baigne jusqu'au cou. Il suffit de recouvrir la baignoire d'une couverture, pour pouvoir facilement entretenir une température constante en ajoutant de l'eau chaude au bain. Pendant que le malade prend son bain, on chauffe son lit, où on le placera ensuite, après l'avoir enveloppé d'un drap légèrement chauffé. Il n'est pas nécessaire de le chauffer; on doit seulement le laisser reposer durant une heure ou deux. Il est bon de donner deux bains par jour. Les auteurs ont constaté, dans la néphrite pure, pendant les périodes où l'on administrait des bains, une augmentation marquée, souvent considérable, de l'élimination de tous les produits de déchet de l'organisme. Cet effet persistait encore quelques heures ou quelques jours après la cessation des bains. Les auteurs admettent que le bain exerce une action sur la circulation rénale, mais ils sont portés à attribuer son influence favorable sur l'élimination de l'eau, des chlorures et des composés azotés, à ce qu'il active directement le fonctionnement du rein, ou diminue l'insuffisance de cet organe. Une de leurs expériences montre que l'augmentation de l'élimination azotée et chlorurée n'est pas l'effet de l'accroissement de la diurèse; il s'agit d'un cas où le premier de ces phénomènes se produisit sans l'intervention du second, et persista trois jours, alors que le malade ne prit plus aucun bain. L'action des bains sur l'albuminurie (qui parfois augmente pour diminuer ensuite) est si variable qu'on doit laisser la discussion ouverte, jusqu'à ce qu'on ait recueilli des observations plus complètes sur ce sujet. Les bains ont une influence favorable sur les œdèmes. Strasser et Wolf ajoutent que leurs résultats se trouvent confirmés par ceux qu'ont obtenus certains de leurs confrères, en associant au régime déchloruré les bains prolongés à température neutre. Ce traitement mérite, affirment-ils, d'être essayé dans les cas d'urémie. Il suffit de donner un ou deux bains par jour; lorsqu'on les

(1) *Blätter für klinische Medicin*, mai 1907.

administre plus fréquemment ou qu'on en augmente la durée, les malades se plaignent de faiblesse et de céphalée, et les excrétions n'augmentent pas.

Je me suis étendu sur les expériences et les observations du Dr Strasser, parce que je connais la science et la sincérité de ce médecin, avec qui je me suis trouvé en relations. D'ailleurs, mon expérience personnelle m'a convaincu que le bain prolongé à température neutre constitue un excellent procédé à ajouter au traitement médical, si souvent insuffisant, des graves affections dont nous venons de parler, procédé que doivent connaître et adopter tous les praticiens.

J'ai obtenu d'excellents résultats, dans la *méningite cérébro-spinale*, en administrant des bains prolongés à 90° F. (35° C.), d'une durée d'une heure d'abord, puis de quatre heures, à intervalles de deux heures, au moins. Il est indispensable de placer une compresse froide sur la tête du malade, et de le laisser ensuite dans un repos absolu. Ces bains amènent la résolution musculaire et le sommeil.

LE BAIN CONTINU PARTIEL

Technique. — Le bain continu partiel ou local (*localized continuous bath*) se prépare soit, extemporanément, au moyen d'un récipient de cuisine ayant une certaine profondeur, soit à l'aide d'un appareil spécial. Le Dr Frank Hamilton, de *Bellevue Hospital*, qui s'est fait le défenseur ardent de l'emploi du bain local en chirurgie, a imaginé un appareil simple et commode pour donner des bains chauds prolongés de bras et de jambes.

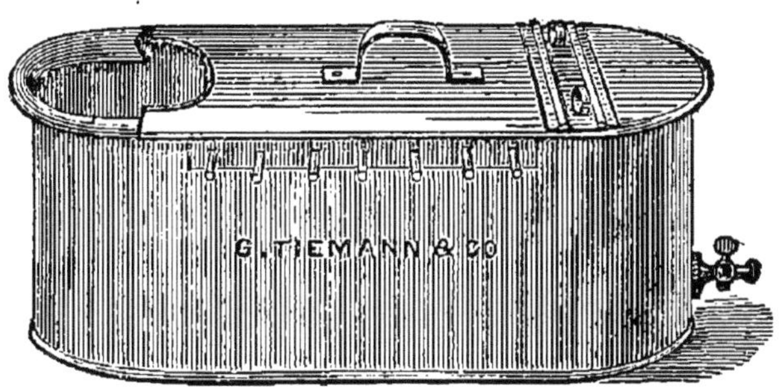

Fig. 48.

La figure 48 représente la baignoire destinée aux extrémités supérieures.

Pour les extrémités inférieures, on emploie un bassin de zinc (fig. 49), plus large, dont le fond a la forme d'un toit retourné et reposant sur son faîte ; la partie supérieure ouverte est munie d'un couvercle mobile. Le bassin repose sur une planche horizontale et prend appui sur un cadre de bois. Il est muni, comme le bain de bras, de chevilles qui permettent de suspendre le membre et d'un robinet.

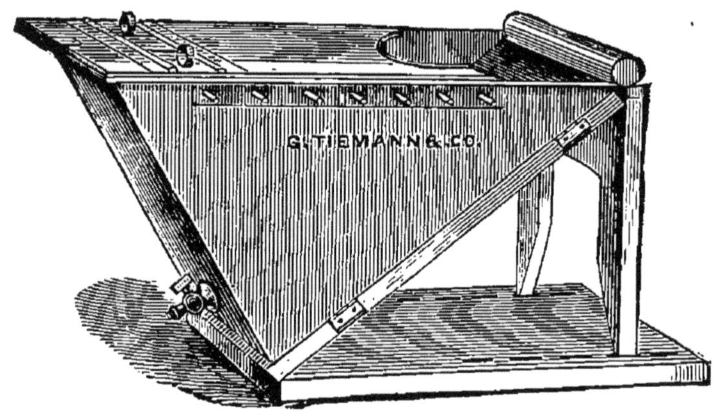

Fig. 49.

Lorsqu'on doit donner un bain de pied, et qu'on veut éviter au malade le désagrément de tenir sa jambe hors du lit, on peut ménager au pied du lit un espace qui ne sera pas recouvert par les matelas et où le bain sera installé.

On emploiera de l'eau à une température assez élevée pour paraître chaude quand on y plonge la main, c'est-à-dire environ à 95° F. (35° C.). On maintient ordinairement une température suffisamment constante, en renouvelant l'eau trois fois par jour.

On peut ajouter à l'eau du bain des substances antiseptiques, afin de prévenir l'infection, qui complique si souvent les plaies anfractueuses.

Indications thérapeutiques. — *Erysipèle.* — Le Dr Achilles Rose (1) a traité un certain nombre de cas d'érysipèle par le bain chaud continu ; il a constaté que ce traitement possède une action remarquable sur cette infection, qu'il amène un

(1) *Medical Record*, 1893.

abaissement rapide de la température et qu'il modifie heureusement l'évolution tout entière de la maladie.

Polyarthrite. — Hueter conseille l'emploi, dans le rhumatisme articulaire aigu, après la période d'acuité, et dans le rhumatisme déformant, des procédés thérapeutiques qui favorisent la résorption des épanchements et activent la circulation; il recommande, comme le meilleur moyen de remplir cette indication, le bain chaud continu administré soit à l'aide de bassins de forme et de capacité appropriées pour le bras ou la jambe, soit dans une baignoire, si le cas l'exige. Il affirme qu'aucune méthode n'a donné des résultats meilleurs que celle-ci, dans le rhumatisme articulaire chronique et le rhumatisme déformant.

Plaies récentes. — Lorsqu'on n'a pas à redouter d'hémorragie secondaire, on fait, pendant quelques heures, suivant le conseil du Dr Hamilton, des fomentations chaudes ou froides sur le membre atteint; puis on laisse le malade reposer au lit; on s'abstient de faire des sutures et d'appliquer un pansement adhésif ou un bandage. Puis on place le membre dans un bain chaud, ou on le soumet à des fomentations d'eau chaude, d'une façon systématique pendant quelques jours. On permet au malade de sortir, de temps à autre, son membre du bain; il le fait assez souvent, d'ordinaire, pour constater les progrès de la cicatrisation.

Hamilton considère les *fomentations d'eau chaude* comme un procédé inférieur à l'immersion, dans la prophylaxie et le traitement de l'inflammation; il les réserve, donc, aux cas où l'on ne peut employer, pour une raison ou pour une autre, le bain continu.

On emploie les fomentations, à partir du quatorzième jour, dans tous les cas où l'on a commencé par administrer le bain; exceptionnellement, lorsque le malade est fatigué d'être maintenu au bain, on peut le lui supprimer pendant la nuit et appliquer des fomentations sur le membre malade.

« Aucun des traitements essayés jusqu'ici sous notre direction, dit Hamilton, n'a donné d'aussi bons résultats que celui-ci.

« Le phénomène qu'on observe habituellement, quand on baigne un membre atteint d'une plaie par section ou d'une plaie par arrachement, est une sensation de bien-être, qui, toutefois, ne va pas jusqu'à la disparition de la douleur. Le second ou le troisième jour, les parties voisines sont tuméfiées, sans être très rouges; la peau a pris, ordinairement, une coloration blanchâtre et un aspect bouilli; elle ne présente plus qu'une légère sensibilité. Le cinquième, sixième ou septième jour, la tuméfaction est plus considérable qu'on ne l'observe habituellement avec les autres modes de traitement, et cette particularité peut alarmer un observateur inexpérimenté; mais elle ne coïncide pas avec une augmentation de la sensibilité, et la peau garde l'empreinte du doigt, ce qui démontre qu'il s'agit surtout d'un état œdémateux des tissus. A ce moment, les bourgeons charnus sont, habituellement, recouverts de sérosité, ou d'un exsudat blanchâtre, que l'on peut facilement confondre avec une fausse membrane diphtéritique. A la fin du quatorzième jour, ou vers cette date (que nous choisissons pour substituer les fomentations au bain), le membre est encore œdématié; il présente parfois une coloration rouge vif; parfois, il est recouvert d'un exsudat blanc. »

Les membres inférieurs peuvent être plongés complètement et d'une façon permanente dans un bain jusqu'à un point situé à huit ou dix centimètres au-dessus du genou; les membres supérieurs, jusqu'à quelques centimètres au-dessus du coude; l'immersion doit donc être réservée aux cas où la plaie siège au-dessous de ces points.

L'immersion dans l'eau chaude est un procédé supérieur aux autres méthodes de traitement, surtout lorsqu'il s'agit de plaies anfractueuses ou contuses de la main ou du pied, dans lesquelles la peau et le tissu sous-cutané présentent de larges déchirures, — à condition que le membre soit baigné sans que la plaie ait été fermée par des sutures ou un bandage; la présence de sutures, en effet, est incompatible avec ce mode de traitement, car l'œdème, qui en est une conséquence inévitable, les arracherait.

On a traité de cette façon, presque d'une façon constante, à *Saint-Francis'Hospital*, les contusions simples, non compliquées de plaies; les résultats ont toujours été surprenants; la guérison a été parfois étonnamment rapide.

Ce que nous venons de dire montre quelle est la souplesse de cet agent thérapeutique que nous trouvons dans l'eau. Il se montre assez efficace, dans les applications dont nous venons de parler, pour qu'il puisse, à cette époque de chirurgie aseptique, soutenir la comparaison avec les méthodes récentes, qui se proposent d'obtenir la propreté et l'asepsie des plaies anfractueuses.

Dans les *entorses graves* le professeur Reclus, de Paris, après avoir expérimenté les divers modes de traitement, conclut que les meilleurs résultats sont fournis par l'immersion de l'articulation dans de l'eau chaude, dont on élève la température progressivement, jusqu'à ce qu'elle atteigne 48° C., et même 54° C., si la tolérance du malade le permet. On donne au bain une durée de dix minutes ; l'articulation rougit, les vaisseaux se dilatent, la douleur et la sensibilité à la pression disparaissent. Ce traitement favorise tellement la résorption des épanchements séreux ou sanguins, que le massage dont on le fait suivre devient beaucoup plus efficace. On peut administrer, avec avantage, un bain matin et soir ; on fait ensuite un massage, après lequel on applique sur l'articulation un bandage élastique.

Nous espérons que l'exposé que nous venons de faire des résultats obtenus par des médecins et des chirurgiens réputés, à l'aide d'une méthode de valeur, qui n'est pas appréciée selon ses mérites, amènera le lecteur à l'appliquer dans les cas où elle peut être utile.

CHAPITRE IV

LA DOUCHE

Technique. — Les opérations hydriatriques que nous avons décrites jusqu'ici comportent l'intervention manuelle d'un assistant. La douche est le seul procédé qui emploie une action mécanique empruntée à la pression de l'eau, au lieu de la demander à l'homme. Les différentes formes de douches sont : la douche en cercles (*circular douche*), dans laquelle un certain nombre de jets fins aspergent les diverses parties du corps ; la douche en pluie (*rain douche*, ou, plus communément, *shower bath*) ; la douche périnéale ou ascendante (*perineal douche,ascending douche*) ; la douche en jet (*jet douche*) et la douche en éventail (*fan douche*). On administre la douche en jet au moyen d'un tuyau de caoutchouc rattaché par l'une de ses extrémités au réservoir d'eau, et portant à l'autre extrémité une lance, dont l'orifice peut avoir un millimètre et demi à deux centimètres et demi de diamètre. Cette lance peut donner un jet fin ou un gros jet; elle permet également d'administrer la douche en éventail; pour obtenir celle-ci, on place l'index de la main qui tient le bec sur la partie supérieure de l'orifice de celui-ci, on écrase de cette façon le jet plein qui en sort, et qui prend ainsi la forme d'un éventail, que l'on promène sur le corps du malade comme un pinceau sur une toile. La douche en jet et la douche en éventail constituent les *douches mobiles* des auteurs français.

La douche écossaise fait alterner un jet très chaud et un jet froid sur le malade, habituellement sur les régions malades seulement, par exemple, sur une sciatique ou une synovite. On emploie parfois, au lieu de jet chaud, un jet de vapeur à basse pression. On doit se rappeler, alors, que la vapeur brûle, quand elle contient des particules liquides. Le malade se place à deux mètres cinquante centimètres du bec, dont il se rapproche progressivement, jusqu'à ce qu'il éprouve une sensation de chaleur désagréable. L'application de la douche écossaise de vapeur offre quelque difficulté, parce que la distance de deux mètres cinquante, à laquelle se tient le malade pour recevoir l'eau froide, est trop grande pour que la vapeur agisse, et que le malade se trouve obligé de se rapprocher de l'opérateur pour s'exposer à celle-ci, puis de s'éloigner de lui pour recevoir le jet froid.

On multiplie les alternatives de chaud et de froid suivant les indications particulières à chaque cas. L'application chaude doit être plus longue que l'application froide. On commence par une douche chaude de trente secondes ; puis on donne une douche froide de vingt secondes ; on augmente de quelques secondes, à chaque changement de température, la durée de la douche ; la douche totale dure de une minute à cinq minutes. On termine habituellement l'opération par une douche froide en éventail sur le corps entier. L'installation de douches que l'auteur a fait construire suivant ses plans comprend un appareil indépendant pour les douches écossaises, et un appareil permettant de donner des douches de vapeur. Avant d'administrer une douche de vapeur, on doit toujours laisser fuir la vapeur, jusqu'à ce qu'elle soit complètement purgée d'eau.

Lorsqu'on doit donner une douche en jet ou une douche en éventail, on fait placer le malade à deux mètres cinquante ou trois mètres de l'appareil. On tient dans la main le bec métallique du tuyau, afin de percevoir rapidement les variations qui peuvent se produire dans la température de l'eau.

En Allemagne, on emploie beaucoup les douches fixes ; la douche mobile est moins répandue (1). Pour avoir de l'eau

(1) Müller explique, dans les *Archiv für Balneologie und Hydrotherapie*, de 1897 (n° 2), l'abandon dans lequel on a laissé la douche en Allemagne par les défectuosités réelles des appareils destinés à administrer cette application hydriatrique, que possèdent les établissements hydrothérapiques. « Quiconque veut voir ce qu'on peut faire de l'appareil que nous a légué l'hydrothérapie classique doit étudier l'organisation d'un établissement français. L'Amérique nous a fourni, aussi, en ces derniers temps, la description de dispositifs qui indiquent un progrès considérable. » Si les Allemands adoptaient un de ces appareils, ils tireraient de la « douche française » de si bons effets qu'ils abandonneraient certainement les préventions injustifiées qu'ils ont eues, jusqu'ici, contre ce procédé. On m'a dit, dans une importante clinique psychiatrique de l'Allemagne, qu'on évitait l'emploi de la douche, parce qu'on la considérait comme une méthode tellement brutale qu'on l'avait utilisée au début comme une mesure disciplinaire à l'égard des aliénés. Dans les établissements américains on apprécie la valeur de la douche, comme méthode « d'entraînement neuro-

sous pression dans un réservoir, on utilise actuellement des moyens divers ; dans les villes, on approvisionne le réservoir avec l'eau qui est distribuée dans les habitations ; on peut le remplir au moyen d'une pompe ; on demande quelquefois la pression à l'air chaud comprimé ou à la vapeur.

Les médecins français ont perfectionné la douche, et ont fait de ce procédé l'opération hydriatrique la plus importante. Le nom de Charcot est intimement associé à l'histoire de la douche, dont cet illustre neurologiste a tiré les succès les plus remarquables, en appliquant les précieuses notions que l'on doit à Fleury et à quelques autres hydrothérapeutes français. La douche de Charcot consiste en un jet appliqué sur la colonne vertébrale, et la douche de Fleury en une combinaison de la douche en pluie et de la douche en jet.

La douche filiforme de Lauriat est obtenue au moyen d'un bec à orifice extrêmement fin, où l'eau arrive avec une pression très élevée. J'ai eu souvent l'occasion de démontrer que le jet filiforme peut pénétrer la peau, détruire les tissus et produire des plaies. Ce procédé hydriatrique n'est qu'un jouet, beaucoup moins utile pour déterminer des effets thérapeutiques que pour fournir la preuve qu'une certaine pression peut donner à un jet liquide le pouvoir destructeur d'un cautère actuel. Suivant la pression que l'on fait intervenir, on obtient soit une rougeur erythémateuse de la peau, analogue à celle que produit un sinapisme, soit l'effet destructeur dont nous avons parlé. Ce dernier résultat est une démonstration de la souplesse du procédé hydriatrique qui nous occupe. En outre de l'effet mécanique, un autre élément intervient dans la douche, pour en diversifier l'action dans des limites très étendues ; c'est le fait qu'on peut y employer des températures très variées. A ce point de vue, la douche diffère des autres opérations hydriatriques. On peut, en effet, l'administrer à une température plus basse qu'aucune autre application d'eau, car l'action mécanique qu'elle exerce en même temps que son action thermique détermine une réaction ; la douche devient par là la plus stimulante de toutes les opérations hydriatriques.

Une loi que nous avons formulée précédemment s'applique encore pleinement à la douche : plus l'eau est froide et l'opération brève, plus la réaction est parfaite. Comme la douche

vasculaire » et elle contribue pour beaucoup aux succès thérapeutiques qu'on y obtient. (Voir le chapitre consacré aux Maladies mentales.)

nous permet d'annihiler l'effet paralysant d'une température basse par l'effet stimulant de l'action mécanique, elle nous fournit une méthode thérapeutique très puissante. Ceci explique les succès remarquables que les Français ont obtenus avec la douche.

La douche présente encore d'autres avantages. La brièveté de son application, qui ne doit jamais excéder une minute, quand l'eau est à une température peu élevée (au-dessous de 55° F, 12,8° C.), et qui dure habituellement de dix à trente secondes seulement, économise beaucoup de temps et la rend moins désagréable qu'aucun autre procédé. L'eau froide, n'atteignant pas tout le corps en même temps, ne produit pas une impression pénible, comme le ferait une immersion brusque dans un bain à la même température. La coloration rosée que prend la peau, souvent immédiatement après le premier choc de la douche, indique que le but capital de la méthode hydrothérapique, la réaction, est atteint. On peut rendre la réaction plus énergique en soumettant préalablement le malade à une douche fixe à une température de 100°, 120° F. (37,8°, 48,9° C.), pendant vingt à soixante secondes.

Mode d'action. — On peut expliquer l'action de la douche d'après les lois générales, que nous avons indiquées dans la première partie de cet ouvrage. L'action mécanique de l'eau, dans cette opération, est augmentée du fait de la percussion et du mouvement vibratoire que produit le jet, qui, plus ou moins divisé, frappe rapidement, les unes après les autres, les diverses parties du corps. L'excitation thermique, d'autre part, met à stimuler l'appareil vaso-moteur plus d'énergie que dans aucune autre méthode hydrothérapique.

Il est inutile d'insister sur ce fait, que la douche répond à toutes les indications que doit remplir l'hydrothérapie. Elle excite les centres nerveux, elle rend la respiration plus ample, elle active la circulation, elle augmente les sécrétions.

L'action locale de la douche est également très utile. Elle produit un véritable massage thermique ; elle excite d'une façon intense l'appareil neuro-vasculaire ; elle constitue ainsi un résolutif admirable des productions pathologiques. C'est surtout sous la forme de douche écossaise, de douche alternante chaude et froide, qu'elle agit dans ce sens. Ses effets sont plus marqués, lorsqu'on la fait précéder d'une application de calorique, soit d'un bain d'air chaud, soit d'un maillot sec, qui augmente la sensibilité de la peau et le pouvoir réactionnel du malade.

On peut modifier l'effet mécanique de la douche, en variant la température et la pression, en changeant la grandeur de l'orifice du bec, en augmentant le nombre des jets, comme dans le jet brisé, le jet en éventail, la douche en pluie, de même qu'on en modifie l'effet thermique en élevant ou en abaissant la température de l'eau. Les expériences de Maggiora et Vinaj (1) démontrent que les opérations hydriatriques exercent une

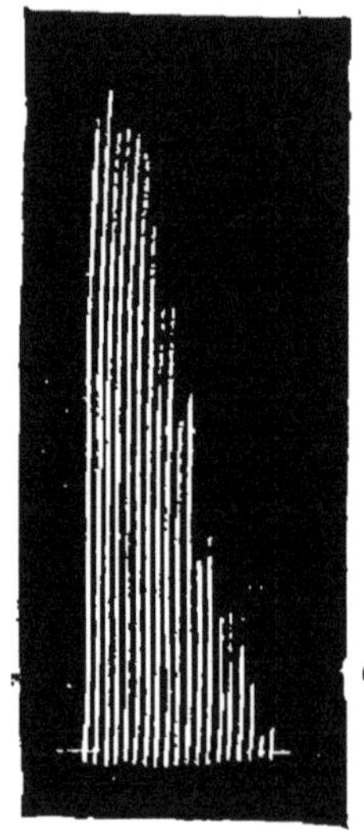

Fig. 50. — Courbe de fatigue à la suite d'un bain chaud administré après un exercice fatigant.

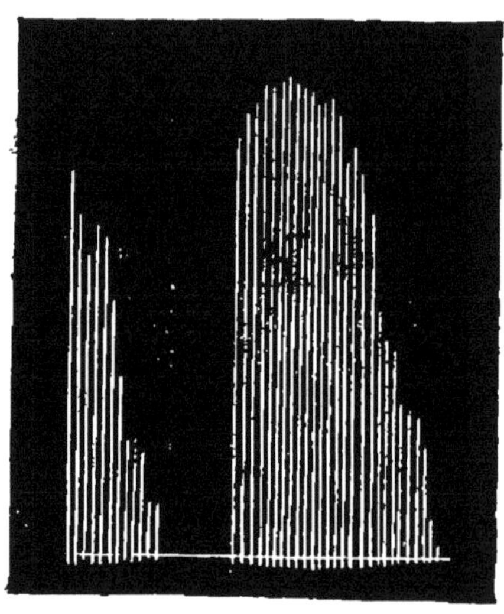

Après un exercice fatigant. Après la douche.

Fig. 51. — Courbe de fatigue avant et après une douche chaude administrée à la suite d'un exercice.

action très considérable sur l'appareil musculaire, par leurs effets mécaniques et leurs effets thermiques ; que le froid surtout augmente la force musculaire ; que les applications chaudes la diminuent, quand elles ne comportent pas une excitation mécanique. Une douche en pluie à 50° F. (10° C.), sous une pression de deux atmosphères, porte au triple la somme de travail que les muscles sont susceptibles de fournir. La douche écossaise, qui fait alterner des températures de 98° et de 53° F. (36,7° et 11,7° C.), double la capacité des muscles. Les douches tièdes, même, augmentent la résistance à la fati-

(1) *Blätter für klinische Hydrotherapie*, janvier 1892.

gue des muscles et leur capacité de travail, alors que les bains de température égale n'ont aucun effet de ce genre. Les courbes de fatigue reproduites ci-contre donnent la démonstration graphique de ce fait (fig. 50 et 51).

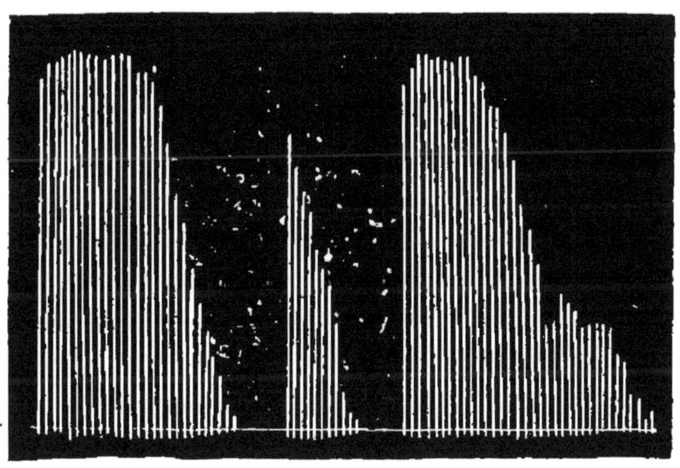

Etat normal. Après un massage de dix minutes. Après une douche

Fig. 52. — Courbe de fatigue avant et après une douche froide.

La douche en pluie chaude administrée à une température de 106° F. (41,1° C.) pendant quatre-vingt-dix secondes produit

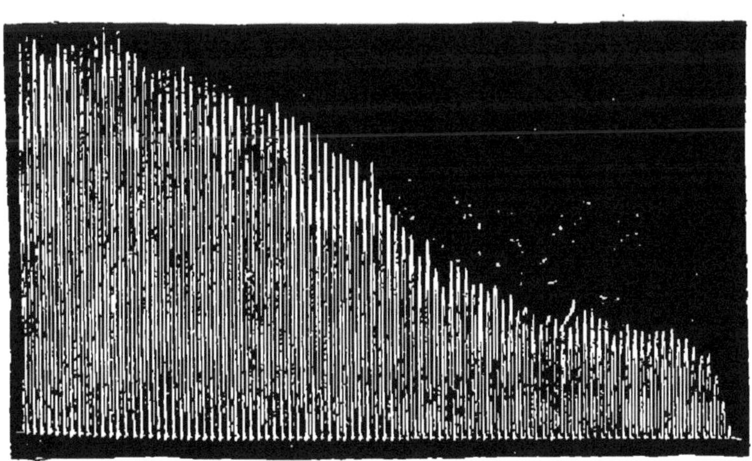

Fig. 53. — Courbe de fatigue de la main gauche après une douche en pluie de 10° C., sous une pression de deux atmosphères.

tout d'abord une sensation désagréable, à laquelle le malade s'accoutume bientôt. Elle n'a pas une action aussi marquée sur la capacité musculaire que la douche en éventail ; cela tient, probablement, à ce que celle-ci atteint successivement toutes les régions du corps, tandis que celle-là tombe seulement sur la partie supérieure du corps. Naturellement, l'action mécanique de la douche balance la diminution de la capacité musculaire qu'entraîne l'application d'eau chaude.

Vinaj et Maggiora, dans un travail plus récent (1), ont également étudié *l'effet des douches sur les muscles préalablement fatigués.* Ils enregistraient, tout d'abord, la courbe de fatigue normale d'un sujet. On soumettait ensuite celui-ci à un exercice musculaire violent pendant cinq à dix minutes, puis on prenait, de nouveau, sa courbe de fatigue. On lui administrait alors une douche, après laquelle on enregistrait encore une courbe. Les tracés que l'on voit ci-contre montrent combien la douche est efficace pour dissiper la fatigue (fig. 52, 53, 54).

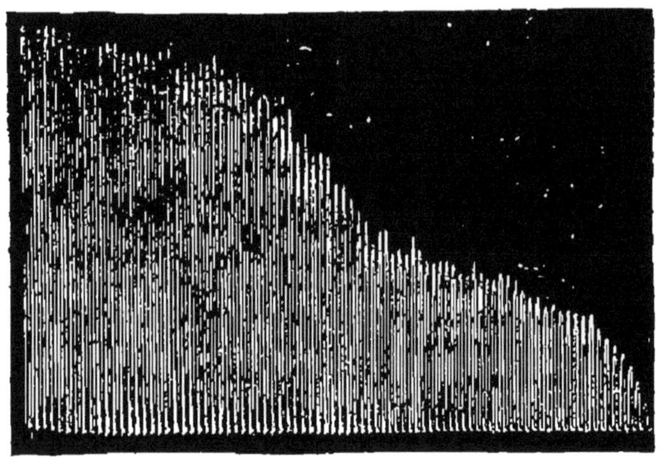

Fig. 54. — Courbe de fatigue de la main droite après une douche en pluie à 98° F. (36,7° C.)

Les expériences que nous venons de rapporter montrent clairement que l'action de la douche s'explique par ce fait que la pression sous laquelle l'eau arrive à la surface du corps donne à ce procédé une qualité importante, que les autres opérations hydriatriques ne possèdent pas.

Les tracés des figures 50 et 51 indiquent que le bain chaud est impuissant à rétablir la force musculaire, tandis que la douche peut obtenir cet effet. On remarquera que l'excitation

(1) *Blätter für klinische Hydrotherapie,* juin 1893.

mécanique de la douche permet d'employer même l'eau chaude à rendre aux muscles fatigués leur capacité de travail.

Les figures 51 et 52 permettent de comparer l'action de la douche chaude sur la capacité musculaire et celle de la douche froide.

Ces expériences ont été faites au moyen de l'ergographe de Mosso.

Elles nous fournissent une explication rationnelle de l'action tonique et réparatrice de la douche, à laquelle ont recours, en France, tant d'hommes et de femmes à musculature faible, tant de gens qui mènent une vie sédentaire, ou qui dissipent leurs forces dans le tourbillon des plaisirs. Quand il s'agit de fortifier des enfants ou des jeunes gens de constitution faible, de donner de la vigueur aux muscles relâchés de ces hommes et de ces femmes, qui n'ont ni le temps ni le goût de prendre de l'exercice en plein air, on ne dispose, certainement, d'aucun moyen plus utile que la douche froide, d'une durée, à une température et à une pression appropriées aux particularités de chaque cas. Je ne veux point parler ici d'états pathologiques, mais simplement d'une faiblesse anormale de l'appareil musculaire et de l'incapacité d'accomplir un travail ordinaire. Il est intéressant de recueillir, d'un observateur aussi savant et aussi précis que l'est le Dr W. B. Oliver (1), une opinion favorable, confirmant la nôtre, sur cette excellente méthode hydrothérapique. « L'action de la température, dit le Dr Oliver, se trouve grandement modifiée par l'action mécanique de percussion et de vibration que possède la douche ; aussi l'influence qu'exerce cette opération sur le système vaso-moteur est-elle beaucoup plus considérable que celle de tout autre procédé, soit qu'on asperge d'innombrables jets fins les diverses régions du corps, soit qu'on emploie la douche mobile qui produit une sorte de massage vibratoire. Les résultats thérapeutiques de ce mode d'application froide sont très remarquables, car elle fournit tous les effets toniques de l'hydrothérapie froide, tout en permettant d'adapter la température aux indications particulières de chaque cas. Actuellement, on apprécie plus judicieusement la valeur curative de ce procédé hydriatrique tonique et des procédés analogues, dans beaucoup d'établissements médicaux, où l'on entendait autrefois par hydrothérapie rien

(1) Croonian Lectures « on The Blood and Circulation », *London, Lancet*, 27 juin 1896.

de plus que l'immersion dans de l'eau très chaude, opération qui avait pour conséquence de diminuer l'énergie de l'appareil vaso-moteur. La douche en jet et la douche en cercles sont les procédés hydrothérapiques qui conviennent le mieux pour réparer les forces épuisées de l'habitant des grandes villes, qu'accablent les soucis et les inquiétudes. Je suis persuadé que ces procédés, si on les appliquait dans nos grandes villes, seraient considérés comme une ressource précieuse par beaucoup de sujets atteints d'épuisement nerveux, et se vulgariseraient même davantage que le bain turc. »

La *douche écossaise*, qui consiste à envoyer un jet alternativement chaud et froid, d'une durée plus ou moins longue, sur une même région, a pour effet de rendre plus énergique l'action thermique de la douche. Les effets de ce procédé sur l'homme à l'état de santé ont été étudiés par des médecins russes, dont le professeur Storoscheff, de Moscou (1), a résumé les travaux. On administra, dans les expériences dont il s'agit, des douches écossaises sous une pression d'une atmosphère et demie, pression bien inférieure à celle dont nous disposons à l'*Hydriatric Institute* (2,5 atmosphères); elles ne duraient jamais moins d'une minute; on les prolongeait au maximum quatre minutes; leur température variait entre 113° et 59°F. (45° et 15°C.).

« Les sujets en expérience étaient deux soldats soumis à une existence réglée et à un régime alimentaire constitué par du pain, du lait, du bouillon et du bœuf; les expériences portèrent sur une période de vingt-sept jours. On constata une augmentation de la consommation de l'azote (25 et 23,8 pour cent); une augmentation de l'assimilation des substances azotées (3 pour cent); une augmentation du poids du corps; un abaissement de la température buccale (de 1° à 1,3°C.), qui persistait encore un peu (0,2°C.) au bout d'une heure. Les pulsations radiales diminuèrent de 10 à 16 par minute, et restèrent moins rapides (de 6 à 10 en moins) pendant plus d'une demi-heure. Les mouvements respiratoires diminuèrent de 4 à 8 par minute et demeurèrent moins rapides (de 2 à 6 en moins) durant plus d'une demi-heure. La localisation des sensations tactiles devint moins précise : on devait écarter de 8 à 11 millimètres les branches de l'esthésiomètre. L'excitabilité électrique devint plus grande : il suffit d'un nombre moindre de milliampè-

(1) *Blätter für klinische Hydrotherapie*, novembre 1893.

res pour produire une contraction musculaire avec le courant galvanique : quinze minutes après la douche, le courant nécessaire pour exciter le nerf spinal et le nerf facial est inférieur de 1,09 milliampère au courant nécessaire, en temps ordinaire, pour obtenir ce résultat. Il en est ainsi, parfois, pendant une demi-heure. Un courant faradique plus faible que d'habitude suffit également à déterminer la contraction minima. Il se peut que ces résultats soient dus à une diminution de la résistance de la peau consécutive à l'application de la douche écossaise. On examina à trois reprises les modifications produites sur la peau par la pression d'une pièce de monnaie (procédé de Fleming modifié). Les traces de l'empreinte disparaissent beaucoup plus rapidement après la douche qu'avant; la consistance de la peau se trouve donc probablement accrue par cette opération. Le sens du toucher, étudié à l'aide de l'esthésiomètre de Sieveking, et la sensibilité thermique, examinée au moyen du thermo-esthésiomètre de Nothnagel subirent une diminution manifeste à la suite de la douche; celle-ci présenta une différence avec l'état normal de 1,8° C.; celui-là une différence de 13 millimètres; l'excitabilité des nerfs se trouvait donc diminuée. »

Heggelin (1) a résumé comme suit ses recherches sur l'action des douches :

« 1° La douche froide et la douche très chaude déterminent une élévation de la tension artérielle ;

2° Celle-ci dépend : *a*) de la constitution de l'animal; *b*) de la force de la douche, la douche la plus énergique produisant l'effet le plus marqué; *c*) de la durée de la douche, qui augmente l'effet en se prolongeant; *d)* enfin la première douche est plus active;

3° La durée de l'élévation de la tension artérielle dépend : *a*) de la constitution de l'animal ; *b*) de la température de l'eau : elle est plus longue après les douches froides :

4° Il se produit à la suite de la douche, principalement quand elle a été répétée un certain nombre de fois, un abaissement secondaire de la tension artérielle (au minimum de 2 millimètres Hg, au maximum de 70 mm.) qui persiste pendant quelque temps;

5° Exceptionnellement, une élévation, en apparence spontanée, de la tension artérielle se produit après la douche;

(1) Inaugural Dissertation, 1894.

6° Même après la section des vagues, la douche détermine une élévation de la tension artérielle. »

La douche exerce également son action sur le cœur. Elle augmente l'énergie des contractions cardiaques, surtout chez l'animal jeune; la première douche agit plus puissamment que les suivantes. La durée de cette action favorable dépend des mêmes facteurs que nous avons indiqués.

Heggelin a tiré de ses expériences sur les animaux les conclusions pratiques que nous allons citer. « Les douches de courte durée (de 10 à 15 secondes) agissent mieux, en général, que celles d'une durée plus longue; on doit toujours surveiller très attentivement l'état général du malade, quand on administre des douches de longue durée. La douche augmente manifestement l'énergie des contractions cardiaques; elle les rend non seulement plus puissantes, mais encore plus utiles. Dans les maladies où l'on doit éviter de provoquer une élévation de la tension artérielle (anévrysmes, athérome, etc.), il faut s'abstenir de donner des douches. On les administrera avec une grande prudence aux malades âgés qui sont atteints de troubles respiratoires; car, l'élévation de la pression sanguine dans l'oreillette gauche, qui est parfois considérable, peut facilement déterminer de la stase dans le poumon, avec de la dyspnée, des hémorragies, etc. »

Ottfried Müller (1) conclut, de 2.000 expériences faites sur l'homme, qu'une douche énergique élève la tension artérielle, même si elle est administrée avec de l'eau d'une température neutre; l'augmentation de pression varie en plus ou en moins, suivant que l'on s'écarte plus ou moins de la température neutre; mais les douches très chaudes accélèrent le pouls, tandis que les douches froides le ralentissent.

Mes observations personnelles s'accordent avec celles de cet auteur, sauf en ce qui concerne l'accélération du pouls produite, suivant lui, par la douche à 28°, phénomène que je n'ai pas constaté; le pouls s'accélère, en réalité, avec les douches à une température supérieure à 105° F. (40,5° C.), quand on leur donne une durée d'une minute. La douche en jet élève la tension artérielle plus que ne le fait la douche en éventail, parce que son action mécanique est plus énergique.

Uhlich (2) a publié des recherches faites, à l'*Institut Hydro-*

(1) Congress für innere Medizin, 1902, pp. 408-410.
(2) *Zeitschrift für experimentelle Pathologie und Therapie*, 1906.

thérapique Brieger de l'Université de Berlin, au moyen de l'ergographe; les observations étaient prises avant et après l'opération hydriatrique; elles mènent aux conclusions suivantes :

1° La douche très chaude, courte, suivie d'une douche froide très brève, produit l'effet le plus réparateur, ainsi que l'a démontré Kellogg;

2° La douche écossaise, la douche en jet froide, le demi-bain, la friction humide, l'immersion dans l'eau très chaude de courte durée suivie d'une application froide produisent un effet réparateur proportionné à l'énergie de l'excitation mécanique (friction ou pression de l'eau);

3° Les températures indifférentes (ou neutres) sont sans effets;

4° Les bains chauds prolongés diminuent la force musculaire;

5° La disparition de la fatigue qui suit la douche chez un sujet sain, et qui fait rarement défaut chez l'individu faible ou malade, est un phénomène plus marqué que l'augmentation de la vigueur que l'on observe, quand les muscles n'ont pas été fatigués.

Action de la douche sur la respiration et sur les échanges organiques. — Rubner (1) a constaté qu'une douche à 16° (R.? — 20° C.), administrée avant un repas, produit une augmentation du volume de l'air inspiré, égale à 54,5 pour cent. L'élimination de CO^2 augmente de 149.4 pour cent; l'absorption de l'oxygène de 110 pour cent. Le quotient respiratoire s'élève de 0,87 à 1,02.

Action de la douche sur la thermogénèse. — La douche froide produit un effet plus puissant que le bain froid de courte durée, sur la thermogénèse; suivant Janowsky, elle active sensiblement cette fonction, et démontre, par là, qu'elle exerce une influence positive sur les échanges organiques. Son action est au moins deux fois plus énergique que celle du bain. Ignatowski (2) a étudié la production et l'émission du calorique chez les sujets soumis aux douches *très chaudes.*

La douche très chaude abaissait de 0,55° C. la température rectale, qui s'élevait ensuite pour dépasser le degré qu'elle atteignait à la suite des bains froids de courte durée. Si le sujet exécutait des mouvements pendant la douche, l'effet répara-

(1) *Loc. cit.*
(2) *Loc. cit.*

teur de l'opération en était augmenté, la réaction était plus énergique, l'évaporation de la sueur plus active, la production de calorique plus considérable pendant environ quarante-cinq minutes ; les effets de la douche se prolongeaient donc beaucoup plus que ceux des bains de courte durée.

	2 MINUTES APRÈS LA DOUCHE	UNE DEMI-HEURE APRÈS LA DOUCHE	MODIFICATION
Douche très chaude			
Avant une douche à 45° C.			
Poids, 79.1 kilogs.....................	78,8 kil.	....	Diminué
Emission de calorique en 15 minutes, 19,906	21,7	22,546	Augmentée
Production de calorique en 15 minutes 18,595..............................	13,9	12,0	Diminuée
Température rectale, abaissement léger (0,05° C.).			
Douche froide			
Avant une douche à 16° C. sous une pression de 3 atmosphères, d'une durée d'une minute et demie.			
Poids, 54,8 kilogs....................	Le même	54,8 kil.	Le même
Emission de calorique en 15 minutes, 20,85	19,66	18,6	Diminuée
Production de calorique en 15 minutes, 16,87	13,16	13,14	Diminuée

Les expériences et les observations cliniques qui expliquent le mode d'action de la douche font comprendre combien il importe de ne pas prescrire cette opération à la légère. On doit prendre en considération, avant de le faire, la nature de la maladie, la constitution du sujet, l'énergie de sa réaction à la douche.

Indications thérapeutiques. — Dans tous les états pathologiques où *la perte de la force musculaire est l'effet des troubles digestifs*, de la dépression nerveuse, ou même de lésions organiques, les diverses formes de la douche fournissent le moyen de relever l'énergie des muscles, moyen qui donne des résultats parfois étonnants par leur rapidité et leur plénitude. Aucun autre procédé hydriatrique ne peut rivaliser avec la douche, quand il s'agit d'activer les fonctions circulatoires, de rétablir la tonicité des petits vaisseaux et des tissus. Elle rend la respiration plus ample, et augmente ainsi les échanges gazeux, de façon à favoriser les échanges organiques. Comme l'a dit Pospischl : « Le massage mécanique produit par une bonne douche en éventail imprime aux tissus malades un mouvement vibratoire qu'on ne saurait trop apprécier, et avec lequel le massage manuel ordinaire ne supporte pas la comparaison. »

On peut employer la douche au traitement des individus affaiblis qui peuvent se tenir debout ; car elle n'entraîne pas une soustraction considérable de calorique. On peut, d'ailleurs, la faire précéder, dans ce cas, d'un maillot sec ou d'un bain d'air chaud de courte durée, qui accumule à la surface du corps tout le calorique qu'emportera la douche et prévient ainsi une déperdition effective de chaleur. Dans l'*hypertrophie du foie et de la rate*, dans le *rhumatisme chronique*, dans le *paludisme* avec ou sans cachexie, dans un grand nombre de psychoses, j'ai reconnu la supériorité de la douche. Je m'étendrai plus longuement sur l'application de ce procédé au traitement de quelques-unes de ces maladies, dans les chapitres suivants.

J'ai obtenu d'excellents résultats de la douche circulaire dans l'*incontinence d'urine* chez les enfants au *New-York Juvenile Asylum*. Le Dr Prendergrast a publié (1) un travail sur quatre-vingts cas d'incontinence qu'il a observés dans un orphelinat. « Le traitement habituel avait échoué, lorsqu'une des religieuses nous suggéra l'idée d'employer l'eau froide. On plaçait l'enfant dans une baignoire vide et on lui versait de l'eau froide sur les épaules et le dos, pendant plusieurs minutes, au moyen d'un arrosoir ordinaire. Puis on le séchait, on le frictionnait et on le mettait au lit. L'épongement froid n'eut aucun effet.

« Quatre-vingts pour cent des cas aboutirent à la guérison complète ; et les autres furent améliorés, sans qu'on eût pris aucune autre mesure à l'égard du régime, etc. Les enfants avaient de six à douze ans ; quelques-uns présentaient de l'incontinence d'urine même pendant le jour. Ce traitement simple mérite d'être expérimenté sur de nombreux sujets, alors même que nous nous trouvons dans l'impossibilité d'en expliquer les heureux effets par une théorie satisfaisante. »

Dans l'*anémie* et la *chlorose*, dans la *neurasthénie* à forme mélancolique, dans les troubles gastriques et les autres désordres fonctionnels qui exigent un relèvement des forces muscu-

(1) *New-York Medical Journal*, 11 juin 1896.

laires, dans tous les cas où il est nécessaire de rétablir l'énergie du système nerveux, la douche est un moyen d'action puissant, que nous pouvons faire servir à la guérison du malade. Je puis ajouter, d'ailleurs, que ce même moyen peut tourner au désavantage de celui-ci; c'est une arme à deux tranchants; elle est nuisible au malade lorsqu'on l'emploie sans discernement. Celui-ci ne doit jamais avoir recours à la douche sans une prescription du médecin, qui en indique la durée, la température et la pression; les effets de l'opération sont en rapport, non seulement avec ces qualités du jet que l'on peut déterminer mathématiquement, mais encore avec les caractères de la constitution individuelle du malade et les modifications qu'apporte à celle-ci la maladie en cours. Un grand nombre d'établissements en Allemagne ne possèdent pas, dans leur installation de douches, de moyens de contrôler d'une façon précise et rapide la pression et la température du jet. C'est probablement là qu'on doit chercher la raison qui fait préférer, dans ce pays, le demi-bain, qui ne produit qu'une excitation mécanique bien plus légère et qui nécessite, par conséquent, l'emploi d'une température plus élevée. On n'obtient pas, par ce procédé, l'effet tonique de la douche, effet que l'on peut modifier à volonté et avec précision en faisant varier la pression et la température de l'eau et la durée de l'opération. J'ai entendu un excellent professeur dire, au cours d'une conférence qu'il faisait devant cinquante médecins : « Les Français emploient de préférence la douche, qui doit toujours être donnée très froide et très courte, de une demi-seconde à deux secondes. » Il fut étonné lorsque je lui objectai que la douche française dure de trente secondes à une minute. Si l'on veut désigner du nom de son pays d'origine la douche très courte dont parlait cet auteur, je crois qu'on doit l'appeler « douche américaine ».

Dans les *cardiopathies*, suivant Huchard, la faiblesse du cœur ne tient pas seulement à un état du myocarde même ou de son système nerveux, mais souvent aussi à la condition des résistances périphériques; en diminuant celles-ci, on peut faire disparaître les troubles circulatoires. Cet auteur s'adresse au « cœur périphérique » et aux modifications qu'on peut faire subir au fonctionnement de celui-ci, pour combattre les manifestations de l'artério-sclérose; dans cette maladie en particulier, les applications hydriatriques rationnelles donnent d'excellents résultats. Il convient d'employer surtout la douche en pluie à température neutre, d'une durée d'une à deux minutes. On abaisse progressivement la température de l'eau jusqu'à ce que le malade éprouve une sensation de fraîcheur agréable, puis on l'élève de nouveau. Cette forme de douche empêche que la réaction ne soit brutale, elle exerce une influence très favorable sur la circulation périphérique; elle relève l'énergie cardiaque et fortifie le myocarde.

La douche neutre est le moyen le plus sûr de combattre l'hypertension artérielle. Appliquée sans brutalité, elle ne provoque ni sensation de chaud ni sensation de froid. On doit approprier à chaque individu la température de l'eau, qui variera, à cet effet, entre 33° et 37° C. On l'administrera avec une pression peu élevée, pour éviter qu'elle soit excitante. On l'appliquera, en particulier, de chaque côté de la colonne vertébrale. Sa durée sera, suivant le cas, de trois à huit minutes. Cette opération sédative permet une détente au système nerveux et à l'appareil circulatoire; son emploi est indiqué dans tous les états qui relèvent de l'*hypertension artérielle*.

Quand il existe de l'*hypotension artérielle*, on peut avoir recours à la douche froide, qui relève la tension et ramène les fonctions circulatoires à leur état normal. Les applications froides ont des effets très différents, suivant qu'elles sont plus ou moins énergiques et suivant que le sujet est plus ou moins sensible. Les impressions qu'elles déterminent agissent par voie réflexe sur le cerveau et sur la moëlle, et peuvent intervenir ainsi dans le fonctionnement de tous les organes.

Indirectement, par la réaction qu'elle détermine aussi bien que directement, la douche froide augmente l'activité du système nerveux, l'énergie de la contraction musculaire, la rapidité de la circulation. Cette excitation temporaire des fonctions les plus importantes de l'organisme est en rapport avec une élévation de la tension artérielle. Cette élévation de la tension est toujours en proportion de l'intensité et de la durée de l'application froide et de l'énergie de la réaction qu'elle provoque. La douche froide de courte durée est donc un excellent moyen d'augmenter la tension artérielle.

Je ne sais s'il existe en France des installations de douches permettant d'appliquer la douche dans les conditions requises : je n'en ai pas rencontré dans les nombreux établissements réputés que j'ai visités en ces cinq dernières années. Les médecins qui désirent utiliser l'action puissante de la douche seraient bien inspirés en s'inquiétant de savoir si l'établissement auquel ils adressent leurs malades est pourvu d'appareils donnant la possibilité de modifier la pression et la température de l'eau d'une façon mathématique, et non d'après la simple appréciation du doucheur. Dans un établissement hydrothérapique connu de Paris, le médecin me dit qu'il se passait de thermomètre et plaisanta l'emploi du manomètre; le tuyau dont il se servait était de dimensions telles qu'on eût pu l'employer pour une pompe à incendie.

Les détails que nous venons de donner sur la technique de la douche, sur son mode d'action et sur ses indications fournissent au médecin les principes qu'il doit appliquer pour approprier cette opération aux différents états morbides où l'on doit stimuler l'assimilation et l'hématose, relever l'énergie du système nerveux, calmer l'agitation, déterminer la résorption des produits pathologiques, ou augmenter les échanges organiques.

Nous pensons qu'il est bon de parler ici de la manière défectueuse dont on administre parfois la douche. On perd de vue ce fait qu'un élément essentiel de la douche est la pression que l'on donne à l'eau et on en prescrit l'usage à des malades qui se soignent à domicile. On conseille au malade ou à son infirmier, de se servir d'un « aspersoir » relié au robinet d'une salle de bain ou d'un lavabo et de laisser couler l'eau sur la colonne vertébrale, le dos ou le corps entier. J'estime et beaucoup de personnes partageront sans doute mon opinion, que cette opération ne peut être supportée que par les sujets les plus robustes et qu'elle ne convient en rien au traitement de malades dont la circulation est médiocre et dont le système nerveux est fatigué. Lorsque je fis usage, pour la première fois, de ce procédé, on se trouvait au milieu de l'été et l'eau froide était à 70° F. (21,1° C.); je venais de prendre un bain chaud. Dix minutes après avoir reçu la rosée, j'étais incapable de tourner la tête ou de mouvoir mon bras droit sans une vive douleur; c'était le début d'une attaque de myalgie, qui fut de courte durée, mais assez aiguë. Depuis lors, j'ai souvent entendu des malades raconter qu'ils avaient fait une expérience analogue ou qu'ils avaient pris un refroidissement dans les mêmes conditions et conclure qu'ils « ne supportaient pas l'eau froide. » La raison en est bien simple. La pression de l'eau, aux étages supérieurs de la plupart des maisons de New-York, et probablement aussi d'autres villes, n'est pas supérieure à 50 centimètres de mercure; elle peut n'être que de 15 à 20 centimètres de mercure, au troisième étage. Le jet que donne un aspersoir n'est donc qu'une bruine ; l'excitation mécanique étant très légère, la réaction ne se produit pas ; on éprouve une sensation de froid déprimante, au lieu d'une sensation stimulante de chaleur. Sauf dans les habitations où l'eau est fournie par un réservoir placé sur le toit, la pression est trop insuffisante pour qu'on puisse donner une bonne douche au domicile des malades. En outre, il est impossible d'obtenir de la douche des résultats satisfaisants, si l'on ne dispose pas d'un appareil indiquant, au moyen d'un thermomètre, la température du mélange d'eau froide et d'eau chaude que l'on emploie. Il faut donc, pour pouvoir approprier la douche à chaque cas, et à chaque phase d'une maladie, avoir sous les yeux un thermomètre et un manomètre. On ne trouve que bien rarement, dans les maisons particulières, une installation possédant ces instruments de mesure ; aussi ne doit-on pas faire prendre de douches à un malade ailleurs que dans un établissement spécial. La douche, à ce point de vue, diffère donc des autres opérations hydriatriques, ablution, maillot humide, bains de diverses formes, qu'il est préférable d'administrer au domicile du malade, à condition qu'on dispose d'un infirmier instruit.

J'ai remarqué qu'un grand nombre de malades renoncent à l'hydrothérapie parce que la douche, ou les autres opérations, leur ont été administrées d'une façon défectueuse, et que d'autres s'imaginent avoir une idiosyncrasie qui ne leur permet pas de supporter « l'eau froide ». Je crois donc devoir, une fois de plus, mettre le lecteur en garde contre les applications hydriatriques défectueuses. Je le fais toutes les fois que j'en ai l'occasion, dans cet ouvrage qui se propose de donner au praticien un guide sûr dans l'emploi thérapeutique de l'eau.

La douche dans les établissements hydrothérapiques. — La douche est une opération particulièrement propre à fournir la démonstration expérimentale des effets physiologiques et thérapeutiques des procédés hydriatriques ; elle permet, en effet, par les modifications rapides et précises qu'on peut faire subir à la température de l'eau, à la pression, à la durée de l'application, de mettre en évidence chacun de ces éléments et de montrer leur importance aux étudiants. On a trouvé des avantages à utiliser, dans le service hydrothérapique de *Columbia University*, service qui fait partie de la *Vanderbilt Clinic*, l'installation de douches dont j'ai dressé le plan et qui a été construite sous ma direction, par l'*Hydrothérapeutic Apparatus Company* de New-York. Comme ce service est surtout consacré à l'enseignement, on n'y traite que les hommes, pour des raisons faciles à comprendre.

Dans les polycliniques, la douche offre le grand avantage de demander peu de temps pour son administration et pour l'établissement de la réaction consécutive: elle n'oblige pas les malades à rester à l'intérieur; elle permet d'éviter l'encombrement des locaux. Je puis citer, à ce propos, l'exemple de la « Clinique Hydriatrique » que j'ai fondée, il y a douze ans, à New-York, 259 West Sixtyninth Street. Au cours de l'année qui s'est terminée le 30 juin 1904, on y a administré 27.355 douches, qu'on a toujours fait précéder d'un bain d'air chaud, en vue d'augmenter le pouvoir réactionnel des individus. Cela fait une moyenne de 75 douches par jour. Le dimanche matin l'établissement est ouvert pendant quatre heures. Les malades passent à tour de rôle dans la salle de douches, assez rapidement, mais sans que le personnel puisse être inattentif ou négligent à leur égard. Ils se rendent ensuite dans une cabine assez grande pour que deux malades s'y sèchent, pendant qu'un troisième est à la douche. Le doucheur et la doucheuse ne prêtent leur aide qu'aux malades affaiblis, dont le nombre est infime. Un masseur est chargé de placer les malades dans le bain d'air chaud, de leur envelopper la tête d'un turban mouillé, d'observer l'intensité de leur sudation, de leur administrer de petites quantités de boissons froides, enfin de les faire sortir de la caisse; il a encore d'autres fonctions, par exemple la distribution des serviettes. Cette clinique, en outre des douches, et malgré le grand nombre de celles-ci, applique encore plusieurs formes différentes de l'hydrothérapie. Elle a pour clientèle les malades des consultations externes des hôpitaux (*New-York*, *Roosevelt*, *Presbyterian*, *Postgraduate*, *Mont Sinaï*, *Bellevue*, *Beth Israël*), les dispensaires des écoles de médecine (*New-York*, *Bellevue*), le dispensaire allemand, le dispensaire *Saint Bartholomew* et quelques autres. Comme les procédés autres que la douche demandent plus de temps qu'on n'en pourrait donner, on emploie celle-ci pour environ 96 malades sur cent; la douche permet, en effet, de modifier instantanément la température de l'eau, l'effet mécanique et la durée de l'opération, suivant les indications particulières à chaque cas; en dehors de la douche, on administre surtout le maillot humide, le bain continu, le bain très chaud, par exemple, dans le rhumatisme et les maladies par ralentissement de la nutrition.

Je crois devoir recommander l'adoption de l'installation que je décris plus loin dans un chapitre spécial, et qui convient soit à un établissement hydrothérapique, soit à une clinique destinée à l'enseignement. Elle a prouvé ses avantages dans des milliers de cas. Il importe d'exiger que la construction des appareils soit très soignée. Il arrive, en effet, qu'on s'aperçoit des malfaçons d'une installation, alors seulement qu'elle est hors d'usage. Les réparations imposent des dépenses nouvelles, et, conséquence plus fâcheuse encore, si elles nécessitent l'envoi des appareils au loin, elles privent les malades, pendant quelque temps, du traitement qui leur serait utile.

CHAPITRE V

LE BAIN DE SIÈGE

Technique. — On prépare un bain de siège (*hip bath*) de la façon suivante : on étend sur le parquet une toile cirée que l'on recouvre d'une ou plusieurs couvertures; on place dessus une baignoire d'une forme spéciale, semblable à celle qui est représentée dans la figure 55, de manière à ce que le bord postérieur de cette baignoire soit placé sur une même ligne que l'un des bords des couvertures ; on remplit ensuite à moitié la baignoire avec de l'eau à la température prescrite. Le malade, la tête couverte d'un turban mouillé, s'assied alors dans la baignoire, les jambes passant par-dessus le bord antérieur. On doit éviter de faire reposer les régions poplitées sur ce bord, où elles se trouveraient comprimées, et de fléchir la jambe sur la cuisse au point de rendre pénible la position du malade. Si celui-ci est de petite taille, on peut placer ses pieds sur un tabouret qui les soulèvera assez pour empêcher le creux poplité d'appuyer sur le bord de la baignoire. Lorsque le malade est assis, on enveloppe ses pieds et ses jambes de la couverture que l'on a étendue sur le parquet, afin que ces parties, qui ne seront pas soumises à la friction, ne se refroidissent pas. Au lieu de se servir de la couverture, on peut mettre les pieds du malade dans un bassin contenant de l'eau à 105°-110° F. (40,5°-43,3° C.).

Si le malade est très sensible au froid, ou si l'on doit employer de l'eau à une température très élevée ou très basse, il est bon de donner à l'eau, en commençant, une température inférieure, ou supérieure, de quatre à cinq degrés C. à celle qui a été fixée, afin d'éviter de surprendre ou d'incommoder le malade ; mais cela n'est pas absolument nécessaire.

Dès que le malade a pris place dans la baignoire, on y verse de l'eau à la température appropriée, en ayant soin de ne pas la faire couler directement sur son corps. Le bain doit être préparé rapidement, afin d'éviter tout désagrément au malade. Lorsque le médecin n'a pas fait de prescription spéciale à ce sujet, l'infirmier fait des frictions avec les mains nues, ou revêtues d'une serviette ou d'un gant à bain, sur les régions postérieures et latérales du tronc, tandis que le malade se frictionne l'abdomen et les cuisses.

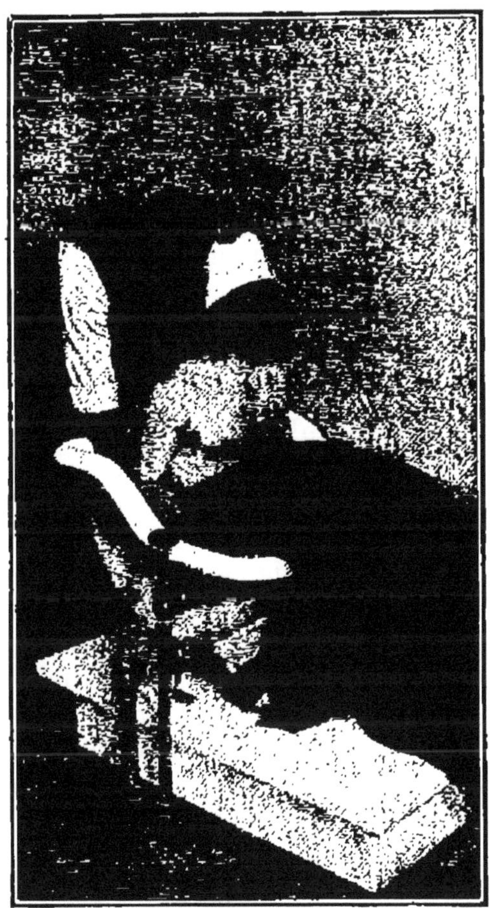

Fig. 55. — Bain de siège.

Un bain de siège mal exécuté peut faire prendre froid au malade, ou lui causer quelque autre ennui. L'infirmier doit donc apporter l'attention la plus scrupuleuse à l'application exacte des règles indiquées ci-dessus, surtout en ce qui concerne la position à donner au malade et la friction énergique à laquelle il faut le soumettre.

Mode d'action. — Les Drs Schweinburg et Pollak, sous l'inspiration et la direction du professeur Winternitz, ont fait d'intéressantes expériences très précises, qui permettent d'expliquer scientifiquement les effets thérapeutiques du bain de siège. On plaçait le sujet dans une baignoire vide, afin de se mettre à l'abri des erreurs qui auraient pu se produire du fait d'un changement de pression, et on le recouvrait de couvertures. On fixait sur l'artère radiale, le bras étant mis dans une position facile à conserver, un sphygmographe de Dudgeon; on comptait les pulsations de la carotide et on enregistrait la tension artérielle dans l'artère temporale. On remplissait ensuite la baignoire d'eau à la température voulue. Les observations étant prises avant, pendant et après le bain, on obtient les résultats suivants : le bain de siège très chaud (104°-113° F., 40°-45° C.) détermine presque toujours une légère accélération du pouls et, exceptionnellement, un abaissement considérable de la tension artérielle ; le bain de siège froid (50°-54,5° F., 10°-12° C.) détermine un ralentissement léger du pouls, et, parfois, une élévation considérable de la tension.

D'après Winternitz, le bain de siège est une opération susceptible d'exercer une action puissante sur l'aire vasculaire immense que forment les vaisseaux intra-abdominaux. L'ensemble de ces vaisseaux peut être comparé à un réservoir à dimensions variables, qui recevrait, pour un temps, la totalité du sang des autres régions, auxquelles il restituerait ce sang quand cela deviendrait nécessaire. Les vaisseaux intra-abdominaux, par le fait qu'ils peuvent modifier leur capacité, constituent une sorte de soupape de sûreté, qui régularise les pressions à l'intérieur de l'appareil vasculaire.

Une opération qui agit puissamment sur les vaisseaux intra-abdominaux, peut produire des effets intenses, soit utiles, soit nuisibles, sur le fonctionnement de l'organisme. Nous avons déjà indiqué, dans la première partie de cet ouvrage (page 50), que le pléthysmographe montre une augmentation nette du volume du membre supérieur, lorsque le sujet prend place dans un bain de siège froid. Il se produit une congestion brusque de la tête qui se manifeste par les symptômes habituels. On a là un moyen unique d'amener le sang aux régions supérieures du corps. En outre, la respiration, la circulation, la tension artérielle, etc., subissent les modifications que détermine ordinairement le choc de l'eau froide sur une région quelconque du corps. Les différents phénomènes qu'amène le bain de siège froid peuvent être rattachés à une excitation réflexe du sympathique.

Les bains de siège à une température de 50° à 70° F. (10° à 21,1° C.) et d'une durée de dix à vingt minutes excitent les nerfs vaso-moteurs des viscères abdominaux, entraînent la constriction des vaisseaux de ces organes, diminuent leur contenu sanguin, et par suite, les sécrétions intestinales et les mouvements péristaltiques.

Indications thérapeutiques. — Il est facile de déduire les indications du bain de siège, du mode d'action de ce procédé, tel que nous venons de l'exposer. Le bain de siège peut rendre de grands services dans tous les cas où il existe de la congestion des organes abdominaux, dans la diarrhée, dans la dysenterie. Une simple immersion de la partie inférieure de l'abdomen dans l'eau froide, qui serait de courte durée, déterminerait l'hyperémie de ces organes, augmenterait le tonus de l'intestin, activerait le fonctionnement de l'intestin ; au contraire, le bain de siège prolongé, très chaud ou froid (dont la durée est de une heure ou deux), décongestionne les vaisseaux des viscères abdominaux. Winternitz affirme qu'il n'est pas de médication plus efficace, dans les diarrhées les plus rebelles, que le bain de siège froid, précédé de l'application d'un maillot humide avec friction, et je suis en mesure de confirmer l'opinion de cet auteur. Le maillot humide augmente l'étendue de l'aire vasculaire cutanée, puis le bain de siège prolongé à 50°-66° F. (10°-18,9° C.) excite le sympathique, contracte les vaisseaux de l'intestin et diminue les mouvements péristaltiques.

Dans les *affections des organes génito-urinaires*, les bains de siège froids de courte durée sont utiles, lorsque la circulation y est paresseuse, lorsque ces organes sont le siège d'une congestion passive ou d'une inflammation chronique ; ils sont contre-indiqués, quand il existe un processus inflammatoire aigu. On les administrera donc dans l'impuissance, la spermatorrhée, l'ovarite subaiguë ou chronique, l'atonie de l'utérus, le relâchement des ligaments de l'utérus, l'aménorrhée, la ménorragie passive ; on les prescrira encore dans les congestions passives du cerveau, des poumons, du foie ; dans les troubles gastriques et intestinaux, la constipation, etc.

J'ai obtenu les meilleurs résultats de l'emploi du bain de siège froid de courte durée dans les cas de ménorragie qui persistent de mois en mois, laissent à chaque fois la malade épuisée, la maintenant ainsi dans un cercle vicieux, car les pertes se reproduisent en raison de l'anémie qu'elles entretiennent. Quand le curettage n'a pas réussi ou qu'il est contre-indiqué, que l'hémorragie se prolonge à cause des troubles de la circulation locale et de la circulation générale, on trouvera avantage à préférer à toute autre médication le bain de siège à 85° F. (29, 5° C.), de cinq à huit minutes, avec friction constante, suivi d'affusions, ou, mieux, d'une douche en cercles à une température égale ou inférieure. J'ai l'habitude de prescrire, dans les cas de ce genre, des bains de siège à 85° F. (29,5° C.), de huit à dix minutes, qu'on termine par une affusion à 70° F. (21,1° C) ou au-dessous, afin d'exercer une action tonique générale; on commence ce traitement le cinquième jour de la menstruation, quand l'écoulement présente des modifications, et on le continue tous les jours, jusqu'à ce que les pertes cessent. Si l'écoulement ne présente pas de modification, on commence au moment où sa durée paraît exagérée, et on poursuit jusqu'à ce qu'il soit tari. On arrive ainsi, non seulement à arrêter les pertes, mais encore à relever les forces de l'organisme, à rendre à la malade sa santé et son courage. La plupart des femmes protestent avec énergie contre l'emploi de bains de siège froids au cours de troubles menstruels. Il sera donc prudent de dissiper d'abord leurs craintes et d'insister sur la valeur de ce mode de traitement, et sur la nécessité où l'on se trouve d'y recourir.

Contre-indications. — Les bains de siège froids sont particulièrement contre-indiqués, toutes les fois que les organes génito-urinaires présentent une irritabilité plus grande qu'à l'état normal et que les émissions d'urine sont fréquentes. C'est une erreur grave, et assez répandue, que d'attribuer au bain de siège froid ordinaire une action sédative sur les organes pelviens. Une immersion très courte du bassin dans l'eau froide détermine, certainement, une augmentation de l'activité circulatoire et une élévation de la tension dans le domaine de la veine porte. Le bain de siège frais prolongé, au contraire, abaisse la température pendant le temps qu'il dure, et tend à prévenir l'établissement d'une réaction, et la stimulation qui en serait la conséquence. Un bain de siège de ce genre, c'est-à-dire d'une durée de dix à vingt minutes, à une température de 50°-90° F. (10°-32,2° C.), peut rendre service dans le traitement des lésions inflammatoires. Il sera très utile dans la cystite, l'uréthrite, la métrorragie, la prostatite, la diarrhée, la dysenterie. Lorsqu'on désire obtenir un effet sédatif marqué, dans le ténesme vésical, les douleurs menstruelles, etc., on emploie le bain de siège chaud, à 95°-100° F. (35°-37,8° C.), d'une durée d'une heure ou deux, traitement qui a fait ses preuves depuis longtemps.

Toutefois, le bain de siège dont l'effet antiphlogistique sur les organes pelviens est le plus sûr, est celui que l'on administre avec de l'eau à 70°-80° F. (21,1°-26,6° C.), et que l'on accompagne d'une friction. Dans les inflammations chroniques de l'utérus et du vagin, quand il n'existait pas de suppurations, je me suis très bien trouvé de l'emploi du bain de siège progressivement refroidi : on place la malade dans de l'eau à 90° F. (32,2° C.), et on abaisse la température du bain jusqu'à 80° F. (26,6° C.) en y ajoutant de l'eau glacée, que l'on verse d'une cruche en ayant soin de ne pas la verser directement sur le corps de la malade.

Misiewitz (1) a indiqué, dans un excellent article, les avantages du bain de siège. « Les bains de siège froids de courte durée, dit cet auteur, qui ont une action excitante et déterminent une hyperémie réflexe intense, sont indiqués dans les cas de *paralysie des fibres musculaires de la vessie et de l'intestin*, dans *le prolapsus du rectum, la spermatorrhée, la prostatorrhée, l'impuissance* masculine liée à la faiblesse musculaire et à l'anesthésie cutanée, dans *le relâchement des ligaments de l'utérus, le prolapsus utérin, la leucorrhée de la chlorose, l'aménorrhée*, quelques formes *d'hémorragies passives, la congestion du foie*, l'atonie musculaire de l'estomac et de l'intestin, qui se manifeste par de la constipation, des flatulences, etc.

Les bains de siège froids sont contre-indiqués, lorsque les organes pelviens présentent une irritabilité excessive, de la congestion active ou de l'inflammation ; quand le malade a de l'excitation génitale, des pollutions ; quand il existe du ténesme vésical ou rectal ; dans les ménorragies actives.

Le bain de siège froid prolongé a des propriétés toutes différentes. Il abaisse la température de l'intestin pour un temps considérable, il exerce une action sédative sur les centres nerveux des viscères abdominaux, il diminue l'activité des échanges organiques, il n'amène pas d'afflux sanguin susceptible d'élever le tonus artériel, il facilite la circulation de retour et régularise le fonctionnement de l'appareil circulatoire. Son emploi est donc indiqué dans les hémorragies uréthrales, vésicales, intestinales, utérines ; dans les catarrhes utérins aigus et chroniques ; dans les hémorrhoïdes, la périmétrite, la périorchite ; dans la blennorrhée, la prostatite, la périproctite ; dans la diarrhée rebelle, la diarrhée avec selles sanglantes ; dans les inflammations des annexes et des ligaments de l'utérus. Les bains de siège prolongés sont contre-indiqués, lorsqu'il existe

(1) Klinische Untersuchungen über die Wirkung der Sitzbäder bei Krankheiten des Urogenital-Systems und anderer Organe der Bauchhhöle, — *Wiener klinische Wochenschrift*, 1895, n° 12.

des spasmes musculaires, comme on en observe dans les coliques utérines, la cystite aiguë, le ténesme intense. Dans ces conditions, comme les muscles et les vaisseaux ont des contractions, toniques ou spastiques, sous l'influence de l'excitabilité des vaso-moteurs, on doit employer les bains chauds ou les bains de vapeur. On administrera donc ceux-ci, dans les cas de ténesme vésical, uréthral ou rectal; dans le spasme vésical produit par des excès génitaux ou des écarts de régime; dans les coliques menstruelles et les coliques utérines; dans le spasme des uretères et les coliques néphrétiques; dans l'aménorrhée.

Les bains de siège tièdes (?) prolongés, bains à 72° F. (22,2° C.), ont des effets analogues à ceux des bains froids à 50°-63° F. (10°-17,2° C.). Ils n'amènent pas une réaction excessive et ils abaissent la température abdominale pour un temps considérable. Ils exercent une action sédative sur les terminaisons des nerfs sensitifs. Ils déterminent un mouvement lent et régulier des tuniques musculaires des vaisseaux. Le bain de siège tiède prolongé est surtout indiqué, lorsqu'il s'agit d'obtenir une action antiphlogistique, comme dans *les catarrhes de l'urèthre* et de ses annexes; dans la blennorrhée, *la leucorrhée;* dans *la métrite*, *la cystite*, *la proctite*, *les hémorrhoïdes*, *l'ovarite*, *la colite* et *la typhlite*.

Dans la *constipation* accompagnée d'anémie, les bains de siège de courte durée donnent parfois des résultats très favorables. On place le malade dans de l'eau à 85° F. (29,5° C.), dont on abaisse chaque jour la température de deux degrés (1,1° C.), jusqu'à ce qu'elle soit à 60° F. (15, 5° C.), et on pratique une friction et un pétrissage sur son abdomen. Après le bain, on administre une douche abdominale, puis une douche générale avec le jet en éventail, surtout quand il s'agit de femmes anémiques constipées.

CHAPITRE VI

L'IRRIGATION

On appelle justement irrigation (*irrigation*) une méthode qui consiste à appliquer l'eau sur des surfaces malades et dans les cavités naturelles; dans ce cas, en effet, le contact de l'eau avec les régions traitées est de courte durée, et son action est surtout une action locale.

L'appareil le plus commode, dont on puisse se servir à cet effet, est le laveur ordinaire, auquel on donne actuellement une capacité assez grande pour qu'il puisse contenir une quantité d'eau suffisante. Pour obtenir la pression que l'on désire avoir, on suspend le réservoir à une hauteur convenable. Dans la pratique gynécologique, certains médecins préfèrent employer l'injecteur énéma.

La *technique* de l'irrigation diffère suivant l'objet qu'on a en vue. Nous décrirons donc les différentes formes de cette opération en plusieurs paragraphes que nous intitulerons :

1° Le lavage de l'estomac; 2° l'entéroclyse ; 3° l'irrigation des voies génito-urinaires chez l'homme ; 4° le lavage vaginal.

LE LAVAGE DE L'ESTOMAC

La technique du lavage de l'estomac présente des différences suivant qu'on pratique cette opération chez l'adulte ou chez l'enfant.

Technique chez l'enfant. — Chez les enfants, on opère de la façon suivante. On prend une sonde de Nélaton ou de Jacques n° 8, qu'un tube de verre court rattache au tuyau du laveur contenant un litre d'eau à 95° ou 100°F. (35° ou 37,8°C.) auquel on a ajouté la valeur d'une cuillerée à café de sel ou de bicarbonate de soude ; on introduit la sonde et on la pousse avec douceur, mais sans hésitation, dans le pharynx, ou dans une narine, jusqu'à ce qu'elle ait pénétré dans l'estomac de l'enfant, qu'une infirmière tient debout dans ses bras. Chez les jeunes enfants l'opération n'offre pas de difficulté car ils en favorisent l'exécution par des mouvements de succion. Les enfants plus âgés la rendent parfois si difficile qu'il vaut mieux y renoncer. On ne doit pas pratiquer cette opération en présence de la mère de l'enfant, ou d'un entourage inquiet, car le visage de l'enfant parfois se cyanose et exprime de l'anxiété ; ce phénomène est passager et n'indique aucun danger ; cependant, il amène souvent les parents à repousser l'exécution du lavage. On peut introduire d'abord la sonde et ne la rattacher au tube du laveur qui contient l'eau bouillie que quand elle a pénétré dans l'estomac. Habituellement, l'enfant vomit l'eau qu'a reçue son estomac ; il est préférable de la lui faire rendre par la sonde, que l'on détache du tube du laveur ; cette eau entraîne les produits des fermentations stomacales, du mucus et des grumeaux de lait caillé non digéré. On doit maintenir la sonde au voisinage de la bouche de l'enfant, pour empêcher qu'elle ne soit entraînée dans des efforts de vomissement. L'opération terminée, on pince la sonde entre le pouce et l'index de la main droite et on la retire rapidement ; on la tient ensuite suspendue au-dessus d'une cuvette et on cesse de la pincer, afin qu'elle se vide. Il est nécessaire de prendre cette précaution, qui empêche que des substances liquides ou solides contenues dans la sonde ne passent dans le larynx de l'enfant, pendant qu'on extrait celle-ci.

Indications thérapeutiques chez l'enfant. — Après les prescriptions diététiques et hygiéniques, l'action mécanique de l'irrigation stomacale est l'élément le plus important du traitement dans les affections rebelles du tube gastro-intestinal chez l'enfant. Lorsqu'il s'agit de débarrasser un enfant atteint de diarrhée estivale des bactéries qui se sont introduites et multipliées dans son tube digestif, rien ne vaut l'irrigation pratiquée au moyen d'une sonde molle, la méthode qu'a imaginée Epstein et que Seibert a défendue si ardemment ; c'est une ressource précieuse dans les cas rebelles, elle réussit alors même que les médications les plus sûres ont échoué.

Technique chez l'adulte. — Chez les adultes, on pratique le lavage de l'estomac d'une façon quelque peu différente. On fait asseoir le malade sur une chaise et on place une autre chaise en face de lui. On attache autour de son cou une large serviette, un drap, ou, mieux encore, un tablier de caoutchouc, qui recouvre toute la face antérieure du corps, afin de protéger ses vêtements. On prépare un tube de caoutchouc long, flexible et solide, dont l'extrémité est ouverte et présente, de plus, un œil; deux à six litres d'eau; une cuvette que l'on pose sur la chaise placée en face du malade. Si celui-ci possède un dentier, il le retire. On lui demande de se tenir le buste droit et la tête renversée en arrière. Le médecin se place à sa droite, il mouille d'eau chaude l'extrémité du tube (il n'est pas nécessaire d'employer de l'huile, qui pourrait détériorer le tube); tenant, ensuite, entre le pouce et l'index comme un porte-plume, cette extrémité, il l'introduit dans la bouche, sans toucher la langue, jusqu'à ce qu'il rencontre la face postérieure du pharynx. Il dit alors au malade d'avaler et de pencher la tête en avant. La première tentative que fait celui-ci pour avaler peut déterminer de la suffocation, mais il se produit aussitôt dans le pharynx une abondante sécrétion de mucus, qui lubrifie la sonde. Il est bon de rassurer le malade, avant qu'il ne s'inquiète et se plaigne de cette suffocation, en l'avertissant que ce phénomène désagréable se produit toujours, et qu'on ne peut étouffer si l'on tient la bouche grande ouverte, parce que le pharynx est assez large pour permettre l'introduction d'un tube même de plus gros calibre. Le médecin doit s'abstenir de toute manifestation qui pourrait faire croire au malade qu'on partage son inquiétude: en gardant son calme, on lui inspire confiance, même lorsqu'il affirme, comme c'est fréquemment le cas, qu'il lui est absolument impossible de faire ce qu'on lui demande. Il arrive qu'on est obligé de faire plusieurs tentatives successives; on les renouvellera sans se départir de la plus parfaite tranquillité, sans marquer de l'impatience ou du dépit. Je n'ai échoué que bien rarement dans l'introduction du tube, opération que j'ai pratiquée, cependant, des centaines de fois.

On constate souvent que des malades, qui prétendaient, tout d'abord, ne pouvoir avaler le tube, acquièrent une telle habitude de cette opération qu'ils peuvent se passer de tout aide pour l'exécuter du commencement à la fin. Parfois, le tube en arrivant au cardia rencontre une contraction de cet orifice qui l'arrête. On fait alors verser un peu d'eau chaude dans l'entonnoir, le spasme cesse et le tube passe sans difficulté.

Parfois, il est nécessaire de faire exécuter quelques mouvements à la partie du tube qui se trouve dans l'estomac. On évitera, autant que possible, de le faire, car ces mouvements déterminent de la suffocation. A chaque lavage, l'opération devient plus facile et moins pénible. Lorsque la sonde est introduite jusqu'à l'index que l'on trouve ordinairement marqué sur le caoutchouc (on peut, d'ailleurs, mesurer la longueur que l'on doit introduire, en faisant dessiner au tube une courbe qui va de la bouche à l'appendice xiphoïde), on prie le malade, ou, mieux, un aide, de la tenir en la prenant au voisinage des dents, la bouche restant grande ouverte. On s'assure que le tube n'a pas été introduit dans la trachée (accident que j'ai vu se produire). On verse alors de l'eau dans un entonnoir qu'on a fixé à l'extrémité libre de la sonde. Si le malade vomit, on lui demande avec calme de pencher la tête sur la cuvette et de laisser les substances rejetées passer autour du tube. On l'aura averti, avant de commencer l'opération, que le vomissement se produit souvent, et qu'il peut s'effectuer sans qu'on soit obligé de retirer la sonde. Lorsqu'on fait le lavage trop tôt après un repas, lorsqu'il se trouve dans l'estomac des aliments non digérés ou un mucus visqueux, l'ouverture et l'œil de la sonde peuvent s'obstruer ; on devra alors verser de l'eau dans l'entonnoir, qu'on élèvera autant que possible, pour donner à l'eau une pression plus grande. Quelquefois, il est nécessaire de retirer le tube et de le nettoyer avant de le réintroduire. L'opération est alors plus pénible, surtout si c'est la première fois que le malade y est soumis. Aussi est-il prudent de ne faire un premier lavage que six ou sept heures après le petit déjeuner, ou immédiatement avant le déjeuner, alors que l'obstruction du tube a beaucoup moins de chances de se produire. Lorsqu'on a fait pénétrer dans l'estomac environ un demi-litre d'eau, on renverse l'entonnoir en l'abaissant au-dessus de la cuvette, de façon à donner au tube le rôle d'un siphon. On exécutera cette manœuvre avec rapidité, avant que le tube ne se soit vidé dans l'estomac, afin que l'écoulement se trouve amorcé. Si l'on néglige ce simple détail, on peut compromettre l'évacuation du liquide. Lorsque l'écoulement ne s'effectue pas bien, on pousse la sonde, ou on la retire un peu. Après une irrigation suffisante, alors que l'eau ne ramène plus de mucus ni de particules alimentaires, on pince solidement le tube entre le pouce et l'index, en avant de l'arcade dentaire du malade, puis on l'extrait rapidement.

Bardeleben a rapporté un cas de gangrène pulmonaire dû à ce qu'on avait négligé de prendre cette précaution.

Au cours de l'opération, on doit rassurer souvent le malade. Parfois, après avoir échoué dans une première tentative d'introduction de la sonde, j'ai décidé un malade pusillanime à accepter un nouvel essai, en le faisant assister au lavage pratiqué chez une personne habituée à ce mode de traitement. Il est, d'ailleurs, rarement nécessaire d'avoir recours à cette manière de faire ; de la patience, du calme, des encouragements, de la douceur et de l'adresse dans l'exécution de la manœuvre suffiront presque toujours à assurer le succès de l'opération. La description que je viens d'en donner est peut-être un peu minutieuse ; c'est que l'expérience m'a démontré que le lecteur arrive d'autant plus facilement à l'exécuter qu'il en possède bien les détails.

Le Dr Fenton B. Turck a apporté quelques modifications à cette méthode, et a imaginé un appareil nouveau pour l'appliquer. Cet appareil ingénieux remplace le jet plein, que donne l'appareil ordinaire, par une sorte de douche en pluie, qui exerce une action stimulante sur la muqueuse de l'estomac.

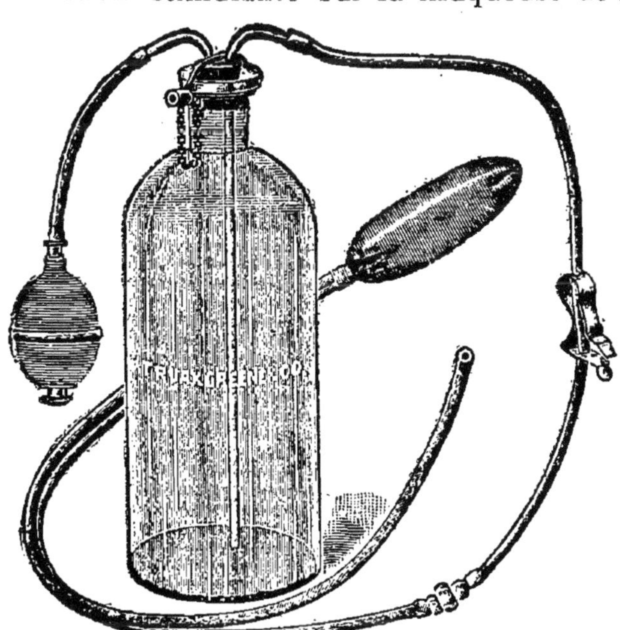

Fig. 56. — Le « intragastric resuscitator » de Turck ; l'extrémité du tube double porte un sac de caoutchouc mince et dilatable.

Le Dr Turck (1) a inventé également un appareil destiné à

(1) *The Lancet*, 28 janvier 1899, p. 216.

utiliser l'action excitante de l'eau très chaude dans les cas de collapsus, et qu'il appelle « *intragastric resuscitator* ». La figure ci-dessus montre la forme de l'appareil. On introduit dans l'estomac le tube double à l'extrémité duquel est fixé un sac de caoutchouc. On fait passer dans ce tube et le sac un courant d'eau dont la température initiale de 125° F. (51, 5° C.) est portée graduellement à 130° ou 135° F. (54,4° ou 57, 2° C.), pendant une demi-heure. Turck prétend que le passage d'une grande quantité d'eau chaude dans l'estomac, bien qu'il doive amener une dilatation des vaisseaux splanchniques, ne détermine pas de fatigue, mais un effet stimulant, et il cite, à l'appui de son affirmation, un cas de maladie de Raynaud dans lequel cette méthode fut employée. Il assure, également, que l'opération ne tarit aucune des sécrétions digestives, et qu'il est facile de régler la température de l'eau et la quantité du liquide qu'on fait circuler.

Mode d'action. — Le lavage exerce sur l'estomac une action locale. L'eau que l'on fait arriver en abondance, d'une hauteur de un mètre à un mètre vingt-cinq centimètres, c'est-à-dire avec une pression d'environ un dixième d'atmosphère, dans la cavité stomacale, en lave la muqueuse, en débarrasse les parois du mucus visqueux qui les recouvre. Les produits des fermentations, les aliments non digérés, les résidus sont entraînés par le courant, qui nettoie l'organe. La distension, que détermine l'irruption brusque de l'eau, a une action stimulante à l'égard des fibres musculaires ; elle les incite à réagir par un mouvement péristaltique, qui facilite ensuite l'évacuation du liquide. Dans la dilatation de l'estomac, cet organe peut retenir une quantité très considérable d'eau et rester atone; aussi doit-on introduire seulement un demi-litre à la fois, et procéder ensuite à l'évacuation de cette quantité.

Lorsqu'on emploie de l'eau froide, l'effet produit est le même que celui qu'on déterminerait par une application froide sur la peau : c'est une excitation neuro-vasculaire qui amène une vaso-constriction, puis une vaso-dilatation des tuniques stomacales, et une stimulation de leur appareil nerveux. Quelques expériences de Lusini (1) établissent qu'il en est ainsi; elles nous fournissent, en outre, cette notion intéres-

(1) *Mémoires de l'Accademia di Fisiocritici de Sienne*, 1896, cités in *Deutsche Medicinal Zeitung*.

sante, que le lavage de l'estomac exerce une action générale sur l'organisme. Ces expériences ont été faites sur des malades atteints de catarrhe gastrique chronique, avec ou sans dilatation, et sur des individus sains. On pratiquait chez eux, avant le déjeuner à 9 heures du matin, et à 4 heures du soir, un lavage de l'estomac avec deux litres et demi à douze litres d'eau ordinaire. Chaque sujet restait en expérience pendant sept jours et fournissait une observation comprenant les résultats enregistrés dans trois périodes distinctes : avant, pendant et après le lavage. La quantité d'urine n'augmentait pas, quelle que fût la quantité d'eau employée. La quantité d'eau absorbée était extrêmement réduite. L'acidité urinaire était diminuée, non seulement à la suite de l'irrigation, mais encore pour le jour suivant tout entier ; parfois l'urine présentait une réaction neutre. La quantité des chlorures diminuait proportionnellement à la quantité d'eau introduite. Les phosphates subissaient une légère augmentation. Dans la plupart des cas, la quantité d'urine excrétée dans les vingt-quatre heures diminuait, après un certain nombre de lavages, en particulier dans la dilatation de l'estomac. Les éléments azotés des fèces tombaient également au-dessous du taux normal. Les sujets sains, aussi bien que ceux qui souffraient de troubles gastriques, augmentaient de poids. L'état général devenait meilleur, l'appétit plus vif, les digestions plus régulières. Le lavage favorisait la désinfection de l'intestin, comme en témoignait la diminution de l'indoxyl-sulfate de potassium. Lusini conclut que le lavage de l'estomac développe le pouvoir digestif et le pouvoir absorbant du tube digestif et favorise l'accumulation des matériaux de réserve azotés ; il agit, en outre, d'une façon indirecte comme un agent de désinfection de l'organisme.

Fenton B. Turck (1) a publié, sur ce sujet, les résultats de quelques expériences intéressantes. Il en tire des conclusions dont nous citerons les suivantes : « L'eau très chaude, ou froide, appliquée à l'intérieur de l'estomac ou de l'intestin, détermine une congestion viscérale marquée, qui entraîne le collapsus. Lorsque l'organisme a perdu une grande quantité de sang, il est possible de ranimer et de stimuler le malade, en faisant agir à l'intérieur de son estomac, ou de son côlon, l'eau à une température modérée ; ce procédé est plus actif et plus rapide que

(1) *Proceedings of the American Gastro-Enterological Association*, Washington, D. C., mai 1900.

l'injection sous-cutanée de sérum artificiel. L'application chaude, que l'on pratique à l'aide de l' « intragastric resuscitator », élève la tension artérielle, excite l'activité cellulaire et diminue le choc.

Indications thérapeutiques. — On emploie le lavage d'estomac en vue d'établir un diagnostic, aussi bien que pour effectuer un traitement. J'ai constaté, si souvent, son utilité comme moyen de diagnostic dans les dyspepsies, que je la crois égale à son utilité comme procédé thérapeutique. Aucune maladie ne laisse, plus fréquemment que les diverses formes des dyspepsies, le médecin dans l'indécision. Le diagnostic d'une atonie gastrique (catarrhe gastrique) ou d'une névrose stomacale avec les troubles gastriques d'autre nature, n'est pas exempt de difficultés. Lorsque je suis consulté sur un cas de dyspepsie chronique, j'ai l'habitude de demander au malade de prendre un repas complet à midi et demi, et de revenir me trouver à cinq heures et demie du soir; je lui fais alors un lavage d'estomac avec de l'eau tiède. Je débarrasse complètement l'estomac de son contenu, même s'il faut employer pour le faire plus d'un litre d'eau; mais je n'introduis jamais qu'un demi-litre à la fois. J'examine avec soin l'eau des lavages et je remarque alors facilement si le malade n'a pas bien mâché ses aliments et si certaines substances alimentaires sont restées non digérées. On se renseigne ainsi sur les facultés digestives du malade, et on peut lui donner des indications utiles sur la manière dont il doit se traiter. Lorsque les lavages contiennent du mucus, on doit rechercher s'il s'agit de mucus stomacal ou de mucosités dégluties. Le premier forme une masse épaisse, visqueuse, brune, qui flotte à la surface de l'eau, comme l'écume à la surface d'un étang ; le mucus provenant du pharynx est peu dense, transparent, filant, il peut être très abondant, car le passage de la sonde irritant le pharynx et l'œsophage en augmente la sécrétion. La quantité et la qualité du mucus stomacal donnent quelques renseignements assez précis sur l'état de la muqueuse gastrique. La disparition plus ou moins rapide de ce mucus sous l'influence des lavages et du traitement donne aussi une indication sur le caractère de la maladie et permet d'apprécier les résultats de ce traitement; les renseignements que l'on obtient ainsi sont beaucoup plus sûrs que tous ceux qu'on peut avoir par ailleurs, chez ces malades à tendances hypocondriaques.

Atonie gastrique. — Dans les cas bénins ou récents de catarrhe gastrique, où le lavage pratiqué en vue du diagnostic a montré la présence dans l'estomac de mucus visqueux, de débris alimentaires et de produits de fermentation, il est bon d'ajouter au traitement une irrigation quotidienne. Dans les cas de catarrhe persistant depuis déjà longtemps, le lavage permet bien au médecin de faire rapidement le diagnostic, mais il ne donne pas les mêmes succès thérapeutiques que dans les cas récents. Cependant, le lavage y est utile, comme un adjuvant du traitement diététique et hygiénique; car il débarrasse entièrement l'estomac des produits de fermentation et du mucus visqueux qui s'accumulent dans l'estomac, il empêche que cet organe ne reste distendu par les gaz, ce qui paralyserait le muscle gastrique et mettrait un obstacle presque insurmontable à la guérison.

On a discuté avec ardeur, et même avec quelque âpreté, la question de savoir à quel moment il est opportun d'exécuter le lavage de l'estomac; car la pratique des auteurs est très différente à cet égard. Riegel et d'autres soutiennent que le lavage donne ses meilleurs résultats, lorsqu'on le fait au moment du coucher; l'opération permet de mettre l'estomac dans des conditions presque normales, de le nettoyer des produits de fermentation et des débris alimentaires non digérés, pour toute la nuit. Il existe, sans doute, de bonnes raisons pour qu'on préfère cette manière de faire en Allemagne, où le souper n'est habituellement qu'un repas léger. Mais, aux Etats-Unis, particulièrement à la ville, où le dernier repas de la journée (le dîner) est le plus copieux, et où on l'absorbe trois ou quatre heures avant de se mettre au lit, cette pratique ferait perdre au malade une quantité de substances alimentaires excellentes. C'est donc le matin qu'on doit exécuter le lavage, en dehors des cas qui sont en observation, cas où l'on peut réduire le repas du malade et prolonger l'intervalle qui le séparera du moment de l'opération. Il faut, d'ailleurs, déterminer ce moment en tenant compte des particularités du cas que l'on traite. Lorsqu'il s'agit, par exemple, d'un malade chez lequel je constate une accumulation considérable de mucus visqueux dans l'estomac, qui met obstacle à la digestion et qui exige l'emploi de grandes quantités d'eau, j'ai l'habitude de pratiquer le lavage un instant avant le dîner, après avoir recommandé au malade de ne prendre à son déjeuner de midi qu'un léger bouillon ou un lait chaud. Quatre heures suffisent à en assurer la digestion. Le déjeuner ayant lieu à midi ou à une heure, le lavage à six heures, les malades, hommes ou femmes, atteints d'atonie gastrique, peuvent vaquer à leurs affaires dans les meilleures dispositions.

Le professeur Fleiner (1) s'exprime en ces termes, au sujet du lavage de l'estomac : « Dans presque tous les cas, il est très utile de faire, le matin, un lavage de l'estomac, même lorsque l'organe est vide. Des irrigations régulières, que l'on ne peut exécuter bien, à vrai dire, que dans les établissements spéciaux, donnent un appétit excellent. La diminution de la distension de l'estomac et l'évacuation de son contenu agissent sur les tuniques de cet organe à la façon d'une gymnastique locale. Les fonctions motrices s'améliorent promptement, l'atonie disparaît, l'estomac se vide plus rapidement, les fermentations, l'hypersécrétion acide cessent; en outre, les douleurs gastralgiques, sur lesquelles le lavage agit comme une douche chaude, s'atténuent. »

Dans les *affections malignes* de l'estomac, le lavage contribue souvent à prolonger la vie du malade et à le soulager. C'est ainsi qu'il m'a rendu des services dans le traitement d'un avocat très occupé, chez lequel je ramenai, avec l'eau des lavages, des produits de putréfaction présentant une odeur très désagréable, et une quantité de mucus si considérable qu'il me fallait six ou huit litres d'eau pour l'épuiser. Ce malade avait, avant le traitement, des vomissements tous les deux jours, depuis des mois; comme il vidait ainsi en partie son estomac, il pouvait encore s'occuper de ses affaires avec activité et ponctualité. La sécrétion stomacale ne contenait plus d'acide chlorhydrique, ainsi qu'on le constata dans des analyses répétées. La motricité était si affaiblie qu'on retrouvait dans les lavages des débris d'aliments ingérés depuis vingt-quatre heures. Deux lavages par semaine suffirent à faire cesser tous les troubles. Il s'agissait d'une sténose du pylore produite par une tumeur maligne, qui fut opérée, mais à laquelle le malade finit par succomber. Les lavages lui rendirent l'existence plus supportable et prolongèrent ses jours.

Lorsque les fonctions motrices de l'estomac sont affaiblies, sans qu'il y ait de lésions organiques, comme dans les cas d'anémie et dans les autres états où l'on trouve de l'asthénie nerveuse et musculaire, il n'est pas nécessaire de pratiquer des

(1) Ueber die Diagnostik und Behandlung motorischer Storüngen des Magens (*Münchener medicinische Wochenschrift*, n° 43, 1895).

lavages répétés. On fait un lavage par semaine, ou deux; et cela suffit à établir le diagnostic, le pronostic, et à compléter le traitement, que l'on institue, d'autre part, en vue de relever l'état général du malade. Dans tous les cas d'atonie gastrique, il est utile de terminer le lavage, après avoir vidé complètement l'estomac, en y introduisant deux cents à deux cent cinquante grammes d'eau glacée (à 4° C.), que l'on évacue immédiatement.

Dilatation de l'estomac. — L'évacuation complète de l'estomac, quand on la renouvelle aussi souvent que cela est nécessaire, permet de rendre à cet organe sa contractilité, comme le cathétérisme rétablit parfois celle de la vessie, et de le ramener à sa forme et à ses dimensions normales.

Dans tous les cas de dilatation qui ne sont pas dus à une sténose, mais simplement au catarrhe stomacal, et qui s'accompagnent de fermentations excessives, d'hypersécrétion de mucus, de formation d'acide butyrique, le lavage de l'estomac pratiqué cinq heures après les repas, soit avant le déjeuner, soit avant le dîner, constitue peut-être le traitement le plus efficace que nous possédions, si l'opération est exécutée avec soin.

Certains malades atteints de *dyspepsie nerveuse*, qui se sont déjà traités par les lavages répétés, demandent parfois qu'on leur applique ce traitement, en se plaignant d'une prétendue stase gastrique; il est prudent de résister à leurs sollicitations. On peut, exceptionnellement faire un lavage, en vue de débarrasser l'estomac des produits qui peuvent s'y trouver, bien que ce soit rarement le cas, et pour agir sur l'esprit du malade, qui souvent s'en trouve bien. Mais on ne pratiquera de temps en temps le lavage que s'il existe des fermentations. Le lavage que l'on fait avec de petites quantités d'eau glacée agit sur les tuniques de l'estomac à la façon d'une douche; c'est un adjuvant utile des autres moyens thérapeutiques que l'on peut employer (électricité, etc.), pour rétablir la tonicité de l'organe. Rosenheim (1) a obtenu d'excellents résultats, à la clinique de Leyden, d'une méthode qui consiste à appliquer une sorte de douche chaude en pluie fine, avec de l'eau pure ou une solution médicamenteuse, dans l'intérieur de l'estomac, sous une pression considérable. Cet auteur a constaté que cette espèce de douche, administrée avec de l'eau à 95-110°F. (35°-43,3°C.),

(1) *Therapeutische Wochenschrift*, août 1892.

a une action stimulante douce et analgésiante dans les dyspepsies nerveuses, le catarrhe modéré et d'autres troubles gastriques ; l'état des malades s'améliore rapidement d'une façon remarquable.

Gastralgie. — Le facteur étiologique le plus important de cette pénible affection, lorsqu'elle n'est pas due à l'ulcère de l'estomac, est la présence, dans l'organe, de résidus alimentaires qui n'ont pas été digérés et qui fermentent. Lorsque cette cause intervient, ou qu'il s'agit d'un trouble nerveux, un des meilleurs traitements à employer est le lavage de l'estomac, administré avec de l'eau à 110° F. (43,3° C.), en quantité abondante. Nous pouvons citer l'observation d'un cas, traité dans le service de Kussmaul, qui met bien en évidence la valeur de cette méthode si simple. « Une femme de vingt-deux ans souffrait, après trois ans de troubles dyspeptiques, d'une gastralgie extrêmement douloureuse qu'aucune des médications essayées, électricité, compresses mouillées, vésicatoires, etc., n'avait réussi à atténuer et qui ne se calmait que sous l'influence de la morphine. Lorsqu'elle eut contracté l'habitude de ce poison, elle dut cesser ses occupations, et elle entra à l'hôpital dans un état misérable — faible, émaciée, pâle, la paroi abdominale remplie de nodosités cicatricielles provenant des injections hypodermiques, etc. Le régime, le repos, les soins restèrent inefficaces ; la malade ne pouvait se passer de morphine. On lui fit alors des lavages d'estomac avec de l'eau chaude chaque matin, alors que l'organe était à l'état de vacuité ; on ramenait de l'eau presque claire et légèrement acide. Sous leur influence, les douleurs diminuèrent et l'appétit revint. On employa ensuite de l'eau gazeuse étendue d'eau ordinaire, à la température de 100°F. (37,8°C.), et par quantités de deux ou trois litres. Au bout de trois semaines, la malade put manger un beefsteak, etc., et faire une promenade. On lui fit prendre le soir des bains chauds d'une durée de dix minutes, qui lui firent le plus grand bien. Les injections de morphine devinrent de moins en moins nécessaires. Afin d'obtenir des selles spontanées, on fit à la malade des applications faradiques, pendant cinq minutes, en introduisant par la sonde dans l'estomac à moitié rempli d'eau une électrode formée d'un fil métallique, et en plaçant l'autre électrode sur la paroi abdominale. Cette malade guérit complètement au bout de quatre semaines. » Dans les cas où l'on désire produire un effet sédatif en se servant d'une irrigation chaude, on doit, bien entendu, laisser séjourner l'eau dans l'estomac pendant plusieurs minutes.

Occlusion intestinale. — L'occlusion intestinale, quelle qu'en soit la cause, est une des affections les plus terribles que puisse rencontrer le médecin dans l'exercice de sa profession. Elle enserre lentement le malade de son étreinte inexorable; les traitements échouent les uns après les autres, jusqu'à ce que survienne le collapsus. Heureusement, le médecin d'aujourd'hui ne s'attarde plus, comme ses prédécesseurs, à espérer une guérison spontanée. D'après mon expérience de trente-cinq années, il n'est pas de maladie qui, plus que celle-ci, déjoue les prévisions et donne des espérances qui ne se réalisent pas. Actuellement, la technique chirurgicale est si parfaite que la laparotomie n'est plus considérée comme une chose terrible, et on fait appel, beaucoup plus souvent qu'autrefois, à l'intervention du chirurgien. Néanmoins, il peut se faire qu'on diffère trop longtemps l'intervention, que des adhérences se forment, que le collapsus survienne, et que le chirurgien soit alors réduit à l'impuissance. Mais nous avons la chance de trouver dans le lavage de l'estomac un traitement précieux, qui non seulement agit comme un palliatif, mais peut encore amener la guérison, ce qu'on n'imaginerait pas si on ne l'avait constaté. Ce traitement, en effet, a donné des résultats remarquables à Kussmaul, Leube, Henoch, Ewald, Curschman, Senator, etc. Il m'a semblé posséder une action palliative excellente; cependant, je dois avertir qu'il ne faut pas s'y confier trop longtemps, et je citerai un fait à l'appui de cette assertion. Je reçus, un jour, dans mon service de *Manhattan Hospital*, un malade atteint d'occlusion intestinale; deux lavages d'estomac suffirent à faire cesser les vomissements fécaloïdes et les nausées violentes que présentait le malade, si bien que le personnel du service s'endormait dans une sécurité trompeuse, lorsqu'une défaillance brusque de ce malade vint l'en tirer. Le Dr Wilkie fit une laparotomie et trouva l'intestin grêle enserré dans plusieurs bandes fibreuses et invaginé en un point.

C'est Kussmaul qui a publié le premier cas d'occlusion intestinale traité avec succès par le lavage de l'estomac. Le malade, admis à l'hôpital en mars 1882, avait été soumis, pendant huit jours, à tous les traitements habituels, qui étaient restés inefficaces. On fit un lavage d'estomac avec une certaine quantité d'eau, on évacua des aliments et on renouvela l'irrigation toutes les trois ou quatre heures, en la prolongeant jusqu'au moment où l'on ramena de l'eau limpide. Le malade s'endormit alors pour un certain temps, et, au réveil, il eut une selle de couleur jaune, peu abondante. On n'eut pas à instituer de nouveau traitement. Le sujet guérit complètement en cinq semaines.

On observa un second cas semblable l'année suivante. Là encore, on avait en vain employé toutes les médications pendant neuf jours. La laparotomie avait été décidée; cependant, le chirurgien, le professeur Lucke, pria Kussmaul d'examiner le malade avant l'opération. Une irrigation très abondante ramena de l'estomac une quantité énorme de substances alimentaires et permit au malade de s'endormir, ce que n'avaient pu faire des doses élevées de morphine.

La publication de ces cas eut un tel retentissement que le lavage de l'estomac prit place aussitôt, auprès des traitements classiques de l'occlusion intestinale.

Hassenclever (1) a rapporté six observations d'occlusion intestinale, où le lavage d'estomac fut employé, amenant, dans cinq cas, une amélioration notable de l'état du malade et, dans un cas, la guérison. Cet auteur considère l'application du lavage d'estomac au traitement de l'occlusion comme une acquisition thérapeutique précieuse.

Au cours d'une discussion qui suivit une communication du professeur Bardeleben sur l' « Ileus », à la Société médicale de Berlin (2), le professeur Henoch émit cet avis, qu'il est du devoir du médecin de recourir au lavage de l'estomac dans les cas d'occlusion intestinale, attendu qu'il est souvent impossible de déterminer la cause de cet accident. Il n'avait observé qu'un seul cas soumis à ce traitement, mais le résultat avait été si remarquable qu'il lui en était resté une impression ineffaçable. Aussi regarderait-il toujours comme une faute grave le fait de négliger de pratiquer un lavage d'estomac, dans les premières périodes de la maladie. Henoch ne conseille pas d'attendre le collapsus pour se décider à intervenir chirurgicalement; mais il recommande de n'avoir recours à l'opération que lorsqu'on a exécuté plusieurs fois le lavage de l'estomac, sans obtenir une émission de gaz ou de matières.

Le professeur Senator exprime une opinion conforme à celle de Henoch; au chirurgien Hahn, qui objecte que le lavage ne peut avoir qu'une action palliative, il répond, avec raison, que

(1) Die Behandlung des Ileus mit Magenausspülung (*Berliner klinische Wochenschrift*, 5 novembre 1885).

(2) *Berliner klinische Wochenschrift*, 1885, p. 458.

l'opium et la morphine devraient être également proscrits puisqu'ils ne possèdent aussi qu'une action palliative; on serait donc dans l'obligation de s'adresser immédiatement à l'intervention chirurgicale, sans tenter aucun autre traitement. Senator conseille de répéter les lavages toutes les cinq heures, ou toutes les huit heures. Si l'état du malade s'aggrave, on ne doit pas différer l'opération.

Le Dr J. Wolff estime que l'on ne doit jamais négliger d'employer le lavage de l'estomac dans l'occlusion intestinale, bien qu'il n'amène que rarement la guérison de cette affection. « Les lavages, en effet, apportent au malade, dans les cas les plus douloureux, un tel soulagement que l'humanité seule commanderait d'instituer ce traitement, quoique l'action en soit passagère, dans la plupart des cas. En outre, le lavage assure le nettoyage de l'estomac, qu'il débarrasse des matières fécales, et le prépare en vue de l'intervention chirurgicale, dont les chances de succès augmentent encore du fait que le malade recouvre un certain bien-être, à la suite des irrigations. Une malade atteinte de rétrécissement cancéreux de l'intestin, même après avoir eu des vomissements fécaloïdes pendant trois jours, fut soulagée par le lavage au point de pouvoir conserver, durant plusieurs heures, une quantité considérable de bouillon, de lait et de vin. »

Mon expérience personnelle confirme les opinions que je viens de citer. Aussi je recommande toujours avec insistance l'emploi de ce traitement palliatif dans les cas désespérés. Curschman (1) a rassemblé cent cinq cas d'occlusion intestinale, dont trente-cinq se terminèrent par la guérison. Dans un grand nombre de cas, le lavage de l'estomac se montra d'une efficacité remarquable.

Pollok (2) a publié les observations détaillées de sept cas, qui furent traités par le lavage de l'estomac.

On peut encore trouver, dans les publications américaines, un grand nombre d'observations d'obstruction intestinale, où l'on voit le lavage de l'estomac, associé ou non à des irrigations de l'intestin, amener une amélioration de l'état du malade. Pollok cite un travail de Wignolle, où sont rapportés dix cas d'obstruction prolongée (pseudo-étranglement) qui furent traités par le lavage, dont neuf avec succès.

(1) *Berliner klinische Wochenschrift*, 1885, p. 386.
(2) *Wiener medizinische Wochenschrift*, n° 51, 1892.

Mode d'action. — Les recherches de Kussmaul. Oser, Ewald, etc., semblent démontrer que l'action favorable du lavage de l'estomac sur l'évolution de l'occlusion intestinale est une conséquence de l'évacuation des substances alimentaires, que l'insuffisance du pylore laisse refluer continuellement de l'intestin dans l'estomac, et que celui-ci doit rejeter au dehors. Le lavage diminue la pression qui s'exerçait en amont de la partie de l'intestin sur laquelle porte la constriction; cet obstacle peut alors disparaître spontanément. Une distension considérable de l'estomac et des intestins par une masse de substances alimentaires beaucoup plus abondante qu'en temps normal peut déterminer une excitation des rameaux des nerfs splanchniques. Le relâchement des fibres musculaires de l'intestin supprime alors les mouvements de celui-ci. Le lavage de l'estomac réveille le péristaltisme ; il relève la tension artérielle dans l'abdomen, et rétablit la circulation dans les parties où elle se trouvait suspendue. L'évacuation du contenu de l'estomac et de la partie de l'intestin au-dessous de laquelle siège le rétrécissement suffit à rendre celui-ci perméable. En effet, on a vu l'obstruction céder, dans certains cas, après l'ouverture de l'intestin au-dessus du rétrécissement, et, dans d'autres cas, à a suite de vomissements qui avaient entraîné de grandes quantités de matières fécales.

Krimmel (1) a constaté, au cours de laparotomies, que le lavage de l'estomac déterminait des mouvements péristaltiques de cet organe, mouvements qui se transmettaient au duodénum et au jéjunum ; le lavage produit donc une action réflexe.

Il est hors de doute, par conséquent, que les effets palliatifs ou curatifs du lavage de l'estomac peuvent être expliqués d'une façon tout aussi rationnelle que ceux de n'importe quel autre agent thérapeutique.

D'après ces données, que mes observations personnelles confirment entièrement, on doit être convaincu qu'on ne saurait traiter convenablement un cas d'obstruction intestinale, sans employer le lavage de l'estomac, répété toutes les trois heures, au moins un certain nombre de fois. Cependant, il ne faut pas se reposer trop longtemps sur l'apparente disparition des troubles et sur le grand soulagement que détermine ce procédé. On doit, de bonne heure, appeler un chirurgien, qui surveil-

(1) *Deutsche medicinische Wochenschrift*, 1890.

lera le malade et se tiendra prêt à intervenir au moment propice, si les vomissements fécaloïdes se reproduisent.

Il est un détail de la technique qui a une importance toute particulière dans les cas de ce genre : il est nécessaire de pincer fortement la sonde et de la retirer très rapidement, lorsque le lavage est terminé, afin qu'il ne puisse entrer des matières fécales, ou d'autres substances, dans le larynx. Les vomissements, d'après Bardeleben, ont parfois déterminé de la gangrène pulmonaire dans les cas d'occlusion.

Lithiase biliaire. — Dans les cas où la lithiase biliaire cause des douleurs très violentes, le lavage de l'estomac se montre quelquefois très utile. Je l'ai vu, dans ces conditions, procurer un soulagement considérable à une personne de ma famille, et amener l'évacuation d'un certain nombre de petits calculs, que l'on trouva dans les selles le lendemain du jour où l'on avait pratiqué le lavage.

Kussmaul a publié deux cas, où le lavage amena des résultats semblables.

En entraînant hors de l'estomac les produits de fermentation, le mucus et les aliments non digérés, le lavage contribue à faire cesser les souffrances du malade; il prévient aussi la formation des calculs biliaires en entretenant la liberté de l'intestin. Mais il est difficile d'expliquer comment il peut favoriser l'expulsion des calculs.

Le cathétérisme de l'estomac par voie nasale peut servir à *l'alimentation forcée* d'un malade, ou à l'administration de médicaments. J'ai pu faire pénétrer dans l'estomac, chez un enfant atteint d'éclampsie qui allait tomber dans le coma, une forte dose d'huile de ricin, puis du calomel, en me servant d'une sonde de Jacques introduite par la narine. On a recours à ce procédé pour alimenter ou pour médicamenter des enfants indociles ou des aliénés.

L'ENTÉROCLYSE

L'entéroclyse (*enteroclysis*) consiste à introduire dans le gros intestin une grande quantité d'eau, au moyen d'une sonde rectale spéciale assez longue. On désigne encore ce procédé sous le nom d'« irrigation de l'intestin », parce que l'eau qu'on y emploie a surtout pour effet de distendre l'intestin et de le nettoyer, avant d'être rejetée par le malade. Un lavement d'eau chaude ordinaire ne produit pas le même résultat; la petite quantité d'eau que l'on introduit dans l'intestin, au moyen d'une courte canule, intervient en excitant mécaniquement le rectum, qui évacue immédiatement son contenu.

Technique. — Quand il n'existe pas de diarrhée, on commence par vider la partie inférieure de l'intestin en administrant un lavement ordinaire avec un litre d'eau de savon. Il est absolument nécessaire que le rectum soit vide, pour que l'entéroclyse produise son effet; on doit donc, avant d'exécuter cette opération, amener le malade à évacuer, spontanément ou artificiellement, les matières fécales, qui pourraient mettre obstacle à la pénétration de la sonde ou de l'eau injectée. On se sert d'une sonde de Nélaton du calibre le plus gros, d'un tube de caoutchouc ou d'une sonde de cheval, dont la paroi doit être assez ferme et qu'on lave dans l'eau bouillante.

On relie la sonde au tube d'un laveur contenant un ou plusieurs litres d'eau; on a fait bouillir cette eau pendant une demi-heure, et on y a fait dissoudre dix grammes de chlorure de sodium par litre, afin de la rendre moins irritante pour la muqueuse intestinale. Le malade s'étend sur un lit ou sur un canapé; si c'est un enfant, on le couche à plat ventre sur les genoux d'une infirmière, dont les vêtements sont protégés par une toile cirée recouverte d'une couverture chaude. On dispose la partie inférieure de la toile cirée de façon à ce qu'elle forme une gouttière, pour conduire l'eau que l'enfant évacuera dans un petit bassin. On doit également protéger le plancher contre l'eau qui jaillit habituellement pendant l'opération. On prend la sonde, ointe de vaseline, entre le pouce et l'index de la main droite, et on l'introduit dans l'anus, après avoir laissé couler l'eau de manière à ce qu'elle arrive chaude au moment où la sonde pénètre dans le rectum; puis on pousse celle-ci avec douceur. Il est bon de placer deux doigts de la main gauche sous la sonde, qui est molle et flexible, pour la soutenir et la guider, tandis qu'on la prend de la main droite à environ un centimètre et demi de l'anus, afin de lui donner une certaine rigidité. Toutes les fois que la sonde rencontre un obstacle, on la retire légèrement, puis on la pousse de nouveau avec douceur, en insistant un peu pour qu'elle franchisse l'obstacle. On facilite, parfois, beaucoup l'introduction de la sonde en laissant l'eau pénétrer et distendre l'intestin. Cette manœuvre m'a souvent tiré d'embarras; au moment où j'allais abandonner mes tentatives d'introduction de la sonde. Dans certains cas, on a plus de facilité à faire pénétrer celle-ci, quand on la sépare du tube du laveur. Lorsque la sonde est arrivée au côlon transverse, où lorsqu'il n'est plus possible de la pousser davantage, on la laisse en place jusqu'à ce qu'on ait fait couler dans l'intestin environ un litre d'eau. La distension de l'intestin ne sera pas considérable, car la pression du corps de l'enfant, qui repose sur les genoux d'une infirmière, favorisera d'ordinaire l'évacuation de l'eau, qui s'échappera aussi vite qu'elle aura pénétré. Lorsqu'on maintient l'enfant dans cette position, on peut laisser l'eau s'écouler par la sonde, qu'on détache du laveur; sinon, on la retire, pour placer l'enfant sur le siège; c'est ce que l'on fait pour les enfants les plus âgés.

L'opération s'effectue presque sans provoquer de douleur. Les très jeunes enfants crient toujours; mais on calme les enfants plus âgés en les amusant avec des jouets.

Des expériences, que nous citerons ultérieurement, démontrent qu'il n'est pas très important d'introduire dans l'intestin une très grande longueur de sonde et qu'il suffit que l'occlusion de l'anus soit complète pour que l'eau pénètre dans toute l'étendue du côlon, alors que la sonde n'est entrée que de dix ou quinze centimètres.

On doit faire en sorte que la sonde ne se coude pas dans le rectum. Lorsque ce fait se produit, l'écoulement s'arrête complètement, ou l'eau reflue immédiatement à travers l'anus. Cet accident est habituellement dû au ténesme. On y remédie en retirant un peu la sonde. Si l'on ne peut l'éviter, il vaut mieux différer l'opération que de multiplier les tentatives. Quand on sent que la sonde a rencontré un obstacle, on la tire légèrement en arrière, pour faciliter l'écoulement.

Le Dr Robert C. Kemp (1) a inventé une canule rectale à dou-

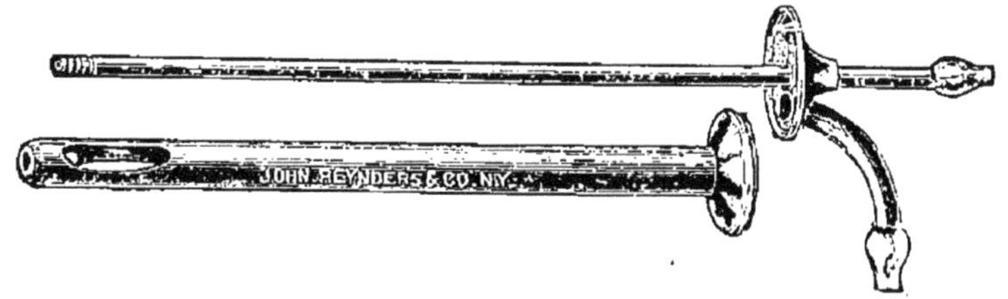

Fig. 57. — Canule rectale à double courant de Kemp.

ble courant, qui possède l'avantage d'obturer complètement l'anus, de laisser l'eau et les gaz s'échapper facilement, et d'é-

(1) *New York Medical Journal*, 13 mars 1897.

viter ainsi la surdistension des intestins. Bien qu'elle soit de forme un peu compliquée, elle est construite d'une façon si ingénieuse que le nettoyage en est facile.

La technique que nous avons décrite à propos du lavage de l'estomac peut être employée au lavage de l'intestin; elle s'est montrée très utile et d'une application pratique dans des cas qui exigeaient un nettoyage mécanique prolongé de l'intestin, par exemple dans des cas d'intoxication. On commence par évacuer le contenu du rectum au moyen d'un lavement d'eau savonneuse. On rattache la sonde à un entonnoir que l'on tient élevé, et dans lequel on verse un ou deux litres d'eau salée, qu'on laisse s'écouler jusqu'à ce qu'il se produise des coliques. A ce moment, alors qu'il reste encore de l'eau dans l'entonnoir, on abaisse celui-ci au-dessous du niveau du malade, de façon à ce que le tube devienne un siphon par où l'eau s'échappe pour tomber dans un récipient. Lorsque l'eau a cessé de couler, on élève de nouveau l'entonnoir, et l'on fait pénétrer encore un ou deux litres d'eau salée dans l'intestin. Ce mode d'irrigation ne provoque habituellement aucune douleur, à condition que l'eau ait une température de 36° à 37° C.

Mode d'action. — Le liquide que l'on fait pénétrer dans le rectum, sous une certaine pression, en plaçant le malade dans une position convenable, et en prenant la précaution d'obturer l'anus, peut non seulement remplir le gros intestin, mais encore franchir la valvule iléo-cœcale et irriguer l'iléon, du moins dans des conditions particulières, ainsi que quelques auteurs l'ont observé. Parmi les meilleures expériences que l'on ait publiées sur ce sujet, nous pouvons citer celles de Generish (1). Cet auteur a constaté que l'on ne peut faire traverser le canal intestinal intact d'un cadavre à l'eau, à l'huile, non plus qu'au mercure, que l'on injecte par l'œsophage, tandis qu'il en va tout autrement, quand on pousse l'injection dans l'anus. Dans ce dernier cas, il suffit d'une pression modérée, par exemple celle de l'eau qui s'écoule d'un réservoir placé à une hauteur de soixante-dix ou quatre-vingts centimètres, pour forcer aisément la valvule iléo-cœcale et pour faire pénétrer le liquide jusque dans l'estomac, et même jusque dans la bouche. La capacité du tube digestif varie dans des limites assez éloignées. Habituellement, le gros intestin peut contenir environ trois

(1) *Wiener medizinische Presse*, n° 39, 1893.

litres, l'estomac et l'intestin grêle à peu près la même quantité; le canal gastro-intestinal, dans son ensemble, a donc une capacité de huit à neuf litres. Generisch s'est convaincu par de nombreuses expériences que, chez le sujet vivant, les liquides peuvent refluer du rectum jusqu'à la cavité buccale. D'ordinaire, des vomissements abondants commencent à se produire lorsqu'on a introduit dans le rectum sept litres d'eau; ils persistent, si l'on continue l'irrigation; ils ne cessent que lorsqu'on a retiré la sonde et que l'eau peut s'écouler par l'anus. Deux ou trois litres d'eau seulement restent dans l'intestin.

Aldor (1) a repris ces expériences, parce que beaucoup d'auteurs ont contesté le fait que les liquides injectés par l'anus atteignent facilement, la valvule iléo-cœcale. Aldor s'est servi de la radiographie pour prouver la pénétration de la sonde dans le côlon. Boas soutient également que les irrigations, même faites avec une sonde courte, font pénétrer de l'eau jusqu'à la valvule iléo-cœcale; il invoque, à l'appui de cette opinion, le fait que l'on a vu le liquide injecté dans le rectum s'échapper par un anus artificiel. De son côté, Johnstone, de Washington, D.C., a constaté qu'un liquide coloré injecté dans l'intestin sous une pression modérée met une demi-minute pour arriver à une fistule ouverte au niveau de la fosse iliaque droite.

L'entéroclyse est contre-indiquée dans les cardiopathies, dans l'artério-sclérose, et dans les affections pulmonaires à une période avancée de leur évolution. On ne doit pas l'employer lorsqu'il existe des rétrécissements serrés de l'intestin, une hernie étranglée, des ulcérations tuberculeuses ou typhiques, pour des raisons qu'il est superflu d'indiquer.

Horvath (2) a fait des expériences qui démontrent que l'entéroclyse augmente les mouvements péristaltiques.

Müller (3) a étudié la vulnérabilité de l'intestin atteint d'inflammation sous l'action de la pression. De cinq expériences portant sur des chiens vivants, et d'une expérience effectuée sur le cadavre d'un enfant, cet auteur conclut qu'il est presque impossible de produire la rupture de l'intestin, alors même que celui-ci serait le siège d'une obstruction. Avant que la rupture puisse se produire, la contraction du sphincter cède et l'eau s'échappe, ou bien l'eau passe par la valvule iléo-cœcale dans l'intestin grêle et dans l'estomac, d'où elle peut être rejetée

(1) *Berliner klinische Wochenschrift*, 21 août 1905.
(2) Malbranc, *Berliner klinische Wochenschrift*, 1878.
(3) Prize Essay, *Therapeutic Gazette*, 1893.

par des vomissements. Une de ces expériences prouve qu'il existe certaines conditions, où l'irrigation ne pénètre pas jusque dans l'intestin grêle, malgré que la valvule iléo-cœcale soit normale. Dans cinq autres expériences, cette valvule était perméable.

L'eau que l'on fait circuler à travers l'intestin agit surtout d'une façon mécanique : elle entraîne les produits des processus de putréfaction et les éléments pathogènes, dont la présence, comme on le sait, détermine et entretient un grand nombre de cas de diarrhée et de dysenterie. Il suffit que l'eau pénètre dans le gros intestin, ce qui est le cas de beaucoup le plus commun, pour que le péristaltisme de l'intestin grêle soit exalté, et pour que la bile arrive en plus grande abondance.

Le Dr Fenton B. Turck a lu, en juin 1899, devant la section de médecine pratique de l'*American Medical Association*, un travail sur le « lavage du côlon », dans lequel il prétend que l'introduction d'eau très chaude ou d'eau froide dans le côlon détermine une stimulation réflexe des centres vaso-moteurs. La tension artérielle s'élève, la sécrétion urinaire augmente, le fonctionnement du foie devient plus actif et la leucocytose plus abondante. Il semble qu'il se produit une véritable accélération du métabolisme, une suractivité cellulaire générale. Pour administrer le lavage intestinal, Turck fait surélever le siège du malade ; il emploie de l'eau à 122° F. (50° C.), dont on fait pénétrer environ un litre à la fois ; on la laisse ensuite s'écouler, pour recommencer l'opération trois fois encore ; on augmente à chaque fois la température, de façon à atteindre 131° F. (55° C.). Lorsque le malade a évacué l'eau de la dernière irrigation on lui donne un lavage de courte durée avec de l'eau à 41° F. (5° C.).

L'auteur cite des expériences faites sur l'animal, qui démontrent que l'irrigation très chaude détermine, au bout de cinq minutes, une accélération des contractions cardiaques, qui persiste jusqu'à ce que l'eau ait atteint une température de 131° F. (55° C.) ; il se produit alors un ralentissement du pouls et une élévation de la tension artérielle, qui s'accentuent jusqu'à ce que la surface cutanée soit arrivée à une température supérieure à la normale ; à partir de ce moment, le pouls s'accélère de nouveau et la tension artérielle diminue. On prévient cet abaissement de la tension artérielle en administrant l'irrigation froide. A la suite d'un traitement de quelques semaines, on observe une augmentation de la leucocytose, et une augmentation du nombre absolu des globules sanguins. Chez un grand nombre de malades, le lavage du côlon avec de l'eau à 131° F. (55° C.) amène une élévation de la température générale de l'organisme ; il amène aussi une augmentation du péristaltisme, que ne produit pas l'eau à 118° F. (47,8° C.) ; les femmes accusent des douleurs analogues à celles de l'accouchement. Si l'on prolonge la durée des lavages, et si on les renouvelle souvent, on excite, en outre, les fonctions motrices de l'estomac. Un lavage pratiqué avec de l'eau à 104° ou 113° F. (40° ou 45° C.) n'amène pas immédiatement une hypersécrétion d'urine; mais un lavage à 131° F. (55° C.) détermine ce phénomène en trois minutes.

On a attribué à une augmentation de la sécrétion hépatique les résultats obtenus dans le traitement de l'ictère, par les irrigations froides préconisées par Krull. Mais Stadelmann (1) et d'autres auteurs ont démontré que cette opinion est erronée. Au cours de recherches sur l'action des cholagogues, Stadelmann eut l'idée d'étudier l'effet de l'entéroclyse. Il arriva à cette conclusion, qui paraît bien établie, que les bons résultats que ce procédé donne dans l'ictère sont entièrement dus à l'évacuation des substances putréfiées et irritantes contenues dans l'intestin, par conséquent au nettoyage et à la désinfection de cet organe, et non pas à une action cholagogue.

Action diurétique de l'entéroclyse. — Le Dr W.-E. Forest (2) a publié une série d'expériences intéressantes qu'il a faites sur lui-même, en vue de déterminer si l'entéroclyse possède une action diurétique importante.

« Les nombreuses expériences que j'ai réalisées tendent toutes à démontrer que l'irrigation du côlon avec de l'eau très chaude suivie d'une injection d'eau également très chaude, de un quart à un demi-litre, qu'on laisse dans l'intestin, constitue un moyen inoffensif, puissant et rapide d'exciter la sécrétion rénale. Ce procédé a une action diurétique plus marquée qu'aucun médicament. La seule précaution que le sujet doive prendre afin de garder l'injection terminale d'eau très chaude est de rester couché pendant une demi-heure après l'avoir reçue.

« Les résultats de ces expériences établissent, d'abord, que le côlon peut retenir une quantité d'eau chaude ou très chaude

(1) *Therapeutische Monatshefte*, 1891, nos 10 et 11.
(2) *Medical Record*, 19 septembre 1891.

égale à quatre cents ou six cents centimètres cubes, et que cette quantité peut être absorbée par les vaisseaux sanguins; en second lieu, que la rétention de cette quantité d'eau dans l'organisme double le volume d'urine excrétée dans les douze heures qui suivent; en troisième lieu, que le simple lavage du côlon au moyen d'eau très chaude employée en grandes quantités (au moins deux litres à chaque injection) active d'une façon remarquable le fonctionnement des reins. Une partie de ces effets est due à l'application interne de calorique qu'effectue l'irrigation; l'autre partie doit être attribuée à ce que l'intestin absorbe un certain volume d'eau. »

L'entéroclyse paraît rendre de grands services dans le traitement des différentes fièvres. La méthode du professeur Cantani, qui consiste à administrer des lavements froids abondants, n'a pas donné d'aussi bons résultats que les irrigations chaudes ou très chaudes. Comme Cantani, Debove estime que l'eau administrée à l'intérieur, dans le cours des fièvres agit surtout en augmentant la sécrétion rénale. On doit donc considérer l'irrigation chaude du côlon comme un excellent adjuvant de l'administration des liquides par voie buccale, à laquelle on soumet les fébricitants.

Forest cite, en outre, un cas de néphrite aiguë, dans lequel apparut l'action diurétique de l'entéroclyse. Il insiste sur la nécessité de nettoyer, au préalable, le côlon par une injection chaude, abondante, toutes les fois qu'on se propose d'y laisser une certaine quantité d'eau.

Le Dr Robert C. Kemp a étudié l'action des injections rectales et coliques sur l'organisme, dans des expériences faites au laboratoire de physiologie du *College of Physicians and Surgeons*. Ces expériences démontrent que la température de l'eau injectée, comme celle d'une boisson, peut exercer une action stimulante sur le cœur; que la sécrétion urinaire augmente, du fait de l'élévation de la tension artérielle qui se produit aussitôt, et, plus tard, par suite de l'absorption de l'eau que l'intestin a retenue.

Indications thérapeutiques. — *Diarrhée infantile*. — L'entéroclyse donne d'excellents résultats dans la diarrhée infantile. C'est la méthode la plus efficace, lorsqu'elle est appliquée avec soin et suivant les règles; elle débarrasse l'intestin des bactéries qu'il contient, elle calme les douleurs qu'éprouve le petit malade, elle amène une convalescence rapide. Nous traiterons ce sujet à fond dans la partie clinique de l'ouvrage.

Ictère catarrhal. — L'irrigation du gros intestin avec de l'eau froide m'a semblé constituer un excellent adjuvant au traitement médicamenteux de l'ictère catarrhal. J'ai été amené à l'employer dans cette affection par le travail du Dr Krull, qui porte sur onze cas d'ictère catarrhal traités simplement par des irrigations froides de l'intestin. Alors que les autres traitements, y compris l'emploi des eaux de Carlsbad, avaient échoué, les irrigations ont permis à cet auteur d'atténuer d'abord la constipation, puis de rétablir le fonctionnement normal du foie. Le Dr Lowenthal (1) a rapporté quarante et un cas d'ictère catarrhal, qui témoignent tous, à l'exception d'un seul, des résultats excellents et rapides que donnent les irrigations intestinales. Habituellement, on jugeait nécessaire d'administrer quatre irrigations de un ou deux litres (un litre suffisait chez l'enfant), à une température variant entre 54° et 64° F. (12,2° et 17,8° C.), que l'on élevait chaque jour de trois degrés F. Dans tous les cas, les irrigations étaient suivies d'une évacuation de matières fécales, parfois de diarrhée ; les selles ne se produisaient pas, lorsqu'on donnait une température plus élevée au lavage suivant. Après la première opération, le malade évacuait des matières grises ou décolorées, de consistance argileuse ; après la troisième, les selles devenaient légèrement jaunâtres ; après la quatrième, elles prenaient ordinairement une coloration brune. Les douleurs gastriques, l'oppression, la céphalée, etc., disparaissaient ; l'appétit revenait ; la teinte ictérique des téguments s'effaçait, tantôt après le premier lavage, tantôt après le second. Le prurit cessa dans sept cas, à la suite du second, du troisième ou du quatrième lavage.

La méthode que nous venons de décrire a fait l'objet de publications récentes, qui toutes en confirment la valeur. On peut donc considérer comme bien démontrée l'utilité de ce mode de traitement.

Mon expérience personnelle me permet d'affirmer que l'entéroclyse rend de grands services dans l'ictère catarrhal, et qu'elle échoue dans l'ictère d'origine lithiasique. Contrairement à la pratique de Krull, j'employais l'eau tiède pour commencer, et j'abaissais chaque jour la température du lavage ; ce procédé a reçu récemment l'approbation de Stadelmann, qui en a expérimenté les effets cholagogues. Je fais administrer un

(1) *Berliner klinische Wochenschrift*, 1886.

lavage chaque jour ; le malade, après avoir été à la selle, soit spontanément, soit avec un lavement, se place dans la position génu-cubitale ; on fait pénétrer dans son rectum de un à deux litres d'eau à 70° F. (21,1° C.) au moyen d'un laveur et on lui demande de conserver le liquide le plus longtemps possible. Le lendemain, on abaisse la température de l'eau de deux degrés (1,1° C.), et on continue de la sorte jusqu'à ce qu'on atteigne la température de 60° F. (15, 5° C.). Il suffit de deux à six lavages pour obtenir le résultat désiré. D'après mes propres observations, les douleurs gastriques et hépatiques cessent après la première injection ; l'appétit revient aussitôt, et l'ictère disparaît plus ou moins rapidement ; cependant, le symptôme le plus désagréable, le prurit, ne s'atténue pas.

Le Dr Robert C. Kemp, qui a tant fait pour perfectionner la technique du lavage intestinal, pour déterminer le mode d'action et les indications thérapeutiques de ce procédé, a tiré de ses études les conclusions suivantes, importantes au point de vue pratique :

Lorsqu'on veut éviter d'amener une élévation de la tension artérielle, on doit donner aux irrigations une température de 101° à 104° F. (38,3° à 40° C.).

Lorsqu'on désire obtenir une élévation rapide de la tension artérielle, et une augmentation simultanée de l'énergie des contractions cardiaques, il est bon d'employer de l'eau à 110° F. (43,3° C.), dont on élève progressivement la température jusqu'à 120° F. (48, 9° C.).

L'irrigation froide produit une stimulation passagère ; elle provoque d'abord une élévation de la tension artérielle, qu'elle abaisse ensuite. On doit donc l'administrer avec prudence. Elle devient dangereuse quand on en prolonge la durée. Les irrigations froides sont utiles dans la proctite, la prostatite, etc.

Quand il se produit des hémorragies, l'irrigation à 110°-120° F. (43,3°-48, 9° C.) donne les résultats les plus rapides ; elle relève le pouls et dissipe le choc.

Dans l'*ictère* que détermine l'obstruction du cholédoque par du mucus, comme dans la constipation chronique, les irrigations froides de courte durée, que l'on administre alternativement avec des irrigations très chaudes, constituent une méthode de traitement réellement efficace.

Choléra asiatique. — L'entéroclyse s'est montrée très utile dans cette maladie, où les médications les plus intelligemment instituées échouent. C'est un médecin américain, le Dr Elmer Lee, qui a propagé ce mode de traitement, au cours d'un voyage qu'il fit en Russie, à Hambourg et dans d'autres villes où il existait une épidémie, pendant l'année 1892, afin de l'expérimenter et d'en démontrer la valeur. Nous décrirons la méthode de Lee et nous insérerons une figure montrant l'appareil ingénieux qu'a imaginé ce médecin, dans le chapitre que nous consacrerons au choléra asiatique.

Urémie et insuffisance rénale. — Lorsque le danger est pressant, que le pouls est faible et rapide, on améliore en peu de temps l'état du malade, en lui administrant une irrigation à 110°-120° F. (43,3°-48,9° C.). La sécrétion rénale reprend; souvent il se produit des sueurs profuses et l'intestin se remet à fonctionner. Les Dr Egbert Grandin, William H. Thomson, d'autres auteurs ont obtenu d'excellents résultats en faisant des lavages de quarante minutes, répétés toutes les quatre heures. Dans un cas du Dr Thomson, où les urines étaient rares, elles arrivèrent à mesurer douze cents centimètres cubes dans les vingt-quatre heures et on vit se résorber un épanchement pleural. Dans un cas d'anurie avec urémie, hypertension artérielle et fièvre, le Dr Kemp a obtenu une augmentation rapide de la sécrétion rénale, des selles, des sueurs et la diminution de la tension. J'ai observé moi-même un résultat semblable dans un cas que j'ai eu à traiter en ces derniers temps.

Le Dr Kemp considère l'irrigation et le lavement froids comme des procédés dont l'emploi est dangereux dans les affections rénales.

Fièvre typhoïde. — Cantani a recommandé les irrigations intestinales froides dans la fièvre typhoïde, en vue d'abaisser la température de l'organisme. Elles semblent devoir assurer, en outre, un résultat important: la désinfection du canal intestinal. Le Dr T.-J. Schuell a donné d'excellents arguments en faveur de l'irrigation complète du côlon dans la fièvre typhoïde (1).

Pour obtenir les meilleurs effets de ce mode de traitement, on doit l'appliquer au début de la maladie, alors que la température n'est pas encore trop élevée, et que les troubles nerveux graves n'ont pas encore apparu. On peut, si c'est nécessaire, administrer de nouveaux lavages après intervalle de trois jours, la première semaine, ou après intervalle de dix jours. On doit apporter beaucoup de prudence à leur exé-

(1) *Medical Journal*, de New-York, 2 septembre 1893.

cution ; lorsque les plaques de Peyer sont arrivées à leur stade d'ulcération, car les follicules clos isolés du gros intestin sont alors atteints dans la grande majorité des cas.

Le Dr Schuell a traité suivant cette méthode plusieurs cas de fièvre typhoïde grave, pendant l'été et l'automne de l'année 1892, et il a constaté que l'irrigation complète du côlon, pratiquée dans la première période de la maladie, rendait la marche de celle-ci relativement plus bénigne. La durée de la maladie n'était pas abrégée ; mais le malade cessait de présenter l'aspect ordinaire du typhique ; il n'avait plus l'abattement, les soubresauts tendineux, le délire, la langue sèche et fissurée ; sa convalescence était rapide et ne s'interrompait pas. Le contraste que l'on voit entre les résultats de la méthode thérapeutique que l'on applique habituellement en vue de désinfecter l'intestin, et ceux du procédé que nous venons d'indiquer, procédé certainement plus rationnel que celui qui consiste à répartir une petite quantité de substances antiseptiques sur toute la longueur du canal intestinal, ce contraste nous offre une leçon clinique bien instructive.

Le Dr Hensel-Meseritz (1) a confirmé la valeur du traitement de la fièvre typhoïde par l'irrigation intestinale, dans un travail où il soutient que la désinfection soigneuse du canal intestinal peut être très utile, non seulement dans les cas de constipation obstinée, mais encore dans les cas bien caractérisés de dothiénentérie, avec température dépassant 40° C., selles diarrhéiques typiques, symptômes pulmonaires, augmentation du volume de la rate.

Quand on appliquait cette méthode, on supprimait les bains, et on réservait les compresses froides à quelques cas spéciaux. Le rôle des infirmiers se trouvait très simplifié. On obtint des résultats remarquables.

Dysenterie. — Le plus souvent, cette maladie, si commune chez les enfants et chez les adultes, est justiciable du traitement habituel. Dans les cas qui résistent à celui-ci, on peut y ajouter avec avantage une irrigation de un litre ou deux ; on emploie de l'eau qu'une ébullition prolongée a rendue tout à fait aseptique, et dans laquelle on a fait dissoudre une demi-cuillerée à café de sel par litre, afin qu'elle n'irrite pas la muqueuse ; c'est un moyen plus efficace de débarrasser l'intestin des produits pathologiques qu'il contient, de diminuer la con-

(1) *Allgemeine Medizinal-Zeitung*, 1896.

gestion, de calmer le ténesme, que le lavement ordinaire. Ce procédé place l'intestin enflammé dans des conditions où cet organe peut garder le repos, élément capital de tout processus de réparation dans les affections inflammatoires. Il agit mécaniquement en nettoyant l'intestin. On doit, en l'appliquant, être attentif aux détails de l'opération, que l'on ne possède bien que par la pratique. Il peut être utile de faire remonter la sonde assez haut dans le côlon, lorsqu'on traite un cas aigu ; mais il n'est pas nécessaire, dans les cas subaigus, de la faire pénétrer de plus de dix à douze centimètres. Toutefois, on la fera arriver jusqu'au côlon ascendant, afin d'éviter la distension du rectum et l'irritation de l'extrémité inférieure du côlon. Nous devons ajouter qu'il est très important de mettre le malade à un régime alimentaire sévère. D'après l'expérience assez étendue que je possède du traitement de la dysenterie, je crois que toute médication autre que le purgatif administré au début, sans être véritablement dangereuse, est inutile, en faisant exception pour le sous-nitrate de bismuth, employé à hautes doses (40 à 60 grammes), toutes les trois ou quatre heures, en vue de protéger la muqueuse enflammée et ulcérée.

Le Dr Oliver L. Austin (1) a publié un travail qui porte sur 234 cas de dysenterie. « On fit administrer avec beaucoup de soin et de persévérance, par une infirmière que l'on avait particulièrement préparée à ce traitement, des irrigations intestinales, qui eurent pour résultat de débarrasser les intestins des substances irritantes qui s'y accumulaient, de mettre obstacle à la pullulation des bacilles de Shiga et à la production de leur toxines, de diminuer la fréquence des selles, de calmer les douleurs et le ténesme et d'arrêter la toxémie. » Le lavage de l'intestin ne fit pas avorter la maladie, pas plus que ne l'eût fait un autre traitement, mais il eut des résultats assez bons pour qu'on pût considérer cette méthode « comme possédant les effets curatifs les plus sûrs, dans les cas de longue durée ».

Le Dr Patterson, de Edgefield, S. C., a eu l'idée ingénieuse, en 1896, de faire une dilatation du sphincter, sous anesthésie à l'éther, avant d'administrer le lavage ; il traita ainsi avec succès des cas qui avaient résisté aux autres traitements.

Nous trouvons dans *The Medical Age*, du 25 août 1891, un travail qui confirme la valeur du lavage intestinal dans le traitement de la dysenterie.

(1) *Medical Record*, 9 août 1904.

Le D$_r$ Peter S. Korytin (Russie) rapporte quinze cas de dysenterie qu'il a traités par des lavements chauds (à 37,5° C.) abondants (de trois litres) administrés chaque jour; il employait de l'eau ordinaire filtrée ou une solution phéniquée à 0 gr. 50 ou 1 gr. pour 3000, ce qui n'était presque que de l'eau distillée pure. Un seul malade succomba ; les quatorze autres guérirent parfaitement. Chaque malade reçut de une à six injections en tout. Le malade conservait habituellement le liquide pendant cinq à dix minutes; il le laissait parfois échapper au bout d'une ou deux minutes, parfois le rendait après l'avoir gardé quinze ou vingt minutes. On observait ordinairement les résultats suivants : la distension anormale de l'intestin et les douleurs diminuaient rapidement; les selles étaient moins fréquentes, le ténesme moins violent; l'appétit devenait meilleur, le sommeil plus tranquille, l'état moral plus satisfaisant; bientôt les selles cessaient d'être douloureuses, les matières étaient plus solides, d'une odeur moins désagréable, elles ne présentaient plus de mucus, de sang, de peaux ni de lambeaux de muqueuse: la température revenait à la normale. On ne remarqua aucune différence entre les effets des lavements phéniqués et ceux des lavements simples. Il semble donc que les résultats favorables de ce mode de traitement doivent être attribués au lavage complet qu'il fait subir au gros intestin.

Tuttle, dans un travail très documenté (1) qu'il a consacré à la dysenterie amibienne, recommande les lavages d'intestin. « Le traitement tout entier, dit cet auteur, doit avoir en vue la guérison des lésions locales, la destruction des amibes, et l'arrêt du développement de leurs spores ; comme ces organismes se trouvent enfouis dans la muqueuse, il est évident qu'un lavage superficiel du canal intestinal ne peut les détruire, bien que cette opération ait quelque importance, puisqu'elle débarrasse le côlon des germes qu'il contient. Cependant, il paraît nécessaire d'employer quelque substance qui puisse pénétrer les tissus pour y détruire les germes ou spores, et déraciner complètement la maladie. Les substances qui ont été indiquées — bichlorure de mercure, nitrate d'argent, eau salée, solution de quinine, eau oxygénée, etc., — exercent bien leur action germicide sur les amibes qu'elles rencontrent dans l'intestin, mais aucune d'entre elles, évidemment, ne pénétrera jusqu'à la sous-muqueuse.

(1) *Jour. Amer. Med. Ass.*, 8 octobre 1904.

« Ce fait explique pourquoi tant de cas traités par les médications habituelles récidivent. Le traitement idéal devrait donc employer des procédés susceptibles d'atteindre les organismes enfouis dans les tissus et de les détruire *in situ*. Dans nos études précédentes sur *Amœba dysenteriæ*, nous avons appris que, lorsqu'on examine des préparations microscopiques faites avec des matières fécales qui ont été refroidies et dont la température s'est abaissée au-dessous de 70° F. (21,1° C.), on constate que les amibes ont définitivement perdu leur motilité. Ce fait donne à penser qu'on pourrait détruire les amibes et abolir la faculté qu'elles ont d'infecter l'intestin et de se reproduire, en abaissant la température des tissus qui les contiennent à un degré notablement inférieur à cette dernière température. Il semble que la solution de cette question se trouve dans les applications froides que l'on peut faire porter sur la muqueuse intestinale au moyen de douches prolongées. On a introduit, tout d'abord, dans les douches froides, des substances telles que le ratanhia, l'ichtyol, le bichlorure de mercure et le nitrate d'argent, mais on a abandonné, l'un après l'autre, tous ces médicaments; car *on a reconnu que l'eau froide, toute pure, répondait à toutes les nécessités en détruisant les amibes.* »

Tuttle, qui apporte son attention aux questions pratiques, recommande de placer des fragments de glace dans le réservoir qui contient l'eau, afin que celle-ci reste très froide. Il affirme qu'on obtient les résultats les plus satisfaisants, en employant de l'eau à une température inférieure à 45° F. (7, 2° C.). Il conseille, avec raison, de se baser sur la tolérance du malade pour déterminer le volume et la température du lavage qu'on administrera; on commencera par une petite quantité, pour arriver à des lavages de plusieurs litres. Sur 73 cas traités de cette manière, on enregistra 70 guérisons; un seul malade succomba; un autre eut un abcès du foie avant de guérir; un autre partit amélioré pour l'Europe.

Le Dr Fenton Turck emploie, dans la dysenterie, des lavages à 105°-122° F. (40,5°-50° C.), après l'évacuation desquels il injecte dans l'intestin de l'eau glacée.

Occlusion intestinale. — L'irrigation du côlon et de l'intestin a rendu des services dans l'occlusion intestinale. Le Dr Edwin Pynchen (1) a rapporté un cas d'obstruction intestinale qui fut traité avec succès par l'irrigation continue. Il s'agissait

(1) *Chicago Medical Recorder*, 1896.

d'une fillette de quatorze ans, qui n'avait eu aucune selle depuis trois jours et qui avait mangé surtout du fromage, des biscuits de mer, des oranges, des raisins, en avalant les pépins, et de la gomme.

« La malade fut anesthésiée, et on la plaça, la tête en bas, sur une chaise que l'on avait renversée, le dos de la chaise reposant sur le parquet et le siège sur un tabouret qui l'élevait. Un laveur rempli d'eau à 110° F. (43, 3° C.) et suspendu au plafond fournissait un jet continu sous pression. Il serait encore mieux de faire arriver l'eau d'une hauteur de dix mètres pour un adulte, et de cinq mètres pour un enfant; les expériences de W.-E. Forrest, en effet, nous apprennent que l'intestin d'un adulte peut supporter une pression d'une atmosphère, et l'intestin d'un jeune enfant une pression de 450 millimètres de mercure.

« Dans le cas particulier on rendit le lavage plus actif en pratiquant un massage énergique de l'abdomen, et on fit pénétrer onze litres d'eau dans l'intestin. Lorsque l'injection eut atteint ce volume, l'eau jaillit avec violence de la bouche de la malade, et il s'en échappa environ quatre litres par cette voie. On arrêta alors l'opération et, lorsque la malade se fut suffisamment réveillée de son anesthésie, on la plaça sur un seau de toilette, où elle rendit cinq litres d'eau par le rectum. L'enfant guérit sans éprouver de troubles ultérieurement; elle eut une selle normale le second jour. »

J'ai donné mes soins à un enfant de quatre ans, qui se trouvait sans connaissance depuis vingt-quatre heures et qui présentait des convulsions toutes les dix ou quinze minutes; je lui fis un lavage de l'estomac et je lui administrai une forte dose d'huile de ricin, au moyen de la sonde que j'avais fait passer dans l'œsophage par le nez. L'huile de ricin fut évacuée en même temps qu'une grande quantité de bile, lorsqu'on introduisit de nouveau la sonde, six heures après. L'obstruction intestinale, que le Dr A. Jacobi et le Dr Charles Kinch avaient tous deux diagnostiquée, céda à une irrigation rectale abondante que l'on administra au malade après l'avoir placé la tête en bas et les jambes relevées. Les convulsions cessèrent lorsqu'une évacuation assez considérable de matières se fut produite, et l'enfant reprit ses sens.

Anémie pernicieuse. — Hollis et Ditmar (1), dans un travail

(1) *Medical Record*, 2 février 1907.

très documenté sur l'origine toxique de l'anémie pernicieuse, ont bien mis en évidence l'action hémolytique du Bacillus ærogenes capsulatus (Welch). Le professeur Herter a démontré que cette bactérie pullule dans le côlon des malades atteints d'anémie pernicieuse, et qu'elle décompose les substances albuminoïdes en produits propres au développement des bactéries de la putréfaction; celles-ci donnent naissance à de l'indol, substance que l'on trouve très fréquemment dans les putréfactions intestinales. Herter, professeur de thérapeutique expérimentale à *Columbia University*, a fait traiter, à l'hôpital, deux cas non douteux d'anémie pernicieuse par le lavage du côlon. Cette méthode procura aux malades une amélioration qui fut plus marquée qu'avec aucun autre traitement. Le fait qu'on a pu guérir deux cas d'anémie pernicieuse de forme grave par des irrigations du côlon, et ramener ainsi le sang à sa constitution normale, semble démontrer, pour ces cas du moins, que la maladie avait pour cause l'absorption par l'intestin de quelque substance toxique.

En constatant les résultats favorables que l'on a obtenus dans l'anémie pernicieuse par l'évacuation des produits d'origine bactérienne contenus dans l'intestin, nous sommes amenés à penser qu'il est possible d'agir par le même moyen sur quelques autres maladies dont l'origine est encore obscure. On accepte, avec raison, que les bactéries peuvent avoir un rôle pathogène lorsqu'elles arrivent au contact d'une surface cutanée ou d'une surface muqueuse, dans la cavité buccale, les canaux génito-urinaires et les voies respiratoires. On reconnaît même le rôle toxique des produits de l'activité non-pathogène, de l'activité saprophytique des bactéries, qui peuvent être absorbés par la muqueuse utérine, et déterminer une saprémie. Cependant, on dirait que les médecins sont encore peu nombreux, qui admettent l'importance des phénomènes d'absorption, qui peuvent s'effectuer au niveau d'une surface muqueuse aussi étendue que celle de l'intestin, et la possibilité d'une production très abondante de substances chimiques diverses, résultant de l'activité vitale des bactéries contenues dans le canal intestinal. En réalité, ces substances si variées ont un rôle capital. Beaucoup d'entre elles peuvent n'être pas toxiques dans l'état de santé; mais, lorsque les fonctions antitoxiques du foie et de la muqueuse intestinale faiblissent légèrement, ou lorsque l'action de ces substances se prolonge, elles peuvent amener des altérations, auxquelles il est permis d'attribuer un grand nombre de complexus symptomatiques qui restent encore indéterminés.

Colique de plomb. — Il n'est pas de maladie qui embarrasse le médecin plus que ne le fait la colique de plomb. L'origine en est souvent obscure, et nous sommes impuissants à en atteindre la cause au moyen des procédés thérapeutiques dont nous disposons. On a recommandé un grand nombre d'agents médicamenteux ; leur inefficacité nous a conduit à proposer de leur adjoindre un traitement nouveau. Un cas publié par Reisland, dans le *Berliner klinische Wochenschrift*, en 1875, nous a paru devoir encourager l'emploi de l'hydrothérapie. Le malade dont il s'agit présentait une constipation absolue depuis cinq jours, malgré l'administration des purgatifs les plus actifs ; il se trouvait dans le collapsus ; ses bras et ses jambes étaient secoués de spasmes fréquents ; il avait des vomissements bilieux ; son visage était pâle et de couleur cendrée. Les gencives présentaient un liseré caractéristique ; l'abdomen était dur et rétracté, le pouls petit (à 65), la température normale. On avait employé sans succès l'huile de croton et les opiacés, ainsi que les lavements. On introduisit alors dans l'intestin, au moyen d'un irrigateur de Hegar, quatre litres et demi d'eau chaude. L'eau, qu'on laissa s'écouler au bout de cinq minutes, revint colorée par les matières fécales et ramena quelques scybales. Le malade éprouva un tel soulagement qu'il insista pour qu'on renouvelât l'opération. On lui injecta trois litres d'eau, puis, une demi-heure après, trois autres litres ; chaque lavage déterminait une selle et diminuait la douleur. Pendant l'irrigation, le malade prenait la position génu-cubitale. Les nausées augmentèrent ; mais, à la suite du troisième lavage, le malade s'endormit tranquillement, pour la première fois depuis six jours. Lorsque les douleurs réapparurent, on administra trois nouveaux lavages, de trois litres et de deux litres et demi ; le malade eut des selles et fut soulagé. Le jour suivant, il eut encore des douleurs et des spasmes, qui cessèrent de nouveau à la suite d'une irrigation. On lui administra une dernier lavage de trois litres, qui amena une évacuation abondante de matières fécales. On lui donna, enfin, une dose d'huile de ricin et d'huile de croton, et la guérison fut parfaite.

On a appliqué cette méthode de traitement pendant des années dans le service de clinique de Kussmaul, à Fribourg.

Que la colique de plomb soit une névrose de la tunique musculaire de l'intestin, ou qu'elle soit due, comme Riegel l'admet en considération de l'effet que produisent sur cette affection le nitrate d'amyle et la pilocarpine, à un spasme des vaisseaux mésentériques, il est certain que les injections rectales chaudes et abondantes peuvent la faire cesser, lorsqu'elle est à son début, ou agissent du moins comme un traitement palliatif excellent. Il est intéressant de remarquer que ce procédé amène rapidement des évacuations alvines, alors que les lavements sont inefficaces ; ce qui prouve qu'il rétablit l'activité normale de l'intestin.

Dans les *toxémies*, on trouvera des avantages à appliquer une méthode d'irrigation intestinale que Wernitz (1) a conseillée pour nettoyer le canal digestif, et que j'ai adoptée. Elle a le mérite d'être inoffensive et efficace. On fait pénétrer dans le rectum une solution salée à un pour cent, de température neutre. Lorsqu'un besoin de défécation se fait sentir, on abaisse le réservoir de façon à ce que l'eau qui contient en suspension des matières fécales revienne dans l'intérieur de celui-ci ; puis, on le vide et on le remplit de nouveau d'une solution salée. On renouvelle cette irrigation sous une pression faible, jusqu'à ce que l'eau rendue par l'intestin soit claire. S'il se produit des crampes, c'est une indication à abaisser le réservoir. On peut faire absorber, de cette manière, en une heure un litre d'eau. On recommence l'irrigation toutes les deux heures, à moins qu'elle ne soit très pénible pour le malade. Cette méthode a surtout pour but de faire absorber de l'eau par la muqueuse intestinale. Elle a pour effets d'augmenter considérablement la sécrétion urinaire, de faire disparaître la soif, d'humecter les muqueuses desséchées, de provoquer la diaphorèse et d'abaisser la température, à la suite de chaque irrigation.

Suivant Desnos, on traite avec succès la *prostatite aiguë* au moyen d'irrigations très chaudes du rectum. Les douleurs diminuent, et souvent la maladie avorte. Desnos recommande d'employer pour cette entéroclyse de l'eau à 50° C., que l'on fait arriver, lentement au début, par une canule courte sur la prostate tuméfiée, sur laquelle elle agit goutte à goutte, et dont on augmente progressivement la vitesse d'écoulement. (Je conseillerais plutôt de commencer par de l'eau à 100° F. (37,8° C.), administrée à plein jet sous une pression peu élevée, et

(1) *Wiener med. Presse*, 1903.

d'augmenter progressivement la température du liquide, jusqu'à la limite de la tolérance du malade). Desnos fait deux irrigations très chaudes par jour, si l'opération est bien supportée, et leur donne une durée de douze à quinze minutes.

Ce traitement serait dangereux dans la prostatite chronique.

IRRIGATION DES VOIES URINAIRES CHEZ L'HOMME

L'irrigation de la *vessie* a été longtemps en vogue comme procédé de traitement curatif ou palliatif dans les affections de cet organe. On pratique habituellement cette opération au moyen d'une sonde à double courant, qu'on relie à un laveur.

Le Dr E.-L. Keyes, dont on connaît l'autorité en pareille matière, a apporté quelques perfectionnements à la méthode (fig. 58). Cet auteur prétend, avec raison, qu'on ne peut faire un lavage suffisant de la vessie si l'on ne distend pas un peu cet organe.

Technique. — On injecte deux cent cinquante centimètres cubes de liquide, ou davantage, à une température de 110° F. (43,3° C.). Ce liquide se refroidit légèrement au cours des préparatifs. Le malade se tient debout, après avoir placé en face de lui, sur une chaise, un récipient ; il introduit lentement la sonde, lubrifiée avec de la vaseline et rattachée d'avance à un large embout de métal.

Dès que l'urine commence à couler, il adapte le robinet du réservoir à l'embout dont la sonde est munie, et il laisse passer l'urine par le tube court, qui la conduit dans le récipient disposé en face de lui. Lorsque la vessie s'est vidée, on tourne le robinet et on la laisse se remplir lentement d'eau. Quand le sujet sent que l'organe se distend, il tourne le robinet en sens contraire, et l'eau s'écoule si lentement et si régulièrement que c'est à peine s'il s'aperçoit qu'elle circule.

Le malade peut, de cette façon, se faire un lavage de vessie parfait, en recommençant l'opération quatre, cinq ou six fois, sans changer son instrument ni la disposition de celui-ci, sauf en ce qui concerne la manœuvre du robinet dans un sens ou dans l'autre ; l'opération doit être répétée jusqu'à ce que l'eau revienne claire de la vessie.

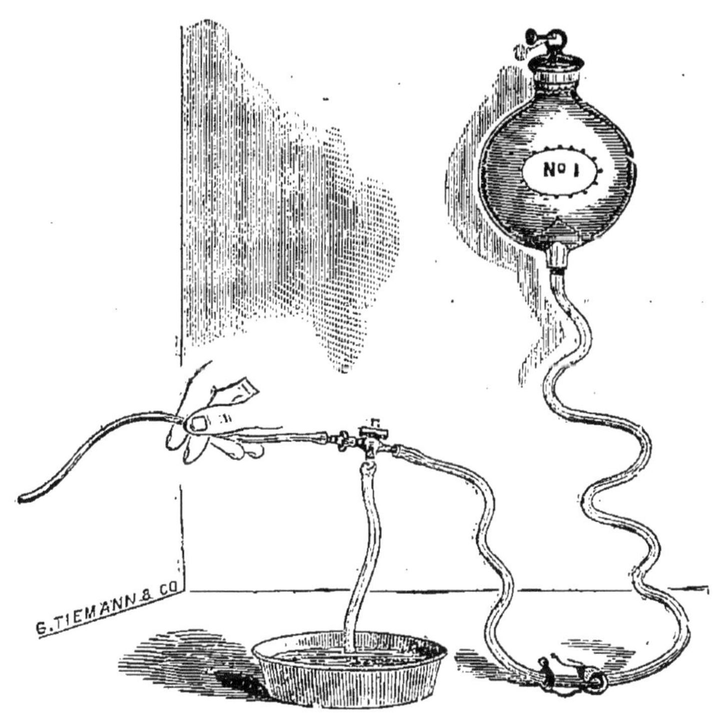

Fig. 58. — Irrigateur vésical de Keyes.

Un instrument très utile, pour pratiquer l'irrigation de l'*urèthre*, est celui qu'a inventé le Dr Lester Keller. Fait d'argent pur, il n'est pas facilement attaqué et conserve son poli. On en a deux modèles, de longueur différente, l'un pour la partie courbe de l'urèthre, l'autre pour la partie rectiligne. Les orifices de cette sonde sont placés à la face postérieure de son extrémité renflée ; ainsi, le liquide qu'on injecte ne peut pénétrer dans la vessie. Le tube présente des rainures, qui permettent à ce liquide de s'écouler au dehors ; il suffit de faire subir, de temps en temps, un léger mouvement de rotation à l'instrument, pour que tous les points de la muqueuse soient baignés par l'injection.

On introduit l'instrument jusqu'à ce qu'on lui ait fait dépasser un point douloureux, que l'on trouve presque toujours ; on le rattache au tube d'un laveur ordinaire, que l'on élève plus ou moins, suivant la pression que l'on veut donner au liquide.

On peut employer un litre d'eau à chaque lavage, et l'on renouvelle l'opération environ deux fois par semaine. Habituellement, deux ou trois séances suffisent.

LAVAGE DE L'URÈTHRE ET DE LA VESSIE PRATIQUÉ SANS SONDE

Le Dr Daggett, de Buffalo, a introduit dans la pratique une méthode de lavage, qui présente sur toutes les autres des avantages manifestes; car elle n'exige pas l'introduction d'une sonde dans l'urèthre, dont la partie postérieure est habituellement d'une sensibilité excessive dans la gonorrhée chronique. L'appareil employé consiste en une courte canule, dont le calibre va en décroissant d'une extrémité à l'autre, de telle sorte qu'elle peut obturer l'urèthre en s'y enfonçant comme un coin. Elle a deux orifices à son extrémité supérieure, dont l'un doit être relié au tube d'arrivée de l'eau, l'autre au tube de sortie. (fig. 59).

Technique. — « On aura à sa disposition un laveur d'une capacité de quatre litres et un tube d'une longueur d'un mètre cinquante centimètres, muni d'un interrupteur de courant. On adapte ce tube à l'orifice d'entrée de la canule, dont la lumière est plus large d'un cinquième que celle de l'orifice de sortie. On fait pénétrer le bec de la canule dans le méat uréthral où on l'enfonce de deux à cinq centimètres, suivant la largeur de celui-ci; la forme en coin de cette canule lui permet de s'adapter à des méats de calibres différents. Elle est assez longue pour qu'on puisse la maintenir en position en serrant le pénis en arrière du gland, en même temps qu'on place la partie libre de cet organe sur la même ligne que la portion fixe de l'urèthre. On remplit le réservoir d'eau à 115° F. (46,1° C.), pour être sûr que l'injection aura une température supérieure à celle du sang, lorsqu'on laissera s'écouler le liquide. On adoucit l'eau en y ajoutant un peu de glycérine, de mucilage, de chlorure de sodium ou de carbonate de soude. On suspend le réservoir à soixante-dix centimètres ou un mètre au-dessus du niveau de la région pelvienne.

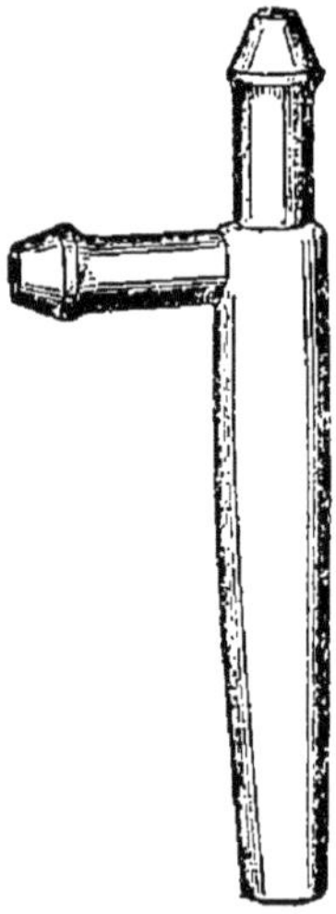

Fig. 59. — Canule du Dr Daggett.

« Le malade doit se mettre dans une sorte de décubitus, — une position à la fois accroupie et renversée en arrière (fig. 60); car l'action de la pesanteur doit nécessairement intervenir dans l'opération.

« Le malade peut se placer dans une baignoire ordinaire pour exécuter le lavage; il prend une position renversée en arrière, de façon à ce que son corps fasse un angle de quarante-cinq degrés avec l'horizontale; il fléchit les cuisses à angle droit sur le tronc, et les jambes à angle droit sur les cuisses. Si l'on ne dispose pas d'une baignoire, on se servira d'un bain de siège que l'on adaptera à l'opération. Le malade peut encore se placer dans une chaise à bascule basse, inclinée en arrière et calée (fig. 60), de sorte qu'il se trouve dans la position désirée, ses jambes reposant sur une autre chaise ou sur un support quelconque.

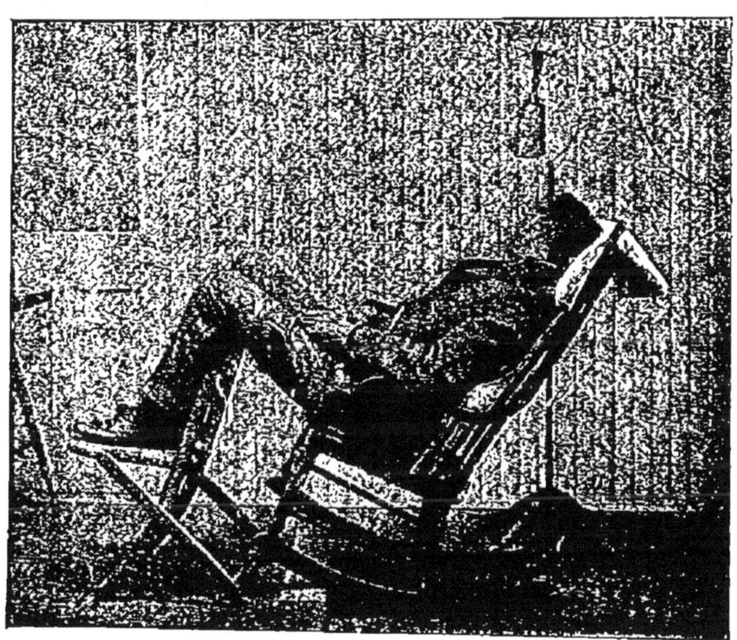

Fig. 60. — Position du malade.

« On introduit le bec de l'irrigateur, après avoir mis le pénis en ligne droite avec la portion fixe de l'urèthre; on ouvre le robinet et on laisse couler l'eau, jusqu'à ce que le réservoir se soit vidé, si cela est nécessaire. Si l'eau n'est pas arrivée à passer dans la vessie, on fait un nouvel essai. Une sensation particulière avertit le malade que l'injection arrive dans l'urèthre postérieur ; le liquide ne s'écoule plus au dehors qu'en moindre quantité et par saccades; on place alors un doigt de la main droite sur l'orifice de sortie de la canule, de manière à faire pénétrer l'injection dans la vessie; celle-ci, tout d'abord, éprouve un certain trouble de l'intrusion du liquide, qu'elle rejette quand elle en a reçu soixante ou cent grammes. Lorsqu'on renouvelle l'opération, la tolérance de la vessie augmente à chaque séance. On recommence le lavage trois ou quatre fois par séance, et on peut répéter les séances trois fois par jour, s'il est nécessaire. La nouveauté du traitement et le soulagement qu'il procure entraînent parfois les malades à l'exagérer, au début, avant que les organes soient devenus tolérants. Le fait que le liquide s'écoule au dehors en quantité moindre et d'une façon saccadée, semble indiquer qu'il se produit une sorte de contraction anti-péristaltique du bulbo-caverneux. L'opération est d'une parfaite douceur, à condition que le courant continu d'eau très chaude n'ait qu'une pression faible et que le malade soit placé dans la position indiquée. Le malade acquiert le tour de main nécessaire pour exécuter la manœuvre avec succès, et il est très satisfait de pouvoir se faire lui-même ses lavages de vessie. »

Indications thérapeutiques. — Le traitement des maladies de l'urèthre a été longtemps un prétexte à incriminer notre art. Les formules dont on a préconisé l'emploi dans ces maladies sont d'une diversité infinie ; elles encombrent nos manuels et nos journaux ; cela signifie que notre science échoue dans cette thérapeutique, que nos méthodes sont incertaines, que les procédés dont nous disposons ne sont qu'empiriques. « Les lavages répétés de l'urèthre au moyen d'eau très chaude, pratiqués chez un malade placé dans la position indiquée, constituent un moyen de traitement beaucoup plus efficace, dans les cas invétérés d'uréthrite, que l'injection ordinaire, dont on peut comparer l'utilité à celle d'un lavage de bouche dans le traitement d'une laryngite. »

On reconnaît actuellement que le nettoyage mécanique d'une région est bien supérieur aux substances chimiques les plus actives, lorsqu'il s'agit d'en assurer l'asepsie ou l'antisepsie. De même que, dans les congestions et inflammations péri-utérines, l'irrigation très chaude prolongée amène une constriction des vaisseaux et favorise l'absorption des produits pathologiques, de même, le lavage continu de la vessie et de l'urèthre, convenablement exécuté, détermine une action détersive au niveau d'une région, sur laquelle l'injection d'une petite quantité de liquide chargé d'une substance active ne produira aucun effet. Lorsque nous examinons, par exemple, la méthode recommandée par Guyon et d'autres auteurs dans le traitement de la cystite chronique, à savoir : l'injection goutte à goutte d'une solution concentrée de nitrate d'argent, que devra diluer plus ou moins l'urine contenue dans la vessie, nous sommes obligés d'admettre que ce procédé est tout à fait irrationnel, lorsqu'on le compare au nettoyage parfait des surfaces enflammées que l'on peut exécuter au moyen d'eau très chaude.

Le Dr Daggett rapporte un grand nombre d'observations, qui donnent une idée exacte de la valeur de cette méthode récente, et qui méritent d'être étudiées ; nous en citerons une, à titre d'exemple.

Cas. I. -- R..., 63 ans, a eu une cystite très grave, il y a vingt-trois ans ; il a été malade pendant plusieurs mois et n'a jamais complètement guéri. Il est resté confiné à la chambre pendant quatre semaines ; on lui a fait des lavages au moyen de la sonde à double courant ; mais son état s'est aggravé d'une façon continue. Le médecin traitant propose la cystotomie. Le malade présente tous les signes d'une infection. Son urine est très alcaline, d'odeur désagréable ; elle laisse un dépôt solide égal au quart de son volume, formé de pus et de débris inflammatoires. R... apprend facilement à pratiquer lui-même des lavages sans sonde ; son urine devient claire au bout de cinq jours, et il peut reprendre ses occupations. Il persiste encore une certaine tendance aux rechutes, que l'on combat par de nouvelles irrigations. Actuellement, le malade évacue parfaitement sa vessie et le jet d'urine est normal.

Hypertrophie de la prostate. — Il existe une hypertrophie plus ou moins considérable de la prostate chez environ le tiers des hommes âgés de quarante-cinq à soixante ans ; un petit nombre de ceux-ci présentent de la dysurie et sont exposés aux accidents qui compliquent cette affection.

L'hypertrophie de la prostate peut rendre plus difficile, mais n'empêche pas d'une façon absolue, l'introduction dans la vessie d'un liquide administré selon la méthode que nous venons de décrire. Il est possible de faire pénétrer de l'eau dans la vessie de cette façon, alors même que le malade est incapable d'évacuer sa vessie sans l'aide d'une sonde.

La même méthode donne encore un résultat intéressant : elle amène *le retour de la puissance génitale*, quand celle-ci est abolie.

Après avoir traité, en plusieurs années, une quarantaine de cas tels que ceux que l'on rencontre dans la pratique ordinaire, le Dr Daggett se croit autorisé à affirmer que, sur cent malades, il en est quatre-vingt-dix à qui l'on peut apprendre à se faire des lavages de vessie sans sonde.

« La technique, la position du malade et la persévérance assurent le succès, » dans les cas de ce genre, comme dans d'autres cas où l'hydrothérapie rationnelle rend des services.

L'efficacité des applications d'eau chaude que nous venons de décrire montrent combien est erronée cette idée très répandue que l'hydrothérapie consiste seulement dans les applications externes d'eau froide.

LAVAGE VAGINAL

Le lavage vaginal est un procédé d'usage courant dans le traitement des maladies des organes génitaux de la femme ; mais il n'est utile qu'autant qu'il est exécuté d'après des règles strictes.

Technique. — On doit avoir à sa disposition : 1° un bassin de lit plat, en zinc ou en porcelaine ; 2° un laveur de deux litres ou davantage, rempli d'eau à 110° F. (43, 3° C.) ; 3° un lit convenablement disposé, sur lequel on puisse donner au pelvis de la malade une position élevée. On suspend le laveur à une hauteur d'un mètre ou plus, et on place sous la malade le bassin de lit, après l'avoir chauffé, et de manière à ce qu'elle repose sur la partie recouverte du récipient. On adapte au tube de caoutchouc du laveur une canule vaginale, dont les ouvertures dirigent le jet en avant, afin qu'il ne puisse pénétrer dans la cavité utérine ; puis on introduit cette canule aussi loin que possible dans le cul-de-sac postérieur, en évitant de causer de la douleur à la malade. On ouvre alors le

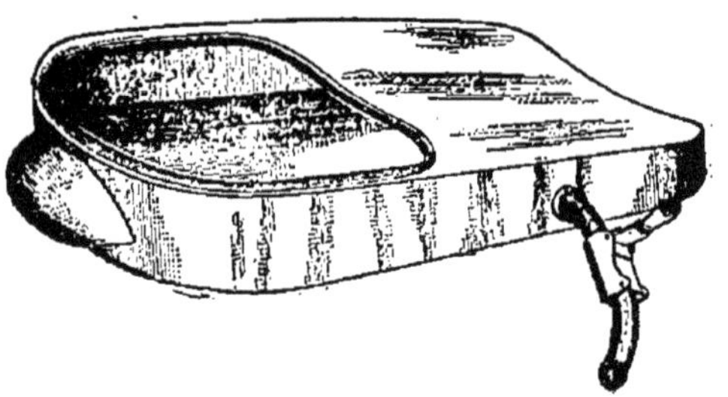

Fig. 61. — Bassin de lit plat.

robinet du laveur, et on laisse l'eau couler d'une façon continue dans le vagin, d'où elle tombe dans le bassin de lit.

Le Dr N. Bozeman (1) a imaginé un irrigateur vaginal qui donne de l'eau mélangée d'air. Cet instrument aurait pour principaux avantages d'introduire dans le vagin de l'air stérilisé avec de l'eau très chaude, et de favoriser l'écoulement du liquide au moyen d'une légère aspiration, afin que celui-ci ne puisse s'accumuler en quantité suffisante pour couler sur le périnée et mouiller le linge de la malade ou les draps du lit.

Le même auteur a, depuis, simplifié son appareil (2) en remplaçant le réservoir de verre par un sac de caoutchouc.

Le Dr Robert C. Kemp (3) a inventé un irrigateur à double courant (fig. 62) très ingénieux, qui s'emploie sans nécessiter la présence d'un bassin de lit. Le modèle représenté par la figure se fait également en verre.

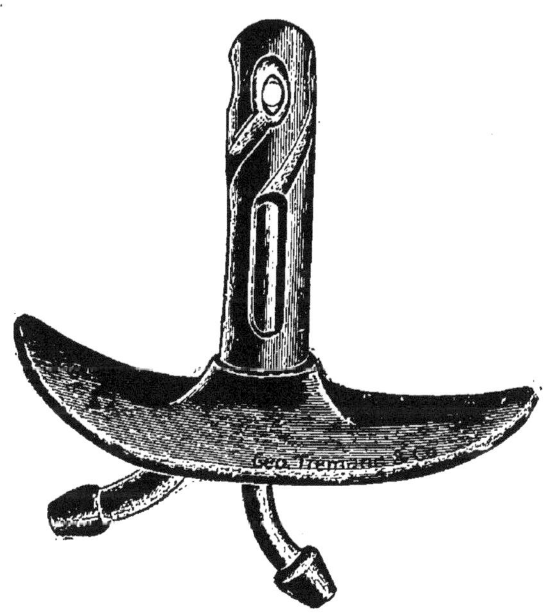

Fig. 62. — Irrigateur vaginal de Kemp.

On doit toujours administrer les lavages vaginaux aux malades après les avoir fait placer dans le décubitus ; la position assise, qu'elles pourraient prendre sur un bidet ou une chaise percée, est défectueuse, parce qu'elle ne permet pas au vagin de se laisser distendre par l'injection. Lorsqu'il s'agit de faire un nettoyage de la cavité vaginale, on ne doit pas employer de l'eau à une température supérieure à 100° F. (37,8° C.) ; pour obtenir une action astringente ou antiphlogistique, on fera intervenir des températures allant de 100° à 120° F. (de 37,8 à 48,9° C.), en commençant par une température de 100° F., que l'on élèvera progressivement en ajoutant

(1) *New York Medical Journal*, 27 mai 1893.
(2) *New York Medical Journal*, 29 septembre 1894.
(3) *New York Medical Journal*, 28 mars 1896.

de l'eau très chaude au contenu du laveur, jusqu'à ce que la malade se plaigne d'une sensation trop vive de chaleur. Dans les deux cas, on doit surélever le bassin de la malade, et employer une certaine quantité d'eau, trois ou quatre litres, par exemple. On aura soin d'oindre le périnée d'un corps gras et on évitera de se servir de canules métalliques, quand on fera des injections très chaudes, afin que la région n'ait pas à souffrir du contact de liquides ou de corps trop chauds.

Les malades ne peuvent s'administrer seules avec une précision suffisante des injections de cette sorte. Ici, comme dans d'autres opérations hydriatriques, c'est la technique la plus minutieuse qui donne les meilleurs résultats. Malheureusement, l'exécution parfaite du procédé est possible seulement à l'hôpital, ou lorsque la malade peut recourir à l'aide d'une infirmière pour chaque injection. La méthode ordinaire que suivent les femmes qui prennent des injections vaginales sans assistance est défectueuse, mais on est obligé de s'en contenter dans un grand nombre de cas.

Mode d'action. — L'eau tiède amène le relâchement du vagin et facilite le nettoyage de cette cavité dans la leucorrhée. L'eau très chaude (à une température non inférieure à 110° F. [43,3° C.]) fait rider la muqueuse, chasse le sang des veines du bassin, ce dont témoigne la coloration plus pâle de la muqueuse, fait cesser la congestion. Les irrigations chaudes répétées entretiennent donc le tonus des vaisseaux du bassin, activent les phénomènes d'absorption, font disparaître les exsudats, et favorisent ainsi la guérison.

Mais l'abus des injections très chaudes, dont l'emploi s'est beaucoup répandu, expose à des dangers; et il n'est pas hors de propos d'appeler l'attention sur ce point. La répétition des lavages très chauds, dans des circonstances où ils ne sont pas indiqués, doit arriver à épuiser le pouvoir contractile des vaisseaux ; ils abolissent la sécrétion naturelle de la muqueuse ; ils entretiennent dans l'esprit de la malade la préoccupation de son état, ce qui nuit à l'établissement de la guérison. Beaucoup de femmes ont recours sans nécessité à cette pratique, ou bien la continuent alors qu'elle n'a plus aucune utilité.

Il me paraît bon de formuler encore ici une autre remarque. Lorsque j'étais le médecin d'une école de réforme pour enfants, j'étais souvent consulté par de jeunes institutrices qui se plaignaient de « troubles internes », pour lesquels elles s'étaient fait traiter précédemment par des femmes-médecins. Celles-ci, malheureusement, sont, beaucoup moins que nous, portées à s'abstenir de pratiquer le toucher vaginal chez les vierges; aussi conseillent-elles trop souvent l'emploi d'injections très chaudes à des jeunes filles, qui présentent de la leucorrhée, alors que ce trouble est habituellement imputable à un état de faiblesse générale et d'anémie.

J'ajoute que je considère comme dangereux les lavages vaginaux fréquents administrés après l'accouchement, lorsque les lochies sont normales. C'est l'opinion que j'ai acquise dans vingt-cinq années de pratique obstétricale.

Indications thérapeutiques. — Le lavage vaginal est employé, en dehors des cas où il constitue une mesure de propreté, dans le traitement des inflammations vaginales et péri-utérines. La chirurgie a notablement diminué le nombre des cas dans lesquels on doit appliquer ce procédé, depuis qu'on sait que la pelvi-péritonite et le phlegmon du petit bassin sont dus le plus souvent à une salpingite. Cependant, il existe encore beaucoup de cas où le lavage vaginal suffit à amender des symptômes pénibles. C'est ainsi que j'ai pu ramener à la santé, sans intervention chirurgicale, plusieurs femmes dont le cas m'avait paru désespéré. Il n'est pas douteux que ce simple traitement, associé à quelques autres moyens (bains de siège, tampons glycérinés, hygiène générale) n'arrive à rétablir le tonus des vaisseaux pelviens. Ce serait donc tomber dans un excès contraire à celui que nous avons signalé, que de négliger cette excellente méthode thérapeutique et de recourir toujours à une mutilation chirurgicale, qui sera justifiée seulement après l'échec des autres moyens. Cette remarque ne nous paraît pas moins utile que celle que nous avons faite plus haut, à une époque où l'on pratique si facilement la castration chez la femme.

CHAPITRE VII

PROCÉDÉS DE RÉFRIGÉRATION ET DE CHAUFFAGE DES ORGANES INTERNES

On peut produire une réfrigération des organes et des régions du corps sur lesquels il est utile de faire agir le froid, en amenant de l'eau froide, par un tube de caoutchouc, à l'intérieur d'un appareil, que l'on place au contact de la partie qui doit être soumise au traitement.

RÉFRIGÉRATION DE LA PROSTATE

Technique. — On se sert d'un appareil (sorte de psychrophore) imaginé par Artzberger pour déterminer la réfrigération du rectum. Il est constitué par un tube de métal, dont une des extrémités est renflée pour s'adapter à la surface de la prostate. Le Dr Alfred Wiener (1) a apporté quelques modifications à cet instrument, et il en donne, avec un dessin (fig. 63), la description suivante :

« La planche ci-contre donne une idée exacte de l'instrument. Il ressemble à l'appareil réfrigérant d'Artzberger, que l'on emploie dans le traitement des hémorroïdes. La possibilité de le mettre en contact étroit avec la région prostatique de l'urèthre m'a amené à m'en servir pour obtenir la réfrigération de cet organe.

« L'instrument est formé d'un simple tube de métal en forme de T. La tige de l'instrument (*b*) est plus étroite à sa base qu'à son extrémité ; elle a environ un centimètre et demi de diamètre dans sa partie la plus large, et un centimètre dans sa partie la plus étroite. Au-dessous de son extrémité arrondie, se trouve une légère concavité. Cette tige se place très facilement dans le rectum et la concavité s'adapte parfaitement à la portion

(1) *Medical Record*, 13 avril 1895 (fig. 7).

prostatique de l'urèthre. On se sert de l'appareil de la façon suivante : le malade se couche, le dos tourné vers l'opérateur. L'extrémité de l'instrument est rattachée à un sac de caoutchouc suspendu au-dessus du lit et reliée, d'autre part, à un

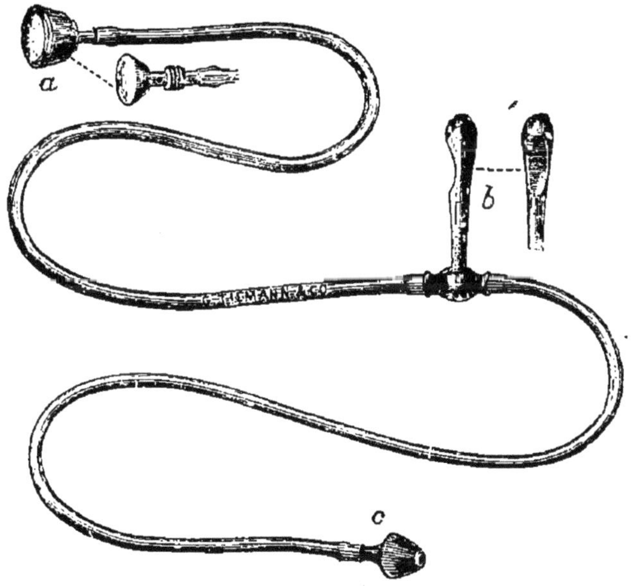

Fig. 63. — Appareil à réfrigération du rectum.

tube de caoutchouc assez long pour aller du lit à un récipient placé sur le parquet. On remplit le sac d'eau glacée et on y introduit un fragment de glace, afin d'entretenir la température de l'eau. On fait pénétrer l'instrument bien huilé dans le rectum, en tournant la concavité du côté du scrotum. Puis on ouvre la pince, qui fermait le tuyau du réservoir, et on laisse couler l'eau lentement dans l'appareil, d'où elle se rend dans le bassin placé sur le parquet. Au lieu de renouveler l'eau du sac lorsque son contenu s'est épuisé, on peut le remplir avec l'eau qu'on a recueillie dans le bassin.

« On fait durer l'opération environ dix ou quinze minutes et on la répète tous les jours. Le malade s'habitue bientôt à l'application de cet appareil, et apprend rapidement à s'en servir sans aide. »

Indications thérapeutiques. — La neurasthénie génitale est la principale indication de l'emploi du réfrigérateur prostatique (*prostatic cooler*). Suivant le Dr Wiener, dont je puis confirmer les conclusions en m'appuyant sur les observations que j'ai faites avant la publication de son travail et depuis celle-ci, les malades, chez lesquels la région prostatique de l'urèthre est extrêmement hyperesthésiée, se plaignent de pertes séminales fréquentes, suivies d'une fatigue plus ou moins grande, d'éjaculations prématurées, d'érections tellement incomplètes et de si courte durée que l'intromission est parfois impossible. Chez certains malades, l'appétit sexuel est très diminué, chez d'autres il est aboli. En plus de ces symptômes locaux, le malade accuse de nombreux troubles neurasthéniques, qui, avec les premiers, font de lui un neurasthénique confirmé.

Le Dr Wiener cite plusieurs observations cliniques démonstratives, en vue d'établir la valeur de son appareil peu compliqué. Nous pouvons résumer une de ces observations, à titre d'exemple, car les malades de ce genre qui vont d'un cabinet de consultation à l'autre, à la recherche d'un soulagement et de la guérison, sont un fléau pour le médecin.

M. J..., âgé de 24 ans ; marié depuis plusieurs années ; s'était adonné à la masturbation. Après trois ans et demi de mariage, il s'aperçut que, tout en conservant un certain appétit sexuel, il n'était plus capable de régler volontairement ses érections ; il avait cinq ou six pertes séminales par semaine, qui l'épuisaient tellement qu'il ne pouvait qu'à grand'peine s'occuper convenablement de ses affaires. Il lui était absolument impossible d'avoir une érection complète. A ces troubles s'associait une gastrite catarrhale légère, ce qui mettait le malade dans une situation très pénible. Un examen de l'urèthre permit de reconnaître l'état que l'on découvre le plus fréquemment dans les cas de ce genre. Un cathétérisme pratiqué avec une sonde métallique n° 23 (de la filière française) montra qu'il n'existait qu'un simple rétrécissement spasmodique. La portion prostatique de l'urèthre avait une telle sensibilité que le malade ne pouvait supporter le contact de l'instrument. On suspendit le traitement durant trois jours ; après quoi, on introduisit un psychrophore, tous les trois jours la première semaine, et tous les jours pendant la deuxième et la troisième semaine. On interdit tout rapport sexuel au cours de ce traitement ; on n'administra au malade aucune boisson stimulante ; on le mit à un régime consistant en aliments complètement et facilement digestibles. Au bout des trois semaines, on fit un nouvel examen ; le résultat en fut si décourageant que le malade refusa de se soumettre plus longtemps à cette méthode de traitement. La sonde, le psychrophore et le bromure de potassium furent remplacés par une irrigation d'eau froide pratiquée à l'aide du réfrigérateur prostatique. Le résultat fut étonnant. A la fin de la première semaine, on remarquait déjà une amélioration. A la fin de la quatrième semaine, je pus passer une sonde sans aucune difficulté. Les pertes avaient complètement cessé. Au bout de six semaines de traitement, le malade fut guéri. Il n'a, depuis trois ans, présenté aucune récidive des troubles dont il avait souffert; l'appareil génital a un fonctionnement normal.

L'auteur rapporte douze observations de ce genre, qui témoignent suffisamment en faveur de cette méthode de traitement. Les résultats ont été constamment heureux, dans tous les cas qui ont pu être suivis.

Je n'ai pas à enregistrer des succès aussi constants; mais, j'ai constaté souvent qu'il était nécessaire de recourir à la douche périnéale. En associant les deux procédés, je suis arrivé à guérir des cas de cette catégorie, qui semblaient peu encourageants.

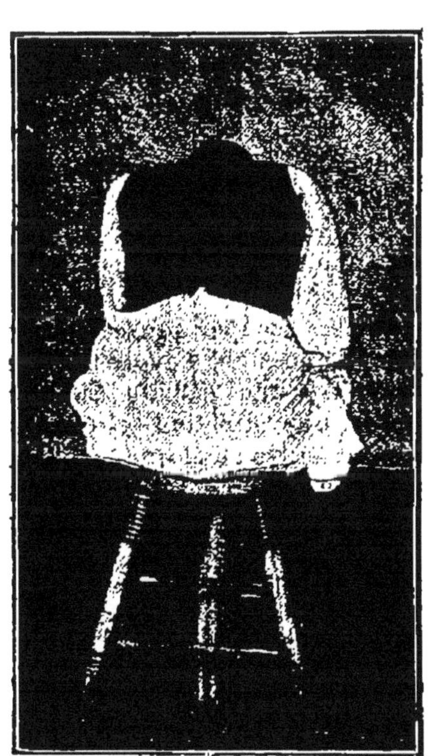

Fig. 64. — Douche périnéale.

DOUCHE PÉRINÉALE

La douche périnéale (fig. 64) est obtenue au moyen d'un tuyau vertical, que l'on met en communication avec les canalisations d'eau froide et d'eau chaude. Le malade, assis sur un tabouret ou sur une chaise, qui présente une ouverture dans laquelle se loge le périnée, reçoit le jet ascendant directement sur cette région, pendant deux à dix minutes.

Indications thérapeutiques. — La douche périnéale, si on l'administre avec une pression modérée et plusieurs fois par jour, en employant de l'eau à une température de 60°-75° F. (15,5°-23,8° C.), rend des services dans le traitement des hémorroïdes; le jet, qui est dirigé sur la tumeur prolabée, exerce sur elle une action astringente et antiphlogistique.

Dans l'impuissance et dans l'hypertrophie de la prostate, la douche périnéale est extrêmement utile. Plusieurs cas que m'avaient adressés des spécialistes des voies urinaires, et que j'ai traités par ce moyen, m'ont donné des résultats si satisfaisants que je puis le recommander comme un adjuvant précieux du traitement de ces affections.

RÉFRIGÉRATION DU RECTUM

La vessie réfrigérante (*cooling bladder*) de Winternitz consiste en un léger sac de caoutchouc, fixé à une sonde perforée à double courant et dans lequel on peut faire circuler de l'eau très chaude ou de l'eau froide. L'appareil tout entier est introduit dans le rectum, le malade étant placé dans le décubitus ; puis, on fait couler l'eau à travers la vessie, qu'elle distend. Winternitz a appliqué ce procédé surtout au traitement des hémorroïdes douloureuses.

SONDE RÉFRIGÉRANTE DE GOLDENBERG

Le Dr H. Goldenberg (1) a imaginé un instrument spécial pour le traitement de la prostatite.

« L'appareil original d'Artzberger, destiné au traitement des hémorroïdes, est très utile quand on l'applique au traitement de la prostatite; si on l'emploie dès le début de l'affection, aucun cas ne va jusqu'à la suppuration. Mais sa forme rectiligne a parfois des inconvénients.

« Le malade se place dans le décubitus ou s'assied sur le bord d'une chaise. Il peut introduire lui-même, avec facilité, la sonde réfrigérante, parce que celle-ci a une forme recourbée et qu'elle est munie d'un manche assez long. Lorsque l'instrument est en place, sa présence n'est pas désagréable au malade, même dans les cas aigus. Dans ces derniers, il est indiqué d'employer l'eau glacée d'une façon prolongée; dans les cas chroniques, il est préférable de se servir d'eau aussi chaude que le malade peut la supporter. »

Le Dr Robert C. Kemp (2) a imaginé un réfrigérateur rectal

(1) *Journal of Cutaneous and Genito-Urinary Diseases*, mai 1896.
(2) *American Medico-Surgical Bulletin*, 26 septembre 1896.

(*rectal cooler*) fort ingénieusement construit, qui semble supérieur à l'appareil allemand, lequel, constitué par une vessie, manque de force et de stabilité. En se servant de cet appareil, on peut faire des applications froides ou chaudes sans mouiller le malade. L'instrument supporte bien la désinfection à l'acide phénique. On peut employer le sac de caoutchouc de cet appareil comme boule d'eau ordinaire, en bouchant les orifices, après l'avoir rempli d'eau.

VAPORISATION

On a employé, depuis longtemps, la vapeur d'eau bouillante comme agent thérapeutique, en vue de ramollir les fausses membranes dans le croup, de calmer l'irritation de la muqueuse congestionnée dans la laryngite et le faux croup. On obtient de la vapeur au moyen d'une bouilloire spéciale, que l'on place auprès du lit du malade. On recouvre le lit d'une sorte de dais formé de plusieurs draps fixés sur un cadre. Il est habituellement nécessaire d'employer plusieurs bouilloires; on entretiendra sous ces récipients la flamme d'une lampe à alcool, ou mieux, d'un bec de gaz ou d'un bec Bunsen. On fait passer sous le dais la vapeur produite, au moyen de tuyaux de caoutchouc ou de tubes de fer blanc; ces derniers sont préférables. Cette méthode de traitement, qui est en usage depuis l'époque de Trousseau, constitue encore un adjuvant efficace, que l'on peut utiliser dans les cas graves, ou comme un moyen d'empêcher l'inflammation laryngée de produire des fausses membranes. Tous les médecins qui ont une certaine pratique ont pu observer le grand soulagement qu'apporte au malade cette simple opération.

La vapeur a encore une autre application fort utile : c'est l'emploi qu'on en fait dans la douche écossaise, dont il est question dans différents endroits de cet ouvrage. Dans ce cas, la vapeur doit être produite, sous une pression peu élevée, par une chaudière parfaitement réglée. On aura soin d'éviter d'employer, au début d'une douche de vapeur, un jet contenant de la vapeur condensée.

Jansen (1) prétend que la douche de vapeur diminue la sensibilité faradique de la peau, et que cette sensibilité se rétablit sous l'influence d'une douche froide, ce qui explique pourquoi

(1) *Münchener med. Wochenschrift*, 1904.

la douche de vapeur écossaise est plus active que la douche écossaise ordinaire, qui fait succéder l'eau froide à l'eau chaude, et non au jet de vapeur.

Emploi de la vapeur comme styptique. — Cette nouvelle application thérapeutique de la vapeur d'eau a été imaginée par le professeur Snegirjow, qui en a décrit la technique dans le quatrième volume des leçons de thérapeutique clinique du professeur Sacharjin. Snegirjow a, tout d'abord, employé la vapeur comme styptique dans les affections de l'utérus, en opérant de la manière suivante (1).

Après dilatation du col (sans anesthésie) et curettage de l'utérus, on introduit dans la cavité utérine une sonde possédant de nombreuses ouvertures à son extrémité distale. L'autre extrémité de l'instrument est reliée au bec d'un vaporisateur. La vapeur est à une température de 100° C. Son action styptique et cautérisante est déjà remarquable au bout d'une minute ou d'une minute et demie; un liquide brun comme du bouillon s'écoule de la sonde.

L'opération est indolore. On a étudié les effets qu'elle produit sur l'utérus en soumettant à ce traitement un utérus que l'on se préparait à enlever et en l'examinant après l'ablation. La muqueuse de l'organe était comme rôtie; elle était recouverte d'une mince pellicule blanche. L'opération faisait entièrement disparaître toute odeur dans les sécrétions, et la sensibilité de l'utérus.

En outre de ces effets caustiques, anesthésiques et désodorisants, la vapeur possède encore une action désinfectante et antiseptique, qui en fait un agent thérapeutique précieux.

L'emploi de la vapeur est particulièrement utile dans les hémorragies des organes parenchymateux; à ce point de vue, ce procédé est assuré d'un brillant avenir.

Le professeur Snegirjow a pu réséquer des parties du foie, du poumon et des reins chez l'animal, en se servant de la vapeur, sans provoquer d'hémorragies.

Malgré que la vapeur paraisse avoir une action corrosive, la réunion des tissus se fait par première intention. C'est ce que l'on a pu constater, non seulement chez l'animal, mais encore chez un homme auquel on pratiquait une laparotomie.

(1) J. Jaworski, *Monatschrift für praktische Wasserheilkunde*, janvier 1895.

On s'est encore servi de la vapeur pour arrêter l'hémorragie au cours de la résection du genou, que l'on exécutait sans employer la bande d'Esmarch ou de ligatures; dans l'amputation d'un sein carcinomateux; dans l'ablation de tumeurs de la peau (carcinomes, lipomes, angiomes); dans l'amputation du col; dans une myomotomie.

Jaworski a étudié l'action de la vapeur sur du sang coagulé, qui avait été prélevé chez un urémique. Lorsqu'elle eut agi pendant quelques minutes sur le caillot, la surface de celui-ci se couvrit d'une mince pellicule, qui augmenta au point d'atteindre une épaisseur de plusieurs millimètres au bout d'un instant.

On a pu mener à bien plusieurs opérations, en se servant de la vapeur fournie par un appareil de Siegel et par un appareil à distiller, et amenée au point voulu par une sonde à double courant pourvu d'orifices multiples.

M..., 25 ans; faiblesse et misère physiologique; avortement avec métrorragie; écoulement persistant depuis cinq semaines; utérus augmenté de volume, en antéflexion, mobile; orifice externe du col béant; orifice interne moins large. L'utérus contient beaucoup de sang. Diagnostic : Utérus en subinvolution, endométrite (déciduale), métrorragie consécutive à un avortement. On fait un curettage de l'utérus et on applique la vapeur suivant la méthode de Snegirjow. L'introduction de la sonde cause une légère douleur; mais celle-ci cesse après quelques secondes. On fait durer l'application de vapeur cinquante secondes. Au bout de quelques secondes, il sort de la sonde un liquide brun foncé, comparable à du bouillon; en même temps on perçoit une odeur tout à fait particulière, que l'on ne saurait décrire.

D'autres observations indiquent des résultats aussi favorables; le traitement fait cesser les pertes, les hémorragies, fait disparaître l'odeur, les douleurs.

Il importe d'employer de la vapeur sèche, surchauffée. Pour donner les meilleurs effets, elle doit avoir une température de 150-300° C.

En appliquant la méthode de Snegirjow, Ludwig Pincus, de Dantzig, a constaté l'efficacité des applications de vapeur à 100° C. (1). Il « se sert d'un appareil à inhalation ordinaire, muni d'une soupape de sûreté. Le tuyau de dégagement de la vapeur doit être un peu plus large que dans l'appareil commun.

(1) *Centralblatt für Gynäkologie*, 1895, n° 11.

A l'extrémité de ce tuyau, on adapte un tube de caoutchouc long de cinquante centimètres. On fixe à celui-ci une sonde dont l'extrémité est pourvue d'un grand nombre d'orifices, et qui doit être munie d'un manche quelconque, permettant de la manier lorsqu'elle est très chaude. On porte à l'ébullition l'eau contenue dans l'appareil, puis on éteint la lampe. On introduit alors la sonde dans l'utérus, et l'on rallume ensuite la lampe. »

Ludwig Pincus s'est servi de cet appareil pour traiter :

1° Un cas de carcinome de l'utérus avec hémorragies profuses, pertes fétides, et douleurs intenses du bassin ;

2° Trois cas d'endométrite cervicale avec pertes abondantes.

Dans le cas du carcinome, les hémorragies et les pertes s'arrêtèrent complètement après plusieurs applications de vapeur. Au bout d'une minute ou deux, il se produisait un écoulement de caillots et de débris par le col. Dans les cas d'endométrite, l'auteur constata que le col devenait plus large et que les pertes et les hémorragies étaient constamment diminuées. L'opération ne causait aucune douleur. Dans un seul cas, il se produisit des coliques utérines.

Dührssen (fig. 65) énumère de la façon suivante les indications de l'emploi de la vapeur en gynécologie. On l'emploiera :

1° *Comme hémostatique*, avec succès, dans les cas d'hémorragies utérines survenant après la ménopause en dehors des tumeurs malignes. L'application de vapeur a une action curative dans les hémorragies irrégulières qui surviennent au cours de l'endométrite catarrhale, végétante ou hémorragique. Elle agit comme un palliatif dans certains cas de tumeurs fibreuses ou de cancers inopérables qui donnent lieu à des hémorragies;

2° *Comme caustique*. Lorsqu'on laisse la vapeur agir pendant un temps suffisamment prolongé, elle arrive à détruire la muqueuse utérine, même au point d'amener l'occlusion de la cavité utérine ;

3° *Comme bactéricide*, son action est très efficace dans le traitement des endométrites gonococciques, et des endométrites infectieuses d'origine puerpérale ;

4° *Pour réduire le volume de l'utérus en subinvolution*. On s'est souvent servi avec succès de la vapeur pour obtenir ce résultat ;

5° *Dans le traitement des trajets fistuleux qui sont le siège de suppurations chroniques*. On a rapporté des cas de guérison de fistules abdominales qui persistaient depuis plusieurs années et qui avaient résisté à tous les autres traitements;

6° *Comme moyen préventif dans les cas de cancer de l'utérus au début.* Dührssen recommande hautement dans ces cas l'emploi de la vapeur. Il soutient, avec Billroth, Thiersch, et Waldeyer, que le cancer se développe seulement aux dépens des éléments épithéliaux, et que les applications de vapeur, amenant

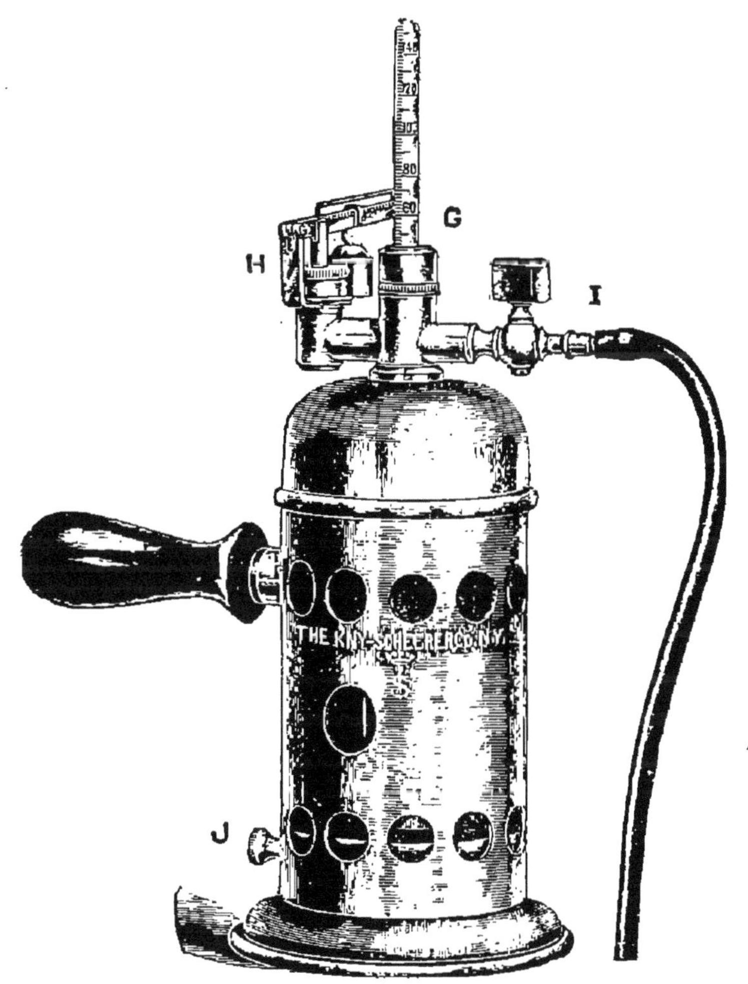

Fig. 65. — Vaporisateur de Dührssen pour les applications locales de vapeur.

la destruction de l'épithélium utérin tout entier, dont les débris nécrosés sont ensuite expulsés, empêche le progrès ultérieur de la maladie. D'après le professeur Dührssen, on obtient les meilleurs résultats, quand on emploie la vapeur dès qu'apparaît une perte révélatrice d'un cancer au début.

Comme cette méthode se justifie au point de vue théorique et au point de vue bactériologique, il me semble qu'elle pourrait être essayée dans les cas d'endométrite puerpérale.

Le Dr Otto Kiliani a examiné l'utilité des applications de vapeur dans le traitement des hémorragies graves qui surviennent parfois dans les opérations de cholécystectomie, après qu'on a séparé la vésicule biliaire du foie, qui se déchire dans certains cas (1). Ces hémorragies peuvent être mortelles, en particulier chez les obèses. Elles sont toujours plus à craindre chez les cholémiques. A la suite de la publication des travaux russes, le Dr Kiliani, qui avait l'occasion de pratiquer fréquemment des opérations sur la vésicule biliaire, entreprit des recherches expérimentales sur des lapins. Il met un rein à nu, le sectionne par le milieu et arrête instantanément l'hémorragie au moyen de la vapeur. Puis il extirpe le rein et arrête l'écoulement de sang qui se fait par l'artère et la veine rénales. Il ferme la plaie abdominale par une suture superficielle et l'animal guérit complètement. Le processus de coction des tissus, que détermine la vapeur, ne met pas obstacle à la réunion par première intention. L'action de la vapeur sur les tissus est lente à se produire, la coagulation qu'elle cause est superficielle. Pour arrêter l'hémorragie provenant d'une blessure grave de l'artère fémorale d'un chien, on fit agir la vapeur pendant trois quarts de minute.

Le Dr Kiliani a imaginé un appareil très simple. Il a fait agir la vapeur comme styptique dans une opération sur la vésicule biliaire et dans deux interventions pour abcès du foie ; il a trouvé son emploi très utile. Dans un cas d'abcès du foie, il eut à faire une incision profonde de cinq centimètres dans le tissu hépatique, et put, au moyen de la vapeur, rendre la section absolument exsangue. En outre du danger d'être brûlé auquel une manœuvre maladroite expose le malade ou l'opérateur, l'emploi de la vapeur présente un inconvénient capital : elle donne à tous les tissus qu'elle atteint un aspect de viande bouillie, et empêche ainsi qu'on ne distingue les différents tissus les uns des autres.

Emploi de la vapeur dans le traitement des maladies de la peau. — Libersohn (2) est le premier qui ait cherché à utiliser systématiquement la vapeur dans la pratique dermatologique,

(1) *New Yorker medicinische Monatschrift*, février 1897.
(2) *Klinisch-therapeutische Wochenschrift*, 18, 1899.

en vue de laquelle il a construit un appareil ingénieux. Cet auteur a publié un grand nombre de cas d'eczéma, d'acné, de lupus vulgaire et de lupus érythémateux, d'ulcère de jambe, de sycosis, qu'il a traités avec succès par des applications locales de vapeur soigneusement faites.

Fodor (*loc. cit.*) a constaté que la vapeur constituait un excellent moyen de traitement dans des cas d'eczéma, qui avaient été traités sans succès par les dermatologistes les plus compétents. Il appliquait le traitement une fois par jour au début, puis tous les deux jours, pendant cinq minutes sur chacun des points malades. On interrompait l'application, lorsque la région présentait de l'œdème ou une rougeur marquée, on séchait la peau, on l'oignait de vaseline ou de lanoline et on la poudrait. Les cas graves de prurigo étaient soumis immédiatement au traitement par la vapeur; les points indurés et couverts de squames se modifiaient, la peau devenait souple, et la maladie était guérie au bout de six semaines. Pour pratiquer cette méthode, Fodor a créé un appareil spécial (1), qui consiste en une petite bouilloire de métal et une lampe à alcool. Un petit tube métallique incurvé, que continue un tuyau de caoutchouc long d'un mètre, conduit la vapeur à la région malade. Le tuyau de caoutchouc se termine par un tube de verre court (contenu dans une poignée en bois) par où sort la vapeur. Il est bon d'obturer une partie de la lumière de ce tube au moyen d'un morceau de liège, afin de diminuer le jet de vapeur et d'arrêter la vapeur condensée qui pourrait produire des brûlures. On évitera également cet accident, en renversant de temps en temps vers le sol le tube de verre, afin d'en faire couler l'eau qui s'y est condensée. On commence par lancer un petit jet de vapeur d'une distance assez grande; puis on se rapproche progressivement de la surface traitée. On doit essuyer fréquemment l'eau de condensation, qui se dépose sur la peau.

Les *engelures* ont été souvent traitées avec succès au moyen de l'air chaud et de la vapeur. Bier (2) affirme que ces applications font disparaître immédiatement la tuméfaction, la douleur et la cuisson et amènent une cicatrisation rapide des ulcérations.

Je n'ai pas eu l'occasion de me faire une opinion sur les

(1) *Blätter f. klinische Hydrotherapie*, juin 1901.
(2) *Zeitschrift für Chirurgie*, 58, 1901.

applications de vapeur ; j'en ai exposé les avantages, afin de bien montrer quelle est la souplesse de cet agent thérapeutique que constitue l'eau, afin de mettre en évidence ce fait que l'eau peut être employée utilement sous toutes ses formes, depuis l'état de glace jusqu'à l'état de vapeur.

On a constaté, dans le service de clinique de Goldscheider, que la vapeur surchauffée produit le meilleur effet sur les escarres du décubitus, qui résistent à tous les autres traitements. Schlesinger se sert de l'appareil de Dührssen, que nous avons décrit ci-dessus, pour appliquer la vapeur surchauffée ; on la projette d'une distance de 10 centimètres, pendant cinq à dix minutes, sur les escarres, en particulier sur les bords de celles-ci, qui présentent habituellement des granulations récentes. On doit protéger les régions voisines avec du coton ou avec un onguent. On obtient, par ce moyen, outre une désinfection de la plaie, une hyperémie active qui stimule le bourgeonnement des tissus. On peut faire une application par jour, au début ; on espacera les applications suivantes, à mesure que l'étendue de l'escarre diminuera.

CHAPITRE VIII

USAGE INTERNE DE L'EAU

Il n'est pas d'idée qui soit mieux établie dans l'esprit des médecins que la croyance que l'ingestion de grandes quantités d'eau, quelle que soit la température du liquide, détermine la diurèse, entraîne les produits pathologiques, purifie l'organisme par quelque procédé mystérieux. Ce n'est pas là un fait démontré, cependant. Il est vrai que, chez des individus en bonne santé, dont l'appareil vaso-moteur et les fonctions circulatoires sont intacts, l'ingestion d'une grande quantité d'eau peut amener une augmentation de la sécrétion urinaire. Mais, avec les malades atteints d'insuffisance cardiaque ou rénale, il faut être très prudent, comme Oertel l'a montré depuis longtemps. Glax (1) et d'autres auteurs ont établi que l'augmentation de la diurèse relève plus de la température que de la quantité de l'eau ingérée — aussi bien dans l'état de santé que dans la maladie. J'ai souvent eu l'occasion, en clinique, de vérifier l'exactitude de cette opinion. De même que l'effet d'une application hydriatrique externe diffère suivant la température (et le volume) de l'eau employée, de même l'usage interne de l'eau donne des résultats différents suivant la température du liquide ; dans l'un et l'autre cas, en effet, c'est une action sur la circulation locale qui se produit tout d'abord. On doit avoir présente à l'esprit cette notion, toutefois, que l'un des cas comporte des conditions qui n'existent pas dans l'autre.

1° Pour la peau, la température est indifférente à 92° F. (33,3° C.), tandis que, pour les muqueuses internes, la température indifférente est à 98,6° F. (37° C.) ou au-dessus ;

2° On peut régler à volonté la durée du contact de l'eau avec la peau, tandis que la durée du contact de l'eau avec

(1) *Lehrbuch der Balneotherapie*, 1897.

l'estomac est limitée par la tolérance et la capacité de cet organe, qui peut l'évacuer rapidement.

On obtient facilement une réaction locale par l'ingestion d'eau, en vertu de cette loi hydrothérapique qui fait que le choc bref de l'eau très froide ou très chaude produit une action locale plus marquée que l'application prolongée de l'eau à une température voisine de la température indifférente. Glax donne l'analyse de recherches qui démontrent que le pouls normal se ralentit, diminuant de six à trente pulsations par minute, quand on ingère un litre et quart d'eau à 43° F. (6,1° C.), par doses d'un quart de litre prises toutes les six minutes, et que l'ingestion d'eau chaude amène une accélération du pouls, qui augmente de dix à seize pulsations.

L'ingestion de quantités modérées d'eau froide non seulement diminue la fréquence du pouls, mais accentue sa force et augmente le tonus artériel, tandis que l'ingestion d'eau chaude relâche les tuniques artérielles.

Glax présente une série de courbes intéressantes, enregistrées au moyen du cylindre élastique de Marey, qui renseignent sur les mouvements respiratoires, en même temps que des tracés sphygmographiques montrent l'état du pouls. On voit clairement, d'après ces courbes, que :

1° La tension artérielle s'élève immédiatement après l'ingestion d'eau froide; il est probable que l'inspiration profonde, qui se produit sous l'influence de l'eau froide avalée, contribue à ce résultat;

2° Le nombre des pulsations commence à diminuer sensiblement au bout de trente secondes, mais il ne se produit pas à ce moment une augmentation marquée de la tension; il arrive même parfois que le dicrotisme est plus prononcé;

3° Quelques minutes après l'ingestion d'eau à 6° C. la hauteur de la tension artérielle est tout à fait égale à ce qu'elle était précédemment;

4° La répétition de l'ingestion, au bout de cinq à huit minutes, accentue le ralentissement du pouls et augmente la tension artérielle;

5° Les mouvements respiratoires sont plus fréquents, lorsque le sujet a pris une grande quantité d'eau (1.000 à 1.250 grammes).

Glax et Klemensiewicz ont étudié l'effet de *l'ingestion d'eau chaude* sur le pouls chez un diabétique, âgé de trente-deux ans. Celui-ci, après avoir bu de l'eau chaude, présenta une accélération du pouls, un abaissement de la tension artérielle, et une accélération des mouvements respiratoires ; l'ingestion de l'eau chaude continuée méthodiquement amena un relâchement durable des tuniques artérielles. Friedrich et Stricker ont fait des recherches expérimentales sur un sujet auquel ils faisaient prendre deux cents grammes d'eau, avant de compter ses pulsations et d'enregistrer sa tension artérielle au moyen du sphygmomanomètre métallique de Basch. Ils ont constaté que l'eau ingérée fait apparaître très rapidement ses effets. L'eau froide ralentit le pouls, et, d'une façon générale, élève la tension artérielle, à moins qu'elle ne soit très froide ; dans ce dernier cas, la tension baisse parfois. L'eau chaude, au contraire, accélère le pouls, tout en élevant la tension ; l'eau tiède (25°-30° C.) diminue la tension. L'abaissement de la tension est proportionné à l'abaissement de la température de l'eau ingérée. L'eau à une température moyenne (15° C.) a très peu d'effet.

Les températures extrêmes produisent plus rapidement leurs effets ; mais ceux-ci cessent complètement dans l'espace de vingt minutes.

Ces résultats ont été confirmés, dans ce qu'ils ont d'essentiel, par les recherches que les Drs Shrady, Wittson et Cleghorn ont faites sous ma direction, à la clinique Vanderbilt.

Glax dit, avec raison, que les modifications du pouls apparaissent trop rapidement à la suite de l'ingestion de l'eau aux différentes températures, pour être dues à l'augmentation du volume de l'eau contenue dans le sang ; elles sont donc, très probablement, le résultat d'une action réflexe portant sur les centres vaso-moteurs. C'est ce qu'ont démontré les expériences de Spallita et Tomasini, qui ont constaté que les vaisseaux cutanés se contractent après une ingestion d'eau froide.

On peut donc affirmer, avec quelque certitude, que *l'usage interne de l'eau froide et de l'eau très chaude a une action déterminée sur les vaso-moteurs*, qui n'est pas sans analogie avec l'action que possèdent les applications externes de l'eau.

Friedrich et Stricker ont, également, fait une étude des effets de l'ingestion de grandes quantités d'eau sur la constitution du sang et sur la tension artérielle. Plus le volume de l'eau ingérée est considérable, plus la modification de la tension artérielle est marquée et persistante ; toutefois, la durée de cette modification ne dépasse pas trois minutes et demie. L'eau ingérée commence à pénétrer dans les tissus au bout d'une heure, et elle s'élimine en totalité en trois heures et demie ; l'élimination est relativement plus rapide avec de grandes quantités (1.000 à 2.000 cc.) qu'avec de petits volumes (500 cc.). Les recherches les plus récentes d'Oertel et d'autres auteurs démontrent parfaitement que l'ingestion d'une quantité abondante d'eau détermine une dilution passagère du sang. Mais l'organisme sain est constitué de façon à pouvoir éliminer rapidement l'eau absorbée ; aussi est-il impossible qu'il se produise une pléthore hydrémique, même quand le liquide est ingéré en grand excès. Au contraire, l'eau froide agit comme un véritable diurétique, et elle entraîne même de l'eau qui n'a pas été ingérée. L'eau chaude augmente aussi l'excrétion urinaire pendant un court moment ; mais si on continue à en administrer, l'urine diminue et la transpiration augmente.

Dans les expériences faites à la clinique Vanderbilt, je n'ai constaté qu'une action légère de l'ingestion d'eau sur la tension artérielle. L'effet diurétique de l'ingestion dépend donc moins de la quantité administrée que d'une élévation de la tension déterminée par l'action excitante du froid et à une augmentation de l'activité circulatoire dans le rein. Aussi l'effet diurétique manque, lorsque l'eau est prise tiède, et lorsque le cœur n'est pas sain. L'eau très chaude, qui possède une action excitante plus faible, stimule légèrement l'activité cardiaque et amène une élévation de la tension artérielle ; toutefois, ce dernier phénomène est suivi d'un abaissement de la tension et d'un relâchement des artères. La différence de température entre l'eau très froide (7° C.) et la muqueuse de l'estomac (37° C.) étant de 30° C., l'excitation déterminée par l'eau froide est beaucoup plus intense que celle que produit l'eau très chaude (49° C.), qui présente seulement une différence de 12° C. avec l'estomac.

Ce que nous venons de dire peut paraître, à première vue, contraire à une opinion depuis longtemps établie ; les physiologistes contemporains sont, cependant, d'accord pour admettre que l'élimination de l'eau par les reins dépend de la pression sous laquelle circule le sang, plus que du volume du liquide ingéré.

L'ingestion d'eau ne détermine pas seulement une augmentation de l'élément liquide de l'urine, elle accroît également l'élimination des éléments solides de celle-ci, en particulier de l'urée. Toutefois, ce résultat n'est pas dû à une destruction plus active des albuminoïdes, mais simplement à une dissolution plus complète, et, par conséquent, à une élimination plus parfaite de l'azote provenant des tissus. C'est ce qu'ont établi les recherches d'Oppenheim, et celles, plus récentes, de von Noorden (1).

L'ingestion abondante d'eau amène encore une augmentation d'autres sécrétions, surtout par le fait d'une action réflexe, qui porte sur les organes sécrétoires. Heidenhain et d'autres physiologistes ont constaté un accroissement des quantités de salive et de bile excrétées, qu'ils attribuent à l'excitation réflexe des centres nerveux qui règlent la circulation des glandes.

Les effets locaux et généraux de l'usage interne de l'eau obéissent aux mêmes lois qui gouvernent les applications hydriatriques externes. Ils sont surtout d'ordre réflexe, comme en témoigne la transpiration abondante que détermine l'ingestion d'une quantité modérée d'eau très froide, que l'on prend pendant l'été en un jour de grande chaleur, et qui donne une sensation de rafraîchissement général, en même temps qu'elle calme la soif.

Indications thérapeutiques. — Il est facile d'imaginer les applications que l'on peut faire de l'eau administrée à l'intérieur, lorsqu'on connaît les effets physiologiques, mentionnés ci-dessus, que produit l'eau, froide, chaude ou très chaude, en arrivant au contact de l'estomac.

Dans les maladies infectieuses aiguës, l'administration de soixante à cent vingt grammes d'eau glacée toutes les deux heures augmente considérablement la sécrétion urinaire. J'ai constaté que, lorsqu'on a soin de placer, dans l'eau que l'on donne au malade, une provision de glace qui maintient la température du liquide au-dessous de 4° C., la quantité d'urine s'élève à trois litres et demi par vingt-quatre heures. L'élimination des toxines, que l'on obtient par ce moyen, est un avantage précieux dans la lutte qu'on mène contre ces dangereuses maladies; clle constitue un excellent adjuvant du bain froid. L'ingestion de grandes quantités d'eau à la température ordinaire, au contraire, met obstacle aux efforts de l'organisme; car, comme l'ont bien montré Botkin, Leyden, Naunyn, Glax, il se produit déjà, chez les fébricitants, une rétention

(1) *Lehrbuch der Pathologie des Stoffwechsels*, 1893.

d'eau dans l'organisme. Cette rétention augmente, quand on apporte à celui-ci un excès de liquide. Sahli, qui est un partisan convaincu des injections sous-cutanées de sérum artificiel, a constaté, dans un cas d'intoxication par le mercure, que l'effet diurétique de ces injections cessait de se manifester, toutes les fois que la température et le pouls du malade indiquaient qu'il avait de la fièvre.

Dans les maladies d'estomac, on a recommandé depuis longtemps l'administration de boissons très chaudes, comme un adjuvant des diverses médications. Un verre d'eau glacée pris à jeun agit, à l'occasion, comme un bon stimulant du péristaltisme.

Catarrhe gastrique. — La principale application thérapeutique de l'eau en boissons est fournie par le catarrhe de l'estomac et les autres troubles gastriques qui se caractérisent par une accumulation de mucus ou de substances fermentescibles dans l'estomac ; à cet égard, seule l'eau chaude s'est montrée utile. Elle nettoie la muqueuse gastrique, dilue et antiseptise le contenu de celle-ci ; en outre, l'action réflexe qu'elle exerce à une température élevée, quand on la boit à petites gorgées, sur la tunique musculaire, en augmente la contractilité, ce qui favorise le passage des aliments digérés dans le duodénum. Pour que l'eau très chaude remplisse ce rôle thérapeutique, il est nécessaire de l'administrer suivant certaines règles, qui non seulement ont reçu la sanction de l'expérience, mais se justifient encore par leur mode d'action. L'eau doit être assez chaude pour qu'il soit impossible de l'avaler rapidement ; il faut la boire à petits coups, par cuillerées à soupe, afin d'obtenir l'action réflexe stimulante sur les vaisseaux sanguins et les nerfs, et par conséquent sur les fibres musculaires de l'estomac. La quantité que l'on prend de cette façon ne doit pas être inférieure à un quart de litre, ni supérieure à trois quarts de litre, pour qu'elle nettoie complètement l'estomac sans le distendre. On ingérera cette eau au moins une demi-heure, au plus une heure, avant le repas, parfois avant plusieurs repas ; de cette façon, l'eau aura le temps de disparaître de l'estomac, et cet organe le temps de se reposer, avant que les aliments y soient introduits. Ces conditions se trouvant soigneusement remplies, la méthode que nous venons d'exposer, mieux que tout autre traitement, soulagera le malade et hâtera la guérison, dans le cas de *catarrhe gastrique subaigu ou chronique* et de *dilatation de l'estomac*, et dans quelques formes de *névroses gastriques*. Il arrive souvent que les malades atteints de ces différentes affections, mais surtout de névroses stomacales, emploient ce procédé d'une façon très défectueuse. Ces malades arrivent rarement à la consultation du médecin, avant de s'être administré de l'eau très chaude en abondance, de toutes sortes de façons, et surtout immédiatement avant de prendre leurs repas — pratique toujours nuisible, parce qu'elle distend l'estomac, qu'elle dilue les aliments qui y pénètrent, et trouble les phénomènes de la digestion. Jaworski a constaté que l'on retrouve dans l'estomac, un quart d'heure après l'ingestion d'une certaine quantité d'eau, la moitié de cette quantité; mais qu'il n'en reste pas au bout d'une demi-heure; le passage de l'eau dans l'intestin s'opère plus ou moins rapidement suivant la température, *l'eau chaude passant plus lentement que l'eau froide*. Les physiologistes s'accordent presque tous à admettre que l'estomac n'absorbe que de très minimes quantités d'eau. Il est donc nécessaire de laisser un certain intervalle entre l'ingestion de l'eau très chaude et le repas suivant.

La méthode si simple, que nous venons de décrire, est une occasion de remarquer combien il importe d'appliquer rigoureusement les règles des procédés hydrothérapiques. Elle montre, en outre, que ces procédés sont toujours basés sur des principes rationnels. Ce sont là des notions sur lesquelles je reviens à dessein, toutes les fois que j'ai un prétexte pour le faire.

Dans *certaines maladies de l'enfance*, l'usage interne de l'eau très chaude est souvent utile. J'ai fréquemment trouvé des avantages à pratiquer un lavage d'estomac au moyen d'une ingestion forcée d'eau chaude, administrée à l'aide d'un biberon. Lorsque, dans les affections pulmonaires des jeunes enfants, les bronches sont obstruées par leurs sécrétions, ou lorsque l'estomac est rempli de mucus dégluti, on peut facilement faire prendre au petit malade de l'eau sucrée tiède, avec un biberon, une cuiller ou une tasse, et cette eau agissant comme un vomitif produit un excellent effet.

Contre-indications. — Des médecins autorisés ont recommandé comme un diurétique, dans l'hydropisie, l'ingestion de grandes quantités d'eau. J'ai pu constater souvent que cette pratique était fondée sur une erreur. Aussi l'ai-je abandonnée pour arriver à une méthode opposée et plus efficace : je supprime, autant que possible, du régime des hydropiques l'eau et les aliments aqueux. Lorsque l'appareil vaso-moteur n'est pas sérieusement atteint et que la réaction ne rencontre pas d'obstacle, comme dans les cas ou des œdèmes surviennent à une période peu avancée des affections cardiaques ou rénales, j'ai coutume de prescrire comme diurétique soixante grammes d'eau à 4° C., à prendre toutes les heures. Dans la *néphrite aiguë*, de petites quantités d'eau très froide, prises toutes les demi-heures, agissent rapidement sans surmener l'estomac. L'effet diurétique fait rarement défaut. Je sais que beaucoup de médecins ont une pratique tout opposée, c'est-à-dire qu'ils administrent de grandes quantités d'eau chaude. Si l'on considère quel énorme travail l'ingestion de ces grandes quantités de liquide doit imposer aux reins, on s'apercevra des avantages que présente l'administration de quantité réduites, qui agissent par action réflexe. L'observation clinique m'a bien souvent démontré la supériorité de cette dernière méthode.

D'autre part, les recherches de Sahli établissent, d'une façon concluante, que la diurèse active que procure le lavage de l'organisme s'interrompt lorsque la température du corps s'élève. Comme la fièvre est constante dans la néphrite aigüe, l'effet diurétique attendu est neutralisé, et la présence de l'excès de liquide introduit dans l'organisme impose au cœur un travail écrasant. Je déconseille un procédé qui se trouve en contradiction avec les données de la physiologie et de la pathologie.

CHAPITRE IX

APPLICATION PRATIQUE DE L'HYDROTHÉRAPIE DANS LES MALADIES AIGUES ET CHRONIQUES

FIÈVRE TYPHOÏDE

Les pages précédentes contiennent un certain nombre de paragraphes intitulés « Indications thérapeutiques » et consacrés aux applications de l'hydrothérapie dans les maladies. Ces paragraphes sont forcément assez courts ; ils se rapportent seulement aux maladies dans lesquelles certains procédés sont indiqués.

On pourra constater, dans cette partie clinique de l'ouvrage à laquelle nous arrivons, que l'hydrothérapie est une méthode complexe, qui comporte un grand nombre de procédés différents applicables aux conditions variées que produit chacune des maladies. Sans vouloir déprécier la valeur des agents médicamenteux ni en déconseiller l'usage, on peut affirmer que les plus actifs et les plus efficaces mêmes, parmi eux, ne possèdent pas une souplesse comparable à celle des opérations hydriatriques. L'antipyrine, par exemple, qui abaisse la température dans la période de début des fièvres, ne peut être employée avec sécurité lorsque la maladie est plus avancée, lorsque l'intégrité du cœur est de plus en plus compromise ; on n'a aucun moyen d'adapter ce médicament aux conditions variées que l'on rencontre, en dehors de celui qui consiste à en modifier la dose, et, comme il produit certains effets déprimants, on fait nécessairement cette dose aussi petite que possible, ce qui limite l'étendue de son action.

Nos agents médicamenteux les plus sûrs — digitale, aconit, chloral, acide salicylique, opium — ont leur posologie et leur mode d'emploi. L'iodure de potassium, la quinine et le mercure, les seuls médicaments spécifiques que nous possédions, sont susceptibles d'être administrés à des doses variées ; mais leur usage est limité, et nous ne pouvons obtenir un résultat différent avec tel mode d'emploi ou telle dose, et avec telle autre dose ou tel autre mode, suivant l'état de chaque malade ou les exigences de chaque maladie. On verra, dans les chapitres suivants, que les effets thérapeutiques de l'eau peuvent être modifiés par des modifications apportées à son application. Je prie le lecteur de prendre connaissance des courtes observations rapportées ci-après, qui indiquent la marche de certaines maladies soumises au traitement hydriatrique, et qui peuvent servir de guide dans les cas analogues.

Ce que j'ai dit des agents médicamenteux n'a pas pour but d'en déconseiller l'emploi. Au contraire, j'apprécie autant que qui que ce soit leur valeur, établie par l'observation clinique depuis un demi-siècle.

Les procédés hydriatriques sont les agents les plus souples que possède notre arsenal thérapeutique; ils sont assez nombreux et assez variés pour que nous puissions les adapter, d'après la température, la pression de l'eau, la durée de l'opération, aux diverses périodes des maladies auxquelles on peut les appliquer. C'est ce que démontre la nécessité où l'on se trouve d'user, dans chaque cas, d'une *technique précise.*

Je me propose, dans les pages suivantes, d'exposer en détail les applications hydriatriques qui conviennent à certaines maladies que le médecin rencontre très fréquemment dans l'exercice de son art.

PROCÉDÉS HYDRIATRIQUES EMPLOYÉS DANS LA FIÈVRE TYPHOÏDE

Dans le chapitre consacré au bain froid avec friction, je me suis attaché à montrer que cette opération constitue l'élément principal du traitement dans la fièvre typhoïde et à établir assez solidement cette proposition pour que le lecteur le plus sceptique trouve des difficultés à la contester. Cependant, si la méthode de Brand apparaît comme le traitement le plus efficace dans cette maladie, il est certains cas auxquels elle ne convient pas, et certains autres où le diagnostic est obscur au début. Ce sont des cas que l'on peut toutefois traiter utilement au moyen de quelque autre procédé hydriatrique, qui non seulement apporte un soulagement immédiat au malade, mais encore empêche que l'avenir ne soit compromis. J'ai donc l'intention d'indiquer, à présent, les méthodes qui m'ont paru les plus efficaces dans le traitement des cas bénins et des cas graves de typhoïde. Lorsqu'un examen soigneux du malade a permis d'établir le diagnostic approximatif de fièvre essentielle, on peut soulager le malade immédiatement en le soumettant à quelque application hydriatrique modérée. Si la température rectale se maintient au-dessus de 101° F. (38,3° C.), on administre des ablutions, en commençant avec de l'eau à 80° F. (26,6° C.) et en abaissant la température de celle-ci de cinq degrés (trois degrés C.) à chaque nouvelle opération, jusqu'à 60° F. (15, 5° C.). On applique également, toutes les heures, des compresses mouillées à 60° F. (15,5° C.) sur l'abdomen, jusqu'à ce que la température du corps soit tombée à 100° F. (37,8° C.), toutes les demi-heures, si cette température dépasse 103° F. (39,4° C.). On prescrit des ablutions (page 126) toutes les deux heures ou toutes les heures, suivant la température. Si celle-ci reste élevée, on emploie pour l'ablution de plus grandes quantités d'eau, et l'on applique la compresse toutes les demi-heures. On ne doit jamais tirer le malade de son sommeil pour le soumettre au traitement.

Les bains de diagnostic. — L'auteur a imaginé de soumettre les malades, pendant la première semaine d'une fièvre continue, à une série de bains, qu'il appelle « bains de diagnostic » (*diagnostic bath*), parce qu'il est souvent arrivé, par ce moyen, à établir le diagnostic précoce de la fièvre typhoïde, ce qui a une importance très considérable, quand on peut le faire avant le septième jour. Dès que la température atteint 103° F. (39, 4° C.) et que certains symptômes permettent de soupçonner une fièvre typhoïde, on baigne le malade de la façon suivante. On remplit aux deux tiers la baignoire d'une salle de bain avec de l'eau à 90° F. (32,2° C.); le malade, déshabillé et enveloppé d'une couverture ou d'une robe de laine, se place dans un fauteuil à bascule que l'on pousse jusqu'à la salle de bain. On lui bassine le visage avec de l'eau froide, puis on l'introduit dans la baignoire, où on le laisse dix minutes, tout en le frictionnant. Cette opération est agréable et bienfaisante dans tous les états fébriles. On prend la température rectale quinze minutes après avoir remis le malade dans son lit. On enregistre de nouveau la température quatre heures après le bain; si elle atteint 103° F. (39,4° C.) ou plus, on baigne le malade dans de l'eau à 85° F. (29, 5° C.) et on la note encore au bout de quinze minutes.

Trois heures et demie après, la température est reprise; si elle n'est pas inférieure à 103° F. (39, 4° C.), on administre un troisième bain à 80° F. (26, 6° C.). Si la température persiste dans les mêmes conditions, on donne un quatrième bain, mais à 75° F. (23, 8° C.), et toujours en pratiquant des frictions énergiques.

Si les bains abaissent la température *rectale* de plus de deux degrés F. (1,1° C.), il est probable qu'il ne s'agit pas d'une fièvre typhoïde. Plus l'abaissement de température amené par ces bains est faible, plus le diagnostic de fièvre typhoïde s'affirme, à condition, bien entendu, que la technique décrite soit rigoureusement suivie. Le Dr Musser, de Philadelphie, m'a fait connaître qu'il a constaté l'utilité des bains de diagnostic dans les cas douteux. Je crois que l'élément de diagnostic qu'ils fournissent est aussi sûr que la présence des taches rosées lenticulaires, qui manquent souvent dans des typhoïdes vraies.

Dans l'intervalle des bains, on applique des compresses mouillées. Les facultés réactionnelles du malade se sont développées sous l'influence des bains. Dès que le diagnostic est établi, on place auprès du lit du malade une baignoire mobile de tôle, qui en est séparée par un paravent. On emplit la baignoire d'eau à 65°-70° F. (18°, 3°-21, 1° C.), suivant les procédés qui ont été indiqués, et l'on commence à appliquer exactement la méthode de Brand.

Telle est la manière d'agir que j'adopte régulièrement dans tout cas de fièvre typhoïde, quand le malade ou son entourage ne mettent pas d'obstacle à mon intervention. Bien que cette dernière conjoncture se soit rarement présentée à moi, il me semble, si j'en juge par les lettres que je reçois de médecins, qu'elle leur inspire beaucoup de craintes. On peut l'éviter en se servant des arguments que nous avons exposés dans le paragraphe consacré aux objections élevées contre l'emploi du bain froid.

Le praticien dispose d'un certain nombre de moyens, pour arriver à triompher des préjugés et de l'ignorance, lorsqu'il possède une connaissance approfondie des principes qui doivent le guider dans l'application de la méthode.

Résumé.— L'étude du mode d'action et l'examen des résultats cliniques du traitement hydriatrique que l'on applique dans la fièvre typhoïde fournissent la démonstration la plus complète des avantages thérapeutiques de l'emploi de l'eau dans les maladies aiguës. Le médecin peut avoir recours aux méthodes suivantes :

1 Ablutions et compresses, tant que la température n'atteint pas 103° F. (39,4° C.), ou lorsqu'il est impossible d'administrer le bain froid.

2° Méthode de Brand rigoureusement appliquée : bain à une température non inférieure à 65° F. (18, 3° C.), et non supérieure à 70° F. (21,1° C.), d'une durée de 15 minutes. On donne un bain de ce genre toutes les trois ou quatre heures, avec des frictions continues, quand la température rectale reste supérieure à 102° 5 F. (39,1° C.). Un bain, administré dans des conditions différentes de température et de durée, n'est pas un véritable bain de Brand, non plus qu'un bain dont on élève ou abaisse la température, en y ajoutant de l'eau chaude ou de l'eau froide, pendant que le malade s'y trouve. Le médecin conserve son droit de modifier, suivant sa propre inspiration, le bain qu'il administre ; mais il ne peut, en bonne justice, imputer à Brand et à la méthode de celui-ci les résultats, bons ou mauvais, que lui donne le bain dont il a modifié la forme. De même, si l'on modifiait le titre des solutions de sublimé et d'acide phénique qu'ont déterminé les fondateurs des méthodes aseptiques et antiseptiques, il serait injuste de les rendre responsables des résultats qu'on obtiendrait. Brand n'a jamais été jugé équitablement dans son propre pays par ceux qui ont pris parti contre sa méthode ; ceux-ci, d'ailleurs, n'ont jamais opposé de statistiques aux rapports officiels qui ont établi la valeur du bain froid.

Les statistiques publiées dans les différents pays, qui montrent la mortalité abaissée à 2,7 pour cent, font du bain froid le traitement par excellence de la fièvre typhoïde. Une correspondance que j'ai récemment échangée (décembre 1907) avec les professeurs Wilson, Tyson et Musser, de Philadelphie, James et le regretté H. P. Loomis, de New-York, me donne l'assurance que mes confrères, qui possèdent un champ d'observation clinique très étendu, continuent à appliquer la méthode de Brand, parce que, comme le dit Musser, « c'est celle qui nous donne les meilleurs résultats ».

La technique bien définie du bain de Brand fournit, comme le dit Mathes, un guide simple et précis au médecin inexpérimenté, et, pendant l'absence du médecin, aux infirmiers. C'est en février 1889 que j'ai recommandé, pour la première fois, cette méthode aux médecins de langue anglaise. Bien qu'elle ait rencontré une certaine opposition, elle est arrivée à entrer dans la pratique dans les plus grands hôpitaux, et elle est actuellement enseignée dans les meilleures écoles de médecine.

Contrairement à ce que l'on croit habituellement, la méthode de Brand est plus efficace dans la clientèle privée qu'à l'hôpital, parce que l'un des éléments les plus importants de son succès, son application dès la première semaine, se trouve rarement réalisée pour les malades des hôpitaux. C'est bien à l'hôpital qu'elle a donné les succès les plus éclatants, mais c'est dans les hôpitaux militaires, où le soldat est envoyé dès qu'il ne peut plus assurer son service. Aux médecins qu'inquiètent les frissons que présentent certains malades pendant ou après le bain, on peut conseiller d'ajouter au bain une des préparations communes dont on se sert pour obtenir de l'acide carbonique : les bulles de ce gaz apportent à la peau une excitation douce et passagère, qui la réchauffe et qui empêche de se produire les frissons violents, qui seraient destinés à activer la thermogénèse. (La préparation de Kopp et Joseph, de Berlin, à base d'acide formique, est excellente et n'est pas caustique.) Lorsque la maladie est arrivée au deuxième septénaire, ou plus avancée, il est imprudent d'appliquer la méthode de Brand sans avoir, au préalable, étudié le pouvoir réactionnel du malade, en lui administrant, pour commencer, un bain plus tempéré, à 80° F. (26, 6° C.), de dix minutes, auquel on fait succéder des bains progressivement plus froids et plus longs. On se dirige ensuite surtout d'après le pouvoir réactionnel ainsi déterminé. Aucun médecin intelligent n'aurait l'idée de continuer l'administration des bains, après un bain d'où le malade serait sorti pâle, froid et tremblant pour une heure. Lorsque le malade a dépassé la première semaine, on doit donc modifier le bain de Brand suivant le caractère particulier du cas. Mais l'observation clinique nous apprend que, toutes les fois que la réaction est faible, le bain doit être plus court, et non plus chaud, afin que se produise l'excitation qui détermine les effets réflexes sur le système nerveux et les organes gouvernés par celui-ci.

3° Si, pour une raison quelconque, il est impossible d'appliquer systématiquement la méthode de Brand, ou si le médecin n'est pas convaincu de sa nécessité, on peut avoir recours au bain progressivement refroidi de Ziemssen, dont la température est graduellement abaissée de 90° à 70° F. (32,2° à 21,1°C.), et qui dure une demi-heure. Ziemssen recommande particulièrement l'usage de ce bain dans la clientèle privée, après l'avoir expérimenté dans plusieurs milliers de cas, au cours d'une vingtaine d'années. Il fixait la température suivant l'état du malade.

4° Lorsque le malade est affaibli et nerveux, qu'il se trouve au second septénaire d'une fièvre typhoïde jusque-là négligée, on peut lui administrer des bains entre 88° et 92° F. (31,1° et 33,3° C.), d'une durée de cinq à dix minutes seulement, que l'on fait suivre d'affusions froides de courte durée ou d'un maillot humide (voir page 153). On abaisse ensuite la température de l'eau et l'on augmente la fréquence et la durée des bains, si l'on est satisfait du résultat des premiers. On se dirigera d'après l'état des symptômes et d'après les effets du bain sur la marche de la maladie, non pas seulement suivant les modifications de la température. Les statistiques établies au sujet du bain de Ziemssen, à la clinique de l'université de Tübingen, de 1877 à 1887, et portant sur deux mille cas, indiquent une mortalité de 9,6 pour cent. Le drap mouillé (page 141) est un bon procédé, qui peut suppléer le procédé plus énergique du bain de baignoire, à condition qu'on en applique rigoureusement la technique.

5° Le bain de hamac de Riess (page 311) s'offre aux praticiens timorés et aux malades pusillanimes, qui désirent remplacer le bain de Brand par un procédé satisfaisant; les statistiques sont plus favorables (mortalité de 8,5 pour cent) pour cette méthode que pour le bain progressivement refroidi.

6° Quelques médecins emploient le maillot humide; cependant, l'expérience a établi que ce procédé ne constitue pas un traitement antifébrile, ni même un agent antithermique. Liebermeister a montré que quatre maillots humides, de dix minutes chacun, sont équivalents à un bain froid de dix minutes. J'ai constaté, de mon côté, qu'il faut six maillots humides pour produire le même effet qu'un bain de Brand. Il est facile de choisir entre ces deux méthodes (1).

(1) L'EXPECTATION DANS LE TRAITEMENT DE LA FIÈVRE TYPHOÏDE. — Dans un récent article du *Medical Record*, le Dr Arnot Spence, de New-York, étudie les résultats de l'expectation dans le traitement de la fièvre typhoïde, d'après 323 cas traités à *Saint-Francis Hospital* (New-York) dans le service du Dr J.-H. Ripley. Sur ces 323 malades, 47 succombèrent, ce qui donne une mortalité de 14, 23 pour cent. De ces 47 décès, 12 se produisirent dans les vingt-quatre heures après l'entrée à l'hôpital. Si l'on n'en tient pas compte, la mortalité ne s'élève plus qu'à 11, 25. Un chapitre particulièrement intéressant de ce travail est celui qui concerne les causes de la mort.

7° La *friction glacée* est un procédé qu'a imaginé le professeur A. Hare, de Philadelphie, pour remplacer le bain froid, et que j'ai trouvé très avantageux dans les cas où certaines complications, certaines circonstances, exigent qu'on évite au malade tout dérangement. On obtient tous les effets utiles de la réaction. Le malade s'étend sur l'abdomen. On enveloppe un morceau de glace plat d'une pièce de gaze ou de toile fine; on le prend dans la main droite, et, en le tenant solidement, on en frotte une région limitée du dos avec des mouvements rapides; on se sert de la main gauche pour exécuter des frictions qui favorisent la réaction. Lorsque la région frictionnée a cessé d'être chaude, on passe à d'autres régions du dos, puis aux fesses et aux autres régions musclées; on traite de même les membres inférieurs, en respectant les extrémités. Hare considère les muscles du dos comme de grands réservoirs de calorique, sur lesquels ne peut suffisamment agir la friction que l'on pratique dans le bain froid. Cette association d'une excitation thermique et d'une excitation mécanique intenses est, sans aucun doute, très efficace. Pourtant, je n'accorderai pas volontiers une entière confiance à cette méthode, car j'admets, suivant le principe thérapeutique formulé par le Dr Hare, qu' « il

En laissant de côté les douze malades qui arrivèrent agonisants à l'hôpital, on trouve onze cas dans lesquels la mort survint du fait d'une hémorragie intestinale ou d'une perforation: les autres décès furent causés par les effets toxiques de l'infection. Le Dr Spence semble considérer ces résultats comme satisfaisants. Lorsqu'on voit ceux que donne la méthode de Brand, il paraît étrange qu'un médecin puisse se déclarer satisfait, quand la mortalité des typhiques qu'il traite s'élève à 11 pour cent. Brand et ses partisans soutiendraient que vingt décès sur le nombre de ceux qu'a enregistrés le Dr Spence ne se seraient pas produits, si l'on eût employé le traitement par l'eau froide. On affirme, avec raison croyons-nous, que le bain froid supprime presque complètement les morts qui sont dues, dans d'autres conditions, à la broncho-pneumonie et à l'affaiblissement du cœur d'origine toxique. La bonne moitié des décès observés par le Dr Spence relèvent de ces dernières causes. Il est plus que probable que le taux de la mortalité eût été de moitié moindre, si l'on eût recouru à un traitement hydriatrique rigoureux. Dans la clientèle privée, on a souvent beaucoup de difficultés à mettre en pratique cette méthode de traitement; mais à l'hôpital, on est inexcusable de ne pas appliquer celle-ci, si l'on ne croit pas à l'efficacité d'autres procédés thérapeutiques. Les résultats obtenus, tant en Europe qu'en Amérique, grâce au bain froid, prouvent, à notre avis, d'une façon décisive, que la mortalité est plus réduite (probablement de quatre à six pour cent) avec ce mode de traitement qu'avec aucun autre.

En outre, la convalescence est manifestement plus courte dans les cas traités par le bain froid; on n'observe que rarement, sinon jamais, chez les malades qui ont été soumis à ce traitement, la longue période de faiblesse physique et morale accentuée que l'on voit si communément dans les autres cas de typhoïde. — *Montana Medical Journal.*

n'est pas de procédé thérapeutique qui convienne dans tous les cas ».

Le Dr Hare, dans l'article que nous avons cité (page 795), approuve les conclusions des médecins australiens Hare et Hirshfeld sur l'utilité du traitement par « l'eau chaude » (?). « S'il est vrai, dit-il, que le principal effet du bain froid soit la réaction, on peut concevoir qu'il existe des conditions dans lesquelles l'emploi de la chaleur produira une réaction meilleure que ne le ferait le froid. » On cite à l'appui de cette opinion des statistiques australiennes. Avec le bain froid, la mortalité s'éleva à 7,2 pour cent ; lorsqu'on administra des bains froids et des bains chauds, elle fut de 7, 5 pour cent ; et quand on employa seulement des bains chauds (80 à 90° F. — 26,6 à 32,2° C.), elle ne fut que de 3, 4 pour cent. Or, la réaction est due à ce qu'il y a une différence entre la température de l'eau et celle de la peau (page 120). Il faut demander à son imagination un effort considérable pour admettre, quand on a une température de 104° F. (40° C.), par exemple, que le bain, même à 90° F. (32, 2° C.), que l'on prend est un bain chaud. Il est bien certain que dans un cas comme celui-ci la réaction n'est pas due à « l'augmentation du calorique ». L'expérience des médecins australiens confirme ce que j'ai dit plus haut : « Chez les malades âgés et affaiblis et chez les enfants, un bain à 90° F. (32, 2° C.) peut être plus actif qu'un bain à 85° F. (29, 5° C.). Cette confusion des températures est une chose malheureuse.

Les expressions « bain froid » et « bain chaud » doivent être déterminées par rapport à la température de la peau du malade (environ 92° F., 33, 3° C. à l'état normal). Si le bain à une température inférieure à ce degré, on l'appellera avec raison « bain froid » ; si sa température est supérieure à 92° F. (33, 3° C.), on l'appellera « bain chaud » ; si elle est au voisinage de cette dernière température, il conviendra d'employer le terme « indifférent » ou « neutre ».

Si, comme les médecins les plus expérimentés s'accordent à le conseiller, les efforts de notre thérapeutique doivent tendre à maintenir l'intégrité des fonctions organiques, *nous possédons dans les applications méthodiques de l'eau froide le moyen le plus efficace d'obtenir ce résultat, car ces applications ont pour effet, non seulement d'abaisser la température, mais encore de reposer et de fortifier les centres nerveux, qui président aux fonctions dont l'intégrité est nécessaire à l'entretien de la vie.* Toute application rationnelle d'eau froide se montrera utile, mais l'expérience prouve que plus on approche de la méthode idéale de Brand, plus l'action du traitement hydriatrique est satisfaisante.

Je me suis efforcé d'exposer d'une façon complète le traitement hydriatrique de la fièvre typhoïde, parce que je suis pénétré de l'importance de ce sujet, qui nous fait voir la possibilité d'arracher de nombreuses vies humaines à l'étreinte fatale d'un impitoyable fléau. Les faits que nous avons sous les yeux sont évidents et d'une signification bien claire. De la décision que nous devons prendre avec conscience, impartialité et courage, de notre intervention dépend le salut des êtres qui nous ont confié la garde de leur vie. On ne peut exiger d'aucun médecin qu'il sacrifie sa manière de voir personnelle et le résultat de sa propre expérience à une certaine méthode, quelque importantes et quelque autorisées que soient les approbations qu'a recueillies celle-ci. Mais il est du devoir de tout médecin d'étudier le mode d'action et les résultats cliniques d'une telle méthode, avant d'en arriver à la condamner. C'est ce que n'ont jamais fait les adversaires de la méthode de Brand, qui, même lorsqu'ils sont aussi bons cliniciens que Curschman (1), la confondent avec les méthodes antipyrétiques et antithermiques de Jürgensen et Liebermeister. Voyez avec quelle injustice et avec quelle méconnaissance des résultats publiés s'exprime Curschman : « Tout d'abord, sous l'influence des travaux de Brand et de ses imitateurs, influence qui fut grande, et parce que l'on exagérait l'importance de l'élévation fébrile de la température, on administra de préférence des bains froids à des températures aussi basses que 6° et 10° C. » Or, la correspondance que j'ai pu échanger avec Brand lui-même m'a donné l'assurance que cet auteur n'a jamais recommandé, en aucun de ses écrits, l'emploi de températures inférieures à 18° C., et qu'il s'est souvent adressé à des températures plus élevées. En outre, la propagande qu'il a faite en faveur de sa méthode n'a jamais été inspirée par l'idée qu'on devait abaisser la température, mais a toujours été fondée sur la nécessité de stimuler les centres nerveux au moyen du bain froid ; c'est, d'ailleurs, ce point de vue que Curchsman défend, avec raison, aujourd'hui. Il n'est pas étonnant que la méthode de Brand, comprise de cette façon erronée, ait failli tomber en une disgrâce im-

(1) Encyclopédie de Nothnagel, article : Fièvre typhoïde et Typhus. Traduction en anglais par Alfred Stengel, éditée par William Osler, pp. 445 et 456.

méritée, en Allemagne. Les exemples d'une telle incompréhension du véritable mode d'action et du but clinique des procédés hydriatriques sont si fréquents que l'on s'explique comment on a mis si longtemps à adapter l'eau aux besoins de la thérapeutique.

Observations cliniques. — La souplesse des méthodes hydriatriques, que l'on peut appliquer dans les différentes formes et les différents états de la fièvre typhoïde, se trouve mise en évidence dans les observations suivantes que j'emprunte à ma pratique hospitalière et à ma pratique privée. L'examen attentif de ces observations peut fournir au lecteur un guide dans les cas analogues; car il est de la dernière importance de modifier les procédés suivant les indications particulières à chaque cas. Ces observations permettent des aperçus que n'offrent pas les observations des cas qui ont été traités au moyen de médicaments.

OBSERVATION I. — *Fièvre typhoïde avec néphrite aiguë. — Traitement par les ablutions, les compresses abdominales et les boissons abondantes. — Guérison.* — M. W..., âgé de trente-cinq ans, malade du Dr Simpson, habitant à Hotel Majestic, a un frisson suivi de fièvre, le 20 septembre 1897. La température oscille de 102° à 106° F. (38,9° à 41,1° C.), et le pouls est de 120 à 140. L'urine, examinée par le Dr Simpson, contient de l'albumine et des cylindres granuleux ; la quantité excrétée est de 750 cc. en vingt-quatre heures. Le malade est extrêmement nerveux, il a de l'insomnie, parfois du délire, il lance ses serviettes à l'infirmière, etc.; son état est alarmant. Le 24, la quantité d'urine s'élève à 810 cc. Jusqu'à cette date, on a appliqué au malade un traitement homéopathique, associé avec des épongements alcooliques; on l'a mis au régime lacté. Le 25 septembre, on interrompt ce traitement et on institue le suivant : On administre, toutes les deux heures, dans de l'eau, cinq gouttes d'acide chlorhydrique, pour donner satisfaction au malade, puis, alternativement, 180 grammes d'eau froide ou 180 grammes de lait; on place sur l'abdomen des compresses à 60° F. (15, 5° C.), que l'on renouvelle toutes les heures. On donne un bain à 85° F. (29,5° C.) lorsque la température atteint 103° F. (39, 4° C.).

Le 25 septembre, l'urine contient de l'albumine et des cylindres. La température, qui s'est élevée jusqu'à 103° F. (39, 4° C.) le jour précédent, tombe à 101° F. (38, 3° C.) lorsque le malade a été soumis au traitement hydriatrique que nous venons d'indiquer. Elle oscille entre 101° et 102, 5° F. (38,3° et 39,1° C.) pendant cinq jours; puis elle s'abaisse progressivement, jusqu'à ce qu'elle soit arrivée à la normale, le 13 octobre ; elle reste alors à 99° F. (37, 2° C.).

Le pouls ne dépasse plus 100 pulsations par minute, dès que le traitement est institué ; il n'est qu'à 80 environ, pendant les deux dernières semaines. Les urines présentent les modifications les plus marquées. Au bout de vingt-quatre heures de ce traitement leur quantité s'élève à 1800 cc. ; puis, les jours suivants, à 2.600, 2.750, 2.950, 3.500, 3.400, 3.700. 2.700, 3.480, 2.450, 3.250, 2.450, 3.350, 2.450, 2.500, 2.700, 2.300, 2.600, 2.600. 2.700, 2.100, 2.400, 2.450, 2.350, 1.800. En dix jours, l'albumine et les cylindres disparaissent complètement.

Cette observation démontre qu'un cas de fièvre typhoïde grave peut être modifié et conduit à une heureuse issue au moyen d'un traitement hydriatrique simple, ne comportant pas de bains froids.

Un travail du Dr Cabot (1) établit l'efficacité des ablutions dans le traitement de la fièvre typhoïde. Ce travail est basé sur les résultats d'un millier d'observations recueillies au *Massachusetts General Hospital*, où le traitement a consisté en opérations froides ; dans deux cents cas, on eut recours au bain de Brand (à 65° F. — 18, 3° C., de vingt minutes, avec friction) ; dans huit cents cas on employa l'épongement, que l'on pratiquait avec de l'eau à la température de la glace ou au-dessus jusqu'à 65° F. (18,3° C.), que l'on exprimait d'une éponge sur le malade, celui-ci se trouvant étendu sur un drap de caoutchouc, en le frictionnant énergiquement avec cette éponge. Le bain de Brand abaissait la température environ de 1, 3° C. ; l'épongement l'abaissait de 2 dixièmes de degré. La nécessité du bain s'imposa bien plus rarement que celle de l'épongement. La plupart des malades aimaient l'épongement ; aucun n'aimait le bain froid. A la suite de celui-ci, le résultat fut toujours le même : il amenait des frissons, de la cyanose et de la faiblesse du pouls.

Le Dr Arthur V. Meigs (2) prescrit des ablutions toutes les deux heures; on les administre au moyen de pièces de gaze, que l'on trempe dans l'eau froide, et dont on se sert pour mouiller et frictionner le corps tout entier. Dans son travail, qui porte sur 214 cas traités pendant la guerre de Cuba, le Dr Meigs compare les résultats obtenus avec les ablutions à ceux que donnèrent les « immersions froides » (*cold plunges*). Avec celles-ci, la mortalité s'éleva à 11,58 pour cent, avec celles-là, elle ne fut que de 6,72 pour cent. Malheureusement, l'auteur

(1) *Philadelphia Medical Journal*, 21 février 1899, p. 411.
(2) *Boston Medical and Surgical Journal*, 1893, p. 290.

n'indique, dans aucun cas, la température de l'eau employée et la technique suivie ; cette omission enlève toute valeur au parallèle qu'il établit entre les deux méthodes.

Les travaux que je viens de citer sont très favorables aux ablutions accompagnées de frictions ; mais je suis incliné à penser que la technique de l'immersion a présenté quelques défectuosités dans les cas que l'on rapporte, puisque cette opération amenait constamment de la cyanose et de la faiblesse du pouls. En effet, lorsque ces troubles surviennent, Brand lui-même ne persiste jamais à administrer les bains à 65° F. (18, 3° C.), ni à leur donner une durée de vingt minutes. Dans les cas de ce genre, ou bien on abrège la durée du bain (la règle suivie par Brand est de retirer le malade du bain au moment où se produit la cyanose), ou bien on le donne à une température de 70° à 75° F. (21, 1° à 23, 8° C.). Un travail du Dr B. F. Stahl, publié dans le même journal, réfute le mémoire du Dr Meigs ; ses observations portent sur 144 cas, qu'il a traités par la méthode de Brand strictement appliquée (lui-même m'a fourni ces renseignements) ; elles indiquent une mortalité de 2, 8 pour cent.

Kobler (1) a fait connaître les excellents résultats qu'il a obtenus des ablutions à 14°-16° C., administrées toutes les deux ou trois heures, lorsque la température axillaire atteignait 38,5° C. ; l'opération avait les meilleurs effets sur les fonctions circulatoires. Le nombre de cas traités à l'hôpital fut de 331 ; vingt-six se terminèrent par la mort ; la mortalité s'éleva donc à 7,8 pour cent, alors qu'elle était auparavant en moyenne de 20 pour cent. Kobler administrait rarement des bains froids. On peut voir encore, à cette occasion, l'importance qu'il y a à appliquer d'une façon rigoureuse la méthode de Brand.

Observation II. — *Fièvre typhoïde traitée à domicile pendant onze jours sans bains. — Malade amené à l'hôpital dans un état désespéré. — Des bains de Brand et des ablutions transforment la physionomie du cas. — Guérison.* — Abrégé n° 830, communiqué par le Dr Rossman, chirurgien de *J. Hood Wright Memorial Hospital.* — E. J. C..., âgé de vingt-sept ans, amené par l'ambulance, le 14 novembre 1896. — Médecin du service : Dr Baruch ; médecin résidant : Dr Lewald.

Historique : Traité depuis treize jours pour une fièvre typhoïde par le Dr Frank Daniels ; température oscillant entre 103° et 105° F. (39,4 et 40, 5° C.) ; pouls à 120-150 ; délire avec agitation au début, délire tranquille actuellement.

(1) *Wiener medicinische Presse,* 1900, 19.

Etat actuel : le malade est dans la stupeur ; répond quand on lui parle avec force ; langue sèche et de couleur brune ; dents recouvertes de fuliginosités ; peau très congestionnée ; abdomen distendu, tympanisme ; quelques taches rosées sur l'abdomen.

On prescrit : lait 180 grammes et eau de chaux 60 grammes toutes les trois heures.

Acide chlorhydrique....................	0gr 30
Eau....................................	180 gr.

Toutes les trois heures, deux heures après l'ingestion du lait.

Bains à 80°F. (26,6°C.), que l'on abaissera de cinq degrés (3° C.), jusqu'à ce qu'on ait atteint 70°F. (21,1°C.), d'une durée de quinze minutes, toutes les trois heures, lorsque la température s'élèvera à 103°F. (39, 4° C.).

15 novembre. — Distension de l'abdomen plus marquée. A pris, pendant la nuit, trois bains, qui ont amené un abaissement de température de un degré (0,5° C.). Soubresauts et torpeur intellectuelle persistent. A 9 heures du matin on prescrit : térébenthine : 0 gr.60, toutes les trois heures. Température 102, 2° F. (39° C.). Affusions à 60°F. (15, 5° C.) sur la tête et les épaules, pour dissiper la torpeur.

16 novembre. — Affusions à 3 h. et 6 h. du matin. On a recueilli 1.350 cc. d'urine dans les vingt-quatre heures ; l'urine contient de l'albumine et des cylindres hyalins et granuleux. L'état des fonctions intellectuelles s'est amélioré.

17 novembre. — On a donné hier deux affusions et trois bains. Les soubresauts persistent ; la torpeur est plus marquée. On administre soixante grammes de café fort très chaud avant et après chaque affusion ou bain. On donne toutes les deux heures, et alternativement, une affusion et un bain. On s'abstient de faire prendre du whiskey. La température reste supérieure à 103° F. (39,4° C.). Un lavement (térébenthiné) fait cesser la distension de l'abdomen.

18 novembre. — Même état mental. On continue les affusions.

19 novembre. — L'état mental est meilleur. Il n'y a plus de tympanisme.

20 novembre. — La langue est humide. Le malade a repris conscience ; il pose des questions.

21 novembre. — La température est à 101° F. (38, 3° C.). On donne (comme tonique du cœur) des affusions toutes les quatre heures. A 9 h. du soir, la température s'élève à 104° F. (40° C.) ; le pouls est à 120. On ordonne des bains à 70° F. (21,1° C.) et des compresses à 60° F. (15,5° C.) dans l'intervalle des bains. Une demi-heure après le bain, la température est à 103, 8° F. (39,9° C.) ; à minuit, la température est à 105° F. (40, 5° C.).

22 novembre. — On a donné trois bains pendant la nuit. L'abdomen est distendu. A 9 h. du soir, la température est à 100° F. (37,8° C.). On continue les affusions.

23 novembre. — A 3 h. du soir, on administre la dernière affusion.

28 novembre. — Pendant les quatre derniers jours, la température a oscillé entre 100° et 102, 8° F. (37, 8° et 39, 3° C.). On a donné un demi-maillot à 65° F. (18,3° C.) toutes les heures.

29 novembre. — A 6 h. du soir, la température est de 103,4° F. (39,6° C.); on prescrit un bain à 70° F. (21,1° C.), d'une durée de dix minutes.

30 novembre. — Les matières fécales contiennent des caillots de sang.

1er décembre. — Séro-diagnostic de Widal positif.

2 décembre. — Nouvelles taches rosées sur l'abdomen.

4 décembre.— Température 103° F. (39,4° C.); trois bains à 70° F. (21,1° C.).

5 décembre. —Trois bains à 70° F. (21, 1° C.), de dix minutes.

7 décembre. — Deux bains.

9 décembre. — Quatre bains.

11 décembre. — Température normale.

15 décembre. — Le Dr Baruch incise un abcès de la région sacrée inférieure; 180 cc. de pus ; on introduit un drain.

20 décembre. — Le malade mange un pudding léger. La plaie de la région sacrée est cicatrisée.

1er janvier 1897. — Le Dr Knickerbocker prend la direction du traitement.

2 janvier. — La température s'élève brusquement à 103° F. (39, 4° C.) ; le pouls est à 132 ; la respiration à 24. A minuit, la température tombe à 100° F. (37, 8° C.).

1er février. — Le malade sort guéri.

Le Dr Frank Daniels, qui avait traité ce cas désespéré jusqu'à l'entrée du malade à l'hôpital, le communiqua à la *Harvard Medical Society*, en le commentant en ces termes : « Je ne doute pas que cet homme n'ait été sauvé par l'administration de bains de Brand et d'affusions froides sur la tête et les épaules. Ce cas, mieux qu'aucun de ceux que je pourrais citer, démontre les avantages de cette méthode de traitement. Alors même qu'on avait commencé à appliquer celle-ci seulement dans une période avancée de la maladie, à savoir, à la fin du deuxième septénaire, ou au commencement du troisième, elle se montra encore efficace. »

OBSERVATION III. — *Fièvre typhoïde. — Malade dans un état désespéré. — Pneumonie hypostatique. — Ablutions. — Compresses mouillées. — Eau à l'intérieur. — Guerison.* — Mme P..., âgée de quarante-cinq ans, vue par le Dr E. J. Ware et l'auteur le 13 février 1895, à minuit.

La situation de la malade paraissait si désespérée que la consultation eut lieu à minuit. Lorsque j'arrivai auprès de la malade, je constatai que sa famille l'avait engagée dans une mauvaise voie. On avait appelé auprès d'elle plusieurs autres médecins, depuis le début de la maladie. Elle se trouvait atteinte d'une pneumonie hypostatique, qui résistait aux traitements les mieux conçus. On avait administré à la malade plusieurs injections hypodermiques stimulantes, quelques heures avant ma visite. Je conseillai d'envelopper la poitrine d'une compresse trempée dans de l'eau à 60° F. (15, 5° C.) et recouverte d'un bandage de flanelle, et de renouveler l'opération toutes les demi-heures. Je fis faire, en outre, des ablutions légères sur le tronc avec de l'eau à 70° F. (21, 1° C.) ; on séchait chaque région avant de mouiller la région voisine. Enfin on administra régulièrement toutes les deux heures 180 grammes d'eau. Ce simple traitement releva l'énergie cardiaque défaillante, ralentit sensiblement les mouvements respiratoires et remonta la malade. Le jour suivant sa voix était moins faible, elle put dire d'elle-même qu'elle se trouvait mieux. La maladie évolua très lentement jusqu'à la guérison.

OBSERVATION IV. — *Fièvre typhoïde. — Malade au troisième septénaire de l'infection. — Bains à 21° C. — Guérison.* — M. P..., âgé de trente-cinq ans, que je vis avec le Dr L. A. Rodenstein, était traité par celui-ci au moyen de bains froids à 80° F. (26, 6° C.), de cinq à 10 minutes, administrés plusieurs fois par jour. Le malade se trouvait dans un état précaire — délire tranquille, carphologie ; pouls à 140 ; soubresauts et torpeur. On conseille des bains à 70° F. (21,1° C.), de quinze minutes, accompagnés de frictions et d'affusions à 60° F. (15,5° C.) sur la tête et les épaules. Le malade se trouve dans la troisième semaine de son infection. Quatre bains déterminent un tel changement dans son état que la guérison paraît assurée. Le premier bain avec affusions rendit sa connaissance au malade.

OBSERVATION V. — *Fièvre typhoïde. — Observation montrant la valeur diagnostique du bain, et l'utilité des différents traitements médicamenteux et hydriatriques. Empruntée aux rapports du* Manhattan General Hospital. — W. C..., âgée de trente ans, domestique, mariée. Entrée le 8 mai 1893. Médecin du service : Dr Baruch ; chirurgien résidant : Dr Covert. Historique (résumé) : La malade a été prise, il y a une semaine, de douleurs par tout le corps, de céphalée et de malaise général, qui ont persisté jusqu'à aujourd'hui. Poumons normaux ; bruits du cœur nets ; douleur à la pression dans la fosse iliaque droite. Langue chargée, de couleur brune. Température à 102, 2° F. (39° C.). Calomel cinquante centigrammes. Régime lacté.

9 mai. — Trois heures après son entrée, la malade a une température de 105, 2° F. (40, 6° C.). Le calomel donne trois selles : la

malade se sent mieux; la douleur abdominale est moins vive. La température tombe à 103, 2° F. (39, 5° C.).

10 mai. — Cinq selles le matin. On prescrit : sulfate de morphine, deux centigrammes, en suppositoire. Température à 105,4°F. (40,7° C.). On ordonne des bains à 95° F. (35° C.), que l'on abaissera jusqu'à 85° F. (29,5° C.) et que l'on administrera toutes les trois heures, d'une durée de quinze minutes, quand la température rectale atteindra 102° F. (38, 9° C.). On réduira la température de l'eau de deux degrés F. (un degré C.), à chaque bain, jusqu'à ce qu'elle soit de 65° F. (18, 3° C.). On donne, toutes les quatre heures : naphtaline, trente centigrammes; acide chlorhydrique dissous, soixante centigrammes dans 160 cc. d'eau. La température, à 7 h. 10 m. du matin, est à 105, 4° F. (40, 7° C.). On administre un bain. Avant le bain, température, 105, 4° F. (40, 7° C.) ; pouls, 116 ; respiration, 28. Après le bain, température 105° F. (40,5° C.) ; pouls, 112; respiration, 28. Une demi-heure après le bain, température 105,2° F. (40,6° C.) ; pouls, 118 ; respiration, 28. A 11 h. du matin, bain. Avant le bain, température à 105, 6° F. (40,8° C.); pouls, 116; respiration, 29. Après le bain, température, 105° F. (40, 5° C.) ; pouls, 116 ; respiration, 29. Une demi-heure après le bain, température, 105° F. (40, 5° C.); pouls, 116; respiration, 28. Bien que la malade, d'après son histoire clinique, soit atteinte depuis neuf ou dix jours, aucune tache rosée n'est apparue, et il n'y a pas d'augmentation de volume de la rate.

Le diagnostic était obscur : *la résistance de la température à l'action des bains le rend plus clair.* L'auteur a souvent observé ce phénomène dans la période de début de la fièvre typhoïde ; d'autre part, on remarque que, dans les maladies qui peuvent simuler la fièvre typhoïde, comme la tuberculose miliaire, la pneumonie centrale, etc., la température cède facilement au bain à température progressivement abaissée. Le diagnostic de fièvre typhoïde était, dès lors, accepté sans hésitation.

11 mai. — Quelques taches rosées se montrent sur l'abdomen. A 11 h. 30 m. du matin, bain à 90° F. abaissé à 80° F. (32, 2°-26,6° C.). Avant le bain, température à 104 2° F. (40,1° C.) ; pouls, 114 ; respiration, 28. Après le bain, température, 104 F. (40° C.) ; pouls, 112 ; respiration, 28. Une demi-heure après le bain, température, 103,4° F. (39, 6° C.) ; pouls, 112 ; respiration, 26. La malade ne réagit pas bien, le frisson continue ; les ongles se cyanosent. On décide de recourir au bain continu de Riess (bain de hamac), pour obtenir un effet antithermique, jusqu'à ce que l'organisme se trouve dans de meilleures conditions pour reprendre le traitement régulier par le bain froid.

On prescrit un bain continu à 88° F. (31, 1° C.), lorsque la température de la malade s'élève à 102, 5° F. (39, 1° C.) ; on prolongera le bain jusqu'à ce que la température buccale soit à 101° F. (38, 3° C.). On met la malade au bain à 4 h. du soir. Avant le bain, la température rectale est de 104, 4° F. (40, 2° C.); pouls, 112; respiration, 28. Au bout d'une heure passée dans le bain, température buccale, 102, 5° F. (39, 2° C.) ; pouls, 112 ; respiration, 32. Au bout de deux heures, température buccale, 101, 4° F. (38, 5° C.); pouls, 112; respiration, 32. Au bout de trois heures, température buccale, 102° F. (38,9° C.) ; pouls, 112 ; respiration, 30. Au bout de quatre heures, température buccale, 103° F. (39,4° C.); pouls, 112 ; respiration, 30. Au bout de cinq heures, température buccale, 103° F. (39, 4° C.) ; pouls, 112 ; respiration, 30. La malade est prise de frissons; on la sort de la baignoire. Après le bain, température rectale, 102, 2° F. (39° C.); pouls, 112; respiration, 32. Une demi-heure après le bain, température rectale, 102,2° F. (39° C.); pouls, 112 ; respiration, 32.

12 mai. — A 6 h. 15 m. du matin, on place la malade dans un bain continu à 88° F. (31,1° C.). Avant le bain, température rectale, 103° F. (39,4° C.); pouls, 112; respiration, 38. La malade se sent très fatiguée, pendant qu'elle se trouve dans le bain prolongé. Bien que le bain abaisse la température, il n'atténue pas l'aspect typhique de la malade, il n'augmente pas l'énergie cardiaque ; il se comporte manifestement comme un agent purement antithermique ; bien qu'il soit, à cet égard, de beaucoup supérieur aux médicaments antithermiques, il ne peut être mis en parallèle avec le bain de Brand, comme agent véritablement antifébrile.

On interrompt les bains continus. L'état de la malade est meilleur. On administre un bain de Brand de vingt minutes, à 65° F. (18, 3° C.), toutes les trois heures, lorsque la température atteint 102, 5° F. (39,1° C.). A 7 h. 10 m. du soir, avant le bain, température 103° F. (39, 4° C.); pouls, 108; respiration, 34. Après le bain, température 103° F. (39,4 C.); pouls 108; respiration, 34. Une demi-heure après le bain, température, 101,8° F. (38, 8° C.); pouls, 106 ; respiration, 34.

13 mai. — Nouvelle éruption de nombreuses taches rosées sur l'abdomen. Il existe encore de la diarrhée et les selles sont de couleur verte.

On donne une irrigation intestinale avec un litre d'eau à 100° F. (37,8° C.), puis, une demi-heure après, un lavement d'amidon d'un quart de litre avec cinquante gouttes de teinture d'opium.

14 mai. — On continue à administrer un bain de Brand toutes les quatre heures, jusqu'au 17 mai ; à ce moment, la température ne s'élève plus assez haut pour que l'on donne des bains.

17 mai. — La malade se sent beaucoup mieux. A 8 h. du matin, température, 101° F. (38,3° C.). La diarrhée a presque cessé ; mais, les selles sont encore vertes.

27 mai. — Les bains, que l'on a repris et administrés toutes les trois, quatre ou cinq heures, ont amené une réduction marquée de la température, comme on peut le voir dans les indications fournies au sujet du dernier bain. On peut juger, par là, de l'efficacité de la méthode de Brand dans la dernière période de la maladie.

Avant le bain, température, 104, 2° F. (40, 1° C.); pouls, 121; respiration, 30. Après le bain, température, 101,4° (38, 5° C.); pouls, 114; respiration, 32. Une demi-heure après le bain, température, 99,4° F. (37,4° C.); pouls, 118; respiration, 30. La malade a trois petits caillots de sang dans ses matières, qui commencent à être moulées. On suspend les bains et on met la malade au repos.

29 mai. — Selle non sanglante. La malade a un frisson et présente l'aspect typhique, une langue sèche, un pouls faible. Léger bain de siège à 90° F. (32, 2° C.), et affusion sur le corps avec trois cuvettes d'eau à 60° F. (15, 5° C.), pour relever l'énergie du système nerveux, et stimuler le cœur qui faiblit. Affusion faite à 6 h. 30 m. du soir, la température étant à 102, 2° F. (39° C.); pouls, 136; respiration, 38. Après l'opération, température, 101, 2° F. (38,4° C.); pouls, 114; respiration, 34.

30 mai. — On a donné plusieurs affusions; la dernière produit le résultat suivant. Avant l'affusion, température, 103° F. (39, 4° C.); pouls, 130; respiration, 36. Après, température, 102, 8° F. (39, 3° C.); pouls, 116; respiration, 28. La malade s'endort. Ce résultat met en évidence l'action des affusions employées comme tonique cardiaque.

31 mai. — La malade est devenue plus forte pendant les deux derniers jours. Les affusions, que l'on avait prescrites en vue d'amener la malade à mieux supporter le bain général, ont donné le résultat espéré. On lui ordonne, alors, un bain à 70° F. (21, 1° C.), d'une durée de quinze minutes, toutes les trois heures.

17 juin. — On a administré des bains toutes les quatre heures, toutes les fois que la température atteignait 102,5° F. (39, 2° C.). Ils amenaient un abaissement marqué de la température, ainsi qu'on peut en juger par l'effet d'un bain donné à 4 h. 20 m. du soir. Avant le bain, température, 103, 2° F. (39, 5° C.); pouls, 122; respiration, 28. Une demi-heure après le bain, température, 99° F. (37, 2° C.); pouls, 112; respiration, 24.

On voit que l'effet antithermique du bain de Brand est plus considérable dans la dernière période de la fièvre typhoïde que dans la première.

25 juin. — La température est normale, tous les matins; l'après-midi, elle s'élève un peu moins chaque jour. La malade se sent beaucoup plus forte, de jour en jour.

20 août. — La malade se promène chaque jour dans le quartier.

Remarques. — L'observation qu'on vient de lire est intéressante et instructive; il s'agit d'un cas grave traité par les bains jusqu'au moment où ceux-ci se trouvent contre-indiqués à cause d'une hémorragie, puis par les antipyrétiques chimiques, qui abaissent la température, mais permettent une réitération de l'état typhique. On combat, alors, la faiblesse du cœur au moyen d'affusions froides, qui se montrent efficaces et amènent la malade à supporter de nouveau les bains ; ceux-ci, dans la dernière période de la maladie, déterminent une réduction de la température beaucoup plus considérable que dans les premières périodes. Ce phénomène est une particularité caractéristique de la fièvre typhoïde, que l'on pourrait utiliser plus fréquemment qu'on ne le fait. Alors que les opérations hydriatriques les plus énergiques n'ont pas une influence très marquée sur la température, dans les premiers jours de la maladie, les procédés les plus doux sont efficaces dans les dernières périodes, d'une façon si constante que l'auteur a souvent eu l'occasion d'en avertir des confrères.

Il peut être utile d'adjoindre au bain des *stimulants chimiques* lorsqu'on traite des malades dont les facultés réactionnelles sont faibles. Les sels artificiels de Nauheim donnent, lorsqu'on en ajoute à l'eau en proportion convenable, une quantité suffisante de gaz carbonique pour couvrir le corps de bulles qui contribuent à favoriser la vaso-dilatation cutanée. Je me rappelle un cas désespéré, auprès duquel je fus appelé par le Dr Joseph Fraenkel, que deux consultants demandés précédemment avaient prévenu contre les bains froids. Il s'agissait d'une femme de quarante-cinq ans, qui se trouvait au deuxième septénaire de la maladie, qui avait une température de 102° à 103° F. (38, 9° à 39, 4° C.), un pouls à 160, de l'abolition des réflexes, de l'incontinence des matières et de l'urine, une insomnie constante depuis quarante-huit heures et du délire. Sur mon conseil, on lui donna un bain carbo-gazeux à 80° F. (26, 6° C.). On pratiqua des frictions énergiques, afin d'exciter la circulation périphérique. Après un premier bain de quinze minutes, la malade s'endormit. On répéta les bains toutes les quatre heures ; on les suspendit seulement pendant deux jours, parce qu'il était survenu une légère hémorragie. Après le quatrième bain, la malade reprit conscience. Elle guérit.

Conclusions. — Les observations que nous avons citées montrent que l'application de l'eau dans les fièvres peut varier autant que l'exigent les indications variées de son emploi, et que la connaissance précise de son mode d'action permet au médecin de la modifier autant qu'il le faut pour arriver à surmonter toutes les difficultés et à mettre le malade hors de tout danger. Elles peuvent servir de guide dans l'appréciation des indications qui se manifestent. Aucun autre agent thérapeutique ne possède la souplesse de l'eau ; aucun ne donnera de résultats plus satisfaisants au médecin dans le traitement des typhiques.

Différences entre la pratique hospitalière et la pratique privée. — L'observation clinique démontre que, contrairement à l'opinion la plus répandue, le bain de Brand fournit un plus grand nombre de succès dans la clientèle privée qu'à l'hôpital. On peut trouver la raison de cette différence dans ce fait que l'un des éléments essentiels du succès de ce procédé, comme de quelques autres, est l'application précoce du traitement. Les merveilleux résultats indiqués par les statistiques de Brand et celles des hôpitaux militaires sont dus, sans doute, à ce qu'elles se rapportent à des cas où le bain froid a été administré avant le cinquième jour, et, par conséquent, à un moment où le diagnostic n'était pas toujours établi. J'ai indiqué la méthode que je suis et j'ai la certitude d'être utile en conseillant de recourir, dans tous les cas, de bonne heure aux bains froids, en abaissant progressivement la température d'un bain à l'autre. Cette manière de faire ne peut causer aucun mal, si l'on découvre que la maladie n'est pas une fièvre typhoïde ; s'il s'agit bien de cette dernière maladie, on a institué l'élément le plus important du traitement, et l'on a calmé les appréhensions du malade et de son entourage en administrant pour commencer des bains assez tempérés.

A l'hôpital, les malades entrent rarement avant la deuxième semaine, et arrivent même souvent au cours du troisième septénaire. Ils ne bénéficient donc pas d'une application précoce du traitement. En outre, comme nous l'avons montré, il est nécessaire de modifier, dans ce cas, la température et la durée des bains, suivant la période de la maladie et l'état du malade. Si ce dernier n'a été soumis, jusque-là, à aucune opération froide, il y a avantage, d'après mon expérience personnelle, à lui administrer des bains à une température plus basse et d'une durée plus longue.

La méthode des « bains de diagnostic », que nous avons exposée page 418, permet au médecin de tâter le pouvoir réactionnel de son malade. Si la réaction n'est pas satisfaisante, on ne doit pas élever la température du bain, mais en raccourcir la durée et augmenter les frictions. En élevant la température, on rendrait le bain plus agréable, mais on affaiblirait certainement la réaction, c'est-à-dire le résultat réparateur du bain. Un bain, dont la température n'est pas inférieure de plusieurs degrés à celle de la peau (je ne dis pas à la température interne), n'est qu'une mesure de propreté, et n'a pas une action stimulante suffisante pour combattre les troubles qui se sont installés chez le malade.

CHAPITRE X

FIÈVRES ÉRUPTIVES

Dans les chapitres précédents, nous avons souvent fait allusion à l'application des procédés hydriatriques au traitement des fièvres éruptives. Je me propose d'indiquer, dans celui-ci, au moyen d'exemples cliniques, la pratique que je suis lorsque j'ai à traiter des cas de rougeole ou de scarlatine.

ROUGEOLE

Bien que la rougeole ait, la plupart du temps, une marche régulière, le praticien rencontre un certain nombre de cas de cette maladie, qui sont pour lui une cause d'inquiétude, et pour le malade une source de peines et de dangers. Le traitement de la maladie devient particulièrement difficile lorsque, dans les dernières périodes de son évolution, elle s'aggrave de complications pulmonaires.

Comme il n'est pas de moyen actuellement de débarrasser l'organisme de l'agent pathogène, les efforts du médecin ont pour but, comme dans toutes les maladies infectieuses, d'augmenter la résistance du malade — résultat que nous avons souvent envisagé au cours de ces pages.

Il suffit, ordinairement, pour conduire la maladie à une heureuse issue, de donner son attention aux conditions hygiéniques au milieu desquelles vit le malade, de veiller à son régime, d'apporter quelque soulagement aux phénomènes douloureux qu'il éprouve. Toutefois, lorsque la température est élevée (au-dessus de 103° F.-39,4° C.), que le malade a de l'agitation, qu'il ne dort pas, qu'il a une toux pénible — symptômes qui indiquent tous l'intensité de l'action de la toxémie sur le système nerveux, — les applications hydrothérapiques rationnelles sont une ressource précieuse pour le médecin et pour le malade également.

Le préjugé, qui faisait redouter l'air froid dans la rougeole, n'existe plus, heureusement; mais le préjugé, qui s'oppose à l'emploi de l'eau froide dans cette maladie, n'a pas encore disparu, même de l'esprit de beaucoup de médecins. On peut facilement convaincre les profanes de l'innocuité des ablutions froides ou des bains de courte durée en leur rappelant comment les mains rougissent et s'échauffent quand on lance des boules de neige ; on possède, en outre, un moyen pratique de leur démontrer l'inanité du danger d' « empêcher l'éruption de sortir », en leur faisant remarquer avec quelle rapidité se produit la réaction, lorsqu'on mouille avec un morceau de gaze imbibé d'eau à 75° F. (23, 8° C.) le dos du malade, qui est ordinairement la région la plus congestionnée.

Dans les formes bénignes de la rougeole, lorsque la température atteint 103° F. (39,4° C.), que le malade est agité, on lui procurera un soulagement considérable en lui donnant un bain à 95° F. (35° C.), de dix minutes, que l'on répétera toutes les quatre heures, s'il est nécessaire, en abaissant de deux degrés (un degré C.) la température de l'eau à chaque bain, jusqu'à ce qu'on ait obtenu l'effet calmant désiré, ou que la température du bain ait été réduite à 75° F. (23, 8° C.). Avec cette dernière température, on doit diminuer la durée du bain, qui ne sera plus que de cinq minutes. L'action du bain sur l'état général du malade est, d'ordinaire, satisfaisante; celui-ci s'endort, sa toux s'apaise et la jactitation cesse. Lorsque le malade ou son entourage s'alarment par trop à l'idée d'un bain général, on peut employer, avec avantage, l'affusion avec de l'eau à la même température, affusion que l'on administre à l'aide d'un morceau de gaze ou d'une serviette de toilette. Dans ce cas, on doit exécuter rapidement l'ablution et éviter de faire des frictions énergiques.

On combat, avec succès, les *symptômes cérébraux* au moyen d'un traitement hydriatrique appliqué avec soin et précision. Qu'ils s'accompagnent ou non d'une température élevée, le délire tranquille, la stupeur, l'agitation la plus marquée doivent être traités énergiquement. Les agents médicamenteux, bien qu'ils soient propres à abaisser la température, sont inefficaces quand il s'agit de mettre fin à des troubles cérébraux, que détermine la présence de produits toxiques dans le sang. Le médecin qui, estimant qu'il est indiqué de réveiller le système nerveux par l'excitation des terminaisons des nerfs sensitifs de la peau, s'adressera rapidement, dans ces circonstances, aux précieuses ressources que lui offre l'eau froide, se félicitera de sa détermination. Dans les cas de ce genre, je fais placer le malade, à demi-couché, dans un demi-bain à 95° F. (35° C.), et je fais verser sur sa tête et ses épaules trois ou quatre cuvettes d'eau à une température de 75° F. (23, 8° C.), ou au-dessous. Si cette affusion ne donne pas de résultat, je fais tomber, d'une hauteur d'un mètre environ, un jet d'eau à 50-60° F. (10-15,5° C.) sur la nuque et la colonne vertébrale du malade, pendant une minute ; je renouvelle l'opération au bout de quatre ou cinq minutes, et, pendant l'intervalle, on frictionne avec l'eau du bain (à 95° F., 35° C.) le malade, qui reste couché dans la baignoire. Ces applications constituent le meilleur moyen de stimuler les centres nerveux engourdis, et de rendre l'activité vitale aux organes qui relèvent de ces centres, et qui sont devenus paresseux. Elles tirent de son abattement un enfant qui restait sans force, secoué par des pleurs et une toux incessants; elles le reposent et le fortifient, elles arment son organisme pour la lutte qu'il doit soutenir contre les toxines. On peut renouveler l'opération toutes les deux heures, et même plus souvent, si l'enfant tombe dans un état stuporeux. Dans l'intervalle, il sera très utile de faire un maillot partiel du tronc à 70° F. (21, 1° C.), si la température rectale est à 103° F. (39, 4° C.), ou au-dessus. Un médecin vigilant instituera ce traitement actif, dès qu'il aura découvert les plus légères manifestations cérébrales écloses sous l'influence de la toxémie. Ce traitement est fait pour prévenir la toxémie, plus que pour la guérir.

La *broncho-pneumonie* et la bronchite capillaire, qui compliquent la rougeole, sont si souvent mortelles qu'il est du devoir du médecin de guetter attentivement la première apparition des troubles respiratoires. On peut aisément prévenir ces graves complications en administrant au malade toutes les trois heures des bains à 90° F. (32, 2° C.) que l'on abaisse à 80° F. (26,6° C.), que l'on fait durer cinq minutes et que l'on fait suivre de l'application, toutes les heures, d'une compresse thoracique (voir p. 178) à 70° F. (21, 1° C.). On doit toujours se rappeler que *l'enfant atteint de rougeole ne supporte pas bien une soustraction de calorique*. Les opérations de courte durée sont donc les meilleures et les plus sûres. Lorsque la maladie est à la période d'état et qu'il existe ou qu'il peut se produire de l'atélectasie, lésion qui aura pour conséquence de mettre obstacle aux échanges respiratoires et d'augmenter les phénomènes toxiques qui atteignent l'encéphale, il est nécessaire d'intervenir énergiquement. Si la température n'est pas élevée, si elle ne dépasse pas 100° F. (37, 8° C.), on aspergera la poitrine, pendant quelques secondes, avec de l'eau à 60° F. (15, 5° C.), puis on pratiquera une friction avec le plat de la main ; on répétera cette opération toutes les cinq minutes. Ou bien, on frappera les différentes régions du thorax avec un linge trempé d'eau à 50° F. (10° C.). Ce sont là deux méthodes dont j'ai éprouvé l'utilité. Si elles échouent, on peut procéder de la façon suivante : on place l'enfant au-dessus d'une cuvette, on verse sur son dos et sur sa poitrine, pendant quelques secondes, de l'eau à 60° F. (15, 5° C.), au moyen d'un pot-à-eau, puis on le frictionne; on recommence deux ou trois fois l'affusion, à intervalles de cinq minutes. L'opération a pour résultat d'augmenter l'amplitude des mouvements respiratoires, d'activer l'hématose, de diminuer l'obstacle qui s'oppose aux contractions cardiaques. La cyanose et le refroidissement des extrémités, qui témoignent de l'importance des troubles respiratoires, disparaissent presque toujours ; les membres, qui étaient couverts d'une sueur froide, se réchauffent. Ce traitement si simple peut tirer le malade d'une situation désespérée. On ne doit pas négliger d'administrer, en même temps, soixante à cent vingt grammes d'eau froide au malade, toutes les heures.

Je n'exagère en rien la satisfaction que donne le traitement que je viens d'exposer, comme on en jugera d'après les opinions que je vais citer maintenant.

« Dans un certain nombre de cas de rougeole compliquée de pneumonie, avec asphyxie marquée, dit le professeur Fürbringer (1), j'ai administré des bains pendant plusieurs jours et plusieurs nuits (jusqu'à soixante-dix bains en une semaine), et j'ai vu ces cas, qui semblaient ne laisser aucun espoir, se terminer par la guérison. Ce traitement donne des résultats évidemment plus satisfaisants que le traitement médicamenteux auquel on avait recours précédemment. »

Le professeur Jürgensen (2) s'exprime de la façon suivante : « J'estime que cette méthode est la seule qui offre quelque chance de succès dans les formes graves de l'infection. Pour être utiles nous devons être impitoyables et nous devons instituer un traitement sévère. La respiration devient beaucoup plus facile

(1) Real-Encyclopädie, n° 13.
(2) Specielle Pathologie und Therapie, de Nothnagel, IV, 1895.

sous l'influence des affusions froides. La compresse de Priessnitz est un procédé très efficace. »

Dans les formes graves hyperthermiques de la rougeole, dit Guinon (1), le bain de cinq à dix minutes (de 22° à 23° C. pour les adultes, de 18° à 31° C. pour les enfants), répété toutes les trois ou quatre heures est un traitement utile. En cas d'adynamie, il est préférable d'administrer des affusions froides.

Quand il y a des convulsions, cet auteur conseille les bains tièdes avec affusions froides. Il estime que les complications cérébrales et pulmonaires ne contre-indiquent pas les bains, lorsque la température est élevée. Musselier et Dieulafoy ont employé avec succès les bains froids, qui faisaient cesser les manifestations les plus violentes de la toxémie, dans la première période de la rougeole. Ces bains n'agissent pas seulement sur l'hyperthermie, mais sur l'état du système nerveux, dont l'épuisement est, d'ordinaire, presque complet dans les cas graves, comme en témoignent le délire et l'adynamie.

Le Dr von Becker (2) a rendu compte d'une épidémie de rougeole au cours de laquelle huit cents enfants furent atteints. La mortalité ne fut pas élevée et les complications eurent une issue favorable, grâce au traitement adopté, suivant l'opinion de von Becker. Chaque enfant prit, tout d'abord, un bain à 95° F. (35° C.), de dix minutes, après lequel on l'enveloppa dans une couverture de laine où on le laissa une heure. On sécha alors la sueur et on frictionna l'enfant sur tout le corps. Au bout de deux heures on lui entoura le thorax d'une compresse mouillée froide que l'on renouvela toutes les deux heures; lorsque la température était très élevée, on plaçait en outre un turban mouillé sur la tête du malade. Il suffit de trois ou quatre bains pour amener l'éruption à une terminaison favorable; la bronchite disparut rapidement sans qu'on administrât des expectorants; les complications habituelles ne se produisirent pas, ou, du moins, eurent une heureuse issue. L'action de ce traitement hydriatrique fut encore plus satisfaisante, lorsqu'on l'appliqua à des cas au début. Dès qu'un cas de rougeole se déclarait, on examinait tous les enfants de la famille et, si l'on découvrait chez l'un deux des taches rouges sur les gencives, on le soumettait au traitement indiqué ci-dessus.

(1) *Revue des Maladies de l'Enfance*, 1891.
(2) *Der Kinder-Arzt*, 3 novembre 1897.

En Amérique, le Dr Hiram Corson, vieux médecin de campagne, dont les ouvrages ont exercé une grande influence sur mon esprit lorsque j'étais à mes débuts, écrivait, il y a quelques années, les phrases suivantes (1) : « En soixante ans, sur plusieurs milliers d'enfants atteints de rougeole que j'ai soignés, je n'ai jamais perdu un seul malade de cette maladie. Je ne faisais guère plus que leur administrer un laxatif, et les tenir dans une température fraîche. Souvent je leur appliquais sur tout le corps un épongement froid; et je leur faisais prendre en abondance de l'eau froide comme médicament réfrigérant. »

Conclusions. — Les démonstrations cliniques, que nous venons de citer, ne peuvent moins faire que de convaincre tout lecteur impartial de la valeur des procédés hydriatriques dans le traitement de la rougeole. Nous ne nous sommes pas contenté d'exposer l'opinion favorable que nous avons de cette méthode, nous avons encore réuni, à l'appui de nos dires, comme nous l'avons déjà fait pour d'autres maladies, les témoignages précis, impartiaux et irréfutables de médecins réputés.

SCARLATINE

La scarlatine s'accompagne si souvent de complications à ses différentes périodes que le médecin n'est jamais rassuré en présence de cette maladie. L'agent pathogène qui a envahi l'organisme ne peut être détruit. Toutefois, on peut en combattre les effets par des moyens qui sont inoffensifs pour le malade, et qui dirigent d'une façon très efficace la marche de la maladie vers une issue favorable. Ici, comme dans d'autres maladies infectieuses, l'emploi rationnel de l'eau permet au médecin d'accroître la résistance du malade, assez pour que les complications graves soient prévenues ou combattues avec succès. On arrive à ce résultat en maintenant intacte l'énergie cardiaque, dont le rôle est extrêmement important dans cette maladie où le fonctionnement des reins est menacé. Les applications fraîches ou froides ont une efficacité particulière lorsqu'il s'agit d'assurer la résistance du cœur; leur action sur l'hyperthermie, bien qu'utile, n'est que secondaire, à mon sens.

(1) *University Medical Magazine*, 1891.

Dans la période prodromique de la scarlatine, avant qu'on ait pu établir un diagnostic précis, et dans les cas où l'éruption n'est pas nette, que la température soit élevée, ou non, c'est le cœur qui supporte le choc le plus brutal de la maladie, comme en témoignent la faiblesse, la rapidité et la dépressibilité du pouls, l'aspect marbré et la coloration cyanotique de la peau, l'apathie. Dans ce cas, les affusions froides sont d'une grande ressource. Un bain à 100° F. (37, 8° C.), si la température rectale n'est pas supérieure à ce degré, ou à 90° F. (32, 2° C.), si elle le dépasse, atténuera, en cinq ou dix minutes, les troubles nerveux, convulsions, spasmes, etc. Lorsque ces symptômes s'accompagnent d'un affaiblissement des contractions du cœur, on doit faire tenir l'enfant à demi couché par un aide, tandis qu'un autre aide lui verse sur la tête et les épaules deux à quatre cuvettes d'eau à 70° F. (21, 1° C.), ou au-dessous. Ensuite on sèche le malade, on le frictionne, et on le place entre deux couvertures, pour favoriser la réaction. On peut renouveler l'affusion toutes les heures, s'il est nécessaire, en abaissant la température de cinq degrés (trois degrés C.) chaque fois, et en donnant une durée moindre à l'application. Les modifications apportées à l'état du malade sont souvent étonnantes. La congestion veineuse de la peau, imputable à la faiblesse des contractions du cœur, fait place à une hyperémie de couleur vermeille, qui diminue le travail du cœur ; le malade se laisse aller à un sommeil réparateur. Même si la température s'élève, il ne faut pas interrompre ce sommeil, à moins que le pouls n'indique un affaiblissement du cœur.

Lorsque la maladie se trouve à la période d'état, que l'éruption est caractéristique, que les fonctions intellectuelles sont intactes, le traitement comprendra simplement le repos, l'aération, le régime lacté, l'administration régulière d'eau froide à l'intérieur, que l'on fera alterner, d'heure en heure, avec le lait. La maladie se limite d'elle-même ; les toxines s'éliminent progressivement, et une terminaison favorable devient assurée, dans les cas ordinaires.

Toutefois, lorsque la température persiste à dépasser 103° F. (39, 4° C.), que le pouls reste au-dessus de 130, que le malade est agité et dort mal, le médecin averti doit se tenir sur ses gardes. Le traitement médicamenteux ne donne pas de résultat satisfaisant, tandis que les procédés hydriatriques les plus simples apportent du soulagement au malade et font disparaître le danger. On peut alors avoir recours à des ablutions que l'on administre avec de l'eau à 90° F. (32, 2° C.), dont on abaisse la température de un degré (0,5° C.), à chaque opération, jusqu'à ce qu'on ait atteint 75° F. (23, 8° C.) au moyen de la main nue ou d'un morceau de gaze molle, en évitant de faire des frictions trop énergiques. On les renouvelle toutes les heures ou toutes les deux heures, suivant la gravité des troubles. A la suite des ablutions, on entretient leur effet en appliquant, toutes les heures, un maillot partiel du tronc à 70° F. (21, 1° C.). Ces procédés hydriatriques sont très efficaces; ils accentuent l'énergie des contractions cardiaques, ils augmentent la quantité d'urine et sa teneur en éléments toxiques, ils abaissent la température. Ils m'ont rendu de grands services dans un grand nombre de cas. J'ai trouvé, parfois, lorsque la température restait élevée d'une façon continue au-dessus de 104° F. (40° C.), qu'il était nécessaire de faire intervenir, comme un adjuvant des moyens indiqués ci-dessus, un bain progressivement refroidi (de 95° à 80° F., de 35° à 26, 6° C.), de cinq à dix minutes. Bien que les scarlatineux supportent la soustraction de calorique mieux que les malades atteints de rougeole, je ne considère pas les opérations froides prolongées (pendant plus de cinq minutes à 75° F., 23, 8° C.) comme inoffensives dans la scarlatine. Les affusions, telles que nous les avons décrites ci-dessus, répondent bien mieux à toutes les indications, et doivent être préférées, même s'il est nécessaire de les répéter fréquemment, toutes les heures ou toutes les deux heures.

L'état de la peau, dans la scarlatine, modifie l'effet habituel des applications froides; les vaisseaux cutanés, en effet, ont perdu beaucoup de leur tonicité élastique, ils se trouvent à demi paralysés, et, par conséquent, sont moins aptes à répondre au choc thermique dans les derniers jours de la maladie qu'au début de celle-ci. Pour cette raison, les immersions de courte durée et les affusions à 50°-60° F. (10°-15, 5° C.), répétées, donnent de meilleurs résultats que les bains froids. Ceux-ci ne pourraient être supportés si l'on n'exécutait des frictions, et, comme les frictions augmentent toujours la dermatite, on doit les éviter au malade.

Je ne saurais dire si les procédés hydriatriques préviennent la néphrite, ou non (1) ; je veux seulement insister sur ce fait, qu'ils placent le malade dans de meilleures conditions de résis-

(1) Vogl (*Münchener medicinische Wochenschrift*, 1892) ne doute pas que les bains froids ne rendent la néphrite plus rare et plus bénigne.

tance, qui lui permettent de supporter cette grave complication. Tout médecin consciencieux surveille attentivement l'apparition de celle-ci. Si la néphrite survient pendant la période d'état de la scarlatine, on ne doit pas s'abstenir d'instituer le traitement que nous avons exposé, sous l'influence d'une crainte injustifiée des applications froides. On donne à celles-ci une durée si courte qu'elles ne créent aucun danger pour les organes internes; la stimulation des fonctions cardiaques qu'elles procurent est un moyen de défense que l'on oppose utilement à la néphrite. Lorsque celle-ci apparaît à la période de desquamation, nous pouvons employer le bain chaud, suivi d'un maillot sec; cette opération a des effets diaphorétiques intenses, qui en font le moyen le plus efficace d'apporter quelque soulagement aux reins enflammés. On prépare un bain à 95° F. (35° C.); on y place le malade; puis, on en élève la température jusqu'à ce qu'elle atteigne 100° F. (37, 8° C.), en y ajoutant de l'eau très chaude, que l'on a, préalablement, mis à portée de la main dans des brocs ou des seaux. On prévient les défaillances, auxquelles il faut veiller avec soin, en administrant des boissons fraîches et en bassinant d'eau froide le visage et la tête du malade. On peut faire durer le bain une demi-heure, s'il ne survient aucune manifestation pénible, et on peut le renouveler utilement une ou deux fois dans la même journée. Pendant que le malade se trouve dans la baignoire, on étend sur son lit deux couvertures de laine, que l'on chauffe au moyen de sacs à eau chaude ou de boules d'eau chaude. Le bain terminé, on enveloppe étroitement le malade dans ces couvertures, et on le laisse ainsi pendant une heure ou deux, pour que l'effet diaphorétique se produise; pendant ce temps, on lui fait prendre, afin d'activer la diurèse, de l'eau froide en quantité, soit pure, soit édulcorée avec un sirop agréable au goût.

Si la néphrite persiste longtemps après que l'éruption a disparu, les conditions ne sont plus les mêmes; on doit alors préférer le maillot froid. Dans les cas de ce genre, mes observations les plus récentes sont défavorables à l'emploi du maillot chaud comme agent diaphorétique. Le maillot humide, que l'on exécute au moyen d'un drap de toile rude, trempé dans de l'eau à 75° F. (23, 8° C.), ou au-dessous, si la température rectale est élevée (voir la technique, page 153), est un excellent moyen de provoquer la diaphorèse; de plus, il contribue à soutenir l'énergie du myocarde, à reposer et calmer le petit malade. On doit s'assurer une aide suffisante pour envelopper le malade *très rapidement* du drap mouillé d'abord, des couvertures ensuite. La réaction arrive si vite que le malade n'a pas de sensation de froid prolongée. On laisse le malade dans son maillot de une heure à trois heures.

On peut répéter l'opération une fois dans la journée; plus souvent, même, s'il y a menace d'urémie. Ce traitement, qui paraît héroïque à première vue, est d'un grand secours, ainsi que l'attestent un grand nombre de cliniciens.

Kussmaul (1) a « souvent constaté, dans sa clientèle, que les bains très chauds déterminaient une dyspnée grave, et n'amenaient que des résultats fâcheux ou même mortels, tandis que le maillot humide agissait beaucoup mieux. L'état moral du malade s'en trouve grandement amélioré. Il s'établit une dérivation intense vers la peau, et si l'on couvre bien le malade de couvertures après l'enlèvement du maillot, la diaphorèse reste abondante. Le maillot humide abaisse toujours la tension artérielle, qui ne revient à sa hauteur primitive qu'après un intervalle considérable. »

Le médecin se basera sur l'état du malade et sur les premiers résultats du traitement, pour choisir entre les procédés chauds et les procédés froids. Toutefois, on se rappellera que le maillot humide a une action stimulante marquée sur le fonctionnement de la peau; son action initiale est celle d'une opération froide, la réaction amène une hyperémie prononcée. Quel que soit le procédé employé, le médecin doit en connaître le mode d'action; l'intervention ne doit pas être purement empirique, elle doit répondre exactement aux indications thérapeutiques que l'on a discernées. C'est ainsi qu'on arrivera à s'expliquer les conséquences en apparence paradoxales des applications froides et chaudes, et à les faire servir au bien des malades.

Nous trouvons, dans les publications d'observateurs justement réputés et dignes de foi, la démonstration de l'efficacité de ce traitement que j'applique dans la scarlatine et que je viens d'esquisser. Je vais emprunter à leurs ouvrages quelques citations qui indiquent les méthodes suivies par eux.

Guinon (2) donne des renseignements très précis sur l'emploi des procédés hydriatriques dans le traitement de la scarlatine. D'après cet auteur, il y a trois indications importantes : modé-

(1) *Berliner klinische Wochenschrift*, 9 juillet 1898.
(2) *Revue mensuelle des Maladies de l'Enfance*, 1892.

rer la fièvre, apaiser les troubles nerveux, prévenir et combattre les infections secondaires. On doit éviter de recourir aux antithermiques. L'hydrothérapie nous offre, à coup sûr, des moyens d'action plus efficaces et qu'il est plus facile de régler. Dans la scarlatine avec hyperthermie persistante et adynamie, lorsqu'il n'existe pas de cyanose ni de faiblesse du pouls, Guinon donne la préférence aux bains froids. Ceux-ci exercent une influence favorable sur les complications pulmonaires.

Nous pouvons citer encore, à cette place, l'opinion qu'exprime Guinon au sujet de la *variole*, à laquelle nous ne consacrerons pas un chapitre spécial. A son avis, les bains froids sont très utiles pour combattre les troubles nerveux et modérer la suppuration. Les bains tièdes diminuent les douleurs, les bains chauds entretiennent la propreté de la peau. A la période d'invasion, quand le malade présente de la dyspnée, de la somnolence, une température de 104° F. (40° C.), on peut administrer systématiquement des bains froids à 18-20° C., pour les adultes, à 21-23° C., pour les enfants, et en cas d'accidents brusques des affusions froides. *Les bains froids ne mettent pas obstacle à l'éruption ni à la diurèse, mais les favorisent au contraire.*

Qu'on se rappelle cette opinion de l'éminent pédiatre parisien, quand on aura quelque doute sur l'opportunité des applications froides au cours d'une fièvre éruptive quelconque.

Baginsky (1) s'exprime en ces termes sur le sujet qui nous occupe : « Notre traitement doit remplir deux indications : modérer la fièvre et prévenir les complications. *Les bains répondent à l'une et à l'autre de ces deux indications*. La suppression des fonctions de la peau par le fait de la dermatite diffuse joue un rôle étiologique dans la genèse de la complication la plus grave de la scarlatine, la néphrite ; les soins à donner à la peau ; se placent donc au premier plan dans notre thérapeutique. Dans les cas bénins, il suffit d'entretenir la propreté de la peau dans les cas sérieux, il est prudent d'administrer fréquemment des bains. »

Schill, de Wiesbaden, a publié un excellent mémoire, statistique et pratique, sur le traitement de la scarlatine par les bains (2). Il rapporte, dans ce travail, cent dix cas, qu'il a traités, avec Schellenberg, au moyen de bains à 95° F. (35° C.), de

(1) Lehrbuch der Kinderkrankheiten, Berlin, 1896.
(2) *Therapeutische Monatshefte*, n° 43, 1896.

dix minutes, administrés deux fois par jour, pendant la première semaine, et seulement une fois par jour pendant la deuxième semaine. La néphrite et l'albuminurie ne furent observées dans aucun de ces cas ; la marche de la maladie devint très simple sous l'influence de ce traitement.

Comby, l'éminent clinicien de l'Hôpital des Enfants-Malades, dit que l'on peut obtenir du traitement par l'eau froide dans les fièvres éruptives des effets antithermiques, dérivatifs, toni-cardiaques, diurétiques, stimulants et sédatifs (1).

Guérin (2) s'est fait le défenseur ardent de l'emploi des bains froids (26° C.), fréquents, mais de courte durée, dans les formes graves de la scarlatine et de la rougeole, formes qui exigent qu'on ait recours immédiatement à l'action de ces bains. Sous l'influence de ceux-ci, en effet, les fonctions rénales se rétablissent rapidement, et la bronchite ou la broncho-pneumonie, qui peuvent exister, subissent des modifications favorables. Regnault partage l'opinion de Guérin.

Le professeur Jürgensen (3) considère les « bains froids comme le meilleur traitement de la scarlatine, depuis le début de la maladie jusqu'à la terminaison de celle-ci. On ne peut combattre, avec succès, les manifestations toxiques et l'hyperthermie autrement que par l'emploi de l'eau. Les bains de courte durée à 60-70° F. (15,5-21,1° C.) ont une action particulièrement favorable. Dans les dernières périodes, les bains très chauds permettent d'activer la diurèse et de prévenir l'intoxication urémique ».

A. Vogl, médecin en chef de l'Hôpital de Munich, qui a tant fait pour établir l'application de la méthode de Brand dans la fièvre typhoïde, écrit ceci (4) : « Un traitement qui a le pouvoir d'écarter le danger le plus terrible, alors même qu'on l'applique à une période assez avancée de la maladie, doit convenir encore mieux aux premières périodes de celle-ci; dans les épidémies graves, les bains froids (20° C. pendant quinze minutes lorsque la température rectale atteint 39, 4°C.), modifient la physionomie de la maladie, dès le second jour ». Toutefois, Vogl ne conseille pas les bains froids dans les épidémies bénignes. Il ne les employa que rarement dans l'épidémie de 1894-95.

(1) *La Médecine Moderne*, n° 1, 1897.
(2) *Gazette des Hôpitaux*, février 1891.
(3) *Op. cit.*
(4) *Münchener medicinische Wochenschrift*, 1892.

qui fut bénigne, bien qu'il eût à traiter 311 soldats. Dans l'épidémie grave de 1884-85, on administra des bains froids presque à tous les soldats atteints, qui se trouvaient au nombre de 125; on réussit souvent à prévenir ainsi la néphrite. « Personne ne s'exposera à être accusé de négligence, s'il s'abstient de prescrire des bains réguliers au cours d'une épidémie bénigne, même dans les cas où la température atteint 41° C.; mais si les cas observés paraissent revêtir une forme maligne, il est de notre devoir de recourir aux bains, et de baigner tout malade suspect, alors même que sa température ne dépasse pas 39,4° C.

Dans la *néphrite de la scarlatine*, le bain chaud est depuis longtemps un procédé thérapeutique en vogue. Malheureusement, les observations publiées n'indiquent que rarement la température et la durée des bains administrés ; par suite, les résultats ne sont plus les mêmes, lorsque la méthode est appliquée par des médecins qui n'en ont pas l'expérience. Je fus un jour appelé en consultation auprès d'un scarlatineux et je découvris, avec effroi, qu'on lui donnait des bains à 110° F. (43, 3° C.), dont on abaissait progressivement la température jusqu'à 60° F. (15, 5° C.). Cet enfant succomba, ce qui n'est pas étonnant, étant donné le mode d'action du bain chaud.

Comme lorsqu'il s'agit d'un cas quelconque de néphrite, on doit placer la baignoire auprès du lit, et transporter le malade avec précaution. Le malade se tient assis ou couché dans le bain, ou alternativement assis et couché, l'eau s'élevant jusqu'au cou. Pendant qu'il se trouve dans la baignoire, on refait le lit et on le remplit de boules d'eau chaude, afin de lui garder une température élevée jusqu'à ce que le malade sorte du bain. On emploiera de l'eau à 100° F. (37, 8° C.), si la température rectale dépasse ce degré ; si elle est normale, de l'eau à 95° F. (35° C.). L'état de fragilité de la peau interdit la friction ; cependant, on peut exécuter un léger pétrissage des pieds et des mains pour empêcher qu'ils ne se refroidissent. On donne, à intervalles rapprochés, de l'eau glacée en petites quantités, et l'on bassine le visage avec de l'eau froide. On fait durer le bain une demi-heure à une heure et demie, à moins que l'état du malade ne le permette pas. Les précautions que nous avons indiquées et les paroles rassurantes du médecin empêchent, d'ordinaire, que cette conjoncture ne se produise.

Les excellents travaux de Strasser nous donnent l'explication théorique de l'action du bain prolongé. Ce mode de traitement a une telle valeur, à mes yeux, que je crois devoir citer les résultats des recherches de Strasser, afin d'engager le lecteur à appliquer une méthode qui a déjà sauvé un grand nombre de vies humaines.

Effets du traitement par les bains (à une température indifférente) dans un cas de néphrite scarlatineuse, sans modification du régime alimentaire et des boissons.

Janvier	Quantité d'urine	Poids spécifique	Azote total, non compris l'azote de l'albumine	Azote de l'albumine	Albumine en grammes	Chlorure de sodium	OBSERVATIONS
24	885	1.010	6,6844	0,1920	1,200	6,549	Après un bain
25	820	1.011	6,1708	0,2006	1,2537	4,592	Sans bain
26	915	1.010	6,8918	0,1537	0,9606	5,673	Après un bain
28	910	1.010	8,3184	0,1537	0,9606	6,552	Après un bain
29	775	1.011	6,8515	0,1464	0,9150	4.185	Sans bain
30	920	1.011	7,2062	0,1424	0,890	5,704	Après un bain
31	975	1.012	8,313	0,1501	0,9313	7.215	Après un bain

CHAPITRE XI

PNEUMONIE

L'histoire du traitement de la pneumonie démontre que les succès et les échecs thérapeutiques, que l'on a dans cette maladie, dépendent de la façon plus ou moins exacte dont on en comprend la nature. Je suis porté à croire que nous sommes, actuellement, arrivés à une notion de la pneumonie qui contribuera plus à sauver des existences humaines, qu'aucune des doctrines et des médications, qu'on a proposées depuis Hippocrate jusqu'à nos jours. On n'enseigne plus à l'étudiant, maintenant, que, dans la pneumonie, le malade succombe à la gène respiratoire. *C'est dans l'affaiblissement du cœur que nous voyons le danger qui menace la vie du malade atteint de pneumonie, ou d'une autre maladie infectieuse*, et le but de notre thérapeutique est de prévenir cette complication.

On reconnaît de plus en plus que *la pneumonie est une maladie infectieuse dont les lésions les plus importantes siègent dans le poumon, mais qui ne met la vie en danger qu'en tant qu'elle épuise les ressources de l'énergie vitale*.

J'irai même plus loin. D'après une observation clinique attentive, et d'après les données fournies par des auteurs dignes de foi, la pneumonie ne m'apparaît pas plus sous la forme d'une affection pulmonaire que la fièvre typhoïde ne m'apparaît sous l'aspect d'une affection intestinale. Lorsque cette opinion sera partout acceptée, on cessera de *traiter l'affection*, on s'appliquera à traiter le malade.

Le grand clinicien américain, Austin Flint, appelait, en 1877, la pneumonie, « fièvre pneumonique » (*pneumonic fever*), et mettait en relief les analogies qu'elle présente avec la fièvre thyphoïde. Il y a deux cents ans, Huxham insistait déjà sur le caractère infectieux de la pneumonie.

On peut relever des analogies entre la pneumonie et la

fièvre typhoïde, dans leur étiologie, dans leur symptomatologie et dans leur évolution. Le diplocoque de Sternberg-Fraenkel joue un grand rôle dans la genèse de beaucoup de cas de pneumonie, puisqu'on le retrouve chez environ soixante-quinze malades sur cent. L'existence d'un état de moindre résistance chez le malade est un facteur étiologique important. L'âge augmente ou diminue les prédispositions ; les jeunes enfants sont rarement atteints ; les adultes sont particulièrement exposés ; les dangers de contamination diminuent à mesure que l'on avance en âge.

La fièvre typhoïde et la pneumonie ont la même allure. Les mêmes manifestations se retrouvent dans l'une et l'autre ; seule diffère la localisation de l'agent pathogène, qui produit, ici, la toux, là, la diarrhée. La durée de la maladie dépend de la vitalité du micro-organisme qui la cause, vitalité qui n'est pas égale dans les deux cas.

L'analogie la plus éclatante et la plus importante qui existe entre les deux maladies est celle qui concerne leur action sur le système nerveux ; la toxémie, déterminée par la vie et la mort des microbes pathogènes, porte ses coups les plus rudes sur les centres nerveux. Ainsi s'explique ce fait clinique bien connu, que les symptômes généraux donnent rarement des renseignements exacts sur l'étendue de la lésion locale. La dyspnée et la fièvre, en particulier, peuvent être très intenses, et le cas peut se terminer par la mort, alors que la lésion pulmonaire est restreinte ; de même que nous observons, dans la fièvre typhoïde, un état général grave, alors que les signes d'une lésion intestinale manquent.

La crise, que l'on observe dans la pneumonie, se manifeste par la cessation complète des symptômes généraux, par ce qu'elle est due à la fin de l'évolution vitale des micro-organismes. Cependant, les poumons restent encore plus ou moins hépatisés, comme le prouvent les signes physiques qui persistent. De même, les symptômes généraux de la fièvre typhoïde prennent fin avec la vie du bacille d'Eberth, à un moment où les lésions intestinales sont encore si éloignées de leur cicatrisation, qu'on juge nécessaire de prendre les plus grandes précautions à l'égard du régime et d'imposer le repos au malade.

Le pronostic de la pneumonie et celui de la fièvre typhoïde présentent des analogies étroites. L'influence du mode d'existence du malade, de ses habitudes, du milieu où il vit avant et pendant la maladie, sur la terminaison de celle-ci, est la même dans les deux cas, ainsi que l'influence de l'âge, quand il s'agit de jeunes enfants.

Ce parallèle que nous venons d'établir rapidement entre l'étiologie, les symptômes et la marche des deux maladies, nous amène à envisager comme une tentative rationnelle *l'application à la pneumonie du traitement qui fournit les meilleurs résultats chez les typhiques, dans les limites que déterminent les différences que nous avons relevées entre les deux infections.*

L'expérience nous a appris que la principale indication, que nous avons à remplir dans la fièvre typhoïde, est d'augmenter la résistance du malade à l'action nocive du processus infectieux.

Nous nous proposons de démontrer, dans les pages suivantes, qu'il en est de même en ce qui concerne la pneumonie. Le traitement du pneumonique que je vais exposer est celui auquel je me suis arrêté, après une observation de plusieurs années. Il m'est arrivé, autrefois, de me sentir aussi désarmé devant un cas de pneumonie que je l'étais en face d'une fièvre typhoïde. Dans l'une et l'autre de ces maladies, il me semblait que la guérison dépendait de conditions qu'il n'était pas en mon pouvoir de modifier d'une façon importante. La constitution du malade, le type de la maladie, le milieu, paraissaient jouer le principal rôle. Le traitement était purement symptomatique dans les deux cas ; on l'appelait traitement expectant — et non sans raison, car on s'attendait toujours à voir arriver quelque chose que le médecin était impuissant à prévenir. Lorsqu'on connut et qu'on commença à apprécier les vrais principes de la méthode de Brand et la valeur de celle-ci, on eut à sa disposition un traitement actif, qui permit de prévenir, *lorsqu'on l'employait assez tôt*, les complications graves, et même fatales, à l'égard desquelles on s'était trouvé désarmé auparavant. J'aurai toujours pour l'inventeur de cette méthode une profonde reconnaissance, à la pensée des succès et du sentiment de sécurité qu'elle m'a donnés, depuis que j'ai appris à m'en servir.

C'était alors un ardent désir, chez moi, d'arriver à obtenir des succès équivalents dans le traitement de la pneumonie. J'étais fatigué d'appliquer à cette maladie le traitement expectant, qui me donnait une mortalité élevée, en particulier dans les cas qui survenaient chez des malades affaiblis par une mauvaise hygiène. Je songeai à recourir à l'hydrothérapie, et, tant qu'elle ne m'eut pas donné de résultats tout à fait satisfaisants, je m'ingéniai à trouver une méthode qui méritât d'être adoptée en clinique.

On doit tenir compte de la forme dominante de la maladie. Le succès de certaines méthodes réputées peut être attribué à un changement survenu dans le type de la maladie. Il faut donc apprécier avec prudence et discernement tout traitement nouveau.

La pneumonie, à New-York, revêt communément une forme grave. *A l'hôpital et dans la clientèle privée, cette maladie cause un plus grand nombre de décès qu'aucune autre maladie aiguë de l'adulte.* Dans les statistiques du service sanitaire de New-York, la mortalité de la peumonie se place à côté de celle de la tuberculose pulmonaire. C'est dans l'impuissance des médecins à l'égard de cette terrible maladie que l'on doit chercher la raison de cette mortalité élevée.

Pour que le malade guérisse, il est nécessaire qu'il soit placé dans un repos complet du corps et de l'esprit, et entouré de soins vigilants. C'est là une condition que l'on ne saurait exiger trop tôt du malade et de son entourage. Le médecin doit veiller attentivement à ce que la chambre du malade soit bien aérée, malgré les objections toujours assez vives des profanes; on respecte trop souvent les préjugés de ceux-ci et on se fait leur complice involontaire; on arrive ainsi à priver le malade du plus important de ses aliments pendant la maladie : l'air pur. On affirmera au malade et à sa famille qu'il ne court aucun risque de prendre froid, lorsque sa température atteint un degré élevé. En hiver, aussi bien qu'en été on renouvellera constamment l'air de la chambre, même en s'exposant à en abaisser la température à un point où les infirmières la trouveront désagréable. Durant la guerre civile, les cas de pneumonie qui furent soignés sous la tente, dans une atmosphère dont la température était rigoureuse, guérirent beaucoup mieux que ceux qui furent traités dans des hôpitaux improvisés. J'ai appliqué et défendu, depuis des années, le principe que je viens d'indiquer, et j'ai eu la satisfaction de le voir adopté récemment par plusieurs cliniciens, qui en ont reconnu l'exactitude.

Gilman Thompson et Northrop ont établi qu'une atmosphère même très froide, non seulement n'entraîne pas d'effets fâcheux, mais contribue manifestement à augmenter la résistance du malade; et c'est là justement le but principal de la thérapeutique dans la pneumonie. La crainte de l'action de l'air froid dans la pneumonie, qui reste encore imprimée dans l'esprit de beaucoup de médecins, est absolument illusoire, ainsi que le prouve une pratique de Gilman Thompson, que ce clinicien m'a lui-même indiquée : lorsqu'il ne dispose d'aucun autre moyen de procurer de l'air pur aux malades atteints de pneumonie qu'il soigne à *Bellevue Hospital*, il les fait placer sur un balcon, où l'air est si froid que leurs expectorations gèlent.

On protégera, s'il est nécessaire, le visage et la tête du malade, à l'exception du nez et de la bouche. J'ai l'habitude de vérifier, à chacune de mes visites, si l'aération de la chambre est bien entretenue, et d'adresser les observations les plus sévères aux infirmiers et à l'entourage, lorsque je constate qu'on l'a négligée.

Comme dans la fièvre typhoïde, on restreint le régime au lait et aux potages de farines, que l'on administre avec régularité, lorsque le malade est éveillé, toutes les deux heures, par 125 ou 250 grammes. Je ne redoute pas l'asthénie dans cette maladie, autant qu'on le fait d'ordinaire, ce qui conduit à donner au malade des aliments et des stimulants en quantités exagérées. La maladie est de courte durée ; il n'est pas rare qu'elle atteigne brusquement des personnes robustes au milieu d'une santé relativement bonne. C'est une méthode anti-physiologique, semble-t-il, que de gaver ces malades de grandes quantités d'aliments concentrés, qu'ils ne peuvent assimiler, et d'imposer ainsi à leur organisme un surcroît de travail. D'autre part, l'emploi des stimulants n'est plus aussi fréquemment nécessaire que précédemment, depuis qu'on a adopté le mode de traitement indiqué. Lorsqu'on a affaire à des alcooliques, chez qui la consommation des spiritueux est devenue un usage quotidien et un besoin, on donne, toutes les deux ou trois heures, quinze à soixante grammes de bon whiskey, en particulier quand la maladie approche de son terme ; mais on ne doit pas faire de l'alcool un stimulant du cœur affaibli, bien que ce soit une façon de voir très répandue. Il semble que l'alcool, étant éliminé en partie par les poumons, doit nécessairement augmenter le travail de ces organes, qui ont déjà atteint les limites de leur capacité fonctionnelle.

Les agents chimiques qui peuvent être utiles sont en petit nombre. Une dose de soixante à quatre-vingts centigrammes de calomel, que l'on administre au début de la maladie et que le malade prend en la déposant sur sa langue et en l'avalant avec une gorgée d'eau, de la strychnine et, parfois, une injection de morphine pour calmer la douleur, ce sont là les seuls médicaments qui semblent avoir une réelle valeur. Lorsque le premier bruit du cœur s'assourdit ou s'affaiblit, ce qui arrive rarement si l'on a recours, dès le début, aux applications hydriatriques, on trouvera une excellente ressource dans les injections sous-cutanées de strychnine, à dose de deux à six milligrammes toutes les trois ou quatre heures, pour aider le malade à franchir une période critique. Même administrée à une dose susceptible de produire du trismus, la strychnine est, dans ce cas, un médicament de beaucoup supérieur à la digitale et à l'alcool. Lorsque le malade présente de l'agitation avec une température élevée, on peut lui donner, exceptionnellement, une dose de phénacétine, ou d'un autre antithermique; mais l'usage de ce médicament ne doit pas être prolongé en vue d'abaisser la température. J'ai abandonné, après en avoir fait l'essai pendant longtemps, la quinine, l'aconit, le veratrum, la digitale et d'autres médicaments.

L'agent thérapeutique le plus utile dans le traitement de la pneumonie est l'hydrothérapie, appropriée intelligemment aux indications particulières de chaque cas. Nous étudierons successivement l'application de cette méthode à : 1° la pneumonie de l'enfant; 2° la pneumonie de l'adulte.

PNEUMONIE DE L'ENFANT

Les principes que l'on doit appliquer pour exécuter convenablement les opérations hydriatriques, que l'on emploie dans le traitement de la pneumonie, comme dans celui d'autres maladies, sont les mêmes, qu'il s'agisse d'enfants ou d'adultes. Cependant, la méthode, quand on y soumet des enfants, présente certaines particularités qu'il est intéressant et utile de discuter. La délicatesse de son système nerveux sensitif fait que l'enfant est prédisposé au développement des symptômes nerveux. Il n'est pas rare d'observer chez lui, dans la pneumonie, des convulsions; le délire et l'agitation, la somnolence et la torpeur sont fréquents.

Les produits toxiques que transporte le sang dans la pneumonie agissent sur les centres de la thermogénèse; l'énergie de l'organisme à résister aux pertes de calorique s'accentue, mais d'une façon moins efficace que dans la fièvre typhoïde. Le fait d'observation sur lequel j'ai basé la méthode du *bain de diagnostic* (voir page 418) est très facile à constater chez l'enfant, où la surface cutanée est plus étendue par rapport au poids du corps que chez l'adulte, ce qui favorise le refroidissement de l'organisme. D'autre part, le cœur de l'enfant est, en général, moins résistant que celui de l'adulte ; par conséquent, la vaso-constriction brusque d'une aire cutanée relativement plus grande, sous l'influence d'un froid intense, peut amener plus facilement le collapsus chez l'enfant, lorsque cette influence se prolonge. On doit toujours tenir compte de cette différence, lorsqu'on prescrit l'emploi des procédés hydriatriques ; c'est en appropriant ceux-ci exactement à chaque cas qu'on arrive, non seulement à les rendre inoffensifs, mais encore à leur faire produire leur maximum d'effets utiles, à sauver ainsi la vie du malade et à lui assurer une guérison rapide.

Dans la pneumonie, comme dans les autres maladies infectieuses, je l'ai souvent indiqué, il ne faut pas voir le principal danger dans l'hyperthermie. Le cœur est plus menacé dans cette maladie que dans aucune autre, parce que, à l'atteinte qu'il subit en lui-même du fait de l'infection, s'ajoute la gêne de la circulation pulmonaire, qui lui impose un surcroît de travail, et constitue un danger nouveau pour l'organisme.

Dans la pneumonie de l'enfant, le bain froid est extrêmement utile, aux premiers jours de la maladie. Il est si facile de manier les enfants, et la plupart d'entre eux ont une telle habitude du bain que cette opération, bien exécutée, cause le minimum de dérangement et produit le maximum d'effet. Il est toujours prudent de commencer à baigner le malade, lorsque sa température rectale atteint 103° F. (39, 4° C.) ; il peut être indiqué, d'ailleurs, d'administrer le bain alors que la température est moins élevée, s'il existe des troubles nerveux graves. On donne, tout d'abord, un bain avec friction à 95° F. (35° C.), de huit minutes ; on donne, ensuite, un bain toutes les quatre heures, en abaissant la température de l'eau, à chaque fois, de deux degrés (un degré C.), et en prolongeant la durée du bain jusqu'à dix ou douze minutes, si la réaction se fait bien. Pour les raisons que j'ai indiquées, je ne fais pas prendre aux enfants atteints de pneumonie de bains à une température inférieure à 80° F. (26, 6° C.). On ne doit jamais omettre de pratiquer des frictions. Il peut se produire, chez l'enfant, des frissons, qui inquiètent les parents, et les amènent à élever la température des bains suivants. Ordinairement, le bain détermine un abaissement de la température rectale de deux ou trois degrés (1° ou

1,5° C.), il agit comme un stimulant sur le cœur, il rend les mouvements respiratoires plus profonds, il provoque l'expectoration, il repose l'enfant, tout cela mieux que ne le ferait un agent chimique quelconque. On peut prolonger les effets du bain en appliquant des compresses thoraciques (page 178), que l'on renouvelle, suivant le cas, toutes les heures ou toutes les deux heures. Lorsqu'il se produit de la dyspnée, de l'affaiblissement du cœur, de la cyanose, du délire, ou tout autre symptôme alarmant, il est indiqué de recourir à une opération plus courte, mais plus énergique. On maintient pendant cinq mimutes le petit malade plongé jusqu'à l'ombilic dans un bain à 100° F. (37,8° C.), et on lui verse rapidement sur les épaules deux ou quatre cuvettes d'eau à 75°-65° F. (23,8°-18,3° C.). On exécute ensuite une friction vive et on sèche l'enfant. On peut répéter l'opération toutes les deux heures, ou toutes les quatre heures, suivant les indications. Le résultat est tout simplement merveilleux. Les cris et la toux que le bain provoque facilitent l'expectoration des sécrétions ; la respiration redevient libre et facile ; la peau rougit et se congestionne, ce qui rend le travail du cœur plus aisé, en même temps que le choc bref, mais brusque, du froid détermine une stimulation réflexe de cet organe. Le pouls devient moins fréquent, plus calme et plus régulier. La circulation pulmonaire s'effectue dans de meilleures conditions et le parenchyme pulmonaire congestionné subit une action locale favorable.

Cette méthode de traitement associée aux prescriptions habituelles concernant l'hygiène et le régime m'a donné des résultats satisfaisants, non seulement dans ma clientèle, mais encore dans la jeune population du *New-York Juvenile Asylum*, à laquelle j'ai donné mes soins pendant treize ans.

L'efficacité des procédés hydriatriques dans la pneumonie de l'enfant est attestée par les médecins les plus autorisés. Jacobi (1) « emploie le bain froid ou le maillot humide lorsque la température est élevée ; dans beaucoup de cas, l'épongement ou la friction avec des serviettes mouillées froides suffisent pour lui donner des résultats tout à fait satisfaisants. Ces dernières opérations agissent, à la fois, comme moyens de réfrigération et comme stimulants ».

Toutefois, ce n'est pas la « réfrigération de la surface », qui explique le mode d'action du bain froid, mais l'excitation reçue

(1) *Archives of Pediatrics*, 1895.

du choc du froid par les nerfs cutanés, transportée aux centres nerveux, et réfléchie sur tous les organes. L'effet réfrigérant du bain est le plus apparent; on l'enregistre au moyen du thermomètre; mais si c'était là le but qu'on se propose d'atteindre dans le traitement de la pneumonie, on y arriverait beaucoup mieux en employant les antipyrétiques chimiques.

Jacobi dit très justement : « Ce n'est pas l'hyperthermie qui constitue le danger, mais l'abolition ou l'affaiblissement de la résistance que les tissus de l'organisme doivent opposer à son action. »

Le danger réside dans la toxémie, qui met obstacle au fonctionnement du système nerveux, et à celui des organes dont le système nerveux règle l'action; la digestion, la respiration, la contraction cardiaque, les sécrétions, succombent sous le poids de l'infection. L'organisme met en œuvre tous ses moyens de défense pour maintenir son existence. Le bain froid lui apporte un renfort précieux : le système nerveux retrouve des forces; les organes paresseux se réveillent et reprennent une activité nouvelle; l'œil devient brillant; la respiration est plus profonde; le pouls se ralentit et ne présente plus un dicrotisme aussi marqué. Mais ces effets ne sont pas ceux du bain antithermique, qui se contente de laisser le malade étendu dans l'eau froide, d'où on le retire quand il frissonne. Une friction douce et active sur la surface du corps prévient le refroidissement et multiplie le choc que reçoivent les terminaisons nerveuses périphériques, en même temps qu'elle combat la paralysie des tuniques vasculaires et empêche le phénomène de la chair de poule de se produire. Le bain pratiqué de cette façon constitue un traitement *antifébrile ;* il remplit toutes les indications qui dérivent de l'abolition ou de l'insuffisance de la résistance organique.

Le professeur A. Baginsky (1) enseigne que « le but principal doit être de modérer la fièvre et de maintenir les forces du malade. *Ces deux indications se trouvent pleinement remplies, si l'on applique des compresses froides* autour du thorax, toutes les demi-heures ou toutes les heures. Lorsqu'on emploie ce procédé, en l'adaptant à chaque cas particulier, surtout en tenant compte de l'état du cœur, on dispose d'un véritable moyen de salut. On doit le préférer sans hésitation aux antithermiques, qu'il faut éviter d'administrer dans la pneumonie de l'enfant, à cause de leurs effets nocifs sur le cœur ».

(1) Lehrbuch der Kinderkrankheiten, 1896.

Le professeur Penzoldt (1) a publié un travail portant sur 2.200 cas, qui ont été traités, de 1867 à 1889, à la polyclinique d'Erlangen. « On ne doit pas regarder l'abaissement de la température, dit-il, comme le seul facteur. S'il est indiqué de faciliter la respiration, la circulation, l'activité cérébrale, l'expectoration, on doit toujours recourir de préférence à un traitement par les bains administré avec prudence. »

Le professeur Hutinel (2), dans une leçon clinique à l'Hôpital des Enfants Malades expose une opinion analogue à celle que j'ai si souvent défendue. C'est surtout contre l'infection générale que l'on doit agir, dit-il. Or, c'est précisément dans les cas où les symptômes généraux sont particulièrement marqués que les bains froids (18°-23° C.) se montrent efficaces. Le bain froid n'abaisse pas seulement la température de l'organisme, il exerce en même temps une influence utile à d'autres points de vue. Il active les diverses sécrétions, il élève la tension artérielle, il soutient le cœur. Dans les mêmes conditions, la plupart des antithermiques chimiques produisent des effets opposés. Le bain froid agit d'une façon énergique sur le système nerveux. Il donne un coup de fouet à l'organisme, comme le professeur Peter l'avait fait remarquer à propos de la fièvre typhoïde. Il diminue la dépression, qui est si accentuée dans certains cas de broncho-pneumonie. Les malades que l'on baigne reviennent à la vie, pour employer une expression de Juhel-Renoy.

Hutinel n'a jamais vu le bain froid entraîner des conséquences fâcheuses pour l'appareil respiratoire. Comme tant d'autres, il est convaincu que c'est à tort qu'on l'a accusé de certaines complications pulmonaires.

A l'appui de son opinion, il rapporte l'observation d'un malade qui se trouvait dans un état désespéré et dont le traitement hydriatrique assura la guérison.

Souvent, ajoute-t-il, la famille s'oppose à l'emploi des bains froids. Dans ce cas, il est permis d'user d'artifice. Sous prétexte de révulsion, on additionne l'eau du bain d'un peu de moutarde ; les parents, en général, croient à l'efficacité de cette médication.

Hutinel a obtenu des résultats remarquables en appliquant cette méthode à l'Hôpital des Enfants Assistés. Mais il a observé, d'autre part, un grand nombre d'échecs. Lorsqu'ils

(1) *Münchener Medicinische Wochenschrift*, 1890, n° 36.
(2) *Le Bulletin Médical*, Paris, 1893.

sont indiqués, les bains froids produisent d'excellents effets ; administrés sans discernement, ils donnent fréquemment des déceptions.

M. Albert (1) a rassemblé dans un travail quarante cas de broncho-pneumonie observés chez des enfants âgés de quatre mois à quatre ans, qu'il a traités au moyen de compresses mouillées thoraciques à une température de 15°-20° C., appliquées toutes les demi-heures ou toutes les heures ; la mortalité fut de dix-sept pour cent.

D'après Le Gendre (2), la congestion active est un phénomène qui intervient souvent dans l'aggravation de l'état local et de l'état général, au cours de toutes les maladies aiguës de l'appareil respiratoire et dans certains états aigus des affections chroniques de ces organes. Dans les cas où une congestion de ce genre se produit, aucun agent révulsif ne se montre plus actif que l'enveloppement du thorax dans des compresses imbibées d'eau froide. On exprime ces compresses, après les avoir plongées dans l'eau, et on les recouvre d'une toile cirée mince. On les renouvelle tous les quarts d'heure, puis toutes les demi-heures ou toutes les heures, suivant l'état du malade. Cette méthode est particulièrement utile dans la thérapeutique infantile. On peut l'appliquer chez les enfants, les tout jeunes enfants, aussi longtemps qu'il est nécessaire, et y revenir toutes les fois que la congestion réapparaît.

Dans la discussion qui suit la communication de Le Gendre, Rendu dit qu'il emploie le maillot humide depuis 1884, et qu'il a constaté que ce procédé donne des améliorations considérables dans la broncho-pneumonie grave. Il ne suit pas la même méthode que Le Gendre, mais laisse le malade dans le maillot pendant deux ou trois heures. Richardière a traité, au moyen du maillot humide, soixante cas de broncho-pneumonie consécutive à la rougeole, à l'Hôpital Trousseau, et en a obtenu d'excellents résultats. Il attire l'attention sur ce fait que la température ne subit pas un abaissement immédiat, mais que les phénomènes nerveux s'apaisent, et qu'il se produit une transpiration abondante.

PNEUMONIE DE L'ADULTE

Malgré les analogies qui existent entre la pneumonie et la

(1) *Gazette Hebdomadaire*, 88, 1896.
(2) *La Médecine Moderne*, 17 mars 1894.

fièvre typhoïde, je m'abstiens d'employer le bain froid avec friction dans la première de ces deux maladies, pour les raisons que j'ai exposées précédemment.

Jürgensen et d'autres médecins ont longtemps traité la pneumonie de l'adulte par le bain froid à 60°-70° F. (15,5°-21, 1° C.), d'une durée de dix à quinze minutes, et par les stimulants administrés à hautes doses, pour combattre l'affaiblissement du cœur.

Le Dr A. Vogl, médecin en chef des hôpitaux militaires de Munich, m'a fait connaître, dans une communication écrite, qu'il s'était bien trouvé de l'emploi, dans le traitement de la pneumonie, de bains froids exécutés suivant la méthode qu'on applique dans la fièvre typhoïde. Mais ce clinicien prudent et consciencieux s'est refusé à me donner sur ce sujet des conclusions pratiques, parce qu'il ne pouvait s'appuyer que sur quelques centaines de cas seulement.

Les auteurs qui se contentent du résultat de quelques essais pour recommander une méthode thérapeutique, ou pour condamner définitivement le bain froid, trouveront là une leçon de prudence. C'est un exemple que j'ai suivi moi-même dans cet ouvrage, en m'abstenant de citer mon expérience personnelle comme une garantie, toutes les fois que d'autres auteurs me fournissaient sur le sujet étudié des statistiques plus étendues que les miennes.

Dans une communication récente à la Société médicale de Munich, Vogl (1) recommande, sans qu'il puisse y avoir d'équivoque, l'usage du bain froid avec friction, exactement tel qu'il est pratiqué dans la fièvre typhoïde (voir méthode de Brand, p. 212), en faisant remarquer que les médications, que l'on ajoute au traitement diététique de la pneumonie, n'ont aucune action sur la cause de la maladie, et sont impuissantes à combattre l'affaiblissement du cœur. Il dit avoir été amené à appliquer le bain froid avec friction au traitement de la pneumonie en considérant la diminution de la mortalité de la fièvre typhoïde que l'on doit à ce procédé, et ce fait que la pneumonie, survenant au cours de la fièvre typhoïde, est bien souvent influencée d'une façon favorable par les bains. Dans l'une et l'autre de ces deux maladies l'effet spécifique que provoque le bain n'est pas dirigé contre la maladie, mais recherché pour favoriser la défense de l'organisme contre l'infection générale.

(1) *Münchener medicinische Wochenschrift*, 1902.

Vogl préfère appuyer son opinion sur l'observation, qu'il est facile de réaliser, des effets du bain froid sur la circulation, la respiration, les fonctions nerveuses, plutôt que de la défendre au moyen de statistiques. Il est regrettable qu'il ait omis de faire une place à celles-ci dans son travail, après avoir fourni les statistiques les plus démonstratives sur le traitement de la fièvre typhoïde. Le malade retient involontairement sa respiration, lorsqu'il entre dans la baignoire, mais, dès qu'il s'y trouve plongé, ses mouvements respiratoires deviennent plus amples et il expectore ; sa parole est plus nette ; la cyanose diminue ; après le bain, il respire librement et s'anime. Le pouls indique combien l'énergie cardiaque s'est relevée sous l'influence du bain. Vogl prétend que la sensation de bien-être est telle que le malade réclame très souvent un nouveau bain, lorsqu'on met fin au premier. Il conseille de baigner, comme dans la fièvre typhoïde, tout malade dont la température atteint 103° F. (39, 4° C.), et qui n'est atteint ni d'une affection organique du cœur, ni d'artério-sclérose, ni d'emphysème, etc. « Je suis convaincu, dit-il, que le bain froid, administré de la façon indiquée, ne fait courir aucun danger au pneumonique. » L'opinion si nette de ce médecin, dont on connaît la compétence et le jugement, mérite une attention toute particulière.

Dans une discussion sur la pneumonie, le Dr Charles B. Folsom (1) a fait connaître qu'il avait essayé le traitement par les bains froids dans trente-six cas graves de cette maladie, au *Boston City Hospital*. Les résultats dépassèrent ses espérances. Contrairement à ce qui arrive lorsqu'il s'agit de typhiques, tous les malades déclarèrent que les bains leur étaient agréables. Le bain diminuait la fièvre, atténuait la toux, apaisait le délire et amenait le sommeil.

Le Dr Northrup, médecin de *Presbyterian Hospital*, dit qu'« il arrive souvent qu'un alcoolique très excitable, atteint de pneumonie, se calme sous l'influence d'un bain à 90° F. (32, 2° C.), en même temps que s'améliore son état général ». Il a démontré expérimentalement les avantages de l'hydrothérapie dans la pneumonie, et croit que, « les effets de ce mode de traitement, dans cette maladie, peuvent être indiqués sommairement en ces termes : il calme l'excitation cérébrale, il rend le pouls meilleur, il augmente l'amplitude des mouvements respiratoires et amène le sommeil.

(1) *Medical News*, 2 janvier 1897.

Le professeur Strümpell (1) recommande les *bains tièdes* (32°-33, 5° C.), comme le moyen le plus efficace de faciliter la respiration et l'expectoration, de stimuler et de fortifier l'organisme tout entier. « Le point essentiel, dit-il, c'est qu'on ne laisse faire aucun mouvement au malade lorsqu'il se trouve dans le bain, qu'on le soutienne dans la baignoire, après l'y avoir placé, et qu'on l'en retire ensuite pour le placer dans son lit. On juge de l'action favorable du bain, surtout par la sensation de bien-être et de soulagement que ressent le malade. La respiration devient plus calme, plus lente et plus profonde; souvent le malade s'endort après le bain. »

Mes observations personnelles s'accordent avec cette opinion exprimée par Strümpell, que le dérangement que le bain froid impose au malade augmente les troubles pulmonaires. Si le malade est dans un état grave, cyanosé, s'il présente une prostration accentuée, analogue à un état typhoïde, je n'hésite pas à choisir entre les deux maux qui menacent le malade; j'accepte d'augmenter les troubles respiratoires du malade pour diminuer son état de prostration nerveuse et je le place dans un bain à 80° F. (26, 6° C.), ou au-dessous, ou bien je le fais asseoir dans de l'eau à 100° F. (37, 8°), et je lui verse sur la tête et les épaules plusieurs cuvettes d'eau à 65°-75° F. (18,3°-23, 8° C.). J'ai déjà présenté ce procédé comme un excellent tonique du cœur. Il a pour effet de rendre les inspirations plus profondes et de détacher les sécrétions bronchiques.

La compresse thoracique. — D'après mon expérience personnelle, c'est la compresse thoracique qui constitue le procédé hydriatrique le plus utile dans la pneumonie de gravité moyenne.

J'ai exposé la technique de l'opération page 178, avec des détails qui peuvent paraître superflus, mais qui, en réalité, permettent de l'exécuter avec une précision qui en garantit le succès. Le médecin doit surveiller lui-même la première application, de même qu'il doit assister au premier bain de Brand administré dans la fièvre typhoïde. Ensuite un infirmier habile peut appliquer les compresses, sans imposer au malade aucun dérangement inutile.

Ici encore, il est nécessaire de tenir compte des particularités de chaque cas. Dans les cas de gravité moyenne, il convient

(1) Manuel de Médecine, p. 205.

d'adopter une température de 60° F. (15, 5° C.). Si le malade présente de la torpeur ou du délire tranquille, on aura recours à une température plus basse, et on aspergera une ou deux fois le thorax avec de l'eau plus froide, avant de renouveler la compresse. Le même procédé rend de grands services dans la broncho-pneumonie, lorsque les bronches sont obstruées par leurs sécrétions, ou qu'il existe de la cyanose. Dans un cas, que j'eus l'occasion d'observer avec le Dr E. J. Ware, ce procédé démontra son utilité. Jusqu'à ce moment, un traitement bien conçu avait réussi à maintenir les forces du malade; le poumon droit, dans toute sa face postérieure, était hépatisé. La température était ordinairement inférieure à 102° F. (38,9° C.); le pouls était extrêmement rapide. Il n'y avait pas de dyspnée. Le procédé que j'ai indiqué, légèrement modifié, donna d'excellents résultats. L'inspiration devint immédiatement plus profonde, le pouls plus lent; en quelques jours, le malade, qui se trouvait précédemment dans un état désespéré, prit le dessus.

On peut donner au bain une température supérieure à 60° F. (15,5° C.), s'il y a beaucoup d'agitation, d'insomnie ou d'excitabilité. Dans ce dernier cas, on trouvera un grand avantage à laisser la compresse en place pendant deux heures, après l'avoir imbibée d'une quantité d'eau plus considérable, ce qui en fait une sorte de fomentation calmante et moins émolliente qu'un cataplasme.

Chez un confrère, que j'eus l'occasion de voir avec le Dr Palmer Cole, on trouvait le poumon droit pris dans sa totalité, et, plus tard, le poumon gauche fut atteint à son tour ; la température oscillait entre 103° et 105° F. (39, 4° et 40, 5° C.) ; l'état du cœur était bon. Comme le malade était un morphinomane, il présentait des troubles nerveux marqués, en particulier, de l'insomnie et une grande jactitation. On appliqua toutes les heures des compresses, que l'on mit en place ruisselantes, afin d'en augmenter l'action sédative. « Le malade ne garda aucun souvenir, dit le Dr Cole (1), de ce qui lui était arrivé durant quatre semaines. Ensuite, il me remercia plus de l'avoir guéri de sa toxicomanie que de lui avoir conservé l'existence. Je ne doute pas que ce malade n'ait dû son salut aux applications continues d'eau froide auxquelles il fut soumis; je suis persuadé qu'il aurait succombé si on l'avait traité suivant une autre méthode. »

(1) *Medical News*, 19 février 1898.

Mode d'action de la compresse froide dans la pneumonie. — Aucun procédé thérapeutique ne mérite d'être adopté par le corps médical, si l'on ne peut donner une explication satisfaisante de son mode d'action. La compresse thoracique, outre l'effet qu'elle produit comme application hydriatrique à une température très inférieure à celle de la peau, a probablement une action réflexe locale sur la circulation pulmonaire, qui se produit par l'intermédiaire des centres cérébro-spinaux. Des expériences récentes (1) ont démontré que les vaisseaux pulmonaires possèdent un appareil vaso-moteur, dont les origines sont situées entre la seconde et la septième paires dorsales. L'aire réflexe scapulaire, qui s'étend entre les omoplates, est reliée aux trois premières paires dorsales, et l'aire réflexe épigastrique, qui comprend la région épigastrique et les régions latérales du thorax, est en relation avec les quatrième, cinquième, sixième et septième paires dorsales. Par suite, il devient possible de mettre en jeu l'appareil vaso-moteur du poumon en couvrant la poitrine tout entière, jusqu'à l'ombilic, d'une compresse plus ou moins imbibée d'eau à une température inférieure de deux ou trois degrés C. à celle de la peau.

Les indications thérapeutiques sont les suivantes : 1) stimuler les centres nerveux, afin d'augmenter l'énergie vitale du malade ; 2) prévenir et combattre l'affaiblissement du cœur ; 3) abaisser la température ; 4) favoriser l'élimination des toxines.

Les chocs doux et répétés produits par l'eau froide et la stimulation consécutive à la réaction atteignent, par l'intermédiaire des nerfs sensitifs, *les centres nerveux*, qu'ils excitent. Des centres nerveux, les excitations se réfléchissent sur les organes, dont le fonctionnement assure la résistance du sujet aux principes toxiques qui circulent dans son sang. Nous devons donc, ici, viser au même but que la méthode de Brand nous permet d'atteindre dans la fièvre typhoïde. Il convient d'employer, dans la pneumonie, un procédé déterminant un « choc » moindre, parce que cette dernière maladie amène des troubles moins graves, dans les cas moyens, parce que la toxémie produite par le pneumocoque est moins intense, et que la vie du microbe est moins longue des deux tiers que celle du bacille d'Eberth.

Lorsqu'on a appliqué quelques compresses, le malade devient

(1) Text-Book of Human Physiology, Landois and Stirling, vol. I, p. 149.

plus calme, la respiration, dont l'amplitude augmente à chaque opération, reste plus profonde, l'appétit s'améliore, la peau et les reins fonctionnent mieux. Ces constatations cliniques démontrent que le mode d'action du procédé est bien celui que nous avons indiqué plus haut.

Les compresses mouillées maintiennent *l'énergie cardiaque.* Lorsqu'on les applique, il se produit une vaso-constriction rapide de la surface, la tension artérielle s'élève aussitôt, puis il s'établit une vaso-dilatation tonique qui donne à la peau une coloration rouge. Cette dilatation est très différente du relâchement vasculaire déterminé par les cataplasmes chauds. Ceux-ci relâchent les vaso-constricteurs et amènent un état paralytique des vaisseaux, c'est-à-dire, une stase, tandis que les applications froides stimulent les vaso-dilatateurs, entraînent une vaso-dilatation active, qui maintient le tonus vasculaire, produit une hyperémie active, et permet au sang de circuler avec plus de force à travers la peau. L'énergie du cœur se relève ainsi, non par le fait d'une augmentation de la *vis a tergo*, comme c'est le cas quand on administre de la digitale, mais par le fait de l'apparition d'une *vis a fronte,* déterminée par l'élargissement du courant sanguin dans les capillaires cutanés, dont la tonicité augmentée favorise la propulsion du sang. La tension artérielle s'élève, comme on peut le vérifier en comprimant l'artère radiale. Le cœur droit, dont l'augmentation du tonus vasculaire général favorise indirectement le fonctionnement, a une énergie plus grande pour assurer la circulation du poumon, dont les vaisseaux se contractent mieux, en raison de la vaso-dilatation périphérique. En outre, la régulation vaso-motrice de la circulation pulmonaire s'effectue d'une façon plus parfaite, comme nous l'avons indiqué plus haut, sous l'influence des stimulations qui proviennent de l'excitation des zones réflexes par le froid.

Romberg a pu confirmer, grâce à des inoculations du pneumocoque de Fraenkel faites à des lapins, cette opinion, que j'ai soutenue depuis bien des années, que le cœur souffre, dans les maladies infectieuses, de l'insuffisance de la circulation périphérique. La dyspnée et le surmenage du ventricule droit ne sont pas dus principalement à l'infiltration du poumon ; en effet, lorsque la crise survient, l'exsudation ne disparaît pas de suite, et pourtant la respiration et la circulation reprennent aussitôt leur fonctionnement normal. Une seule chose peut expliquer ce fait : le rétablissement immédiat des fonctions du système nerveux, qui se produit au moment où cesse l'action des produits toxiques du pneumocoque, qui se termine avec l'évolution vitale du microbe. Il est probable que la crise arrive quand la production des antitoxines fournies par l'organisme est assez forte pour annihiler l'effet des toxines engendrées par la maladie. Le combat, que l'énergie vitale de l'organisme livrait au pneumocoque et à ses alliés, prend fin. Les applications froides dans la pneumonie ont donc surtout pour effet de soulager et de soutenir le système nerveux, qui supporte le choc le plus violent de l'assaillant. Cet effet entraîne l'augmentation de l'énergie cardiaque.

Un autre résultat thérapeutique important des applications froides est *l'abaissement de la température*. La persistance d'une température élevée peut entraîner un affaiblissement du cœur, elle altère, à coup sûr, le fonctionnement des centres nerveux. Quelques cliniciens distingués prétendent que l'hyperthermie constitue le principal danger pour le pneumonique. Je me suis élevé contre cette opinion erronée qui paraît si bien établie, à maintes reprises, depuis le jour où je l'ai attaquée pour la première fois (1). C'est à cette opinion erronée, qu'est due la vogue regrettable des antithermiques chimiques. S'il est nécessaire d'invoquer le témoignage de quelques auteurs pour arriver à éloigner ce spectre dont se sont si longtemps effrayés les praticiens timorés, les opinions de Hutinel, Baginsky, Strümpell, que nous avons citées, doivent suffire à démontrer que nous ne devons plus considérer l'hyperthermie comme le danger capital dans la pneumonie. Ces cliniciens ont pleinement confirmé l'opinion que j'avais émise sur ce sujet, huit ans auparavant. Je dois ajouter, cependant, que l'hyperthermie, bien qu'elle ne constitue pas, en elle-même, un véritable danger pour le cœur, une cause de dégénérescence graisseuse de la fibre myocardique, augmente assez la rapidité des contractions du cœur pour imposer à cet organe un surmenage néfaste et procurer de graves malaises au malade. *L'hyperthermie, par conséquent, exige qu'on lui oppose des moyens thérapeutiques efficaces*, mais plus inoffensifs que les antithermiques chimiques habituellement employés. Je n'hésite pas à faire usage de ces derniers dans des cas exceptionnels, lorsqu'une température élevée s'associe à l'insomnie et à une vive agitation. Ils donnent au malade un grand sentiment de bien-être.

(1) *Transactions of the New York State Medical Society*, 1889.

Toutefois, il ne faut pas en administrer plus d'une dose par vingt-quatre heures.

Les malades atteints de pneumonie sont très sensibles à la réduction de la température, et cette réduction s'opère chez eux avec une grande facilité ; aussi, doit-on apporter une grande prudence dans l'exécution des opérations destinées à abaisser la température. C'est pourquoi *j'ai abandonné les bains froids*, et pourquoi je me suis appliqué à décrire minutieusement un autre procédé. Cette opération si bénigne, qu'est la compresse mouillée, est suffisante pour abaisser la température du pneumonique ; j'ai recueilli de nombreuses observations démonstratives à cet égard. L'abaissement est moins rapide qu'après les bains froids, mais il est assez marqué et constant. Il ne suit pas immédiatement l'application d'une ou de plusieurs compresses ; il ne se produit pas non plus de la même façon que dans la fièvre typhoïde traitée par les bains froids. La température diminue d'un jour à l'autre, de 0,5° C. ou plus. Ce n'est pas là le résultat d'une réfrigération directe ; on ne doit pas rechercher un effet de cet ordre ; on ne l'obtiendrait pas. Lorsqu'on a appliqué une compresse à 60° F. (15,5° C.), recouverte de flanelle, autour de la poitrine d'un pneumonique dont la température oscille entre 102° et 106° F. (38, 9° et 41,1° C.), il se produit un refroidissement immédiat de la surface du thorax, puis une réaction progressive avec une élévation plus ou moins rapide de la température de la région, jusqu'à ce que celle-ci ait atteint à peu près le même degré, où elle se trouvait avant l'opération. A ce moment, la peau se trouve baignée dans la vapeur émise par la compresse qui s'est échauffée. Si on laisse en place celle-ci pendant un temps suffisant, l'enveloppe de flanelle s'imbibe de la vapeur produite et l'évapore lentement, jusqu'à ce que la compresse soit sèche. Mais, si on remplace la compresse, comme il a été dit, la vapeur se produit avec plus de lenteur, et l'on trouve la peau et la compresse plus froides que l'enveloppe de flanelle. La réfrigération progressive se poursuit, jusqu'à ce qu'on applique une nouvelle compresse froide ; à ce moment, la peau, qui est plus susceptible parce qu'elle a baigné dans une vapeur chaude, sent plus vivement le « choc » et réagit d'une façon plus intense. On commet, assez souvent, la faute de recouvrir la compresse mouillée d'une toile cirée. On protège ainsi le lit et le linge du malade ; mais on compromet le résultat de l'opération, en transformant la compresse en un cataplasme. Si la température rectale atteint ou dépasse 103° F. (39, 4° C.), la compresse, appliquée suivant les règles indiquées, s'échauffe en une demi-heure, bien que l'évaporation de l'eau qui l'imbibe abaisse la température de la peau qu'elle recouvre au-dessous de la température des autres régions. Lorsqu'on change la compresse, la peau reçoit de nouveau un « choc » modéré et une dilatation tonique se produit encore. Ainsi s'entretient un processus de réfrigération lente, qui n'affaiblit en rien l'organisme, qui abaisse progressivement la température du malade, le calme et contribue à sa guérison.

On ne peut déterminer dans quelle mesure l'hyperémie cutanée intervient comme une révulsion; toutefois, on sait, de façon certaine, que toute hyperémie superficielle s'accompagne d'une vaso-constriction des régions sous-jacentes. La compresse froide a donc également une action favorable sur le tissu enflammé du poumon et sur la circulation de cet organe.

La compresse mouillée, comme les autres opérations hydriatriques, provoque *l'élimination des toxines*.

On accroît cette élimination des toxines en faisant ingérer fréquemment de l'eau au malade. J'ai l'habitude de faire prendre dans la pneumonie, comme dans la fièvre typhoïde, 180 grammes d'eau froide toutes les deux heures, alternativement avec une égale quantité de lait froid, nuit et jour, lorsque le malade ne dort pas. L'augmentation de la sécrétion urinaire que l'on constate est tout à fait remarquable. J'ai des observations où on voit la quantité d'urine excrétée en vingt-quatre heures passer de 1.800 cc. à 3.660 cc.

Effets de la méthode. —La méthode que je viens d'exposer, appliquée à la pneumonie, donne à cette maladie une physionomie spéciale, sur laquelle je désire attirer l'attention. La fièvre, la dyspnée et les autres manifestations inquiétantes de la maladie s'atténuent, d'une façon remarquable, dans la plupart des cas en peu de jours; cependant, les signes physiques ne se modifient pas au même degré. J'ai observé une crise seulement dans quarante pour cent des cas traités de la sorte; dans les autres cas, la maladie se terminait par lysis ou par une régression très lente. Les troubles généraux s'amendaient, le malade semblait aller bien, était impatient de se lever, et, pourtant, on constatait, pendant assez longtemps, une matité persistante, de l'obscurité de la respiration, un souffle bronchique, qui indiquait la présence d'exsudats lents à se résorber bien que la température fût normale. Lorsque la température vespérale est normale, je laisse le malade se lever, ainsi qu'on peut le voir dans l'observation suivante.

H. E... tombe malade le 8 décembre 1895. Sa température oscille entre 102° et 104° F. (38, 9° et 40° C.), pendant quatre jours, sans qu'aucun signe physique net apparaisse à l'examen des poumons, que l'on pratique chaque jour. Le 12 décembre, on constate que la moitié inférieure du poumon droit, en arrière, est hépatisée. La température buccale est à 104° F. (40° C). à 3 heures de l'après-midi; le malade a une toux très pénible depuis plusieurs jours; il se met à expectorer des crachats rouillés, et sa dyspnée augmente. La famille, très inquiète, demande en consultation le Dr A. A. Smith, qui fait savoir qu'il ne pourra voir le malade que le lendemain matin. On administre du calomel, et on applique des compresses mouillées, ce qui fait baisser la température de deux degrés (un degré C.) en cinq heures, et procure au malade un bon sommeil. Après l'application de douze compresses, la température est de 101° F. (38, 3° C.), à 8 heures du matin. Lorsque le Dr Smith vient voir le malade à 10 heures, il le trouve en un état si satisfaisant qu'il s'étonne d'avoir été appelé. Les signes physiques d'hépatisation sont nets. On n'institue aucun autre traitement; on prescrit seulement, pour contenter le malade, cinq gouttes d'acide chlorhydrique toutes les deux heures, et 180 grammes d'eau. La température revient à la normale deux jours de suite, puis reste constamment normale pendant dix jours, au bout desquels je cesse mes visites. Le Dr Smith, qui continue à lui donner des soins, constate que les signes physiques persistent, et je note encore de la matité à l'examen du poumon, lorsque je vais revoir le malade, bien que celui-ci ait une température normale, un bon appétit et soit capable de se lever.

Les résultats cliniques démontrent que le mode d'action de ce procédé thérapeutique est bien celui que nous avons indiqué, et ils établissent la valeur de cette méthode. Il y a un quart de siècle, le plus célèbre des cliniciens allemands, le professeur Niemeyer, écrivait ceci : « J'ai employé largement le froid dans le traitement de la pneumonie, et je puis, en m'appuyant sur un nombre considérable d'expériences très favorables, en recommander l'usage. Dans tous les cas, je recouvre le thorax du malade, en particulier le côté atteint, de linges imbibés d'eau froide et bien exprimés. A l'hôpital de Prague, on traite tous les cas de pneumonie au moyen des compresses froides, et, d'après les conclusions de Smoler, il est exceptionnel qu'un malade n'éprouve pas un soulagement sensible sous l'influence de ce traitement. »

Pourquoi un procédé thérapeutique qui a reçu l'approbation formelle d'un maître aussi éminent n'est-il pas devenu pratique courante dans une maladie qui donne tant de déceptions au médecin, lorsqu'on la traite d'une autre façon?

Il suffit de connaître l'histoire de la médecine pour pouvoir répondre à cette question. L'eau est bien considérée comme un remède orthodoxe: Hippocrate lui a consacré presque la totalité d'un de ses livres; elle a bien été vantée par des médecins célèbres à des époques différentes; et, cependant, elle n'est pas tombée dans le domaine public : *c'est que la plupart de ceux qui ont recommandé le plus ardemment l'emploi de l'eau ont omis d'indiquer des règles précises pour son application.* Niemeyer nous fournit un exemple de ce que nous avançons. Il conseille simplement de « couvrir le thorax du pneumonique de linges trempés dans de l'eau froide et exprimés ». Il laisse au jugement, bon ou mauvais, de ses auditeurs et de ses lecteurs, le soin de fixer la température de l'eau, la durée de l'opération, la fréquence de l'application; et pourtant il est beaucoup plus important de déterminer, en hydrothérapie, les éléments que nous venons d'énumérer, que d'indiquer, pour ce qui concerne les médicaments chimiques, leur mode de préparation, le moment où ils doivent être administrés, la répétition des doses, etc.

A l'époque même où Niemeyer laissait échapper l'occasion de créer un mouvement durable, en faveur de la pratique qu'il prônait si hautement, un maître, justement réputé en Amérique, aurait pu vulgariser dans le corps médical une méthode qu'il recommandait, en 1870, de la façon suivante: « Si quelque procédé peut arriver à soulager le pneumonique, lorsqu'il a une température très élevée, c'est l'eau froide. » Si cet excellent clinicien s'était montré aussi précis en exposant « le traitement par l'eau froide » qu'il l'était lorsqu'il avait à indiquer l'usage d'un médicament chimique, on n'aurait rien à ajouter (au bout de vingt-huit ans) à ses excellentes leçons; elles pourraient servir de guide sûr au médecin qui cherche en vain un traitement efficace de la pneumonie.

Il est très difficile, à la vérité, de trouver des statistiques démonstratives pour établir la valeur du traitement que nous avons défendu; il en est ainsi, d'ailleurs, pour les traitements de tout ordre que l'on a conseillés dans la pneumonie. Le type de la maladie diffère trop d'un cas à l'autre; on ne recueille, dans la clientèle privée, que des observations trop peu nombreuses et insuffisantes. Je n'ai pas perdu un seul malade de pneumonie, sans complications, dans ma clientèle, depuis que j'ai adopté le mode de traitement ci-dessus exposé. A l'hôpital, le principal élément du succès de la méthode, c'est-à-dire son application dans les premiers jours de la maladie, fait malheureusement défaut. Cependant, on trouve une preuve de l'action favorable que le traitement exerce sur la marche de la maladie, dans les statistiques du *G. Hood Wright Memorial Hospital* (autrefois *Manhattan General Hospital*). D'après une statistique, qui porte sur 156 cas, on constate que la mortalité totale par pneumonie s'est réduite de moitié, sous l'influence du traitement par les compresses. Pour les cas reçus à l'hôpital avant le cinquième jour, la mortalité s'est élevée à 12 pour cent, contre 37 pour cent, proportion observée au moment où l'on s'en tenait à l'expectation ; un grand nombre de malades avaient eu, auparavant, une alimentation très défectueuse, ou étaient des alcooliques. La statistique comprend des malades traités dans les services de mes collègues, les Drs Daniels et Knickerbocker, et dans mon propre service.

Broncho-pneumonie. — La méthode que nous avons exposée, légèrement modifiée, donne également de bons résultats dans la broncho-pneumonie. Lorsque cette affection atteint des enfants, petits ou grands, il est indiqué d'administrer des affusions froides plutôt que des bains ; chez les adultes, il est utile d'adjoindre des ablutions thoraciques au traitement habituellement employé.

On trouve, dans les travaux concernant la broncho-pneumonie, un grand nombre de faits qui établissent la valeur du maillot thoracique. Jackson (1) rapporte, de la façon suivante, l'expérience qu'il a faite de ce procédé :

« Pour obtenir les résultats que l'on doit demander à cette méthode, il faut employer le froid sans hésitation et d'une main ferme jusqu'à ce qu'il produise son effet sur l'hyperthermie et qu'il détermine une atténuation des symptômes.

« Le traitement est agréable au malade. On peut l'appliquer sans que le malade en éprouve aucune gêne, si l'on y met quelque adresse. Ses effets sont rapidement favorables et son exécution est exempte de difficultés.

« Quand je considère les résultats du traitement que l'on

(1) *Therapeutic Gazette*, 1892.

institue habituellement en suivant la routine : cataplasmes, expectorants et whiskey, je suis tout à fait disposé à accepter l'opinion que le Dr Osler a exprimée sur l'inefficacité de ce traitement. Mais si je tiens compte des résultats que l'on obtient en employant l'eau de la manière indiquée précédemment, je constate qu'une ère nouvelle et plus heureuse s'ouvre pour les malades atteints de pneumonie. »

Comme je désire présenter au lecteur une revue complète et impartiale des procédés hydriatriques, qui ont été recommandés dans la broncho-pneumonie par des cliniciens dignes de foi, je vais citer encore un travail du Dr Fenwick, du *London Hospital*. Fenwick a analysé, dans son mémoire publié par *The Lancet*, de Londres, 1000 cas de broncho-pneumonie traités par différentes méthodes, dans le cours de ces dix dernières années. Dans 56 cas traités par l'épongement froid, la mortalité s'éleva à 13 pour cent. Dans 43 cas, on eut recours au « berceau de glace », et la mortalité ne fut que de 7 pour cent. Les cas traités au moyen d'applications froides diverses furent, au nombre de 108, et donnèrent une mortalité de 10 pour cent. La proportion des décès fut le double avec les autres modes de traitement. Dans les cas soumis au traitement hydriatrique, on donna des stimulants toutes les fois que l'indication s'en présenta. *Le froid parut être le meilleur antithermique*, pour les malades auxquels le Dr Fenwick eut affaire, surtout parce qu'il avait une action moins déprimante sur le cœur que l'antipyrine, la quinine, etc.

Maillot de glace. — Le Dr T.-J. Mays, de Philadelphie, s'est fait le défenseur ardent du traitement de la pneumonie par le maillot de glace (*ice pack*). Il a publié (1), à l'appui de son opinion, des statistiques importantes qui réunissent des cas traités par des praticiens, dans différentes régions des Etats-Unis. Quatre-vingt-un cas sont relatés avec des détails suffisants, et lui ont permis de dresser un tableau, où l'on trouve indiqués le sexe et l'âge du malade, la température maxima et le nombre maximum des mouvements respiratoires enregistrés dans le cours de la maladie, le nombre de jours écoulés entre le frisson initial et la crise, et la persistance de la fièvre après celle-ci, l'existence ou l'absence de délire, la localisation unilatérale ou bilatérale de la lésion, l'issue de la maladie, quelques

(1) Med. Trans., Philadelphia County Med. Soc., 1895.

remarques particulières, le nom et l'adresse des médecins qui ont rédigé les observations ; celles-ci ont été recueillies surtout dans la clientèle privée.

La statistique comprend des malades âgés de trois semaines à soixante-quinze ans. Les températures maxima se trouvent entre 100° et 107° F. (37,8° et 41,7° C.). On compte 108 cas de pneumonie simple, et 38 cas de pneumonie double. La crise se place entre le premier et le douzième jour du traitement. La mortalité s'élève à 3,58 pour cent.

« Le froid, dit le Dr Mays, a une action marquée sur le processus pneumonique; non seulement il le conduit à une terminaison favorable, mais encore il en raccourcit certainement la durée. Beaucoup, parmi les rédacteurs de mes observations, ont noté ce pouvoir abortif de la glace, qui démontre, à mon avis, mieux que tout autre fait, la valeur du procédé. »

Le Dr C.-A. Drew (1) a publié les bons résultats qu'il a obtenus du traitement par la glace dans la pneumonie des buveurs d'habitude. Avec le traitement ordinaire, la mortalité, dans 61 cas, avait été de 33 pour cent; avec le sac à glace, dans 25 cas, elle ne fut que de 4 pour cent. Cet auteur donne la préférence à ma méthode de traitement par les compresses thoraciques dans les cas qui présentent une température modérée et des symptômes nerveux marqués. Dans les cas où il existe une température élevée et de la douleur, il applique des sacs à glace munis de tuyaux d'écoulement sur chaque côté du thorax, entre une toile mince et une pièce de flanelle. Cette méthode mérite d'être expérimentée ; car la mortalité de la pneumonie chez les buveurs est très élevée.

Je suis obligé de reconnaître que la statistique publiée est très favorable au maillot de glace; mais je ne puis accepter l'explication que le Dr Mays donne du mode d'action de ce procédé, en particulier lorsqu'il admet un refroidissement direct du poumon. Il me semble que les succès de la méthode sont dus à ce qu'elle répond à toutes les indications, que l'on rencontre dans la pneumonie, presque aussi bien que la compresse thoracique. La glace que l'on applique, au moyen d'un sac enveloppé de serviettes sur la région atteinte, a pour effet, dit l'auteur, de diminuer le processus inflammatoire du poumon par une action directe du froid. Mais les expériences de Silex et Gilman Thompson ont démontré que cette hypothèse ne corres-

(1) *Boston Medical and Surgical Jour.*, 1907.

pond pas à la réalité. Il n'est pas difficile, d'ailleurs, de trouver, dans les principes bien établis de l'hydrothérapie, l'explication du mode d'action du traitement par le maillot de glace. Les serviettes qui enveloppent les sacs à glace deviennent, au bout d'un instant, complètement humides, par suite de la fusion de la glace et de la condensation qui se produit à la surface extérieure du sac de caoutchouc ; le linge placé au-dessous se mouille ; de la sorte, le maillot de glace se transforme en une véritable compresse humide continue ; il conserve. d'ailleurs, une infériorité sur la compresse : la réaction qu'il amène est moins complète ; en effet, la répétition de l'application froide, qui est si efficace pour exciter les centres nerveux, fait défaut. Comme on applique la glace seulement sur une partie du thorax, on évite les effets qui seraient défavorables. Les objections, que l'on peut émettre au sujet de l'emploi des compresses de glace, sont fondées sur ce fait que leur surface inégale rend leur contact désagréable, lorsqu'elles sont placées sur la face postérieure du thorax, le malade se trouvant étendu sur le dos, et que leur poids est pénible à supporter, lorsqu'on les applique sur la face antérieure. En tenant compte de ces inconvénients, je ne me suis jamais senti autorisé à recourir au maillot de glace, tant que j'obtenais de bons effets de la compresse mouillée.

Depuis l'impression de la seconde édition de cet ouvrage, j'ai enregistré des résultats qui confirment ce que je viens de dire et que j'ai fait connaître dans un travail publié par *The Medical Record*, du 30 septembre 1905 :

« Je ne puis déterminer exactement le nombre de cas de pneumonie que j'ai eu à traiter, dans ma clientèle, en ces vingt dernières années ; mais je crois pouvoir estimer, sans danger d'exagération, qu'il n'est pas inférieur à cent. Les statistiques du *New York Board of Health* peuvent témoigner que je n'ai pas déclaré plus de deux décès par pneumonie, pendant ces vingt années. Un de ces décès est celui d'un alcoolique ; l'autre est celui d'une femme auprès de laquelle je fus appelé alors qu'elle présentait une température de 105° F. (40, 5° C.), au troisième jour de sa maladie, et qu'elle avait eu un nombre incroyable de selles à la suite d'une forte dose de sel d'Epsom, qu'elle s'était administrée d'elle-même. Elle succomba au bout de trois jours. Les cas que j'eus à soigner ne furent pas tous des cas bénins, comme l'atteste le fait, encore présent à ma mémoire, que j'ai traité plusieurs fois des femmes d'un âge avancé ; l'une d'elles, que je vis avec le Dr E.-H. Rodgers, était diabétique et avait une acétonurie bien nette ; elle était atteinte d'influenza, et c'est au cours de cette infection que ses deux poumons furent successivement envahis par l'inflammation pneumonique. J'ai gardé le souvenir de trois autres cas, parce qu'ils concernent des confrères. L'un de ces cas a été publié par le Dr Palmer Cole, qui suivit le malade avec moi. Des deux autres malades, je vis l'un avec le Dr Ewing et l'autre avec le Dr Herff, de San Antonio, dans le Texas, où je me trouvais pour quelques jours.

« Il est très regrettable que les médecins qui recueillent des observations sur les maladies aiguës soient si peu nombreux. S'il n'en était ainsi, on aurait des données très intéressantes sur la valeur des procédés thérapeutiques et sur d'autres points importants. Dans les villes seulement, on peut arriver à déterminer d'une façon approchée la mortalité de la pneumonie, à l'aide des statistiques du *Board of Health.* »

Paul Schichhold, de Dresden, dans un travail sur le traitement de la pneumonie, publié dans *Medizinische Klinik*, de 1906 (n° 44), confirme les résultats que j'ai obtenus en employant la méthode exposée ci-dessus. Cet auteur a traité deux cents cas de pneumonie au moyen d'une « camisole mouillée », qui est une modification de ma compresse thoracique (voir page 178). Il se sert d'une compresse imbibée d'eau à 55°-60° F. (12, 8°-15,5° C.) qu'il recouvre d'une couverture, et non d'une pièce de flanelle, et qu'il renouvelle toutes les heures. Schichhold a constaté sous l'influence de ce traitement une amélioration de l'état général dans presque tous les cas ; la respiration devient plus facile et plus profonde, les douleurs vives se calment, le malade sort de son apathie ; il accepte presque toujours, avec joie, l'application de la compresse, parce qu'il en éprouve un grand soulagement. Le traitement favorise l'expectoration, il relève l'énergie du cœur ; il rend le pouls plus régulier et plus fort. Cinq minutes après l'application de la compresse, la tension artérielle (mesurée à l'aide du tonomètre de Gaertner) s'élève à 15-20 mm. Hg ; elle baisse lorsqu'on enlève la compresse, et s'élève de nouveau quand on en place une nouvelle sur la poitrine ; le plus souvent, lorsqu'on a administré quelques compresses, la tension ne redevient pas aussi basse qu'elle l'était précédemment. L'auteur évite de donner des médicaments ; il se contente de faire respirer de l'oxygène au malade, lorsque l'état de celui-ci est grave.

Le traitement détermine un abaissement très marqué de la température, qui n'est pas suivi du relèvement rapide de celle-ci, qui survient à la suite des bains. La température se maintient, avec une régularité remarquable, entre 38,5° et 39,5° C.

Schichhold a noté que son procédé exerce sur la crise une action semblable à celle que j'ai constatée sous l'influence du mien. Il a observé que « la chute de la température se fait beaucoup plus rarement par crise que par lysis. L'une et l'autre terminaison surviennent beaucoup plus tôt, parfois le second ou le troisième jour. C'est un grand avantage pour le malade d'achever sa maladie sans passer par la crise, qui exige tant du cœur ; et cela arrive dans 131 cas sur 175 ».

La mortalité fut abaissée à 1,6 pour cent sur 178 cas traités au moyen de la camisole mouillée, trois seulement eurent une issue fatale ; dans un cas, la mort était due à une embolie cérébrale ; dans un autre cas, il existait des lésions valvulaires anciennes.

Schichhold continue à appliquer la camisole mouillée après le retour de la température à la normale. L'expérience qu'il a faite de son traitement a porté surtout sur des soldats, âgés de vingt à vingt-cinq ans, et, exceptionnellement, sur des femmes et des enfants âgés de plus de huit ans. Il prétend que sa méthode reste sans résultat, lorsqu'il s'agit de pneumonies bilieuses, grippales, streptococciques et de broncho-pneumonies, et qu'elle a des effets mauvais chez les vieillards qui présentent de la myocardite ou de l'artériosclérose. C'est là une opinion que je ne puis partager ; car, j'ai obtenu des améliorations très nettes dans des cas de ce genre, et assez souvent des guérisons, même à l'hôpital. Les résultats que l'on obtient avec les procédés hydriatriques, dans la pneumonie comme dans la fièvre typhoïde, sont d'autant plus favorables qu'on institue le traitement plus tôt. Dans l'une et l'autre maladie, ces procédés n'ont pas une action curative, mais ils ont pour effet d'augmenter la résistance de l'organisme et de prévenir ainsi les troubles qui seraient mortels.

Un médecin militaire autrichien, le Dr Nespor (1), a publié une autre série de 90 observations, sur lesquelles on n'eut à enregistrer qu'un seul décès. Les malades étaient traités au moyen de compresses thoraciques et de frictions avec des serviettes mouillées, administrées trois ou quatre fois par jour.

(1) *Blätter f. klin. Hydrotherapie,* janvier 1903.

Conclusion. — Je n'ai pas la présomption de croire que la méthode, que j'ai recommandée dans ce chapitre, constitue le traitement idéal de la pneumonie. Mais les statistiques m'apprennent que, grâce à elle, dans un hôpital (1) qui reçoit les cas les plus mauvais, la mortalité a diminué de 66 pour cent ; que, dans un hôpital militaire, la mortalité n'a pas dépassé 1,6 pour cent ; que, dans la clientèle, la mortalité s'est abaissée à 2 pour cent. En présence de ces résultats, je me sens encouragé à demander que l'on fasse l'expérience de la méthode si simple que je préconise. Je ne suis arrivé à m'y arrêter qu'après avoir fait l'essai pendant quarante-cinq ans de toutes les médications que l'on a conseillées dans la pneumonie : ventouses, vésicatoires, cataplasmes, enveloppements ouatés, mercure, antimoine, veratrum viride, quinine, opium, antithermiques et expectation.

(1) Ces statistiques ont été soigneusement établies par le Dr A.-J. Wittson, qui m'a succédé dans ce service d'hôpital dix ans plus tard et qui a continué à y appliquer la méthode.

CHAPITRE XII

ENTÉRO-COLITE

L'entéro-colite exerce de véritables ravages parmi les enfants dont le régime alimentaire et l'hygiène sont défectueux. Tant que l'on a considéré la diarrhée infantile comme une affection purement inflammatoire, la thérapeutique qu'on a appliquée à cette maladie n'a donné que des résultats peu satisfaisants : les formes bénignes se terminaient par la guérison, les formes graves par la mort. Le pronostic devint plus rassurant lorsqu'on commença à voir que l'idée qu'on avait de la maladie était erronée et à substituer les procédés hydriatriques aux médications actives en usage. On apporta, alors, plus de soin à débarrasser l'intestin des substances irritantes qu'il contenait, à surveiller l'alimentation et à instituer une hygiène convenable. C'est actuellement une opinion presque universellement acceptée, que la diarrhée infantile est due surtout, mais non exclusivement, à l'introduction et à la pullulation, dans le tube digestif, de micro-organismes qui réalisent là des phénomènes comparables à ceux qui s'établissent dans les plaies souillées d'éléments septiques. Comme dans ce dernier cas, nous observons dans l'entéro-colite la chaleur, la rougeur et la tuméfaction qui caractérisent l'inflammation ; celle-ci, ses conséquences et ses séquelles, se trouvent d'ailleurs modifiées du fait de la situation et des fonctions de la partie atteinte; et ainsi naissent et apparaissent les troubles qui constituent les manifestations de l'entéro-colite.

Le traitement comporte les indications suivantes :

1° Diminuer ou supprimer l'apport des bactéries;

2° Réparer les désordres qu'elles causent ;

3° Les entraîner hors du tube digestif;

4° Combattre la prostration, l'inanition, l'épuisement et les autres conséquences de la diarrhée.

1. — La première de ces indications se rencontre seulement chez l'enfant soumis à l'allaitement artificiel. On doit lui procurer une nourrice, si la chose est possible. Lorsqu'on ne peut le faire, il est nécessaire de surveiller attentivement la préparation des aliments; on pasteurise ou on stérilise le lait et on tient le biberon dans un état de propreté parfaite. Ce sont là des détails que le médecin connaît bien.

2. — On doit remédier aux troubles produits par les bactéries qui se sont introduites et multipliées dans le tube digestif. Pour combattre les nausées et les vomissements, le moyen le plus efficace, et celui que l'on emploiera tout d'abord, est le repos de l'estomac. Or l'estomac ne se trouvera au repos que lorsqu'il sera débarrassé de toutes les substances qui fermentent dans sa cavité. On peut évacuer ces substances en administrant à l'enfant, avec une cuiller ou un biberon, une grande quantité d'eau chaude, à laquelle on ajoute un peu de saccharine. Le lavage de l'estomac, exécuté à l'aide d'une sonde stomacale molle de petites dimensions, rend de grands services dans ce cas (voir la technique, page 350). On conçoit qu'il est indispensable que la mère de l'enfant soit bien persuadée de la nécessité de la suppression absolue des aliments et des boissons dans les premiers jours de la maladie. Elle devra employer toutes ses forces morales à suivre exactement les instructions du médecin. On l'obtiendra d'elle en lui présentant cet argument décisif: il est inutile d'alimenter l'enfant et même de lui donner de l'eau, puisque son estomac rejette tout ce qui est ingéré.

3. — Débarrasser l'intestin des bactéries qu'il contient est l'indication la plus importante. Toutes les substances qui offrent un milieu propice au développement des microbes doivent disparaître. Une bonne dose d'huile de ricin, ou, si l'estomac est trop irritable, une dose de calomel, entraînera le contenu du tube digestif au delà de l'intestin grêle. On n'aura pas besoin de renouveler l'administration du purgatif, si l'on fait un lavage du gros intestin avec une quantité suffisante d'eau chaude stérilisée.

J'ai toujours constaté qu'un lavage du gros intestin, exécuté par le médecin, ou, d'après les instructions de celui-ci, par une infirmière habile, toutes les dix ou douze heures diminue le nombre et modifie l'aspect des selles ; de plus, cette opération exerce sur le malade une action calmante très marquée. J'ai souvent vu des enfants, qui présentaient de la diarrhée et des vomissements, et qui s'agitaient en proie à de vives douleurs, tomber dans un sommeil calme, avant même d'avoir évacué la totalité de l'eau du lavage. Presque toujours à la suite de l'irrigation, l'enfant s'endort tranquillement, la diarrhée cesse ou se modifie notablement, la physionomie de la maladie se transforme.

Le lavage a pour effet d'entraîner les bactéries, le mucus, les aliments non digérés et les produits des fermentations. La localisation des lésions dans l'entéro-colite indique que ce résultat doit être très utile ; elles siègent, en effet, le plus souvent, dans le cœcum, l'anse sigmoïde et la partie la plus élevée du rectum. Nous sommes donc assurés que, dans la plupart des cas, l'irrigation pénètre jusqu'aux surfaces atteintes. Nous observons, ainsi, les principes de la thérapeutique moderne : *traiter, autant que possible, les maladies localisées par des moyens appliqués localement*. Non seulement l'irrigation chaude agit sur les régions enflammées, mais encore elle fait disparaître la cause de la maladie, en débarrassant l'intestin de son contenu.

4. — On combattra les troubles occasionnés par la diarrhée et ceux que, probablement, détermine l'absorption de ptomaïnes. La prostration est souvent rapide et marquée ; elle constitue, dans beaucoup de cas, un danger pressant, qui menace les jours du malade dès le début même de la maladie. J'avoue que la véritable cause de cette complication alarmante m'a échappé jusqu'à ces dernières années. Depuis que je considère l'hyperthermie comme le signe de l'intoxication ptomaïnique, et cette toxémie comme la cause principale de la prostration, le pronostic des cas où celle-ci survient me paraît beaucoup plus rassurant.

Le début de la diarrhée infantile se caractérise souvent par une température élevée persistante, en particulier dans les cas les plus graves. Si l'on enregistrait, d'une façon plus méthodique, la température des petits malades, on constaterait que les formes sévères débutent, fréquemment, par une température qui oscille entre 102° et 106° F. (38, 9° et 41,1° C.) et conservent cette température. Le refroidissement de la peau (surtout des extrémités), les sueurs froides qui accompagnent les nausées, les vomissements et les selles diarrhéiques induisent facilement en erreur, et l'on peut méconnaître une élévation de la température interne, si l'on n'a pas soin de prendre la température rectale.

Les bains. — Les bains sont une ressource précieuse dans le choléra infantile; ils procurent un soulagement sensible au malade et ils contribuent à la guérison plus que toute autre médication.

Quelques auteurs considèrent cette forme de la diarrhée infantile, non sans apparence de raison, comme une sorte de coup de chaleur. Toutes les fois que la température dépasse 102° F. (38, 9° C.), il est indiqué d'administrer une application réfrigérante. Il importe de choisir une forme de balnéation convenable, et dont on connaisse bien le mode d'action.

Dans les cas de ce genre, le système nerveux est, d'ordinaire, spécialement atteint; l'enfant a souvent une attitude affaissée de la torpeur, les yeux enfoncés dans l'orbite, une pâleur de mort, les extrémités froides; il n'est pas rare de le voir, à la fin, présenter des convulsions. Il est inutile de songer aux médicaments ou aux stimulants: l'estomac et le rectum ne peuvent les tolérer. On plongera l'enfant, jusqu'au cou, dans un bain à 90° F. (32, 2° C.), après lui avoir bassiné la tête et le visage avec de l'eau froide; on lui fera des frictions douces pendant toute la durée de l'immersion; on abaissera progressivement la température de l'eau jusqu'à 80° F. (26, 6° C.), en faisant enlever de la baignoire quelques pots d'eau tiède, que l'on remplace immédiatement par de l'eau glacée, versée à distance du corps du malade. S'il existe des troubles cérébraux marqués, on peut faire des affusions avec de l'eau à 60° F. (15, 5° C.), pendant cinq secondes, sur la tête et les épaules de l'enfant. Lorsque celui-ci pousse des cris et se plaint du froid, on doit l'encourager à le supporter en le traitant avec douceur mais avec fermeté. On fait durer le bain de cinq à dix minutes, en continuant les frictions et en maintenant l'agitation de l'eau, à moins que l'enfant ne présente de la cyanose et des frissons intenses. On peut prévenir l'apparition de ces phénomènes en pratiquant des frictions plus énergiques, qui stimulent la circulation périphérique. Il est utile de soulever l'extrémité inférieure de la baignoire, au moyen d'un livre ou d'une brique, afin que les pieds de l'enfant ne se trouvent pas complètement submergés et qu'il soit facile de bien les frictionner pendant le bain.

Après le bain, on place l'enfant sur un drap de toile, qu'on a étendu bien lisse sur une couverture. Si la température enregistrée avant le bain — et on doit toujours la prendre à ce moment — a atteint ou dépassé 103, 5° F. (39,7° C.), on enveloppe le malade dans le drap, de façon à bien recouvrir chaque partie du corps, puis dans la couverture, que l'on serre étroitement autour de lui et dont on fixe l'extrémité en l'introduisant sous lui ; on le laisse se sécher dans cette position. Si, au contraire, la température prise avant le bain est restée inférieure à 103, 5° F. (39,7° C.), on essuie l'enfant avec douceur pour le sécher et on le revêt immédiatement de son linge de corps. Le bain est presque toujours suivi d'un sommeil calme et réparateur ; lorsque l'enfant se réveille, on constate qu'il est plus animé et sans malaise.

Le bain n'a pas seulement pour but, bien entendu, d'abaisser la température de l'enfant, bien que ce soit là un résultat secondaire assez important. Il existe chez le malade un affaiblissement de l'appareil vaso-moteur, dont témoigne la pâleur du corps tout entier, que l'on observe alors même que la température rectale est élevée. En immergeant l'enfant dans de l'eau tiède, nous déterminons une légère excitation de la peau, excitation que nous augmentons graduellement en remplaçant de l'eau tiède par de l'eau froide, et que nous rendons plus intense en frictionnant le corps et en agitant l'eau réfrigérante à la surface de la peau. Ces légers chocs n'excèdent pas les facultés réactionnelles de l'enfant ; ils sont suivis de réactions également légères, qui amènent une vaso-dilatation cutanée, qu'indique la rougeur de la peau. Si l'on bassine, en outre, la tête et le visage du malade avec de l'eau à 60° F. (15, 5° C.) ou au-dessous, le « choc » et la réaction sont plus énergiques, la respiration devient plus ample, les contractions cardiaques sont plus fortes et moins rapides, le regard se ranime, les lèvres reprennent leur couleur, l'enfant sort de son abattement. On se base sur l'effet produit pour décider de la fréquence des bains. Si la réaction est médiocre, on doit diminuer la durée du bain, on peut le remplacer, parfois, avec avantage par une affusion à 80° ou 75° F. (26, 6° ou 23, 8° C.) sur les épaules, que l'on fait suivre d'une friction.

Pour bien apprécier la méthode que je viens d'exposer, il faut voir, dans un nombre de cas suffisant, l'effet que produisent les bains sur des enfants, chez qui l'entéro-colite se caractérise par un état de prostration. Si j'en crois mon expérience personnelle, cette méthode constitue une ressource précieuse, qui donne des résultats dans les conditions les moins favorables. J'ai conservé le souvenir des années où, étudiant et jeune praticien, j'observais des cas dans lesquels une adynamie profonde s'associait, ordinairement, à une hyperthermie marquée; on disait alors qu'il s'agissait de méningite bâtarde, on appliquait des vésicatoires à la nuque, on administrait de petites doses de calomel, et on laissait mourir le malade. Actuellement, je n'observe plus de cas de ce genre; les bains et le traitement plus rationnel que j'emploie, en particulier les lavages d'estomac et les irrigations intestinales, les empêchent de se produire.

Lorsque la famille de l'enfant s'oppose à l'administration de bains, on peut recourir au maillot humide. Quand il existe une agitation extrême ou des convulsions, on peut appliquer ce dernier procédé, ou encore y soumettre le malade à la sortie du bain, afin de prolonger l'effet sédatif de celui-ci. Pour faire un maillot humide, on trempe dans de l'eau à 60°-70° F. (15, 5°-21, 1° C.) un petit drap de toile, on l'exprime et on le plie de façon à ce qu'il ait environ le tiers de ses dimensions habituelles (on peut employer également une grande serviette de toile); puis on l'étend bien lisse sur une couverture. On enveloppe étroitement l'enfant du drap mouillé. On imbibe davantage ce drap, lorsque la température est élevée (voir *Maillot humide*, page 154). On enroule ensuite la couverture autour du corps du malade, de manière à ce qu'il s'y trouve bien serré, comme une momie, afin qu'il ne se produise pas d'évaporation. Le maillot peut rester en place une demi-heure, et même plus, si le malade s'endort. On peut renouveler l'opération, lorsque la température est élevée. On la recommence toutes les quatre heures, quand il est indiqué de le faire. Un enfant, qui était agité avant l'opération, se laisse aller habituellement à un sommeil tranquille; on ne doit pas le réveiller. Après avoir retiré le maillot, on pratiquera toujours une légère friction, à l'aide d'une pièce de toile imbibée d'eau à 70° F. (21, 1° C.) et incomplètement exprimée; puis, on séchera l'enfant.

Il est facile de maintenir les effets du maillot, ou ceux du bain, en appliquant des compresses abdominales ou un maillot partiel sur le tronc; on se servira d'eau à 70° F. (21, 1° C.) et on renouvellera l'application toutes les heures.

Dans les *formes aiguës de la diarrhée infantile*, la dépression générale de l'organisme est une indication à employer les procédés hydriatriques. Habituellement, le pouls est rapide; la température oscille entre 99° et 101° F. (37, 2° et 38, 3° C.), avec quelques ascensions exceptionnelles; la peau a perdu son élasticité; le visage est blême et ridé; en résumé, les symptômes sont ceux d'une adynamie persistante, due aux troubles de la nutrition. Notre thérapeutique doit s'efforcer de réveiller l'appétit, d'améliorer l'état général et de rétablir les forces du système nerveux. Les toniques et les stimulants les plus vantés, souvent, n'arrivent pas à produire ce résultat. Dans les cas de ce genre, on administrera des *ablutions générales*, matin et soir, plutôt que des bains. On place l'enfant sur une couverture de laine molle; on bassine rapidement, sans se servir d'éponge, l'abdomen, le thorax et le dos, de la façon suivante : on verse sur la peau, du creux de la main nue, de l'eau à 75° F. (23, 8° C.), et l'on exécute doucement, de la même main, des frictions et des tapotements. On procède ainsi à l'égard de toutes les régions, en s'arrêtant aux genoux et aux coudes. On sèche, ensuite, vivement le malade en le plaçant sur un drap de toile et en le frictionnant, soit avec une serviette rude, si la température est inférieure à 99, 5° F. (37, 5° C.), soit avec un chiffon de laine doux si la température est supérieure à 100° F. (37,8° C.). Lorsque la température atteint 102° F. (38,9° C.), il est indiqué d'administrer un bain, auquel on donne, pour commencer, une température de 95° F. (35° C.) et que l'on refroidit progressivement jusqu'à 85° F. (29, 5° C.), tout en agitant l'eau et en pratiquant des frictions. On sèche ensuite l'enfant avec douceur. On peut le baigner deux fois par jour.

J'ai si souvent constaté les bons résultats de cette méthode, que je n'hésite pas à la recommander. On peut la modifier de différentes façons, en vue de combattre les manifestations variées de la diarrhée infantile ; la connaissance des principes de l'hydrothérapie inspirera le médecin. Qu'il suffise de dire qu'on ne doit considérer aucun cas comme incurable ou désespéré, lorsqu'on n'a pas encore recouru à quelque opération hydriatrique et qu'on n'a pas apporté au choix du procédé le discernement nécessaire.

L'observation suivante donne un exemple des résultats fournis par le mode de traitement que nous avons exposé.

P. S..., enfant de six mois, vigoureux et bien portant, vivant dans une des maisons les plus saines des quais de l'Hudson, a été sevré à un mois. Depuis cette époque, il a présenté, de temps à autre, de la diarrhée que mon ami, le Dr Frothingham, a traitée, et que je traite avec lui depuis une semaine, sans grand succès. L'enfant présente des vomissements et des selles cholériques qui décident la mère à m'envoyer chercher d'urgence. Je trouve mon petit malade très changé; ses traits sont tirés, sa peau est froide et visqueuse, ses yeux sont enfoncés: il ne peut rien garder; l'intestin rejette toutes les demi-heures, et parfois plus souvent, un liquide filant coloré en vert. On appelle en consultation le Dr J. Lewis Smith.

Cependant les symptômes deviennent de plus en plus alarmants ; le pouls commence à faiblir, l'enfant a les yeux révulsés, le visage pincé, une respiration rapide et superficielle, les extrémités froides; — il est presque mourant. A ma grande surprise, je constate que la température rectale s'élève à 106° F. (41, 1° C.). J'ordonne immédiatement un bain froid. Ma prescription paraît si dangereuse à la mère qu'elle se tord les mains de désespoir, persuadée que son enfant va succomber au refroidissement. On remplit à demi une baignoire d'eau à 90° F. (32, 2° C.). L'enfant a un regard immobile, qui indique l'approche des convulsions ou de la mort. On le plonge dans l'eau jusqu'au cou on laisse hors de l'eau les mains et les pieds, que l'on réchauffe. On laisse couler une certaine quantité d'eau de la baignoire, et on la remplace par de l'eau froide et de l'eau glacée. On abaisse ainsi, en dix minutes, la température du bain à 80° F. (26, 6° C.). Un sourire passe alors sur le visage de l'enfant; son regard cesse de rester fixe, il revient à la vie. La température rectale commence à baisser; en dix minutes, elle tombe à 100° F. (37, 8° C.). On enveloppe le petit malade, de la tête aux genoux, avec un linge imbibé d'eau à 80° F. (26, 6° C.) et exprimé; on lui met des boules d'eau chaude aux pieds, et on le couvre avec soin. Il tombe dans un sommeil calme d'où il s'éveille à l'arrivée du Dr Smith, qui le trouve hors d'un danger immédiat. Grâce à une nourrice et à des soins attentifs, l'enfant se rétablit en quelques jours.

J'ai pensé qu'il était utile de m'étendre sur la prophylaxie et le traitement de l'entéro-colite, parce que la guérison de cette maladie est surtout le fait de l'hygiène et de l'hydrothérapie. L'une et l'autre doivent toujours être étroitement unies; les partisans les plus ardents de l'hydrothérapie, spécialistes et hydropathes, associent toujours les prescriptions hygiéniques à leurs opérations hydriatriques.

CHAPITRE XIII

CHOLÉRA ASIATIQUE

Malgré les progrès considérables que nous avons faits, en ces derniers temps, grâce aux recherches fécondes de Koch et de ses élèves, dans la connaissance des causes du choléra asiatique et dans la prophylaxie de cette maladie, le traitement de celle-ci reste encore un *opprobrium medicorum*.

Si l'on passe en revue les meilleurs travaux publiés sur ce sujet on en arrive à cette conclusion, à laquelle Sir Thomas Watson s'arrêtait, il y a environ trente ans : « Nous n'avons obtenu de la médication aucune action sur la maladie. »

Les statistiques les plus dignes de foi (1) fournissent des données, qui portent sur quinze épidémies survenues de 1831 à 1873, et comprennent 28.753 cas, dont la mortalité s'élève à 65,8 pour cent. Dans l'épidémie de Hambourg, on enregistra 17.975 cas, qui donnèrent une mortalité de 42,3 pour cent. Puisque aucune des diverses médications employées ne réussit à arrêter la marche de la maladie, il est intéressant de rechercher ce que l'on a pu faire jusqu'ici, et ce que l'on pourrait faire désormais au moyen de traitements non médicamenteux, en particulier au moyen de l'hydrothérapie.

Les soins de propreté jouent un rôle important dans la prophylaxie du choléra. C'est là un fait reconnu par tous. Les bains chauds avec savonnage, fréquemment répétés, sont donc certainement utiles. Mais cela ne suffit pas. Sir Thomas Watson fait remarquer que les personnes qui font un usage quotidien du bain froid échappent souvent à la contagion. Il rappelle que, durant l'épidémie de 1850, aucun membre de l' « Association des Amis de l'eau », à Berlin, ne fut atteint par la maladie. D'après la théorie de l'hydrothérapie, comme d'après l'expérience, on peut considérer comme un excellent traitement préventif du choléra, l'immersion dans de l'eau fraîche ou froide,

(1) Albu, in « Realencyclopädie », Bd. IV, p. 248.

ou l'ablution rapide avec friction, pratiquées chaque jour (1).

On a constaté, en ces derniers temps, que les injections sous-cutanées et les injections intra-veineuses de sérum artificiel sont d'un excellent effet dans le choléra. Cependant, les premières n'ont pas donné de résultats bien remarquables dans l'épidémie de Hambourg ; les secondes constituent un bon stimulant à la période d'algidité, mais ne semblent pas assez efficaces pour mettre les malades hors de danger.

L'hydrothérapie se montre bien supérieure, dans le traitement du choléra, à tous les autres procédés thérapeutiques, y compris le traitement par l'opium. C'est ce que démontrent les faits, bien que cette notion soit encore assez peu répandue dans le public médical.

En 1831, le professeur Guenther, directeur de l'*Allgemeines Krankenhaus*, à Vienne, faisait pratiquer des affusions sur le corps tout entier au moyen d'éponges ou de linges imbibés d'eau froide, et des frictions sur les extrémités et parfois sur le corps entier avec des morceaux de glace, jusqu'à ce que le cholérique se trouvât réchauffé, ce qui se produisait habituellement en cinq ou six minutes. On enveloppait, ensuite, le malade de couvertures bien chauffées.

Le professeur Casper, de Berlin, faisait placer le cholérique dans une baignoire vide, si celui-ci avait la peau sèche, dans un bain d'eau tiède (à 92°, F. 33,3°C.), jusqu'à l'ombilic, s'il était en sueur ; puis, on versait de trois à cinq seaux d'eau glacée sur la tête, les épaules et le dos du malade ; on recommençait, toutes les deux ou trois heures. Après cette opération, on le séchait, on le frictionnait et on l'enveloppait de couvertures chaudes. Casper appelle, avec raison, son procédé « une méthode de réchauffement ».

Le professeur Sachs, de Königsberg, déclare que *c'est commettre une faute professionnelle inexcusable* que de s'abstenir de recourir à l'eau froide, quand on peut le faire, dans le traitement d'un cas de choléra.

Le Dr Wagner, qui exerçait pendant les épidémies de 1831 et de 1832 à 1836, considérait l'affusion froide comme la médi-

(1) Hippocrate parle des succès obtenus dans le traitement des diarrhées graves au moyen d'affusions froides sur l'abdomen. Il raconte l'histoire de la femme d'Antimachus de Larissa, chez laquelle la diarrhée fut arrêtée par ce procédé, mais qui succomba cependant. Rufus d'Ephèse, vers le milieu du premier siècle, recommandait les bains de siège froids dans le traitement des diarrhées profuses. — Realencyclop. d'Eulenberg, 211-45, p. 152.

cation la plus utile. « Ses effets, disait-il, lorsqu'elle est indiquée et qu'on l'applique avec succès, sont étonnants, presque incroyables. »

Le ministre du commerce de France envoya alors en Allemagne les Drs Grimaud et Martin, pour étudier le choléra, qui menaçait de pénétrer dans son pays. « De toutes les méthodes employées, disent ces deux médecins, celle qui s'est montrée la plus efficace est le traitement par l'eau froide; en effet, elle a guéri un nombre de malades double du nombre de ceux qui ont succombé avec ce procédé thérapeutique, proportion que l'on n'a jamais obtenue ailleurs. »

On remarquera que les citations qui précèdent ne sont pas empruntées à des hydropathes ni à des spécialistes de l'hydrothérapie, mais à des médecins d'hôpitaux et à des professeurs d'universités. Leur opinion est confirmée par celle de Winternitz et celle de Vogl. D'autre part, le mode d'action de la méthode comporte une explication plus logique que celui de toute autre méthode proposée contre le choléra.

Wilhelm Winternitz explique, avec raison, le mode d'action des opérations hydriatriques dans le choléra, comme dans les autres maladies infectieuses, par l'accroissement des moyens de défense de l'organisme qu'elles provoquent, en modifiant les fonctions circulatoires, en régularisant la thermogénèse et en augmentant l'excrétion urinaire. Cet auteur fait frictionner le malade avec un drap imbibé d'eau à 50°-60° F. (10°-15,5° C.). et exprimé ; on administre ensuite à celui-ci un bain de siège à 60°-70° F. (15, 5°-21, 1° C.) de dix à vingt minutes ; puis on le sèche et on le place dans un lit chauffé. On renouvelle l'opération toutes les heures ou toutes les deux heures.

Les succès obtenus par ce mode de traitement dans les formes algides et pernicieuses du paludisme garantissent les effets qu'on peut en espérer dans le choléra, où des conditions semblables existent. Le Dr Osler place les paludéens dans une baignoire et les douche avec de l'eau froide. Le Dr George B. Wood déclare que « si le paludéen conserve encore quelque faculté de réagir le choc pourra l'éveiller ».

Le Dr. S. Vogl, directeur du service de santé militaire à Munich, a publié sur le traitement hydrothérapique du choléra un travail très remarquable (1). Nous lui empruntons les lignes suivantes :

(1) Ueber die Körperwärme und Therapie in den verschiedenen Stadien der Cholera, *Münchener med. Woch.*, 1893.

« Comme la température de la peau est abaissée dans le choléra, on a associé, dans le traitement de cette maladie, les applications de calorique à toutes les méthodes qui ont été en vogue jusqu'ici. Nous pouvons élever la température cutanée du cholérique en l'enveloppant de linges chauds, secs ou mouillés, comme nous procéderions à l'égard d'un cadavre. Mais la réaction qui est nécessaire pour que le calorique reste à la périphérie et ne s'accumule pas dans l'intérieur du corps, cette réaction manque, ou ne se produit que dans une faible mesure. Les applications très chaudes agissent donc d'une toute autre façon que celles qui déterminent la réaction ; elles entretiennent une chaleur passive.

« La majorité des auteurs qui ont écrit sur la dernière épidémie (1892) se déclarent opposés à cette méthode qui consiste à réchauffer le malade, et en particulier au bain très chaud; ils conseillent des opérations plus douces, les uns le bain tiède, les autres le maillot, etc. D'ailleurs, il n'est pas toujours recommandable de s'en tenir à des opérations douces, *puisque nous pouvons attendre des résultats d'un mode de traitement plus énergique.*

« Il y a longtemps, déjà, que des médecins considéraient la friction glacée comme le moyen le plus efficace de combattre le refroidissement de la peau et la faiblesse du cœur à la période d'algidité. Parmi les membres de notre société, des hommes comme Pfeifer, Dietl, Leitz, Ernst, Buchner, Schleiss, Graf, ont employé ce procédé et se sont prononcés nettement en sa faveur. *La friction avec de la glace pratiquée sur les muscles du mollet, lorsqu'ils sont durs comme du bois, apporte au cholérique un soulagement plus sensible qu'une injection de morphine.*

« Dans l'épidémie de 1873-74, on faisait à des malades dans la période d'algidité des frictions énergiques sur tout le corps avec de gros morceaux de glace, jusqu'à ce que la peau présentât une rougeur intense; on les enveloppait ensuite dans des couvertures chaudes, et on renouvelait l'opération toutes les fois qu'elle était indiquée. La réaction, avec dilatation des capillaires cutanés et transpiration, qui se produisait à la suite de ce traitement, était un indice sûr d'une évolution favorable.

« *Je crois qu'il est extrêmement important d'ajouter aux résultats de la friction en administrant une injection sous-cutanée de sérum artificiel.*

« Lorsque la circulation aura été rétablie par les applications froides, cette injection produira des effets que l'hydrothérapie ne saurait plus donner. Les opérations froides ont, d'ailleurs, par elles-mêmes, une action diurétique marquée et constante.

« La majorité des médecins ne sait pas encore distinguer les connexions intimes qui unissent la circulation périphérique à la circulation centrale. On a souvent constaté qu'un accès de colite catarrhale rebelle, qui a résisté à toutes les méthodes de médication interne, cède facilement à l'application externe d'eau froide la plus simple, telle que le maillot humide, et que la diarrhée de la fièvre typhoïde s'arrête sous l'action des bains froids. On ne doit pas rire de cette affirmation de Dietl, disant que « si le choléra est une des maladies les plus dangereuses, c'est aussi une des maladies les plus curables ».

Méthode suivie à l'Hôpital militaire de Munich. — *Période de début.* — Après avoir pris la température rectale et la température axillaire du malade, on lui faisait prendre la position debout et on l'enveloppait d'un drap mouillé froid ; puis, on le frictionnait jusqu'à ce que la surface du corps se fût réchauffée. Lorsque le malade avait été frictionné de trois à cinq minutes, on l'enveloppait d'une couverture ; ensuite, on le faisait asseoir dans un bain de siège à 50° F. (10° C.), où il restait quinze minutes, pendant lesquelles on ne cessait de le frictionner. On le remettait enfin dans son lit, avec une compresse imbibée d'eau à 50° F. (10° C.) appliquée sur l'abdomen. A ce moment, le malade commençait à transpirer et à sentir un certain bien-être. Si la diarrhée reparaissait dans les quatre ou six heures qui suivaient, on recommençait l'opération ; mais on était rarement obligé de le faire. On ne donnait aucune médication interne. Sur les soixante-quatre malades atteints de diarrhée cholérique que reçut l'hôpital, aucun ne prit un centigramme d'opium. Un grand nombre de ces malades furent traités au moyen des compresses froides et guérirent en huit ou dix jours ; chez quelques-uns seulement la maladie évolua jusqu'au choléra confirmé. Les cas bénins de choléra confirmé furent traités suivant la même méthode ; ce mode de traitement favorisait l'absorption des injections sous-cutanées.

« *Période d'algidité.* — Lorsque les déjections étaient très abondantes, nous nous contentions de faire des frictions avec le drap mouillé froid et d'appliquer des compresses mouillées sur l'abdomen, en recourant aussitôt aux injections sous-cutanées de sérum artificiel.

« On injecte le contenu d'une seringue toutes les minutes, jusqu'à ce que le pouls se soit rétabli, puis toutes les cinq minutes, et enfin toutes les demi-heures. On n'interrompt pas les injections, même lorsque la sécrétion urinaire est devenue abondante.

« L'observation clinique, aussi bien que les constatations nécroscopiques, nous ont appris que les phénomènes qui précèdent la période d'algidité sont dus à la rapidité de la transsudation plutôt qu'à l'abondance de celle-ci. Quelle que soit la cause de ces accidents, notre traitement doit se proposer de renforcer l'énergie du cœur et d'activer la circulation sanguine, qui est paresseuse. Aucun procédé n'agit en ce sens d'une façon plus efficace que l'excitation thermique et mécanique de la peau, que l'on peut obtenir en appliquant la méthode exposée plus haut ; plus le collapsus est profond, plus l'emploi de ce traitement s'impose. »

Le Dr Vogl dispose d'un champ d'observations très vaste ; aussi son opinion a-t-elle une grande valeur. Ce n'est pas l'opinion d'un spécialiste de l'hydrothérapie, mais celle d'un médecin qui se sert, pour le bien de ses malades, de tous les procédés qui lui paraissent utiles.

On peut ajouter aux applications hydriatriques externes l'entéroclyse, qui rend les premières plus efficaces.

L'entéroclyse. — On a présenté *l'entéroclyse* comme un agent thérapeutique précieux dans le choléra asiatique. Elle a été particulièrement vantée par le Dr Elmer Lee (1), qui l'a utilisée dans l'épidémie de choléra de l'été 1892, en Russie, en Allemagne et en France. Partant de cette idée, que le choléra est une maladie résultant de l'introduction de microbes dans le tube digestif, il pensa qu'il fallait appliquer toute son énergie à faire disparaître ces microbes. On doit réaliser cette désinfection, autant que possible, avant que les fonctions de l'organisme ne soient altérées par les toxines formées dans l'intestin. Si l'on fait passer dans le gros intestin dix ou douze litres d'eau chaude savonneuse, non seulement on le débarrasse des matières qui s'y trouvent accumulées, mais encore, en produisant une excitation de la tunique musculaire de l'intestin grêle on entraîne presque complètement les liquides que celui-ci contient, liquides où se trouvent les micro-organismes. Lorsque

(1) *Medical Record*, 17 décembre 1893.

les intestins sont nettoyés de leur dangereux contenu, le malade éprouve un grand soulagement. Toutefois, le traitement ne produit tous ses bons effets que si on l'emploie dès le début.

« La méthode que l'on adopta définitivement à Saint-Pétersbourg était la suivante : On portait, sans délai, le malade de la voiture d'ambulance à la salle de bains, on lui enlevait ses vêtements, et on le couchait sur la table à irrigations, les genoux en flexion et la paroi abdominale relâchée. On introduisait avec douceur dans le rectum une longue sonde, préalablement lubrifiée avec du savon, et on la poussait, avec des mouvements de torsion et de pression, aussi loin que possible, dans le côlon. Puis on laissait couler par la sonde dans l'intestin l'eau de savon chaude, qu'on avait préparée auparavant. Lorsque le gros intestin se trouvait rempli, la pression de l'eau la forçait à revenir vers l'anus et à s'écouler entre cet orifice et la surface extérieure de la sonde; un récipient spécial était placé sous le malade pour la recevoir.

« Après le lavage de l'intestin, on donnait au malade un bain chaud, puis on le mettait au lit. On renouvelait l'irrigation une ou plusieurs fois. Le nombre moyen des irrigations qui furent administrées à chaque malade, à Saint-Pétersbourg, fut de deux; exceptionnellement on en donna une troisième; souvent une seule suffit. Dans l'heure ou les deux heures qui suivaient le lavage intestinal, le malade avait de une à trois ou même quatre selles, après quoi il cessait d'en avoir pendant douze, vingt-quatre et trente-six heures. Le spasme de la tunique musculaire de l'intestin, qui est un phénomène si douloureux, cédait rapidement après l'évacuation des matières irritantes, et il n'était pas nécessaire de recourir à la morphine. Dans la plupart des cas, on pratiquait également un lavage d'estomac avec de l'eau salée. A la suite de ces opérations, les vomissements et la diarrhée cessaient très souvent. Comme médication interne j'employais et je conseillais l'eau oxygénée diluée d'eau distillée, administrée par tasses toutes les trois heures, en vue de désinfecter le tube digestif.

« Le premier symptôme du choléra est la diarrhée ; c'est un signe de maladie que le paysan le plus ignorant peut reconnaître. Si l'on soumettait au traitement que nous avons décrit tous les cas qui se présentent, sans attendre le diagnostic bactériologique, on serait toujours en droit d'espérer leur guérison, sinon l'arrêt immédiat de la maladie. L'opinion que l'on doit répandre parmi ceux qui représentent les pouvoirs publics, ainsi que dans les classes laborieuses, est celle-ci : pendant une épidémie de choléra, à la première atteinte de diarrhée, on doit recourir à l'irrigation intestinale. Je recommande aux administrations municipales un appareil simple, mais très commode, qui permet de pratiquer des irrigations intestinales efficaces avec l'eau de savon.

« Cet appareil à irrigations consiste en une table basse, de forme spéciale, telle que celle qui est représentée dans la figure ci-contre (fig. 66). On doit placer des appareils de ce genre dans les quartiers pauvres, comme dans toutes les parties de

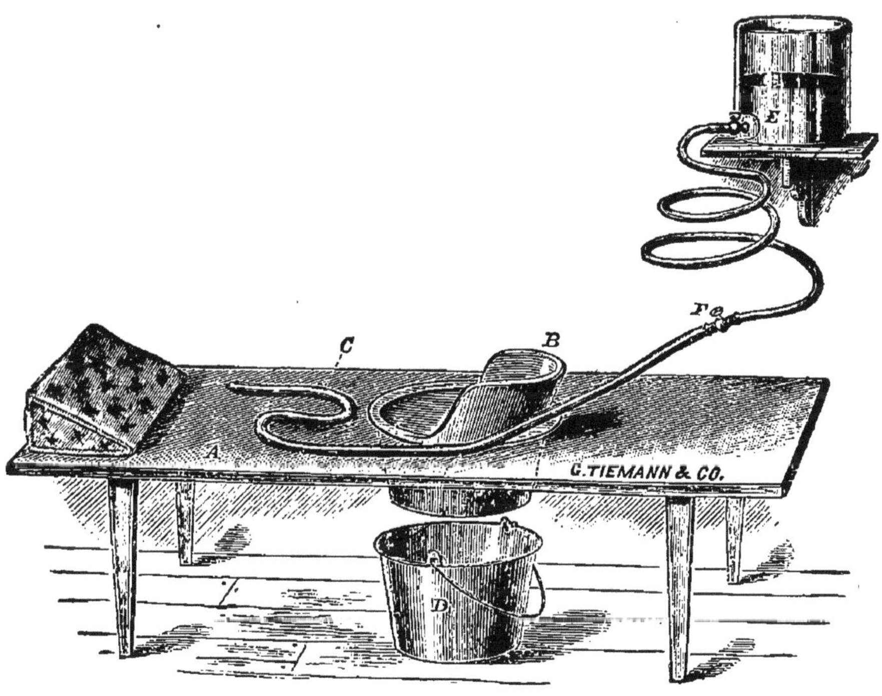

Fig. 66. — Appareil à irrigations du Dr. Elmer Lee.

la ville, et charger un médecin de recevoir et de traiter toute personne qui se présente avec de la diarrhée ou des coliques. Ce médecin décidera, suivant le cas, si le malade doit être, ensuite, transporté à l'hôpital, ou reconduit à son domicile.

« Si, pendant une épidémie de choléra, le public sait que le danger d'une issue fatale tient surtout à ce fait que l'on diffère trop longtemps le traitement, ses inquiétudes et ses terreurs seront diminuées. »

Le Dr Lee a traité personnellement vingt-sept malades; il eut à enregistrer trois décès et vingt-trois guérisons; la guérison d'un de ses malades n'était pas encore confirmée au moment où il dut quitter Saint-Pétersbourg.

Le nombre total des cas traités suivant cette méthode à l'hôpital s'éleva à près d'une centaine, pendant le séjour du Dr Lee dans cette ville; mais les résultats obtenus n'ont pas été publiés. Les médecins de l'hôpital décidèrent de prolonger l'essai de ce traitement pendant six mois.

Les expériences faites par le Dr Lee, à Hambourg, portent sur deux cas seulement de choléra confirmé; le personnel médical chargé du traitement des cholériques reconnut la valeur de la méthode.

Conclusions. — Comme je n'ai pas acquis une expérience personnelle du traitement du choléra asiatique, j'ai voulu mettre sous les yeux du lecteur les renseignements les plus utiles qu'on puisse trouver sur l'emploi des procédés hydriatriques dans cette maladie. J'espère ainsi rendre service aux médecins qui auront à intervenir dans les prochaines épidémies. Les cholériques succombent, lorsqu'on les traite suivant la méthode classique. Les manuels de médecine passent ordinairement sous silence les méthodes hydrothérapiques que l'on peut appliquer au cours du choléra. Les expériences favorables qu'on a faites de ces procédés et leur caractère rationnel les recommandent à l'attention des médecins, d'autant plus que leur hardiesse apparente se justifie par les résultats qu'ils fournissent dans des cas analogues.

On peut résumer la méthode de la façon suivante: 1° On enveloppe le malade dans un drap de toile imbibé d'eau froide et exprimé, sur lequel on pratique des frictions vigoureuses et des tapotements. On administre ensuite un bain de siège (à 75° F., 23,8° C.) de cinq à quinze minutes, en faisant exécuter des frictions vives par deux infirmiers, pour prévenir le refroidissement. Lorsque la diarrhée est profuse, ou que le malade présente du claquement des dents, on le laisse moins longtemps dans ce bain. On doit préparer d'avance plusieurs bains de siège, de façon à ce qu'on puisse le faire passer d'un bain souillé à un bain propre, lorsque la chose est nécessaire. Après avoir séché le sujet complètement et avoir provoqué la réaction, on enveloppe celui-ci d'une couverture chauffée et on lui applique une compresse (de 50° F., 10° C.) sur l'abdomen. 2° Dès qu'il s'est produit une nouvelle selle, on soumet le malade à une grande irrigation intestinale, et on lui fait une injection sous-cutanée abondante de sérum artificiel.

Si ces opérations ne donnent pas le résultat espéré, on les renouvelle alternativement. On peut remplacer le drap mouillé par une friction avec de la glace. On modifie la température et la durée du bain de siège suivant les particularités du cas et le caractère de l'épidémie, en tenant compte des notions que nous avons données plus haut sur le mode d'action du procédé. La thérapeutique du choléra doit se proposer d'amener l'organisme à réagir.

CHAPITRE XIV

INSOLATION

Les applications hydriatriques ont, depuis longtemps, pris une place dans la thérapeutique de l'insolation ou fièvre thermique.

Les manuels les plus récents prétendent, à tort, que cet accident est surtout dangereux en raison de l'hyperthermie qui l'accompagne, et que l'on doit s'efforcer, tout d'abord, d'abaisser la température en administrant au malade des bains d'eau glacée, ou en recourant à quelque autre méthode, que je considère comme également défectueuse. Je crois nécessaire de condamner sévèrement cette manière de concevoir les indications thérapeutiques que comporte la fièvre thermique.

C'est compromettre la vie des malades, que conserver cette opinion, que le bain le plus froid est le plus utile quand il s'agit d'abaisser la température de l'organisme.

Je me propose de démontrer, avec toute la rigueur que l'on peut apporter dans les questions d'hydrothérapie, que *le bain glacé et le maillot de glace, dont on vante si généralement les effets dans l'insolation, y sont absolument contre-indiqués et constituent des pratiques dangereuses, basées sur des raisonnements erronés*. Je sais bien que je vais soulever de vives protestations, en m'attaquant à une opinion qui est presque universellement acceptée. Mais j'ai l'intention de défendre mes affirmations au moyen de données expérimentales et cliniques qui seront, je l'espère, assez convaincantes. Je souhaite que ma démonstration ait pour effet de soustraire un grand nombre de vies humaines au péril où les met une conception fausse de la maladie et de l'action antithermique du bain d'eau glacée.

J'ai dit que presque tous les auteurs acceptent cette idée, que la fièvre thermique doit être traitée par des moyens susceptibles de combattre l'hyperpyrexie. Voici des citations qui sont la preuve de ce que j'avance. Je les prends dans les manuels les plus connus.

Le « Handbook of Practice » de Taylor (Londres) s'exprime de la façon suivante (page 771) : « On doit abaisser la température aussi rapidement qu'il est possible de le faire ; si l'on peut se procurer de la glace, on doit en mettre dans l'eau du bain, ou bien on peut s'en servir pour frictionner le corps du malade, *jusqu'à ce que la température rectale ait presque, mais non tout à fait atteint la normale.* »

Le traducteur du Traité de Médecine de Strümpell dit, dans une note (page 748) : « C'est l'hyperthermie qui constitue le danger immédiat ; on doit la combattre en frictionnant le malade avec de la glace, en le plaçant dans un bain contenant des blocs de glace, ou avec des moyens analogues, *jusqu'à ce que la température rectale se soit abaissée presque à la normale, mais non tout à fait.* Il ne faut pas omettre d'appliquer à la tête les mêmes procédés de réfrigération. La seule indication du début est la réduction de la température. »

Osler écrit ce qui suit (page 1019) : « Dans la fièvre thermique, il est indiqué *d'abaisser la température aussi rapidement que possible.* On peut le faire en plaçant le malade dans un bain à 70° F. (21,1° C.). Les frictions faites sur le corps avec de la glace, que Darrach employait au *New York Hospital*, en 1857, constituent un excellent moyen d'abaisser promptement la température. Au *Pennsylvania Hospital*, en 1887, on a recouru avec succès au maillot de glace. Sur trente et un malades, douze seulement succombèrent ; c'est probablement le résultat le plus satisfaisant qu'on puisse obtenir. »

Or, les traitements purement antithermiques de l'insolation sont fondés sur une conception erronée, et leurs résultats sont très inférieurs à ceux de méthodes moins héroïques, comme on le verra dans les pages suivantes.

L'histoire de la thérapeutique des fièvres offre l'exemple d'une erreur analogue à celle que nous combattons ici. La comparaison qu'elle fournit peut servir à faire bien comprendre l'opinion à laquelle je me suis arrêté. Les ouvrages d'il y a vingt-cinq ans, lorsqu'ils exposaient le traitement de la fièvre typhoïde ou d'autres maladies infectieuses, insistaient, de la même façon, sur l'influence capitale de l'hyperthermie, sur le danger des températures élevées, et sur la nécessité de combattre ces symptômes pernicieux, coûte que coûte. On a employé l'eau froide dans le traitement des fièvres infectieuses depuis les premiers temps de la médecine. Liebermeister, Jürgensen, d'autres auteurs ont recommandé le bain très froid comme le procédé antithermique le meilleur dans la fièvre typhoïde. A l'heure actuelle, ces maîtres, de même que tous les médecins avertis, considèrent le bain froid comme un stimulant du système nerveux, plutôt que comme un antithermique. La technique de l'opération (voir page 212) a d'ailleurs été modifiée d'après cette manière de voir. Si le lecteur veut aborder, sans idée préconçue, l'étude de ce sujet, il devra avoir présent à l'esprit les données historiques que nous allons indiquer. Pendant des siècles, le médecin a obéi à cette idée, qu'on devait abaisser la température du fébricitant; c'est elle qui l'a déterminé dans le choix des médications antifébriles. De 1860 à 1890, et même au-delà, le monde médical, sauf quelques rares exceptions, a cru dans les méthodes antipyrétiques et les a appliquées; il a considéré le bain froid comme la plus efficace de ces méthodes. Lorsque l'on découvrit les antithermiques chimiques dérivés du goudron, on crut avoir trouvé le traitement définitif de la fièvre. On se disait que, si l'hyperthermie était bien la cause principale de la mort dans les fièvres infectieuses, les propriétés antithermiques puissantes des dérivés du goudron fournissaient à la thérapeutique de ces maladies une médication idéale.

Pendant des années, on a employé ces antithermiques avec confiance : ils se sont montrés bien décevants. Ils ont dû, lentement mais nécessairement, abandonner le terrain qu'ils semblaient avoir conquis ; ils ont dû se retirer d'abord des hôpitaux des grandes villes, où l'observation exacte les mit à la place qui leur convenait, c'est-à-dire, au rang des médications symptomatiques ; puis on a fini par les apprécier partout à leur juste valeur. L'enseignement de Peabody, d'Asler, de John C. Wilson, de Hare, de Tyson, de Musser, de James, et d'autres maîtres, s'est répandu, en notre pays, parmi les jeunes générations de médecins. Aujourd'hui, on connaît d'une façon exacte le mode d'action des applications froides dans les fièvres; c'est celui que nous avons exposé page 218; on peut le résumer en quelques mots : les applications froides stimulent l'appareil vaso-moteur. En outre, on a vu les résultats de la méthode de Brand, dans laquelle le bain froid constitue un procédé antifébrile plutôt qu'un procédé antithermique, surtout pour cette raison qu'on y adjoint un excitant mécanique, la friction ; on a vu ces résultats fournir le plus merveilleux exemple d'abaissement de la mortalité dans une maladie, qu'on puisse trouver dans l'histoire de la médecine (page 254).

Lorsque que je soutins, pour la première fois, en 1889, la cause de la méthode de Brand devant la *New-York State Medical Society*, le *Medical Record* (16 février 1889, page 202) s'exprimait en ces termes, dans son éditorial :

« Il sera difficile d'amener les médecins, qui depuis si longtemps pratiquent la politique du *laissez faire*, à adopter un mode de traitement aussi héroïque que le bain froid. Toutefois, il semble qu'une chose soit acquise : nous avons maintenant des raisons suffisantes pour reviser l'opinion que nous avons eue jusque-là sur la question. La plus importante de ces raisons, croyons-nous, est cette notion, que le bain froid a une action antifébrile, plutôt qu'une action véritablement antithermique, parce qu'il a surtout pour résultat de neutraliser les effets de la toxémie fébrile produite par le processus typhoïdique. Des observations cliniques récentes permettent de justifier l'attribution d'un rôle secondaire à l'hyperthermie, considérée comme facteur de léthalité. L'abaissement de la température n'est pas un moyen curatif. »

Les journaux de médecine témoignèrent, alors, de la difficulté qu'il y avait à convertir le monde médical à la doctrine nouvelle. Mais la vérité était assez forte pour vaincre. Sept ans plus tard, au cours d'une discussion sur le traitement de la fièvre typhoïde par les bains, un des orateurs disait ceci (1) : « Le bain ranime la circulation cutanée, et agit sur le système nerveux. Il y a quelques années d'éminents médecins proscrivaient la méthode de Brand dans cette salle ; aujourd'hui, aucune voix ne s'élève pour la condamner. »

Je vais montrer que « l'histoire se répète » en exposant ce qui concerne le traitement antithermique de l'insolation. Le froid a été utilisé dans le traitement de cet accident, comme jamais il ne l'avait été dans celui de la fièvre typhoïde ; cependant, il il est loin de nous donner les meilleurs résultats : *c'est qu'il constitue, dans l'esprit des médecins qui l'emploient, un moyen d'abaisser la température*, de combattre l'hyperthermie, comme autrefois lorsqu'il s'agissait de la fièvre typhoïde.

Plusieurs théories expliquent les phénomènes de l'insolation. Celle de Wood admet que la fièvre thermique est due à une paralysie des centres médullaires qui sont affectés à la régu-

(1) *Medical Record*, 9 janvier 1897, p. 66.

lation de la thermogénèse, paralysie qui est déterminée par la température de l'atmosphère, et qui a pour effet d'augmenter la production de la chaleur organique et d'en restreindre l'émission. D'après la théorie de Jacubowitch, l'insolation est habituellement amenée par une augmentation du calorique sous l'influence du travail musculaire (dans la plupart des cas, elle se produit à l'occasion d'un exercice musculaire énergique, travail ou marche), qui coïncide avec une réduction des pertes de calorique due à l'humidité et à la température élevée du milieu. On peut admettre enfin, ce que je crois vrai, qu'il s'agit d'un trouble fonctionnel des centres vaso-moteurs, comme dans la fièvre typhoïde. Quelle que soit la théorie que l'on adopte, une chose reste certaine : c'est que l'émission de calorique par la peau est insuffisante lorsque l'insolation se produit. Il est inutile d'insister sur ce fait, qui est parfaitement connu. Il est une autre notion bien établie : c'est que l'on constate, dans la grande majorité des autopsies, une énorme dilatation des veines et un rétrécissement marqué du calibre des artères.

L'élévation de la température dans l'insolation est, à mon avis, due en grande partie, sinon entièrement, à ce que l'aire vasculaire de la peau ne suffit plus à émettre le calorique qui s'accumule rapidement dans l'organisme.

Il y a rétention de chaleur, comme dans la fièvre typhoïde. La pâleur et la cyanose de la peau (en dehors de la face, qui fait exception) témoignent qu'il en est ainsi. C'est exactement le même phénomène que nous constatons dans la fièvre typhoïde : les vaisseaux périphériques sont paralysés. Tant que l'on immergeait les typhiques dans de l'eau très froide (1), ou qu'on les enveloppait de draps mouillés pour les arroser d'eau glacée (voir chap. XXVII), jusqu'à ce qu'on eût obtenu un abaissement de la température, on n'arrivait pas à réduire la mortalité de la maladie. Lorsque les praticiens cessèrent de s'alarmer de l'hyperthermie et qu'ils se mirent à considérer les applications d'eau froide comme un stimulant du système nerveux, les résultats furent meilleurs (voir Mode d'action du bain froid).

(1) Le Dr. Krügkola a publié, dans les *Archiv für klinische Medicin*, Bd 3 et 4, un travail portant sur 60 cas de fièvre typhoïde traités par le bain froid; la mortalité de ces cas s'élève à 28,3 pour cent. On donnait aux malades des bains sans friction de dix minutes à 60°-65° F. (15,5°-18,3° C.) de 6 h. du matin à 10 h. du soir, toutes les fois qu'on jugeait utile d'abaisser la température.

Actuellement, on regarde encore l'hyperthermie comme le phénomène de l'insolation, contre lequel le traitement doit être dirigé, et on le combat au moyen de bains très froids et prolongés. Je me suis efforcé de démontrer que cette idée est erronée pour ce qui concerne la fièvre typhoïde, que la friction augmente l'efficacité du bain froid (méthode de Brand), qu'elle développe les effets antifébriles de celui-ci, qu'elle rend aux vaisseaux cutanés leur tonicité perdue, et qu'elle élargit l'aire vasculaire soumise à l'action réfrigérante de l'eau. Je me suis suffisamment étendu sur ce sujet pour qu'il soit inutile d'y insister ici. Je rappellerai seulement que l'abaissement de la température interne, déterminée par le bain froid, n'est pas dû à la réfrigération directe de l'organisme, qui a, en réalité, pour effet de contracter les vaisseaux cutanés et d'en chasser le sang, et, si elle est excessive ou prolongée, d'amener la paralysie de ces vaisseaux; cet abaissement de la température relève plutôt de l'excitation à laquelle le froid et la friction soumettent les nerfs et les vaisseaux périphériques. L'excitation est transmise aux centres nerveux et, par action réflexe, supprime ou atténue tous les troubles importants produits par la maladie, y compris l'hyperthermie.

Il nous reste maintenant à rechercher si les notions, auxquelles nous a conduits l'étude du traitement hydriatrique de la fièvre typhoïde, s'appliquent également à l'insolation. Le bain d'eau glacée et les autres procédés héroïques donnent-ils dans l'insolation les meilleurs résultats ? Continuerons-nous à suivre les conseils des ouvrages classiques, et à faire tout notre possible pour abaisser la température jusqu'au voisinage de la normale, dans les cas de fièvre thermique ? Laissons l'observation clinique répondre à cette question, comme nous l'avons laissée répondre lorsqu'il s'agissait de la fièvre typhoïde.

Les observations des cas d'insolation les plus étendues et les plus dignes de confiance qui aient été récemment publiées, se trouvent dans un travail qui a été présenté, le 20 mai 1897, à l'Académie de Médecine de New-York (1).

Pendant l'été 1896 se produisirent à New-York de nombreux cas d'insolation. Dans la semaine qui prit fin le 15 août, on eut à enregistrer six cent quarante-huit décès dus à cette cause, soit plus du tiers du nombre total des décès.

Le Dr Alexander Lambert recueillit des renseignements sur

(1) Sunstroke as it occured in New York City during 1896, *Medical News*, 24 juillet 1897, par Alexander Lambert.

presque tous les cas d'insolation qui furent reçus dans les hôpitaux de la ville. « On traita dans les hôpitaux cinq cent vingt cas de fièvre thermique, dont cent trente-deux se terminèrent par la mort. Chez les malades qui furent soumis à des bains à une température comprise entre 50° et 75° F. (10° et 23,8° C.), la mortalité s'éleva à 33,33 pour cent. A l'Hôpital homœopathique de Brooklyn, où l'on administrait des bains à 90-110° F. (32, 2°-43, 3° C.), dont on abaissait progressivement la température jusqu'à 72° F. (22,2° C.) sur vingt-neuf cas traités, la mortalité fut de 41,17 pour cent. Au même hôpital, une autre série de cas, que l'on traita au moyen d'une douche en pluie fine alimentée par un robinet d'eau froide, donna une mortalité de 11,5 pour cent.

« Au *Flower Hospital* on déshabillait le malade, on le plaçait sur un lit recouvert d'un drap de caoutchouc, on lui appliquait sur la tête un bonnet à glace, et on l'arrosait abondamment d'une pluie fine fournie par trois tuyaux rattachés à un robinet d'eau froide et munis de becs, jusqu'à ce que sa température rectale fût tombée à 103° F. (39,4° C.). On enveloppait alors le malade dans deux couvertures. Si la température s'élevait de nouveau à 104° ou 105° F. (40°-40,5° C.), on renouvelait l'arrosage jusqu'à ce qu'elle se fût abaissée à 101° F. (38, 3° C.). On traita de la sorte vingt-six malades dont la température était en moyenne de 108° F. (42, 2° C.) ; trois succombèrent ; la mortalité fut donc de 11,5 pour cent.

« Au *Saint Vincent Hospital*, on enveloppait le malade dans un drap de coton, on le plaçait sur un brancard recouvert d'un drap de caoutchouc, et on jetait sur lui avec force, d'une distance d'au moins un mètre, des cuvettes d'eau froide. Dans les cas très graves, toutes les deux ou trois minutes, on laissait tomber, d'une hauteur de deux à trois mètres, sur le front du malade, un petit filet d'eau très froide. Ce mode de traitement avait un effet stimulant très marqué. On l'appliquait tant que la température n'était pas tombée à 104° ou 103° F. (40° ou 39,4° C.). Puis on enveloppait le malade de couvertures, et on l'entourait de boules d'eau chaude. La température rectale revenait lentement à la normale, sans qu'il se produisît de réaction. Souvent le malade se mettait à transpirer, au bout d'un instant, sous son maillot chaud, puis s'endormait. Sur cent quatre-vingt-dix-sept cas de fièvre thermique, traités suivant ce procédé, douze se terminèrent par la mort, soit six pour cent. »

Ces chiffres fournissent des indications précieuses, qui établissent l'exactitude de l'opinion que je désire propager. Bien que l'auteur du travail que je viens de citer paraisse considérer l'hyperthermie comme fournissant la principale indication thérapeutique, il montre, en plusieurs endroits de son mémoire, qu'il apprécie judicieusement *la valeur de l'eau froide comme stimulant du système nerveux*. Il condamne le maillot de glace, parce que « ce procédé interdit l'usage de la friction et n'est pas stimulant, comme le bain froid, auquel il est inférieur, par conséquent ».

Pour que l'on saisisse bien le danger que présentent les applications hydriatriques à température très basse, en particulier le bain d'eau glacée (l'immersion du malade durant cinq minutes et plus) et le maillot de glace (1), et que l'on comprenne l'importance capitale de l'excitation mécanique de la peau que produit la percussion de l'eau, je vais résumer en quelques lignes les résultats qu'ont donnés les différents modes de traitement exposés ci-dessus :

1° Bain progressivement refroidi, 110° à 72° F. (43,3° à 22,2° C.), quinze à vingt minutes, mortalité : 41,17 pour cent ;

2° Maillot de glace, mortalité : 38,7 pour cent.

3° Bain froid, 50° à 75° F. (10° à 23,8° C.), mortalité : 33,33 pour cent ;

4° Affusion en pluie fine, 75° F. (23,8° C.), interrompue lorsque la température rectale atteint 103° F. (39,4° C.), mortalité : 11,5 pour cent ;

5° Affusion froide avec percussion, interrompue lorsque la température atteint 104° ou 103° F. (39,4° ou 40° C.), méthode de O'Dwyer, mortalité : 6 pour cent.

Quand on voit Osler considérer une mortalité de 38,7 pour cent comme « à peu près aussi satisfaisante que possible », on

(1) « Par bain d'eau glacée (*ice bath*), on entend un bain de baignoire dans lequel on laisse flotter constamment des morceaux de glace de volume moyen. La température du bain est d'environ 40° F. (4, 4° C.). Il est absolument nécessaire de pratiquer sur toutes les régions du corps une friction vigoureuse pendant toute la durée du bain. Lorsqu'on prolonge le bain pendant dix minutes, quelle que soit la température, les résultats sont mauvais.

« On exécute un maillot de glace (*ice pack*) en plaçant le malade sur un drap de caoutchouc et en disposant au contact de son corps, entre ses jambes, le long de ses membres et de ses côtés, des morceaux de glace enveloppés de linges. On frictionne la partie supérieure du corps avec les mains et des fragments de glace. L'opération demande souvent plus d'une heure. La température tombe presque toujours. »

comprend combien le pronostic de l'insolation est sombre, lorsqu'on traite cet accident suivant la méthode antithermique ordinaire. Les chiffres que nous avons cités établissent que *la substitution de procédés exerçant une action stimulante sur le système nerveux* (douches et affusions) *aux procédés antithermiques* (bains d'eau glacée et maillot de glace) *amène une réduction considérable de la mortalité.*

Ces chiffres donnent une démonstration clinique de la justesse de l'opinion que nous avons émise au commencement de ce chapitre : théoriquement et pratiquement, le bain d'eau glacée et le maillot de glace, que recommandent les ouvrages classiques, sont des procédés dangereux.

Je ne prétends pas, d'ailleurs, qu'on doive considérer l'hyperthermie avec indifférence, pas plus dans l'insolation que dans la fièvre typhoïde. Je soutiens seulement que *l'altération des fonctions vaso-motrices est le principal facteur de léthalité.* Cette altération précède l'hyperthermie ; le traitement le plus efficace qu'on puisse lui opposer consiste en applications froides de courte durée et percutantes portant successivement sur les diverses régions du corps. *La température élevée de l'atmosphère, lorsqu'elle agit sur des individus prédisposés, amène un tel état d'épuisement des centres nerveux que le sujet est incapable de réagir au choc d'une eau très froide, atteignant en même temps le corps tout entier.* La mortalité la plus élevée (41,7 pour cent) a été observée avec le bain de 90°-110° F. (32,2°-43,3° C.), progressivement abaissé à 72° F. (22,2° C.), tandis que l'affusion percutante en pluie fine à 75° F. (23,8° C.), dans le même hôpital, a donné la mortalité qui est presque la plus basse de celles que l'on a observées (11,5 pour cent). Les douches et les affusions, qui comportent des frictions, sont donc bien supérieures aux bains d'eau glacée, et aux maillots de glace, avec lesquels la réaction ne peut s'établir.

Pour que le traitement soit efficace, on doit déterminer la température de l'eau, la force de la percussion et la durée de l'opération, suivant les indications particulières à chaque cas. Comme l'hyperthermie fait partie des manifestations qui sont dues à la dépression des fonctions nerveuses, elle cédera au traitement qui stimule le système nerveux. On peut suivre, dans la pratique, la méthode que nous allons exposer, et qui est basée sur des principes dont l'observation clinique a vérifié la solidité.

Lorsque le pouls est faible et rapide, que la peau est pâle, que le malade n'a pas perdu connaissance, que la température dépasse 103° F. (39, 4° C.), on peut commencer par administrer des ablutions. On fait coucher le malade sur un dra de caoutchouc recouvert d'une couverture ; puis on le bassine rapidement et *on le frictionne*, pendant dix minutes, avec une serviette de toilette ou une large pièce de gaze chiffonnée, que l'on a imbibée d'eau à 75° F. (23, 8° C.). Si la peau témoigne que la réaction se fait, on peut renouveler cette ablution, au bout d'une demi-heure, avec de l'eau à 70° F. (21, 1° C.), puis de nouveau, au bout d'une demi-heure avec de l'eau à 65° F. (18, 3° C.), et continuer à opérer de cette façon jusqu'à ce que la température rectale se soit abaissée de deux à trois degrés (1° à 1, 5° C.). *C'est une erreur grave que de prolonger l'opération jusqu'à ce que la température rectale soit tombée au voisinage de la normale.* Le travail que nous avons cité montre qu'un grand nombre de sujets succombent avec une température presque normale et que d'autres arrivent spontanément et rapidement à une température inférieure à la normale. Il est beaucoup plus prudent et beaucoup plus utile de recommencer le traitement lorsque l'organisme a eu le temps et la faculté de réagir un peu, d'abaisser la température de l'eau et d'augmenter l'énergie de la percussion, en projetant l'eau d'une hauteur de plus en plus grande, ou bien en se servant d'une douche en jet ou en pluie. On doit, en outre, atteindre successivement les diverses régions du corps et *ne jamais continuer l'application sur une région qui resterait toujours refroidie*, ni employer le bain froid général.

Le drap mouillé (p. 141) convient très bien aux cas où la température est très élevée. Lorsque le sujet est dans le coma, on obtient les meilleurs résultats en appliquant successivement, à de courts intervalles, sur les différentes régions, soit une douche, soit une affusion avec percussion à 50°-40° F. (10°-4, 4° C.). Dans ce cas, également, il faut prendre garde à ne pas prolonger l'application d'eau très froide au point de déprimer le système nerveux. On doit se proposer d'amener une réaction.

Lorsqu'on n'a pas à sa disposition une canalisation d'eau fournissant de la pression, on peut recourir à des aspersions ou à des affusions brutales, avec de l'eau à 60° F. (15, 5° C.), que l'on répète en abaissant chaque fois la température de l'eau de quelques degrés.

Si l'hyperthermie persiste malgré l'emploi des méthodes que nous venons d'exposer, le procédé anti-thermique le plus efficace et le moins dangereux que l'on puisse employer est le bain de hamac (page 304) à 95° F. (35° C.), d'une durée d'une heure. On peut le faire suivre d'une affusion froide, si le malade reste stuporeux.

On doit, avant tout, se dégager de la routine. Si l'on sait apprécier judicieusement les modifications qu'il convient d'apporter à chaque procédé pour répondre aux indications particulières de chaque cas, l'hydrothérapie donne, dans l'insolation, les mêmes bons résultats qu'elle fournit dans les autres maladies aiguës. Qu'on se rappelle ce qui s'est passé pour la fièvre typhoïde. Je souhaite que la méfiance que j'ai cherché à inspirer à l'égard des bains d'eau glacée et des maillots de glace dans le traitement de l'insolation ne mette pas trop de temps à se répandre chez les médecins, et à remplacer, dans leur esprit, le souvenir de l'enseignement des ouvrages classiques, qui se répètent l'un l'autre, plutôt que de s'en référer à l'observation clinique.

CHAPITRE XV

LE BAIN D'AIR CHAUD

Le bain d'air chaud (*hot-air bath*) a des rapports étroits avec l'hydrothérapie. Car on s'en sert, depuis longtemps déjà, pour augmenter les facultés réactionnelles des malades que l'on doit soumettre aux opérations hydriatriques.

Technique. — On peut improviser un appareil pour obtenir le bain d'air chaud au domicile du malade, en procédant de la façon suivante. On installe celui-ci sur une chaise dont le siège est en bois recouvert, sur sa face inférieure, d'une plaque de tôle. On place sous la chaise, dans un plat de métal, une forte lampe à alcool ou un bec de gaz. On couvre le malade d'un drap, que l'on assujettit autour de son cou et sur lequel on dispose une toile imperméable, fixée de la même façon. On allume la lampe et on porte l'air qui entoure le malade à la température requise.

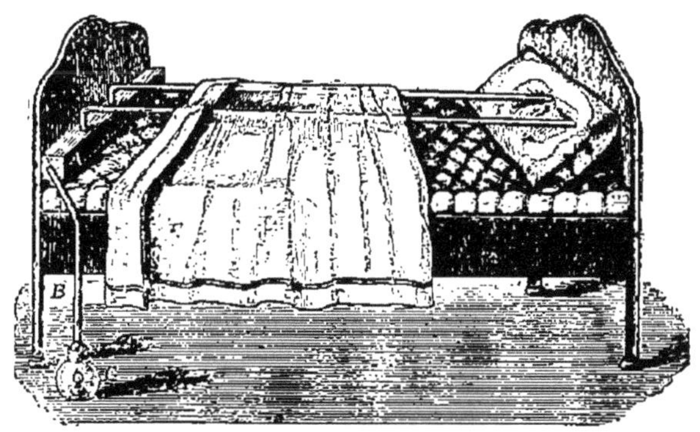

Fig. 67. — Bain d'air chaud pour l'usage domestique (Glax).

Fulpius a imaginé un appareil pratique, qui permet de donner le bain d'air chaud à un malade placé dans son lit (fig. 67).

Cet appareil consiste en une caisse de bois, longue de

soixante-dix centimètres, large et profonde de quinze centimètres, que l'on place au pied du lit. Un tuyau, long d'environ soixante centimètres, relié à une lampe, apporte dans cette caisse de l'air chauffé, qui pénètre ensuite dans un espace délimité par deux baguettes de bois, dont les extrémités reposent, d'une part sur la caisse, d'autre part sur l'oreiller. Le malade se couche dans cet espace, on étend sur lui des couvertures, et l'air chaud l'entoure de tous côtés.

Le maillot sec, que nous décrivons dans le chapitre consacré au traitement de la tuberculose pulmonaire, est un procédé commode pour envelopper le malade d'air chaud, sans lui imposer de dérangement.

Dans les établissements hospitaliers, on dispose habituellement d'un appareil spécial. Lorsqu'on en fait usage d'une façon rationnelle et judicieuse, par exemple sous la forme de l'étuve sèche que l'on emploie en France, et non suivant la méthode des bains turcs, le bain d'air chaud donne d'excellents résultats.

L'appareil que j'ai fait construire, et qui est en usage, actuellement, dans le service hydrothérapique de la Clinique Vanderbilt (Columbia University), et dans un grand nombre d'établissements publics et privés, se compose de trois caisses de bois (voir page 529) chauffées par des serpentins où circule de l'air chaud ou de la vapeur. Dans la pratique, cet appareil, dont on se sert depuis longtemps déjà, se montre absolument parfait, bien qu'il soit très simple. La température de l'air qui enveloppe le malade est réglée au moyen d'une soupape. On peut facilement l'élever jusqu'à 180° F. (85° C.), et même au-delà ; ce qui, d'ailleurs, n'est que très rarement nécessaire. On peut prendre toutes les dix minutes le pouls et la température buccale du sujet. Quand on a obtenu l'élévation de la température organique et la sudation que l'on recherchait, on soumet le malade à celle des opérations hydriatriques qui se trouve indiquée (1).

Mode d'action. — Lorsqu'un individu est plongé dans de

(1) Le bain de lumière électrique diffère du bain d'air chaud, en ce qu'il produit les effets de l'air chaud plus rapidement et sans exiger une élévation aussi considérable de la température de la caisse. Mais cet avantage ne compense pas les frais très considérables qu'entraine le fonctionnement de l'appareil. Toutefois, on ne doit pas négliger, dans les maisons de santé installées luxueusement, cet appareil qui permet mieux que tout autre, d'agir par suggestion sur les malades.

l'air chaud, c'est-à-dire dans une atmosphère dont la température va de 120° F. (49° C.) à un point où la tolérance de l'organisme cesse, il absorbe une énorme quantité de calorique, par le fait que son sang s'échauffe en passant dans les vaisseaux cutanés. L'élévation de la température de la cavité buccale qui, pourtant, n'est pas exposée à l'influence directe de l'air chaud, témoigne qu'il en est ainsi.

Il se produit, en même temps, une diaphorèse abondante, une accélération du pouls et de la respiration, une diminution de la force musculaire et de la capacité vitale des poumons, une réduction de l'amplitude des mouvements respiratoires, un accroissement marqué des échanges organiques et de l'assimilation, un abaissement de la tension artérielle.

D'après Lommel (1), la viscosité du sang et le nombre des globules rouges augmentent d'une façon bien nette.

Suivant Linser et Schmid (2), l'hyperthermie a une action marquée sur le métabolisme ; ses effets commencent à se produire lorsque l'atmosphère est à 104° F. (40° C.); ils s'accentuent à mesure que la température s'élève.

Trois facteurs sont en jeu chez un sujet soumis à un bain d'air chaud : l'excitation thermique, l'accumulation du calorique dans l'organisme et la réaction défensive de celui-ci contre l'échauffement. L'équilibre thermique de l'organisme humain est le résultat de la balance qui s'établit entre la production et l'émission du calorique. Ces deux phénomènes sont réglés par le système nerveux, qui se trouve relié, d'une part, à l'appareil nerveux de la peau par les nerfs rachidiens et crâniens et par le sympathique, et, d'autre part, au réseau capillaire si vaste de la peau et des muscles. Le système nerveux répond aux excitations thermiques les plus légères, soit en dilatant, soit en contractant les vaisseaux cutanés ou les vaisseaux musculaires. Il régularise ainsi la production et l'émission du calorique. Bien entendu, les réactions du système nerveux, que provoquent ces excitations, sont plus ou moins fortes suivant les individus, et, chez un même sujet, suivant le moment que l'on considère.

Ordinairement, le pouls commence à s'accélérer au bout de cinq minutes ; cinq minutes plus tard, la température s'élève et les mouvements respiratoires deviennent plus rapides. Chez

(1) *Fortschritte der Medizin.*
(2) *Loc. cit.*

un malade quelconque, le nombre des pulsations radiales augmente en moyenne de trente à cinquante, et la température de 1,5° à 2,5° C., en une demi-heure.

La peau se congestionne et s'imbibe d'eau ; sa sensibilité au contact et aux excitations électriques s'accentue. Les capillaires, dépourvus de tunique musculaire, ne sont formés que d'une membrane mince, simple prolongement de l'endartère, et ce sont les tissus environnants qui leur donnent leur rigidité et leur élasticité. Lorsque ces tissus se relâchent sous l'influence de la chaleur, les capillaires se dilatent, doublent plusieurs fois leur calibre et absorbent ainsi une quantité de sang beaucoup plus considérable qu'à l'état normal.

Le plétysmographe, qui fournit des indications exactes sur le volume des régions, permet de démontrer qu'il se produit, sous l'influence de la chaleur, non seulement une augmentation du volume du corps, et en particulier de celui des membres, mais encore une accentuation de l'énergie du cœur ; celui-ci envoie une quantité de sang plus considérable dans les artérioles et les capillaires qui se sont élargis et résistent moins. On conçoit facilement que le déplacement d'une énorme quantité de sang vers la périphérie puisse produire des modifications importantes dans la fonction circulatoire, dégorger le système veineux, les reins, le foie et la rate. La pression sanguine diminue; les parois artérielles perdent de leur tension. Le cœur se fatigue et se trouve dans la nécessité de fournir un travail plus considérable, parce que les résistances périphériques sont moindres. Ainsi peuvent s'expliquer les défaillances, les tintements d'oreille, et les symptômes d'anémie cérébrale qui surviennent parfois pendant le bain d'air chaud, et qui sont si fréquents dans le bain turc, pendant lequel le sujet inhale de l'air chaud qui agit alors directement sur les capillaires du poumon. Habituellement, on fait suivre le bain d'air chaud d'une application froide ; on abaisse la température de la peau au moyen du bain froid ou de la douche froide ; les organes internes, qui se trouvaient anémiés, se remplissent à nouveau de sang. C'est en raison de ces phénomènes que le bain d'air chaud présente des dangers pour les individus dont les parois artérielles sont fragiles et pour les cardiopathes. Aussi est-il préférable, lorsqu'on traite des vieillards ou des personnes affaiblies, d'employer d'abord, à la suite du bain d'air chaud, de l'eau à 95° F. (35° C.), dont on abaisse, ensuite, progressivement la température.

Lorsqu'on a administré au malade une douche convenable et une friction, la peau reste suffisamment hyperémique pour présenter une coloration rosée. La différence marquée que l'on observe entre les effets du bain d'air chaud et ceux de la douche froide qui succède à celui-ci sur la circulation périphérique d'abord, puis sur la circulation profonde, nous montre bien nettement que le premier amène un relâchement des vaisseaux cutanés, tandis que la seconde détermine un état de dilatation tonique de ces vaisseaux, qui favorise la circulation capillaire et diminue le travail du cœur. Le pouls reste un peu plus rapide, devient plus mou ; la tension artérielle baisse un peu. Ces modifications démontrent l'utilité thérapeutique de l'opération.

Le bain d'air chaud exerce sur la respiration une action aussi marquée que sur la circulation. L'excitation thermique est le point de départ de réflexes qui déterminent une accélération des mouvements respiratoires ; d'autre part, le sang surchauffé est un excitant du vague. J'ai souvent compté trente inspirations par minute, chez des sujets dont les mouvements respiratoires avaient augmenté d'amplitude. L'opération froide qui succède au bain d'air chaud ralentit plus ou moins la respiration, suivant son énergie et sa brièveté ; toutefois, les mouvements respiratoires restent, pendant un certain temps, plus fréquents qu'à l'état normal.

L'élimination de l'acide carbonique et l'absorption de l'oxygène augmentent ; les oxydations, par conséquent, s'accroissent. L'examen de l'urine fournit des indications qui confirment ce fait, d'autant plus intéressantes qu'elles sont particulièrement précises. La quantité d'urine excrétée se réduit environ d'un quart sous l'influence du bain d'air chaud, chez des sujets qui ingèrent la même quantité de liquide qu'en temps ordinaire. Cette réduction est moins considérable au moment même du bain que pendant les quatre ou cinq jours qui le suivent.

L'augmentation de la densité de l'urine est proportionnelle à la diminution du volume de celle-ci ; et cette augmentation persiste, alors même que la quantité d'urine est revenue à la normale. Il est donc certain que les éléments solides de l'urine augmentent.

Comme Formanek et d'autres auteurs l'ont établi, la quantité d'azote et la quantité d'urée excrétées sont plus grandes que dans les conditions ordinaires, d'un tiers environ le jour même du bain, en proportion moindre les jours suivants, jusqu'au cinquième jour. Si le sujet ne prend qu'une quantité modérée de boissons, l'élimination de l'urée est moins grande immédiatement après le bain, mais elle augmente davantage dans les jours qui suivent. Il se produit évidemment, dans ce cas, une rétention d'urée, à cause de l'insuffisance de l'élément liquide de l'urine ; mais l'élimination moyenne de l'urée, pendant les six jours, est à peu près la même que dans l'autre cas, que le malade ingère une quantité d'eau plus grande ou non. Ce phénomène fournit la preuve que les échanges organiques sont augmentés.

La quantité d'acide urique excrétée double, ou même triple ; elle est surtout considérable dans l'urine émise après le bain ; l'augmentation se réduit rapidement les jours suivants, contrairement à ce qui se passe pour l'urée. L'acide sulfurique et l'acide phosphorique se trouvent aussi en plus grande quantité dans l'urine, après le bain d'air chaud qu'à l'état normal.

Les bains d'air chaud déterminent une accélération marquée de l'oxydation des substances azotées (provenant des aliments et des albuminoïdes des tissus), laquelle dure plusieurs jours. Mais comme la chaleur ainsi produite par l'organisme est insuffisante pour compenser les pertes de calorique qu'il continue à subir, il est obligé de consommer ses réserves graisseuses. Une observation, que nous pouvons faire chaque jour, nous apprend, d'autre part, que les personnes qui se soumettent aux bains d'air chaud, en réduisant les graisses et les liquides dans leur régime alimentaire, perdent rapidement une grande partie de leur graisse. Des expériences faites sur les animaux conduisent à la même conclusion. Le bain d'air chaud nous fournit donc un moyen d'accélérer les phénomènes d'oxydation d'une manière assez durable en utilisant les réserves azotées et non-azotées de l'organisme (Frey).

La quantité de sueur, qui se produit sous l'action du bain d'air chaud, varie dans des limites étendues suivant les individus, et, chez un même individu, suivant le moment que l'on considère. Des personnes, qui ont réagi faiblement lors du premier bain et qui ont dû prolonger leur séjour dans la caisse, d'autres qui n'ont pas transpiré facilement dans les bains turcs, deviennent, de jour en jour, plus sensibles au bain d'air chaud. La peau semble s'accoutumer à réagir et le fait de mieux en mieux, lorsqu'on la soumet chaque jour à l'action d'une température élevée puis à l'action d'une douche froide stimulante.

Un jeune homme de seize ans, que j'ai observé, qui pesait quatre-vingt-cinq kilogrammes et demi et qui avait un tour de taille de quatre-vingt-quinze centimètres perdit un kilogramme et demi pendant un premier bain d'air chaud. La teneur de son urine en urée s'éleva de 12 gr. 927 par litre avant le bain, à 17 gr. 236 par litre après le bain. Lorsqu'il eut pris trois bains, il avait perdu en tout un kilogramme et demi, et sept centimètres et demi de son tour de taille. Il reprit cinq cents grammes avant le quatrième bain. A la suite du cinquième bain, le taux de l'urée était de 17 gr. 343 par litre.

Des recherches récentes ont démontré que la quantité de sueur que l'on peut estimer ne fournit pas une indication précise sur l'émission de chaleur Zunz et Schumburg (1) ont établi, dans leurs travaux sur la régulation de la thermogénèse dans la marche, que la sueur liquide ne dissipe qu'une partie seulement de la chaleur organique, et que l'autre partie, qui est considérable, est émise grâce à l'évaporation, sans sudation visible. Von Mering et H. Winternitz (de Halle) ont défendu la même opinion, en montrant que l'agaricine et l'atropine ne diminuent pas l'émission de calorique.

Indications thérapeutiques. — Le bain d'air chaud donne de bons résultats dans *l'obésité*, *le rhumatisme chronique*, *la goutte* et certains cas d'*anémie*, parce qu'il augmente les échanges organiques et qu'il détermine l'oxydation et l'élimination des produits de déchet. Il amène, en même temps, des changements considérables dans le fonctionnement de l'appareil circulatoire, il produit des congestions, il apporte aux organes en abondance les substances nutritives, ou les leur enlève, et modifie ainsi leurs fonctions. Si l'on sait utiliser ces effets, on exerce la meilleure influence sur les états pathologiques que nous avons indiqués.

Dans les myalgies et les névralgies récentes, dans le lumbago et les autres formes du rhumatisme musculaire, c'est-à-dire dans tous les cas où l'on a l'habitude de prescrire le bain turc, il est préférable d'avoir recours au bain d'air chaud, tel que nous l'avons décrit. Ce procédé permet d'observer le malade et de surveiller la marche du traitement. On le fait suivre d'une douche dont la température est appropriée à l'état du malade.

(1) *Deutsche Mediz. Zeitung*, 1903, n° 25.
(2) Congrès de Médecine interne de Wiesbaden, 1907.

La méthode ainsi comprise est bien supérieure au bain turc et répond à des indications beaucoup plus nombreuses.

Dans la *syphilis*, lorsque l'organisme est saturé de mercure et qu'on désire favoriser l'élimination de cette substance, le bain d'air chaud peut rendre de grands services. Les expériences de Borovsky (1) ont déterminé la valeur respective des différentes espèces de bains. Elles établissent que « l'on doit préférer le bain d'air chaud à tout autre procédé lorsqu'il s'agit de débarrasser un malade du mercure que son organisme renferme. Les bains d'air chaud à 170°-180° F. (76,6°-85° C.), de vingt minutes, sont mieux supportés que les bains de trente minutes à 140°-160° F. (60-71° C.), et agissent mieux que les bains d'eau très chaude, qui causent parfois des défaillances. Les bains d'air chaud amènent une soif intense, augmentent l'ingestion des liquides et activent ainsi le métabolisme. »

La supériorité du bain de caisse sur le bain turc ordinaire est évidente. Le malade se trouve enveloppé d'air chaud dans la caisse, tandis que sa tête reste à l'extérieur et qu'il peut respirer de l'air plus frais. De cette façon, il peut supporter des températures plus élevées, et, de plus, il n'a pas à souffrir de la dyspnée, qui est si pénible chez beaucoup de personnes dans le bain turc, et qui est due, sans doute, au manque d'oxygène ; ce gaz, en effet, dilaté par la chaleur, n'arrive pas au poumon en quantité suffisante pour que l'hématose soit normale. S'il est vrai que l'objet principal du bain d'air chaud soit l'augmentation des phénomènes d'oxydation, on doit considérer le bain de caisse comme de beaucoup supérieur au bain turc ; car celui-là permet un apport d'oxygène plus considérable que celui-ci, et, par conséquent, favorise davantage les oxydations. L'air chaud contient, par centimètre cube, une quantité d'oxygène moins grande que l'air froid. La quantité d'air qui arrive aux poumons, lorsque la température est celle d'un appartement, c'est-à-dire à 70° F. (21,1° C.), est plus grande d'un huitième que celle qu'ils reçoivent lorsque l'atmosphère est à 130° F. (54,4° C.), comme dans le bain turc. En outre, le malade n'est pas mis dans l'obligation de subir les exhalaisons, qui émanent des nombreuses personnes enfermées ensemble dans l'étuve du bain turc.

Dans le *rhumatisme chronique et la goutte*, comme on le verra dans le chapitre spécial consacré à ces maladies, on

(1) *British Journal of Dermatology*, 1889.

emploie utilement le bain d'air chaud surtout comme une opération préliminaire à une application hydriatrique. Il rend des services dans les cas où il existe de l'obésité, de la pléthore, en activant les échanges organiques, mais il présente l'inconvénient de surchauffer le sang. On doit préférer les procédés qui n'élèvent pas autant que celui-ci la température du corps.

Je dois signaler ici l'abus que certaines personnes font du bain de caisse, à leur domicile. Ces malheureux ignorants achètent des appareils, dont ils entendent faire l'éloge, et qui deviennent nuisibles entre des mains inexpérimentése, comme tous les procédés thérapeutiques énergiques. Un bain d'eau très chaude, pris suivant les prescriptions du médecin, leur serait souvent beaucoup plus utile.

CHAPITRE XVI

APPAREILS HYDROTHÉRAPIQUES A L'USAGE DES HOPITAUX, ASILES ET AUTRES ÉTABLISSEMENTS

Je me propose d'indiquer, dans ce chapitre, les conditions que doivent remplir la disposition et l'installation des appareils hydrothérapiques, que l'on emploie dans les hôpitaux, les asiles d'aliénés et les maisons de santé privées. J'ai souvent reçu, d'établissements de ce genre, des demandes de renseignements sur ce sujet.

Les établissements destinés au traitement des malades sont de deux types différents : le type rural et le type urbain. Les établissements du type rural sont habituellement situés dans une vallée entourée de montagnes, au milieu d'un beau paysage, isolés, éloignés de tout ce qui pourrait constituer un voisinage désagréable, permettant ainsi de régler méthodiquement l'existence quotidienne et les occupations des malades. Cette situation est celle d'un établissement modèle ; on la rencontre dans beaucoup d'endroits. Malheureusement, les établissements ne la possèdent pas souvent aux Etats-Unis. Ceux que l'on voit en Europe, au contraire, sont souvent bien placés ; mais l'hydrothérapie, qu'on y pratique, est trop souvent routinière, trop attachée aux traditions des vieux hydropathes ; elle conserve trop son caractère de spécialité et garde la prétention de traiter toutes les maladies. Parmi les vingt-huit établissements que j'ai visités pendant l'année 1896, je n'en ai trouvé que deux qui répondissent aux exigences de l'hydrothérapie scientifique. Je ne veux pas dire qu'on ne fait pas de bonne thérapeutique dans la plupart de ces établissements. Mais je crois qu'il n'est pas possible de faire la meilleure hydrothérapie, lorsqu'on n'a pas le moyen de déterminer, d'une façon précise, la pression employée au moyen d'un manomètre, la température à l'aide d'un thermomètre, et la durée de l'opération d'après une horloge. Lorsqu'on se contente d'apprécier avec la main la température d'une douche, d'estimer la pression de celle-ci d'après le niveau présumé de l'eau dans le réservoir qui alimente l'appareil, et d'en mesurer la durée d'après sa propre impression, on ne possède pas de données assez précises pour arriver aux meilleurs résultats. C'est là, cependant, la pratique habituelle dans un grand nombre des établissements dont nous parlons, et même dans les cliniques les plus importantes.

Dans l'un des deux qui faisaient exception, un manomètre fournissait des indications exactes sur la pression, mais il n'existait aucun moyen de la modifier avec précision, nécessité sur laquelle j'ai suffisamment insisté précédemment. A la nouvelle clinique du professeur Brieger, des robinets distincts fournissent des jets qui ont, respectivement, une atmosphère et demie, trois et quatre atmosphères. Le magnifique hôpital, récemment construit, qui porte le nom de Virchow, possède une installation de douches qui rappelle celle dont j'ai établi le plan, plan qui a été publié dans le *Winternitz Festschrift* de 1897. Cette installation permet de régler la température et la pression.

La grande majorité des malades qui ont besoin d'un traitement hydrothérapique ne peuvent quitter leur domicile et leur famille. On doit leur donner le moyen de se traiter. Dans beaucoup de cas, le traitement que l'on peut faire à domicile est tout à fait suffisant, comme je le montrerai dans les chapitres suivants. Lorsqu'il n'est pas possible de faire appliquer le traitement par des infirmiers habiles, lorsque le médecin n'a pas le temps ou n'a pas le goût d'en surveiller l'exécution, ou bien qu'il n'est qu'imparfaitement familiarisé avec la technique, on s'adresse à un établissement urbain, dirigé par un médecin. Les établissements de ce genre rendent de grands services. Si le malade n'est pas trop gravement atteint, il bénéficie de tous les avantages d'une installation hydrothérapique complète, sans se priver des conseils de son médecin habituel, sans quitter sa famille et ses amis — nécessité qui ne s'impose pas dans tous les cas — sans abandonner une occupation lucrative — considération souvent très importante.

Une installation hydrothérapique peut prendre place dans un espace restreint. De vastes locaux ne sont pas absolument nécessaires. Il suffit de disposer d'un espace de dix mètres sur trente, pour pouvoir appliquer tous les procédés utiles, et traiter facilement cinquante personnes par jour.

La description d'un établissement (1), qui existe depuis déjà de longues années, me servira à démontrer ce que j'avance.

L'établissement comprend une salle d'attente et un certain nombre de cabines où les malades se déshabillent, une salle contenant deux ou plusieurs lits pour faire les maillots, une autre salle destinée au massage. La salle de douches a quatre mètres de côté, au moins. Les parois sont en marbre. Elle est bien éclairée et bien chauffée. Le sol imperméable a une pente suffisante pour que l'eau puisse s'écouler jusqu'à un conduit, qui la déverse dans un égout. Il est recouvert d'un plancher horizontal à claire-voie, divisé en plusieurs parties, qui s'enlèvent facilement lorsqu'on veut nettoyer la salle. L'eau, qui a servi au malade, s'écoule à travers les interstices de ce plancher, sur le sol. A l'une des extrémités de la salle se trouve une douche en cercles (fig. 68, *Cr.*). Sur un côté, sont installés une grande baignoire et un bain de siège. En arrière de celui-ci, l'espace libre est assez grand pour qu'un infirmier puisse y prendre place. La table des douches (*douche table*) est alimentée par des réservoirs d'eau très chaude, d'eau froide et d'eau glacée.

La table des douches (fig. 68) est une caisse de un mètre trente centimètres de longueur, sur soixante-dix centimètres de largeur et un mètre de hauteur. Elle est recouverte de marbre. Cette caisse renferme les tuyaux d'apport de l'eau chaude, de l'eau froide, de la vapeur et les tuyaux de départ qui se rendent aux différents appareils (2). Les conduits d'eau chaude et d'eau froide sont fermés par des robinets, commandés par des tiges qui sortent de la caisse à travers des ouvertures ménagées dans la paroi supérieure, et qui sont munies de poignées. Le médecin se place derrière cette table; il se trouve protégé contre l'eau qui peut rejaillir du malade, et il a sous la main les moyens de régler le jet, suivant les prescriptions établies pour chaque cas particulier. Un robinet, *P*, permet de donner à l'eau la pression voulue, d'après les indications d'un

(1) *The Hydriatric Institute*, 635 Park Avenue, New York.

(2) Cet appareil a été en usage, pendant ces dix dernières années, et a donné toute satisfaction, dans les établissements suivants : *The Riverside Association; saint Elisabeth Hospital* (hôpital du Gouvernement des Etats-Unis, Washington, D. C.); *German Hospital*, de Philadelphie; *Mc Lean Hospital*, de Boston, et dans un grand nombre d'hôpitaux et de maisons de santé.

manomètre, *G*, avant d'administrer la douche, ou même pendant que le jet coule. La pression de l'eau peut être de 3/4 d'atmosphère à 2 1/3 atmosphères. J'ai cru devoir insister souvent sur l'importance de cet élément, dans le cours de cet ouvrage.

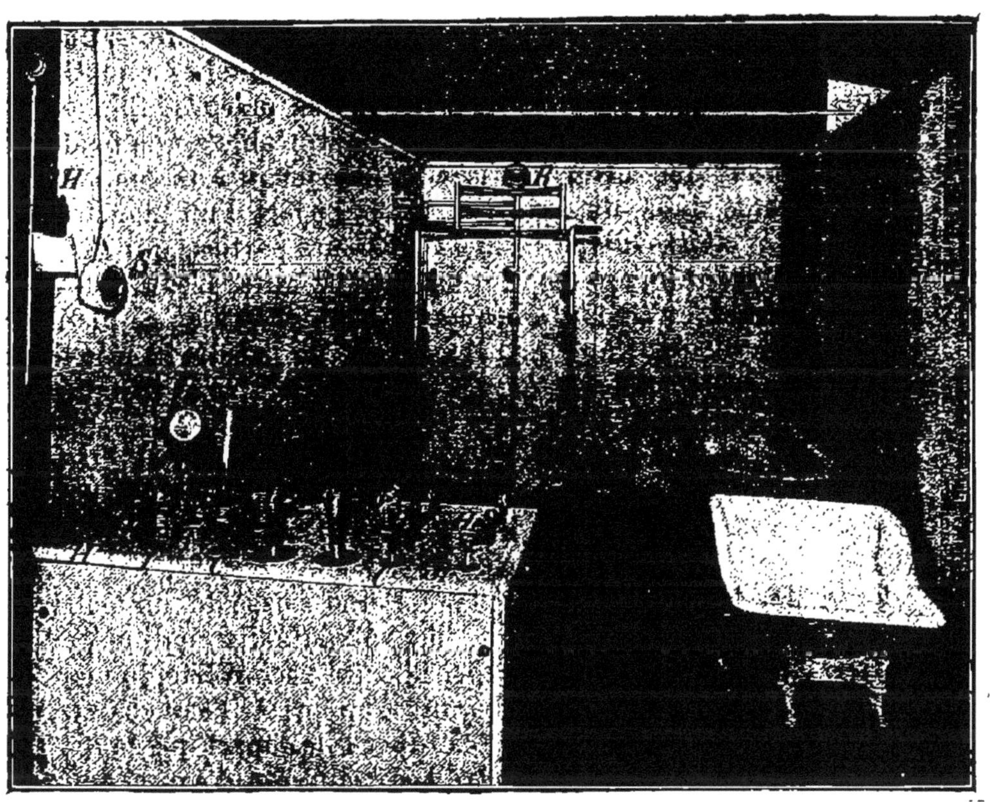

Fig. 68. — Appareil à douches de l'auteur.

PH, support pour prescriptions.
S, horloge à secondes.
H, eau chaude.
I, eau glacée.
C, eau froide.
P, régulateur de la pression.
B, sonnerie.
G, manomètre.
T, thermomètre.
R, douche en pluie.
Cr, douche en cercles.
C J, douche en jet froide.
H J, douche en jet chaude.
H, eau chaude pour la douche écossaise.
C, eau froide pour la douche écossaise.
Hp, bain de siège.
St, douche de vapeur.

Un thermomètre, *T*, qui est enfermé dans un tube de métal muni d'une ouverture, dont le réservoir plonge dans le mélangeur, et dont la tige est visible à travers un verre grossissant, donne la température de l'eau qui arrive au bec du tuyau de la douche. Une horloge à secondes, *C*, permet de mesurer la durée de l'opération. Une pince sert à fixer la prescription médicale en un point où les gouttelettes d'eau ne peuvent l'atteindre.

L'opérateur prend connaissance de la prescription, la suspend à cette pince et ouvre le robinet qui ferme le bec de la douche. Il ouvre, ensuite, les robinets d'eau chaude et d'eau froide, et, en consultant le thermomètre, il établit, pendant que l'eau coule, le mélange qui possède la température requise. Il suffit d'un peu d'expérience pour arriver avec la plus grande facilité à ce résultat. Puis, il donne accès à l'eau dans le conduit du régulateur de la pression, jusqu'à ce que le manomètre indique que l'eau a la pression voulue. Après avoir, de nouveau, consulté le thermomètre, l'opérateur prend de la main gauche la poignée du robinet et de la main droite le tuyau, au voisinage du bec métallique (1) par où sort le jet; il ordonne, en même temps, au malade de se placer à deux mètres en avant de la table des douches. Tout en surveillant le thermomètre, il dirige, d'abord, le jet sur le dos du sujet; puis, il l'applique successivement aux autres régions, suivant les prescriptions du médecin traitant. Lorsqu'on administre une douche en cercles, on doit également faire couler l'eau avant d'inviter le malade à s'y exposer; de cette façon, non seulement on supprime le choc qui se produirait au début, mais encore on rassure les personnes pusillanimes, en leur montrant le jet qu'elles vont recevoir.

La douche en cercles, que j'ai fait installer à l'*Hydriatric Institute*, est assez différente de la douche en cercles ordinaire, comme on peut le voir dans la figure ci-contre. Elle n'est pas constituée par des tuyaux perforés de forme circulaire, mais de douze pommes d'arrosoir de sept centimètres et demi de diamètre. Je trouve que cette disposition donne des effets plus énergiques et qu'elle permet d'éviter l'obstruction des orifices. Chaque pomme présente cinquante-cinq ouvertures. Ces pommes sont vissées sur le tuyau d'apport; on peut les enlever facilement pour les nettoyer. En outre, grâce à un dispositif

(1) L'opérateur doit toujours tenir le tuyau par la partie métallique de celui-ci; de cette façon, s'il lui arrive de lire inexactement les indications du thermomètre, et si la température devient à un moment ou trop haute ou trop basse, il sera averti du changement. Une sonnerie électrique servant de signal d'alarme fonctionne dès que la température atteint 49° C. Dans ces conditions on ne peut causer un dommage au malade.

imaginé par M. Frank Richter, l'excellent ingénieur qui a exécuté tous mes plans avec une grande habileté, les trois pommes supérieures peuvent être déplacées. De cette façon, il suffit de tourner ces pommes vers le sol, pour qu'un sujet de petite taille ne soit plus exposé à recevoir de l'eau sur le visage ou dans les oreilles.

La table des douches contient également les tuyaux qui se rendent à la douche périnéale, au bain de siège et à la baignoire, et sa paroi supérieure porte les poignées des robinets qui commandent à ces tuyaux. L'opérateur n'a qu'à consulter le thermomètre, pour savoir quelle est la température de l'eau qui arrive à ces différents appareils.

La table renferme encore le conduit d'une douche de vapeur que l'on ouvre au moyen d'un robinet, *St*, et qui aboutit au tuyau de la douche. On doit employer de la vapeur purgée d'eau, afin d'éviter de produire des brûlures; à cet effet, on laisse fuir une certaine quantité de vapeur, avant de demander au malade de se placer devant la table.

La salle de douche de l'*Hydriatric Institute* a quatre mètres de long sur trois mètres de large; ses parois sont revêtues de marbre sur une hauteur de trois mètres. Le sol a une certaine pente; il est recouvert de plaques de cuivre, dont les bords se relèvent, au niveau des parois, de façon à couvrir le marbre sur une hauteur de cinq centimètres. Sur ce sol reposent des solives, dont la face inférieure taillée en biseau s'adapte à la pente de celui-ci, et dont la face supérieure, horizontale, supporte un plancher à claire-voie, à travers lequel l'eau peut s'écouler pour gagner l'égout. Les matériaux employés à une installation de ce genre doivent être de la meilleure qualité, afin qu'il ne se produise pas de fuite d'eau.

La douche périnéale est constituée par un tuyau vertical, placé à un mètre de la table des douches, au voisinage du bain de siège, et relié au mélangeur. Au-dessus de ce tuyau, se trouve une caisse, ou une chaise, d'une hauteur de 90 centimètres, présentant une ouverture circulaire, où prend place le périnée. Le jet venant du tuyau, sous la pression et à la température voulues, vient frapper cette région (fig. 69).

L'eau qui doit servir aux opérations hydriatriques est fournie par un réservoir placé sur le toit de la maison, que l'on remplit au moyen d'une pompe à vapeur. L'eau chaude vient d'une chaudière, où des serpentins, dans lesquels circulent de la vapeur, lui donnent une température élevée.

On obtient l'eau glacée, dont on a besoin en été, grâce au dispositif que nous allons décrire. Une caisse à paroi double, de 2 m. 35 de longueur, sur 1 m. 70 de largeur et 1 m. 35 de hauteur, se trouve dans le sous-sol, qui sert de buanderie. Les deux parois sont distantes de dix centimètres l'une de l'autre. A la partie supérieure de cette caisse, une ouverture de 80 centimètres de côté permet d'y introduire de la glace. Les parois intérieures sont doublées de cuivre, afin que l'appareil soit parfaitement étanche. Sur le fond reposent deux planches, qui vont d'une paroi à l'autre, et qui ont une hauteur de trente centimètres et une épaisseur de cinq centimètres. Ces planches présentent chacune trois encoches en demi-cercle, où prennent place trois cylindres de tôle galvanisée (fig. 70). Chacun de ces cylindres contient quatorze litres d'eau. Ils sont reliés l'un à l'autre par des tuyaux larges de deux centimètres et demi. L'eau arrive de la prise principale au premier cylindre par un conduit large de cinq centimètres; puis elle passe d'un cylindre à l'autre, et sort par un tuyau large de deux centimètres et demi, qui la conduit à la table des douches. A quinze centimètres au-dessus des cylindres, la paroi présente une ouverture large de deux centimètres et demi, à laquelle s'adapte un tuyau qui aboutit à l'égout. Un autre tuyau, muni d'un robinet, part du fond de la caisse et se rend à l'égout; il permet de la vider complètement, lorsque c'est nécessaire. Pour remplir la caisse on dispose d'un tuyau spécial, branché sur le conduit qui amène l'eau du réservoir aux cylindres.

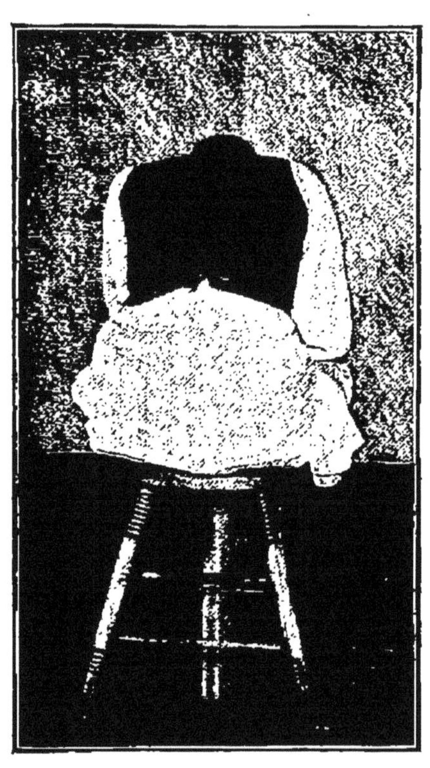

Fig. 69. — Douche périnéale.

L'appareil se manœuvre de la façon suivante. On ouvre le

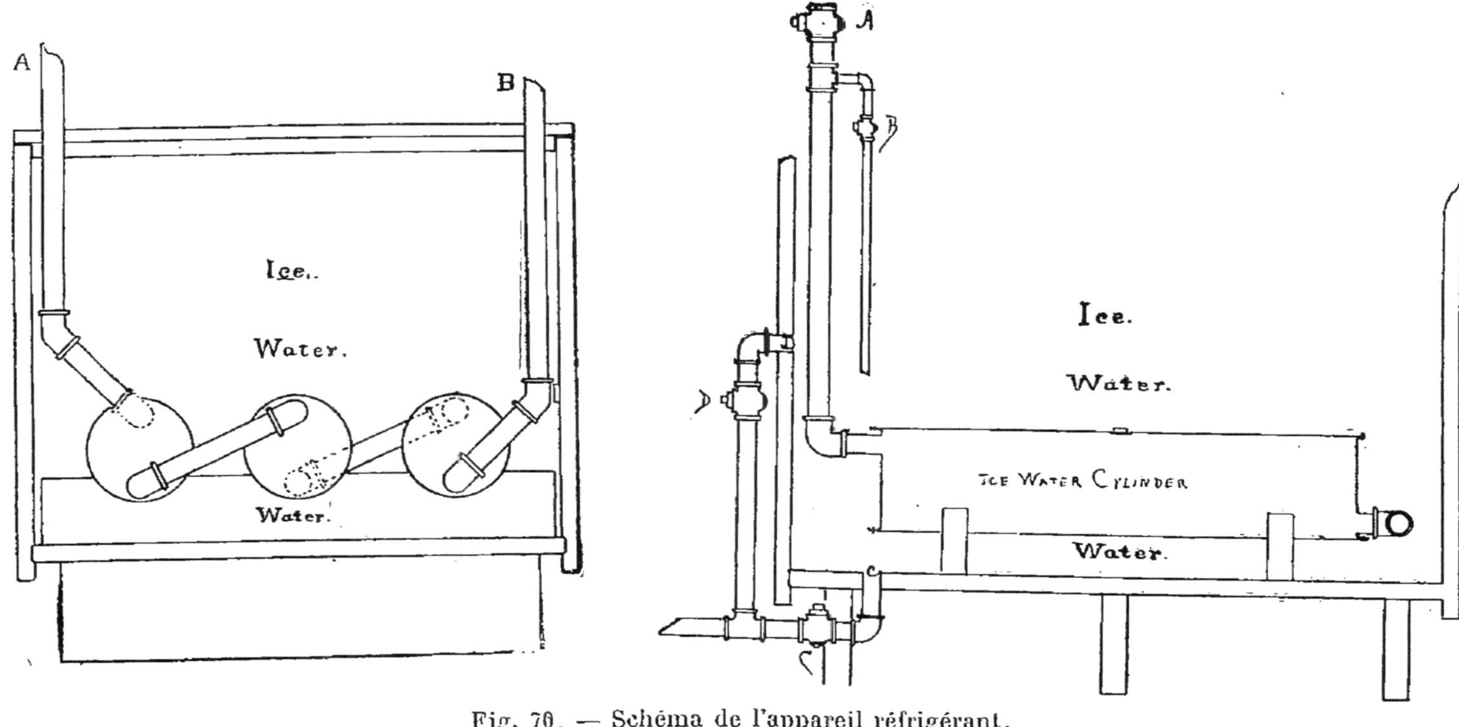

Fig. 70. — Schéma de l'appareil réfrigérant.

robinet du tuyau d'apport *A*, pour remplir les cylindres; le robinet de vidange *C* se trouvant fermé, on ouvre le robinet *B* et on laisse couler de l'eau dans la caisse, jusqu'à ce que les cylindres soient recouverts de quinze centimètres d'eau. On introduit alors dans l'appareil cinq cents kilogrammes de glace. La partie inférieure des blocs de glace se trouve immergée dans l'eau qui recouvre les cylindres, et pénètre dans les intervalles qui les séparent. A mesure que la glace fond, l'excès d'eau s'écoule par le tuyau *D*, dont on a ouvert le robinet.

J'ai essayé de placer la glace sur des claies, au-dessus des cylindres, qui se trouvaient ainsi enveloppés d'air froid; mais la façon de procéder, que j'ai précédemment exposée, me paraît être la plus pratique.

On comprendra qu'il est nécessaire d'avoir à sa disposition un appareil réfrigérant, lorsqu'on saura que l'eau de la ville de New-York est à une température de 70° à 80° F. (21,1° à 26,6° C.), vers le milieu de l'été, et qu'on peut avoir besoin, à cette époque, de douches à 50° et 60° F. (10° et 15, 5° C.). Avec l'appareil que nous avons décrit, il suffit d'ouvrir le robinet d'eau froide et le robinet d'eau glacée, de façon à ce que le mélange ait la température prescrite. Je ne sais s'il existe un appareil de ce genre dans aucun autre établissement, en Europe et en Amérique, en dehors de *Montefiore Home*, de *German Hospital* de Philadelphie, de *Massachusetts State Asylum* à Danvers, de *United states Government Asylum* (*Elizabeth*) à Washington, et de quelques autres établissements dont les douches ont été installées suivant mes plans. Dans un certain nombre d'établissements que j'ai visités, en Allemagne et ailleurs, l'appareil réfrigérant n'est pas nécessaire, car les douches sont alimentées par des sources dont la température est très basse; il est très fréquent de trouver de l'eau à 50° F. (10° C.).

Les bains d'air chaud, ou bains de caisse (*hot-air cabinets*) tiennent une place importante dans une installation hydrothérapique. On les utilise dans les cas que nous avons indiqués précédemment. Les caisses sont placées dans une salle bien éclairée (fig. 72). Ces caisses sont faites d'un bois bien sec. Elles ont la forme que montre la figure 72. Elles ont une paroi supérieure mobile et des portes. A l'intérieur se trouve un siège commode. Elles sont chauffées par un radiateur en forme de serpentin, dans lequel circule de la vapeur. Leur température est donnée par un thermomètre, dont le réservoir est à l'intérieur de la caisse, et dont la tige est à l'extérieur. Une ouverture circulaire, dans la paroi supérieure, reçoit le cou du malade. Celui-ci, enveloppé d'un drap, s'assied sur le siège et laisse sa tête en dehors de la caisse (fig. 71). On dispose une large serviette, de façon à obturer l'espace qui se trouve entre le bord de l'ouverture et le cou du malade. On enveloppe la

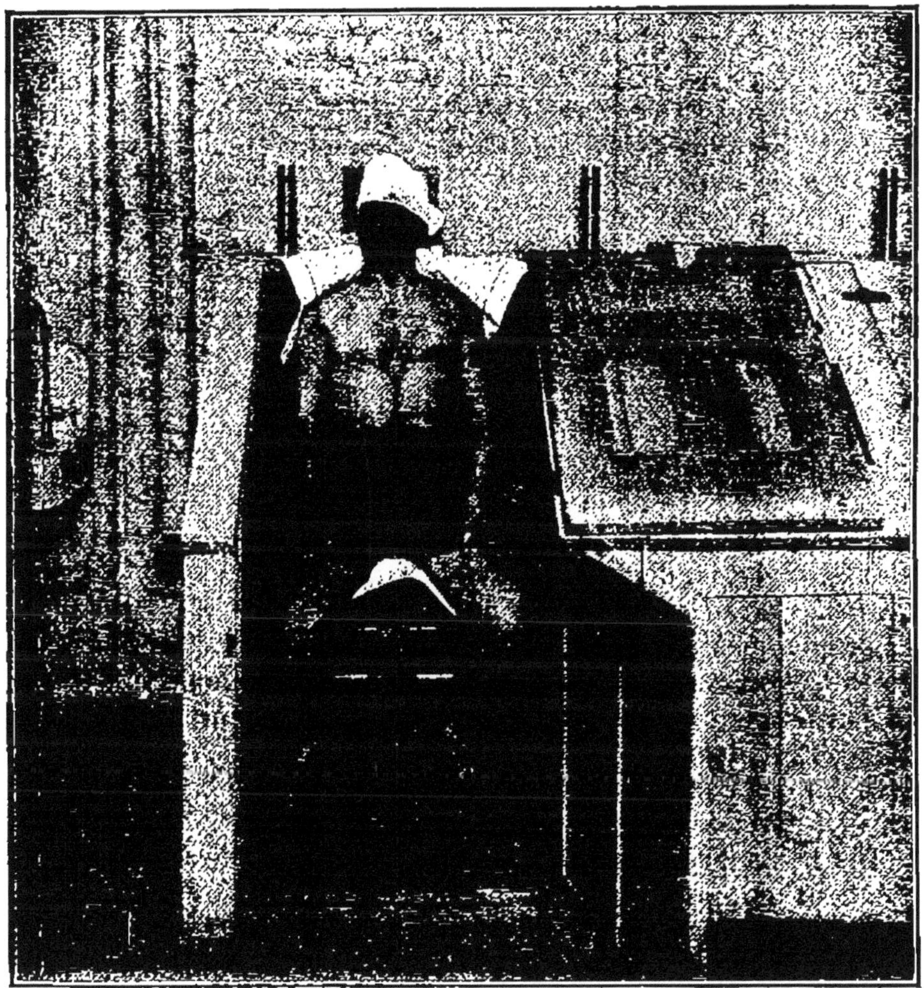

Fig. 71. — Bain d'air chaud, ouvert.

tête de celui-ci d'un turban mouillé, sur lequel on verse de l'eau aussi fréquemment que l'indique la prescription médicale.

Lorsque le bain d'air chaud va prendre fin, le doucheur met le jet de la douche à la température voulue et sonne pour

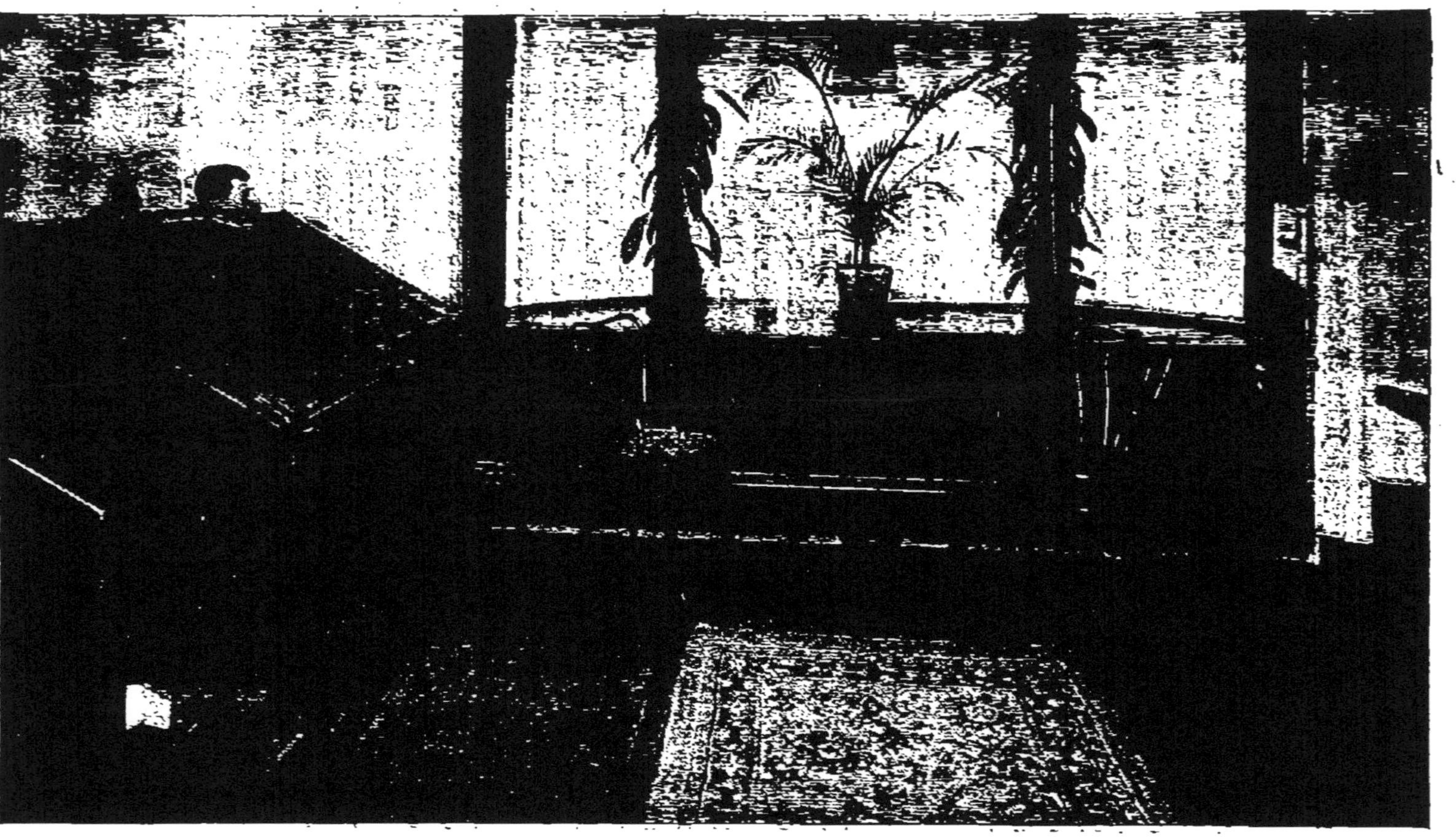

Fig. 72. — Salle de bains d'air chaud. Les caisses sont fermées.

avertir qu'il est prêt à recevoir le malade. On fait, alors, sortir celui-ci de la caisse, on retire le drap qui le recouvrait et on lui fait prendre place devant la table des douches. La douche terminée, on le couvre à nouveau du drap chauffé et on le sèche soigneusement, en le laissant debout ou en le faisant asseoir. Ensuite, le malade rentre dans sa cabine, s'habille, et, aussitôt après, sort de l'établissement pour respirer de l'air frais. On doit insister sur ce dernier point, parce que beaucoup de personnes, qui ont usé des bains turcs, ne peuvent se défaire de cette idée qu'il est nécessaire de se reposer après le bain. Comme le bain de caisse n'oblige pas le malade à inhaler de l'air chaud et qu'il lui procure une réaction parfaite, il y a tout avantage pour ce dernier à sortir dans la rue ou dans un parc, où il mettra pleinement à profit l'augmentation d'amplitude de ses inspirations.

Sur plusieurs centaines de mille de bains d'air chaud administrés, j'ai rarement pu rapporter à cette manière de faire l'origine d'un rhume. Même au milieu de l'hiver, les gens les plus pauvrement vêtus peuvent quitter pour la rue la clinique où ils ont eu la sudation la plus abondante.

Aussi ai-je toujours conseillé aux personnes, qui me consultaient sur l'installation d'un établissement d'hydrothérapie, de ne pas créer de « salles de repos ». Celles-ci ne sont pas nécessaires ; elles sont même dangereuses ; car, dans un appartement chaud et mal aéré, les malades perdent leur tonicité. D'autre part, lorsqu'un certain nombre de malades se trouvent réunis dans une salle confortable, ils discutent maladies et traitements, et leurs conversations ont souvent une influence fâcheuse sur leur état mental. Enfin, l'aménagement de salles de repos augmente, sans nécessité, les frais d'installation d'un établissement.

La disposition fort simple de l'établissement que nous venons de décrire permet au médecin d'administrer tous les bains et toutes les douches que l'on prescrit dans la pratique. La température et la pression se règlent facilement, rapidement et exactement ; car tous les appareils sont groupés en un espace restreint.

Les hôpitaux ordinaires ont à soigner un trop petit nombre de malades capables de marcher, pour qu'ils consentent à faire les dépenses d'une installation hydrothérapique complète ; mais les services de consultations externes pourraient être pourvus des appareils dont nous avons donné la description.

CHAPITRE XVII

MALADIES CHRONIQUES

ANÉMIE ET CHLOROSE

Les applications hydriatriques trouvent souvent leur emploi dans les maladies où la nutrition, l'hématose et les échanges organiques sont troublés. Dans le chapitre que nous avons consacré à l'action des procédés hydrothérapiques sur l'organisme humain à l'état de santé, telle que l'ont déterminée des observations et des recherches expérimentales précises, nous avons exposé les données physiologiques, sur lesquelles sont basées les méthodes qui conviennent au traitement des maladies chroniques, méthodes qui feront l'objet des chapitres suivants.

Les différentes anémies présentent, du fait de l'insuffisance de l'hématose, des manifestations assez semblables pour que nous les réunissions dans un même chapitre. Nous n'avons pas à exposer, dans cet ouvrage, la symptomatologie ni l'étiologie de ces maladies. Nous nous contenterons d'expliquer l'influence que les opérations hydriatriques peuvent exercer sur celles-ci, et sur la nécessité qu'il y a d'associer, dans le traitement, une hygiène sévère à l'hydrothérapie.

Que l'anémie soit idiopathique, ou qu'elle soit liée à une lésion organique, l'hématose est habituellement défectueuse chez le malade. La pâleur et l'amaigrissement qu'il présente sont un sujet d'inquiétude pour lui et pour son entourage ; on redoute qu'il ne s'agisse de quelque grave maladie. Le traitement prescrit, d'ordinaire, comporte une alimentation substantielle, de l'exercice, un changement de climat, du fer. On le prolonge, avec plus ou moins de succès, des mois et parfois des années. Les praticiens savent combien médiocres sont les résultats que donnent le régime et la médication martiale, lorsque l'appétit manque et lorsque l'estomac fonctionne mal.

Dans les cas bénins d'anémie, dus au surmenage, à l'inobservation des règles de l'hygiène, à l'insuffisance de l'alimentation, ou à un trouble mental, la thérapeutique doit avoir surtout en vue de faire disparaître la cause des troubles. Dans ce cas, les procédés hydriatriques peuvent se montrer très efficaces, en augmentant l'énergie du cœur, en rendant la respiration plus ample, en activant le métabolisme. L'observation clinique permet de constater, chaque jour, les bons effets que produisent, chez les anémiques de cette catégorie, les applications froides et percutantes, de courte durée. La numération des globules et les indications de l'hémomètre démontrent que ces applications accroissent le nombre des hématies et leur teneur en hémoglobine.

Il est évident qu'il y a intérêt, dans tous les états où l'hématose est défectueuse, à provoquer et à favoriser les échanges organiques. C'est ce que peut faire l'hydrothérapie, comme l'ont établi de nombreux observateurs. Mainte et mainte fois, il m'est arrivé de voir guérir rapidement, sous l'influence d'un traitement hydrothérapique convenable, des cas d'anémie et de chlorose, qui avaient été soumis à un traitement prolongé par le fer, sur mes conseils ou sur la prescription de quelques confrères et qui n'en avaient pas été améliorés.

Le succès du traitement, dans l'anémie, dépend de la précision du diagnostic étiologique. Tant que l'on conservera cette idée que le fer est le médicament de toute anémie, on n'obtiendra jamais de résultats entièrement satisfaisants.

1. Les conditions d'existence interviennent fréquemment dans la genèse des anémies. Le séjour dans des salles d'étude étroites et mal aérées, le manque d'exercice physique pris au grand air, les troubles digestifs engendrés par cette hygiène défectueuse, l'insuffisance et la mauvaise qualité de la nourriture, les inquiétudes sont des facteurs dont l'influence est reconnue de tous. Tant qu'ils existent, quelle peut être l'efficacité des préparations martiales? De quelle utilité sera une augmentation de la quantité de fer contenue dans le sang, si la soif d'oxygène de celui-ci ne peut être apaisée, si le malade reste privé d'air pur? Je demande donc que l'on fournisse, d'abord, aux anémiques, l'oxygène en abondance, l'oxygène naturel des champs, des bois, des parcs, l'oxygène dépourvu des émanations humaines qui souillent l'air dans toutes les habitations urbaines, même les plus luxueuses. Les médecins qui ont exercé dans les dispensaires seront d'accord avec moi pour reconnaître que le fer se montre particulièrement inefficace chez les malades qui résident dans les quartiers ouvriers.

Il en est de même chez les adolescents, filles et garçons, des écoles où l'on travaille avec excès et où l'on ne trouve pas le temps de respirer de l'air pur et de faire de l'exercice.

Le bon sens indique que l'on doit commencer, dans ce cas, par soustraire le malade au milieu qui lui est nuisible, avant de lui administrer des médicaments destinés à agir sur son sang. On doit envoyer à l'hôpital les cas d'anémie grave que l'on rencontre dans les classes pauvres; là, du moins, les malades auront de l'air pur et une thérapeutique convenable. On est surpris de voir avec quelle rapidité les couleurs reviennent, alors, aux joues pâles des jeunes ouvrières et employées de magasin. Bien que ces pauvres jeunes filles ne soient pas assez atteintes pour que leur vie soit en danger, elles ont besoin d'un traitement aussi sérieux que les malades qui entrent à l'hôpital avec une fièvre typhoïde ou une pneumonie.

2. Je dois dénoncer, en outre, l'inutilité, l'inopportunité des exercices physiques actifs dans le traitement des anémies. Trop souvent, on conseille aux anémiques, qui ont une situation de fortune avantageuse, de prendre beaucoup d'exercice, une bonne nourriture et des pilules de fer trois fois par jour. Bien des malades, en particulier ceux qui ont facilement de la dyspnée et de la tachycardie, se trouveraient beaucoup mieux de garder un repos absolu, soit au grand air, dans un hamac, en été, soit, en hiver, dans un fauteuil où ils seraient enveloppés de fourrures ou de couvertures, en face de fenêtres grandes ouvertes.

Les mouvements passifs et la gymnastique suédoise, auxquels on peut soumettre le malade une ou deux fois par jour, lui seront plus utiles que la marche et l'équitation. Mary Putnam Jacobi a démontré, par ses études consciencieuses, la valeur du massage dans le traitement de l'anémie, et Weir Mitchell l'efficacité d'une cure qui associe le repos, le massage et le régime. Les succès que ces auteurs ont obtenus, dans des cas où la médication unie à l'exercice physique était restée sans résultats, établissent le bien fondé de l'opinion que nous défendons.

Un exercice méthodique, à la vérité, peut être utile au malade, dans beaucoup de cas. Cet exercice doit être rigoureusement méthodique; c'est-à-dire qu'on doit le régler d'une façon aussi précise que l'administration d'un médicament, qu'on doit fixer la durée, la forme et la fréquence des mouvements prescrits.

3. Il n'est pas difficile de déterminer le régime alimentaire qui convient à l'anémique. Je ferai remarquer seulement qu'on doit apporter une attention plus minutieuse qu'on ne le fait d'ordinaire, aux besoins particuliers de chaque malade. On peut avoir moins d'égard que de coutume aux fantaisies et aux caprices du malade, et l'amener progressivement à prendre des aliments pour lesquels il manifeste de la répugnance, si l'on place auprès de lui une infirmière habituée à insister pour que ces aliments soient acceptés. Weir Mitchell nous a donné, à ce point de vue, d'excellents conseils. Il nous a montré des malades, qui manquaient totalement d'appétit et avaient du dégoût pour toute nourriture, et qui arrivaient, cependant, à absorber une quantité énorme d'aliments, sous l'influence d'infirmières spéciales, auxquelles on avait enseigné à pratiquer l'alimentation méthodique. Nous nous inclinons trop facilement devant les désirs des malades. Nous devons considérer que leur appétit est perdu ou perverti, et qu'ils sont incapables de choisir par eux-mêmes leurs aliments.

On ne doit donc pas se contenter de recommander au malade de prendre une bonne nourriture ; il faut lui prescrire un régime aussi précis qu'un traitement médicamenteux ; c'est ainsi qu'on aura les meilleurs résultats.

4. L'hydrothérapie constitue un élément important du traitement de l'anémique. Je ne conseille pas les bains froids, à moins que le malade ne soit atteint d'une maladie infectieuse. On doit toujours éviter de soustraire du calorique à un malade anémique. J'ai l'habitude de soumettre le malade à un procédé qui élève la température de sa peau, avant de lui administrer une application d'eau froide. Lorsque le malade subit cette application au sortir de son lit, la chaleur qu'il emprunte à celui-ci suffit dans la plupart des cas. L'application consiste en une ablution rapide à 80° (26,6° C.), *avec friction*, que l'on administre au malade qui se tient debout, les pieds dans un bassin contenant de l'eau à 100° F. (37,8° C.), dans une salle dont la température ne doit pas être inférieure à 68° F. (20° C.) ; chaque jour on abaisse de deux ou trois degrés (1° ou 1,5° C.) la température de l'ablution.

On sèche vivement le malade après l'opération, et on l'envoie au grand air. Si les malades sont faibles, il est bon de les soumettre au maillot sec (enveloppement serré dans une couverture de laine jusqu'à ce qu'ils aient chaud), avant de leur administrer l'ablution. On empêche ainsi, en accumulant du calorique à la surface du corps, que celui-ci ne subisse des pertes de calorique et ne se refroidisse.

Lorsque la peau s'est habituée, par un entraînement quotidien, à supporter le choc léger de l'eau froide, on emploie celle-ci en plus grande quantité. On utilise ensuite, avec succès, le drap mouillé ruisselant que Weir Mitchell recommande si hautement, le maillot humide suivi d'un demi-bain, enfin la douche en pluie et la douche en jet. On peut se convaincre alors, en examinant le sang avec l'hémomètre de Fleischl, des effets thérapeutiques de cette méthode.

J'ai soigné une jeune femme qui avait pris six cents pilules de Blaud sans en obtenir aucun résultat. Elle prit douze douches en pluie et son état s'améliora progressivement ; elle reprit des couleurs, des forces, retrouva la possibilité de faire de l'exercice sans avoir de la dyspnée.

L'existence d'une lésion organique n'interdit pas l'usage de l'hydrothérapie. C'est un fait amplement démontré par l'efficacité des opérations hydriatriques auxquelles on soumet des malades atteints d'affections cardiaques, rénales, hépatiques, utérines ou nerveuses. Tous les agents qui exercent une action tonique sur l'organisme, qui excitent l'appétit, activent la nutrition, donnent du sommeil et réparent les forces sont utiles dans les maladies organiques. C'est le cas des procédés hydrothérapiques. Souvent, un traitement administré à domicile, avec l'aide d'une infirmière, suffit à ramener l'hématose à son état normal. Lorsque les résultats ne sont pas satisfaisants, on a une autre ressource dans les établissements d'hydrothérapie.

L'observation suivante fournit un exemple détaillé des effets des opérations hydriatriques qu'on peut utilement employer dans les anémies.

Miss H..., vingt ans, malade depuis deux années, traitée constamment pour une affection gynécologique à Harrisburg, à Baltimore et à Philadelphie, est envoyée, en dernier ressort, au Dr T.-G. Thomas, afin qu'elle soit placée dans la maison de santé de celui-ci. Le Dr Thomas ne découvre aucun trouble d'origine utérine, fait le diagnostic de chlorose grave, et lui prescrit, le 8 juin 1892, un traitement hydrothérapique. Les médecins de Philadelphie et de Harrisburg (Pennsylvanie) avaient essayé, sans succès, les traitements locaux et généraux, le fer, l'arsenic, le régime, le massage, le changement d'air. Bien que la malade eût de l'embonpoint, elle n'aurait pu être plus pâle. Son appétit était très faible, ses selles étaient irrégulières, son sommeil troublé ; elle avait souvent des défaillances, de nature hystérique. L'exercice le plus léger déterminait de la dyspnée et des palpitations. Les époques étaient régulières, mais peu abondantes et très pâles. En examinant le sang à l'hémomètre de Fleischl, on constatait que la teneur en hémoglobine était de 31 pour cent.

Le 10 juin, on prescrit un traitement préparatoire comportant un bain d'air chaud et une douche en rosée, pour développer les facultés réactionnelles de la malade. Comme elle a une défaillance dans le bain de caisse, on l'en retire. On la fait asseoir, pour lui administrer une douche en rosée de deux secondes, à 64° F. (17, 8°C.) avec une pression d'une atmosphère et demie. Elle a, de nouveau, une syncope. La friction n'amène aucune réaction.

Le lendemain, on essaie d'une méthode plus douce. On enveloppe la malade dans une couverture de laine à longs poils, où on la laisse pendant vingt-cinq minutes. Ensuite, on découvre successivement chaque région du corps, pour l'asperger d'eau à 60°F. (15,5°C.), que l'infirmière projette avec quelque force en se servant du creux de la main ; et l'on frictionne la région. On soumet ainsi à l'ablution, puis à la friction, le corps tout entier. On renouvelle l'opération le 12 et le 13 ; la malade a deux défaillances ce jour-là ; on continue le traitement jusqu'au 16 juin, sans qu'il se produise de défaillance. On place alors la malade dans le bain d'air chaud (à 167°F., 75° C.), avec une compresse froide autour de la tête, et on lui fait prendre fréquemment une gorgée d'eau glacée. La peau se colore un peu. On fait asseoir la malade dans une baignoire contenant de l'eau à 100° F. (37, 8°C.), sur une hauteur de vingt centimètres, et on la frictionne sur tout le corps pendant trois minutes. On lui administre ensuite une ablution à 60°F. (15,5°C.) ; on la frictionne, on la sèche et on la masse pendant quinze minutes. Elle a deux défaillances, au cours de ces opérations successives.

Le 20 juin, on donne, après le bain d'air chaud, une douche en éventail à 80°F. (26,6°C.), à la place de l'ablution, parce que la réaction est meilleure et que les craintes de la malade ont diminué.

Jusqu'au 8 juillet, on continue le traitement précédemment indiqué, qui donne des résultats satisfaisants ; la température de la douche en éventail est abaissée chaque jour de un degré (0,5°C.). Le 8 juillet on administre un bain d'air chaud (160°F., 71°C.), puis une douche en éventail de cinq secondes, avec une pression de deux atmosphères, en employant pour commencer de l'eau à 80°F. (26,6°C.), dont on abaisse rapidement la température à 50°F. (10°C.) ; après quoi, on fait un massage général de quinze minutes. La malade réagit bien et éprouve un certain bien-être.

Le 14 juillet, bain d'air chaud à 175°F. (79°C.) ; douche en cercles de trente secondes, abaissée de 94° à 69°F. (34,5° à 20,5°C.) ; douche en éventail de dix secondes, abaissée de 79° à 54° F. (26° à 12°C.) ; massage général. La réaction est bonne.

Le 30 juillet, bain d'air chaud, suivi d'une douche en cercles à 95°F. (35°C.), et d'une douche en jet à 45° F. (72° C.). La malade supporte cette dernière application sans broncher, ce qui prouve combien il est important d'entraîner graduellement l'individu aux températures basses. Le Dr S.-T. Armstrong, qui examine la malade, à ma place, note ceci : « Miss H... paraît tout à fait bien; elle mange et dort bien; son état s'est certainement amélioré depuis hier. L'examen du sang indique que la proportion d'hémoglobine est normale. »

Miss H... est actuellement mariée et en bonne santé.

L'observation précédente établit d'une façon irréfutable : 1° que la douche a pour effet d'améliorer l'état général du malade ; 2° que l'hydrothérapie favorise l'hématose, et agit sur les fonctions hématopoiétiques ; 3° que la malade présentant la réaction la plus faible peut être habituée au traitement hydriatrique, à condition que l'on gradue l'énergie des applications et qu'on persévère à les employer. On voit que les dangers provenant du choc de l'eau froide sont purement imaginaires. Si la jeune femme frêle et sensible, dont nous avons rapporté l'histoire, a pu s'accoutumer à la douche, en commençant par des procédés plus doux, aucun cas de maladie chronique, à moins d'être à toute extrémité, ne manquera de réagir aux opérations hydriatriques.

5. La diaphorèse, si paradoxal que cela puisse paraître, est un procédé qui a donné des résultats appréciables cliniquement dans l'anémie. Scholz, de Brême, a publié un mémoire sur ce sujet ; ses conclusions ont été reproduites dans les périodiques médicaux et l'on a imité sa pratique. L'exposition du malade au bain d'air chaud a pour effet de rendre son activité à la peau, qui est sèche et livide. La transpiration devient plus abondante, les échanges organiques s'accélèrent, l'appétit augmente et l'état général s'améliore.

Je prescris toujours aux anémiques un ou plusieurs bains d'air chaud par semaine, suivis d'une douche, afin de diminuer l'état de contraction spasmodique des artérioles, d'activer les échanges organiques et de favoriser l'assimilation des albuminoïdes.

Le professeur O. Rosenbach (1) fait, avec raison, les remarques suivantes : « Pour guérir véritablement les chlorotiques, il faut mettre fin à la névrose vaso-motrice qui existe chez ces

(1) *Internationale klinische Rundschau*, 1894, p. 877.

malades ; comme les opérations hydriatriques permettent d'arriver à ce résultat, il faut les employer avec beaucoup d'attention ; elles doivent intervenir seulement lorsque le nombre des globules n'est pas trop diminué, et doivent être de courte durée. L'hydrothérapie, judicieusement appliquée, non seulement guérit la chlorose, mais encore prévient les rechutes, qui sont si fréquentes. » Le Dr Rosenbach ne prétend pas que « le traitement hydriatrique est le seul qui puisse guérir les chlorotiques, car beaucoup reviennent à la santé, qui ne l'ont pas eu. Toutefois, il est établi que le fer, l'arsenic, l'air de la campagne, la satisfaction de désirs ardents, la grossesse, etc., — c'est-à-dire, toutes les causes qui peuvent exercer sur la chlorose une influence favorable, — agissent en modifiant les excitations centripètes qui atteignent l'appareil vaso-moteur, ou en rétablissant le fonctionnement normal des centres vasomoteurs, plutôt qu'en édifiant de nouveaux globules et en produisant du plasma ».

Quelle que soit la façon dont on explique le mode d'action de l'hydrothérapie dans la chlorose, cette méthode, associée à l'alimentation méthodique du malade, à l'exercice et à l'existence au grand air, donne d'excellents résultats. Je l'ai vue souvent déterminer la guérison dans des cas où la médication chimique avait échoué.

CHAPITRE XVIII

TUBERCULOSE PULMONAIRE

Le traitement hygiénique de la tuberculose pulmonaire a fait de tels progrès, en ces dernières années, qu'il occupe actuellement la première place dans la thérapeutique de cette maladie. Mais les résultats qu'on obtient sont loin d'être assez satisfaisants pour qu'on renonce à chercher le remède spécifique de la tuberculose. On doit espérer qu'on découvrira un jour l'antitoxine naturelle du poison tuberculeux. La mortalité de la tuberculose reste encore très élevée dans les classes pauvres; le traitement hygiénique est si coûteux qu'un éminent clinicien a pu soutenir que « la question de la cure de la phtisie est surtout une question d'argent ».

La tuberculose pulmonaire est une affection très curable, on l'a démontré surabondamment. Les médecins les plus autorisés ont confirmé récemment l'opinion que nous trouvons exprimée dans un rapport officiel allemand sur les « Hôpitaux pour phtisiques ». « Les constatations nécroscopiques fournissent souvent la preuve de la guérison des lésions tuberculeuses; la moitié des tuberculeux qui succombent ont dans leurs poumons des cicatrices anciennes de lésions bacillaires; et, parmi les individus qui meurent d'une toute autre maladie que la tuberculose, ou qui périssent par accident, ou par suicide, au milieu d'une parfaite santé, on trouve fréquemment des cicatrices de ce genre. Suivant les auteurs les plus compétents, on découvre des foyers tuberculeux guéris, enkystés ou calcifiés, dans un tiers ou un quart des autopsies. Kœniger, à l'Asile d'incurables et de vieillards de Hanovre, a relevé 591 cas de tuberculose, dont 343 avaient pu quitter l'établissement; sur ce nombre, 200 pouvaient être considérés comme guéris ou notablement améliorés; la proportion des guérisons était donc de 58,3 pour cent. »

Il semble raisonnable de conclure que, dans les cas où l'on trouve des cicatrices de lésions tuberculeuses chez des sujets dont l'histoire n'a pas permis de les soupçonner, c'est la nature elle-même qui a fourni les agents de la guérison. On s'est efforcé de provoquer artificiellement le processus que l'organisme met en œuvre pour aboutir à la cicatrisation des lésions. Le traitement hygiénique actuel de la maladie réalise autant que possible les conditions qui sont les plus favorables à l'accomplissement de ce phénomène; c'est pourquoi il s'applique à maintenir l'intégrité la plus complète de toutes les fonctions organiques.

La tuberculose pulmonaire est caractérisée par ce fait qu'il existe une lésion locale destructive d'origine microbienne. Cette notion sert de base au traitement de la maladie, traitement qui est très simple mais efficace. La vie au grand air, dans une atmosphère dépourvue de poussières et de substances délétères, un régime et une médication stimulant l'appétit, des moyens thérapeutiques activant les fonctions circulatoires et respiratoires, tels sont les éléments du traitement qui assure la guérison.

Le médecin est en présence de deux problèmes : supprimer l'agent infectieux et augmenter la résistance de l'organisme. En dehors de la prophylaxie, on ne peut pas faire grand'chose pour supprimer l'agent pathogène. Les indications les plus importantes sont, par conséquent, de développer la résistance du sujet et de traiter les complications. Les moyens que nous avons de remplir ces indications sont : la résidence dans un climat convenable, l'exercice méthodique, le régime, l'hygiène, certaines médications chimiques, et enfin *l'hydrothérapie*.

La cure d'air, que Dettweiler et Fallkenstein, Roempler, à Gœrbersdorf, Trudeau et Hance en Amérique, ont été les premiers à appliquer, consiste à exposer les malades, d'une façon continue, à l'influence de l'air pur et de la lumière solaire, en les mettant à l'abri des refroidissements; c'est la partie la plus utile du traitement; on peut la pratiquer même dans la clientèle privée, ainsi que je le montrerai.

On doit traiter les poumons comme tout autre organe où siège une inflammation. Tant que l'inflammation est en activité, il faut les laisser au repos, exécutant des mouvements d'expansion lents et calmes. *On doit donc interdire l'exercice au grand air, lorsqu'il existe de la fièvre* (1). On se contente de

(1) C'est une erreur grave que de se confier à la température buccale.

faire vivre le malade au grand air, en le soumettant au massage et à des mouvements passifs, pour stimuler son appareil musculaire. On diminuera de beaucoup les effets fâcheux du repos absolu en employant l'hydrothérapie, sous une forme appropriée et en prescrivant des exercices qui ne soumettent le poumon qu'à des mouvements d'expansion modérés.

L'hydrothérapie est un agent thérapeutique précieux ; c'est le plus efficace des adjuvants du traitement. Dans la tuberculose, comme dans les autres maladies, les applications d'eau froide et d'eau fraîche déterminent une excitation des nerfs sensitifs, qui est transmise aux centres nerveux, et qui exerce, par l'intermédiaire de ceux-ci, une stimulation sur toutes les fonctions. Les mouvements respiratoires deviennent plus amples, tout en restant lents et calmes, ce qui favorise la circulation dans les tissus malades, empêche la stase et active les processus réparateurs. Le cœur se contracte plus énergiquement, lorsque la circulation périphérique est devenue plus facile, sous l'influence du « choc » qui produit une contraction puis une dilatation des capillaires de la peau. L'hyperémie cutanée décongestionne le poumon. L'appétit augmente ; les échanges organiques sont plus actifs ; s'il y a de l'hyperthermie, elle diminue lentement, mais sûrement. L'alcalinité du sang s'accentue ; le nombre des globules s'accroît dans la circulation générale ; les toxines, comme l'a montré Robin, s'éliminent mieux.

Schedel fut le premier à recommander les applications hydriatriques dans le traitement de la tuberculose pulmonaire. Schedel n'était pas un spécialiste attaché à un établissement hydrothérapique, mais un praticien, qui reconnut la valeur des méthodes hydriatriques après avoir comparé leurs effets avec les résultats fournis par les médications chimiques dans diverses maladies aiguës, et aussi dans les cardiopathies valvulaires et la phtisie. Le clinicien Valleix, de son côté, expri-

comme on le fait habituellement pour la commodité, dans les grands établissements, pour décider s'il faut ordonner au malade l'exercice ou le repos. Plus la température interne est voisine de la normale, moins la température buccale est sûre. Un jour que je visitais un grand établissement pour tuberculeux, on me demanda mon avis sur l'opportunité d'un traitement hydrothérapique chez un malade. La température qu'avait constatée l'infirmière, 99,5° F. (37,5° C.) n'était pas en rapport avec la vitesse du pouls, 110 pulsations par minute ; on me dit que l'on prenait la température buccale. La température rectale marquait 100,5° F. (38° C.). Lorsque la température doit servir de guide à des décisions importantes, on ne peut se fier qu'à la température rectale.

mait sa surprise de constater que les applications d'eau froide dans la tuberculose pulmonaire chronique n'eussent pas les mauvais résultats qu'il avait redoutés, et approuvait l'usage de l'hydrothérapie.

Salkowsky (1) a fait connaître, il y a longtemps déjà, les résultats qu'il avait obtenus avec le traitement par les douches froides dans 106 cas de phtisie, dont 60 à la première période, 29 à la deuxième, et 17 à la troisième : au bout de six mois, 39 malades étaient guéris, 34 améliorés, 19 en voie d'amélioration, 7 stationnaires.

Le professeur Ernst Aberg, de Stockholm, après avoir été lui-même guéri de la tuberculose par les ablutions, les affusions et les immersions d'eau glacée, et après avoir traité, pendant vingt-deux ans, un grand nombre de tuberculeux, a communiqué les résultats de son expérience au Congrès des Naturalistes scandinaves de Stockholm, en 1880. Personne n'a osé suivre cette méthode héroïque, parce que l'on n'a pas compris que les applications doivent être de très courte durée, et qu'elles n'offrent aucun danger lorsqu'on les pratique avec soin.

Le professeur Winternitz (2) expose le traitement par l'eau glacée, suivant la méthode d'Aberg, avec des commentaires favorables ; cependant, il n'emploie pas des températures aussi basses que celles d'Aberg, mais des températures un peu plus élevées, et administre l'eau avec une pression très considérable sous forme de douche en pluie et de douche en jet ; il obtient ainsi des effets stimulants.

Depuis de nombreuses années, le clinicien viennois a employé et a recommandé l'hydrothérapie dans le traitement de la tuberculose pulmonaire chronique, sans réussir à convaincre le public médical, en dehors de ses élèves directs. Il a publié, en 1887, un travail (3) portant sur 160 cas, qui ont donné 27 pour cent de guérisons complètes ou relatives, en 1896, un autre travail concernant 299 cas, dont 32 pour cent fournirent des résultats favorables.

Brehmer, de Goerbersdorf, le défenseur du traitement hygiénique de la tuberculose qui est actuellement en vogue, a fait une place, dans ce traitement, à l'administration méthodique

(1) *Bulletin de Thérapeutique*, 1877.
(2) *Blätter für klinische Hydrotherapie*, mai 1896.
(3) Klinische Studien, 1887.

de la douche. « Il nous reste à mentionner, dit-il (1), deux autres procédés thérapeutiques, que j'ai également introduits dans le traitement de la phtisie et dont l'usage s'est propagé rapidement : la friction humide et la douche. J'ai été amené à les employer par cette constatation que la peau, l'organe dont l'étendue a le plus grand développement dans le corps, arrive, sous leur influence, à son plus haut point d'activité ; la peau réagit promptement aux excitations externes, la respiration cutanée augmente, l'organisme tout entier s'en trouve tonifié.

« Pour cette raison, je considère que les frictions humides et les douches ne sont indiquées que dans le cas où l'organisme est capable de réagir sous l'excitation du froid. Il faut que le malade éprouve du bien-être, à la suite de ces applications, et que la peau reste rouge. La friction humide et la douche augmentent le tonus vasculaire, comme le démontre le sphygmographe.

« La douche est particulièrement utile, lorsqu'il existe des exsudats pleurétiques ; ceux-ci se résorbent rapidement sous l'action de ce procédé qui exerce également une influence favorable sur les tissus infiltrés. Mais cet agent thérapeutique peut présenter des dangers ; il doit toujours être administré par le médecin, et non par des infirmiers, comme c'est malheureusement le cas dans quelques établissements. D'ailleurs, comme le dit J. Braun, dans sa « Balnéothérapie », le médecin doit comprendre la technique qu'il emploie. Un diplôme ne suffit pas. L'art d'administrer correctement la douche ne s'enseigne pas par des leçons théoriques ; on ne peut l'acquérir que par la pratique. D'autre part, les appareils à douches ne sont pas toujours bien construits ; les différences qui existent entre eux expliquent souvent la diversité des résultats thérapeutiques qu'on obtient de la douche. Pour que la douche soit bonne, il faut que l'eau soit froide et qu'elle ait une pression suffisante pour que le jet soit plein et non brisé. Dans beaucoup d'appareils, les tuyaux d'apport décrivent de si nombreuses sinuosités que la force vive de l'eau est presque réduite à rien, lorsque le jet arrive au malade. Le calibre de l'orifice du jet est encore un détail qu'on ne doit pas négliger. »

Brehmer, comme on peut en juger par cette citation, a justement apprécié l'utilité des douches bien administrées dans le traitement de la phtisie. Je ne puis que confirmer ses obser-

(1) Die Therapie der chronischen Lungenschwindsucht, p. 327.

vations, particulièrement en ce qui concerne l'importance de la technique, la pression et la température.

Le traitement de la tuberculose pulmonaire chronique se propose, avant tout, de favoriser la nutrition du malade; l'hydrothérapie, qui a une action si marquée sur la nutrition, peut donc rendre d'immenses services dans le traitement de cette maladie.

En outre, cette discipline neuro-vasculaire, à laquelle l'usage quotidien des procédés hydriatriques soumet la peau, atténue la prédisposition aux refroidissements répétés que présentent certains individus et les met à l'abri d'une extension subséquente de leurs lésions locales. On a recommandé depuis longtemps, aux personnes prédisposées à la tuberculose, cette manière de s'endurcir. Ziemssen, dans ses leçons sur le traitement de la tuberculose, considère l'hydrothérapie « comme un mode de traitement précieux pour les sujets qui sont prédisposés à la tuberculose, ou qui en sont atteints ».

Procédés à appliquer. — On doit varier la technique qu'on emploie, suivant les particularités de chaque cas. Les applications de courte durée, à une température basse, douche en jet ou douche en pluie, ablutions rapides, amènent une prompte réaction; si elles sont bien supportées, elles ont d'excellents effets toniques; dans les cas où l'hyperthermie est considérable et où la faiblesse du sujet est grande, au contraire, on doit employer des procédés plus doux, drap mouillé, bain, maillot humide, et donner à l'eau, s'il y a lieu, une température plus élevée. J'ai vu des opérations trop froides, qui auraient été indiquées chez des malades n'ayant pas de fièvre ou n'ayant qu'un état fébrile léger, produire des effets déplorables dans des cas où la fièvre était assez intense. C'est là un fait qui va à l'encontre de l'opinion, que l'on admet habituellement sur l'action thérapeutique du bain froid, d'après laquelle ce procédé diminue l'hyperthermie d'autant plus que la température de l'eau employée est plus basse. A *Montefiore Home for Chronic Invalids*, où l'on reçoit les malades qui se trouvaient placés précédemment dans les conditions hygiéniques les plus défavorables, j'ai adopté la manière de faire suivante, en m'inspirant de la nécessité de ménager ces pauvres gens, dont la peau est restée fort longtemps étrangère à l'eau froide, et même à toute espèce d'eau. On donne d'abord un bain de propreté ou une ablution avec savonnage; puis on laisse au malade un jour de repos. Le lendemain, on l'enveloppe, nu, d'une couverture de laine, de façon à mettre son corps à l'abri de l'air, puis on dispose sur lui d'autres couvertures. On ouvre les fenêtres, et on fait prendre au malade un verre d'eau glacée toutes les dix minutes. Au bout d'une heure, on découvre une région du corps du malade et on l'ablutionne. On bassine, en premier lieu, le visage, au moyen d'une serviette imbibée d'eau à 50° F. (10° C.). On a à sa portée une cuvette contenant de l'eau à 75° F. (23,8° C.), dans laquelle on plonge sa main droite revêtue d'un gant de bain, ou d'une serviette-éponge. On découvre le dos et les cuisses du sujet, on les mouille et on les frictionne rapidement avec le gant trempé d'eau ; puis on les sèche. On soumet, ensuite, au même traitement la face antérieure du tronc. L'ablution terminée, on fait une friction brève sur tout le corps à l'aide d'une serviette rude. On renouvelle chaque jour l'opération, en abaissant la température de l'eau de deux degrés (1° C.), jusqu'à ce qu'elle ait atteint 60° F. (15,5° C.).

Mefflat (1), de la Clinique hydrothérapique du professeur Brieger, à Berlin, a fait connaître une méthode applicable à domicile, qui se rapproche beaucoup de celle que nous venons d'exposer. Il conseille de réchauffer, d'abord, le malade dans un lit, ou dans un maillot sec, de le soumettre, ensuite, à une ablution et à une aspersion rapides avec de l'eau à 25° C., au plus, et de le replacer, enfin, dans le lit ou le maillot sec, pour hâter la réaction. Je pense qu'il est bon de commencer ainsi l'entraînement neuro-vasculaire du malade, mais je crois qu'il est beaucoup plus utile de prescrire ensuite l'exercice au grand air, qui favorise tous les phénomènes que le procédé hydriatrique a mis en mouvement : respiration plus profonde, tension artérielle plus élevée, pouls plus fort, appétit plus vif, nutrition plus active. On doit avoir soin d'exécuter l'aspersion très rapidement et de placer les pieds dans un bassin d'eau à 105° F. (40,5° C.), pendant l'opération.

Quand on a développé, par ce moyen, les facultés réactionnelles du sujet, on peut recourir à des procédés plus énergiques. Il est indiqué d'employer la friction froide et le drap mouillé ruisselant, que nous avons décrits autre part. On doit faire appliquer ces procédés par un infirmier expérimenté, qui suivra exactement la technique indiquée et surveillera attentivement le malade ; le succès du traitement dépend, en effet, de

(1) *Deutsche medicinische Wochenschrift*, 9 mai 1901.

la précision avec laquelle on détermine chaque jour le pouvoir réactionnel du malade, et de la justesse avec laquelle on modifie la température, le choc mécanique et la durée, suivant les résultats obtenus. La « friction froide » est un excellent moyen de préparer la peau à subir le « drap mouillé ruisselant », procédé plus énergique, qui soustrait une plus grande quantité de calorique et qui réveille l'organisme, comme le ferait un exercice au grand air, mais sans élever la température. Les cliniciens apprécieront le grand avantage de cette méthode thérapeutique, dans les cas où la fièvre interdit l'exercice musculaire. Ce sont là les procédés les plus efficaces que l'on peut employer au domicile du malade.

De tous les procédés hydriatriques, le plus utile dans la tuberculose pulmonaire chronique est la douche en cercles. Malheureusement, on ne peut l'avoir que dans les établissements. L'eau doit être employée sous une pression considérable, comme le demande Brehmer, afin qu'il ne se produise ni refroidissement ni perte trop grande de calorique. La température de la douche sera, d'abord, de 90°F. (32, 2° C.), et on l'abaissera, en une minute, jusqu'à 85° (29, 5° C.) et même au-dessous. Dans les cas ordinaires, la douche durera une minute; on modifiera la durée suivant les indications particulières. L'avantage de cette forme de douche réside en ce fait qu'elle frappe le corps avec assez de force, le soumettant ainsi à une sorte de massage, qui favorise la réaction, même chez les individus affaiblis. Mais on ne doit pas l'appliquer avant d'avoir soumis le sujet à l'entraînement dont nous avons parlé. La douche en cercles est un agent antithermique fort utile, lorsque sa température n'est pas inférieure à 85° F. (29, 5° C.).

Afin de fortifier l'effet tonique de la douche en cercles, j'ajoute à celle-ci une douche en éventail de très courte durée. J'ai l'habitude de donner cette douche avec une pression d'une atmosphère, à une température de 80° F. (26,6° C.), pendant dix secondes, en portant le jet sur le dos de bas en haut, puis de haut en bas, *lentement*, pour éviter le courant d'air froid que l'agitation rapide du jet en éventail produit toujours. On peut abaisser, chaque jour, la température de cette douche de un degré (0,5° C.), jusqu'à ce qu'elle soit à 70° F. (21,1° C.), et en élever la pression de 50 millimètres de mercure. On en limite l'application à la face dorsale du malade. Lorsque celui-ci réagit bien, on peut remplacer la douche en cercles par une douche en éventail portant sur tout le corps, faces postérieure, antérieure et latérales ; on administre cette douche à la température de 80° F. (26,6° C.) ; on réduit, chaque jour, cette température de un degré (0,5°C.), jusqu'à ce qu'elle soit à 65°F. (18,3°C.). On doit toujours rechercher une bonne réaction. Il faut que la peau ne devienne pas pâle, et que le malade n'éprouve pas de refroidissement, pendant qu'il reçoit la douche; ou, du moins, toute sensation de froid ressentie doit disparaître, quand le malade a été séché. Lorsqu'il en est ainsi, on a une preuve de l'efficacité du procédé hydriatrique que l'on emploie. Si des frissons persistent, après que le sujet a été séché et frictionné, cela indique que la méthode appliquée est mal choisie, qu'elle est défectueuse soit par la température de l'eau, soit par la durée de l'opération, soit par l'intensité de la percussion. On doit modifier ceux de ces éléments qui ne sont pas appropriés au cas que l'on traite, en tenant compte des résultats que l'on obtient chaque jour, de même qu'on modifie la dose d'un médicament.

On peut employer utilement le bain d'air chaud, à la place du maillot sec dont l'exécution est plus lente, lorsqu'il s'agit d'augmenter le pouvoir réactionnel du tuberculeux. Le bain d'air chaud dilate les vaisseaux cutanés et accentue l'effet de l'opération hydriatrique. Toutefois on doit veiller à ce que le malade ne respire pas d'air chaud, ce qui empêcherait la réaction de se produire et ferait perdre au malade du poids et des forces.

La compresse thoracique est un excellent moyen de combattre la toux et d'atténuer les accès de fièvre. On doit l'appliquer de préférence pendant la nuit, ou pendant que le malade repose. On frictionne complètement la poitrine avec de l'eau à 60° F. (15,5° C.), toutes les fois qu'on renouvelle la compresse.

On peut continuer durant plusieurs mois le traitement que nous venons d'exposer : bains d'air chaud n'allant pas jusqu'à la sudation, et douche en cercles, ou douche en éventail, à température progressivement abaissée, modifiée chaque jour suivant l'état du malade, en particulier suivant ses réactions fébriles (on fait alors intervenir les procédés antithermiques les plus doux). Il est possible de réduire les applications à trois, et même à deux séances par semaine. Au bout de plusieurs mois, on peut habituer le malade à se plonger, chaque matin, dans une baignoire contenant de l'eau à 80° F. (26, 6° C.), dont on abaisse ensuite la température de deux degrés (1° C.), ou plus par jour, jusqu'à ce qu'elle soit à 60° F. (15,5° C.). L'immersion doit être très courte. On mouille la tête du malade avant de le faire entrer dans le bain. On le sèche et on le frictionne bien lorsqu'il en sort. On peut lui prescrire ensuite une promenade rapide au grand air du matin, puis un déjeuner léger, qu'il absorbera avec plaisir.

Cet entraînement quotidien de l'appareil neuro-vasculaire de la peau, les effets réparateurs qu'il produit au physique et au moral contribuent à la guérison plus qu'aucune autre méthode thérapeutique. Le traitement donne habituellement les résultats suivants : il excite l'appétit, il facilite la digestion et l'assimilation, il favorise l'hématose, il rend la respiration plus ample, il active la circulation ; en résumé, il agit sur toutes les fonctions dont l'entretien est la condition de la santé et dont l'intégrité assure la durée de l'existence humaine. On ne se propose pas de rechercher, avec ce traitement, un effet spécifique, et on n'obtient pas de résultat de cet ordre. Mais si on ne combat pas la maladie, on traite le malade. On le soustrait au milieu qui lui est nocif, aux influences défavorables; on fortifie son organisme, on l'arme contre l'ennemi qui menace sa vie. Ce qui peut lui rendre les plus grands services dans cette lutte, c'est un bon appétit et de bonnes digestions : l'hydrothérapie les procure au phtisique. On peut le constater, parfois, même dans des cas désespérés ; c'est ainsi que j'ai vu un jeune homme de Charlotte, N. C., prendre sept kilogrammes en deux mois, bien qu'il fût à la troisième période de sa maladie. Une exacerbation fébrile matinale, amenant une élévation considérable de la température et des sueurs profuse, sminait ses forces; malgré cela, son appétit se maintenait, et il pouvait absorber, dans la première moitié de la journée, une assez grande quantité de nourriture, en particulier du fromage à la crème. Il put partir pour le Colorado avec une augmentation de poids.

Le professeur Winternitz a observé une augmentation de poids dans cinquante-six pour cent des cas traités, pour des maladies diverses, dans son établissement de Kaltenlentgeben, sur près de 2400 malades. Nous avons enregistré un résultat analogue, à l'*Hydriatric Institute*, si nous éliminons de notre statistique les cas d'obésité et ceux où il était indiqué d'accélérer les échanges organiques.

Observations. — J'insère ici quelques observations choisies parmi celles que j'ai recueillies à l'hôpital, ou dans la clientèle, non tant pour démontrer l'utilité de l'hydrothérapie dans le traitement de la tuberculose pulmonaire chronique que pour donner une idée des méthodes employées.

M. S..., de Onwesboro, Ky., 26 ans, négociant, me consulte à Long Branch, le 29 juillet 1892. Il est pâle, émacié; il me raconte qu'il maigrit et tousse depuis plusieurs mois ; il est constipé et n'a pas d'appétit. Il a pris froid pendant un incendie. Il n'a pas de prédisposition héréditaire. Température, 101° F. (38,3° C.) ; pouls, 120. Signes physiques : submatité dans la région sus-claviculaire gauche, respiration rude et expiration prolongée au sommet gauche. On prescrit quarante centigrammes de calomel et le repos absolu.

31 juillet. Le malade se sent mieux. Température, 99° F. (37,2° C.). On l'envoie à l'*Hydriatric Institute*. Il pèse, nu, 48 kg. 300. On lui donne un bain d'air chaud pour augmenter son pouvoir réactionnel; puis une douche en cercles, à une température de 95° F. (35° C.) que l'on abaisse progressivement à 80° F. (26, 6° C.), avec une pression de 2/3 d'atmosphère que l'on augmente graduellement, pendant quarante secondes; enfin, une douche en éventail à 70° F. (21,1° C.), avec une pression d'une atmosphère, qu'on élève progressivement jusqu'à deux atmosphères, pendant quatre secondes.

On répète chaque jour cette opération. Le malade retourne à Long Branch, au bout de dix jours, avec un aspect plus satisfaisant, un appétit meilleur, une augmentation de poids de 650 grammes. Un ami lui conseille de faire examiner ses crachats ; on y trouve des bacilles. Un autre ami le décide à voir un consultant éminent, qui, après l'avoir soigneusement examiné, le déclare phtisique, lui prescrit d'aller s'installer de suite à Asheville, N. C., et de prendre de la créosote. Comme j'avais vu s'améliorer son état sous l'influence de l'hydrothérapie, j'augurai mal de son départ et je lui conseillai de continuer le traitement hydriatrique.

8 septembre. On a continué les bains d'air chaud, suivis d'une douche circulaire, passant de 80° à 70° F. (26,6° à 21,1° C.), et d'une douche en éventail, passant de 70° à 45° F. (21,1° à 7,2° C.) jusqu'à aujourd'hui. Le malade pèse 51 kg. 700 ; il a donc pris 3 kg. 400 en cinq semaines. L'appétit est excellent ; la toux est toujours pénible ; la voix est très rauque. Température 101° F. (38,3° C.). On ordonne des inhalations de benjoin et deux centigrammes de codéine toutes les quatre heures ; la toux s'atténue au bout de deux jours, pendant lesquels le traitement hydrothérapique a été interrompu. On le reprend ensuite.

12 septembre. Température, 99° F. (37, 2° C.). La toux a beaucoup diminué. L'appétit est excellent. Poids, 51 kg.475. On a fait prendre au malade six gouttes de créosote trois fois par jour ; comme cette substance lui donne des nausées, on en cesse l'administration. On lui prescrit de la maltine et des peptones à prendre dans du lait.

19 septembre. Bain d'air chaud (170° F., 76° C.) de trois minutes.

Douche en cercles à 80° F. (26, 6° C.), abaissée à 64° F. (17, 9° C.) d'une minute ; le malade réagit bien. Toux pénible. Le spiromètre permet de constater que la capacité respiratoire est plus grande que normalement.

20 septembre. Le Dr J.-S. Ely examine les crachats et trouve des bacilles peu nombreux.

30 décembre. Le poids du malade a augmenté progressivement, bien qu'il ait été stationnaire, ou qu'il ait baissé à certains moments. Aujourd'hui le malade pèse 55 kg. 100, il a bon aspect, il tousse peu, il n'a pas de fièvre, et il est impatient de retourner chez lui.

Le Dr Fruedenthal, qui le traite ensuite, m'écrit, à la date du 12 janvier 1893, après avoir mentionné les signes physiques qu'il avait découverts le 27 juillet et le 11 novembre 1892 : « Le malade paraît et se sent beaucoup mieux. Il a pris 9 kg. 500. Les ulcérations des replis glosso-épiglottiques et des cordes vocales qu'il présentait se sont cicatrisées sous l'action de l'acide lactique et de l'huile mentholée à vingt pour cent. Bien que je n'apprécie pas le traitement hydriatrique avec autant d'optimisme que vous, je dois reconnaître que l'amélioration obtenue dans ce cas est remarquable. »

21 janvier. Actuellement, le malade est presque complètement débarrassé de sa toux ; il a bon appétit. Il pèse 55 kg. 750, il a donc pris 7 kg. 450 ; il a 2 kg. 250 en plus du poids qu'il avait quand il était en bonne santé. Le Dr Van Gieson, après avoir examiné plusieurs préparations, déclare qu'il ne trouve pas de bacilles.

Ce malade est resté en bonne santé pendant six ans ; mais il a dû, récemment, se faire soigner pour une affection de la gorge. Depuis lors, il a pu n'apporter aucun changement à son régime et à sa manière de vivre. Son observation offre un exemple bien démonstratif de l'utilité que peut avoir l'hydrothérapie dans le traitement de cas que nous avons à traiter quotidiennement.

Nous citerons, maintenant, quelques observations prises à l'hôpital (*Montefiore Home*), qui sont fort instructives (1). Nous omettrons, afin d'être bref, d'indiquer les opérations hydriatriques que l'on a employées pour préparer le malade.

J. D..., 36 ans; malade depuis deux ans et demi. A eu une hémoptysie il y a deux ans; depuis, des sueurs nocturnes, de la toux, des expectorations, une douleur du côté gauche. Il a été soigné par deux fois, au *Mount Sinai Hospital*, pour tuberculose pulmonaire.

(1) *Transactions Medical Society of New York.*

Signes physiques, à l'entrée : Matité au sommet gauche; respiration diminuée; frottements pleuraux du côté droit, sous l'aisselle. Poids, 73 kg. 700.

Traitement : Médication générale reconstituante, avec, chaque jour, une douche en cercles de trente secondes, à 65° F. (18, 3°C.); compresses mouillées sur le thorax.

Résultat : Amélioration à tous les points de vue; augmentation de poids de 6 kg. 500 en dix semaines.

16 décembre 1890. On soumet le malade au traitement par la tuberculine, jusqu'au 29 avril, à l'exclusion de tout autre traitement.

Le malade perd beaucoup comme poids et comme aspect général, si bien que je me demande souvent si j'ai le droit de prolonger cette expérience. On reprend les douches en cercles; aussitôt, l'état général s'améliore et l'appétit revient.

Actuellement, le malade ne tousse plus, l'expectoration est réduite au minimum, on entend à peine quelques petits frottements pleuraux au sommet gauche. Le poids est de 81 kg. Le Dr Hadenpyl a examiné les crachats; la première fois, on trouvait environ dix bacilles par champ du microscope; la seconde fois, très peu de bacilles; à un troisième, un quatrième et un cinquième examen, on ne trouve plus aucun bacille.

On peut considérer le malade comme guéri, d'après les signes physiques, les symptômes subjectifs, l'état général et la disparition des bacilles.

J. J..., 33 ans, entre le 2 février 1890. Rien dans les antécédents familiaux. Malade depuis un an ou un an et demi. La maladie a débuté par une hémoptysie, après laquelle la toux s'est installée; il eut des crachats sanglants pendant deux jours; puis il se sentit mieux. Il toussa jusqu'au mois de décembre 1889; il eut alors une hémoptysie très grave, devint très faible et dut garder le lit.

Il resta faible et ne put reprendre son travail. Il toussait beaucoup, expectorait un peu de mucus, souvent mélangé de sang.

Il se plaint de douleurs dans la région dorsale, de chatouillements dans le larynx. L'appétit est bon; les selles sont régulières.

Signes physiques : Matité au niveau du lobe supérieur droit, jusqu'au bord inférieur de la première côte, en arrière, jusqu'au bord supérieur de l'omoplate. Matité légère au sommet gauche. Respiration rude et saccadée; expiration prolongée au sommet droit; inspiration faible au sommet gauche. Température normale; pouls, 84; respiration, 28.

18 février. Poids, 61 kg. 200. Traitement, pilules de créosote de six centigrammes, deux à la fois, trois fois par jour, et huile de foie de morue. Douche en cercles à 65°F. (18, 3°C.), de trente secondes, tous les jours.

1er mars. Le malade tousse un peu, le matin seulement. Poids, 64 kg. 600.

20 mars. Etat général bon; toux très rare le matin. Poids, 67 kg. 800.

25 avril. Poids, 73 kg. 200.

5 mai. L'appétit est moins bon depuis quelques jours; le malade, d'ailleurs, se sent en bonne santé. Il tousse parfois le matin; il n'a pas d'expectoration. Poids, 72 kg. 800.

Le Dr Dessau examine le malade. Il trouve, au sommet gauche, une respiration un peu soufflante, une submatité légère et quelques râles muqueux. Sous l'omoplate gauche, on entend quelques râles sous-crépitants, qui sont probablement en rapport avec des adhérences pleurales anciennes.

11 mai. Au sommet droit, le murmure vésiculaire est normal; la sonorité est un peu diminuée, mais ce caractère est fréquent du côté droit, à l'état normal. Il ne reste donc qu'une infiltration très légère du sommet gauche et quelques adhérences pleurales anciennes. Poids, 73 kg.; le malade a donc gagné douze kilogrammes. Sur sa demande, comme il désire reprendre son travail, on le laisse quitter l'hôpital.

H. S..., 31 ans, entré le 2 mai 1890. Rien dans les antécédents familiaux. Bien portant jusqu'en mai 1880; à cette époque, il a une première hémoptysie; il reste huit semaines au lit, avec de la toux, des sueurs nocturnes, de la fièvre pendant l'après-midi. En septembre 1889 et janvier 1890, nouvelles hémoptysies; il entre au *Mont Sinai Hospital*, d'où on le renvoie amélioré au bout de sept semaines. A son arrivée, le malade a de la toux avec expectoration et des douleurs thoraciques; l'appétit est nul.

Examen physique : Matité sur le tiers supérieur du poumon droit, en avant et en arrière; râles sous-crépitants et frottements; inspiration soufflante, expiration prolongée. Du côté gauche, expiration prolongée et quelques frottements au sommet. Poids, 58 kg. 775.

Août 1890. Les crachats contiennent des bacilles.

En septembre 1890, le malade a une hémoptysie. A partir de ce moment, on lui donne des douches en cercle, des hypophosphites, de la créosote, et, de temps en temps, de l'huile de foie de morue. Sous l'influence de ce traitement, son état s'améliore régulièrement. Lorsqu'on commence à le traiter par la tuberculine, le 6 décembre 1890, son poids est de 66 kg. 150 — soit un gain de 7 kg. 375 — et le Dr Hodenpyl ne trouve plus aucun bacille dans ses crachats.

Toutefois, le sommet droit présente encore de la matité, une inspiration soufflante et des râles sous-crépitants. Température, 99°F. (37,2°C.). Le 15 avril on cesse les injections de tuberculine.

On ne trouve plus de bacilles dans les crachats; le malade n'a ni toux, ni expectoration; comme signes physiques, il ne présente qu'une respiration légèrement saccadée; on le renvoie de l'hôpital le 29 avril, en le considérant comme guéri. Il pèse 67 kg. 500. Il a pris 8 kg. 775 depuis son entrée, et 1 kg. 400 depuis la première injection; pendant la période où il avait des injections, il a fait une perte de poids assez considérable. Il se rend, pour reprendre son travail, à Bronxville, N.-Y.

A. V..., infirmière à *Montefiore Home*. Poids, pendant l'été 1890, 62 kg. 500. Occupée constamment à l'hôpital. Elle commence à maigrir, et se met, en même temps, à tousser et à cracher; elle a deux petites hémoptysies.

L'examen physique révèle une diminution de la sonorité au sommet gauche, une respiration exagérée et saccadée, des râles humides fins et des frottements pleuraux. On trouve de nombreux bacilles dans les crachats. Elle pèse 57 kg., le 5 janvier, lorsqu'on la soumet au traitement par les injections de tuberculine.

On fait vingt-et-une injections, en donnant des doses croissantes. L'injection est toujours suivie d'une réaction fébrile marquée. On administre la dernière injection, qui est de 45 milligrammes, le 1er avril; elle donne lieu à une réaction légère. Pendant toute la durée de ce traitement, la malade a eu chaque jour une douche en cercles.

10 avril. La toux, l'expectoration, les sueurs nocturnes et les signes physiques ont disparu. Le poids de la malade s'est élevé à 59 kg. 700; on ne trouve plus aucun bacille dans ses crachats; on la renvoie, sur sa demande, en la considérant comme guérie. Un an après, en 1896, cette malade se trouvait en bonne santé et exerçait sa profession d'infirmière dans la clientèle privée.

Dans les cas que nous venons de rapporter, l'effet de la tuberculine était ou nuisible ou nul ; au contraire, l'effet de douches en cercles était excellent.

B. S..., 18 ans, architecte, entré le 19 novembre 1890. Mère morte de tuberculose pulmonaire chronique. Malade depuis qu'il a eu une pneumonie, il y a deux ans; sueurs nocturnes, toux pénible, amaigrissement.

Les signes physiques sont ceux d'une caverne. Sonorité tympanique au niveau du tiers supérieur du poumon gauche en avant, bruit de pot fêlé, râles caverneux, souffle caverneux. Signes de bronchite au sommet droit. Se plaint beaucoup de palpitations. Poids, 51 kgr. Nombreux bacilles dans les crachats.

Traitement: douches en cercles, de 70° à 65° F. (21,1° à 18,3° C.), d'une durée de trente secondes; huile de foie de morue et créosote.

16 décembre. Depuis le début du traitement, le malade a gagné 3.600 kgr.; toutefois, les signes physiques sont identiques à ceux que l'on constatait à l'entrée. La température est normale. On soumet le malade au traitement par la tuberculine; sous l'influence de

ce traitement, son poids augmente (ce qui est une exception à la règle) et atteint, le 10 avril, 62. kg. 500. La toux n'est plus pénible, et l'expectoration est très réduite. A chaque examen des crachats, on ne trouve plus qu'un petit nombre de bacilles. Les signes physiques sont moins nets. Les râles sont peu abondants: il est évident que les dimensions de la caverne ont diminué. Les palpitations, qui faisaient beaucoup souffrir le malade, ont cessé.

Les examens de crachats, pratiqués par le Dr Hodenpyl, donnent les résultats suivants:

16 décembre, cent bacilles de la tuberculose par préparation;

1er mars, deux bacilles par champ du microscope.

7 mai. Le malade pèse 63 kg. Après la cessation des injections de tuberculine, on lui a administré des douches en cercles. Il a bon aspect. On peut le regarder comme notablement amélioré.

On le renvoie le 14 juillet. Il pèse 65 kg. 500, et présente l'apparence de la santé. D'après les dernières nouvelles qu'on a reçues de ce malade, il s'est établi à Denwer, Colorado, pour y exercer sa profession d'architecte.

L'observation que nous venons de rapporter est un nouvel exemple de l'action de l'hydrothérapie sur la nutrition.

Voici, maintenant, un cas qui a été publié dans le rapport du Dr Bloch sur *Montefiore Home*, pour l'année 1892.

Ce succès remarquable est dû surtout au traitement hydriatrique, qui constitue le procédé thérapeutique spécial à notre établissement. S. K..., après avoir passé un an en Europe pour se soigner, est entré à *Montefiore Home* avec une caverne dans son sommet gauche et des lésions aggravées dans tout son poumon. Au bout d'un an de notre traitement, on l'a renvoyé en bon état; non seulement la fièvre, les sueurs nocturnes, la toux, la douleur ont cessé, mais les signes physiques de la caverne ont aussi disparu, et le malade a pris 5 kg. 500. Il a exécuté, comme peintre, des travaux pénibles en ces six derniers mois et il se sent bien.

Dans leur rapport pour l'année 1893, les Drs Bloch et Frankel, médecins de *Montefiore Home*, écrivent les lignes suivantes:

Nous ne saurions louer trop notre installation hydrothérapique qui met en nos mains un des éléments les plus actifs de notre thérapeutique. Nous avons traité avec succès, l'année passée, trente-et-un malades, qui tous ont pu quitter l'établissement. De plus, vingt-neuf malades ont été renvoyés avec une amélioration. Parmi ceux qui se sont guéris ou qui ont été très améliorés, on compte six malades atteints de formes rapides, dont quelques-uns avaient des cavernes à leur entrée dans la maison.

Nous citerons encore un cas emprunté au rapport des Drs Bloch et Frankel pour l'année 1894.

E. F..., 33 ans, entre à *Montefiore Home* en novembre 1892, après avoir eu une hémoptysie abondante; il présente les signes d'une petite caverne au sommet gauche et des signes d'infiltration tuberculeuse au sommet droit. Il sort, « guéri », en juin 1894, se sentant en très bonne santé depuis un an ; les bacilles ont disparu des crachats, l'expectoration a cessé, les signes physiques n'existent plus, la caverne s'est cicatrisée, le malade a pris 12 kg. 250.

Les médecins de *Montefiore Home* ont été pendant beaucoup d'années les seuls partisans de l'hydrothérapie méthodique dans le traitement de la tuberculose pulmonaire, et se sont faits les propagateurs de ce procédé thérapeutique. Les rapports qu'ils ont publiés contiennent un grand nombre d'observations de cas de tuberculose pulmonaire, qui montrent l'influence de l'hydrothérapie méthodique sur cette maladie, principalement l'influence des douches en cercles. Les quelques observations résumées que l'on a trouvées ci-dessus permettent d'apprécier les résultats obtenus. Cependant, tandis que l'on arrive, dans un établissement spécial, à des résultats aussi satisfaisants, la plupart des praticiens américains frémiraient encore à la pensée que l'on peut soumettre un tuberculeux à des applications d'eau froide.

Nous avons rapporté avec détail un nombre suffisant d'observations cliniques, pour que le lecteur ait pu se faire une idée des méthodes appliquées, à l'hôpital ou au domicile des malades, dans la cure de la tuberculose pulmonaire. En citer davantage serait s'exposer à fatiguer l'attention de celui-ci, sans l'éclairer mieux sur les avantages de l'hydrothérapie dans le traitement de la phtisie. Le tuberculeux est trop souvent condamné à s'exiler loin de sa famille et de ses amis, alors que l'hydrothérapie pourrait le dispenser de s'imposer cette séparation.

Le Dr J.-H. Kellogg, dans un travail très complet sur le traitement hydriatrique de la tuberculose (1), écrivait les lignes suivantes : « Beaucoup de personnes doivent l'existence utile qu'elles mènent actuellement, à l'emploi des méthodes hydriatriques; elles seraient, certainement, enterrées depuis longtemps, si elles n'avaient été soumises à ce mode de traitement. Je crois fermement que si les médecins adoptaient l'emploi de l'hydro-

(1 *Medical News*, 10 novembre 1900.

thérapie dans le traitement de la tuberculose pulmonaire, en particulier lorsque la maladie est à sa période de début, les neuf dixièmes des malades pourraient être sauvés. »

Résultats d'autres méthodes. — Les sanatoria pour tuberculeux qui existent aux Etats-Unis, si bien conçus par ailleurs, présentent presque tous ce défaut de ne pas faire, dans leur traitement, une place à l'hydrothérapie. Un petit nombre d'entre eux seulement emploient systématiquement les procédés hydriatriques, bien que l'un de nos plus éminents phtisiothérapeutes, après avoir étudié les méthodes les plus récentes appliquées dans les établissements d'Europe, ait affirmé que, « l'aérothérapie mise à part, l'hydrothérapie est l'élément le plus important du traitement » (Knopf).

Un établissement de premier ordre, qui possède une installation de douches fort coûteuse, m'a demandé de donner des leçons pratiques sur les opérations hydriatriques les plus appropriées au traitement de la phtisie, à ses médecins et à ses infirmiers; et, cependant, on n'y a que très rarement recours à la douche, si j'en crois les renseignements que m'ont fourni des malades après y avoir fait de longs séjours. Aussi, il ne me semble pas inutile d'exposer un peu longuement les résultats des observations de Kuthy (1) qui ont rapport à notre sujet. Le travail de cet auteur porte sur un millier de cas de tuberculose.

« J'ai démontré, il y a quatre ans, dit Kuthy, que les sanatoria pour tuberculeux n'arriveront jamais à remplir leur tâche difficile, tant qu'ils ne seront pas en possession d'une installation hydrothérapique convenable, employée par un personnel instruit. » Kuthy ne considère jamais un tuberculeux comme guéri, lorsque celui-ci n'est pas resté deux ans sans avoir de manifestations de la maladie. Il ne met pas d'amour-propre à fournir des statistiques favorables; il apprécie les cas qu'il étudie avec la plus grande rigueur, presque avec pessimisme. Dans son travail, Kuthy établit une comparaison entre les résultats qu'il a obtenus dans l'établissement qu'il dirige à Budapest, et ceux d'un des sanatoria les mieux administrés de l'Allemagne : Belzig, près Berlin. Sur cent cas de tuberculose au premier degré traités, dans ce dernier établissement, par la tuberculine associée à l'hygiène et au régime, 39 sortirent guéris en 1903; au sanatorium de Budapest, il y eut, en 1903, 53,9 guérisons pour

(1) *Blätter für klinische Hydrotherapie*, mai 1904.

cent cas. La seule différence capitale qui existe entre les méthodes suivies dans ces établissements est celle-ci : à Belzig, comme dans la plupart des sanatoria allemands, la seule opération hydriatrique pratiquée est la douche, que l'on réserve à une partie des malades; au sanatorium Elisabeth, à Budapest, on emploie *tous* les procédés hydrothérapiques, en les adaptant à chaque cas particulier.

Je crois utile d'exposer brièvement la méthode de Kuthy; cette méthode pratique, basée sur une expérience très étendue, est conforme aux données théoriques que nous possédons sur le mode d'action des opérations hydriatriques, et elle est en accord avec mes propres observations.

Dans l'établissement de Kuthy, on donne, le plus souvent, aux malades qui ne sont pas confinés au lit, un bain le matin. La baignoire est remplie d'eau à 90° F. (32,2° C.), sur une hauteur suffisante pour que l'eau atteigne l'ombilic du malade qui s'y assied. La tête de celui-ci est recouverte d'un turban mouillé. L'infirmier lui verse de l'eau sur la poitrine et le dos, à plusieurs reprises. On abaisse la température du bain, jusqu'à ce qu'elle soit à 86° F. (30° C.), en y ajoutant de l'eau chaude. On frictionne ensuite le malade sur tout le corps, puis on le douche de nouveau sur la poitrine et sur le dos. L'opération dure, en tout, trois minutes. On diminue chaque jour de un ou deux degrés (0°,5 ou 1° C.), la température du bain, jusqu'à ce qu'elle soit de 82,5° F. (28° C.), ce que les malades les plus faibles supportent sans inconvénient, à l'exception des neurasthéniques, qui ne tolèrent pas les températures inférieures à 91° F. (32,7° C.). L'appétit et le sommeil deviennent meilleurs. Les malades pauvres regrettent leur traitement hydrothérapique, lorsqu'ils quittent le sanatorium ; ceux dont la situation de fortune le permet ne manquent jamais de continuer ce traitement, après leur départ. On ne doit pas conseiller l'usage du demi-bain dans les cas où il existe de la fièvre; les malades gardent alors le lit. Il ne faut pas davantage prescrire le bain froid. Aux malades qui présentent de la fièvre, on fait mettre des compresses mouillées recouvrant le tronc; la compresse est faite avec de la toile; on la plonge dans de l'eau froide (l'auteur n'indique pas la température adoptée), on l'exprime, on la dispose autour du tronc du malade et on la recouvre d'une flanelle (voir l'article *Compresse mouillée* pour la technique de l'opération). Kuthy a obtenu des effets sédatifs de ce procédé, chez des malades qui avaient de l'insomnie et qui se trouvaient dans de mauvaises conditions, en trempant la compresse dans de l'eau très froide et en la laissant en place durant plusieurs heures, afin que le tronc du malade fût baigné par la vapeur d'eau. Lorsque la température est élevée, on exprime moins la compresse (voir l'article *Compresse mouillée*).

Le repos au lit et les compresses mouillées agissent mieux que les antithermiques. Pour augmenter l'action cardio-tonique de la compresse, on y associe le tube spiral réfrigérant, que l'on place sur la région précordiale. Un autre procédé de valeur, que l'on peut employer dans les cas où il existe de la fièvre, est l'ablution partielle. L'opération consiste à découvrir d'abord un bras, que l'on enveloppe d'une serviette mouillée et que l'on frictionne, par-dessus la serviette, jusqu'à ce que la peau devienne rouge ; puis à recouvrir le bras sans le sécher, et à procéder de même, successivement avec l'autre bras, la poitrine et le dos. On exprime la serviette mouillée au-dessus de chaque région, avant de l'appliquer sur celle-ci. Sous l'influence de ce traitement, le malade reprend des forces, l'appétit se réveille, l'hyperthermie diminue, la circulation périphérique devient plus active, les sueurs sont moins abondantes.

Dans les cas qui s'accompagnent de fièvre, le traitement comprend « le repos au lit, des compresses appliquées sur le tronc toutes les deux heures, une ablution chaque matin. Nous avons rarement vu un malade conserver plus de quelques jours ses troubles subjectifs. Les cas dont le pronostic semble défavorable s'améliorent souvent, au point de vue de l'appétit et de l'état général; l'ablution du matin arrête les sueurs nocturnes, alors même qu'elles ont résisté aux médications antisudorifiques les plus actives. Lorsque la poitrine ou une autre région présente du pityriasis, du lupus ou une tuberculose osseuse, et que l'état général est mauvais, lorsque des hémoptysies exigent que le malade garde le repos absolu, on a recours aux frictions pratiquées sur les bras et les cuisses recouverts de serviettes mouillées et bien exprimées. Cette opération n'exerce aucune influence sur l'hémoptysie; mais elle procure un certain bien-être au malade, et elle diminue la gravité du pronostic ».

Kuthy, avec raison, n'administre pas la douche aussi souvent que le font certains médecins de sanatorium en Allemagne; car la douche froide, qui constitue un bon tonique, qui soutient le cœur, excite l'appétit, augmente les échanges organiques, endurcit le malade, rend les inspirations plus profondes et active la ventilation pulmonaire, la douche froide est fréquemment trop excitante. Les neurasthéniques irritables, qui sont nombreux parmi les tuberculeux, la supportent mal. Cependant, en sélectionnant ses malades avec soin, on peut amener le plus grand nombre d'entre eux à bénéficier de douches douces, comme celles qu'administre Kuthy depuis de nombreuses années; on les donne d'abord à 95° F. (35° C.), puis on les abaisse progressivement, c'est-à-dire de un ou plusieurs degrés chaque jour, jusqu'à 50° ou 60° F. (10° ou 15, 5° C.). Les observations que j'ai pu faire à *Montefiore Home* (voir le début de ce chapitre) confirment cette manière de voir de Kuthy : je commence, moi aussi, par administrer d'abord des ablutions douces, puis j'habitue graduellement les malades à supporter des températures plus basses et des pressions plus élevées. Malheureusement, lorsque le médecin veut appliquer à chaque cas le traitement hydrothérapique, il est obligé à une dépense beaucoup plus grande de temps et d'intelligence; il est beaucoup plus simple de se contenter de prescrire de l'air pur, une bonne alimentation, du repos ou de l'exercice. De même que l'application méthodique, au sanatorium, du traitement qui se résume en ces prescriptions a amené un changement très favorable dans le pronostic de la tuberculose pulmonaire, de même, *l'application méthodique des procédés hydriatriques et leur adaptation judicieuse aux différents cas donne des statistiques encore plus satisfaisantes, aussi bien dans les établissements spéciaux que dans la clientèle.*

La douche en éventail est moins brutale et moins excitante que la douche en pluie; elle soustrait moins de calorique à l'organisme que celle-ci. Kuthy insiste avec raison sur ce point (1) et recommande le traitement que j'ai appliqué pour la première fois à *Montefiore Home* en 1886. Kuthy admet avec raison qu'une température dépassant de un ou plusieurs degrés la normale (0,5° C. ou plus) chez un neurasthénique, ou une

(1) Au cours d'une visite à Falkenstein, en 1896, je pus voir l'installation de douches de l'établissement. A ma grande surprise, je constatai que l'appareil était représenté par un plateau de 45 centimètres de diamètre, suspendu au plafond au-dessus d'un bassin enfoncé dans le sol d'asphalte. J'appris que rien n'existait pour renseigner sur la température et la pression de l'eau employée. A ma demande, on prit la température de l'eau, qui s'élevait à 47° F. (8,3° C.). On me dit que l'on soumettait à la douche les seuls malades dont l'état s'était déjà amélioré sous l'influence d'un traitement régulier, afin de les fortifier.

prédisposition aux hémoptysies contre-indiquent la douche. Il recommande de combattre le refroidissement que subissent habituellement les pieds du malade en les touchant avec le jet froid; il préfère ce moyen à l'emploi des boules d'eau chaude, etc., même en plein hiver. Il a aussi obtenu de bons résultats dans l'insomnie en enveloppant les pieds, les jambes et les cuisses de compresses froides. Il considère l'application du tube spiral réfrigérant ou d'un sac à glace sur la région précordiale comme très utile dans le cas de faiblesse cardiaque et d'arythmie d'origine toxique.

CHAPITRE XIX

DIABÈTE

Nous sommes accoutumés à traiter le diabète d'une façon tout empirique, en ne conservant qu'un faible espoir de voir nos malades revenir à la santé.

La principale prescription du traitement habituel est de réduire l'ingestion des aliments qui fournissent du sucre à l'organisme. Il n'est pas douteux que cette simple précaution diététique n'ait suffi à prolonger un certain nombre d'existences. Mais peu de médecins imaginent les sacrifices et les ennuis que les malades sont trop souvent obligés de s'imposer pour suivre consciencieusement un régime sévère; seuls, ceux qui sont eux-mêmes atteints, ou qui ont vu dans ce cas une personne de leur entourage, peuvent s'en rendre compte.

Je vais exposer une méthode de traitement, qui m'a donné des succès tels que je n'en avais jamais obtenu, dans les premières années de ma carrière médicale. L'hydrothérapie y tient une place importante.

Nous savons que, dans le diabète, la fonction glycogénique du foie se trouve insuffisante, tandis que les muscles, qui possèdent également la fonction glycogénique, sont réduits à l'inactivité, à cause de la fatigue inhérente à la maladie. Comme il n'existe aucun agent chimique qui puisse activer la fonction glycogénique du foie, et comme les causes de l'altération de cette fonction sont encore obscures, on ne peut faire autre chose que de diminuer l'apport du sucre dans l'organisme. Mais nous nous trouvons mieux servis, si nous voulons augmenter l'activité fonctionnelle des muscles, et accroître par là la faculté qu'ils possèdent, de détruire le sucre dans l'intimité de leur tissu. En accélérant la circulation dans les muscles (ce que font l'exercice et l'hydrothérapie), nous pouvons amener l'organisme à utiliser une quantité plus considérable du sucre qui circule dans le sang. L'expérience clinique confirme absolument cette manière de voir basée sur les données de la physiologie.

Celles-ci, à la vérité, sont connues depuis longtemps, mais beaucoup de médecins n'en ont malheureusement pas encore tiré toutes les conclusions pratiques qui peuvent être utiles au traitement.

On ordonne aux diabétiques de mener une existence hygiénique, de se tenir très propres et de prendre beaucoup d'exercice. Cette dernière prescription est évidemment insuffisante : les malades auxquels on l'impose sont incapables de faire de l'exercice sans une grande fatigue. Comme on trouve que la fatigue est nuisible aux malades, on restreint l'exercice qu'ils prennent et on finit par le leur supprimer.

J'ai, depuis longtemps, pris l'habitude de recommander à mes malades *l'exercice physique, régulier et soutenu*, qui est la seule pratique susceptible d'augmenter la fonction glycogénique des muscles. Cette pratique demande une grande énergie morale et beaucoup de persévérance de la part du malade. Son apathie, son inertie sont si grandes qu'il lui est presque impossible de les surmonter. C'est alors que l'hydrothérapie peut intervenir et démontrer son utilité. Ce grand excitant physiologique, le froid, appliqué par l'intermédiaire de l'eau, surtout lorsqu'on y associe l'excitant mécanique que donne la douche ou l'affusion, réveille l'activité du système nerveux, augmente la force musculaire, détermine des contractions des muscles, favorise la nutrition et l'hématose, et, par conséquent, accroît l'énergie de l'organisme, fait cesser l'apathie et la paresse du sujet. J'ai souvent employé l'hydrothérapie dans des cas où je n'avais pu amener mes malades à faire des efforts par la persuasion, ni même en leur décrivant l'état de faiblesse auquel ils devaient arriver en s'abandonnant à l'inertie ; j'ai eu la satisfaction de voir alors, sous l'influence d'un entraînement neuro-vasculaire quotidien, obtenu à l'aide de la douche ou de l'affusion froides, ces malades revenir à la vie, retrouver l'activité fonctionnelle et l'énergie qui permettent de supporter l'exercice physique, et même de le pratiquer avec plaisir, sans fatigue. L'hydrothérapie n'avait pas seulement pour résultat de favoriser la fonction glycogénique des muscles ; elle exerçait encore une excellente influence sur l'état général des malades, excitant la digestion, l'assimilation et les sécrétions ; ces malades augmentaient de poids, ils reprenaient courage, ainsi que leur entourage. Le rôle du système nerveux dans la genèse du diabète est si important, qu'il n'est pas étonnant qu'un stimulant nerveux aussi efficace que l'hydrothérapie contribue puissamment à rétablir la santé du diabétique. J'ai remarqué maintes fois que *l'exercice physique méthodique* et *l'hydrothérapie permettent au malade de s'écarter des règles rigoureuses de son hygiène alimentaire.* L'exercice physique, j'insiste sur ce point, doit être réglé avec soin, d'après les indications d'un podomètre.

J'ai publié, dans les *Transactions of the State of New-York* (1892), un travail sur le « Traitement efficace des maladies chroniques » dans lequel j'ai insisté sur ce sujet, en citant à l'appui de ma thèse différents auteurs, en particulier von Duhring, de Hambourg, qui a obtenu des succès remarquables dans le diabète, en associant l'hydrothérapie, l'exercice musculaire méthodique et une abstinence tempérée de féculents. Au Congrès de Carlsbad, en 1902, le professseur von Norden, faisant une communication sur l'usage de l'avoine dans le diabète, rappelait les excellents résultats obtenus par von Duhring. Je ferai remarquer que von Norden a omis de parler de l'élément le plus important de la méthode de von Duhring : l'exercice physique méthodique, fréquent et prolongé, avant et après les repas, pratique en dehors de laquelle l'avoine, comme tout autre aliment féculent, présenterait des dangers pour le malade.

Les opérations froides ont peut-être encore un autre effet favorable, que nous ne soupçonnons que depuis peu de temps : elles excitent les glandes sébacées où peut s'accumuler le glycogène. Lombardo(1) a constaté la présence de glycogène dans la peau du fœtus; il a découvert également cette substance chez l'adulte. Le glycogène existe constamment dans l'épithélium sécrétoire des glandes sébacées; il s'y trouve d'autant plus abondant que l'activité fonctionnelle de ces glandes est plus grande. On le rencontre encore dans les couches superficielles de l'épiderme qui entourent les poils, depuis le bulbe du poil jusqu'au point où s'insère le muscle arrecteur.

Voici maintenant, à l'appui de ce que nous avons dit, l'observation clinique d'une malade, qui est revenue à la santé, pour une longue période de temps, sous l'influence du traitement hydriatrique.

(1) *La Tribune médicale*, décembre 1907.

Mme S..., 65 ans, me consulte, le 2 mars 1892, pour un état de grande fatigue, accompagné de dépression morale et d'autres symptômes faisant penser au diabète. L'examen de l'urine montre qu'il existe 60 grammes de sucre par litre; la densité de l'urine est de 1040; la quantité excrétée en vingt-quatre heures s'élève à 2.430 grammes. La malade pèse, nue, 114 kg. 600.

Elle est complètement inerte; il semble tout à fait hors de propos de lui demander de faire de l'exercice. On prescrit un régime antidiabétique sévère, et elle accepte de le suivre rigoureusement; mais elle serait incapable de faire deux cents mètres à pied sans avoir de la dyspnée et sans épuiser ses forces. Bien qu'elle fasse tous ses efforts, avec la persévérance la plus louable, pour arriver à suivre mes prescriptions, la teneur en sucre de son urine ne s'abaisse, en un mois, que de cinq grammes par litre.

Pour faire perdre du poids à la malade et pour lui rendre de l'énergie nerveuse et musculaire, on lui fait faire huit kilomètres en voiture, afin qu'elle puisse suivre le traitement que nous allons indiquer.

Une fois par semaine, on lui donne un bain d'air chaud, jusqu'à ce qu'elle transpire abondamment. Puis, on lui administre une douche en cercles à 90° F. (32, 2° C.), d'une demi-minute, et une douche en éventail à 80° F. (26,6° C.); après quoi, on la masse énergiquement et on lui fait exécuter des mouvements de résistance pendant quinze minutes. Cinq fois par semaine, on la soumet à un procédé hydriatrique tonique; on lui applique d'abord le maillot sec pendant une demi-heure afin d'amener la réplétion des vaisseaux cutanés, puis on lui donne une ablution générale à 70° F. (21,1° C.), en lui faisant une bonne friction.

Le 15 avril, c'est-à-dire au bout de deux semaines, la malade a perdu 2 kg. 700, elle est capable de faire cinq cents mètres à pied deux fois par jour. Une semaine plus tard, la densité de l'urine est à 1,035, et la teneur en sucre de l'urine a diminué de 7 gr. 50 par litre.

On applique à la malade le maillot humide, en employant de l'eau à 50° F. (10° C.), durant quarante-cinq minutes chaque jour; à la suite du maillot, on donne un demi-bain de dix minutes à 85° F. (29,5° C.), avec frictions vives pendant le séjour de la malade dans la baignoire; on la soumet ensuite à un massage, et on lui fait exécuter des mouvements de résistance pendant quinze minutes. On se propose d'activer ainsi les échanges organiques et de favoriser la circulation dans les muscles.

Au bout d'un mois, on remplace le demi-bain par une douche en jet à 60° F. (15, 5° C.), que l'on administre sous une pression de deux atmosphères. On continue le traitement tous les jours, pendant le premier mois, trois fois par semaine le second mois. Cette malade, corpulente et lourde, reprend des forces avec une rapidité remarquable; elle retrouve le goût de la promenade et le pouvoir de marcher; au bout de trois mois, malgré la température estivale, elle peut faire plus de six kilomètres à pied chaque jour, dans la matinée et l'après-midi. Le régime restant le même, le sucre décroît progressivement, depuis le moment où la malade est capable de parcourir deux kilomètres par jour, jusqu'au huitième mois du traitement, époque où il disparaît complètement de l'urine.

La malade ne présente plus de manifestations diabétiques depuis huit années; la seule précaution qu'elle prenne consiste à s'imposer un exercice physique plus intense, toutes les fois qu'elle se permet de prendre, en quantité modérée d'ailleurs, des aliments féculents.

Le traitement hydrothérapique du diabète peut se pratiquer aussi bien au domicile du malade que dans un établissement spécial. On suivra la méthode d' « entraînement neuro-vasculaire » que nous avons exposée plus haut (voir page 544, article *Phtisie*), et par laquelle on arrivera à employer des procédés froids de plus en plus actifs, en assurant au malade une excellente réaction. On administrera successivement l'affusion, en abaissant chaque jour la température de l'eau (voir la technique page 135), le drap mouillé ruisselant, l'immersion froide. On pourra constater alors, chez le malade, un accroissement de la force musculaire, un fonctionnement de la peau plus parfait, un appétit plus vif, une activité plus grande de la digestion et de l'assimilation, un retour de l'énergie volontaire, qui lui permettra d'appliquer avec plus de rigueur les prescriptions de son traitement diététique et de faire plus d'exercice méthodique. En agisssant de la sorte, le malade, dont les forces iront en se relevant, ne conservera pas la crainte de l'eau froide. On est assuré, d'ailleurs, de prévenir tous les effets nuisibles de celle-ci, si l'on n'en fait que des applications de courte durée, que l'on répète plusieurs fois par jour, au lieu d'en faire des applications prolongées. D'autre part, des frictions énergiques empêchent que le malade ne se refroidisse à la fin de 'opération.

CHAPITRE XX

PALUDISME

Bien que nous possédions dans la quinine le remède spécifique du paludisme, il existe des cas où ce médicament reste sans effet, et des cas où le malade est incapable de le prendre ou de le garder. En outre, dans certaines formes graves du paludisme, il est presque impossible d'obtenir que la quinine soit absorbée; et, dans quelques formes même, cette substance paraît être plus nuisible qu'utile. Les formes dans lesquelles on ne peut guère arriver à faire absorber la quinine sont les formes chroniques où le malade a pris, pour ainsi dire, l'habitude de l'accès. Il n'est pas rare de rencontrer des cas appartenant à cette catégorie dans les pays de fièvres. Ces cas se produisent habituellement chez les gens dont la maladie a été négligée et a persisté pendant les mois d'hiver, malgré les conditions climatologiques, qui devraient prévenir le retour du mal. Lorsque les traitements médicamenteux, diététique et climatologique n'ont pas suffi à guérir les cas de ce genre, l'hydrothérapie peut arriver à empêcher le retour des accès et à améliorer l'état général au point de ramener le malade à la santé.

Les formes graves de la malaria, en particulier la forme hémorragique, se montrent souvent rebelles au traitement par la quinine, probablement parce que les fonctions circulatoires sont trop imparfaites pour que cette substance soit absorbée en quantité suffisante. Steude (1), qui est un ardent défenseur de la quinine, admet que, dans cinquante pour cent des cas, le traitement prophylactique par la quinine le plus énergique n'arrive pas à empêcher l'évolution des formes pernicieuses du paludisme.

L'efficacité des applications hydriatriques dans le traitement des manifestations du paludisme est-elle suffisamment démon-

(1) Die perniciöse Malaria in Deutsch-Afrika, Leipzig, 1897.

trée pour qu'on ait recours à ces procédés, lorsque la quinine n'agit pas, ou lorsqu'on ne peut l'administrer au malade? C'est la question que nous allons examiner.

Dans la première moitié du dix-neuvième siècle, Currie est arrivé plusieurs fois à arrêter le retour des accès paludiques, au moyen d'affusions froides, qu'il faisait administrer une heure environ avant le moment où l'accès était supposé devoir débuter; il obtenait la cessation des accès avec quatre ou cinq affusions.

Le créateur de l'hydrothérapie scientifique en France, Fleury, donnait une douche à 13°-15° C., une heure ou deux avant l'accès; après avoir traité de la sorte plus d'une centaine de cas, il était amené aux conclusions suivantes qu'a confirmées une Commission royale belge, chargée d'étudier la question dans les hôpitaux militaires de Bruxelles : 1° dans les cas simples, à début récent, d'accès intermittents, que la rate soit ou non augmentée de volume, les douches froides peuvent remplacer la quinine ; 2° dans les cas anciens, avec accès réguliers ou irréguliers, où il existe de la cachexie, de l'anémie, etc., les douches froides doivent toujours être préférées à la quinine.

Les travaux parus sur ce sujet, depuis l'époque de Fleury, n'infirment pas l'opinion de cet auteur. Dans la très grande majorité des cas récents de paludisme, la quinine a une efficacité qui ne peut être mise en doute. Lorsqu'on l'administre à dose suffisante pour produire le quinisme, c'est-à-dire, trois heures avant le début de l'accès attendu, elle a une action spécifique : nous pouvons garantir d'avance l'effet qu'elle produira. Il n'est pas nécessaire de prescrire aucune opération hydriatrique dans les cas de ce genre. Un partisan forcené de l'hydrothérapie, seul, pourrait alors donner à cette méthode la préférence sur la quinine. Toutefois, quand la quinine, pour une raison connue ou inconnue, n'est pas absorbée en quantité assez grande pour produire le quinisme, ou que l'accès revient à intervalles trop irréguliers pour être prévu, les observations cliniques démontrent qu'on peut, avec avantage, la remplacer par l'hydrothérapie.

La première pensée qui vient à l'esprit, lorsqu'on entend soutenir, comme le fait Fleury, que les douches peuvent remplacer la quinine dans les cas de paludisme ancien à accès irréguliers, c'est que cette opinion est celle d'un fanatique de l'hydrothérapie. Mais ceux à qui la quinine a donné des déceptions dans le traitement de certains cas difficiles, comme j'en ai eu moi-même, accueilleront avec joie cette méthode simple, qui consiste en douches, en affusions, en bains de siège, et qui leur assure d'excellents résultats.

J'ai exercé moi-même, pendant quinze ans, près de Camden (Caroline du Sud), sur les bords de la rivière Wateree, dans un pays où le voisinage des plantations engendrait la malaria sous toutes ses formes, depuis les plus bénignes jusqu'aux plus graves. Je comprends aujourd'hui tout ce que j'ai perdu à cette époque, pour n'avoir pas été familiarisé avec les méthodes hydrothérapiques applicables dans le paludisme. Depuis que j'habite New-York, je n'ai eu qu'une seule fois l'occasion de traiter par l'hydrothérapie un cas rebelle de fièvre intermittente. La relation de ce cas est assez instructive pour intéresser le lecteur. Le malade, dont l'observation suit, a dû son salut à l'hydrothérapie, comme l'enfant dont nous avons parlé plus haut (voir page 487).

P. S..., 13 ans, m'est amené le 14 septembre 1893. Il est atteint de fièvre quotidienne depuis l'été de 1892. Les accès furent combattus avec succès par la quinine pendant plusieurs semaines; mais ensuite ils se reproduisirent d'une façon tout à fait inattendue, à plusieurs reprises, pendant l'hiver qui suivit. Le malade se regardait comme guéri, parce qu'il n'avait plus d'accès depuis plusieurs semaines, lorsque, à l'occasion d'un voyage à l'Exposition de Chicago, il eut un frisson au moment où il passait le pont des chutes du Niagara. Quand il fut de retour dans sa famille, on le soumit de nouveau à un traitement par la quinine et l'arsenic, qui donna, de temps en temps, de bons résultats. Comme les accès avaient reparu au mois de septembre, je fus appelé auprès de lui, en l'absence de son médecin traitant, le Dr W. T. Alexander. Il avait, depuis plusieurs jours, des accès récurrents quotidiens, qui l'obligeaient à quitter, chaque jour, l'école vers 11 h. du matin. La rate était augmentée environ du quart de son volume. L'enfant était anémique et déprimé; cependant, il se trouvait assez bien pendant les premières heures de la journée. J'ordonnai de la quinine, mais je ne parvins pas à produire le quinisme, même en employant de hautes doses (1 gr. 30). On perdit ainsi une semaine. Je conseillai alors à la mère du malade, qui était une femme intelligente, de lui administrer chaque jour, à 10 h. du matin, une douche froide sur le dos, après l'avoir fait placer debout dans une baignoire contenant de l'eau très chaude, sur une hauteur de trente centimètres. Comme le malade habitait à Audubon-Park, sur la rive orientale de l'Hudson, on avait de l'eau à une pression considérable, probablement deux atmosphères. La température de l'eau était de 60° F. (15,5° C.). On faisait durer la douche cinq minutes. L'effet de ce traitement fut merveilleux. A partir de la première douche, le malade n'eut pas de nouvel accès. On continua les douches pendant un mois tous les jours; puis, pendant l'hiver, on fit prendre, chaque jour, au malade une immersion froide. Sa santé se rétablit complètement.

On peut trouver un grand nombre de faits analogues à celui que je viens de rapporter. Fodor (1) a publié les observations de sept cas de fièvre malarienne, dont le début remontait à cinq semaines et davantage, jusqu'à quatre ans, et qui avaient été traités sans succès par la quinine: les douches et les bains de siège amenèrent une guérison rapide. Dans d'autres observations, de Fischer, de Strasser, etc., qui sont, comme celles que nous venons de citer, très détaillées, on voit que le traitement a agi avec une rapidité tout à fait remarquable.

Aloïs Strasser (2), à propos de l'une de ses observations, explique de la façon suivante le mode d'action des opérations hydriatriques dans le paludisme. « La quinine et l'hydrothérapie agissent l'une et l'autre de la même façon ; elles diminuent la nocivité de la plasmodie. La quinine détruit la plasmodie, ou l'affaiblit au point d'en empêcher la sporulation et la reproduction. Le cours de l'accès fébrile débute avec la pénétration du parasite dans le courant sanguin, se poursuit avec le développement du parasite à l'intérieur des globules rouges, la destruction de ceux-ci et la mort de la plasmodie, se termine avec l'absorption des produits de destruction cellulaire par les leucocytes. Les applications froides agissent en détruisant les globules rouges qui ont contenu la plasmodie et se sont altérés, avant le début de l'accès, et en favorisant la destruction de la plasmodie, après qu'elle est sortie du globule, soit par l'intermédiaire d'une phagocytose plus active, soit par le moyen d'oxydations plus intenses. »

Binz et d'autres auteurs supposent que la quinine détruit le parasite même ; l'eau froide ne peut faire autre chose que d'augmenter les moyens de défense normaux de l'organisme. L'eau froide agit en donnant, en quelque sorte, un coup de fouet aux fonctions qui doivent protéger le sujet contre l'atteinte de la plasmodie. L'énergie vitale augmente sous son influence; le cœur, les poumons, la peau fonctionnent d'une façon plus

(1) *Blätter für klinische Hydrotherapie*, p. 139, 1892 et 1895.
(2) *Blätter für klinische Hydrotherapie*, p. 19, 1894, et p. 190, 1897.

parfaite ; les cellules deviennent plus résistantes, leur pouvoir bactéricide augmente. Les opérations froides, en effet, déterminent un accroissement de l'alcalinité du sang et une mobilisation des leucocytes qui indiquent que les moyens de défense de l'organisme deviennent plus puissants chez l'individu que l'on soumet à leur action.

On peut expliquer ce fait qu'une application d'eau froide peut faire avorter un accès paludique, en admettant que le frisson initial détermine une rétention de calorique dans l'organisme, la peau cessant d'émettre de la chaleur, parce que ses vaisseaux se contractent progressivement, au point de réduire leur calibre dans des proportions considérables. Maragliano a montré que la vaso-constriction débute deux heures avant que la température commence à s'élever. La rétention de calorique ainsi produite est donc énorme, non seulement dans la malaria, mais dans tous les états fébriles qui débutent par un frisson. En supprimant la vaso-constriction périphérique, nous pouvons prévenir la rétention de calorique qu'elle cause, et, par conséquent, faire avorter l'accès de fièvre. Si on intervient deux heures avant le début présumé de celui-ci, on l'empêche de se produire. Une opération froide est le moyen le plus efficace d'amener la vaso-dilatation cutanée, car c'est un phénomène que détermine la réaction ; plus celle-ci est parfaite, plus le résultat est satisfaisant ; il en est ainsi lorsqu'on a pu faire prendre au malade un exercice qui a amené une sudation, avant de l'exposer à l'eau froide.

Les opérations froides nous donnent donc, avant l'accès, ces deux résultats : elles favorisent la destruction des globules rouges qui ont précédemment servi d'habitat à la plasmodie, elles facilitent l'élimination des déchets provenant du parasite et des hématies, en augmentant les oxydations et les excrétions et en empêchant la rétention du calorique.

Strasser a pu réunir 272 cas de paludisme traités avec succès au moyen des procédés hydriatriques par différents auteurs. Ceux de ces procédés qui ont paru les plus utiles étaient pratiqués de la façon suivante. On détermine d'abord avec soin le moment où l'accès doit se produire. Une heure environ avant ce moment, on administre une douche au malade, autant que possible après l'avoir soumis au maillot sec ou au bain d'air chaud. Le malade se place debout, les pieds dans de l'eau à 37° C. ; on lui applique sur les régions splénique et hépatique et sur la colonne vertébrale une douche ou une affusion à 16° C., ou à une température inférieure à celle-ci ; la douche, ou l'affusion, dure de trente à cinquante secondes ; elle doit amener une bonne réaction. On renouvelle l'opération au bout d'une demi-heure, afin de déterminer un effet suffisant. Dans beaucoup de cas ce traitement empêche l'accès de se produire. Qu'il en soit ainsi ou non, il faut répéter l'opération chaque jour, à la même heure, pendant une semaine ou deux. Lorsque l'accès survient, on emploie, comme agent antithermique, le bain à 24° C., le maillot humide à 18° C., ou l'ablution à 16° C., en même temps que la compresse abdominale à 16°C. Mais le but que l'on doit surtout se proposer, c'est de prévenir l'accès, au moyen de la douche froide administrée à deux reprises chaque jour, dans l'heure qui précède le début présumé de l'accès.

Strasser a vu la douche froide déterminer des rechutes. Il explique ce phénomène par ce fait que la douche amène une contraction de la rate, comme l'ont démontré ses propres expériences. La plasmodie, qui se trouve probablement retenue dans cet organe, rentre dans la circulation et peut se donner libre carrière pour exercer son action malfaisante.

Les médecins, qui exercent leur art dans les régions marécageuses du Sud et de l'Ouest, qui se trouvent au voisinage du Mississipi et d'autres rivières, ont enregistré les bons résultats que donnent les affusions froides dans le traitement de la malaria. On peut consulter avec profit sur ce sujet les anciens traités de médecine (*Practice* de Geo. B. Wood, 1866).

CHAPITRE XXI

NEURASTHÉNIE

De l'avis d'un grand nombre de médecins qui font autorité en cette matière, l'hydrothérapie est un élément indispensable du traitement de la plupart des neurasthéniques. En effet, il n'existe peut-être pas de maladie chronique, dans laquelle les applications hydriatriques contribuent d'une façon aussi efficace à l'amélioration de l'état du malade, et rendent aussi utiles et aussi durables les effets des autres mesures thérapeutiques : médication, régime, électricité, changement de milieu, suppression des facteurs étiologiques de la maladie.

Bien avant que la neurologie fût devenue une spécialité et bien avant que Beard eût décrit la neurasthénie comme une maladie particulière, Griffin prescrivait les ablutions tièdes et les ablutions froides dans « l'irritation de la moëlle » (1).

Romberg (2) conseillait les affusions froides sur la tête dans le vertige, et recommandait dans les cas d'« hyperesthésie psychique » un traitement méthodique par l'eau froide.

Preiss (3) a dit avec raison, il y a longtemps déjà : « Les troubles du système nerveux, lorsqu'ils persistent longtemps, mettent assez fréquemment le désordre dans des fonctions importantes, et notamment dans celles des organes chylopoïétiques. Comme toutes les fonctions relèvent des centres nerveux et comme il n'est pas d'agent thérapeutique qui puisse modifier l'état du système nerveux aussi rapidement, aussi sûrement, aussi facilement et aussi complètement que l'hydrothérapie, ce mode de traitement si simple doit être placé au premier rang des toniques nerveux. »

(1) Observations on Functional Affections of the Spinal Cord and Ganglionic System of Nerves, Londres, 1834.

(2) Lehrbuch der Nervenkrankheiten des Menschen, Berlin, 1851, p. 20.

(3) Physiologische Untersuchungen, Berlin, 1858.

Eulenburg (1) considère la balnéothérapie froide comme l'élément le plus important du traitement.

Jolly préfère l'hydrothérapie à l'électrothérapie dans le traitement de l'hypocondrie. Il recommande de faire absorber au malade de grandes quantités d'eau, afin d'augmenter la sécrétion rénale et les mouvements péristaltiques de l'intestin. Il considère les applications externes d'eau comme très utiles aux malades qui présentent à la fois de l'irritabilité et de l'épuisement. A son avis, l'influence favorable qu'exercent sur ces malades les frictions froides, les bains et les demi-bains avec frictions, les douches que l'on administre toujours en tenant compte de l'état du malade pour régler la température etc., cette influence est due à la dérivation cutanée, à l'augmentation du tonus vasculaire et à la stimulation des fonctions circulatoires que déterminent ces opérations.

« Dans le traitement de la neurasthénie, dit Krafft-Ebing (2), l'hydrothérapie est une méthode de la plus haute valeur ; comme on la pratique habituellement dans des établissements spéciaux, on peut exercer par elle tous les effets possibles, excitants, calmants et altérants, sur l'organisme malade et les échanges organiques. » Cet auteur préconise l'emploi de l'hydrothérapie dans l'insomnie ; il considère les bons résultats qu'elle donne dans la neurasthénie comme dus à la régularisation de l'activité cardiaque, à la dilatation des vaisseaux périphériques, au ralentissement ou à la sédation générale, etc., suivant le procédé appliqué.

Strümpell envoie les cas graves de neurasthénie à des établissements spéciaux. Il conseille la friction froide, le demi-bain, la douche sur les reins.

Bouchut (3), qui préconise l'emploi des procédés hydriatriques, est d'avis que le médecin doit se familiariser avec les méthodes de l'hydrothérapie et les appliquer avec une grande prudence. Il attribue à ces pratiques le mérite de stimuler la peau, d'activer les échanges organiques et de favoriser l'hématose, et rapporte de nombreuses observations cliniques qui mettent en évidence les effets de l'hydrothérapie.

« Les bains froids et les bains frais, dit Erb (4), les applications d'eau froide sous leurs diverses formes constituent les

(1) Lehrbuch des Nervenkrankheiten, 1878, tome II, p. 697.
(2) Ueber gesunde und kranke Nerven, p. 146.
(3) Du Nervosisme, p. 350.
(4) Encyclopédie de Ziemssen.

agents thérapeutiques les plus importants et les plus efficaces que l'on puisse faire intervenir dans le traitement des maladies nerveuses. Les résultats que donne l'hydrothérapie dans les maladies nerveuses chroniques de toute sorte sont extraordinairement favorables. Il est évident que nous possédons peu de médications qui exercent des effets aussi puissants sur le système nerveux. »

Klemperer (1), chef de clinique du professeur Leyden, à l'Université de Berlin, s'exprime de la façon suivante au sujet de l'hydrothérapie : « Les effets des opérations hydriatriques déterminent une stimulation extraordinaire et incomparable du système nerveux, laquelle se réfléchit sur les divers organes. »

« Chez les personnes dont la nutrition s'est ralentie sous l'influence d'une maladie chronique et dans la neurasthénie, l'hystérie, l'hypocondrie, dit le Dr W. H. Draper (2), les bons effets de l'hydrothérapie sont manifestes. *Elle semble beaucoup plus efficace qu'aucun traitement médical*, quand il s'agit de stimuler les centres nerveux, de rétablir l'équilibre circulatoire, de relever l'activité des fonctions. Pour en obtenir les meilleurs résultats, il est nécessaire de disposer des appareils d'un établissement bien installé, où les différentes méthodes hydrothérapiques sont appliquées avec prudence et habileté. »

Le Dr Frederick Peterson (3), chef de clinique des maladies nerveuses au *College of Physicians and Surgeons*, fait remarquer que « le traitement hydrothérapique possède certainement un grand nombre des caractères, qui satisfont les exigences que nous avons à l'égard d'une thérapeutique rationnelle ». « On ne saurait dire, ajoute-t-il, jusqu'à quel point l'hydrothérapie nous permet d'exercer une influence sur les processus bio-chimiques de l'organisme, sur le métabolisme des tissus, sur l'élimination des substances toxiques et des produits de déchet ; on ne saurait indiquer dans quelle mesure nous pouvons agir sur les névroses vasculaires, sur les anémies locales, sur les hyperémies du cerveau et de la moëlle.

« Si je considère les maladies nerveuses générales, je puis affirmer qu'il existe partout, chez les neurologistes, une tendance à apprécier de plus en plus l'hydrothérapie comme une méthode thérapeutique de grande valeur. Je sais qu'il en est

(1) Publications de la *Hufeland Society*, 1896.
(2) *Medical Record*, 22 avril 1893.
(3) *American Journal of the Medical Sciences*, février 1893.

ainsi en Allemagne, en Autriche et en France. Dans quelques conversations que j'ai eues avec le professeur Winternitz, de Vienne, j'ai appris que les trois quarts des malades qu'il avait eu à traiter, depuis plus de trente ans qu'il exerce, étaient atteints de troubles nerveux ; et l'on m'a attesté de tous côtés les succès remarquables qu'il obtient dans le traitement des cas les plus défavorables. »

Les opinions que je viens de citer appartiennent toutes à des neurologistes. Je les ai réunies afin de montrer combien se trompent ceux qui tournent en ridicule les partisans enthousiastes du traitement hydriatrique.

Je vais indiquer, maintenant, quelles sont les règles de la méthode que je considère comme la plus efficace dans la neurasthénie. Pour en rendre l'exposé plus clair, je crois bon d'étudier séparément trois formes différentes de la neurasthénie : une forme dépressive ou hypocondriaque, une forme irritable ou hyperesthésique, une forme intermédiaire ou mixte.

1. Neurasthénie à forme dépressive. — La forme dépressive est celle que j'ai rencontrée le plus fréquemment parmi les cas que m'adressaient des confrères, en particulier ceux que m'envoyaient les neurologistes. On doit probablement chercher la raison de cette particularité dans ce fait, que les cas de ce genre cèdent moins facilement que les cas appartenant à la forme irritable, quand on les traite à domicile. D'ailleurs, les résultats obtenus au moyen de l'hydrothérapie dépendent, pour beaucoup, de l'état du sang du malade. Le neurasthénique déprimé, agoraphobique, nosophobique ou hypocondriaque, réagit plus facilement sous l'action du traitement que le neurasthénique hyperesthésique ; et l'un et l'autre tirent plus d'avantages de l'hydrothérapie, lorsque la nutrition et l'hématose se trouvent chez eux nettement insuffisantes.

Après avoir pris connaissance d'un grand nombre de travaux parus sur le sujet qui nous occupe, après avoir acquis une expérience personnelle très étendue du traitement de la neurasthénie dans plusieurs établissements, *Park Avenue Hydriatric institute*, qui reçoit la clientèle privée, *Hydriatric Department of the Riverside Baths*, qui reçoit les malades d'un certain nombre des dispensaires les plus importants de New-York, *Hydriatric Department of the Vanderbilt Clinic of Columbia University*, je suis arrivé à cette conviction, que la plupart des manifestations de la neurasthénie, dans la grande majorité des cas, sont imputables aux troubles de nutrition de l'écorce cérébrale déterminés par des modifications de la circulation dans la sphère cérébro-spinale. C'est là une opinion purement clinique, et, pour ainsi dire, empirique, elle est fondée sur l'observation des résultats que donne le traitement. Je crois, cependant, pouvoir m'en contenter dans cet ouvrage avant tout pratique et me dispenser d'en donner une démonstration théorique. Elle est, d'ailleurs, plus ou moins conforme aux opinions émises sur la nature de la neurasthénie par Beard, Erb, Axenfeld, Bouchut, Eulenburg, Krafft-Ebing, Strümpell.

On doit apporter toute son attention à la technique des procédés hydriatriques employés dans le traitement de la neurasthénie. Le médecin doit surveiller avec soin son malade et modifier la méthode appliquée d'après les résultats obtenus, en ce qui concerne le pouls, la tension artérielle, les éléments figurés du sang, etc. Il ne suffit pas de conseiller au malade de se faire chaque jour un épongement froid, de se verser de l'eau froide sur le dos, de prendre une immersion froide, ou un bain chaud progressivement refroidi, ou une douche de Charcot. Il faut suivre attentivement ce malade; c'est la condition du succès. Il arrive trop souvent qu'on ne voit le malade qu'une fois par semaine, plus rarement même, et qu'on laisse pendant plusieurs jours la direction de son traitement hydrothérapique à lui-même ou à un infirmier.

J'ai observé un malade, qui avait de l'insomnie depuis deux ans et qui avait été traité sans succès par les médecins les plus réputés, en Allemagne et à New-York. Il avait été soumis en vain aux traitements hydrothérapiques les plus actifs. Une cure de repos très bien conduite n'avait pu le guérir. Le Dr Wharton Sinkler me l'envoya, pour qu'il fût traité de nouveau par l'hydrothérapie. Ce malade arriva à une guérison complète, parce qu'il fut suivi au jour le jour et parce qu'on apporta à son traitement les modifications nécessitées par les changements qui se produisaient dans son état.

Un malade de San-Francisco, qui était allé pendant trois ans d'un spécialiste à l'autre, qui avait passé d'une maison de santé à une autre, qui avait usé tour à tour de la cure de repos et des distractions, se guérit pour les mêmes raisons.

L'hydrothérapie échoue trop souvent, comme les autres agents thérapeutiques. Mais je suis persuadé que l'échec est imputable, dans la plupart des cas, aux fautes de technique que commettent le malade, ses proches ou un infirmier ignorant, dans l'application d'une méthode bien conçue d'ailleurs. Il est nécessaire que le médecin surveille l'exécution du traitement dans les maladies chroniques, avec autant de soin que dans les maladies aiguës qui mettent en danger la vie du malade. A cette condition, on obtiendra dans celles-là des résultats aussi satisfaisants que dans celles-ci. C'est pourquoi je crois devoir exposer avec quelque détail les procédés hydriatriques que l'expérience me fait considérer comme étant les plus utiles dans la neurasthénie.

Chez les malades atteints de neurasthénie à forme dépressive, dont la nutrition est insuffisante, la thérapeutique doit avoir surtout pour but de stimuler cette fonction. Si le malade n'est pas habitué à l'eau froide, il est bon de le soumettre, tout d'abord, à une méthode d'«entraînement neuro-vasculaire ». On commence par lui faire, chaque matin, avant son lever, une friction sèche ou une friction alcoolique à l'aide d'un gant de crin ou d'une serviette de toilette ; c'est surtout pour enlever au malade son appréhension d'être traité par l'eau froide, qu'il est bon de se servir d'eau alcoolisée (alcool et eau à parties égales) ; on l'emploie à la température de 75° F. (23,8° C.). On fera bien d'exposer un instant chaque région à l'air, avant de la frictionner, pour favoriser l'établissement de l'hyperémie cutanée. On renouvelle ces frictions plusieurs jours de suite, en abaissant chaque jour de cinq degrés (2,7°C.) la température du liquide jusqu'à ce qu'elle soit à 60° F. (15, 5° C.). On prépare ainsi le malade à supporter le maillot sec et l'ablution (voir page 544), dont on réduira progressivement la température. Si le malade réagit bien et s'il ne se trouve pas excité par l'opération, on peut s'adresser de suite à des procédés plus énergiques. On n'emploiera pas la douche en rosée, dont la pression est habituellement insuffisante, et que l'on applique trop souvent sur la tête du malade ; l'usage de ce procédé n'est qu'un leurre. Dans le traitement du malade à domicile, le drap mouillé ruisselant, administré par un bon infirmier, rendra les plus grands services. On prendra toujours, pour commencer, de l'eau à 70° F. (21,1° C.), et l'on pratiquera des affusions. L'infirmier provoquera la réaction en faisant des frictions, destinées à augmenter l'excitation qui stimule les centres nerveux. C'est là un détail que l'on ne doit jamais négliger. Si l'on évite de réduire trop rapidement la température, cet entraînement neuro-vasculaire progressif ne comporte aucun choc, n'est pas désagréable au malade, et remplit toutes les indications. Lorsqu'il s'agit d'une forme invétérée, cette méthode prépare le malade aux procédés plus énergiques qui lui seront appliqués par la suite dans une maison de santé. Le lecteur qui se proposera de soumettre un malade à « l'entraînement neuro-vasculaire » voudra bien se reporter aux différents chapitres où sont décrits l'ablution, l'affusion, le drap mouillé ruisselant et le maillot humide.

Un malade déprimé peut trouver toutes sortes d'arguments à objecter à l'emploi de ce traitement. Le médecin doit, autant que possible, l'examiner avant, pendant, et après chaque opération, préciser l'état du pouls au moyen du sphygmographe, compter la respiration, déterminer par la recherche du dermographisme le degré des réactions capillaires de la peau ; il fera également, toutes les fois qu'il le pourra, un examen du sang au moyen de l'hématocrite et de l'hémomètre. C'est ainsi, et seulement ainsi, que l'on peut se rendre compte exactement de l'effet produit par le traitement sur le malade; car l'on ne peut habituellement s'en rapporter à celui-ci, et l'opinion de l'infirmier n'est pas toujours un guide bien sûr.

Strümpell recommande (et mes observations confirment les siennes) le bain de siège, en particulier pour les malades qui présentent des manifestations psychiques. Ma pratique habituelle consiste à relever, tout d'abord, la nutrition générale du malade, à l'aide des procédés indiqués ci-dessus, puis, lorsque ce résultat est obtenu, de prescrire des bains de siège à 90° F. (32,2° C.), dont on abaisse chaque jour la température de un degré (0,5° C.), jusqu'à ce qu'elle soit à 80° F. (26,6° C.); ces bains durent de cinq à huit minutes; ils comportent une bonne friction et se terminent par trois affusions sur le dos, faites avec de l'eau à 75° F. (23,8° C.), progressivement abaissée à 60° F. (15,5° C.). En outre, on fait prendre trois fois par jour au malade un quart de litre d'eau bouillie froide, contenant une dose de lithine ou d'un autre alcalin. Deux ou trois fois par semaine, on soumet le malade à un lavage intestinal, qui entraine les matières fécales et les gaz, qui désinfecte le tube digestif et accentue les bons effets de l'hydrothérapie. Sous l'influence de cette pratique, l'aspect du malade subit souvent une transformation complète. (Voir la technique du lavage de l'intestin, page 367.)

Lorsque le traitement que nous venons d'exposer ne conduit pas le malade à la guérison, on a recours à des méthodes hydriatriques plus énergiques, tout en réglant soigneusement le régime, le repos et l'exercice d'après les indications fournies par l'état du sujet. On administre, une ou deux fois par jour, une douche générale, ou une douche spinale (douche de Charcot). C'est le meilleur moyen dont nous disposons pour réveiller l'énergie d'un malade inerte, pour stimuler les centres nerveux, pour ranimer l'activité cardiaque et augmenter les échanges organiques. (Voir *Mode d'action de la douche*, page 326.) On modifiera progressivement les caractères de la douche, en tenant compte de l'évolution du cas, jusqu'à ce qu'on soit arrivé à la température la plus basse et à la pression la plus élevée de celles que le malade peut supporter sans inconvénient. Je suis souvent arrivé à amener le pouvoir réactionnel d'un malade à accepter une douche en jet à 40° F. (4,4° C.), de vingt secondes, sous une pression de 2 1/3 atmosphères, ou une douche écossaise, le plus stimulant de tous les procédés. J'ai l'habitude de placer un instant le malade dans le bain d'air chaud avant la douche, afin d'augmenter son pouvoir réactionnel en dilatant les vaisseaux cutanés. Il en sort avant que la transpiration ne se soit établie. Une fois par semaine, on le laisse suer pendant cinq minutes, en vue d'accroître l'activité de ses échanges organiques. A sa sortie du bain de caisse, on lui administre une douche en cercles à 95° F. (35° C.), progressivement abaissée à 85° F. (29, 5° C.), qui dure d'une demi-minute à une minute. Cette opération a pour but de rendre moins brutale l'application suivante, celle de la douche en éventail à 85° F. (29, 5° C.), graduellement abaissée à 80° F. (26, 6° C.), sous une pression de 1 1/3 atmosphère. On réduit chaque jour de un degré (0,5° C.) la température de la douche en éventail. L'opération terminée, on sèche rapidement le malade et on l'envoie se promener au grand air en lui ordonnant d'y rester jusqu'à ce qu'il éprouve quelque fatigue. Au bout d'une semaine, on fait suivre la douche en cercles d'une douche en éventail portant exclusivement sur le dos, que l'on administre, d'abord, à une température de 75° F. (23, 8° C.), sous une pression de 1 1/3 atmosphère, pendant cinq secondes, puis en augmentant la pression et la durée, et en abaissant la température. On termine par une douche en éventail générale à 78° F. (25, 5° C.), dont on réduit chaque jour la température, et à laquelle on donne une pression de deux atmosphères et une durée de quinze secondes. Enfin, on substitue à la douche en éventail appliquée sur le dos la douche en jet.

Au commencement de la troisième semaine, s'il est évident que le traitement est proportionné au pouvoir réactionnel du malade on peut rédiger la prescription qu'il convient de faire de la façon suivante :

Bain d'air chaud, jusqu'à ce que la sueur apparaisse. Douche en cercles, sous pression de 1 2/3 atmosphère à 95°-80° F. (35°-26,6° C.), pendant une minute. Douche en jet sur le dos, deux atmosphères, 75° F. (23,8° C.), température abaissée chaque jour d'un degré (0,5° C.), cinq secondes. Douche en éventail générale, deux atmosphères, 78° F. (25, 5° C.), température abaissée chaque jour d'un degré (0,5° C.), vingt secondes. Friction. Promenade d'allure modérée au grand air.

Comme les effets de cet entraînement neuro-vasculaire progressent d'un jour à l'autre, il est bon de faire des séances quotidiennes de traitement. Habituellement, on dispense les malades de la ville de s'y rendre le dimanche ; mais les malades étrangers à la ville, dont le séjour est limité, y sont appelés même ce jour-là.

A mesure que le pouvoir réactionnel du malade augmente, on écourte les frictions destinées à sécher celui-ci ; on se contente de l'essuyer légèrement et on le laisse s'habiller; il se livre ensuite à un exercice actif.

Les malades atteints de neurasthénie à forme dépressive, qui ont toujours eu une bonne nutrition, sont plus difficiles à guérir que les autres. On doit déterminer leur pouvoir réactionnel, en opérant comme il a été indiqué précédemment. Seulement, lorsqu'on applique à ces malades le maillot sec, il faut le laisser en place jusqu'à ce que la transpiration soit abondante, et favoriser celle-ci en leur administrant de l'eau froide en quantité. Ensuite, on découvre successivement les diverses régions du corps et on les sèche avec soin avant de commencer l'ablution (voir l'article *Ablution*). Les opérations ultérieures se font comme nous l'avons dit. On n'apporte à la technique qu'une seule modification : le malade reste à transpirer dans le bain d'air chaud de cinq à vingt minutes. Si cette méthode amène une diminution trop considérable du poids du sujet, on peut réduire la durée du bain d'air chaud, ou le supprimer, ou l'interrompre avant l'apparition de la sueur. On fait prendre au malade un quart de litre d'eau très chaude, trois fois par jour, une heure avant les repas et au moment du coucher. On le soumet, en outre, au lavage de l'intestin, que l'on pratique avec beaucoup de prudence et beaucoup de soin, après avoir au préalable évacué les matières fécales au moyen d'un lavement.

2° **Neurasthénie à forme irritable ou hyperesthésique.** — Cette forme ne donne pas autant de résultats favorables, sous l'influence du traitement hydrothérapique, que la neurasthénie à forme dépressive. Nous devons, là encore, distinguer deux sortes de cas, suivant que les malades ont un bon état physique ou non. Les uns et les autres exigent un traitement très prudent. Le malade peut prétendre que le maillot sec « le rend fou », refuser de s'y laisser enfermer en affirmant qu'il « y cuirait ». C'est une difficulté que l'on rencontre fréquemment. On doit y remédier en plaçant auprès du malade un infirmier ayant du calme et du sang-froid qui le rassure. Le bain d'ai chaud terrifie aussi un grand nombre de malades de cette catégorie. On a beaucoup de peine à les persuader de se laisser enfermer dans la caisse; cependant, avec de la patience, et en leur montrant d'autres personnes dans les appareils voisins, on arrive à dissiper leurs craintes.

On se contente, chez les malades de ce genre, d'élever un peu la température cutanée avant de les soumettre à la douche en cercles à 95° F. (35° C.). On administre cette douche sous une pression d'une atmosphère pendant une minute. On sèche ensuite les malades sans les frictionner et on leur prescrit de prendre une heure de repos après leur retour à leur domicile. Il est bien préférable qu'ils fassent, immédiatement après la douche, une promenade à allure modérée en plein air, plutôt que de rester au repos dans une chambre chauffée avant de retourner chez eux, où ils auront alors des chances de s'endormir facilement.

On abaisse chaque jour la température de la douche d'un degré (0, 5° C.), jusqu'à ce qu'elle soit à 80° F. (26, 6° C.). *Les pressions élevées et les températures basses ne sont pas tolérées par les malades* dont nous nous occupons. La friction leur est beaucoup moins utile qu'à ceux de la première catégorie. Tout ce qu'ils peuvent supporter en plus, sans augmentation de leur excitabilité, c'est une douche en éventail, à une température de 79° F. (26° C.), sous une pression de 1 1/3 atmosphère. L'élévation progressive de la pression est mieux supportée que l'abaissement de la température. Dans quelques cas, on peut appliquer sur le dos une douche en éventail à 75° F. (23, 8° C.), d'une ou deux secondes, comme tonique, et la répéter plus souvent si elle est bien supportée. Dans les cas dont nous parlons, le traitement hydrothérapique pratiqué au domicile du malade peut aggraver l'état de celui-ci, s'il n'est pas appliqué par un infirmier expérimenté et s'il n'est pas l'objet d'une surveillance incessante du médecin.

Aux neurasthéniques hyperesthésiques qui ont une bonne nutrition, on peut prescrire, tout d'abord, le demi-bain à 95° F. (35° C.) de dix minutes, dont on abaisse chaque jour la température d'un degré (0,5° C.), jusqu'à ce qu'elle soit à 85° F. (29, 5 C.). Les affusions excitent ces malades ; on ne leur en administrera donc pas, ou, si on le fait, on les donnera très douces et on n'en augmentera que progressivement l'énergie. Les bains de siège à 90° F. (32, 2° C.) de huit minutes sont utiles. On les fait prendre au moment du coucher ; on tient les pieds du sujet au chaud, pendant qu'il se trouve dans le bain, et on chauffe les draps de son lit. On abaisse la température de l'eau chaque jour, plus ou moins, suivant la tolérance du malade. Il y a plus d'avantages à augmenter la durée du bain qu'à en réduire la température. Le traitement de ces malades est plein de difficultés ; car on doit le faire progresser très lentement et y apporter constamment des modifications en tenant compte des effets qu'il produit sur ces individus émotifs. Ils en arrivent presque toujours à abandonner l'hydrothérapie, avant même qu'on ait eu le temps de déterminer quel mode de traitement leur convient, ainsi, d'ailleurs, que beaucoup d'autres neurasthéniques.

Un procédé dont les effets sédatifs sont excellents est le bain prolongé à 100° F. (37, 8° C.). On lui donne d'abord une durée de dix minutes ; puis on le prolonge chaque jour de quelques minutes, suivant le pouvoir réactionnel du malade (et non suivant les désirs de celui-ci) de façon à le faire durer une et même plusieurs heures. Le malade doit rester au repos une heure ou plus, après avoir été séché.

Une erreur fréquemment commise dans le traitement des neurasthéniques de tout genre consiste à céder aux sollicitations des malades, qui réclament un traitement local. Ils veulent des applications sur la tête pour leurs céphalées, sur l'estomac pour leurs troubles dyspeptiques, sur la colonne vertébrale pour leurs douleurs rachidiennes, sur le périnée pour leur impuissance, etc. Les applications de ce genre fixent davantage leur attention sur les maux réels ou supposés qu'ils accusent et aggravent leur état. On doit leur déclarer nettement qu'ils ont perdu leur équilibre nerveux, que les troubles qu'ils présentent ne sont que les manifestations de ce déficit, que le but du traitement est la restauration de l'énergie nerveuse, et qu'il doit être, par conséquent, un traitement général.

On peut faire une exception à cette règle, lorsque le malade est atteint de neurasthénie cardiaque, avec bradycardie ou tachycardie marquées, pouls faible, etc. Il est souvent utile, dans ce cas, d'employer le tube spiral réfrigérant (voir page 201), qu'on laisse en place une demi-heure et qu'on enlève pour quinze minutes avant de l'appliquer de nouveau. Il arrive parfois que ce procédé produit des effets sédatifs si nets et un ralentissement du pouls si rapide, que le malade reprend immédiatement confiance et cesse de redouter la maladie de cœur à laquelle il se croyait exposé. Mais la méthode qui convient peut-être le mieux au traitement de la neurasthénie cardiaque, dans lequel on doit éviter les pressions élevées et les températures basses, consiste dans l'application du maillot humide à 60°-70° F. (15,5°-21,1° C.), que l'on fait suivre d'un demi-bain de cinq minutes à 80° F. (26,6° C.).

3° **Neurasthénie à forme intermédiaire.** — Un grand nombre de cas de neurasthénie ne peuvent être rangés parmi les cas de forme dépressive, non plus que parmi ceux de forme excitable : on peut les considérer comme appartenant à une *forme intermédiaire ou mixte*.

Les procédés qu'il est utile d'employer au début du traitement sont, comme dans les autres formes, l'ablution, l'affusion, le demi-bain. On peut recourir avec avantage au maillot humide à 65°-70° F. (18, 3°-21, 1° C.), que l'on fait suivre d'une affusion à 75°-85° F. (23, 8°-29, 5° C.), ou d'une douche en cercles à 90° F. (32, 2° C.) d'une minute, et d'une douche en éventail à 85° F. (29, 5° C.), dont on abaisse chaque jour la température, mais sans descendre au-dessous de 60° F. (15, 5° C.). Lorsque le cas à traiter tient plus de l'une des formes de la maladie que de l'autre, on peut appliquer, après le maillot humide, les procédés que nous avons indiqués à propos de chacune de ces deux formes. On peut aussi employer alternativement le maillot humide et le bain d'air chaud avant d'administrer la douche.

Les expériences de Max Schüller et les observations de Mary Puttnam Jacobi ont montré d'une façon si nette l'action sédative du maillot humide sur la circulation cérébrale que nous pouvons établir sur une base physiologique certaine la thérapeutique que nous recommandons dans un grand nombre de cas de neurasthénie, en particulier dans ceux qui s'accompagnent d'agitation et d'insomnie.

Le maillot humide est un des moyens les plus efficaces de calmer le système nerveux, soit que l'irritabilité de celui-ci soit due à une augmentation essentielle de l'excitabilité réflexe, soit qu'elle soit en rapport avec une hyperémie de l'encéphale. L'affaissement marqué de la substance cérébrale, la diminution nette du nombre des mouvements respiratoires et des contractions cardiaques, l'affaiblissement de l'excitabilité réflexe et de l'activité des centres nerveux, que l'on observe chez les lapins trépanés soumis à l'action du maillot humide, représentent les conditions essentielles qui doivent permettre aux fonctions psychiques de se calmer et au sommeil de s'établir. Ces conditions existent probablement aussi chez l'homme, quand on lui applique le maillot humide. Le sommeil s'accompagne d'une diminution prononcée de la quantité de sang contenue dans les vaisseaux de l'encéphale ; aussi admet-on que ce dernier phénomène est la condition essentielle pour la production du sommeil. On peut s'expliquer ainsi pourquoi le maillot humide, administré correctement, est utile dans l'insomnie des neurasthéniques. Il est probable que l'insomnie dépend, dans la plupart des cas, d'une hyperémie anormale des cellules cérébrales, ou d'une instabilité vasculaire anormale, ou encore d'un fonctionnement plus ou moins défectueux de la nutrition des cellules cérébrales. Il est probable aussi que, lorsque le malade cherche en vain à s'endormir, ces troubles vasculaires s'accentuent. Il réfléchit aux conséquences possibles de son insomnie, il se les exagère et il se laisse aller à appréhender toutes sortes de complications. Cet état mental augmente les troubles dont l'encéphale est le siège. Or, comme nous l'avons montré, le maillot humide a pour effet d'amener la sédation de ces troubles en diminuant l'action des excitations périphériques. La dépendance mutuelle dans laquelle se tiennent les fonctions cérébrales et les organes des sens est une chose bien connue; le bon fonctionnement des centres cérébraux est en rapport étroit avec l'intégrité du vaste réseau des nerfs sensitifs qui s'étend au-dessous de la surface de la peau. On doit probablement attribuer les modifications si nettes, qui se produisent dans l'état mental des personnes atteintes de cécité ou de surdité, à ce fait que les excitations sensorielles ne sont pas perçues normalement par ces individus et ne déterminent pas dans le cerveau la formation d'images normales, en raison de l'activité insuffisante des organes des sens. Ne peut-il en être de même lorsque le fonctionnement des nerfs sensitifs de la peau se trouve réduit à une activité insuffisante? A l'influence que le maillot humide exerce sur les nerfs de la peau, s'ajoute la diminution de la masse sanguine contenue dans les vaisseaux de l'encéphale, phénomène que les expérimentateurs ont mis hors de doute. Le maillot humide met donc en jeu deux ordres de phénomènes susceptibles de favoriser le sommeil. Le sommeil est habituellement la conséquence de l'épuisement ou de la fatigue des centres nerveux ; la diminution ou la suppression de l'aptitude de ceux-ci à recevoir des excitations facilite son établissement. Le maillot humide, en atténuant cette aptitude des centres nerveux, comme en diminuant l'apport du sang et des matériaux nutritifs à l'encéphale, amène un relâchement du système nerveux qui conduit au sommeil.

Les effets sédatifs du maillot humide peuvent être utilisés, non seulement pour amener le sommeil chez les malades, mais encore pour leur rendre leur équilibre nerveux général et pour activer chez eux les phénomènes de la nutrition (voir *Mode d'action du maillot humide*, page 166). On provoque à coup sûr des effets de ce genre, lorsqu'on fait suivre l'application du maillot humide de douches, en opérant, comme on l'a exposé plus haut, suivant les caractères particuliers de chaque cas.

Toutefois, la nécessité peut se faire sentir d'ajouter quelque autre procédé à celui-ci, afin de varier notre thérapeutique. Il importe surtout, dans le traitement de ces malades, de tenir compte des dispositions individuelles et d'éviter la routine.

On peut employer avec avantage, en outre des moyens que je viens d'indiquer, pour combattre l'insomnie, le bain de siège de courte durée, deux à quatre minutes, à la température de 80° F. (26, 6° C.), température que l'on réduit chaque nuit de deux degrés (1° C.), jusqu'à ce qu'elle soit à 50° F. (10° C.). Le bain de siège détermine d'abord une hyperémie de l'encéphale ; mais, lorsqu'il a pris fin, la réaction amène une dilatation considérable de l'aire vasculaire abdominale qui supprime l'hyperémie cérébrale. On doit faire administrer le bain de siège par un infirmier expérimenté, qui aura soin de lui donner la température et la durée prescrites ; le médecin lui-même en surveillera l'exécution, s'il veut en obtenir les meilleurs résultats. Le bain de siège a pour but d'augmenter le volume de la masse sanguine contenue dans le bassin et d'exercer une action sédative générale.

Un médecin, qui avait eu des insomnies pendant longtemps m'a fait connaître qu'il est arrivé, après avoir employé sans succès toutes sortes de médications, à retrouver le sommeil en pratiquant la méthode suivante : il plongeait alternativement chaque pied dans l'eau à la température de la chambre, pendant une ou plusieurs minutes, avant de se coucher, et il se mettait au lit sans se sécher les pieds.

Le bain chaud peut être utile aux neurasthéniques, à condition qu'on sèche rapidement le malade quand il en sort, et qu'on le mette aussitôt dans un lit préalablement chauffé. L'exposition à l'air d'une chambre, qui est habituellement à une température de 70° F. (21, 1° C.), d'un sujet qui vient de quitter un bain à 100° F. (37, 8° C.), amène une réaction qui neutralise les effets du bain chaud. Celui-ci produit une contraction des vaisseaux encéphaliques ; l'exposition à l'air les dilate de nouveau. C'est la raison pour laquelle le bain chaud donne si souvent des insuccès dans le traitement de l'insomnie. Un procédé beaucoup plus sûr que ce dernier, et dont l'emploi se trouve justifié par les expériences de Schüller, est la ceinture de Neptune. On l'imbibe d'eau à 65° F. (18, 3° C.), et on la recouvre d'une flanelle (voir page 183). Elle détermine, tout d'abord, une hyperémie de l'encéphale, à laquelle succède bientôt une anémie, qui s'établit lorsque la peau sous-jacente à la compresse commence à s'échauffer et à subir une vaso-dilatation. On a également recommandé l'usage des compresses humides disposées autour des jambes. Les anciens hydropathes conseillaient à leurs malades de mettre des chaussettes de laine imbibées d'eau froide et recouvertes de chaussettes de laine sèches. C'est un procédé que l'on emploie encore très fréquemment au *Zimmerman Naturheilanstalt*, à Chemnitz (Saxe).

Les méthodes que je viens de passer en revue ne sont pas les seules qui conviennent au traitement de la neurasthénie. Je les indique simplement pour donner une idée de ce que l'on peut demander à l'hydrothérapie dans cette maladie. Je m'en écarte moi-même volontiers, lorsque je trouve quelque raison de le faire, et je suis souvent satisfait du résultat des modifications que j'y apporte.

Pour diriger convenablement le traitement hydrothérapique d'un neurasthénique, comme d'un malade quelconque, il importe surtout d'être familiarisé avec la technique et le mode d'action des procédés les plus utiles. Quand on a déterminé avec soin les indications thérapeutiques d'un cas particulier, il est aisé de modifier les différents procédés, de façon à leur donner des effets stimulants ou sédatifs, altérants, réducteurs ou perturbateurs. On doit approprier le traitement au malade avec encore plus de prudence dans la neurasthénie que dans les autres maladies, parce que les malades dont il s'agit se découragent facilement. Il m'est arrivé, assez souvent, de voir des malades, qui par ailleurs faisaient preuve d'intelligence, refuser de continuer le traitement à la suite d'une première séance, bien qu'on eût fait usage de procédés très doux. Je trouve moins de difficultés à faire accepter le traitement à mes propres malades qu'à ceux qui me sont envoyés par des confrères, et à qui la description qu'on leur a faite du traitement donnent toutes sortes d'appréhensions. Ces malades redoutent le choc (?) que va leur faire éprouver de l'eau à 95° F. (35° C.), un jet terrible (?) dont la pression s'élève à 2/3 d'atmosphère ; ils redoutent les frissons violents (?) que va leur causer le froid, et le rhume qui suivra ce traitement héroïque (?) — traitement que des centaines de femmes nerveuses affaiblies ont pu supporter sans penser à se plaindre.

Lorsque ces malades peuvent être amenés à poursuivre un traitement, ils arrivent à des résultats favorables ; il faut donc ne pas se laisser influencer par leur opinion. Passer outre à leurs objections et à leurs craintes vaines, c'est leur imposer une discipline mentale qui leur est très utile.

Mes observations me donnent la certitude qu'on ne risque pas de nuire à ces malades, en refusant de prendre en considération leurs protestations. Sur cent mille séances de traitement, dont j'ai pu connaître les résultats, je puis à peine en relever cinquante qui aient eu des suites regrettables. Sur ce dernier nombre, j'en trouve une douzaine environ qui ont coïncidé avec le début d'un rhume. Ce nombre est infime, même s'il se rapporte en entier à des cas qui ont été la conséquence du traitement, ce qui est douteux. La réaction fournie par les malades est habituellement suffisante pour qu'ils se décident, sans hésitation et sans redouter des refroidissements, à obéir au conseil qu'on leur donne d'aller se promener en plein air après le traitement hydriatrique.

Observations cliniques. — Parmi les nombreuses observations cliniques que je possède, j'en ai choisi quelques-unes qui peuvent servir de guide au médecin qui se propose de prescrire à un neurasthénique un traitement hydrothérapique, à suivre soit à domicile, soit dans un établissement spécial.

I. — *Neurasthénie gastrique. — Traitement suivi par le malade à son domicile.* — Miss W..., fille d'un médecin de l'Ohio, 23 ans, me fut adressée par le Dr Francke H. Bosworth, le rhinologiste bien connu. Elle fut amenée à mon cabinet par sa sœur; elle était pâle, émaciée, découragée; c'était l'image même du malheur et du désespoir. Elle était malade depuis trois ans; elle avait commencé par avoir, au moment de ses règles, des défaillances, qui survenaient à la suite de douleurs violentes débutant dans la main droite pour s'irradier à travers le corps et se fixer dans la région épigastrique. Son père avait été amené à lui administrer pour ces douleurs de la morphine, durant un mois. Elle eut alors de l'intolérance gastrique qui persista depuis; elle avait des vomissements et rejetait presque la totalité de ses aliments, surtout les aliments solides. Les bains de mer ne lui avaient procuré aucune amélioration. Comme elle étudiait beaucoup, son état allait en s'aggravant. Elle ne vivait que de lait et de pâtes. On lui faisait régulièrement des lavages d'estomac, sans que son état s'en trouvât amélioré.

L'état de cette malade devint de plus en plus grave. Elle s'amaigrit beaucoup; elle ne prit, pendant un mois, que du lait peptonisé; elle le vomissait; elle ne pouvait pas davantage prendre de la viande. Elle s'alimenta avec des raisins, qu'elle aimait. Elle prit des toniques, de la pepsine, tous les médicaments que son père et son frère purent imaginer de lui donner, tout cela sans succès. On l'adressa au Dr Bosworth, qui est un ami de son frère. Ce médecin, après l'avoir soignée pendant trois semaines, ne constatant aucune amélioration, me l'envoya. Elle vomissait alors tous les jours.

La malade attribuait sa maladie à des leçons de peinture qui lui avaient demandé une grande application. Mais le début des troubles me parut avoir été en rapport avec l'impression qu'elle avait eue de l'apparition brusque d'une maladie mentale, chez une domestique à laquelle elle était très attachée depuis son enfance.

Je lui fis faire deux lavages d'estomac par semaine, afin de débarrasser l'organe du mucus et des produits de fermentations qu'il contenait; les sécrétions n'étaient pas très abondantes; elles disparurent après quelques lavages. On soumit la malade à une séance quotidienne de galvanisation générale. On lui administra chaque matin un drap mouillé à 60° F. (15,5° C.); elle se tenait debout dans de l'eau chaude; le drap appliqué, on lui faisait trois affusions avec de l'eau à 50° F. (10° C.); après quoi on la séchait parfaitement et on l'envoyait au grand air. Sous l'influence de ce traitement méthodique l'état de la malade s'améliora peu à peu ; les vomissements cessèrent complètement ; elle put partir pour le bord de la mer avec une amélioration notable. A son retour, elle vint me voir pour me dire que ses forces avaient augmenté et qu'elle se sentait tout à fait bien. Deux ans plus tard cette malade m'écrivit que, malgré des revers de fortune qui l'avaient obligé à donner des leçons pour gagner sa vie, elle était demeurée en parfaite santé, et que je ne la reconnaîtrais qu'avec peine si je la rencontrais.

II. — *Neurasthénie, agoraphobie et insomnie.* — Mme X..., 30 ans, m'est envoyée le 16 avril 1895, par le Pr A. A. Smith, qui me la présente comme un cas de neurasthénie invétérée, avec troubles gastriques.

En 1887, cette malade, à la suite d'une longue promenade, a été prise brusquement de troubles bizarres. Sa vue se troubla et son acuité auditive diminua ; elle eut de la difficulté à parler, et elle éprouva des palpitations violentes. Elle crut qu'elle allait mourir. Jusqu'alors elle n'avait jamais été malade. Elle resta deux semaines au lit. Les accidents se reproduisirent. Elle consulta pour une affection de la gorge le Dr R. P. Lincoln, qui la traita pendant longtemps. Puis elle demanda les soins du Dr A. A. Smith, à l'occasion d'une indigestion grave.

Le Dr Smith lui fit un lavage d'estomac ; il ne trouva dans l'organe aucune matière alimentaire ; il n'en retira qu'un peu de mucus, parfaitement limpide et transparent, avec une très petite quantité d'écume. L'état de la malade s'améliora après ce lavage et sous l'influence du traitement ; mais les troubles nerveux ne cessèrent pas complètement. Elle avait peur de circuler seule dans la rue ou dans la maison, et elle éprouvait très souvent des palpitations. Elle ne pouvait aller au théâtre, non plus qu'à l'église, ou en quelque autre endroit, sans être exténuée de fatigue ; elle était incapable d'aller dans la rue sans être accompagnée. Cela durait depuis plusieurs années. Le Dr Smith finit par l'envoyer à l'étranger. Elle voyagea pendant six mois. Elle se rendit à Schwalbach, où elle prit des bains ferrugineux et but des eaux pendant près de quatre semaines ; son état s'améliora d'une façon étonnante, pour quelque temps. Son appétit était satisfaisant ; elle dormait bien ; elle engraissait ; elle se sentait presque en meilleure santé que jamais. Tout à coup, elle fut prise, de nouveau, de ses troubles nerveux, qui continuèrent à récidiver pendant le reste de son séjour en Europe. Elle maigrit, perdit le sommeil et l'appétit.

Lorsqu'elle revint à New-York, le Dr Smith lui fit encore un lavage de l'estomac, qui donna les mêmes résultats satisfaisants que le premier.

La malade essaya ensuite d'un traitement mécanothérapique par les appareils Zander, qu'elle suivit pendant deux mois. Ce traitement parut d'abord la fatiguer beaucoup; cependant il lui sembla qu'elle en obtenait quelque amélioration.

Elle n'eût pas beaucoup à souffrir jusqu'à l'hiver dernier. A cette époque, elle contracta une grippe, qui ramena les accidents nerveux, qui furent dès lors très pénibles, tout à fait rebelles au traitement et enlevèrent toute activité à la malade.

Etat actuel. — La malade accuse les troubles que nous avons indiqués ci-dessus. Elle est grande, maigre, brune, les organes sont sains.

Elle ne présente aucun symptôme objectif; elle manifeste seulement une indocilité, que, remplace, par intervalles, un calme exagéré, et elle exprime des sentiments pessimistes, qui semblent justifiés par son état antérieur. Elle se plaint de ne pas dormir, d'avoir perdu l'appétit; elle a de l'agoraphobie; elle n'a pas d'hypocondrie.

On entreprend, le 18 avril 1895, un traitement hydrothérapique, que l'on commence en déterminant le pouvoir réactionnel de la malade. On la soumet au traitement préparatoire habituel, bain d'air chaud interrompu avant l'apparition de la sueur, douche en cercles à 95°F. (35°C.), abaissée à 90°F.(32,2°C.), sous une pression de 1 1/3 atmosphère, pendant une minute, douche en éventail, de 90° à 85°F. (32,2° à 29,5°C.), sous une même pression, pendant une demi-minute; friction assez énergique, quand la malade a été séchée, gymnastique suédoise sur les extrémités, massage-effleurage du tronc pendant dix minutes. On opère de la sorte pendant quatre jours; puis on porte la pression des douches à 1 2/3 atmosphère; on donne la douche en éventail à 85°F. (29,5°C.), et on en abaisse la température d'un degré (0,5° C.) par jour, cinq jours de suite. Les règles surviennent. Le 5 mai on reprend le traitement. On administre le bain d'air chaud et la douche en cercles de la même façon que précédemment; on donne la douche en éventail en abaissant la température de 85° à 78°F. (29,5° à 25,5°C.) pendant une demi-minute, puis à 78°F.; on réduit cette température d'un degré (0,5°C.) par jour.

10 mai. On administre à la malade, pour trois douches en éventail, une douche en jet, d'une minute, à 73°F. (22,7°C.). Comme la réaction est bonne et que l'état de la malade s'améliore, on élève la pression à deux atmosphères.

20 mai. La malade est trop nerveuse pour se rendre à l'établissement hydrothérapique; on lui donne, chez elle, un maillot sec de quinze minutes, puis une ablution à 65°F. (18,3°C.), et on lui fait un massage général de dix minutes. Elle suit ce traitement pendant trois jours.

27 mai. Comme la malade n'obtient plus aucune amélioration de son état, on lui prescrit un bain de siège de six minutes à 85°F. (29,5°C.), suivi d'une douche en éventail de vingt secondes à 60°F. (15,5°C.). Elle a une crise d'hystérie à la suite de la séance. Pour

remplacer le bain d'air chaud, qui l'effraie, on soumet la malade au maillot sec, que l'on interrompt avant l'apparition de la sueur; après quoi on lui administre une douche en cercles à 90°F. (32,2°C.), et une douche en éventail à 65°F. (18, 3°C.), durant en tout une minute. (Le maillot humide est un excellent procédé qui peut remplacer le bain de caisse, quand on traite un malade à domicile ou quand le malade est pusillanime.)

29 mai. L'état de la malade est moins bon. Elle se plaint de douleurs très vives dans les ovaires et dans la tête. Elle est déprimée.

30 juin. On a continué le même traitement, en y ajoutant une douche écossaise sur la partie supérieure de la colonne vertébrale et sur l'épigastre, et en abaissant la température de la douche en éventail à 50°F. (10°C.), afin de la rendre plus stimulante. Actuellement, la malade est entièrement rétablie et peut partir à la campagne.

4 mai 1896. La malade nous est revenue afin de faire une cure qui la fortifiera avant la venue de l'été. Elle déclare qu'elle se porte très bien. Elle n'éprouve plus aucune appréhension. Le sommeil, parfois, n'est pas satisfaisant. On la soumet de nouveau au traitement préparatoire, comportant une douche écossaise sur l'abdomen, qu'elle considère comme l'élément le plus utile de son traitement, car cette douche diminue le météorisme dont elle souffre.

31 mai. La malade se plaint encore quelquefois d'avoir de l'insomnie. On lui prescrit un maillot humide à 69°F. (20,5° C.), d'une durée de quarante minutes, suivi d'une douche en cercles d'une minute, abaissée de 95° à 90°F. (35° à 32, 2°C.), et d'une douche en éventail d'une minute à 69°F. (20,5° C.); un jour sur deux on remplace le maillot humide par un bain d'air chaud.

29 juin. L'état de la malade s'est amélioré régulièrement sous l'influence du traitement. Elle s'en retourne chez elle aujourd'hui, guérie.

Cette malade est restée en bonne santé depuis deux ans.

III. —*Neurasthénie à forme psychopathique.*— Mme Z..., de San-Francisco; 40 ans; quatre enfants; est restée en bonne santé pendant dix-huit ans. Est malade depuis la naissance de son dernier enfant, c'est-à-dire depuis sept ans. A cette époque, comme son mari était très gravement malade, elle fut obligée de beaucoup se surmener. En 1893 elle se rendit à l'Exposition de Chicago, où elle conduisait plusieurs amis. Elle se trouva tout à coup incapable d'y continuer son séjour et dut s'en retourner chez elle. Pendant les trois années qui suivirent, elle passa une grande partie de son temps hors de chez elle à cause de son état nerveux. Puis elle dut aller au Japon pour la santé de son mari. Elle ne peut « s'expliquer la grande dépression qu'elle éprouvait, durant son séjour dans ce pays intéressant; elle tremblait constamment à la pensée de reprendre son rôle dans l'existence, car elle doutait toujours d'elle-même ». A son retour en Amérique, au mois d'octobre 1895, elle était, pour employer ses propres expressions, « négligente, oublieuse, indifférente à tout, irritable, agitée, instable à un degré inquiétant ». Ses occupations habituelles lui « devenaient une charge », « il lui était impossible de prendre aucune décision, même au sujet d'une action banale ». Elle entreprit de faire à domicile une cure de repos, qu'elle interrompit lorsqu'elle reconnut la nécessité de se faire traiter dans une maison de santé privée. Elle était nerveuse, angoissée, mécontente sans cause; elle sentait qu'elle n'était utile à personne, qu'elle était importune à ses proches, aux personnes qui lui étaient le plus chères, et elle désirait, par conséquent, vivre loin d'elles. Elle « passa toute une année sans éprouver aucun sentiment d'ambition maternelle, sans s'intéresser à quoi que ce fût ». On lui faisait du massage, on lui donnait un bain de vapeur et une douche en pluie trois fois par semaine. « Elle vivait en se traînant misérablement, ayant abdiqué toute autorité dans son intérieur. »

Lorsqu'elle fut revenue chez elle, elle eut à subir des souffrances indicibles. Elle avait de l'insomnie, comme elle en avait toujours eu depuis le début de sa maladie. Elle avait, de nouveau, des impulsions à quitter son domicile, pour se rendre chez des amis. On lui fit un curettage de l'utérus. Elle éprouva une certaine amélioration de son état, qui persista jusqu'au jour où elle quitta le lit. A ce moment, elle fut reprise par « ses doutes, ses craintes, ses scrupules ; elle se sentit complètement désemparée ». La diminution de son acuité auditive, qui s'était accentuée, ajoutait encore à sa dépression morale. Elle vint alors à New-York.

5 octobre 1897. Mme D... vient me trouver afin d'essayer, comme d'une dernière ressource, d'un traitement hydrothérapique méthodique. Elle me déclare qu'elle « a passé la dernière année de son existence dans l'oisiveté, redoutant le lever du soleil le matin et l'arrivée de la nuit le soir; la pensée de son mari et de son enfant qu'elle abandonnait la rendait folle; le chagrin avait banni la tranquillité de sa vie; l'irrésolution était sa perte ». Cette malade ne présente aucune affection organique. Elle pèse, nue, 48 kg. 500; ses fonctions de nutrition son très insuffisantes; son appétit est médiocre; son sommeil imparfait. On lui prescrit un régime, on règle avec soin l'exercice et le repos et on institue un traitement hydrothérapique progressif. La malade est confiée à une infirmière spéciale.

7 octobre. Une douche préparatoire abaissée de 95° à 85°F. (de 35° à 29,5°C.) détermine une crise d'hystérie.

20 octobre. La malade s'habitue peu à peu au traitement. Elle prend chaque jour une douche en cercles, de 95° à 90°F. (de 35° à 32,2°C.), d'une minute, suivie d'une douche de Charcot (en éventail), à 78°F. (25,5°C.), de dix secondes. Son poids augmente de 1 kg. 400.

L'état mental n'est pas satisfaisant. L'infirmière soupçonne la malade d'avoir des idées de suicide.

22 octobre. La malade a perdu cinq cents grammes, et ce fait l'a beaucoup attristée. On lui prescrit un bain de siège à 85°F. (29,5°C.), de cinq minutes, suivi d'une douche en éventail sur le dos à 78°F. (25,5°C.), de dix secondes, dont on abaisse chaque jour la température de un degré (0,5°C.).

13 novembre. La malade prend toujours un bain de siège, auquel on fait succéder une douche en éventail à 74°F. (23,3°C.), de dix secondes. Elle a augmenté de 1 kg. 800, mais n'en exprime aucune satisfaction. Elle est très découragée; elle soupire; son irrésolution est extrême.

28 novembre. Bain de siège à 85°F. (29,5°C.), de huit minutes, suivi d'une douche en jet sur le dos à 65°F. (18,3°C.), de quinze secondes, et d'une douche en éventail à 70° F. (21,1°C.), de dix secondes. La malade a perdu 900 grammes; elle en est très affectée.

5 décembre. On continue le même traitement, en abaissant la température de la douche et en augmentant la durée de celle-ci. Aujourd'hui, la malade a pris une douche en jet sur le dos à 58°F. (14,5°C.), de vingt-deux secondes, et une douche générale en éventail à 65°F. (18,3°C.), de dix secondes. Le poids de la malade a augmenté de 1 kg. 350, mais elle est restée indifférente à cet événement.

12 décembre. La malade a pris 900 grammes, ce qui fait une augmentation totale de 3 kg. 400. L'état mental est meilleur. La malade aperçoit « une lueur d'espoir ».

On donne alternativement un bain de siège et un bain d'air chaud, pour stimuler les échanges organiques. Les urines deviennent rares; les urates et les phosphates augmentent.

1er janvier 1898. L'état de la malade ne s'est pas amélioré sous l'influence de ce traitement. Elle perd 1 kg. 350, et s'en attriste beaucoup.

25 janvier. On a persisté à soumettre la malade à un traitement hydriatrique régulier. On lui donne aujourd'hui un bain de siège à 85°F. (29,5°C.), de sept minutes, suivi d'une douche en jet. Elle pèse 51 kg. 400; elle a donc gagné 2 kg. 900. Son état général est satisfaisant; elle a bon aspect; son état mental s'est bien amélioré. Elle manifeste encore un certain sentiment de tristesse. Cependant, je crois pouvoir la renvoyer chez elle en recommandant à son mari de l'obliger à s'occuper.

8 juin. J'ai eu souvent des nouvelles de Mme D. . Elle est tout à fait transformée. Elle est gaie, active; elle « anime toute sa maison ».

Cet excellent résultat doit être rapporté, à mon avis, à l'influence d'un traitement hydrothérapique convenable sur la nutrition du système nerveux central. La suggestion n'y est pour rien : la malade, encore à l'heure actuelle, n'attribue en rien à ce traitement le changement qui est survenu dans son état.

Conclusion. — Mon expérience personnelle m'a amené à penser que, si un grand nombre de cas de neurasthénie peuvent être traités avec succès sans intervention d'hydrothérapie, les applications hydriatriques employées dans les formes bénignes de cette maladie ont certainement pour effet de hâter la guérison. Si le malade ne peut avoir un traitement hydrothérapique convenable dans l'endroit où il réside, et s'il ne trouve pas, dans sa famille, une personne à qui le médecin puisse apprendre à appliquer les procédés les plus simples, il vaut mieux qu'il se passe d'hydrothérapie. C'est dans la neurasthénie, plus que dans aucune autre maladie, que l'hydrothérapie doit être considérée comme une arme à deux tranchants.

Toutes les fois que le malade peut se faire traiter dans un établissement spécial, c'est la solution qui doit être préférée; car le traitement sera appliqué avec plus d'habileté et plus de discernement, comme l'a dit le Dr Draper. Un autre avantage de la cure que le malade fait dans un établissement spécial, c'est qu'elle le soustrait pour quelques heures, quelques jours, ou quelques mois, aux impressions qui lui viennent d'un milieu dont l'influence est défavorable. C'est ainsi que beaucoup de cas, sur lesquels la thérapeutique a été jusque là impuissante, arrivent à la guérison, alors même que le temps consacré à son traitement ne prend au malade qu'une partie de sa journée.

CHAPITRE XXII

NÉVRALGIES

On appelle névralgie toute douleur se produisant sur le trajet d'un nerf et qui ne se trouve pas en rapport avec une maladie actuelle de ce nerf ou une maladie d'un organe quelconque.

Nous avons tous l'occasion de vérifier l'exactitude de cette formule de Romberg : « La douleur est la supplication d'un nerf qui demande un sang plus sain. » Dans un grand nombre de cas de névralgie, en effet, la douleur est l'expression de l'action morbide exercée sur le sang par la malaria, la goutte, ou un agent toxique. D'autre part, il existe souvent, chez les malades atteints de névralgies, une anémie bien nette. Dans beaucoup de cas, également, la nutrition est manifestement insuffisante, qu'elle soit la cause ou l'effet de douleurs persistant depuis longtemps.

Lorsqu'on a déterminé les causes de la névralgie et qu'on a mis le malade à l'abri de leur action, il reste à relever la nutrition déficiente. On commence par mettre la région atteinte au repos, pendant la période d'acuité ; puis on fait alterner le repos et l'exercice, lorsque la maladie est arrivée à l'état chronique. Les procédés hydriatriques, que l'on adapte avec prudence aux particularités de chaque cas, lorsque le malade est anémique, favorisent l'action des autres médications ; ils suffisent même parfois à amener la guérison. Les méthodes que nous avons proposées précédemment pour activer l'hématose seront employées avec avantage.

Il est de la première importance de conduire le traitement hydriatrique, quand on soigne une névralgie, de façon à obtenir une bonne réaction. On produira, de la sorte, une fluxion active des tissus malades, comme des tissus sains. Le métabolisme deviendra plus énergique, l'élimination des substances par le rein et par la peau sera plus rapide ; de plus, l'alcalinité du sang augmentera et sera suffisante pour neutraliser les produits toxiques acides en circulation, qui compromettent l'intégrité des troncs nerveux et de leurs branches, ou troublent leur fonctionnement. La stimulation des échanges organiques, l'augmentation de l'alcalinité du sang, le rétablissement de la résistance normale de l'organisme aux variations atmosphériques ont pour conséquence une amélioration générale de la nutrition.

Chez les goutteux, j'ai obtenu les résultats les plus satisfaisants, en prescrivant le maillot humide, suivi d'un demi-bain, ou le bain d'air chaud continué jusqu'à production d'une sueur plus ou moins abondante, suivant l'état du malade, et suivi d'une douche en cercles, abaissée de 100° à 90° F. (37,8° à 32,2° C.) et durant une minute, puis d'une douche en éventail à 85° F. (29,5° C.), dont on réduit chaque jour la température d'un degré (0, 5° C.) et qui dure de dix à trente secondes. On arrive, dans la plupart des cas, à calmer les douleurs locales en employant le procédé que nous allons indiquer. On applique des fomentations très chaudes, sur la région, suivant la technique indiquée page 199, et on les continue jusqu'à ce que la transpiration soit abondante sur le corps tout entier ; ensuite on administre au malade une douche en cercles à 90° F. (32,2° C.), d'une minute, puis une douche écossaise (avec de l'eau à 110° et de l'eau à 70° F., 43,3° et 21,1° C.), d'une minute sur le nerf malade, s'il est assez superficiel. On peut, à l'occasion, terminer l'opération par une douche générale en éventail à 85° F. (29,5° C.), dont on abaisse chaque jour la température jusqu'à ce qu'elle soit à 70° F. (21, 1° C.) La douche de vapeur écossaise est plus efficace. Exceptionnellement, on est amené à recourir, dans le traitement de névralgies du nerf sciatique ou d'un autre nerf superficiel, à l'application de sacs à glace.

M. R..., qui m'est envoyé par le Dr Hayd, de Buffalo, est en traitement depuis plusieurs mois pour une sciatique. Le Dr Roswell Park a pratiqué l'élongation du nerf. Un médecin éminent de Philadelphie a déclaré la maladie incurable. Sous l'influence du traitement que nous avons indiqué ci-dessus, l'affection s'est complètement guérie. Le malade s'est si bien habitué à l'eau froide qu'il prend, depuis lors, en toutes saisons, une immersion chaque jour, ce qui a le meilleur effet sur son état général.

J'ai vu guérir de la même façon un grand nombre de névralgies du trijumeau, de névralgies brachiales et de névralgies sciatiques, qui avaient résisté à une médication prolongée, parfois aussi à une cure de repos. Je connais, d'autre part, de nombreux succès semblables obtenus par d'éminents confrères. Toutefois, j'ai eu le regret d'avoir à enregistrer également de nombreux échecs de l'hydrothérapie, car on m'envoie les cas les plus désespérés.

J'ai constaté que la sciatique est la névralgie sur laquelle l'hydrothérapie exerce l'action la plus favorable, et que la névralgie brachiale et la névralgie du trijumeau sont les plus rebelles à ce mode de traitement.

Dans les névralgies de date récente, on obtient les résultats les plus satisfaisants en employant le maillot sec et la fomentation très chaude, exécutés suivant la technique indiquée page 545, que l'on fait suivre de douches ou d'affusions à température décroissante d'un jour à l'autre (95°-75° F, ou 35°-23,8° C.). Lorsque la sciatique, ou une autre névralgie, est à l'état chronique, on peut recourir aux mêmes procédés; mais on impose, en plus, au malade, après leur application, un repos d'une ou plusieurs heures dans un maillot sec, où il transpire abondamment; dans ces conditions, non seulement les organes malades bénéficient d'un repos prolongé, mais encore les échanges organiques deviennent plus actifs et, par suite, l'élimination des produits toxiques augmente. On peut traiter le malade suivant cette méthode à son domicile. Elle m'a donné des succès dans des cas où les salicylates, la quinine, le salol, le thermocautère de Paquelin et l'électricité avaient abouti à des échecs. Un grand nombre de travaux confirment mon opinion personnelle sur ce sujet.

« On a reçu dans l'établissement de Kaltenleutgeben, dit le professeur Winternitz (1), cinq cent quatre-vingt-cinq cas de névralgie, en ces vingt-cinq dernières années. Dans beaucoup d'entre eux, la névralgie était symptomatique d'une maladie générale. Mais ce nombre ne comprend ni les cas de douleurs fulgurantes du tabes, ni les cas de douleurs gastriques des dyspeptiques, ni les cas de névrites toxiques. Il ne comprend que des malades chez lesquels des douleurs caractéristiques, affectant seulement certains troncs nerveux, constituaient toute la symptomatologie de la maladie.

« Parmi les cas que nous considérons, on trouve des migrai-

(1) *Blätter für klinische Hydrotherapie*, janvier 1892.

nes, des névralgies frontales, sus-orbitaires, sous-orbitaires, maxillaires et occipitales; des douleurs névralgiques du tronc et des membres, siégeant sur le trajet de la plupart des nerfs sensitifs.

« Les cas plus nombreux appartiennent aux névralgies intercostale, cervicale, brachiale, en particulier à la sciatique; on compte aussi de nombreux cas de névralgie du testicule et de coccygodynie.

« Les résultats obtenus dans ces cinq cent quatre-vingt-huit cas, au moyen de médications surtout physiques, chaleur, action mécanique, électricité, comprennent cinquante-deux guérisons pour cent. Cinq pour cent seulement des malades furent renvoyés sans avoir tiré aucun avantage du traitement; tous les autres éprouvèrent une certaine amélioration.

« Ces chiffres montrent que l'hydrothérapie est d'une grande utilité dans le traitement des névralgies. Ils ne représentent pas toute l'expérience que j'ai acquise du traitement des névralgies; car j'ai soigné un nombre de cas au moins égal dans ma clientèle particulière, ou à la polyclinique.

« J'ai vu les cas les plus invétérés et les plus rebelles guérir sous l'action de procédés hydriatriques plus ou moins énergiques.

« J'ai observé un cas de prosopalgie, qui persistait depuis plusieurs mois, se terminer après une simple douche en pluie à 8° R. (10° C.), et ne pas récidiver dans les trois mois, pendant lesquels je pus continuer à voir le malade. C'est là, il est vrai, un résultat qu'on ne peut espérer constater bien souvent. Toutefois, il n'est pas rare que la douleur, dans des névralgies anciennes et rebelles, cesse pour un temps plus ou moins long, ou s'atténue notablement, à la suite d'une première application hydriatrique. A ce point de vue, on doit surtout recommander l'usage de la douche écossaise, non seulement pour ses effets curatifs, mais aussi parce qu'elle fournit un excellent moyen de préciser le pronostic, lorsqu'elle soulage les douleurs dès le début du traitement. »

Winternitz a été le premier a démontrer l'utilité des applications alternées de chaud et de froid dans la névralgie. Il prétend que « la chaleur rend les nerfs plus susceptibles à l'égard des modifications de l'activité nerveuse et des effets révulsifs que déterminent les températures inférieures que l'on fait agir ensuite ».

« Nous pouvons, dit-il, faire précéder avec avantage les applications froides d'une exposition du corps à la chaleur ou d'une application de compresses chaudes.

« En somme, le traitement que nous avons institué peut se résumer comme suit : Emploi de températures très différentes et applications de courte durée ; action mécanique ajoutée à l'action thermique, massage, sudation, mouvements de résistance, mouvements actifs énergiques toutes les fois que la chose est possible, mouvements passifs lorsqu'on ne peut faire autrement, frictions, manipulations mécaniques, électricité, boissons chaudes, et, dans quelques cas, médication interne. Une action intense sur le système nerveux, une révulsion, une excitation des filets nerveux, une influence marquée, directe et réflexe, sur la circulation, la production d'une fluxion active dans les différents organes, une stimulation des sécrétions et excrétions, tels sont, semble-t-il, les facteurs qui ont déterminé la guérison de cinquante-deux malades sur cent, et qui ont amené une amélioration marquée dans l'état de beaucoup d'autres. »

Sciatique. — Le Dr Otto Pospischl (1) a publié un travail comprenant cent trente-cinq cas de sciatique plus ou moins rebelle qui ont été traités à Kaltenleutgeben en ces vingt-cinq dernières années. De ces malades, six pour cent seulement ne tirèrent aucun bénéfice du traitement ; cinquante-sept pour cent furent complètement guéris, et trente-sept pour cent eurent une amélioration bien nette. L'auteur rapporte, notamment, l'observation, très intéressante, d'un malade sur lequel l'action du traitement fut tout à fait remarquable ; nous reproduisons cette observation en abrégé, parce qu'elle donne un exemple de l'efficacité de l'hydrothérapie dans un cas désespéré et qu'elle peut servir de guide dans la direction d'un traitement.

A..., 24 ans, a contracté une sciatique très grave et fort douloureuse à la jambe gauche, en restant assis sur des pierres humides et froides. Sa colonne vertébrale s'est incurvée à droite et en avant ; elle ne peut être redressée sans une grande difficulté et sans douleurs vives. Le malade a été traité avec beaucoup d'application par différents médecins, sans arriver à une atténuation de ses souffrances. Il demande maintenant un traitement hydrothérapique. La figure ci-contre (*a*) montre quelle est l'attitude du malade au repos, une semaine après le début du trai-

(1) *Blätter für klinische Hydrotherapie*, 1891.

tement. Il était, tout d'abord, impossible de le photographier ; car la douleur était si intense qu'il ne pouvait se tenir debout. On est obligé de lui donner de la morphine toutes les nuits, durant quatre semaines. Pendant ce temps, on lui fait prendre trente bains, d'une durée d'un quart d'heure à une demi-heure, à 104° F. (40 C.) et huit grammes d'acide salicylique par jour, sans effet bien marqué. On

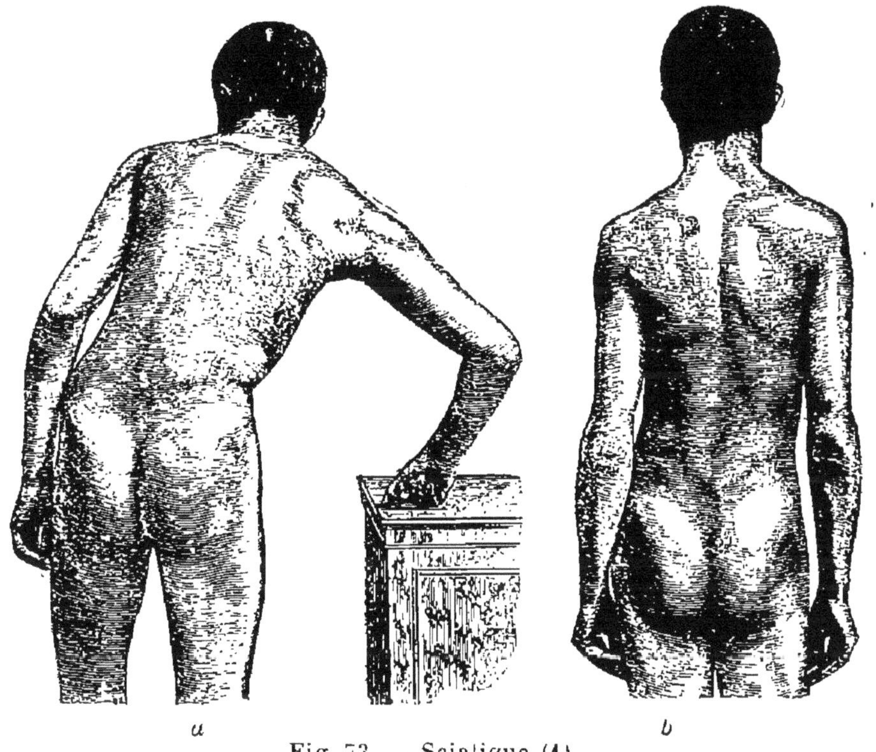

Fig. 73. — Sciatique (1).

pratique alors l'élongation du nerf sciatique sous chloroforme ; mais cette opération ne donne pas de résultat durable. Comme le

(1) Dans un compte-rendu de la première édition de cet ouvrage, on a commenté avec scepticisme l'observation que nous citons. Or, un cas que nous avons récemment observé à l'*Hydrotherapeutic Institute* de *Columbia University*, présente presque exactement les mêmes particularités que celui de Pospischl. Le malade avait, mais à un degré très exagéré, l'attitude que prend habituellement le sujet dans les sciatiques violentes. Le résultat du traitement fut également très satisfaisant dans notre cas. La première douche de vapeur écossaise permit au malade de se rendre à pied, presque droit, jusqu'à sa cabine. Son état continua à s'améliorer ; au bout de quatre semaines, il était guéri et nous quittait ; antérieurement il s'était soigné en vain pendant six mois, en suivant une autre méthode. Les Drs. Cleghorn et Wittson, dans un travail fait sous la direction du Dr Shrady, chef de clinique, ont rapporté plusieurs autres cas plus ou moins graves, guéris par l'hydrothérapie, après l'échec d'autres traitements.

pouvoir réactionnel du malade est faible, on commence par lui administrer des ablutions à 18° C., jusqu'à 11° C., afin de préparer sa peau à supporter la *pièce de résistance* de la thérapeutique de la sciatique, la douche écossaise. Mais la réaction reste médiocre, jusqu'au jour où l'on emploie de l'eau beaucoup plus froide tout en exécutant des frictions énergiques sur les régions non douloureuses du corps. Ces frictions avec de l'eau froide produisent des effets sédatifs et réparateurs, qui permettent de sevrer le malade de morphine sans trop de difficulté. On lui administre alors la douche écossaise. Au préalable on le soumet à une douche en pluie de dix secondes à 30° C., afin de préparer la peau à subir l'échauffement général que produit la vapeur. La douche de vapeur est donnée à une température de 49° C. environ, sur la totalité du corps, mais en insistant sur les régions douloureuses. On administre ensuite une douche en éventail à 9° C., de trois ou quatre secondes, sur tout le corps et particulièrement sur ces mêmes régions. Ces applications chaudes et froides, qu'on fait alterner trois ou quatre fois, déterminent une hyperémie intense de la peau. On expose alors le sujet à une douche en pluie à 9° C. pendant trois secondes, on le sèche rapidement et on l'emmène au dehors pour le mettre au soleil. On soumet le malade à ce massage thermique trois fois par semaine ; les autres jours, on lui administre une douche froide en éventail de quinze secondes, qui produit une réaction presque aussi énergique que la douche écossaise.

On prescrit, en même temps, un lavage de l'intestin chaque jour, auquel on emploie un demi-litre d'eau contenant un peu de sel, à une température de 25° C. ; on pratique ce lavage tous les jours, pendant six semaines, même les jours où le malade va à la selle, afin qu'il ne reste pas de scybales dans l'intestin.

Un des éléments les plus importants du traitement consiste en l'application de compresses humides sur le tronc (ceinture de Neptune) et sur la région douloureuse, compresses que l'on recouvre avec soin d'une flanelle sèche. Au bout d'une semaine, l'état du malade est assez satisfaisant pour qu'on puisse lui faire prendre des demi-bains à 25°, 27° C., de trois ou quatre minutes, qui le calment et lui permettent de s'endormir. Deux semaines après, on le laisse dans un maillot humide pendant trois quarts d'heure avant de lui donner son demi-bain.

La deuxième figure (*b*) montre le résultat obtenu après huit semaines de traitement. La sciatique est guérie, et la déformation s'est corrigée; le malade semble plein de force, et on ne trouve plus trace d'une infiltration tuberculeuse dont on avait précédemment constaté l'existence au sommet du poumon droit.

Le malade est resté en traitement deux mois et demi. Son observation montre le parti que l'on peut tirer de l'hydrothérapie, dans des cas où tous les autres modes de traitement ont échoué.

Buxbaum (1), de Vienne, a publié quatre cas de sciatique, qui ont été traités sans succès par l'hydrothérapie. Nous citerons une de ces observations.

Observation I. — Homme de 38 ans; souffre depuis huit mois; a une scoliose lombaire; garde une attitude penchée à droite et en avant; il ne peut se mouvoir sans douleurs excruciantes; on l'a soumis au traitement classique. On lui administre une douche en pluie de courte durée (la température n'en est pas indiquée), puis une douche de vapeur à 50° C. sur la région douloureuse pendant une minute. On lui donne ensuite une douche en éventail froide sur les extrémités. On fait alterner plusieurs fois, pendant cinq ou six minutes, la douche de vapeur et la douche froide en éventail; on termine par une douche en pluie froide de courte durée. Ce traitement, continué plusieurs semaines, ne donne aucun résultat.

Buxbaum rapporte encore trois observations, dans lesquelles les résultats du traitement ont été favorables. Nous les reproduisons en les résumant brièvement.

Observation II. — Homme de 27 ans. Est atteint de sciatique depuis trois ans. A été traité de toutes façons, au moyen de liniments, du massage, de l'électricité, de bains sulfureux, etc. On lui donne chaque jour une douche écossaise, en employant alternativement la vapeur et l'eau froide. Il en éprouve, dès le début du traitement, quelque soulagement. Au bout de quatorze jours, on le renvoie guéri. Il se trouve encore en bonne santé deux mois plus tard.

Observation III. — Homme de 34 ans; sciatique datant de six mois; a été constamment en traitement, a pris, notamment, des bains turcs tous les deux jours pendant trois mois. On lui donne une douche écossaise tous les jours, au bout de huit jours il est entièrement guéri.

Observation IV. — Homme de 39 ans, ingénieur des Chemins de fer; malade depuis six ans; se fait des injections de morphine et se traite suivant les méthodes classiques. Il ne peut venir à la clinique qu'un jour sur trois, pour recevoir une douche écossaise. On lui prescrit en outre d'appliquer sur le membre malade, pour la nuit, une compresse froide, et de prendre une ablution froide le matin. Au bout de trois semaines, il est complètement guéri.

Buxbaum prétend que l'on peut souvent guérir les sciatiques de date récente, en une ou plusieurs séances de douche écos-

(1) *Blätter für klinische Hydrotherapie*, avril 1894.

saise, et que l'hydrothérapie peut être mise au nombre des médications antinévralgiques les plus efficaces. Je suis tout à fait de son avis sur ce point.

Borischpolosky (1) a publié trente-deux cas de sciatique traités par la douche écossaise; sur ce nombre, il eut vingt-trois guérisons et sept améliorations. Cet auteur attribue ces résultats à ce que l'action thermique et mécanique de la douche favorise la nutrition et les échanges organiques dans les nerfs malades.

Le Dr Julius Fodor, dans son rapport sur le service hydrothérapique de la Polyclinique de l'Université de Vienne pour l'année 1893, mentionne trente cas de sciatique, qui ont donné vingt-quatre guérisons et six améliorations.

J'ai vu appliquer, dans le service hydrothérapique de l'Hôpital de la Charité (Berlin), une méthode de traitement de la sciatique qui mérite d'être suivie. Brieger, Krebs, Laqueur (2), qui l ont employée dans un grand nombre de cas, vantent ses excellents résultats.

On plonge le malade dans une grande baignoire remplie d'eau à 100°-104° F. (37,8°-40° C.), On lui fait mouvoir lentement son membre douloureux, dans la mesure du possible, et suivant tous les sens dans lesquels il se produit de la douleur. Ce bain quotidien dure une heure ou plus. C'est un assistant, le plus souvent un médecin, qui fait exécuter, pendant le bain, des mouvements actifs et passifs au malade, et qui pratique, après le bain, un léger massage sur la région du nerf sciatique. Brieger (3) recommande également la douche de vapeur, suivie d'une douche froide (5° à 15° C.), la première durant de une à trois minutes, la seconde de dix à quinze secondes. Le traitement dure de quelques semaines à trois mois. Habituellement, une amélioration se manifeste dès le début, même lorsque l'affection a été traitée sans succès par d'autres procédés thérapeutiques. Sur vingt-quatre cas de névralgie cités par l'auteur, un seul ne put être guéri (il s'agissait d'un malade atteint de tuberculose).

Sommer (4) a publié les dernières statistiques donnant les résultats de la méthode de Brieger. Cette méthode amène la

(1) *Wratsch*, 1896, n° 17.
(2) *Zeitschrift für physikalische und diätetische Therapie*, von Leyden, Goldscheider und Jacob, 1902, p. 48.
(3) *Deutsche méd. Wochenschr.*, 12 mars 1902.
(4) *Loc. cit.*, 1906, n° 9.

guérison dans 80 à 90 pour cent des cas. Sommer conseille, très justement, de modifier la technique suivant les particularités de chaque cas. Les mouvements passifs exécutés dans le bain chaud sont très utiles; mais lorsqu'il s'agit de rhumatisme au début, on doit s'abstenir de faire du massage. Lorsque l'état du malade a commencé à s'améliorer, Sommer conseille de recourir à la douche.

Conclusion. — Les observations cliniques que nous avons citées, d'après Winternitz, Buxbaum, Brieger, et d'autres, permettent au lecteur de se faire une idée desprocédés employés par différents hydrothérapeutes. Il est regrettable qu'on ne puisse trouver des observations de cet ordre, dans les travaux publiés par nos hôpitaux et nos cliniques. La raison de cette lacune est la suivante. Nos manuels, quand il s'agit de douches, de maillots, de bains d'air chaud, se contentent de mentionner le procédé employé, au lieu de fournir, au sujet de son application, les renseignements qu'ils donnent, lorsqu'il est question de l'emploi des salicylates, de l'électricité, de l'élongation du nerf, des vésicatoires, des cautérisations, etc. Le praticien, qui n'a pas acquis une connaissance spéciale des méthodes hydrothérapiques, n'y prête pas attention, et laisse son malade tomber aux mains de charlatans, empiriques ou médicaux, au lieu de le soumettre à un traitement qui, comme on a pu le voir, donne les résultats les plus satisfaisants.

Je répéterai, à propos de la sciatique, la remarque que j'ai formulée déjà au sujet d'autres maladies. On doit toujours avoir présents à l'esprit les *principes* d'une méthode thérapeutique lorsqu'on l'applique à un malade. Cette règle est encore plus importante en hydrothérapie qu'ailleurs.

C'est dans les sciatiques de date récente, habituellement si rebelles à toute médication, que l'hydrothérapie donne les résultats les plus brillants. Il est très peu de cas récents, qui ne s'améliorent, quand on les soumet quotidiennement au maillot sec suivi de fomentations chaudes sur la région douloureuse, puis d'une ablution ou d'une douche en cercles et d'une douche en éventail à 80°-60° (26,6°-15,5° C.). On peut contester l'utilité de l'hydrothérapie quand il s'agit de sciatiques durant depuis longtemps; car, un grand nombre de cas guérissent, plus ou moins lentement, en dehors de tout traitement et il est permis de supposer, alors, que le temps a été la condition de la guérison. Cependant, même dans les cas de ce genre, l'amélioration obtenue, malgré la gravité de l'affection au moyen d'un traitement hydrothérapique bien choisi, est très nette et très rapide; aussi certains hydrothérapeutes considèrent-ils qu'il est indiqué de modifier ou d'abandonner le procédé employé, lorsque celui-ci ne donne pas de résultat immédiat. Dans les névralgies autres que la sciatique, l'hydrothérapie donne des résultats analogues, moins brillants, il est vrai, mais, néanmoins, bien plus remarquables que ceux que l'on obtient par la médication chimique seule.

CHAPITRE XXIII

HYSTÉRIE

Les hystériques, avec les manifestations protéiformes de leur maladie, ont toujours été l'effroi des médecins. Ce sont des malades très vagabonds, qui s'en vont d'un cabinet de consultation à l'autre, pour épancher dans l'oreille complaisante du médecin le récit de leurs longues souffrances.

Dans l'hystérie, comme dans la neurasthénie, la thérapeutique doit se proposer surtout de rétablir « l'équilibre mental » compromis, en améliorant l'état des fonctions de nutrition, par le régime, par le repos ou l'exercice, par le changement de milieu, par l'hydrothérapie. Tout ce que nous avons dit du traitement de la neurasthénie trouve encore ici son application. En effet, bien que ces deux maladies fonctionnelles du système nerveux présentent entre elles, à plusieurs points de vue, des différences profondes, leur thérapeutique est, à peu de chose près, la même.

Le grand neurologiste Charcot est certainement le médecin de notre époque qui a remporté le plus de succès dans le traitement des maladies nerveuses, non pas seulement parce qu'il possédait une connaissance parfaite de ces maladies, mais parce qu'il avait pu expérimenter sur de très nombreux malades les méthodes de traitement les plus différentes. Un certain nombre des méthodes qu'il a créées sont restées classiques, notamment la douche spéciale et quelques autres procédés hydrothérapiques, qui lui donnèrent des résultats merveilleux. « Certains établissements hydrothérapiques de Paris ont eu un succès complet avec des malades de ce genre, en ces quinze dernières années, constatait Charcot, parce qu'ils possèdent une installation convenant parfaitement au traitement de ces malades. »

Les heureux résultats qu'a obtenus Charcot sont peut-être

pour quelque chose dans la vulgarisation d'une opinion erronée, qui est encore très répandue. On s'imagine volontiers que l'ablution d'eau froide, parce qu'elle réussit à calmer les convulsions d'une hystérique en crise, ou à ranimer une hystérique évanouie, peut toujours être appliquée à tous les cas d'hystérie, convulsive ou non, sans distinction. D'autre part, on se représente souvent la douche de Charcot comme un jet d'eau froide frappant le corps tremblant de la malade. Il est regrettable que cet illustre maître n'ait pas laissé des indications précises sur les procédés qui lui donnaient satisfaction, indications qui pourraient nous servir pour déterminer la durée des opérations, la température et la pression de l'eau employée. Il avait coutume d'envoyer ses malades à l'établissement du Dr Keller, à Paris, ou à celui de Divonne. Cela permet de comprendre pourquoi la douche de Charcot est souvent appliquée d'une façon défectueuse et donne des déceptions.

D'après mon expérience personnelle, la douche spinale est une ressource précieuse dans un grand nombre de cas d'hystérie, où elle stimule les centres nerveux et rétablit l'équilibre troublé. L'efficacité de la douche spinale, contrairement à ce que beaucoup pensent, ne tient pas à une action directe qu'elle exercerait sur la moëlle épinière, mais s'explique par ce fait qu'on peut l'appliquer à des températures très basses, sans qu'elle entraîne d'effets dépressifs. Il en est ainsi, parce qu'elle n'atteint qu'une région restreinte de la surface cutanée, et parce que, portant sur une paroi osseuse et musculaire épaisse, elle ne fait pas refluer le sang vers les organes profonds. En outre, quand l'application froide est limitée à une région peu étendue de l'organisme, les autres parties fournissent plus facilement la réaction. Enfin, la colonne vertébrale peut supporter les pressions les plus fortes et permettre, ainsi, de provoquer les réactions les plus énergiques.

Je ne crois pas pouvoir attribuer aux douches spinales le moindre effet spécifique, car rien ne permet de supposer qu'elles possèdent une action de ce genre. Le bénéfice réel qu'elles procurent tient exclusivement à ce fait qu'elles rétablissent le « tonus » que le système nerveux a perdu et qu'elles favorisent l'appétit, la digestion et l'assimilation. Elles agissent surtout en fournissant aux nerfs périphériques, qui les transmettent au système nerveux central, des excitations toniques engendrées par le choc de l'eau froide ou fraîche, sous pression sur la peau.

Dans l'hystérie, comme dans la neurasthénie, les cas peuvent se grouper, au point de vue du traitement, en deux espèces distinctes: la forme *irritable* et la forme *dépressive*. Quand il s'agit d'un cas appartenant à la forme irritable, on doit éviter de faire intervenir une température trop basse ou une percussion trop énergique. Le maillot humide, dont le Dr Mary Putnam Jacobi a étudié les effets avec tant de soin, est le procédé qui donne les meilleurs résultats. On l'administre une fois par jour, au moyen d'un drap que l'on plonge dans de l'eau à une température de 60° à 70° F. (15,5° à 21, 1° C.), et que l'on exprime avant d'en envelopper le malade, qu'on laisse dans son maillot pendant une heure ou plus, les fenêtres de la salle étant ouvertes. Lorsque l'application doit être prolongée, on se sert d'un double drap. Après le maillot on donne au malade, soit un demi-bain de dix minutes à 80° F. (26,6° C.), lorsqu'on le traite à son domicile, soit une douche de quinze secondes à 85° F. (29,5° C.), sous une pression de 1 1/3 atmosphère, lorsqu'on le soigne dans un établissement spécial. Une ou deux fois par semaine, on peut faire suivre le maillot humide d'une douche en cercles de dix secondes à une température plus basse et sous une pression plus élevée, par exemple, en partant de 90° F. (32,2° C.) pour arriver rapidement à 75° F. (23,8° C.), avec une pression de 1 2/3 atmosphère, après laquelle on administre une douche en éventail de cinq secondes de 85° à 65° F. (29,5° à 18,3° C.), avec la même pression. Dans la clientèle, on donne, à la suite du maillot humide, quand on ne peut faire prendre un demi-bain, une affusion d'un demi-seau d'eau à 85°-60° F. (29,5°-15,5° C.). Pour recevoir cette affusion, le malade se place debout dans une baignoire vide, et, pour la donner, l'opérateur monte sur une chaise.

Lorsqu'on traite à domicile, un cas appartenant à la forme dépressive, on obtient de bons résultats des affusions froides quotidiennes. On donne l'affusion au malade alors qu'il garde encore la chaleur du lit, après l'avoir fait placer debout dans de l'eau chaude, qui lui arrive jusqu'aux chevilles; on emploie, pour l'affusion, de l'eau à 80°, et on abaisse la température de deux degrés (1° C.) par jour. Lorsqu'on traite le malade dans un établissement, on le soumet, d'abord, au bain d'air chaud, qui stimule les vaisseaux cutanés et les remplit de sang ; puis, on lui donne une douche en cercles de trente secondes, à 85° F. (29,5° C.) sous une pression de 1 2/3 atmosphère ; on abaisse la température de l'eau à 70° F. (21,1° C.) durant la première séance, et jusqu'à 60° F. (15,5° C.), dans les séances ultérieures.

On peut administrer enfin une douche en rosée de cinq secondes à 65° F. (18,3° C.), et, dans la suite, une douche en jet de trois secondes à 65°-55° F. (18,3°-12,8° C.). Si la température la plus basse (50° F., 10° C.) est très bien supportée, on peut augmenter la pression, de façon à la porter, en deux ou trois jours, à deux atmosphères. Dans les cas de ce genre, le procédé le plus utile, en même temps que le plus simple, est peut-être celui qui consiste à appliquer sur le dos seulement une douche en jet plein, dont on abaisse la température et dont on élève la pression chaque jour.

Dans un traitement à domicile, au lieu du bain d'air chaud et de la douche, on administrera successivement au malade une friction pour dilater les vaisseaux, un maillot sec d'une durée d'une heure, une affusion rapide suivant la technique indiquée ci-dessus, mais à une température plus basse.

On doit toujours essayer d'un traitement à domicile avant d'envoyer le malade au dehors. On ne doit jamais traiter ces malades avec impatience. C'est en unissant la douceur à la fermeté qu'on obtiendra de bons résultats dans leur traitement, comme dans tout traitement hydrothérapique. Il est une autre condition du succès : c'est que le médecin ait des idées larges, qu'il ne mette pas toute sa confiance en un unique procédé thérapeutique, hydriatrique ou autre.

Dans l'hystérie, comme dans beaucoup d'autres maladies, l'adjonction de l'hydrothérapie au traitement ordinaire donne des résultats tout à fait remarquables. Les observations cliniques que l'on peut citer à l'appui de cette opinion ne se comptent plus. Nous nous contenterons d'en reproduire quelques-unes empruntées à la pratique hospitalière, qui fournit des cas mieux étudiés.

Les rapports annuels des médecins de *Montefiore Home* contiennent habituellement quelques observations résumées de cas d'hystérie, qui sont admis dans l'établissement après avoir été soignés en vain pendant des années, et parce qu'ils sont réputés incurables, et qui y sont traités suivant la méthode que j'ai instituée. Voici ce que dit d'un cas de ce genre le Dr Ettinger, dans son rapport pour l'année 1890 :

Une jeune fille nous arrive avec une paralysie totale du bras gauche et une amaurose de l'œil gauche de nature fonctionnelle. Depuis deux ans, elle cherche partout la guérison, sans succès. On nous l'envoie comme un cas désespéré. Nous sommes assez heureux pour lui rendre complètement la motilité du bras et la vision, et pour mettre fin à la dépression morale qui l'avait envahie. Actuellement elle gagne sa vie comme domestique.

« L'observation précédente, ajoute le Dr Ettinger, représente le type d'un certain nombre de cas d'une gravité moindre, qui nous ont également donné des succès thérapeutiques. Dans tous ces cas, c'est l'hydrothérapie qui a été l'élément le plus important du traitement. Dans un cas, où il s'agissait d'un homme atteint d'une forme grave d'hystéro-épilepsie, l'hydrothérapie a été la seule cause de l'amélioration obtenue.

« J. S..., 58 ans; Hollandais; rien dans les antécédents familiaux; dit avoir des crises convulsives depuis vingt-cinq ans, crises qui se répétaient souvent dix à quinze fois par jour. Après son entrée, le malade a de une à trois crises chaque jour. Diagnostic : hystéro-épilepsie. Traitement : douche de Charcot sur la colonne vertébrale, une fois par jour. La fréquence des crises convulsives diminue progressivement et elles cessent au bout de trois mois. Il reste encore trois mois sans avoir de crise et quitte l'établissement. »

« L'hydrothérapie, dit le Dr Rosenthal (1891), employée dans la thérapeutique du mal de Bright, du rhumatisme et de différentes maladies du système nerveux soutient sa réputation passée.

« T. R..., hystérie avec catalepsie, est renvoyée guérie; elle peut entrer comme employée dans une des maisons les plus importantes de New-York et n'a plus aucune manifestation de sa maladie.

« T. H... présente une forme grave d'hystérie; elle a une paralysie partielle du bras droit et une paralysie totale avec contracture des doigts, accompagnée de lésions organiques des doigts et du poignet. Ces troubles disparaissent progressivement sous l'influence du traitement. Elle était traitée précédemment par un médecin des plus éminents, qui n'avait obtenu aucun résultat. »

Le Dr C. Bloch rapporte le cas suivant (1892) :

« L. H... est sujette à des crises convulsives épileptiformes et choréiformes, qui s'associent parfois à des hallucinations, à de l'aphasie, à une paralysie totale. Elle présente des zones hystérogènes; on peut provoquer les accidents en touchant ces zones. Depuis trois ans elle a été soignée par beaucoup de spécialistes distingués et a fait des séjours dans différents hôpitaux, tantôt sans succès, tantôt en obtenant quelque amélioration. A son entrée, elle dit avoir six à dix crises par jour. Au bout de cinq mois de traitement, les troubles disparaissent progressivement, et, peu après, elle sort guérie. »

« De plusieurs cas d'hystérie à forme grave que nous avons observés, disent les Drs Bloch et Frankel (1893), nous nous contenterons de citer celui d'un malade, qui était atteint, en même temps, de la maladie de Ménière, et qui était, depuis sept ans, un pilier d'hôpital. Ce malade était condamné au lit et souffrait extrêmement depuis des années. Actuellement, il va et vient ; il sera bientôt complètement guéri. »

Le rapport des Drs Bloch et Frankel pour l'année 1894 contient les observations suivantes :

B. M..., 22 ans, domestique, à la suite d'une chute faite d'une échelle d'appartement, présente les troubles suivants : le bras droit, les muscles du dos et du cou, la langue et les muscles masticateurs sont paralysés et contracturés, lorsqu'elle essaie de se promener, elle se laisse choir souvent ; la sensibilité est presque abolie sur toute la surface du corps. Actuellement l'état de cette malade est satisfaisant ; elle sortira bientôt. Pendant les deux années qui précédèrent son entrée dans notre établissement, elle avait été traitée par un grand nombre de médecins.

L. R..., 55 ans ; entré en octobre 1893, atteint d'une paraplégie des membres supérieurs et des membres inférieurs ; est actuellement complètement guéri, et doit prochainement quitter l'établissement.

Nous allons résumer maintenant un cas remarquable, dont le Dr Bourneville a publié l'observation détaillée dans *le Progrès Médical* du 26 août 1882. Il démontre combien les douches sont utiles dans le traitement des troubles hystériques graves. Nous nous permettrons d'exprimer le regret que l'auteur n'ait donné aucune indication concernant les températures employées.

Le père et le grand-père de la malade sont des nerveux et ont des migraines ; la mère a eu des convulsions et un torticolis dans son enfance ; une tante maternelle est idiote ; plusieurs frères et sœurs ont eu des convulsions. Le malade avait des crises convulsives depuis neuf mois. En février 1880, on constate l'existence d'une hémianesthésie sensorielle et de zones hystérogènes. Les crises revenaient avec une grande régularité ; elles étaient suivies d'accès de rire et de délire. On administra des toniques, du bromure de camphre, des bains et on prescrivit des exercices de gymnastique. Puis on administra des douches froides, en pluie et en jet, de trente, puis de quarante secondes, une fois par jour. On fit continuer ce traitement hydrothérapique jusqu'à la fin de l'année. Au mois d'août les crises devinrent plus rares et plus courtes ; en décembre elles cessèrent tout à fait. Pendant les premiers mois de l'année 1882, l'enfant était encore irascible : il était parfois sujet à des rires nerveux. On reprit les douches. Le 24 août 1882, ce malade était en excellent état, il n'avait pas eu de nouvelles attaques (1).

L'observation suivante, que j'ai recueillie dans ma clientèle privée, peut servir de guide dans l'administration d'un traitement hydriatrique.

A. F..., 15 ans, est amené à l'*Hydriatric Institute*, le 19 juillet 1892, par son père, qui nous raconte que l'enfant a eu une syncope le 31 mars 1892, le jour des obsèques de sa sœur. Dix jours plus tard ce garçon avait une nouvelle défaillance alors qu'il se trouvait à l'école, et une autre deux jours après. Le médecin de la famille, renseigné sur l'accident qui était survenu à l'école, conclut qu'il s'agissait d'épilepsie On garda l'enfant à la maison, et on lui administra du bromure de potassium.

Les attaques devinrent plus fréquentes. On demanda en consultation un éminent neurologiste. Le même traitement fut maintenu. L'enfant continua à avoir des crises une fois et très souvent deux fois par jour, crises qui duraient de cinq à dix minutes. Au début, il perdait connaissance et restait sans mouvement ; plus tard les crises devinrent tellement violentes qu'on fut obligé de faire tenir le malade, parfois par plusieurs hommes, afin d'empêcher qu'il ne se blessât. Le médecin consultant fut appelé de nouveau et fit un pronostic défavorable sur l'évolution de la maladie. Différents médecins, qui furent appelés aux moments où le malade était en crise, lui firent des injections de morphine. Son médecin habituel le soumit, en outre, à un traitement par l'électricité.

Etat actuel. — Le visage est pâle, couvert d'acné ; le regard est inquiet ; les mains présentent du tremblement ; la démarche est sautillante. Le malade a un appétit capricieux ; il se plaint de pesanteur de l'estomac après les repas ; il est constipé.

Traitement. — Résorcine, vingt centigrammes dans un verre d'eau très chaude, une heure avant le déjeuner et le dîner. Après avoir fait laver le malade à l'eau et au savon, on lui administre un maillot humide, au moyen d'un drap trempé dans de l'eau à 70° F. (21,1° C.) et exprimé. On recommence la même opération une fois par jour, en abaissant la température de l'eau de 1° C. chaque jour. On fait suivre le maillot humide d'une douche en pluie à 90° F. (32,2° C.), sous une pression de 1 2/3 atmosphère, et d'une durée de trente secondes. On abaisse la température de l'eau de 90° à 75° F. (32,2° à 23,8°C.) pendant cette douche.

(1) Cité par Duval : *Traité pratique et clinique d'hydrothérapie.*

20 août. — On soumet le malade au même traitement hydriatrique, en abaissant chaque jour de 1° C. la température de l'eau employée. Le malade a eu une petite crise cinq jours après le début du traitement; il n'en a pas eu depuis. On l'envoie à Long Branch prendre des bains de mer.

29 septembre. — Le malade revint me voir à plusieurs reprises; il allait de mieux en mieux. Il s'en alla guéri. Il est resté en bonne santé depuis cette époque.

Résumé. — Je considère l'hydrothérapie comme un élément essentiel du traitement de l'hystérie ; ce n'est pas que je crois que les douches spinales froides aient une action spécifique sur cette maladie ; mais je constate qu'elles exercent une influence marquée sur la nutrition générale et, par conséquent, sur la nutrition du système nerveux. Si le médecin demande à l'hydrothérapie un résultat de ce genre, elle lui donnera, associée à l'isolement, à la cure de repos, aux diverses médications, les plus grands succès. Ces dernières méthodes suffisent souvent à ramener le malade à la santé. Mais si l'on y ajoute l'hydrothérapie, les progrès sont beaucoup plus rapides et le traitement est beaucoup plus facile pour le médecin et plus agréable pour le malade. Grâce à l'hydrothérapie on est assuré d'avoir des résultats durables ; en effet, le malade s'accoutume à supporter les pratiques hydriatriques; il y prend goût; il les continue chez lui, par exemple sous forme d'affusions ou d'immersions froides ; il maintient ainsi les modifications favorables que le traitement a amenées dans ses fonctions de nutrition et dans ses fonctions nerveuses; il conserve en outre de cette façon d'excellentes habitudes de discipline mentale.

Autres névroses. — J'ai obtenu, au moyen de l'hydrothérapie, des succès remarquables dans le traitement de diverses névroses, en particulier dans *la maladie de Graves, la chorée, les céphalalgies rebelles, les paresthésies de formes variées, les névroses traumatiques et les névroses professionnelles.*

Dans le traitement de l'*épilepsie*, je me suis toujours félicité d'avoir ajouté l'hydrothérapie à l'administration des bromures et au régime. Lorsque les épileptiques ont de la dépression physique, on peut leur appliquer la méthode que nous avons exposée à propos du traitement de la neurasthénie (page 577) ; lorqu'il s'agit d'individus pléthoriques et obèses, on peut les soumettre avec avantage aux bains d'air chaud, en même temps qu'on leur fait des lavages d'intestin pour les débarrasser des ptomaïnes, des scybales, etc. Le Dr Foster, dans son rapport sur l'asile d'aliénés de Washington pour l'année 1898, montre que l'application méthodique du drap mouillé ruisselant, du maillot humide, de la douche, chez les épileptiques, empêche que ces malades n'aient de l'acné bromique et de l'asthénie, ou atténuent ces complications lorsqu'elles surviennent, ce que j'ai pu constater moi-même. Dans son rapport, le Dr Foster déclare avoir reconnu les bons effets que les classiques disent avoir obtenus de l'hydrothérapie dans le traitement de l'épilepsie.

Fleury, dans son célèbre « Traité thérapeutique et clinique d'hydrothérapie » (Paris, 1875), résume en ces termes l'enseignement fourni par un nombre considérable d'observations :

« De tous les traitements préconisés contre l'épilepsie, l'hydrothérapie est celui qui présente les chances de succès les plus sûres. »

Tous les auteurs sont, sur ce point, d'accord avec Fleury. Weiss, Duval, Delmas rapportent les guérisons qu'ils ont obtenues. Becquerel, Franck, Rosenthal, Marcet, Nothnagel, Bottey recommandent tous l'hydrothérapie dans des termes analogues à ceux que nous avons cités.

P. Bricon, dans sa thèse inaugurale consacrée au traitement de l'épilepsie, expose en détail la méthode appliquée à Bicêtre dans le service de M. Bourneville. Le traitement hydrothérapique était habituellement maintenu pendant deux mois sans interruption ; parfois on le répétait ; dans un des cas rapportés par l'auteur on le prolongea plus de cinq mois. Sur 46 cas, 34 furent améliorés par ce mode de traitement. Sur ces 34 cas, 17 avaient été traités exclusivement par l'hydrothérapie. Parmi ces derniers on trouve 10 cas où l'amélioration fut très marquée.

Dans un article plus récent (1), Bourneville, s'appuyant sur une expérience de vingt années, affirme que les bains et les douches, associés à la gymnastique et au travail manuel, constituent le meilleur traitement des diverses formes de l'épilepsie et de leurs complications. Bourneville fait observer avec raison que les bromures alcalins et le bromure de camphre, qui sont les médicaments les plus utiles aux épileptiques, peuvent être employés sans inconvénients à des doses élevées chez ces malades, lorsqu'on administre à ceux-ci des

(1) *Le Progrès Médical*, n° 6, 1903.

purgatifs en même temps qu'on les soumet à un traitement hydrothérapique. Cette méthode entretient si parfaitement l'activité des fonctions de la peau, qu'il n'a jamais observé de bromisme chez les malades auxquels il l'avait appliquée.

Les opinions que je viens de rapporter confirment celle que j'ai retirée de mon expérience personnelle. Je n'ai pas toujours réussi à éviter l'acné à mes malades ; mais je suis toujours arrivé à les mettre à l'abri des effets déprimants des bromures en leur appliquant les procédés hydriatriques.

D'après mes observations, lorsqu'il s'agit de malades atteints depuis longtemps, l'amélioration est moins marquée dans les deux ou trois premiers mois du traitement que plus tard. Lorsqu'un premier résultat est acquis les progrès deviennent plus rapides. Il semble, par conséquent, que la durée moyenne du traitement à Bicêtre soit insuffisante pour qu'il fournisse les meilleurs résultats possibles.

Fleury et Bottey ont également signalé l'avantage qu'il y a à soumettre aux opérations hydriatriques les malades qui prennent du bromure à hautes doses. Ces pratiques diminuent dans des proportions considérables l'action nuisible que le médicament exerce sur les fonctions physiques et mentales. Cet effet est dû à deux causes. L'hydrothérapie facilite et régularise l'absorption du bromure ; elle nous permet ainsi d'obtenir des résultats égaux de l'administration de doses un peu plus faibles. D'autre part, en stimulant et tonifiant l'organisme, en facilitant l'élimination de la substance médicamenteuse, l'hydrothérapie augmente la tolérance du sujet à l'égard de ce produit et en atténue les effets nocifs.

Le choix du procédé hydriatrique à employer dans les différentes névroses que nous avons indiquées doit être déterminé d'après l'étiologie de la maladie, d'après l'état du malade et ses conditions d'existence, et d'après la durée antérieure de la maladie. Nous avons donné, à propos des traitements de la neurasthénie et de l'hystérie, des renseignements assez détaillés sur ce sujet, pour que nous ne jugions pas nécessaire d'y revenir ; on peut tenir compte des règles que nous avons indiquées, dans le traitement de toutes les névroses. Voici une observation prise parmi beaucoup d'autres également démonstratives.

Crises pseudo-angineuses. — M. D..., négociant, 40 ans, poids : 86 kilogrammes, d'aspect robuste ; souffre depuis plusieurs mois de douleurs angoissantes de la région précordiale, qui surviennent toutes les fois qu'il essaie de se promener d'un pas un peu rapide, particulièrement après les repas. Il lui est devenu tout à fait impossible de continuer ses occupations. Son médecin habituel considère ces douleurs comme dues à une angine de poitrine; un médecin éminent consulté admet également ce diagnostic. On lui prescrit d'employer le nitrite d'amyle au moment des accès, et on lui conseille d'abandonner ses affaires. Quand il s'est soumis à cette décision, il tombe dans la mélancolie. Il a l'air absolument désespéré, lorsqu'il vient nous trouver pour nous demander de le traiter. Son histoire est celle d'un goutteux. Ses urines sont normales, mais elles laissent déposer des urates. Ses digestions sont paresseuses, sa tension artérielle est élevée. On le met à un régime excluant les viandes; on lui administre de la trinitrine et de la strychnine. On lui fait prendre tous les jours un maillot humide à 60° F. (15,5° C.) d'une durée d'une heure, suivi d'une ablution rapide avec de l'eau à 50° F. (10° C.). On lui fait placer sur l'abdomen une compresse imbibée d'eau à 60° F. (15,5° C). On juge inutile de le soumettre à un traitement hydriatrique préparatoire pour déterminer sa capacité réactionnelle, car c'est un homme très robuste. On se propose, en prescrivant ce traitement, d'augmenter les échanges organiques, de produire un effet sédatif suivi d'une certaine stimulation. On en obtient d'excellents résultats, car le malade, inquiet de son état, l'applique avec soin et persévérance. Presque toujours le sommeil le gagne quand il se trouve dans le maillot. Au bout de trois mois, la fréquence et l'intensité des crises ont tellement diminué que je permets au malade de faire un voyage de plusieurs semaines. Quand il revient ses troubles dyspeptiques sont plus marqués. On lui fait prendre à son déjeuner et à son dîner, du bœuf haché, qu'il absorbe après avoir bu un demi-litre d'eau très chaude; au milieu de la journée, des huîtres et du lait chaud. On suspend les applications de compresses; on prescrit chaque jour un maillot humide à 70° F. (21,1° C.). Quatre mois après le malade ne souffre plus; il a un peu maigri, mais il est capable de supporter les soucis des affaires. Ce résultat s'est maintenu depuis cinq ans.

J'ai obtenu des succès analogues dans des cas moins graves, en employant des procédés hydriatriques plus doux, ablutions et douches. Toutefois, les insuccès ne sont pas rares. Chez un malade qui m'avait été envoyé par le professeur William Osler, de Baltimore, un traitement hydrothérapique maintenu pendant une période de quatre mois ne donna aucun résultat.

CHAPITRE XXIV

RHUMATISME CHRONIQUE ET GOUTTE

Si le pronostic du rhumatisme chronique et de la goutte est souvent grave, c'est que ces maladies donnent facilement lieu à des erreurs de diagnostic et qu'on y oppose trop exclusivement des médicaments chimiques. De nombreuses observations m'ont démontré que les agents physiques peuvent donner de grands succès dans les cas de rhumatisme chronique franc, articulaire ou musculaire. Le massage et les mouvements de résistance, associés à l'hydrothérapie, « font des merveilles », comme le dit justement le professeur Semmola (1), « et donnent des guérisons dans les cas les plus désespérés ».

Winternitz a constaté que la faradisation des articulations douloureuses, dans le rhumatisme chronique, permet d'obtenir une anesthésie qui rend plus faciles l'application du traitement hydrothérapique et l'exécution du massage, que la douleur rendrait pénibles au point d'interdire ces procédés.

Au point de vue des interventions thérapeutiques, je puis diviser les malades atteints de rhumatisme chronique, tels que ceux que j'ai eu à traiter, en deux catégories : celle des malades qui ont un bon aspect général, et celle des malades anémiés.

Aux rhumatisants dont l'état général est bon, il convient d'administrer de préférence des bains généraux d'une durée de huit à quinze minutes, à une température de 95° F. (35° C.), que l'on élève rapidement jusqu'à ce que l'on ait atteint les limites de la tolérance du sujet, habituellement jusqu'à 106° ou 110° F. (41,1° ou 43,3° C.) ; on pratique en même temps un massage léger et on fait prendre au malade de l'eau très froide pour exciter la sécrétion rénale ; on applique ensuite un maillot sec, formé de couvertures de laine, pour provoquer la sudation. Le traitement doit avoir pour but de favoriser l'élimination des produits

(1) Leçons de thérapeutique faites à l'Université de Naples.

laissés dans l'organisme par un métabolisme imparfait. Si les bains que l'on prend dans les stations hydro-minérales à sources d'eau chaude produisent des résultats merveilleux, ce n'est pas parce qu'ils font absorber au malade les éléments minéraux contenus dans l'eau, à mon avis, mais parce que les applications hydriatriques y sont faites par des médecins expérimentés, suivant des méthodes rationnelles, à des malades qui ont abandonné leurs soucis et leurs affaires, et qui subissent l'influence favorable d'un changement de vie. Je continue à penser de la sorte, bien que, depuis la découverte du radium, on ait beaucoup invoqué la radio-activité des eaux minérales pour expliquer leur action thérapeutique.

Cette opinion peut laisser sceptiques un grand nombre de médecins; car l'idée que les bains agissent surtout au moyen des éléments minéraux qu'ils font absorber à l'organisme est fortement ancrée dans les esprits. Mais nous avons, heureusement, des expériences assez démonstratives pour trancher la question et détruire tous les doutes que l'on pourrait élever sur l'exactitude de notre explication. Parmi ces expériences, nous citerons celles de Stas (1), qui s'est soumis lui-même à l'action de bains à 86°-90° F. (30°-32,2° C.), contenant cinq centigrammes d'arséniate de soude par litre, trois jours de suite. Quoiqu'il fît dans le bain un séjour assez prolongé, il ne put noter la moindre absorption du produit employé. On est arrivé à des résultats semblables en dissolvant dans l'eau des bains de l'iodure de potassium et d'autres sels dont on aurait facilement décelé la présence dans l'urine, s'ils avaient été absorbés. Je ne prétends pas que ces expériences doivent enlever de son autorité à cette opinion générale, que les bains d'eaux minérales ont une action thérapeutique efficace et sont extrêmement utiles. Au contraire, en outre des effets généraux et des effets locaux que la thermalité des bains produit chez le malade, ils exercent sur celui-ci une influence hygiénique et une influence morale utiles. De même que l'action des eaux purgatives s'explique, de toute évidence, par la présence des sels qu'elles contiennent, de même, l'action des eaux thermales se justifie, sans aucun doute, par l'effet de la température des bains. Si ces bains agissent, c'est parce que les excitations déterminées par le chaud et par le froid sont transmises par les nerfs périphériques aux centres nerveux, qui les réfléchis-

(1) *La Presse Médicale Belge*, 1886, n° 13.

sent sur les nerfs moteurs. Seules, les substances qui ont le pouvoir de stimuler les nerfs de la peau, comme les sels en solution assez concentrée, et le gaz carbonique ajoutent quelque chose à l'action de la température. Les autres substances minérales n'ont aucune action sur la peau, et, comme on l'a montré, elles ne sont pas susceptibles de pénétrer dans l'organisme à travers le revêtement cutané. Ce sont là des notions basées sur des expériences exactes, qui doivent se substituer aux idées que le monde médical a tenues pour vraies pendant longtemps. Ces notions nouvelles finiront par amener les médecins à avoir recours plus souvent à l'action thermique et mécanique de l'eau pure.

Si les médecins étudiaient mieux la façon de procéder de ceux de leurs confrères qui se sont consacrés à l'étude et à l'utilisation thérapeutique des eaux minérales, ils se familiariseraient avec des faits et des méthodes dont la connaissance leur permettrait ensuite d'obtenir des résultats équivalents dans leur propre pays. Ils pourraient ainsi rendre service à certains malades qui ne peuvent pas, ou ne veulent pas se rendre dans des stations thermales. Il reste entendu, d'ailleurs, que les sources naturelles d'eau très chaude constituent les meilleurs agents thérapeutiques à opposer au *rhumatisme chronique* et à la *goutte*.

Aux malades rhumatisants et goutteux qui présentent un bon aspect général, on prescrira avec avantage des bains très chauds, suivis de sudation dans des couvertures. Cette pratique peut être répétée chaque jour, si le médecin le juge à propos. Pendant l'intervalle des bains, on peut laisser, sur les articulations douloureuses ou enflées, des compresses humides, que l'on a imbibées d'eau à 65° F. (18, 3° C.) et recouvertes d'une flanelle ou d'ouate, jusqu'à ce qu'elles soient sèches. On peut aussi en laisser pendant la nuit. Un traitement de ce genre peut être suivi par le malade à son domicile.

Lorsque l'état subaigu a pris fin, il est bon d'employer le bain d'air chaud; on y laisse le malade transpirer pendant cinq à quinze minutes, puis on lui administre une douche en cercles débutant à 100° F. (37, 8° C.), et s'abaissant progressivement à 90° F. (32, 2° C.), d'une durée d'une ou deux minutes, sous une pression de 1 2/3 atmosphère; enfin on lui donne une douche écossaise énergique de quinze secondes sur les articulations. Cette méthode active considérablement l'élimination des résidus des échanges organiques, lorsque le malade s'y soumet tous les jours, ou au moins trois fois par semaine.

La *douche écossaise* accélère, en outre, la résorption des exsudats articulaires.

Plutôt que d'exposer en détail les résultats de mon expérience personnelle, je préfère rapporter les opinions émises sur l'efficacité du traitement hydriatrique dans le rhumatisme chronique par des observateurs qui ne sont pas des hydrothérapeutes.

Le professeur Max Schüller (1) a communiqué au XXIe Congrès de Chirurgie sa manière de voir sur ce sujet. Il reconnaît l'utilité du régime et l'influence des conditions climatologiques, mais prétend n'avoir obtenu aucun résultat avec l'iodure de potassium et le mercure. Il a surtout recours au massage des muscles (non des articulations), associé aux bains. C'est la sudation provoquée par un enveloppement dans des couvertures de laine, et suivie d'une friction avec de l'eau froide, qui lui a donné les succès les plus remarquables. La plupart des malades auxquels il appliquait ce traitement avaient été se soigner, plusieurs années de suite, dans diverses stations thermales. *Parmi les procédés hydriatriques, la douche écossaise est celui qui lui a donné les résultats les plus brillants dans le traitement de cette affection rebelle qu'est le rhumatisme chronique.*

« La *douche écossaise* consiste en un jet dont la température passe rapidement du chaud au froid; le jet a environ le volume du petit doigt, et la pression de l'eau varie constamment. Cette douche n'est pas aussi connue qu'elle devrait l'être, dit le Dr Schüller; je ne l'ai pas trouvée dans un certain nombre des établissements que j'ai visités. On en vérifie les bons effets, en constatant qu'elle rend leur souplesse aux capsules articulaires épaissies et leur force aux muscles. On doit toujours administrer la douche après avoir fait prendre au malade un bain chaud, on donne souvent les bains chauds à une température trop élevée dans les établissements de bains.

« La douche écossaise présente encore d'autres avantages: on peut en régler très facilement la température; les malades faibles la supportent bien; surtout, elle produit, en outre de son action thermique, une action mécanique sur les vaisseaux et les muscles. Ce mode de traitement amène d'ordinaire rapidement une diminution des douleurs articulaires et une

(1) *Langenbeck's Archiv.*, Bd. XLV, 41.

augmentation de la motilité du membre. Il permet à beaucoup de malades de supporter facilement, pendant des années, un état qui, dans d'autres conditions, serait la source de douleurs très pénibles. Dans certains cas, où il existe une immobilisation relative de l'articulation, par suite, non d'une ankylose vraie, mais d'une rétraction de la capsule, la douche écossaise, associée à un massage très prudent et à des mouvements passifs, aide beaucoup à rétablir la mobilité de l'articulation. Schüller a, notamment, constaté l'efficacité de cette méthode dans des cas intéressant le poignet et le cou-de-pied. Ces articulations sont particulièrement sensibles, et il est impossible de leur imposer le massage, même le plus délicatement exécuté, si l'on ne commence pas par les soumettre à l'action de la douche. Quand on associe ces deux agents thérapeutiques, l'état des malades s'améliore; ils marchent ou remuent leurs membres avec moins de peine et souffrent moins, tant qu'on continue le traitement. » (Voir le paragraphe consacré à la douche écossaise de vapeur.)

Chez les malades atteints de rhumatisme chronique dont l'état général est mauvais, c'est avec une grande prudence qu'on doit appliquer le traitement par les bains chauds. Ces malades tirent avantage de la sédation que produisent ces bains et de la sudation qui les suit, à condition qu'on ne les répète pas trop souvent. On doit les administrer deux fois par semaine au maximum. D'ailleurs, on peut en atténuer les effets débilitants, en faisant intervenir d'autres procédés hydriatriques. Par exemple, on fait prendre au malade une ablution quotidienne, dont on abaisse chaque jour la température; puis on le soumet à l'un des procédés que nous avons indiqués à propos du traitement de l'anémie. Cette méthode a, en outre, pour résultat de relever la tension artérielle et d'augmenter l'élimination rénale. Pour obtenir les meilleurs effets chez les malades de cette catégorie, il faut employer l'eau à la température la plus basse possible et donner à l'opération une durée très courte, tout en cherchant à déterminer une bonne réaction.

Là encore, la douche écossaise sur les articulations et l'enveloppement de celles-ci dans des compresses humides sont des procédés qui se montrent fort utiles. Il convient aussi d'appliquer aux malades dont nous nous occupons la méthode du maillot sec (décrit page 291); après que le maillot sec a produit son effet, on sèche rapidement le corps du sujet et on le frictionne à l'aide d'une serviette de toile plus ou moins imbibée d'eau à 60° F. (15, 5° C.) ; puis on enveloppe les articulations de compresses mouillées à 60° F. (15, 5° C.), et le malade reprend son linge de corps. On arrive, par l'emploi de ces moyens, à rendre des malades atteints de rhumatisme chronique ou subaigu capables de marcher, à améliorer leurs fonctions de nutrition et à les ramener à la santé. Si ce traitement ne suffit pas, on peut envoyer le malade dans un établissement où il prendra des bains d'air chaud deux ou trois fois par semaine ; à la suite de chaque bain d'air chaud, il devra passer sous la douche en pluie ou sous la douche en jet, ainsi qu'on l'a indiqué dans un chapitre précédent. Si l'on demande au traitement des effets plus toniques et une action altérante plus marquée, on doit administrer au malade, d'abord un bain d'air chaud où on le laisse transpirer pendant peu de temps ; puis une douche en cercles d'une minute à 90°-85° F. (32,2°-29,5° C.) et une douche en éventail de quinze secondes, dont on abaisse progressivement la température et dont on augmente la pression, jusqu'à ce que le sujet puisse tolérer une température de 50° F. (10° C.) et une pression de deux atmosphères ; enfin, une douche écossaise de quinze secondes portant sur les régions tuméfiées et douloureuses.

En accoutumant ainsi progressivement un malade timoré aux températures froides et aux pressions fortes, on développe son pouvoir réactionnel, on le fortifie, on améliore son hématose et sa circulation. Les congestions locales disparaissent ; la circulation des articulations devient plus active ; les raideurs diminuent ; il n'est pas rare de voir un malade guérir dans ces conditions, et, comme il s'est habitué à faire chaque matin à son lever une ablution ou une immersion froides, de constater qu'il s'est ainsi mis à l'abri des récidives continuelles qui empoisonnaient son existence.

Dans les cas rebelles de rhumatisme chronique et de goutte, le massage sous la douche, tel qu'il est pratiqué dans les stations thermales d'Arkansas et de Virginie, en Amérique, d'Aix-les-Bains et d'Aix-la-Chapelle, en Europe, offre une précieuse ressource (fig. 74).

Les substances minérales contenues dans l'eau n'ont pas grande importance, nous l'avons dit. Mais ce traitement agit très bien à cause de la température et de la pression de l'eau, et grâce au massage que l'on associe à la douche. On peut traiter isolément chaque articulation au moyen de la douche-massage. On amène à la salle d'hydrothérapie le malade enveloppé dans des couvertures chaudes, soit sur une chaise à porteur, comme à Aix-les-Bains, soit par un ascenseur, comme dans le nouveau *Kaiserbad* d'Aix-la-Chapelle ; ou bien encore, — excellente pratique adoptée dans les établissements de Vir-

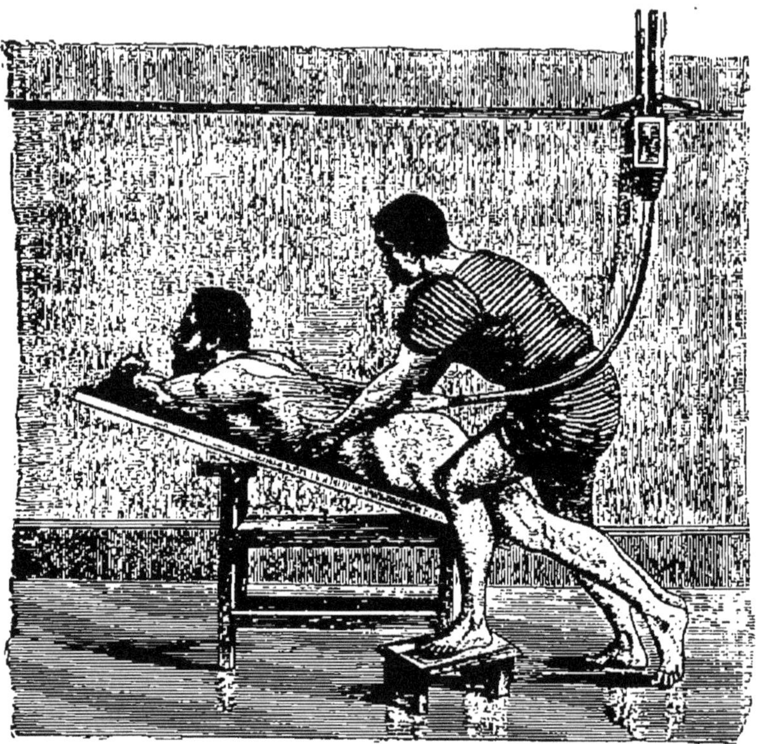

Fig. 74. — La douche-massage à Aix-les-Bains (d'après Glax).

ginie et à Paso Robbes (Californie) — après l'avoir placé sur un petit lit dans une chambre contiguë à la salle de douches, où il a pu transpirer abondamment.

On peut administrer des douches suivant la même méthode partout où l'on dispose d'une installation permettant de régler la température et la pression du jet ; mais on ne saurait réaliser partout les conditions offertes par le milieu dans les stations thermales.

Actuellement, le traitement du rhumatisme chronique est trop souvent abandonné aux mains d'empiriques ou d'ignorants. Il donnerait des résultats beaucoup plus satisfaisants pour le médecin aussi bien que pour le malade, si les opérations hydriatriques qu'il comporte étaient exécutées d'une façon rationnelle, adaptées aux nécessités de chaque cas particulier, surveillées avec autant de rigueur que celles qu'on applique dans la pneumonie ou toute autre maladie aiguë. La négligence que l'on apporte au traitement, qu'il soit médical, diététique, climatologique, hydriatrique, ou autre, dans cette maladie comme dans d'autres affections, est la cause d'un grand nombre d'échecs. Le praticien qui, connaissant à fond les particularités du cas qu'il traite, a des connaissances suffisantes en hydrothérapie pour régler la température et la durée des bains chauds qu'il prescrit, peut entreprendre le traitement de ses malades rhumatisants, et les dispenser de l'ennui de quitter leur famille pour aller se soigner dans une ville d'eau.

Il est très important d'adapter le traitement à l'état du malade. Si on néglige de le faire, on va à une déconvenue ; si on observe cette règle, c'est le succès ; malheureusement, c'est la première de ces deux conditions qui se trouve le plus souvent réalisée. On peut diviser en quatre groupes, au point de vue du traitement, les cas de rhumatisme chronique, si j'en juge d'après ceux que j'ai traités dans ma clientèle et à l'hôpital, au nombre de vingt-cinq environ.

1° Rhumatisme chronique atteignant les grandes articulations, chez des sujets qui ont eu plusieurs attaques de rhumatisme articulaire aigu, surtout chez les hommes ;

2° Rhumatisme chronique à développement lent, ayant envahi progressivement une ou plusieurs articulations, habituellement le genou, le cou-de-pied, l'épaule ou le coude. On peut rapprocher de cette forme le rhumatisme blennorrhagique.

Nous pouvons exposer en un seul article le traitement qui convient à ces deux formes. Les bains d'air chaud et les bains turcs répétés sont contre-indiqués. Ils exigent que le malade fasse beaucoup d'exercice et peuvent augmenter considérablement l'inflammation locale, que l'action irritante de la grande chaleur sur les articulations aggrave, de son côté ; en outre, ils diminuent l'énergie cardiaque. Les bains turcs, surtout, qui obligent le malade à respirer un air surchauffé dans des salles dont la ventilation est défectueuse, se sont montrés désastreux dans les cas de ce genre, et ont donné de grandes déceptions. Au contraire, les opérations qui déterminent une rétention du calorique dans l'organisme donnent les meilleurs résultats. On place dans une chambre, à une température agréable, une baignoire, que l'on remplit aux deux tiers d'eau à 95° F. (35° C.). Après avoir bassiné d'eau glacée le visage du malade, et lui avoir placé une compresse mouillée froide sur la tête, on le fait entrer dans la baignoire. On ajoute de l'eau chaude jusqu'à ce que la température du bain se soit élevée à 105° F. (40, 5° C.) le premier jour, puis les jours suivants un plus haut, jusqu'à 108° et 110° F. (42,2° et 43,3° C.). Le bain doit durer cinq minutes; moins encore, si le malade ne s'y trouve pas bien; mais chaque jour on le prolonge d'une minute, jusqu'à ce que le sujet puisse y rester dix minutes sans malaise. Pendant toute la durée du bain, on pratique un massage léger, à l'aide des doigts, sur les articulations malades, ou, si elles sont trop douloureuses, sur les régions voisines. Lorsque le malade a quitté la baignoire, on l'enveloppe d'un drap de toile préalablement chauffé, puis, sans le sécher, on l'étend sur trois couvertures de laine. On recouvre le malade de ces couvertures, en ayant soin d'éviter de réveiller ses douleurs; on le laisse ainsi, afin que la rétention de calorique se prolonge, pendant une heure, ou moins s'il éprouve quelque malaise. Pendant que le malade demeure dans ce maillot, on lui baigne le visage d'eau glacée, on renouvelle son turban mouillé, et on lui fait prendre, toutes les dix minutes, soixante grammes d'eau glacée; on a soin d'ouvrir alors une fenêtre de la salle, assez pour l'aérer, mais sans abaisser notablement la température de l'atmosphère. Dans des cas rebelles, j'ai maintenu le malade dans le maillot de deux à six heures; je répétais ensuite le bain et le maillot, après avoir laissé le sujet se reposer un certain temps et avoir veillé à ce qu'il urinât et allât à la selle. Avant d'enlever le maillot, on ferme la fenêtre et on chauffe la chambre. Puis on écarte les couvertures et le drap au niveau du tronc; on sèche la peau à l'aide d'un linge chaud et on la frictionne rapidement avec de l'alcool étendu d'eau. On traite de la même façon les membres inférieurs. Enfin on fait retourner le malade, pour lui sécher et lui frictionner avec de l'alcool les régions postérieures; après quoi on le place dans son lit. Il est bon d'installer le maillot sur un des côtés du lit, quand on traite un malade à son domicile, afin de lui éviter de marcher après l'enlèvement des couvertures. Lorsque l'on suit exactement cette technique, il se produit une sudation intense, pendant que le malade est emmaillotté.

On a trouvé quelque avantage à remplacer, un jour ou deux chaque semaine, l'opération que nous venons de décrire, par un procédé tonique, par exemple, une ablution rapide avec de l'eau à 60° F. (15, 5° C.), ou une affusion à une température plus basse. Si l'exercice physique n'augmente pas trop les phénomènes douloureux, on peut employer encore le bain d'air chaud (avec sudation de courte durée), que l'on fait suivre d'une douche en cercles à 95° F. (35° C.), d'une minute, et d'une douche en éventail à 85° F. (29, 5° C.), d'une demi-minute. Il est nécessaire de faire intervenir ces procédés toniques plus fréquemment que les procédés diaphorétiques, dans les cas où la faiblesse est grande et où la perte de poids est considérable. Pour les personnes obèses il convient d'user des opérations qui amènent une rétention de calorique; elles déterminent de l'amaigrissement en augmentant l'énergie des échanges organiques. Là encore, nous pouvons constater la grande souplesse de la méthode hydrothérapique, qui offre assez de ressources pour répondre aux indications les plus diverses. Dans l'intervalle des bains, on peut envelopper les articulations malades de compresses mouillées; ces compresses sont formées de deux épaisseurs de vieille toile; on les recouvre d'un bandage de flanelle, que l'on attache avec des épingles; la compresse peut être renouvelée toutes les quatre heures.

3° Les cas du troisième groupe appartiennent à la goutte vraie à forme subaiguë; ils sont parfois, quoique rarement, la suite d'un accès de goutte aiguë. La maladie débute par des douleurs et des raideurs dans les petites articulations, celles des phalanges et du tarse; elle s'étend souvent ensuite aux poignets, aux coudes et aux cous-de-pied. On constate presque toujours de l'anémie et un affaiblissement général de l'organisme chez les malades. Beaucoup d'entre eux présentent des troubles neurasthéniques.

4° Notre quatrième groupe est constitué par les cas de rhumatisme musculaire; les douleurs débutent le plus communément par la région lombaire, comme le lumbago, et intéressent ensuite les différents muscles du dos, parfois aussi les muscles qui s'insèrent dans la région sacro-iliaque.

Ces cas appartiennent si souvent à des individus affaiblis qu'il est nécessaire d'apporter une grande prudence dans leur traitement. Comme ils ont habituellement la forme subaiguë, ils supportent très mal les bains de hammam ; parfois la sudation et le massage diminuent les raideurs articulaires; mais, dans la plupart des cas, le soulagement n'est que passager, et l'organisme reste grandement débilité à la suite de ces bains. Il est regrettable que certains médecins prescrivent souvent ces bains justement à des malades gravement atteints, qu'ils remettent ainsi entre les mains d'un personnel aux manières assez brutales, qui est surtout habitué à traiter des gens solides, robustes et sains, des pléthoriques ou des obèses qui cherchent à perdre de leur tour de taille, individus qui peuvent supporter facilement les manipulations les plus énergiques.

Dans les cas que nous avons rangés dans nos troisième et quatrième groupes, il est sage d'agir avec prudence. On commencera par mettre le malade dans un maillot sec, afin d'accumuler du calorique à sa surface ; puis on lui administrera une ablution rapide ; on emploiera au début de l'eau à 90° F. (32, 2° C.), puis de l'eau de plus en plus froide, jusqu'à ce qu'on ait atteint la température de 60° F. (15, 5° C.). Lorsque les malades ne sont pas trop affaiblis, on adopte la pratique suivante : bain d'air chaud continué jusqu'à l'apparition de la sueur ; douche en cercles à 100° F. (37, 8° C.), sous une pression d'une atmosphère, d'une durée d'une minute (on abaisse ensuite la température graduellement jusqu'à 95° F. (35° C.) ; douche en éventail à 90° F. (32, 2° C.), de trente secondes sous une pression de 1 1/3 atmosphère, dont on asperge lentement de bas en haut et de haut en bas le corps du malade (on réduit ensuite la température à 85° F. (29, 5° C.) et même jusqu'à 60° F. (15, 5° C.) si la réaction se fait bien). On doit toujours s'assurer que la réaction est bonne. Cette dernière méthode ne peut être appliquée chez le malade, parce qu'elle exige un appareil spécial ; quand le malade ne pourra quitter son domicile, on la remplacera par la méthode des bains généraux, dont on usera en surveillant attentivement son action sur le cœur, jusqu'au jour où il sera possible d'envoyer le malade à un établissement de douches.

Le *rhumatisme déformant* est une maladie incurable ; il s'agit donc, chez les malades qui en sont atteints, d'entretenir le bon fonctionnement du tube digestif, d'atténuer les douleurs, d'assurer le sommeil et de diminuer les raideurs articulaires. Comme dans toute maladie chronique, il importe de surveiller le régime et l'hygiène du sujet, d'amener celui-ci à modifier ses conditions d'existence. On peut ajouter à cela des pratiques d'hydrothérapie. On évitera les procédés diaphorétiques ; on ne doit exposer la peau à l'action du calorique que pour faciliter la réaction pendant qu'on soumet le malade à l'entraînement neuro-vasculaire qui lui sera très utile. On laisse le malade une heure dans un maillot sec, ou quelques minutes dans un bain d'air chaud. Puis on lui fait des ablutions rapides sur le tronc avec de l'eau à 90° F. (32,2° C.); la température de l'eau est abaissée chaque jour d'un degré, ou moins, jusqu'à ce qu'on ait atteint 60° F. (15,5°); on peut même descendre plus bas, s'il ne se produit pas de refroidissement. Ensuite, on sèche le malade avec soin. On emploiera de temps en temps, à la place de l'ablution, l'affusion et le drap mouillé ruisselant entre 90° et 60° F. (32,2° et 15,5° C.), et, là où la chose sera possible, la douche en éventail de basse pression et de température non inférieure à 80° F. (26,6° C.).

Nous avons exposé avec quelque détail les procédés hydriatriques dont il convient d'user dans le traitement du rhumatisme chronique, parce qu'ils se montrent vraiment efficaces entre les mains de praticiens avertis, et qu'ils sont trop souvent ignorés de médecins qui n'ont pas eu l'occasion d'en apprécier la valeur à l'hôpital, pendant leurs études, et qui pourraient les appliquer avec avantage dans leur clientèle. Ces opérations hydriatriques, en effet, ne font pas qu'atténuer les phénomènes douloureux dont souffre le malade ; elles lui évitent l'ennui de se rendre aux stations thermales et les dépenses qu'entraînent ces déplacements ; elles le préservent, en outre, des charlatans qui exploitent l'hydrothérapie, le massage et l'électricité.

CHAPITRE XXV

DYSPEPSIE ET CONSTIPATION

La *dyspepsie*, c'est-à-dire le trouble de la digestion stomacale, n'est qu'une des manifestations des maladies fonctionnelles et des maladies organiques de l'estomac ; mais elle en est le symptôme le plus important. C'est pourquoi je me propose d'étudier, à propos de ce symptôme, les différents procédés hydriatriques que l'on peut employer au traitement des troubles fonctionnels de l'estomac.

Je ne veux pas passer en revue toutes les affections stomacales qui entraînent une digestion anormale ; je me contenterai d'envisager deux syndromes principaux : 1° le catarrhe gastrique; 2° la dyspepsie nerveuse. Ces deux syndromes ont cela de commun qu'ils déterminent des sensations anormales que le malade perçoit au niveau de l'estomac, ou au voisinage de cet organe, et un malaise général qui se manifeste surtout à la suite des repas. Dans l'un et l'autre cas, il est de la première importance de régler l'existence du malade, son régime, ses exercices, son repos, son hygiène.

Lorsque nous avons affaire au *catarrhe gastrique*, nous nous trouvons en présence d'un estomac dont le pouvoir moteur et l'activité sécrétoire sont plus ou moins diminués. La circulation de la muqueuse stomacale est paresseuse ; aussi les sécrétions sont-elles moins abondantes et l'absorption est-elle moins rapide. Puis, plus ou moins tôt, la motricité s'affaiblit sensiblement. Il s'agit donc de ramener la muqueuse à son état normal, de débarrasser l'estomac du mucus et des produits de fermentation qui l'encombrent, de stimuler la contractilité péristaltique de l'organe. Les procédés hydriatriques toniques ont pour effet de rétablir la circulation normale de la muqueuse stomacale; le lavage de l'estomac, pratiqué suivant les règles que nous avons indiquées page 351, permet d'évacuer les substances nuisibles contenues dans la cavité du viscère.

Les opérations hydrothérapiques à effets toniques, portant sur tout le corps, exercent une action très favorable sur la motricité du muscle gastrique. Les malades dont nous nous occupons supportent mieux que personne les applications d'eau froide : températures inférieures et pressions élevées. S'ils sont anémiés, je leur prescris habituellement, pour commencer, des ablutions quotidiennes à 85° F. (29, 5° C.), suivies d'une bonne friction, exécutées d'après la technique que nous avons exposée à propos de l'*Anémie*, page 534. Si cette pratique ne suffit pas, j'ordonne le drap mouillé ruisselant (page 145), ou la friction froide, que l'on administre au moment où le malade sort de son lit le matin ; après quoi on le frictionne et on l'envoie faire une promenade au grand air (page 577). Lorsque la chose est possible, je conseille la douche en jet ou la douche en éventail ; on commence par une température de 80° F. (26, 6° C.). et on diminue chaque jour de deux degrés (1, 1° C.) ou plus. C'est ce dernier traitement qui paraît le plus actif, car c'est celui qui accélère le plus la circulation dans les tissus musculaires, et qui a l'influence la plus marquée sur les tendances hypocondriaques. Ces tendances cèdent assez souvent, lorsqu'on ajoute au traitement général une douche spinale énergique à température basse (Charcot). On doit tenir compte, dans l'application du traitement, des caractères particuliers de chaque cas, et modifier la température, la durée, la pression de la douche, suivant les résultats obtenus et les indications nouvelles qui peuvent apparaître.

J'ai obtenu de bons effets de la douche alternante (températures de 60° et 110° F., 15,5° et 43,3° C.), en l'employant comme *stimulant local de la motricité*. Je l'applique à l'épigastre, un peu au-dessous et à gauche de l'appendice xiphoïde. Je l'administre au début avec une pression de cinquante centimètres de mercure, et j'augmente chaque jour cette pression de dix centimètres de mercure. Il est permis de supposer que l'excitation générale que reçoit l'appareil circulatoire exerce une action favorable sur la muqueuse de l'estomac et les glandes de celle-ci. L'observation clinique démontre qu'il en est ainsi.

La *dyspepsie nerveuse* est une affection très répandue dans les grandes villes, où la vie sédentaire rend l'homme plus sensible à l'influence pernicieuse du surmenage que la lutte pour la vie, les rivalités, les soucis, les inquiétudes imposent au système nerveux.

La meilleure façon de se soustraire aux effets du surmenage, je le rappelle ici, après l'avoir indiqué ailleurs (1), c'est de faire de l'exercice au grand air, et de pratiquer l'hydrothérapie, sous forme d'immersion quotidienne dans de l'eau froide.

Lorsqu'on a à traiter des cas de dyspepsie nerveuse, il est indiqué, d'abord, d'éloigner le malade de son milieu habituel; mais il arrive souvent que ce malade ne peut se soumettre à cette prescription. Dans ce cas, et lorsque la thérapeutique ordinaire reste sans résultats, c'est l'hydrothérapie qui offre les chances les plus sûres de guérison ; à condition que le malade réduise son travail ou le cesse complètement. L'observation suivante indique le mode de traitement qu'on peut adopter dans les cas de ce genre.

Observation I. — Madame O..., 28 ans, résidant en Floride, me consulte, le 5 mai 1892, pour des troubles gastriques qu'elle appelle « catarrhe de l'estomac » et qui lui causent des douleurs extrêmement vives après les repas. Depuis plusieurs années, cette personne ne vit que de bouillies et de lait ; elle a suivi un traitement médicamenteux ; mais ses douleurs ont seulement diminué et n'ont pas cessé. Elle est émaciée ; elle parle d'une voix faible ; elle est déprimée moralement, presque désespérée. Son visage pâle et prématurément vieilli porte la trace des souffrances qu'elle a endurées. Il n'y a rien d'hystérique chez elle.

On lui ordonne de prendre à midi et demi un repas complet, qui servira de repas d'épreuve, ce qu'elle n'accepte qu'avec hésitation, parce qu'elle redoute les douleurs qu'elle pense en éprouver. Cinq heures après, je fais sans difficulté un lavage de l'estomac, la malade se montrant très docile. A sa grande surprise, ce que je lui avais annoncé se trouve réalisé : le repas a été digéré : le seul débris que l'estomac en ait conservé est une petite pelure de tomate.

Le diagnostic de névrose gastrique s'impose. On prescrit à la malade un régime mixte comprenant, au déjeuner du matin, du lait chaud, avec du pain rassis et de la bouillie de maïs, et, plus tard, des œufs peu cuits ; au déjeuner de midi, les mêmes aliments avec du poisson ou des huîtres ; au dîner, du riz et du bœuf rôti. Les desserts et les salades sont interdits.

Il s'agit, avant tout, chez cette malade de fortifier l'organisme tout entier. On décide donc de la soumettre à un traitement hydriatrique quotidien convenable : on se propose de l'accoutumer progressivement à des températures de plus en plus basses et à des pressions de plus en plus fortes.

(1) Article « Hydrotherapy and mineral Springs », par Simon Baruch, in *System of Practical Therapeutics*, de Hare, vol. I, p. 454.

6 mai. On donne à la malade un bain d'air chaud à 169° F. (76° C.), de six minutes, qui amène une congestion de la peau et une légère transpiration. Puis on lui administre un bain de baignoire à 98° F. (36,7° C.) de cinq minutes, pendant lequel on lui fait des frictions.

Au sortir de la baignoire, elle reçoit une douche en pluie à 95°F. (35° C.), que l'on abaisse à 90° F. (32,2° C.), et que l'on fait durer trente secondes. La pression de l'eau est de 1 1/3 atmosphère. On termine enfin par une douche en rosée à 80° F. (26,6° C.), de cinq secondes, que l'on accompagne d'une friction.

Le jour suivant on ne fait pas prendre de bain chaud à la malade, mais immédiatement après le bain d'air chaud, on la soumet à une douche en pluie à 90° F. (32, 2° C.), abaissée à 80° F. (26, 6° C.), de trente secondes, puis à une douche en éventail à 70° F. (21, 1° C.), de cinq secondes. La réaction est bonne.

25 mai. La malade manifeste des tendances hypocondriaques. On ajoute à son traitement hydrothérapique une douche en jet à 60° F. (15, 5° C.) sur le dos.

12 juin. Même traitement; seulement, comme on a abaissé, chaque jour, la température de la douche en jet de un degré (0,5° C.), on la donne actuellement à 48° F. (8,9° C.). L'état de la malade s'améliore de jour en jour; elle engraisse, elle prend bonne mine, elle devient plus gaie.

18 juin. On suspend la douche en jet, qui paraît trop excitante.

20 juin. La malade se plaint de douleurs dans la région épigastrique. On lui fait une application d'un courant continu de douze milliampères sur cette région, au moyen d'une large électrode plate placée sur cette région et d'une électrode plus petite placée sur la région lombaire. On élève la température de la douche à 75° F. (23,8° C.).

27 juin. On abaisse de nouveau la température de la douche. La malade présente encore de la dépression. On lui donne une douche en jet à 50° F. (10° C.) de trois minutes. La réaction est bonne.

9 juillet. Comme l'électricité n'a pas donné de résultat, et qu'on a trouvé dans l'estomac des substances alimentaires produisant des fermentations, on administre chaque jour une douche écossaise sur la région épigastrique. Cette douche dure trente secondes. On la donne à la suite d'une douche en pluie à 70° F. (21,1° C., progressivement abaissée à 45° F., 7, 2° C.), et on lui fait succéder une douche en jet de trois secondes à 50° F. (10° C.). La malade retourne chez ses parents, à Buffalo.

Le 26 novembre 1892, elle m'écrit qu'elle a pris 7 kilogrammes et qu'elle se trouve beaucoup plus forte. Elle a continué à suivre le même régime alimentaire, parce que, comme beaucoup de nerveux, elle craignait que son estomac ne pût supporter un grand changement de nourriture. La plupart du temps elle n'éprouve aucune douleur; elle a encore, de temps à autre, quelque légère inquiétude; cependant, elle nous témoigne une vive reconnaissance pour l'espoir qu'on lui a rendu.

Observation II. — Le Docteur H... me fait demander pour que je lui fasse un lavage d'estomac. Je le trouve anxieux, en proie à la migraine. Il exerçait depuis des années à la campagne. Il avait souvent des vomissements, accompagnés de céphalalgie. Il a essayé de toutes les médications, y compris la cure de repos, qu'il a pratiquée durant huit mois; il surveillait très attentivement son régime alimentaire. Récemment, sur les conseils d'un de nos consultants les plus éminents, qui l'a considéré comme atteint de catarrhe gastrique, il s'est mis au régime de l'eau chaude et du bœuf haché, sans en retirer aucun avantage. Il a subi la section du droit externe des deux côtés, que lui a pratiqué un partisan convaincu de ce mode de traitement. Il se croyait atteint d'astigmatisme, à tort d'après l'avis du Dr Carl Koller.

Je fais le diagnostic de dyspepsie nerveuse. Le lavage de l'estomac vient confirmer mon opinion, en me montrant que le malade a parfaitement digéré en cinq heures un repas complet composé d'aliments variés. Je prescris un régime mixte, comportant de la viande et des farineux, excluant les légumes verts et la pâtisserie. Le malade, à son grand étonnement, le supporte bien. Je lui fais prendre une ablution quotidienne, dont on abaisse progressivement la température, afin de le préparer à l'immersion froide (à 60° F., 15, 5° C.), que je lui prescris après, en lui recommandant de la faire suivre d'une friction et d'une promenade au grand air.

J'ai eu l'occasion de revoir ce médecin, l'année suivante, auprès d'un malade qui m'avait demandé en consultation. Il avait beaucoup engraissé. Son état général était bon; il l'entretenait en continuant les pratiques d'hydrothérapie quotidienne que je lui avais prescrites, et en se servant d'une bicyclette pour faire ses visites pendant l'été. Il me dit qu'il « serait probablement mort, s'il avait continué à se traiter par le régime de la viande et de l'eau chaude ».

Une des principales difficultés que l'on rencontre dans le traitement des malades atteints de dyspepsie nerveuse est créée par la crainte qu'on leur a inspirée au sujet de toute infraction aux règles du régime qui leur a été prescrit. Le lavage d'estomac qu'on emploie comme procédé d'exploration, quand on les examine, a souvent un effet merveilleux : il nous permet d'augmenter leur alimentation et d'améliorer ainsi leur état général et, par suite, leur état gastrique ; car, dans la plupart des cas, comme dans ceux que nous avons cités, le trouble local relève de l'état général.

L'histoire du médecin, que je viens de rapporter, montre le

profit que ces malades peuvent retirer de l'hydrothérapie pratiquée à domicile. Je ne veux pas revenir sur les méthodes hydriatriques qui me paraissent indiquées dans les cas de ce genre. Je dirai seulement qu'il est bon d'employer d'abord, dans le traitement hydrothérapique à domicile, des ablutions à 75° F. (23, 8° C.), que l'on administre au malade placé debout, les pieds dans un bain d'eau chaude ; puis on abaisse graduellement la température ; on peut, plus tard, donner chaque jour au malade des affusions froides au moyen d'eau qu'on projette sur lui avec assez de force. Si l'on est obligé d'en venir, dans la suite, au traitement de l'établissement spécial, le malade aura l'avantage d'avoir été préparé à ce traitement par un entraînement préalable. Un adjuvant utile des procédés généraux que je viens de recommander est la compresse abdominale, dont il est inutile d'exposer à nouveau le mode d'action. Qu'il me suffise de rappeler qu'elle constitue un stimulant local continu en déterminant de l'hyperémie cutanée, et qu'elle produit, à chaque fois qu'on la renouvelle, c'est-à-dire trois ou quatre fois par jour, un léger choc qui ajoute à son action tonique, en amenant une contraction des vaisseaux de la peau suivie d'une réaction qui les dilate.

Je n'ai eu que de rares échecs, avec l'hydrothérapie, dans le traitement des cas de dyspepsie invétérée que m'ont adressés des confrères qui n'avaient rien obtenu des traitements employés, comme c'était le cas dans les observations que j'ai rapportées ci-dessus ; surtout lorsque j'ai eu affaire à des malades qui se trouvaient éloignés de leur domicile et qui consentaient à se soumettre à un traitement méthodique par les douches. Le coup de fouet du jet froid, l'ondée cinglante de la douche en éventail produisaient un effet magique. On voyait les malheureux malades se ranimer et s'épanouir de jour en jour. Leur tristesse, leur hypocondrie, leur inquiétude, la tendance qu'ils avaient à transformer leurs moindres souffrances en maladies dangereuses, toutes ces manifestations de la dépression morale s'évanouissaient comme une brume au lever du soleil. Il avait suffi, pour cela, que le médecin eût appliqué, avec discernement, au traitement des malades les prescriptions de l'hygiène, de la diététique et de l'hydrothérapie, en évitant de se confiner dans une thérapeutique négligente et routinière.

Toutefois, pour arriver à de tels résultats, il faut avoir présentes à l'esprit les nécessités auxquelles on doit répondre. La stimulation périphérique que l'on impose au système nerveux a pour but d'augmenter l'activité des fonctions stomacales ; elle ne doit pas dépasser ce but. On doit éviter de produire un effet trop excitant ; il est bon d'amener le cœur à un fonctionnement plus actif : il serait mauvais de l'exciter outre mesure. Si l'on tient compte de ces réserves, on arrivera facilement à combattre la pléthore sanguine à localisation abdominale ; car, sous l'influence des douches, le sang est attiré des vaisseaux des organes profonds aux vaisseaux superficiels ; l'estomac et le foie reçoivent alors un sang plus oxygéné ; leur circulation particulière devient plus active, comme la circulation générale ; la nutrition de ces organes s'accomplit dans de meilleures conditions. L'observation clinique démontre tous les jours que ce ne sont pas là de simples vues théoriques.

Je ne veux pas grossir démesurément le volume de cet ouvrage en y insérant les observations des cas que j'ai eu à traiter. Je me contente d'en citer quelques-unes pour être utile au lecteur en lui donnant des exemples de la façon dont les différents procédés hydriatriques doivent être employés. Les observations personnelles peuvent être trompeuses. Quand on a adopté avec enthousiasme une méthode thérapeutique, on peut être amené à apporter quelque partialité à l'appréciation des résultats de celle-ci. Je vais donc citer, à l'appui de l'opinion que j'ai exprimée, celle d'un auteur dont l'expérience clinique est assez étendue pour que ses affirmations aient quelque autorité.

Le Dr Alois Strasser, assistant à l'*Allgemeine Poliklinik*, à Vienne, dans un travail sur « le diagnostic et le traitement hydrothérapique des maladies de l'estomac (1) », a étudié avec soin, et d'une manière très scientifique, les différents procédés d'exploration qu'on peut employer dans l'étude des affections stomacales. Il est arrivé à des conclusions analogues à celles que j'avais moi-même formulées dans un mémoire sur « les formes cliniques de la dyspepsie », lu devant la *South Carolina Medical Association*, le 25 avril 1895. « Le nombre des procédés qui ont été proposés, disais-je dans ce mémoire, pour déterminer d'une façon exacte le pouvoir digestif de l'estomac, est fait pour désorienter le médecin. Il arrive souvent que ces procédés n'ont aucune utilité pratique, lorsqu'il s'agit de choisir un traitement et d'en régler l'application. » Le travail du Dr Strasser indique que cet auteur possède une connaissance

(1) *Blatter für klinische Hydrothérapie*, mai 1896.

approfondie, non seulement de toutes les méthodes scientifiques d'examen chimique, mais encore des côtés pratiques de la question, ceux qui concernent le traitement. « L'hydrothérapie, dit-il, peut-être employée avec succès dans toutes les formes de la dyspepsie. Les résultats que l'on obtient dans tous les établissements d'hydrothérapie sont là pour le prouver. C'est ainsi que les statistiques de l'établissement de Kaltenleutgeben indiquent que 1.424 cas de maladies de l'estomac et de l'intestin y ont été traités (les maladies de l'estomac formant la plus grande partie du total, les maladies de l'intestin se trouvant, en général, associées à des affections gastriques). *La proportion des malades qui ont quitté l'établissement sans être guéris n'est que de quatre pour cent.* Il est vrai qu'un grand nombre d'affections stomacales traitées appartenaient aux formes nerveuses, ce qui rend les statistiques plus favorables. De plus, nous devons le rappeler, les affections gastriques de nature névropathique ne sont pas envoyées dès le début des troubles aux établissements spéciaux ; elles n'y arrivent souvent qu'après que les accidents nerveux primitifs ont fait place à des altérations organiques. La dyspepsie nerveuse se transforme en catarrhe gastrique chronique, et l'atonie en insuffisance musculaire permanente. D'autre part, la classe des névroses stomacales renferme un grand nombre de cas qui s'adressent à l'hydrothérapie en désespoir de cause, après avoir usé en vain de traitements variés. »

D'après mon expérience personnelle, ce sont les dyspeptiques amaigris et anémiés, et ceux qui, tout en conservant un certain embonpoint, présentent des symptômes de dépression morale et de neurasthénie, qui donnent les résultats les plus remarquables avec le traitement hydrothérapique. Il ne faut pas oublier que l'hydrothérapie ne constitue pas un traitement spécifique de la dyspepsie ; elle n'est qu'un adjuvant très actif du traitement hygiénique et diététique. Beaucoup de cas, auxquels ce dernier n'apporte pas d'amélioration, guérissent quand on les soumet aux procédés hydriatriques.

CONSTIPATION

La paresse de l'intestin est souvent une des manifestations les plus pénibles de la dyspepsie, dont elle semble faire partie intégrante. La constipation est également un des troubles dont les neurasthéniques, et même les gens sains qui ont une vie sédentaire, se plaignent le plus. Nous n'avons pas à indiquer ici ce qu'il peut être utile de prescrire dans le cas de constipation, au point de vue du régime, de l'exercice musculaire, du changement de milieu, etc. ; ce sont là choses bien comprises de tout le monde. Mais ces moyens hygiéniques et diététiques gagnent beaucoup à être associés à quelque pratique hydriatrique. Il arrive fréquemment qu'ils ne donnent les résultats qu'on en attendait seulement à partir du jour où on y adjoint l'hydrothérapie. C'est ce que nous a appris notre expérience personnelle.

Fleiner recommande, contre la constipation, le bain de siège de deux à cinq minutes, à 10°-20° C., une ou deux fois par jour, et l'application d'une compresse abdominale à 10° C. pendant le temps du repos au lit. Ces procédés nous ont donné quelques bons résultats et un grand nombre d'échecs. Lorsque ce traitement échoue, nous employons la douche en jet, sous pression de deux atmosphères, soit à 45° F. (7, 2° C.), soit à 110° F. (43, 3° C.). On l'administre au moyen d'une lance dont l'orifice a trente millimètres de diamètre, et on l'applique lentement sur les diverses régions du côlon. Ce procédé nous a souvent donné des résultats satisfaisants. On peut faire durer le massage hydrothérapique de cinq à quinze minutes, si on l'exécute lentement, et le répéter tous les jours avant le moment où le malade a l'habitude d'avoir une selle. Nothnagel recommande particulièrement cette dernière méthode (il prescrit la douche froide). Hackel (1) s'en montre également partisan. Quand on traite un malade à son domicile, on peut pratiquer le massage abdominal sous une douche fournie soit par une lance rattachée au robinet d'une canalisation d'eau, soit par une cruche ou un arrosoir.

Lorsqu'il s'agit de constipés dont la goutte, l'anémie, ou une maladie quelconque a affaibli l'organisme, on peut employer le lavage intestinal exécuté au moyen d'eau salée, en vue de débarrasser l'intestin des ptomaïnes qu'il contient. Si l'on veut provoquer ensuite une stimulation réflexe de l'organe, on y introduit, pour le laisser écouler aussitôt, un quart de litre d'eau à 40° F. (4, 4° C.). J'ai l'habitude de prescrire ces irrigations au malade pendant sept jours consécutifs, et de le laisser ensuite reposer une semaine. Je suis opposé à l'emploi des

(1) *Deutsche medicinische Wochenschrift*, 1899, n° 1.

grands lavages intestinaux, que certains empiriques ont beaucoup vulgarisés ; ils sont nuisibles, car ils distendent à l'excès l'intestin et en affaiblissent la musculature. L'irrigation convient lorsqu'on permet l'évacuation rapide du liquide. Le lavement seul peut être conservé par le malade, aussi longtemps que le permet la tolérance de l'intestin. Dans tous les cas de constipation spasmodique, l'hydrothérapie est aussi utile que l'exercice musculaire, qu'elle peut remplacer temporairement, chez les sujets affaiblis.

CHAPITRE XXVI

MALADIES MENTALES

L'application méthodique de l'hydrothérapie au traitement des maladies mentales est de date récente, aux Etats-Unis. Si je m'en rapporte aux déclarations de médecins d'asiles que l'on trouvera citées plus loin, la propagande que j'ai faite en faveur de l'emploi systématique des méthodes hydriatriques dans les établissements d'aliénés a porté ses fruits.

Comme je n'ai pas eu l'occasion, dans ma carrière de médecin-praticien, d'observer un grand nombre de cas d'aliénation, je me propose d'exposer dans ce chapitre l'opinion de spécialistes de la médecine mentale, qui passent leur vie au milieu des aliénés. Ce sont eux seuls qui peuvent nous fournir les observations cliniques, d'après lesquelles on sera autorisé à dire s'il faut accepter ou repousser le traitement hydrothérapique des maladies mentales.

Quelques médecins éclairés ont bien saisi les principes de la technique hydriatrique et en ont appliqué avec succès les règles à la thérapeutique des maladies mentales. Mais la majorité des aliénistes ne semblent pas encore avoir compris que la précision dans l'exécution des détails de la méthode est une des conditions essentielles du succès de celle-ci dans le traitement de l'aliénation comme dans le traitement des autres maladies. Dans un manuel de pathologie mentale publié récemment en Amérique, on constate que la seule mention qui soit faite de l'hydrothérapie est réduite à ceci : « On a beaucoup recommandé l'usage des bains en général dans le traitement de la folie, et en particulier l'usage des bains turcs. »

Parmi les auteurs qui ont exprimé des idées nettes et réfléchies sur l'emploi des méthodes hydrothérapiques en médecine mentale, nous devons citer le Dr Frederick Peterson, professeur de psychiâtrie à *Columbia University*, aliéniste de grande réputation, auquel nous empruntons les lignes suivantes (1) :

« Depuis quelque temps, la « cure d'eau » est devenue, dans l'Europe continentale, une médication scientifique, que l'on considère comme très utile; et partout, dans les asiles, les hôpitaux, les établissements d'assistance, les grandes villes, le médecin trouve à sa disposition d'excellents appareils qui lui permettent d'appliquer la méthode hydrothérapique toutes les fois qu'elle paraît indiquée.

« Je ne veux parler en détail des méthodes hydrothérapiques, à cette place, qu'autant qu'elles intéressent la thérapeutique des maladies nerveuses et mentales. Les nombreuses applications qu'on en peut faire dans les maladies générales les plus diverses, fièvres, affections stomacales et intestinales, affections de l'appareil respiratoire et de l'appareil circulatoire, etc., sont maintenant justement appréciées en Amérique, grâce à la propagande active qu'a faite en leur faveur le Dr Simon Baruch, de New-York.

« Lorsque je visitai les asiles d'aliénés d'Allemagne, de Hollande, de France, de Belgique, d'Italie et d'Autriche, pendant l'hiver de 1886-87, je fus surpris de voir que l'hydrothérapie y était universellement employée dans le traitement de certains états mentaux, et donnait d'excellents résultats. Et lorsque je vis, en 1892, le nouvel asile d'aliénés d'Athènes, je constatai, à mon grand étonnement, que cet établissement possédait une installation hydrothérapique parfaitement comprise, bien qu'il appartînt à un pays que nous considérons volontiers comme restant un peu en dehors des progrès de la société moderne.

« De retour en Amérique, je mis en pratique, du mieux que je pus, au *Hudson River State Hospital*, les quelques principes d'hydrothérapie que j'avais acquis à l'étranger. Mais, comme je ne disposais pas de moyens suffisants, mes procédés hydrothérapiques se réduisirent au bain chaud et au bain froid, de courte durée ou prolongés, au maillot humide, à la compresse mouillée, au sac à glace. Néanmoins, j'appris, par mon observation et mon expérience personnelles, quels services peuvent rendre ces moyens si simples, dans le traitement de l'insomnie, des états congestifs, des états d'excitation, de l'agitation, etc., et je compris tout ce que l'on pourrait faire de bien, si chaque asile possédait les appareils nécessaires à l'application métho-

(1) *American Journal of the Medical Sciences*, février 1893.

dique, systématique et scientifique du traitement hydriatrique. *Or, il n'existe pas d'asile en Amérique, à ma connaissance, qui possède une installation susceptible de fournir autre chose que des bains de propreté. Aussi je me propose, dans cet article, d'appeler l'attention des administrations d'asiles sur la valeur de l'hydrothérapie; et j'espère qu'on arrivera à installer les appareils nécessaires dans la plupart des établissements d'aliénés de notre pays.* Mais avant d'aborder cette question, je désire indiquer aux médecins d'asiles la façon dont il est possible d'adapter le bain-douche aux nécessités ordinaires de la propreté corporelle, pour les malades des établissements qu'ils dirigent (1).

« Nos grands asiles, c'est un fait connu, ne possèdent qu'une, ou au plus deux baignoires fixes par quartier. Bien que les administrateurs de ces asiles paraissent avoir pris toutes les mesures que l'on peut prendre en vue d'assurer la propreté, il est permis de douter que cette organisation soit parfaite, et il me semble qu'on pourrait employer le système du bain-douche dans ces établissements, avec plus de succès encore que dans les établissements publics de bains des grandes villes. J'espère qu'un de nos directeurs d'asiles prendra un jour l'initiative de cette innovation. Il pourra trouver un modèle d'installation pour le système du bain-douche, dans des établissements où ce système a été récemment introduit, grâce aux avis autorisés du Dr Baruch : établissement de bains, Central Market Place, n° 7, dispensaire Demilt (au coin de la 23d Street et de la Seconde Avenue), bains du Baron de Hirsch (Essex street et Market street), et *Juvenile Asylum*. Un autre avantage de ce système, c'est qu'il évite aux malades excitables les contusions qu'on peut leur faire en les mettant dans une baignoire, et qu'il rend impossibles les brûlures et les suicides. Si rares que soient ces accidents, encore faut-il une surveillance très attentive pour s'en préserver avec les installations qui sont actuellement en usage. »

Il est facile d'installer une salle d'hydrothérapie dans chacun des quartiers d'un asile — ou au moins dans un quartier sur cinq — en apportant quelques légères modifications aux salles de bains existantes. On recouvrira les parois de la salle d'une toile caoutchoutée, ou, mieux, de carreaux ou de plaques de

(1) Aujourd'hui, un grand nombre d'asiles importants possèdent une installation hydrothérapique.

marbre, et le plancher de feuilles de zinc, de carreaux, de ciment ou d'asphalte. On y installera plusieurs bains-douches, une baignoire fixe, des appareils pour les diverses formes de douches, appareils reliés aux réservoirs d'eau chaude et d'eau froide et munis d'un thermomètre et d'un manomètre qui renseigneront sur la température et sur la pression de l'eau.

Pendant l'été, on aura à sa disposition un réservoir d'eau glacée (eau circulant dans des serpentins entourés de glace), afin de pouvoir faire des applications d'eau froide. Un bain de caisse rendra de grands services. Pour compléter l'installation, on se procurera un ou deux bains de pieds, un bain de siège, plusieurs calottes réfrigérantes ou calottes à glace, des sacs à glace de Chapman, une ample provision de draps et de serviettes de toile, pour façonner des maillots humides, des maillots secs, des compresses mouillées et des bandages.

La table de douches, et la disposition générale de la salle d'hydrothérapie que j'ai fait installer à *Montefiore Home* ont été copiées d'abord par le *Mc Lane Hospital* (pour aliénés), par le *Danvers Hospital* et les deux *Massachusetts Asylums*. On les retrouve maintenant dans beaucoup d'autres établissements. Elles me semblent bien supérieures à celles que j'ai vues en Europe.

Une installation de ce genre doit être mise entre les mains d'un infirmier ou d'une infirmière intelligents, auxquels le médecin aura enseigné l'art d'exécuter correctement toutes les opérations hydriatriques.

Il faut que la salle puisse être chauffée, de façon à ce que le baigneur déshabillé s'y trouve bien. Il est inutile de dire qu'on ne doit pas traiter les malades dans une salle de bain froide. (Je conseille de les soumettre à l'entraînement neuro-vasculaire progressif, tel qu'on l'a décrit page 577, avant d'employer les basses températures en vue d'obtenir des effets toniques.)

Indications thérapeutiques et méthodes. — *Effets toniques et réparateurs.* — « On administre une douche en pluie froide de cinq à dix secondes, que le malade reçoit en se frictionnant ; ou un demi-bain à 75° F. (23,8° C.) de dix minutes. Par demi-bain, il faut entendre un bain pris dans une baignoire contenant quinze à vingt centimètres d'eau, dans laquelle le malade s'assied, s'asperge et se fait frictionner par un aide. Dans l'une et l'autre de ces deux opérations, on se propose d'utiliser l'action stimulante et réconfortante de l'eau froide, ainsi que l'action mécanique du choc de l'eau sur la peau. Le malade doit s'y soumettre chaque matin. »

Effets puissamment toniques, effets révulsifs et dérivatifs. — « La douche froide augmente l'excitabilité réflexe et amène une hyperesthésie de la peau. C'est un stimulant puissant de l'activité mentale et de l'activité physique. Au moyen de lances de formes variées on peut la donner sous formes de jet, de pluie, d'ondée, d'éventail. En faisant alterner l'eau chaude et l'eau froide, on a la douche écossaise. Ces diverses opérations sont indiquées dans les états hystériques qui s'accompagnent de paresse des fonctions intellectuelles, d'apathie, de stupeur, de catalepsie, etc., dans les états mélancoliques, et dans tous les cas où il existe de l'anémie, de la chlorose, ou des troubles gastriques. »

Effets hypnotiques. — « Le bain chaud prolongé est indiqué quand il s'agit d'amener le sommeil. La durée doit en être d'une heure ou deux. Lorsqu'elle doit être plus considérable, on peut suspendre le malade dans la baignoire, au moyen d'un drap. On peut recourir à ce procédé dans le traitement des mélancolies avec agitation et de quelques états maniaques. Toutefois le meilleur procédé dont on dispose, pour produire une action hypnotique dans toutes les formes de l'insomnie chez les aliénés, est le maillot humide chaud. On l'applique de la façon suivante : On étend sur le lit du malade une couverture de trois mètres de côté, sur laquelle on place un drap, que l'on vient d'exprimer fortement après l'avoir plongé dans de l'eau très chaude. On étend le malade sur ce drap et on l'en enveloppe complètement, de façon à ne laisser libre que la tête. Puis on l'enferme dans la couverture, que l'on applique étroitement sur tout le corps. On peut le recouvrir ensuite de couvertures sèches, si cela paraît nécessaire. On laisse le malade dans son maillot une heure ou plus, toute la nuit s'il ne s'endort pas. » (Voir page 159 les raisons qui nous font préférer le maillot humide froid au maillot humide chaud dans le traitement de l'insomnie. Le maillot humide froid maintient l'hyperémie de la peau, ce qui est essentiel.)

Excitation maniaque. — « Tout le monde sait combien il est important de calmer l'excitation motrice dans les états maniaques, afin de restreindre la métabolisme exagéré qui constitue un caractère de ces états, et qui entraîne souvent la mort du malade par épuisement, en quelques jours. Nous avions l'habitude, naguère, d'attacher à leur lit les malades agités, après leur avoir mis une camisole de force et leur avoir administré une bonne dose d'hyoscyamine. Ce traitement a certainement sauvé un certain nombre d'existences. Mais, en ces dernières années, on a proscrit presque absolument cette pratique. Or, dans les cas auxquels on l'appliquait, l'hydrothérapie donne des résultats remarquables. Les procédés que nous avons indiqués à propos de l'insomnie conviennent aux cas de ce genre. Il est assez rare qu'on puisse maintenir dans un bain chaud des malades très excités ; le maillot humide, par contre, peut être appliqué dans presque tous les cas. Non seulement ce procédé calme l'éréthisme nerveux ; il amène, en outre, bien souvent un sommeil réparateur, et, dans tous les cas, il empêche le métabolisme de s'exagérer, sous l'influence de l'excitation motrice. Je ne connais aucune méthode thérapeutique qui donne de meilleurs résultats dans les états maniaques que le maillot humide, associé à la suralimentation, et parfois, lorsque ce semble nécessaire, à l'administration d'une dose d'hyoscyamine ou de duboisine. »

Céphalées congestives. — « Les céphalées congestives sont fréquentes chez les aliénés. Les meilleurs traitements à leur opposer sont le bain de pieds d'eau courante froide (60° F., 15,5° C.) pris chaque matin, pendant vingt minutes, et la douche en éventail sur les pieds (à 60° F., 15,5° C., pendant cinq minutes). »

Hystérie. — « Dans les formes éréthiques, on applique le maillot humide à 60°-70° F. (15,5°-21,1° C.), pendant une heure ou plus, et on le fait suivre d'un massage (Putnam Jacobi) ; ou bien on administre une douche en pluie à 90° F. (32,2° C.), de trente-cinq secondes, sous une pression de 1 1/3 atmosphère ; on abaisse chaque jour la température de cette douche, jusqu'à ce qu'elle ait atteint 75° ou 65° F. (23,8° ou 18,3° C.) (Baruch).

« Dans les formes dépressives on fait des affusions froides, le malade se tenant debout dans un bain de pieds chaud ; ou bien on lui fait prendre un bain d'air chaud, après lequel on le soumet à une douche en pluie de trente secondes à 85° F. (29,5° C.), dont on abaisse chaque jour la température jusqu'à ce qu'elle ait atteint 60° F. (15,5° C.) ; puis on termine par une douche en pluie de cinq secondes à 65° F. (18,3° C.), ou par une douche en jet de trois secondes à 65°-55° F. (18,3°-12, 8° C.). On abaisse progressivement la température de cette dernière jusqu'à 50° F. (15,5° C.), et même plus bas, tout en augmentant la pression de dix centimètres de mercure à deux atmosphères (Baruch). »

Constipation. — « La constipation atonique s'observe fréquemment dans beaucoup de cas de mélancolie et dans quelques autres formes d'aliénation. Un excellent moyen d'exciter le péristaltisme consiste à faire des ablutions sur l'abdomen du malade, après avoir placé celui-ci dans un demi-bain tonique à basse température. »

Je suis convaincu que le plaidoyer ardent et documenté, que le Dr Peterson a consacré à l'hydrothérapie et dont je viens de citer quelques extraits, a attiré l'attention des médecins d'asiles sur les ressources qu'offre cette méthode thérapeutique. Depuis la publication de ce travail, en effet, j'ai souvent reçu des demandes de renseignements sur la question qui nous occupe. Un grand nombre des médecins qui se sont adressés à moi à cette occasion ont suivi mes intructions, ont envoyé leurs infirmiers et infirmières s'instruire à ma clinique et ont installé, dans leurs établissements, les appareils dont je leur avais fourni les plans.

Démonstrations cliniques. — Je me propose de citer, maintenant, des observations cliniques qui peuvent intéresser ceux des médecins aliénistes qui ne se sont pas familiarisés avec les ressources précieuses qu'offre l'hydrothérapie.

Le rapport pour l'année 1898, publié par le *Government Hospital for the Insane* (Washington), contient un chapitre spécial consacré aux résultats obtenus au moyen de l'hydrothérapie. Le Dr Godding y donne les renseignements suivants : « On a continué à employer l'hydrothérapie, et le champ d'application de cette méthode a été étendu dans des proportions considérables, ce qui a donné d'excellents résultats. Les appareils en usage sont ceux du Dr S. Baruch, de New-York. J'ai demandé au Dr Foster, qui est chargé du service hydrothérapique, de fournir un rapport plus étendu sur ce sujet. Je crois que les faits qu'il rapporte justifient les conclusions qu'il a formulées. »

Paralysie générale. — Le Dr Foster (1), après avoir cité un

(1) Le Dr Foster est un des premiers médecins d'asiles qui soient venus me demander de faire leur instruction hydrothérapique. C'est à l'autorité des premières démonstrations cliniques qu'il a données de la valeur de l'hydrothérapie dans la médecine mentale qu'on doit attribuer la vulgarisation extrêmement rapide dont cette méthode a bénéficié dans les asiles.

certain nombre d'observations de cas de paralysie générale traités par la méthode hydriatrique, résume son rapport dans les lignes suivantes (page 76) :

« Peut-on admettre que vingt et un cas, pris à toutes les périodes de la maladie, qu'on laisserait sans traitement, fourniraient des résultats semblables : six rémissions, d'une durée de quatre mois à trois ans ? Si on ne peut l'admettre, c'est que le traitement hydriatrique possède quelque efficacité.

« On ne s'adresse pas exclusivement à l'hydrothérapie, bien entendu, pour traiter les cas dont il s'agit. Mais on met en œuvre tous les moyens qui paraissent devoir-être utiles aux malades. *Seulement, je prétends que l'hydrothérapie doit être considérée comme le principal élément du traitement, qu'on peut l'appliquer, sous une forme ou sous une autre, à tous les cas, qu'elle est utile à tous, et que, sans son aide, les autres médications employées ne produisent pas tous leurs effets.*

« Il serait bon de posséder quelque critérium qui permît d'apprécier les résultats obtenus. Ces résultats, en effet, varient avec les conditions où se trouvent les malades, avec la période de la maladie, surtout avec l'ancienneté des lésions dégénératives.

« Si nous examinons le cerveau d'un paralytique général, chez qui la maladie a évolué, c'est-à-dire a duré de trois à cinq ans, nous trouvons, à coup sûr, des lésions scléreuses et atrophiques marquées, suites de la dégénérescence des cellules. Dans un cas de ce genre, où la progression de la maladie se serait définitivement arrêtée, il persisterait certainement une diminution permanente plus ou moins considérable des fonctions cérébrales, en d'autres termes, une démence secondaire durable plus ou moins accentuée. C'est ce qui se passe dans certaines formes de folie chronique, que l'on considère comme guéries.

« Dans le cas de J. B. M. D..., après un an et demi, il est à peine possible d'estimer le déficit permanent. Dans le cas de W. K. Jr..., qui évolue depuis sept ans, il est probable qu'on a presque atteint les limites de l'amélioration réalisable. Chez G. M..., dont la maladie dure depuis cinq ans, l'amélioration a déjà dépassé ce qu'il était permis d'espérer, et elle s'accentue encore un peu. Chez F. M.., les troubles mentaux ont été

Il m'est agréable de constater l'exactitude avec laquelle ce médecin distingué a appliqué les méthodes que je lui avais enseignées.

de courte durée ; l'affaiblissement intellectuel qui persiste encore se réduit à peu de chose.

« S'il était établi que l'arrêt de l'évolution est devenu définitif dans l'un ou l'autre de ces cas, et si l'on parlait à ce propos de guérison, il est évident que le terme de guérison prendrait une signification un peu particulière, suivant le cas auquel on l'appliquerait. En effet, quelle que soit l'expression que l'on emploie, il ne s'agit jamais que d'un arrêt dans la marche progressive de la maladie, permettant seulement la régénération de certains neurones dont l'état de dégénérescence n'est pas encore définitif.

« En outre des dégénérescences cellulaires, il existe encore des lésions vasculaires durables, qui, suivant le degré qu'elles atteignent, créent un danger plus ou moins considérable dans les cas en rémission, pour peu qu'une intoxication ou une poussée congestive intervienne.

« En rapportant les observations des cas d'épilepsie et de paralysie générale qu'on vient de lire, j'ai évité d'entrer dans de trop grands détails, par crainte de devenir ennuyeux. J'espère avoir mis suffisamment en évidence les points les plus importants, pour qu'il soit aisé d'établir une comparaison entre les résultats de la thérapeutique ordinaire et ceux que fournit l'hydrothérapie. »

Dans une excellente étude sur « le traitement hydriatrique de la folie », le Dr Foster écrit les lignes suivantes :

« On peut ajouter à ce propos qu'il n'existe pas d'agent thérapeutique susceptible d'exercer une influence plus favorable que celle de l'hydrothérapie sur les perturbations des phénomènes intercellulaires de nutrition, qui se produisent dans les premières périodes de la folie. Il en est ainsi, aussi bien quand il s'agit d'un trouble fonctionnel ou de surmenage que lorsqu'une intoxication est en jeu. Dans le premier cas, ce sont les effets stimulants et toniques qui interviennent; dans le dernier cas, l'action éliminatrice de l'hydrothérapie s'associe à ces effets.

« Mais quelle méthode doivent suivre les médecins qui ne se sont pas encore familiarisés avec la pratique de l'hydrothérapie, lorsqu'ils décident d'en vérifier la valeur ? On peut répondre hardiment à cette question : Il s'agit, tout d'abord, de se bien préparer à la pratique de l'hydrothérapie en étudiant les meilleurs travaux publiés sur cette matière, en s'initiant parfaitement aux problèmes physiologiques qu'elle pose, en se mettant au courant des procédés employés en clinique. Si l'on ne se donne pas cette peine, on recueillera des échecs et des déceptions qui feront tomber la méthode dans un discrédit immérité. Ne comptez pas vous renseigner convenablement par la lecture d'un exposé d'une vingtaine de pages sur ce sujet ; si vous vous en rapportez à un guide de ce genre, vous vous apercevrez qu'il est insuffisant et trompeur. Lorsqu'on a achevé sa préparation, il n'est pas nécessaire d'attendre qu'on ait à sa disposition une installation complète. On peut appliquer les principes et les procédés qu'on vient d'étudier et en vérifier expérimentalement la valeur, en se servant du matériel qu'on trouve partout à sa disposition, ou d'appareils qu'il est facile d'improviser. Etudiez les principes de l'hydrothérapie ! Si vous ne deviez qu'appliquer une méthode empirique, mieux vaudrait l'abandonner aux empiriques, et la laisser produire entre leurs mains des échecs et des succès dont ils seront incapables de se donner à eux-mêmes l'explication.

« A l'heure actuelle, il serait peut-être juste de dire que c'est l'opérateur, et non la méthode, qu'il s'agit d'éprouver, car celle-ci s'appuie déjà sur des témoignages décisifs. Si l'hydrothérapie est utile, elle peut aussi devenir nuisible, bien qu'aucune méthode thérapeutique ne soit plus efficace que celle-ci quand elle est mise en œuvre par des hommes expérimentés. L'hydrothérapie est un instrument très souple, qui peut s'adapter aux conditions les plus variées ; mais il faut apporter beaucoup de soin à l'approprier aux nécessités du traitement dont on s'occupe (1).

« Les cas les plus satisfaisants, parmi ceux que nous avons soumis à la méthode hydrothérapique, sont probablement ceux de neuf soldats ou marins de la guerre hispano-américaine, qui sont entrés en traitement après l'achèvement de notre rapport, c'est-à-dire depuis le 1er octobre 1898.

« Ces individus avaient souffert du surmenage physique et du surmenage émotionnel inhérent aux fatigues exceptionnelles de la vie des camps sous le ciel très chaud de l'île de Cuba, etc. L'un de ces cas est de date si récente qu'on ne peut savoir si l'amélioration qu'il montre déjà sera durable. On ne lui a appliqué aucun autre traitement en dehors de l'hydrothérapie.

« Les huit autres cas appartiennent à la confusion mentale,

(1) Je rappelle que j'ai exposé précédemment (page 577), une méthode d'entraînement neuro-vasculaire, qui répond à cette nécessité.

avec ralentissement considérable des phénomènes psychiques et, sauf dans deux cas, avec un état de dépression physique accentuée. Dans les deux cas où il n'existait pas d'affaiblissement marqué des forces physiques, les malades étaient dans un état stuporeux. Ces huit sujets avaient été traités déjà pendant une période de deux à six mois ; un seul montrait quelque tendance à une amélioration, lorsqu'on les soumit au traitement hydriatrique. Depuis, tous se sont améliorés. Trois d'entre eux sont guéris et ont quitté l'asile. Deux autres ont presque complètement recouvré l'intégrité de leurs fonctions psychiques et sortiront bientôt. Les quatre qui restent font des progrès si réguliers qu'ils sont assurés d'une guérison très prochaine. De ces derniers, deux n'ont eu qu'une amélioration très légère dans les quatre ou dans les six premières semaines ; puis leur état mental et leur état physique se sont modifiés parallèlement. La rapidité avec laquelle s'est transformé l'état de ces différents malades, jusque-là stationnaire, à partir du moment où ils furent traités par l'hydrothérapie, est presque un prodige. Ce fait donne à penser que les troubles mentaux qu'ils présentaient sont influencés d'une façon particulièrement favorable par ce mode de traitement (1). »

Je citerai, maintenant, quelques lignes empruntées à un autre aliéniste dont l'expérience clinique confirme ce qu'on vient de lire. Dans un travail lu devant l'*American Medico-Psychological Association*, à Québec, en juin 1902, le Dr Dent, après avoir indiqué de la façon la plus courtoise l'influence de mes travaux sur le développement de l'hydrothérapie en Amérique, s'exprime de la façon suivante :

« Je suis particulièrement reconnaissant au Dr Baruch pour la bienveillance avec laquelle il a montré son établissement et exposé ses méthodes à moi et à mon personnel. Depuis plusieurs années la baignoire a fait place à la douche en pluie et au bain-douche, qui sont employés presque exclusivement à l'heure actuelle dans notre établissement, en dehors des cas où il semble utile de recourir à la baignoire mobile. Cette innovation a rencontré, au début, comme toutes les choses nouvelles, une certaine opposition, chez les malades comme chez les infirmiers. Mais, peu à peu, les uns et les autres, mieux renseignés, surmontèrent l'aversion qu'ils avaient pour cette méthode, et les appareils à douches remplacèrent partout les baignoires. Les

(1) *American Journal of Insanity*, vol. LV, 4 novembre 1899, p. 643.

bains-douches ont acquis, maintenant, une telle réputation que malades et infirmiers élèveraient des objections contre l'emploi de la baignoire, si on essayait d'y revenir.

« Dans chacun des lavabos de quartier de notre hôpital, l'appareil à douches est muni d'un thermomètre et d'un manomètre, qui permettent de régler comme on l'entend la température et la pression de l'eau employée. Aussi peut-on administrer en toute sécurité la douche écossaise, la douche en jet et la douche en pluie. Comme nous désirions arriver à des conclusions définitives dans notre étude de la valeur thérapeutique des procédés hydriatriques dans le traitement des maladies mentales, nous nous sommes attaché, depuis plusieurs années, à prendre très soigneusement les observations des malades qui ont été soumis à un traitement par les bains froids, les bains chauds, le maillot froid, le maillot chaud, le bain de siège, le maillot de glace, la douche écossaise, la douche en pluie et le drap mouillé, associés parfois au bain d'air chaud.

« Nous avons constaté que le bain d'air chaud agit comme un excellent sédatif de la douleur, sans entraîner les effets déprimants que les hypnotiques et les calmants produisent habituellement. Il active le métabolisme ; il stimule l'absorption ; il constitue l'excitant le plus efficace de l'élimination que nous possédions ; lorsqu'il est administré avec discernement, il possède une action sédative sur le système nerveux, supérieure à celle de toutes les autres médications...

« Quand on soumet un malade au traitement hydrothérapique, il faut se faire une idée nette des conditions physiologiques et pathologiques où il se trouve, et avoir pour but de les modifier de manière à obtenir les résultats les plus favorables. Les malades réagissent à l'hydrothérapie de façon très différente. Aussi est-il nécessaire d'étudier attentivement la physiologie particulière de chacun d'eux, pour déterminer quelles sont les méthodes à employer dans son traitement. *Tous les auteurs compétents insistent sur la nécessité d'une technique minutieuse, qui seule peut donner les meilleurs résultats. Dans beaucoup de cas, la négligence dans l'exécution d'une prescription crée un danger pour le malade.*

« Je juge inutile de rappeler les lois générales qui sont applicables à l'hydrothérapie ; on les trouve exposées dans les traités et elles sont familières à tous. Mais je crois bon de citer, à titre d'exemple, les trois observations suivantes, que je choisis entre un certain nombre d'observations de cas traités par l'hydrothérapie (1).

« L. H..., âgée de 18 ans, célibataire, ouvrière de fabrique ; renseignements négatifs sur l'hérédité ; causes présumées : éloignement de sa famille, influence du milieu, émotions, anémie. Malade depuis trois semaines. Diagnostic ; mélancolie aiguë, avec agitation. Entrée à l'hôpital le 20 février 1901.

« Renseignements fournis par la mère de la malade. — Jusqu'à ces deux dernières années, la malade a toujours joui d'une excellente santé. Elle était de tempérament sanguin. Depuis l'âge de douze ans elle a constamment été employée dans une fabrique de confitures ; elle travaillait dans une salle où la température était très élevée. Depuis deux ans la mère s'aperçoit que sa fille se porte moins bien et qu'elle n'a été réglée qu'une ou deux fois pendant cette période. Un mois avant son admission à l'hôpital, la malade, qui avait toujours été vive et active, est devenue triste, soupçonneuse, irritable, et se plaint d'avoir des insomnies. Quelques jours avant d'entrer, elle a manifesté des craintes et des idées de persécution, avec hallucinations de la vue et de l'ouïe. Elle est, ensuite, devenue si troublée et si agitée qu'on n'a pu la garder chez elle.

« A son entrée, la malade est très troublée et très agitée ; elle essaie constamment de s'arracher les cheveux et de se frapper contre le lit ; elle gémit et crie de la façon la plus pitoyable ; elle a des hallucinations très actives et pénibles de la vue et de l'ouïe, et des illusions terrifiantes.

« L'examen physique de la malade démontre qu'elle est amaigrie et anémiée. La température rectale est à 98,3° F. (36,8° C.) ; le pouls à 130 ; la respiration, très superficielle, à 21. La peau est froide et visqueuse ; les muqueuses sont presque exsangues ; les bruits cardiaques sont assourdis ; on perçoit des souffles anémiques au niveau des vaisseaux ; les dents et les lèvres sont recouvertes de fuliginosités ; la langue est très sale, l'haleine fétide. Il existe une hyperesthésie cutanée marquée, qui semble généralisée. Les organes pelviens sont sains, mais n'ont pas un développement normal.

« Après avoir mis la malade au lit, on lui donne un lavement simple à 100° F. (37,8° C.). On lui fait un lavage d'estomac avec de l'eau stérilisée, à une température de 107° F. (41,7° C.) ; puis on lui administre, au moyen de la sonde, une petite quantité de jus de viande peptonisé, car elle refuse de s'alimenter.

(1) Le lecteur est prié d'étudier attentivement les observations ; elles lui indiqueront comment on peut adapter des procédés variés à des manifestations analogues. On excusera, pour cette raison, l'auteur d'avoir consacré autant de pages à des observations cliniques, bien qu'on n'aime pas, en général, à en rencontrer dans les ouvrages de thérapeutique. Il peut arriver qu'un traitement hydrothérapique heureux, entrepris au domicile du malade, permette d'éviter son internement dans un asile.

« La malade reste très agitée ; à 6 h. du soir, elle est extrêmement excitée ; elle rejette constamment les couvertures, s'arrache les cheveux, s'élance hors de son lit, et crie de la voix la plus aiguë qu'on va la faire brûler, etc.

« On prescrit un maillot humide chaud, qu'on administrera au moyen de draps bien imbibés d'eau à 112° F. (44, 4° C.), recouverts de plusieurs couvertures de laine ; on lui fait placer une calotte à glace sur la tête et une boule d'eau chaude aux pieds. Au bout d'une heure, environ, la peau recouvre son activité fonctionnelle et la malade consent à absorber une quantité considérable d'eau. Elle se calme progressivement ; trois heures après l'application du maillot, on l'en retire et on lui fait des lotions alcoolisées, puis un léger massage. Elle reste calme et dort bien pendant la nuit. Le matin, la malade s'excite de nouveau. On applique le maillot pendant trois heures. Elle fait moins de résistance que pendant la première application, et bientôt elle s'endort. On continue les maillots humides chauds pendant la première semaine du séjour de la malade à l'hôpital. On y a recours, en moyenne, deux fois par vingt-quatre heures, et chaque application dure trois heures. Le sommeil de la malade devient beaucoup plus tranquille ; les grandes quantités d'eau qu'elle ingère, pendant qu'elle se trouve dans le maillot, provoquent de la diurèse et des évacuations faciles de l'intestin. Les manifestations toxiques s'en vont graduellement ; les troubles moteurs et les troubles psychiques disparaissent également.

« A la fin de la première semaine, les hallucinations de la vue et de l'ouïe cessent ; les troubles des fonctions de la peau sont moins marqués ; devant cette amélioration, on interrompt les maillots chauds. On soumet alors la malade à un traitement tonique général. On abandonne ce traitement au bout de deux semaines, parce qu'il survient de l'intolérance gastrique, et que la malade ne peut garder ni les aliments ni les médicaments. Son sommeil devient agité et les troubles mentaux du début réapparaissent. Au même moment se développe une éruption de furoncles, petits, mais nombreux et douloureux, sur le crâne, le dos et les fesses. On la soumet alors au traitement suivant :

« On donne chaque jour un bain d'air chaud de dix minutes, à 180° F. (82° C.), avec calotte à glace sur la tête. On détermine ainsi une hyperémie des vaisseaux cutanés. Puis, on place immédiatement la malade sous la douche en pluie mobile, où on la laisse une minute, l'eau se trouvant à une température de 60° F. (15,5° C.) et sous une pression d'une atmosphère. Enfin on lui fait un léger massage.

« A la fin de la première semaine de ce traitement, l'état de la malade commence à s'améliorer sensiblement. La peau reprend ses fonctions ; les furoncles disparaissent ; le sommeil devient calme et reposant, et les hallucinations cessent. L'appétit devient beaucoup plus vif ; on interrompt le régime des peptones, pour donner à la malade l'alimentation ordinaire de l'infirmerie.

« Au bout de trois semaines de ce même traitement, on administre de nouveau à la malade du fer et des toniques, et on remplace la douche en pluie mobile par une douche écossaise quotidienne, aux températures de 100° et 59° F. (37, 8° et 15°C.), sous pression de 1 2/3 atmosphère. On continue ainsi pendant trois semaines. Au bout de ce temps, l'état mental et l'état physique se trouvent tellement améliorés qu'on cesse tout traitement, et qu'on fait passer la malade dans le quartier des convalescentes, d'où elle sort guérie le 15 juin 1901, après avoir pris 11 kg. 500 pendant son séjour à l'hôpital.

« K. B... ; âgée de 20 ans ; mariée ; un enfant de trois mois ; primipare, aucune hérédité, causes présumées : chagrins de famille, émotions, accouchement. Malade depuis trois mois. Entrée à l'hôpital le 29 novembre 1901.

« Renseignements fournis par la mère de la malade. — La malade a toujours joui d'une excellente santé jusqu'à l'époque de son accouchement, il y a trois mois. L'accouchement a été très laborieux. Aussitôt après la naissance de son enfant, la malade est devenue triste et irritable ; elle refusait de reconnaître son enfant, ses parents, ses amis. Elle était très méfiante et n'acceptait pas les aliments qu'on lui donnait, prétendant qu'ils étaient empoisonnés. Elle se tenait au lit de la façon la plus négligée, paraissant entièrement indifférente à son propre état comme à ce qui se passait autour d'elle. Son état s'aggrava, et, finalement, devint si inquiétant qu'on fut obligé de l'envoyer à l'hôpital.

« A son entrée, la malade est sombre et déprimée : elle refuse de parler. Si on l'interroge avec insistance, elle fait un léger effort pour répondre, mais semble trop confuse pour pouvoir se ressaisir de façon à formuler une réponse. La langue est sale, l'haleine fétide ; les dents sont couvertes de fuliginosités ; la peau est froide et sèche ; il existe un embonpoint relatif ; il n'y a pas d'anémie marquée ; le cœur et les poumons sont normaux. Les organes pelviens sont sains ; mais l'utérus est encore un peu augmenté de volume. On constate une anesthésie généralisée de la surface cutanée. La malade refuse de prendre ses aliments et ses médicaments. On lui fait un lavage d'estomac et on lui fait prendre ses aliments au moyen d'un biberon.

« La malade, placée dans un lit, y reste dans un état stuporeux et à demi cataleptique ; elle semble dormir pendant la plus grande partie du temps, et c'est avec peine qu'on arrive à la réveiller suffisamment pour lui faire prendre ses aliments à l'aide du biberon. Le second jour après son entrée, on la soumet au traitement suivant :

« On lui donne, chaque jour, un bain d'air chaud de dix minutes, à 180° F. (82° C.), puis une douche en jet d'une minute, à 50° F.(10° C.) sous une pression de 1 2/3 atmosphère, suivie d'un léger massage. Pendant la première semaine, il ne se produit aucune amélioration dans l'état mental de la malade. Toutefois, l'état de sa circulation générale présente une certaine amélioration ; les fonctions de la peau sont plus actives, et les diverses sécrétions plus abondantes. Dans le cours de la deuxième semaine, la malade sort un peu de la stupeur ; son état mental paraît s'améliorer et ses fonctions motrices se rétablir ; parfois elle oppose une certaine résistance, quand on veut la placer sous la douche.

« A la fin de la troisième semaine, on remplace la douche en jet par une douche écossaise, de deux minutes, aux températures de 110° et 59° F. (43,3° et 15° C.), sous une pression de 1 2/3 atmosphère. L'état de la malade paraît s'améliorer, tant au point de vue mental qu'au point de vue physique. On continue la douche écossaise quotidienne pendant trois semaines ; l'état mental et l'état physique s'améliorent progressivement, si bien que l'on peut cesser tout traitement, au bout de ce temps, et laisser la malade se lever.

« Malheureusement, cette malade contracte, à ce moment, une diphtérie qui nous oblige à la garder à l'hôpital quelques semaines de plus qu'il ne serait nécessaire, si elle n'était pas atteinte de cette infection. Elle sort, guérie, le 25 mars 1902. Diagnostic : mélancolie aiguë, avec stupeur. Cette malade a pris 13 kg. 500 pendant son séjour à l'hôpital ; on ne lui a administré aucune médication durant cette période, en dehors du sérum anti-diphtérique.

« R. B..., âgée de 30 ans, mariée, de nationalité russe ; couturière ; trois enfants. Causes présumées : nostalgie, influence du milieu, émotions, lactation. Malade depuis une semaine. Diagnostic : manie aiguë avec délire. Entrée à l'hôpital le 3 avril 1902.

« Renseignements fournis par le mari de la malade. — La malade a toujours été robuste et bien portante. Il y a un an, elle a accouché et, depuis lors, a nourri son enfant ; en même temps, elle remplissait ses devoirs de ménagère et aidait son mari dans l'exercice de sa profession de tailleur. Elle a toujours été de tempérament sanguin. Trois jours avant son internement, elle a commencé à commettre des actes extravagants, à crier, à vociférer de la façon la plus incohérente ; on ne pouvait obtenir d'elle aucune réponse intelligente. Elle cherchait à frapper toutes les personnes qui s'approchaient d'elle ; elle manifestait une animosité particulière à l'égard de ses enfants. Elle devint si violente qu'on jugea nécessaire de la faire interner.

« La malade est apportée à l'hôpital sur un brancard. Elle se trouve alors sous l'empire d'un calmant puissant ; les pupilles sont très dilatées ; des fuliginosités recouvrent les dents et les lèvres ; la langue est sale : il existe encore d'autres signes de toxémie d'origine intestinale. Les vaisseaux de la conjonctive sont très injectés. Les pupilles réagissent très lentement à la lumière et à l'accommodation. Les réflexes rotuliens sont très exagérés, et il existe une hyperesthésie très marquée. L'examen des poumons fait découvrir des signes de bronchite à gauche. La peau est très chaude, sèche, ne fonctionne pas. La malade présente un certain embonpoint. Son corps est couvert de contusions et d'ecchymoses. La malade, très agitée, lance constamment ses bras et ses jambes de côté et d'autre, et tourne continuellement la tête d'un côté à l'autre. On la met au lit ; on lui donne un lavement simple à une température de 100° F. (37,8° C.) et on lui fait un lavage de l'estomac avec de l'eau stérilisée à 107° F. (41,7° C.) ; ce lavage ramène un peu de mucus d'odeur désagréable et quelques débris alimentaires. On administre ensuite, par la sonde stomacale, une petite quantité de jus de viande peptonisé. Aussitôt après le lavage d'estomac, la malade devient plus excitée et fournit les manifestations d'un délire grave. Elle a des hallucinations extrêmement actives de l'ouïe. La température est à 102,8° F. (39,3° C.), le pouls à 120, la respiration à 20.

« On donne à la malade un bain de siège à 100° F. (37, 8° C.), dont on élève progressivement la température à 112° F. (44, 4° C.) ; on lui applique en même temps une calotte à glace sur la tête, et une compresse froide sur le cou. Pendant qu'elle se trouve dans le bain, on pratique un massage local du bassin et de l'abdomen. On la laisse environ vingt minutes dans le bain de siège et, pendant ce temps, on lui fait ingérer une quantité considérable d'eau. Les signes de congestion cérébrale s'atténuent. Après sa sortie du bain, la malade est beaucoup plus tranquille, bien qu'elle continue à délirer. Au bout de six heures elle devient de nouveau bruyante, violente et très difficile à maintenir. On la met dans un bain chaud à 100° F. (37,8° C.), dont on élève graduellement la température à 112° F. (44,4° C.). Au bout d'une heure, le pouls devient rapide et mou ; elle donne des signes d'épuisement. On la retire du bain, on lui administre un stimulant et on l'enveloppe de plusieurs couvertures de laine chaudes, pour entretenir la sudation. On la laisse dans le maillot sec environ deux heures. Puis elle se calme et s'endort profondément pour plusieurs heures. Les intestins et les reins fonctionnent normalement.

« Le matin du second jour après son entrée à l'hôpital, la malade est de nouveau très turbulente et très excitée ; mais le délire est moins marqué. On donne, de nouveau, un bain chaud à 100° F. (37, 8° C.), porté progressivement à 111° F. (43, 8° C.). Après être restée une heure dans ce bain, elle se calme. On renouvelle ces bains pendant trois jours, à raison de quatre bains par vingt-quatre heures, en moyenne. Le 6 avril, au matin, troisième jour après l'admission, la malade est beaucoup plus tranquille et son délire a cessé, bien qu'elle ait encore des hallucinations actives de l'ouïe. Le 7 avril, elle a plusieurs abcès dans l'aisselle et sur le bras gauches. On les ouvre et on les lave, mais l'agitation de la malade fait qu'on ne peut maintenir un pansement sur la région. On lave ces abcès deux fois par jour. L'excitation maniaque persiste jusqu'au 20 avril. Jusqu'à cette date on lui donne, chaque jour, au moment du coucher, un bain très chaud, grâce auquel elle reste calme pendant la nuit et le jour suivant. Les sécrétions deviennent progressivement plus abondantes ; les selles sont régulières ; la peau fonctionne ; les manifestions toxiques ont disparu dès le second jour après son entrée. Le 24 avril, la malade, ne présentant plus aucun trouble mental, est transférée dans un quartier de convalescentes. Elle a repris 9 kg. environ. Elle sort, guérie, le 24 juin, en excellent état au physique et au moral.

« Les observations que nous avons rapportées n'établissent aucun fait nouveau concernant l'emploi de l'eau comme agent thérapeutique ; mais les résultats très favorables que nous avons obtenus confirment l'opinion de beaucoup d'auteurs compétents et les expériences que l'on a faites de ce traitement dans d'autres hôpitaux. Nous avons constaté que les applications hydriatriques employées sous la forme de maillots et de bains chauds ou très chauds ont une action hypnotique et sédative, qui se montre précieuse lorsqu'il est dangereux d'administrer des médicaments chimiques. Leur influence sur les éliminations est extrêmement utile. Nous avons trouvé qu'il se produit, à la suite de quelques bains, une augmentation constante de la quantité d'urine excrétée et une augmentation considérable des éléments solides de celle-ci. L'eau que le malade peut prendre en grande abondance, pendant qu'il se trouve dans le maillot ou le bain très chaud, amène une diurèse intense et favorise la diaphorèse. Les applications hydriatriques toniques, les douches administrées sous une certaine pression excitent le fonctionnement des glandes et la circulation cutanée. En outre, nous pensons que ces opérations facilitent l'absorption du fer et des autres altérants.

« Nous ne connaissons aucun état morbide, en dehors de la grossesse avancée, de la pleurésie, du cas où le malade est presque mourant, dans lequel quelque opération hydriatrique ne puisse être pratiquée avec profit. Nous reconnaissons, bien entendu, que le maillot chaud et le bain très chaud risquent parfois d'épuiser le malade, mais un infirmier habitué à appliquer ces procédés reconnaît aisément les menaces de danger et interrompt l'opération avant qu'elle n'ait engendré des conséquences fâcheuses pour le malade. Bien que nous ayons administré, dans notre établissement, des milliers de maillots et de bains chauds, nous n'avons jamais eu à enregistrer de décès ou de troubles graves dus à leur action. Nous avons rencontré, naturellement, chez nos malades, une opposition plus ou moins vive à l'application de ces méthodes. Cependant, il arrive bien rarement qu'on soit obligé de renoncer à administrer un bain, si l'on sait maintenir le malade convenablement. Quand il résiste ou marque de la méfiance, on le laisse assister au bain d'autres malades, et, lorsque son tour est venu, on emploie pour commencer des procédés aussi doux que possible. Les malades les plus indociles et les plus méfiants, après une ou deux séances, se soumettent volontiers au traitement, qui semble même leur être agréable. Nous avons l'habitude de donner les bains entre 10 h. 30 du matin et midi, et entre 3 h. 30 et 5 h. 30 du soir, car ce sont les moments de la journée où l'estomac se trouve généralement débarrassé des aliments.

« En terminant, nous nous permettrons d'exprimer le souhait que l'on accorde dorénavant plus d'attention à l'emploi thérapeutique de l'eau dans les établissements confiés à nos soins. Il n'est pas, à notre avis, d'endroit où il soit plus profitable d'étudier les bases physiologiques de l'hydrothérapie que ces établissements où nous avons toutes facilités pour en faire une application persévérante, méthodique et scientifique (1). »

Je vais citer, maintenant, une note due à un médecin d'un autre important asile d'aliénés, note qui met bien en évidence les excellents résultats que donne l'hydrothérapie dans le traitement des maladies mentales, aux Etats-Unis.

Danvers Insane Hospital,
Hawthorne, Mass., 28 février 1903.

Cher Docteur Baruch, — En ces quatre dernières années, j'ai pu acquérir une grande expérience de l'application des méthodes hydrothérapiques au traitement des maladies mentales; et je suis convaincu, aujourd'hui, que l'hydrothérapie offre aux aliénistes un des agents thérapeutiques les plus efficaces qu'ils puissent employer à l'avantage des malades qu'on envoie aux asiles publics d'aliénés. Je vous adresse les impressions que m'a laissées l'expérience que j'ai faite de l'hydrothérapie dans l'établissement auquel je suis attaché.

(1) *Proceedings of American Medico-Psychological Association*, 1902.

A. — *Emploi de l'hydrothérapie comme hypnotique.* — Les procédés que nous avons employés pour provoquer le sommeil sont le bain chaud et le maillot humide. On doit apporter beaucoup d'attention à la sélection des cas que l'on veut soumettre à ces procédés. Il est évident qu'un malade agité et indocile ne retirera aucun bénéfice du maillot humide, s'il est constamment à déranger les couvertures, où on l'enferme, et à laisser ainsi l'air froid pénétrer jusqu'à son corps. Pour ce même malade, le bain chaud ne sera d'aucune utilité, s'il emploie toute son énergie à chercher à en sortir, en s'imaginant que l'opération est un abominable supplice. Mais, d'après ce que je sais, les cas de ce genre sont rares. Habituellement, on peut soumettre les malades agités au traitement hydriatrique, en associant à celui-ci l'administration de l'hyoscine ou de quelque médicament analogue.

Nous ne nous sommes pas beaucoup servis du bain chaud, parce que nous n'avons pas toutes les facilités pour l'administrer. Cependant, nous l'avons administré avec avantage dans quelques cas d'infection, d'excitation motrice, d'agitation chez des paralytiques généraux ou des malades atteints de neurasthénie grave, présentant de l'insomnie et de l'agitation anxieuse. Presque toujours, nous avons obtenu rapidement la cessation de l'excitation motrice violente, après laquelle le sommeil survenait souvent, soit pendant l'opération, soit peu de temps après sa terminaison. Les malades qui ont persisté à s'opposer à l'administration des bains ont été très peu nombreux. La technique était la suivante : Compresse froide sur la tête ; on la refroidit et on la renouvelle souvent. Corps immergé dans une baignoire contenant de l'eau à une température de 90° à 100° F. (32,2° à 37,8° C.). La durée du bain variait entre quelques heures et dix ou douze heures Après le bain, on séchait le malade et on le plaçait dans son lit, bien couvert, afin de provoquer le sommeil. Comme il s'agit d'aliénés, il est nécessaire qu'un infirmier ne quitte pas le malade pendant l'opération.

Nous avons employé le maillot humide plus fréquemment que le bain chaud, et nous l'avons appliqué dans un plus grand nombre de cas. Ce procédé est indiqué dans les cas d'excitation motrice, de délire avec agitation, de délire peu intense, d'insomnie ; il n'est contre-indiqué que dans un petit nombre de cas, dans lesquels cette opération, quoique bien exécutée et répétée, ne donne aucun résultat. La technique suivie est celle que vous avez exposée dans votre ouvrage (partie II ; chapitre 1er).

La durée de l'opération variait de une heure ou deux à une nuit entière, quand le malade s'endormait ou restait tranquille et à son aise dans le maillot, ce qui arrivait souvent. La durée moyenne était de trois heures. L'opération terminée, on séchait le malade et on le mettait au lit, bien couvert. Fréquemment, le sommeil survient aussitôt après le début de l'application, tantôt agité, tantôt assez calme pour pouvoir se prolonger toute la nuit, sans qu'on retire le maillot. Habituellement, le malade se fatigue d'être enveloppé et demande à sortir du maillot au bout de quelques heures; dans ce cas, on est en droit d'espérer que le sommeil se continuera, plus ou moins interrompu suivant les circonstances, durant le reste de la nuit. Il est bien rare que l'infirmier signale que le malade n'a pas dormi pendant une nuit au commencement de laquelle on a appliqué à celui-ci un maillot humide. Je pourrais citer un grand nombre de sujets, chez lesquels le sommeil provoqué par l'application du maillot humide durait beaucoup plus longtemps que celui qu'ils avaient d'habitude avant l'adoption de cette méthode; et ce résultat ne pouvait être attribué à aucun autre agent hypnotique. Les cas traités de la sorte appartiennent aux formes suivantes: Folie maniaque dépressive, dans les deux phases; démence précoce (c'est dans la forme catatonique que l'on obtient les meilleurs résultats); délire sénile; délirium tremens; neurasthénie. Je suis convaincu que l'emploi du maillot humide dans des cas bien sélectionnés, appartenant aux formes que nous venons de mentionner, amènera toujours une augmentation de la durée du sommeil et une diminution de l'agitation motrice; et je suis persuadé que cette méthode ne possède aucun des inconvénients que l'on a le droit de reprocher aux hypnotiques chimiques. On l'applique facilement dans un asile d'aliénés; sauf dans des cas rares, elle n'exige pas la présence d'un infirmier spécial, ce qui lui donne un avantage sérieux sur le bain chaud. Si on l'emploie sans discernement, d'une façon routinière, il est vrai, elle sera utile à quelques malades et nuisible aux autres, à ceux dont l'agitation empêche qu'elle ne soit appliquée convenablement. Et cependant, même chez ceux-ci, lorsqu'on exécutera l'opération avec soin, sa répétition amènera une sédation.

B. — *Emploi de l'hydrothérapie comme tonique vaso-moteur.* — Un grand nombre des malades reçus à Danvers présentent des troubles de la nutrition et de la parésie des vaso-moteurs, à un degré plus ou moins marqué, état qui se manifeste par un affaiblissement des contractions cardiaques, du refroidissement et de la cyanose des extrémités, de la moiteur visqueuse de la peau. Ces malades n'appartiennent pas à des formes mentales particulières, mais se répartissent dans presque toutes les classes de psychopathes. Les applications hydriatriques auxquelles on les soumet dans la salle de douches leur sont presque toujours utiles, et eux-même le plus souvent en apprécient beaucoup les effets.

On gradue soigneusement ces applications en tenant compte des facultés réactionnelles de chaque malade. On formule les prescriptions les plus variées, depuis les plus douces jusqu'aux plus énergiques. S'agit-il de femmes neurasthéniques et pusillanimes ? On commence par leur appliquer le drap mouillé ruisselant avec massage, dans leur quartier ; après avoir employé de l'eau à 75° F. (23, 8° C.), on abaisse progressivement la température jusqu'à 60° F. (15, 5° C.); au bout de quelques jours, on administre un bain d'air chaud de cinq minutes, suivi d'une douche en éventail d'une durée de dix à soixante secondes, entre 90° et 70° F. (32,2° et 21,1°C.), après laquelle on fait une friction vigoureuse, pour favoriser la réaction ; à la suite de l'opération, lorsque la chose est possible, on prescrit à la malade une promenade au grand air. Dans la plupart des cas on peut commencer le traitement en formulant la prescription hydriatrique de la façon suivante : Bain d'air chaud jusqu'à ce que la sudation apparaisse (nos caisses donnent une température de 170° à 180° F. (76,6° à 82° C.). Douche en cercles ou douche en pluie, ou les deux combinées, à 100° — 90° F. (37, 8°—32, 2° C.), d'une durée de trente à soixante secondes. Douche en éventail, à 95° — 85° F. (35° — 29, 5° C.), de trente à soixante secondes. Douche en jet sur la colonne vertébrale, à 80° — 60° F. (26, 6° — 15,5° C.), de cinq à vingt secondes, sous une pression d'une à trois atmosphères.

On administre d'abord les applications hydriatriques deux fois par semaine, puis à intervalles plus rapprochés, et enfin chaque jour.

La prescription que nous établissons au début du traitement se range, le plus souvent, entre les prescriptions types que nous avons indiquées ; on modifie la durée de chaque opération, la température et la pression de l'eau employée, suivant les indications. Habituellement, on prolonge le traitement plusieurs mois. Ce traitement détermine une augmentation du tonus des vaso-moteurs et une amélioration de l'état de la nutrition, qu'il est facile d'observer. On associe parfois à l'hydrothérapie l'usage des toniques amers, de la strychnine, etc. Dans la plupart des cas se produit une amélioration de l'état du malade, qui se traduit par une augmentation de la force des contractions cardiaques et une diminution de leur fréquence, une élévation de la tension artérielle, la disparition de la cyanose et de la stase circulatoire périphérique.

C. — *Emploi de l'hydrothérapie comme agent favorisant les élimina-*

tions. — L'hydrothérapie a certainement une action éliminatrice fort utile dans les cas de délire d'origine rénale et de psychose post-infectieuse ; mais c'est dans le groupe des psychoses alcooliques qu'elle donne, à ce point de vue, les meilleurs résultats. La plupart des alcooliques arrivent à l'asile en proie à des accès d'alcoolisme aigu ou de délirium tremens, et leur état se trouve souvent aggravé du fait qu'ils sont restés enfermés de deux à cinq jours dans les cellules d'un poste de police, gardés en observation et attendant qu'on ait statué sur leur sort.

Ils entrent à l'asile en plein délire, avec des hallucinations actives, dans un état de nutrition insuffisante, présentant de l'affaiblissement du cœur et des troubles gastriques. Presque tous doivent guérir, avec ou sans hydrothérapie , cela n'est pas douteux. Cependant, je suis persuadé que l'on obtient plus rapidement l'apaisement du délire, dans la période hallucinatoire et que l'on écourte la période de convalescence que nécessitent les troubles dépendant de l'intoxication, lorsqu'on use des opérations hydriatriques.

Dans le cours de ces quatre dernières années, on a reçu à l'asile cent soixante-dix-huit malades présentant des manifestations diverses d'alcoolisme. Soixante-dix pour cent, environ, de ces malades étaient atteints de delirium tremens ; parmi eux il se produisit un décès. Le malade dont il s'agit se trouvait dans un état très grave au moment de son entrée, et avait une bronchite sérieuse. Un autre de ces malades, qui avait fait de grands excès de boisson, et qui était atteint d'une pneumonie lobaire au moment de son internement, succomba, bien qu'il n'eût présenté aucun symptôme caractéristique de délirium tremens.

Un grand nombre de ces cas d'alcoolisme se sont compliqués de troubles divers, principalement d'affections pulmonaires et de troubles d'origine rénale. La mortalité très peu élevée qu'ils ont donnée est un excellent argument en faveur du traitement que nous avons employé le plus habituellement. Ce traitement était le suivant : On combat d'abord le délire en administrant un mélange contenant de la morphine, du bromure de potassium et du chloral. Dès que l'état du malade le permet, on applique le maillot humide ; sous l'influence de ce traitement, le malade s'endort pour plusieurs heures d'un sommeil tranquille ; ce sommeil survient généralement dans les quarante-huit heures qui suivent l'entrée. On continue le maillot humide, jusqu'à ce que le sommeil calme, naturel, soit revenu, ce qui se produit, ordinairement, de la deuxième à la cinquième nuit. Dès l'arrivée du malade, on lui administre un purgatif salin qui rétablit le fonctionnement de l'intestin. On lui donne ensuite des boissons, souvent en très grande quantité, auxquelles on ajoute, lorsqu'il est nécessaire de stimuler le cœur, du whiskey de la strychnine, etc. Le traitement symptomatique est établi suivant les indications. Habituellement, avant la fin de la première semaine, le malade est préparé à recevoir le traitement par les douches. On administre les douches d'après les règles que nous avons mentionnées plus haut, en les faisant précéder d'un séjour dans le bain d'air chaud, afin de déterminer une sudation abondante. C'est en administrant de la sorte le maillot humide et la douche de deux à cinq fois par semaine, qu'on fera donner à l'hydrothérapie son maximum d'action éliminatrice.

Voici les données statistiques concernant les vingt-cinq derniers alcooliques que nous avons traités par la méthode hydrothérapique. — Nombre moyen de séances de traitement pour chaque cas : 19,1. Durée moyenne du traitement : 2,12 mois. Augmentation moyenne du poids de chaque malade : 6 kg. 500. En même temps que l'augmentation du poids, on constate une amélioration dans l'état des fonctions cardiaques et digestives, et une disparition rapide des troubles mentaux. Les quelques autres toxicomanes que nous avons eu à soigner en ces dernières années ont été soumis au même traitement, et se sont guéris en peu de temps.

En terminant, j'ajouterai que nous avons souvent recouru à la douche écossaise dans les cas où les malades se plaignaient de douleurs rhumatismales ou névralgiques vagues ; ceux-ci en éprouvaient un soulagement de leurs souffrances, réel, ou peut-être imaginaire. L'état mental de ces malades ne permet pas de prendre en considération leurs affirmations sur ce sujet.

Le traitement par les douches, prolongé pendant un temps assez long, atténue considérablement les troubles vaso-moteurs pénibles qui accompagnent la ménopause ; il diminue l'intensité et la fréquence des bouffées de chaleur et des impressions de froid alternantes qu'éprouvent les malades ; il rétablit le tonus des vaso-moteurs...

« Je vous prie d'agréer mes remerciements pour la bienveillance que vous m'avez témoignée lorsque je suivais votre enseignement, et de me croire votre dévoué

« H. W. Mitchell, *Médecin assistant.* »

Le Dr Mc Gugan, dans un travail basé sur de nombreuses observations (1) recueillies au *Michigan State Asylum*, à Kalamazoo, expose de la façon suivante le traitement des formes

(1) *American Medicine*, 22 février 1902.

aiguës de la folie. Ce traitement répond à trois indications différentes qui sont : 1° éliminer les produits de l'usure des tissus ; 2° limiter autant que possible les dépenses d'énergie ; 3° fournir des matériaux nutritifs aux cellules nerveuses.

« L'hydrothérapie est une ressource précieuse dans le traitement de ces formes aiguës des maladies mentales. C'est l'agent thérapeutique le plus efficace, et celui dont l'emploi est le plus général. Elle produit des effets de trois ordres : 1° des effets sédatifs ; 2° des effets toniques ; 3° des effets éliminateurs. Lorsqu'on veut déterminer une sédation, on a recours au bain tiède prolongé ou au maillot humide tiède ; on y laisse le malade deux heures ou plus. Ces moyens sont indiqués dans l'insomnie et dans l'agitation psycho-motrice, en rapport avec des états d'excitation ou des états de dépression. Quand il s'agit de produire des effets toniques on emploie le maillot humide froid que l'on maintient quinze minutes, ou bien le bain général chaud, ou le bain de pieds très chaud d'une durée de dix minutes, que l'on fait suivre d'une douche en pluie froide. On peut faire usage de ces procédés dans tous les états dépressifs, qu'ils appartiennent à la mélancolie pure, à la démence au début ou à la paralysie générale. S'il est utile de favoriser les éliminations, on fait intervenir le bain chaud ou le maillot tiède, après lesquels on pratique une friction à l'alcool. « De tous ces procédés, ceux qui répondent le mieux aux indications générales sont le drap mouillé et le maillot humide, tièdes ou chauds, suivis d'un massage. Ils amènent le sommeil dans presque toutes les formes de l'insomnie ; ils constituent un mode de contention autorisé dans les cas où il existe de l'excitation motrice ou de l'agitation violente ; enfin, ils représentent un des moyens les plus efficaces pour augmenter l'élimination par la peau. Leurs premiers effets sont sédatifs ; leurs effets terminaux sont toniques. Leur emploi est indiqué tant dans les états d'excitation que dans les états de dépression. Lorsqu'on en confie l'exécution à des personnes expérimentées, ils ne sont contre-indiqués que dans quelques cas à peine. Il est facile d'apprendre à les appliquer, et les matériaux dont ils exigent l'emploi se trouvent dans les milieux les plus pauvres. »

Dans le rapport pour l'année 1902, publié par l'*Eastern Maine Insane Hospital*, le Dr G. W. Foster, directeur de cet asile, écrit les lignes suivantes :

« Il est peut-être permis de dire, sans exagération, qu'aucun des cas que l'on traite par l'hydrothérapie ne manque d'en bénéficier, au point de vue de la nutrition générale. Parmi les effets thérapeutiques variés que fournit cette méthode, il n'en est probablement aucun qui soit aussi constant que celui-ci, ni qui exerce une action plus marquée sur les différents organes : quelques-uns de nos malades, en effet, engraissent au point d'atteindre un poids auquel ils n'étaient jamais arrivés auparavant. L'hydrothérapie exerce sur le cœur et les parois des vaisseaux sanguins une action, dont il est facile de juger d'après l'augmentation du tonus vasculaire et de la souplesse des vaisseaux ; elle supprime, jusqu'à un certain point, les effets des altérations scléreuses des vaisseaux et arrête manifestement le développement de celles-ci. Il est difficile, sans aucun doute, d'établir d'une façon précise qu'il en est ainsi : mais nous avons l'impression très nette que les choses se passent de la sorte, après avoir constamment employé l'hydrothérapie, pendant près de dix années, dans les cas les plus différents. J'appelle sur ce point l'attention des médecins qui appliquent cette méthode, afin qu'ils confirment l'exactitude de mon observation, ou lui apportent des correctifs. Quant à l'action que l'hydrothérapie exerce sur les neurones, dans leurs différentes parties, je suis persuadé qu'elle est plus directe et plus marquée que l'action de tous les agents thérapeutiques dont nous pouvons user. (Voir le rapport pour l'année 1897 du *Government Hospital for the Insane.*)

« Nous avons traité, dans le courant de l'année, une série fort intéressante de cas de manie, dans lesquels les troubles mentaux semblaient en rapport avec des complications rénales aiguës ainsi que d'autres symptômes nerveux et cérébraux à forme grave.

« J'ai sous les yeux les observations cliniques de six cas, dont la symptomatologie est à peu près la même et qui sont sous la dépendance d'une affection rénale. Je possède, d'ailleurs, d'autres observations de cas plus ou moins analogues ; mais les malades dont je viens de parler figurent tous au nombre de ceux qui sont sortis guéris de l'établissement pendant l'année.

« Les symptômes présentés par ces malades sont ceux de la manie délirante aiguë : langue sèche et noire, accélération du pouls, élévation plus ou moins marquée de la température, excitation motrice, délire actif et insomnie persistante, parfois aussi, stupeur plus ou moins accentuée. Les cas de ce genre, comme on le sait, évoluent rapidement vers l'épuisement et la mort.

« Les troubles d'origine rénale consistent en une diminution considérable de la quantité d'urine excrétée, en une rétention souvent complète, exigeant le cathétérisme, en une réduction marquée de la quantité d'urée excrétée quotidiennement (quantité qui peut s'abaisser jusqu'au quart de la quantité normale, et même à moins), le métabolisme restant cependant beaucoup plus actif qu'à l'état normal; en outre, l'urine contient de l'albumine, des cylindres ou du sang, et parfois ces divers éléments anormaux en même temps.

« Ce complexus symptomatique se présente comme un problème délicat au médecin. L'histoire clinique des malades que nous avons observés donne à penser que les troubles mentaux graves qu'ils ont éprouvés avaient des rapports d'effets à cause avec la suppression de leurs fonctions rénales. Ces troubles mentaux, en effet, ont cessé progressivement à mesure qu'un traitement local amenait le rétablissement progressif de ces fonctions. Les données théoriques et les données expérimentales que l'on possède ne justifient que dans une faible mesure l'administration de médications chimiques. Les diurétiques peuvent être dangereux ; alors même qu'ils augmentent la quantité d'eau excrétée, ils n'ont aucune action utile, si les reins restent engorgés et si les cellules sécrétoires ne recouvrent pas leurs fonctions.

« Dans les cas de ce genre que nous avons reçus à l'asile, nous avons employé avec avantage le maillot humide, froid, partiel, appliqué sur la région lombaire et l'abdomen ; cette méthode nous a semblé constituer un traitement salutaire, dont l'efficacité se fait sentir très rapidement; le maillot froid général et le bain froid sont également utiles ; l'eau dont on se sert est habituellement à la température de 70° F. (21,1° C.).

« On laisse le maillot partiel en place d'une façon continue, en le renouvelant trois ou quatre fois par jour, jusqu'à ce que la quantité et la constitution de l'urine excrétée soient à peu près normales. On constate ordinairement une amélioration manifeste dans les vingt-quatre heures, ou, au plus tard, dans les quarante-huit heures. Il peut être nécessaire de continuer l'application de deux jours à cinq ou six jours. Lorsqu'on a interrompu l'emploi du maillot partiel, on applique chaque jour, pendant quelques semaines, un maillot général froid, à 70° F. (21,1° C.) d'une heure et demie.

« Lorsqu'il se produit une élévation de température, on administre un bain froid, qui agit comme stimulant et comme anti-thermique.

« J'avoue que, si je prenais connaissance de publications concernant des résultats comparables à ceux que je viens d'indiquer, qui auraient été régulièrement obtenus dans le traitement d'une maladie grave, je n'en accepterais les conclusions qu'après un examen minutieux. Aussi ne m'étonnerai-je pas, si quelqu'un refuse de prendre en considération celles que j'apporte. Je me contenterai de répondre qu'il est facile de les vérifier, et qu'on dispose toujours des moyens de le faire. Dans les cas qui nous occupent, aucune autre méthode thérapeutique ne peut nous donner de résultats sérieux ; et, si on abandonne la maladie à sa propre évolution, le pronostic en est certainement très grave.

« La congestion rénale, active ou passive, ne contre-indique pas l'emploi du bain de baignoire à 70°F. (21,1°C.), si on n'en prolonge pas imprudemment la durée. Au contraire, le bain est salutaire dans ces conditions. C'est un fait qui a été démontré à propos de la néphrite de la fièvre typhoïde. Toutefois, tant qu'il ne s'agit que d'une néphrite isolée, on doit donner la préférence au maillot local, procédé plus efficace et plus commode. Le bain général calme l'excitation et atténue les troubles nerveux, si la température est au-dessus de la normale ; on peut donc l'employer concurremment avec le maillot. Je puis dire, d'une façon générale, qu'*il n'existe, à ma connaissance, aucun agent diurétique, qui soit aussi efficace, aussi sain et aussi fréquemment utilisable que le maillot local.* »

Je souhaite que les citations assez étendues que je viens d'emprunter, avec des observations cliniques détaillées, aux rapports publiés par des asiles américains, mettent bien en évidence, aux yeux du lecteur, l'importance d'une technique précise. La négligence que l'on apporte dans l'exécution de la technique de l'hydrothérapie a pour effet d'en faire abandonner l'emploi. Ceux qui considèrent l'usage thérapeutique de l'eau comme une chose si simple qu'il est inutile d'y apporter quelque instruction et quelque discernement, feront bien de méditer les remarques formulées par le Dr Foster (voir page 664).

Nous citerons, maintenant, quelques extraits d'auteurs étrangers qui font autorité, à l'appui de ce que nous avons dit de l'importance de prescriptions bien définies en vue de chaque cas particulier. Dans le manuel de *Clinical Psychiatrie* de Deffendorf, adaptation de l'ouvrage de Krœpelin, *Lehrbuch der Psychiatrie*, l'hydrothérapie est présentée comme une méthode de grande valeur, qu'on peut utiliser dans le traitement de presque toutes les maladies mentales curables.

« *Psychoses par épuisement.* — Le meilleur moyen d'amener le calme chez le malade, dans ces états, consiste à lui administrer un bain à 90-100° F. (32,2°-37,8° C.), de quinze minutes, ou un bain prolongé de plusieurs heures, avec compresses froides sur la tête. Lorsque le malade manifeste des craintes à l'égard du bain et qu'il est nécessaire de l'y maintenir, le bain est à peine utile. Dans les cas de ce genre, on peut associer au bain l'emploi du bromhydrate d'hyoscine, en injection hypodermique, à dose d'un quart de milligramme à un demi-milligramme, ou du sulfonal à dose d'un gramme. Habituellement les hypnotiques sont contre-indiqués.

« *Neurasthénie acquise.* — L'isolement du malade réalisé, on doit combattre l'insomnie mais, avant de recourir aux médications chimiques, on doit essayer avec soin les méthodes hydriatriques. Parmi celles-ci, les plus utiles sont : le bain chaud prolongé, à 98°-100°F. (36,7°-37,8°C.), de trente à quarante-cinq minutes; la douche en pluie, la douche ordinaire et le drap mouillé ruisselant. Cette dernière opération, qu'il est possible d'exécuter au domicile du malade, consiste à administrer au malade, qui se tient debout dans de l'eau chaude, ou sur une surface sèche, et dont la tête est recouverte d'une compresse froide, une ablution à 85°-75°F. (29,5°-23,8° C.), puis à lui appliquer un drap mouillé ruisselant, qu'on a imbibé d'eau à 75°-55°F. (23,8°-12,8° C.) ; en outre, l'infirmier frictionne le malade, jusqu'à ce que la réaction se produise. La douche telle qu'on l'administre dans les établissements hydrothérapiques est un procédé de grande valeur.

« *Morphinisme.* — L'agitation la plus violente et l'insomnie cèdent souvent à des applications de compresses glacées sur la tête.

« *Démence précoce.* — L'insomnie du début peut être combattue par les bains tièdes ; aux états d'agitation les bains chauds prolongés conviennent mieux. Dans certains états d'excitation extrême, en particulier dans la forme catatonique, le simple bain chaud, parfois, ne produit pas de sédation ; en ce cas, on peut employer avec succès le maillot humide froid, que l'on applique d'abord après avoir administré du trional, etc.

« *Mélancolie.* — Le meilleur moyen dont on dispose pour atténuer l'insomnie, qui est si fatigante dans la mélancolie, et qu'on a souvent tant de peine à combattre, est le bain chaud à 98°-100°F. (36,7°-37,8° C.), qu'on peut faire durer une heure. Bien administré, il dispense, dans beaucoup de cas, d'employer les hypnotiques, dont l'usage est toujours imprudent, à cause de la longue durée de la maladie.

« *Folie maniaque-dépressive.* — L'activité qu'on laisse au malade ne fait qu'augmenter son excitation ; aussi est-il indiqué de la réduire le plus possible. L'une des meilleures manières d'arriver à ce but, c'est de maintenir le malade au lit, surtout quand il existe de l'anémie et de la débilitation. Lorsque l'agitation est intense, les bains chauds prolongés donnent d'excellents résultats ; toutefois, il est nécessaire, dans certains cas, pour habituer le malade au bain, de lui faire prendre au préalable une dose de sulfonal, etc., pendant quelque temps ; ceci fait, le bain chaud, bien administré, amène souvent une sédation chez le malade le plus agité, et rend inutile, ensuite, toute médication chimique. Après que l'agitation a disparu, il y a avantage à continuer les bains prolongés, tout en accordant plus de liberté au malade. »

Les citations que l'on vient de lire ont une valeur toute particulière à mes yeux. Elles appartiennent, en effet, à un auteur qui possède une connaissance pratique des procédés qu'il recommande, comme l'indiquent les détails qu'il fournit dans son ouvrage sur l'exécution de ceux-ci, à la différence de quelques autres qui parlent de l'application de l'hydrothérapie au traitement des maladies nerveuses, d'après leurs lectures, sans avoir bien compris le mode d'action des opérations conseillées par eux. Krœpelin préconise, en maintes occasions, les effets du bain chaud prolongé et, contrairement à l'usage regrettable adopté par beaucoup de ses confrères aliénistes, il ne manque jamais d'en indiquer d'une façon précise la température. Le lecteur fera donc bien d'étudier attentivement la technique de ce procédé, que nous avons exposée page 290. Dans l'administration du bain chaud prolongé, on doit toujours veiller scrupuleusement à ce que la température reste constante. Il faut aussi que le lit du malade soit bien chauffé avant que celui-ci y soit transporté. Enfin on n'omettra pas de frictionner le malade pour le sécher et on se servira d'un drap de toile bien chaud pour l'envelopper, afin d'entretenir l'hyperémie cutanée ; car ce phénomène joue un rôle essentiel dans la production des effets que l'on attend de l'opération. Lorsqu'un malade passe d'un bain à 100°F. (37,8°C.) dans une atmosphère à 70° F. (21,1° C.), les vaisseaux de la peau se contractent, à moins qu'on n'atténue la brusquerie de cette transition en enveloppant le malade d'un drap très chaud et en le transportant rapidement dans un lit chauffé. Il arrive fréquemment qu'on néglige cette précaution, dont la nécessité est pourtant bien évidente, et l'opération, qui devrait produire une action sédative marquée, ne donne aucun résultat.

Un travail récent, dans lequel Kéraval (1) résume les méthodes hydriatriques employées par Krœpelin, nous fournira quelques lignes qui aideront à bien comprendre la conception de cet auteur. Krœpelin laisse les malades agités des semaines et des mois dans un bain à 34°C. La manie et l'agitation de la paralysie générale sont les deux principales indications de la méthode. On a parfois quelques difficultés, il est vrai, à maintenir les malades dans le bain ; néanmoins, dans le plus grand nombre des cas, on peut y arriver avec de la patience et de la persuasion, ou en employant le sulfonal ou l'hyoscine. Dans la catatonie, Krœpelin préfère l'emploi du maillot humide. Le bain continu agit de la même façon que le repos au lit, seulement il agit beaucoup plus rapidement. Tous les aliénistes allemands ne sont pas encore persuadés de la supériorité de la méthode de Krœpelin. Certains objectent qu'elle est d'une exécution difficile, que son application est onéreuse, et enfin, qu'elle empêche de mettre le malade dans un isolement parfait. Mais d'autres auteurs préconisent le bain prolongé et lui accordent le mérite d'augmenter les échanges organiques. A tout prendre, l'emploi des bains continus, appropriés à chaque cas en particulier, est une acquisition utile de la thérapeutique des maladies mentales, tandis que les douches que l'on administrait autrefois constituaient une méthode brutale, qu'on a eu raison d'abandonner.

Weygandt (2) recommande les bains continus. « Les bains continus sont extrêmement utiles dans les états de grande excitation. Il faut, parfois, plusieurs jours pour habituer les malades à ce procédé, auquel ils se soumettent ensuite avec plaisir, en particulier les maniaques, les catatoniques, les paralytiques et les délirants. Le bain doit avoir une température

(1) *Revue de Thérapeutique*, n° 11, 1902.

(2) Weygandt et Roubinovitch, *Atlas manuel de Psychiatrie*.

de 35°C. et une durée de dix à douze heures ; on peut donner ses aliments au malade, alors qu'il se trouve dans le bain. Pour les malades affaiblis, il est nécessaire de disposer un hamac dans la baignoire. Le bain n'amène aucun trouble de la menstruation. L'usage du bain continu est surtout utile dans le cas où il existe des escarres, dont il amène la cicatrisation avec une rapidité remarquable ; dans le cas où le malade a des plaies, ou a subi de petites opérations, également. On ne doit pas mettre d'antiseptique dans le bain, de peur que les malades n'en boivent l'eau. Chez les malades cachectiques, l'appétit augmente parfois beaucoup. »

W. Alter (1), dans un article sur l'emploi de l'hydrothérapie dans le traitement des psychoses, analyse d'une façon très claire les avantages du bain continu d'une durée d'une à douze heures, et du maillot humide d'une durée d'une à douze heures. Il considère le bain continu d'une heure à six heures comme un excellent moyen de combattre l'insomnie dans les accès d'excitation des paranoïaques, et chez les déments précoces à forme hébéphréno-catatonique. Les bains prolongés (d'une durée d'au moins douze heures) rendent des services remarquables dans les psychoses hystériques. Dans tous les états d'agitation intense, le bain continu se comporte comme un agent thérapeutique absolument souverain. Il n'arrive jamais qu'on soit obligé d'abandonner ce procédé, parce qu'il ne donne pas de résultat. W. Alter a administré 752 bains de 12 heures ; 35 de 24 heures ; 39 de 36 heures ; 6 bains de deux jours ; 16 de trois jours ; 4 de quatre jours ; 5 de cinq jours ; 1 de six, 1 de huit, 1 de quatorze, et 1 de trente-deux jours. La grande majorité de ces bains furent administrés à des paralytiques généraux et à des maniaques appartenant à la folie maniaque-dépressive. Le bain continu est la meilleure méthode à appliquer, quand il s'agit de malades négligés, malpropres ; il donne alors des résultats souvent étonnants. Lorsqu'il peut le faire, Alter assiste aux bains de jour ; dans la plupart des cas, ces bains assurent de bonnes nuits au malade. Le maillot humide (31° à 34°C.), d'une durée qui peut aller jusqu'à douze heures, a une action très favorable chez les paralytiques à demi tranquilles, qui ont de l'insomnie. Un grand nombre préfèrent le maillot au bain. L'emploi du maillot est indiqué pour les mélancoliques très hallucinés et agités. Il faut apporter beaucoup de discerne-

(1) *Fortschritte der Medizin*, n° 30, 1903.

ment à la sélection des cas qu'on traitera de cette manière, et beaucoup de précision dans l'exécution de l'opération. Alter pense que le traitement hydriatrique peut rendre le traitement cellulaire tout à fait inutile, et diminuer dans des proportions considérables l'administration des médicaments calmants. « Peu importe que l'hydrothérapie soit dispendieuse : elle se montrera toujours avantageuse par ses résultats. »

Résumé. — J'espère que les renseignements cliniques que je viens de fournir sur l'emploi de l'hydrothérapie dans les maladies mentales décideront les aliénistes qui voudront bien me lire à étudier les principes de l'hydrothérapie, à en appliquer les méthodes avec précision, et à faire une place, dans leurs rapports et leurs publications, aux observations concernant les résultats qu'ils en auront obtenus. Je suis persuadé qu'ils trouveront dans l'hydrothérapie le moyen d'alléger leur tâche professionnelle et de rendre moins pénible pour eux-mêmes le traitement des malheureux aliénés.

Plusieurs asiles ont envoyé à New-York leurs médecins et leur personnel infirmier afin de leur faire donner un enseignement théorique et pratique de l'hydrothérapie. On a pu se faire une idée, d'après la lettre que nous avons citée plus haut, des résultats qu'a donnés cet enseignement. Les publications du Dr Dent et du Dr Foster méritent qu'on s'y arrête ; on se figure volontiers qu'il n'est pas nécessaire d'apporter des connaissances spéciales, du discernement, de la précision, dans l'application des méthodes hydriatriques ; c'est là une erreur que ces aliénistes ont signalée en s'appuyant sur l'expérience étendue qu'ils possèdent ; on peut espérer qu'elle cessera de nuire, quand les médecins seront mieux renseignés sur la pratique de l'hydrothérapie.

ACTION LÉGISLATIVE EN FAVEUR DE L'EMPLOI DE L'HYDROTHÉRAPIE DANS LE TRAITEMENT DES ALIÉNÉS

L'hydrothérapie a pris, à juste titre, une telle importance, dans la thérapeutique des maladies mentales, que la Direction de l'Assistance publique de l'Illinois (*Illinois Board of Charities*) s'est proposé d'obtenir que tous les asiles de cet Etat aient à leur disposition une installation assez complète pour en appliquer les méthodes. Comme l'emploi de l'hydrothérapie rencontre une assez vive opposition chez les représentants de l'Etat, qui considèrent cette méthode avec méfiance, comme si elle n'avait pas encore fait ses preuves, l'*Illinois Board of Charities* a demandé aux aliénistes les plus éminents d'exposer leur opinion sur ce sujet, et a réuni plusieurs conférences, où la question a été discutée par des directeurs d'asiles.

Grâce à l'obligeance du distingué secrétaire de ce service, M. Graves, je puis mettre sous les yeux du lecteur un résumé du rapport qu'il a rédigé à l'adresse des Pouvoirs Publics. Ce mémoire est rempli de renseignements intéressants sur les applications de l'hydrothérapie et fournit d'excellents conseils aux directeurs d'asiles.

Les asiles publics d'aliénés de l'Illinois sont si encombrés qu'il faudra, dans six mois, renvoyer un certain nombre de malades dans les hospices de comtés. Le nombre des aliénés dans ces établissements s'accroît, en effet, de 317 cas nouveaux chaque année. En présence de cet état de choses, après avoir constaté que la fréquence des maladies mentales augmente d'une façon inquiétante depuis cinquante ans, et que les difficultés de leur traitement vont en grandissant, le *Board of Charities* propose des solutions qui, si elles sont acceptées, empêcheront l'encombrement des asiles publics. Ces solutions sont les suivantes :

1. Apprendre aux médecins qui sont chargés de services d'hôpitaux à dépister les premiers symptômes des maladies mentales chez les sujets mal équilibrés dont ils ont l'occasion de s'occuper, et *à leur appliquer un traitement précoce qui dispense de les envoyer dans un asile d'aliénés ;*

2. Traiter par l'hydrothérapie les malades internés dès le début de leur maladie, *afin d'obtenir le plus grand nombre de guérisons possible et de décharger l'Etat du soin de leur entretien ;*

3. Rééduquer les aliénés chroniques de façon à ce qu'ils deviennent capables de subvenir, en tout ou en partie, à leurs propres besoins *en dehors des asiles.*

Emploi de l'hydrothérapie à l'étranger. — On applique avec succès l'hydrothérapie au traitement des maladies mentales en Europe, particulièrement en Allemagne, en Hollande, en France, en Belgique, en Italie, en Autriche et en Grèce. On l'applique également à Cuba et au Mexique.

Emploi de l'hydrothérapie aux États-Unis. — Trente-neuf établissements, aux Etats-Unis, utilisent l'hydrothérapie dans le traitement des aliénés. (Suit une liste de ces asiles, qui se trouvent dans le Etats de New-York, Connecticut, Massachusetts, Pennsylvanie, Michigan, Ohio, Wisconsin, Illinois, Californie, Maryland et Rhode Island.)

Opinions exprimées au sujet de l'utilité de l'hydrothérapie dans le traitement des aliénés. — Ces opinions appartiennent à des aliénistes expérimentés.

Le Dr William A. White, directeur du Government Hospital for the Insane, *Washington, D.C.* — D'après mon expérience personnelle, je suis porté à croire qu'il n'existe pas d'agent thérapeutique susceptible de rendre plus de services que l'hydrothérapie dans un établissement comme le nôtre... Je puis vous indiquer, en quelques mots, les résultats que nous a donnés cette méthode : Grâce aux procédés hydrothérapiques, nous espérons pouvoir abandonner, d'une façon presque absolue, *tous les moyens de contrainte employés jusqu'ici*, qu'ils soient mécaniques ou chimiques. Les statistiques les plus récentes sur l'emploi des méthodes de *restraint* dans notre asile indiquent qu'un seul malade sur neuf cents a été soumis à un mode de contention mécanique ; ce résultat mérite d'autant plus d'être remarqué qu'il est fourni par un établissement où les aliénés criminels et dangereux sont très nombreux : or, il est dû surtout au grand usage que l'on y fait des opérations hydriatriques. En outre, dans un grand nombre de cas où il existe un état physique défectueux, l'hydrothérapie détermine des améliorations marquées, dont l'augmentation du poids des malades peut donner une idée.

Le Dr Richard Dewey, médecin du Milwaukee Sanitarium, *antérieurement directeur à Kankakee.* — Je considère l'hydrothérapie comme un élément essentiel du traitement, quand on veut obtenir des résultats. On se borne à enregistrer un simple fait, lorsqu'on affirme qu'il n'existe pas de médication aussi importante que l'hydrothérapie, pour un grand nombre de malades atteints de troubles mentaux.

Le Dr E.C. Dent, ancien directeur du Manhattan State Hospital for the Insane. — *En recourant à l'hydrothérapie, nous évitons d'employer les calmants, la contention, la réclusion, et beaucoup d'autres pratiques critiquables..*

Les directeurs et les médecins en chef reconnaissent tous l'action hypnotique et l'action éliminatrice de l'hydrothérapie sous ses différentes formes. Dans les services où l'on administre le bain continu, en particulier dans tous les asiles d'Allemagne, sans exception, on met ce procédé au premier rang comme hypnotique... Le professeur Nissl, directeur médecin de la clinique des maladies mentales de l'Université de Heidelberg, nous apprend qu'il a pu supprimer l'emploi des calmants et des hypnotiques, depuis qu'il s'est mis à donner des bains continus, en 1903, et qu'il pense pouvoir éviter désormais l'encellulement. Certains malades de son service ont été maintenus dans le bain pendant neuf mois.

Du dix-septième rapport annuel de la Commission in Lunacy *chargée du service d'aliénés* du Manhattan Hospital, *New-York.* — Les deux baignoires à bain continu placées dans le 23e quartier ont été presque constamment en usage, jour et nuit, pendant l'année entière. On a passé un marché pour l'installation de huit nouvelles baignoires perfectionnées pour bain continu dans la division des femmes, et de quatre dans la division des hommes. Nous pensons que l'emploi du bain chaud prolongé nous donnera les meilleurs résultats. On soumet fréquemment des malades à ce mode de traitement pendant des semaines ; ces malades restent jour et nuit dans la baignoire, où ils prennent leurs repas et ont leur sommeil. Toutefois, on les retire de temps en temps de la baignoire pour leur faire une onction, ou pour leur permettre un changement; on les place alors dans un lit, ou, si leur état le permet, on les laisse aller et venir dans le quartier pendant un moment.

On n'administre plus qu'une très petite quantité de médicaments calmants, à l'heure actuelle, dans le service. J'attribue ce fait à l'introduction des différentes formes de l'hydrothérapie dans la thérapeutique appliquée aux malades. Dans la division des hommes, on a employé l'hydrothérapie avec les résultats les plus satisfaisants.

Les lignes suivantes sont empruntées à des notes prises précédemment à l'asile.

« Le bain chaud prolongé s'est montré très efficace dans les états maniaques aigus, et dans les états de délire aigu accompagné de grande excitation motrice... Quand le malade est resté quelques heures dans le bain, le sommeil survient. Dans quelques cas d'insomnie, nous nous sommes très bien trouvés de l'emploi de cette méthode, sans avoir à employer les calmants. Dans les états de délire aigu... nous avons obtenu par elle les résultats suivants : diminution de l'agitation, retour du sommeil, abaissement de la température. Nous avons noté, en outre, une augmentation de l'appétit ; le malade prend plus volontiers ses aliments et il les utilise mieux. Dans la forme maniaque de la folie maniaque-dépressive, il n'est pas rare qu'on laisse le malade dans le bain pendant quatre ou cinq jours, et même des semaines. Le bain prolongé est certainement un procédé très utile et l'état mental des malades auxquels on l'applique s'en trouve amélioré. »

Le Dr W. Page, médecin de l'Asile d'aliénés de Danvers, Mass., dans le vingtième rapport annuel publié par cet asile, 1898, page 22. — D'après notre expérience personnelle, l'hydrothérapie peut se substituer d'une façon très heureuse aux médicaments hypnotiques et sédatifs. Elle manque rarement de supprimer l'insomnie ; dans plusieurs cas où les médicaments n'avaient produit aucun effet, elle a donné des résultats satisfaisants. Elle calme l'excitation ; elle a permis de modifier les accès d'agitation périodiques de certains malades chroniques et d'y couper court. Nous avons vu guérir, sous l'action de simples applications hydriatriques, plusieurs cas de mélancolie prolongée, qui étaient arrivés aux frontières de la démence.

Le Dr Henry C. Eyman, directeur du Massillon State Hospital, *Massillon, Ohio.* — Grâce à l'hydrothérapie *nous avons presque supprimé les médicaments.* Je suis absolument persuadé qu'on peut créer une installation complète sans aucune difficulté pratique. Je ne vois pas, d'ailleurs, comment un établissement comme le nôtre pourrait s'en passer.

Le *Government Hospital for the Insane*, de Washington, D. C., dans son dernier rapport au ministre de l'Intérieur, parle en ces termes de l'utilité de l'installation hydrothérapique :

« Les trois salles d'hydrothérapie ont été constamment en service. On y a traité un grand nombre de malades. Cette méthode thérapeutique semble être extrêmement utile ; ses effets sont particulièrement favorables chez les malades agités et turbulents ; il arrive souvent que ces malades se calment et parviennent à s'endormir après une séance de traitement. Les succès que nous a donnés cette méthode sont si importants que nous espérons la développer encore dans le cours de l'année prochaine, en introduisant dans notre pratique le bain continu. »

Pour être utile, une installation hydrothérapique doit comprendre les appareils suivants :

1. Une salle de douches contenant :

a. Une table de douches (1), fournissant de l'eau très chaude, de l'eau froide, de l'eau glacée et de la vapeur, et permettant d'alimenter la douche en pluie, la douche périnéale, le bain de siège et le bain de baignoire. Cette table doit être munie des dispositifs nécessaires pour régler le mélange des eaux de température différente, de thermomètres, d'un manomètre et d'une horloge.

b. Des appareils permettant d'administrer des douches en pluie, ou en pluie fine, verticales ou latérales, appareils que la table des douches alimente en eau à la température et sous la pression que l'on désire.

c. Un bain de siège, commandé par la table.

d. Une baignoire, commandée par la table.

c. Une table à massage, de préférence en marbre.

2. Une salle pour le bain continu.

(1) Voir la description de cette table, page 521.

3. Un bain d'air chaud et un bain de lumière électrique.
4. Des salles où les malades peuvent se devêtir et se reposer.

Tout établissement d'aliénés qui soigne des malades agités doit posséder une installation pour bains continus, dont l'importance et la disposition seronten rapport avec l'état des lieux et le nombre des malades traités.

Toutes les fois que la chose sera possible, on aura une petite infirmerie spéciale consacrée au traitement des états aigus d'excitation ; ce quartier disposera d'au moins un bain continu par quatre ou cinq malades, afin que l'on puisse laisser chacun de ces malades, pendant la période la plus aiguë, un temps assez prolongé dans le bain.

Il serait même de beaucoup préférable d'installer ce service dans un bâtiment spécial, construit en vue de l'hospitalisation et du traitement de cette classe particulière de malade; car, le quartier ordinaire ne répond pas complètement à une semblable destination.

Le prix de revient d'une installation peut être évalué de la façon suivante :

1. Une table de douches, avec douche en jet, douche en pluie, bain de siège, douche périnéale, table de massage : de 4.000 à 4.500 francs.

2. Un bain d'air chaud, ou un bain de lumière électrique : 1.000 francs.

3. Chaque bain continu, avec ses accessoires : 475 francs.

4. La canalisation : de 1.500 à 2.500 fr., suivant la disposition des locaux.

6. Plancher de ciment, marbres, mobilier, etc. de 2.500 à 5.000 fr.

Si l'on prend pour base des estimations un asile d'environ quinze cents malades, appartenant aux diverses formes de l'aliénation, parmi lesquels figureront environ quarante agités nécessitant une surveillance spéciale, on peut évaluer le coût d'une installation complète à 15.000 francs, au plus, dans le cas où les appareils doivent être placés dans des quartiers déjà existants.

S'il s'agit de constructions nouvelles, l'édification d'un quartier destiné à recevoir quarante malades, pourvu des appareils indiqués, construit à l'épreuve du feu, possédant un système de ventilation artificielle et un système de chauffage, offrant des dispositions spéciales pour faciliter la surveillance des malades, n'exigera pas une dépense de plus de 180.000 à 200.000 francs.

Le conseil, se basant sur les évaluations précédentes, estime que :

1. Tout asile d'aliénés doit être pourvu d'une installation moderne d'hydrothérapie dans le plus bref délai possible .

2. Chaque asile doit procurer à son personnel une instruction spé-

ciale au point de vue de l'hydrothérapie ; les infirmiers seront envoyés, de préférence, aux cours d'une école professionnelle.

3. Autant que le permettent les ressources de l'état, chaque asile doit posséder un bâtiment particulier, affecté au traitement hydrothérapique des malades aigus présentant de l'agitation.

4. Lorsqu'on ne peut établir cette disposition, il faut au moins installer des appareils suffisants dans les quartiers déjà existants, afin de pouvoir soumettre les cas aigus à un traitement hydrothérapique efficace.

5. L'étendue des locaux consacrés à l'application du traitement hydrothérapique doit être proportionnée au nombre de cas aigus avec excitation, que l'asile reçoit habituellement.

Le Dr. D. C. Mead, directeur de South Dakota State Hospital.— Personnellement, je considère l'hydrothérapie comme *la méthode thérapeutique de beaucoup la plus importante* que nous puissions appliquer dans le traitement des malades que l'on envoie aux établissement d'aliénés.

Une commission spéciale a été chargée par l'*Illinois Board of Charities* d'étudier les questions se rapportant au traitement hydrothérapique, et à la rééducation professionnelle des aliénés. Elle a publié (Chicago, 14 décembre 1906) un rapport dont nous extrayons les lignes suivantes.

Hydrothérapie. — L'efficacité du traitement hydriatrique s'explique par l'action des propriétés mécaniques, thermiques et chimiques de l'eau, *action qui peut être, suivant qu'on le désire, calmante, stimulante ou irritante.* Grâce à ces propriétés de l'eau, il est possible de produire les effets suivants :

1. Amener des modifications importantes dans la distribution du sang à travers les différentes parties de l'organisme humain, et par là :

a. Diminuer les congestions locales.

b. Combattre les anémies locales.

c. Augmenter ou diminuer la rapidité du courant sanguin et la tension artérielle.

2. Déterminer des modifications marquées de la respiration.

a. En la rendant plus profonde.

b. En diminuant à la fois le volume de l'air inspiré et la fréquence des mouvements respiratoires.

3. Produire des changements très rapides dans le tonus des muscles et dans leur énergie.

a. Augmentation du tonus musculaire.

b. Réduction de la tension musculaire.

4. Agir d'une façon radicale sur la température du corps.

a. En l'élevant.

b. En l'abaissant.

5. Agir sur le système nerveux central et le système nerveux périphérique.

a. En diminuant leur irritabilité.

b. En augmentant leur sensibilité et leur irritabilité.

6. Agir sur les échanges organiques, la sécrétion, l'excrétion, l'absorption, et par conséquent la nutrition générale, principalement par l'intermédiaire d'une action sur la circulation.

7. Modifier en plus ou en moins l'élimination des produits de déchet, non seulement par la peau, mais par tous les organes éliminateurs.

Un opérateur habile peut obtenir tous ces résultats sans provoquer aucun effet secondaire nuisible ; à ce point de vue, l'hydrothérapie doit être préférée à toute autre méthode thérapeutique.

L'hydrothérapie est d'une grande utilité dans le traitement de toutes les formes de l'aliénation. Dans les formes où le traitement rencontre le plus de difficultés, formes maniaques et délirantes, elle a plus d'efficacité qu'aucune autre médication connue.

L'hydrothérapie a dépassé la période des essais. Ses résultats ont reçu plus qu'une démonstration théorique : la consécration de l'expérience. Dans différents asiles, particulièrement en Europe, l'hydrothérapie est employée d'une façon courante dans le traitement des aliénés, depuis de nombreuses années. Le professeur Kraepelin, par exemple, l'utilise depuis environ seize ans dans son service de clinique, et il en célèbre les effets.

L'initiative de l'*Illinois Board of Charities* et le rapport dont nous venons de citer des extraits ont obtenu un éclatant succès. Le Gouverneur consacra une grande partie de son message à un exposé, clair et démonstratif, des services immenses que l'hydrothérapie peut rendre dans le traitement des maladies mentales. Il s'y montra tout à fait favorable à l'extension de cette méthode de traitement dans tous les asiles de l'état recevant des cas aigus. Le *Medical Record* signala à ses lecteurs ce fait remarquable et sans précédent, dans un éditorial intitulé « La thérapeutique dans le Message d'un Gouverneur ». Les Chambres de l'Illinois votèrent les crédits nécessaires. Je reçus alors la lettre suivante :

STATE OF ILLINOIS,
THE BOARD OF STATE COMMISSIONERS OF PUBLIC CHARITIES

Springfield, 8 juin 1907.

Cher Docteur Baruch. — Comme les Chambres ont voté les crédits nécessaires pour l'installation d'appareils hydrothérapiques dans tous les asiles publics d'aliénés de l'Illinois, les directeurs désirent vivement ne commettre aucune erreur dans le choix de ces appareils, leur installation, la façon de s'en servir. Voulez-vous me permettre de vous demander, afin que les directeurs puissent profiter de votre expérience, de me donner l'indication des différents modèles d'installations hydrothérapiques, que vous pouvez recommander pour l'usage d'asiles recevant des cas d'aliénation de toutes formes, avec le nom et l'adresse des fabricants, et de me signaler les erreurs qu'il faut éviter dans le choix des appareils et leur installation ? Comment pensez-vous que l'on puisse s'assurer l'enseignement d'un instructeur capable pour apprendre le maniement de ces appareils? Combien de temps faudra-t-il, à votre avis, pour que les infirmiers reçoivent une instruction suffisante afin de pouvoir se servir ensuite convenablement des appareils, dans un asile de 1.200 malades, et dans un asile de 2.000 à 2.500 malades ? Quels seraient approximativement les honoraires mensuels exigés par un bon instructeur ?

Les crédits votés devant être bientôt disponibles, probablement dans quelques semaines, je vous serais très obligé si vous vouliez bien me donner promptement votre réponse à cette lettre.

Je vous remercie, d'avance, des conseils que vous jugerez bon de nous donner, et je vous prie de me croire votre tout dévoué.

William C. Graves, *Secrétaire*.

CHAPITRE XXVII

LA PRESCRIPTION HYDRIATRIQUE

On rencontre souvent, dans la littérature médicale, l'indication du traitement hydrothérapique formulée en des termes aussi vagues que ceux-ci : « ... le fer, la strychnine, l'hydrothérapie sont utiles... ». Cette manière de faire est tout à fait irrationnelle. Car l'hydrothérapie donne les effets les plus variés, et parfois des effets tout opposés, suivant la technique que l'on emploie. C'est ce qu'on a pu constater facilement à la lecture des chapitres précédents. Les procédés dont nous avons exposé la technique et le mode d'action doivent être prescrits en termes très précis par le médecin, et appliqués avec une parfaite exactitude par l'opérateur. Il n'est pas nécessaire, d'ailleurs, que le médecin connaisse dans le détail toutes les conditions que doit réunir un traitement hydriatrique pour être efficace ; il suffit qu'il possède parfaitement le mode d'action du procédé qu'il désire faire appliquer, qu'il ait une idée juste de la « loi hydrothérapique » qui régira les effets de ce procédé dans un cas donné.

Certaines règles générales méritent une attention toute spéciale. Un grand nombre de procédés, sinon la majorité, sont susceptibles d'être facilement exécutés au domicile des malades. C'est le cas, en particulier, dans les maladies aiguës, où l'ablution, le demi-bain, le bain général, le maillot humide, l'affusion sont indiqués. Le médecin doit toujours avoir présente à l'esprit cette notion, qu'il est absolument nécessaire de déterminer une réaction suffisante, réaction qui varie suivant les indications thérapeutiques, et dont les conditions diffèrent d'une maladie à l'autre et d'un malade à l'autre. Dans les états chroniques, il faut encore plus de discernement : aussi un grand nombre de malades atteints d'affections chroniques sont-ils traités plus utilement dans des établissements hydrothérapiques, où ils trouvent des médecins et des infirmiers qui possèdent la pratique des opérations hydriatriques. Il importe de déterminer exactement les particularités constitutionnelles de chaque malade : âge, sexe, état des vaisseaux sanguins, degré d'excitabilité nerveuse. Par exemple, les malades avancés en âge, dont les vaisseaux présentent des lésions athéromateuses, ne doivent pas être soumis à des opérations de longue durée, qui exigeraient des tuniques fragiles de leurs artères des efforts trop considérables; les malades anémiques et ceux dont la nutrition est défectueuse ne doivent pas être exposés à des opérations qui soustraient une trop grande quantité de calorique. En même temps, il faut savoir que l'on peut employer l'eau froide chez les anémiques, à condition que ce soit sous forme d'applications *de courte durée*, qui font intervenir une pression élevée ou une excitation mécanique énergique; dans ce cas, en effet, l'opération ne soustrait pas beaucoup de chaleur à l'organisme, et son action passagère entraîne une réaction qui a pour résultat de remplir les vaisseaux cutanés et de combattre les effets de l'anémie.

Quelques malades présentent à l'égard de l'hydrothérapie une idiosyncrasie aussi manifeste que celle que l'on peut observer chez d'autres personnes à l'égard de certains médicaments chimiques. Malgré la pratique des anciens hydropathes, dont on ne se méfie pas encore suffisamment à l'heure actuelle, je pense qu'il est sage, *dans tous les cas*, de commencer un traitement en employant les procédés les plus doux, et de mettre de la prudence à augmenter la durée des opérations et la pression de l'eau, en même temps qu'on abaisse la température de celle-ci, jusqu'à ce que le pouvoir réactionnel du malade soit bien connu. L'eau est un remède si banal et qu'on applique si facilement que tout le monde paraît autorisé à l'employer. *En réalité, la matière médicale ne renferme aucun médicament dont l'emploi demande plus que celui de l'hydrothérapie du discernement et une intelligence parfaite de l'état du malade;* c'est là une notion que j'ai pu vérifier par des années d'expérience, et sur laquelle je crois de mon devoir d'insister.

L'emploi de l'hydrothérapie est une chose assez compliquée; il suffit, pour s'en rendre compte, de considérer ce fait qu'il comporte le « dosage » simultané de plusieurs éléments divers, ce qui n'existe pas dans l'administration des médicaments ordinaires. Aussi l'hydrothérapie peut-elle fournir une série beaucoup plus considérable d'effets variés qu'aucune autre méthode thérapeutique, en faisant agir l'eau soit à l'état solide, soit à l'état liquide, soit à l'état de vapeur, suivant telle ou telle technique; et, de cette façon, elle est susceptible de s'adapter aux états pathologiques les plus divers.

Moyens qui permettent de « doser » les effets des opérations hydriatriques. — Les principaux effets thérapeutiques de l'eau tiennent, comme nous l'avons indiqué, à son action thermique et mécanique sur la surface cutanée; par conséquent, c'est en modifiant *la température*, *l'intensité du choc mécanique et la durée* de l'application, qu'on peut « doser » ces effets.

1. *Température.* — Chacun sait qu'une application d'eau à 40° F. (4,4° C.) a d'autres effets qu'une application à 110° F. (43,3° C.). Mais on ignore, assez généralement, qu'il existe, entre ces limites extrêmes, une échelle très étendue d'effets différents, qui peuvent être tous utilisés pour le bien de l'organisme humain, et qu'il suffit de changer de quelques degrés la température d'une application pour en modifier considérablement le résultat.

2. *Choc mécanique* (*pression*). — On n'accorde pas une attention suffisante à ce fait, que la façon dont on applique l'eau sur la surface cutanée est pour beaucoup dans l'effet obtenu. Je me contenterai de rappeler qu'on produit des effets tout à fait différents suivant qu'on administre au malade un épongement ou une immersion (sans aucune friction), ou qu'on lui donne une application accompagnée d'une friction énergique, comme dans le bain de Brand, ou une douche sous une pression de deux atmosphères.

La douche filiforme de Lauriat, qui consiste en un jet très fin, envoyé sous une pression considérable, détermine une lésion de la peau, vésication ou même plaie. On la désigne sous le nom de moxa hydriatrique. Entre des effets de cet ordre et ceux d'une douche administrée sous pression d'une demi-atmosphère, on trouve une série très considérable d'effets différents, qu'une graduation intelligente de la pression permet d'obtenir, comme on l'a montré dans la partie clinique de cet ouvrage.

Dans une conférence (1) qu'un groupe de professeurs m'avait fait l'honneur de me demander pour le *German Hospital* de Philadelphie, je me suis servi de l'expérience suivante pour

(1) *International Clinics*, vol. II, septième série, 1897.

donner une démonstration de l'action de la pression dans les opérations hydrothérapiques.

On choisit un malade qui se trouvait, d'après un des médecins de l'établissement, le Dr Frese, dans un état de santé normal, bien qu'il fût syphilitique. On lui appliqua sur le dos une douche en jet à 80° F. (26,6° C.), sous une pression de deux atmosphères, pendant deux minutes. Dans toutes les parties qui reçurent le choc de l'eau, la peau prit une coloration vermeille; les artérioles cutanées s'étaient dilatées. Le sujet n'accusa pas une sensation de froid marquée, bien qu'il ne trouvât pas le traitement très agréable, n'étant pas habitué à semblable opération.

Lorsqu'on eut abaissé la pression du jet à 2/3 d'atmosphère, la peau rougit à peine ; mais, en portant la pression à deux atmosphères, on vit se dessiner sur la peau une ligne rouge, indiquant distinctement les endroits où avait passé le jet. Cette expérience démontrait que l'appareil de l'hôpital nous fournissait une échelle de pressions dont un intervalle de 11/3 atmosphère séparait les degrés extrêmes, ce qui permettait de graduer facilement la force, et, par conséquent, l'action stimulante du jet sur les terminaisons des nerfs sensitifs et sur les vaisseaux de la peau.

Lorsqu'on eut remplacé, sous la douche, le sujet robuste de l'expérience précédente, par un malade émacié, atteint de tuberculose pulmonaire, qu'on venait de soumettre à un bain d'air chaud pour faciliter la réaction, on ne put provoquer qu'une faible rougeur de la peau, parce que la circulation de cet individu était affaiblie.

Ces expériences indiquaient, en même temps, qu'il est possible de modifier une opération hydriatrique suivant l'état de la personne à laquelle on l'applique.

3. *Durée.* — Les modifications que l'on fait subir à la durée d'une opération permettent également de graduer, de doser les effets de celle-ci. Si nous plongeons, une seconde, la main dans un seau d'eau à 40° F. (4,4° C.), et que nous la séchions après l'en avoir retirée, nous constatons qu'elle prend une coloration vermeille, qu'elle devient chaude et donne une sensation de bien-être. Si nous laissons notre autre main dans cette même eau, pendant cinq minutes, nous éprouvons une douleur très vive ; la peau se couvre de taches, se cyanose, et, quand on l'a séchée elle met un temps considérable à reprendre sa chaleur normale et à cesser de fournir des sensations

désagréables. Cette simple expérience permet d'apprécier l'influence de la durée sur les résultats de l'opération, quand la température de l'eau employée et l'état du sujet restent les mêmes.

4. *Technique.* — On possède encore un autre moyen de « doser » les effets thérapeutiques d'une opération hydriatrique, de les rendre plus ou moins énergiques. Ce moyen consiste à modifier la technique du procédé employé. Une ablution à 60° F. (15,5° C.), par exemple, est une opération douce ; car elle n'atteint que l'une après l'autre les différentes parties du corps ; tandis qu'un bain général à la même température est une opération si énergique qu'on ne saurait la supporter ; un demi-bain à la même température et de la même durée a des effets moins intenses, etc.

Voici encore un exemple banal de la variété des effets que l'on peut obtenir en modifiant la technique d'une application hydriatrique. Lorsqu'il s'agit de ranimer un nouveau-né qui asphyxie, il suffit, dans les cas bénins, de lui asperger le visage et la poitrine avec de l'eau glacée. Si l'on n'obtient pas de résultat, on le frappe avec une serviette mouillée, c'est-à-dire qu'on ajoute à l'action de l'eau froide l'intervention d'une action mécanique. Après l'échec de ce procédé, on plonge l'enfant dans l'eau froide, ce qui réussit parfois. Enfin, lorsque l'enfant reste en état de mort apparente, on le plonge alternativement dans de l'eau très chaude et de l'eau froide, afin de provoquer une stimulation plus énergique des terminaisons nerveuses, stimulation qui se transmet aux centres nerveux et éveille la première inspiration réflexe, qui met en mouvement les rouages de l'organisme.

Cet exemple nous permet encore de faire comprendre qu'il importe beaucoup de tenir compte de l'état du sujet dans le choix du procédé : il est bien évident que l'opération qu'il convient d'appliquer au nouveau-né ne donnera aucun résultat dans un cas de fièvre typhoïde, tandis que le bain froid avec friction, qui fera tant de bien au typhique, serait fatal au nouveau-né.

Les échecs que donnent les méthodes hydriatriques sont souvent imputables à des fautes de technique. Le médecin qui ordonne une opération hydriatrique doit en rédiger la prescription en termes précis ; et l'opérateur, à qui l'on en confie l'exécution, doit appliquer la prescription avec exactitude.

Erreurs le plus communément commises. — Afin de bien mettre en évidence l'importance d'une technique exacte, je vais indiquer quelques-unes des erreurs qui sont le plus habituellement commises par des médecins par ailleurs bien informés. Je donnerai, à cette occasion, quelques exemples qui pourront être utiles au lecteur qui cherchera dans cet ouvrage un enseignement pratique.

L'histoire de la médecine nous apprend qu'il n'existe pas, dans notre arsenal thérapeutique, d'instrument qui ait inspiré aux médecins des opinions plus diverses que l'hydrothérapie. Portée aux nues à certaines époques, elle fut, en d'autres temps, complètement abandonnée. Aussi, en dépit de son ancienneté, elle n'a pas encore acquis une position solide parmi nos méthodes thérapeutiques ; bien que ses succès cliniques soient évidents, elle reste encore négligée de beaucoup de praticiens ; et, malgré qu'elle ait été adoptée par les maîtres les plus éminents, anciens et modernes, elle est encore mal connue d'un grand nombre, dans son histoire, son action, ses mérites.

Le principal obstacle qui s'est toujours opposé à la vulgarisation de l'hydrothérapie, c'est la négligence que l'on a trop souvent apportée dans l'exécution de ses procédés ; cette négligence a entraîné des insuccès qui ont découragé ceux qui avaient entrepris d'appliquer la méthode.

On va sûrement à un échec, lorsqu'on néglige les détails d'une opération hydriatrique. Or, le médecin qui apprécie un mode de traitement s'en rapporte à son expérience personnelle. Les échecs qu'il enregistre discréditent à ses yeux la méthode thérapeutique dont il attendait, sur la foi des expériences d'autrui, de bons résultats. Il ne prend pas garde, malheureusement, que *ce n'est pas la méthode qui est en défaut, mais l'application qu'on en a faite.*

Nos écoles de médecine, sauf de très rares exceptions, ne font aucune place à l'hydrothérapie dans leur enseignement ; on se contente de mentionner l'emploi de cette méthode dans les cours de thérapeutique (1). Quelques manuels de thérapeutique en exposent les règles d'une façon défectueuse. Voici un exemple de la manière dont on traite ce sujet ; nous l'empruntons à la treizième édition d'un traité justement réputé (page

(1) Depuis que nous avons écrit ces lignes, on a créé à *Columbia University* une chaire d'Hydrothérapie, qui donne des leçons cliniques trois fois par semaine.

39), « le bain a pour objet d'abaisser la température ; quand il ne donne pas ce résultat, les effets en sont nuisibles ».

Aussi ne faut-il pas s'étonner que la plupart des médecins, les maîtres aussi bien que les praticiens, se contentent de notions fort imprécises sur les principes et la pratique de l'hydrothérapie, comme on peut s'en apercevoir en écoutant certaines discussions de nos sociétés ou certaines leçons des cours que fréquentent nos étudiants. Nous allons passer en revue quelques exemples qui mettent en évidence l'insuffisance de ces notions, et qui fourniront l'occasion d'indiquer quelles sont les fautes les plus communément commises dans l'application des procédés hydriatriques.

Dans un mémoire sur « le traitement de la pneumonie de l'enfant » (1), un éminent professeur s'exprime en ces termes, au sujet du bain froid : « *Le meilleur antithermique est le froid.* Le bain froid, après avoir été beaucoup vanté, a été décrié et a dû céder sa place au bain chaud. Le mode d'action du bain froid s'explique par le refroidissement que subit la surface cutanée, et son immense réseau vasculaire. Tant que la circulation reste active, de nouvelles quantités de sang viennent constamment se refroidir à la surface, et font baisser la température du corps tout entier. Lorsque la circulation n'est plus assez active, le cœur faiblit, les extrémités se refroidissent, le bain froid devient dangereux. La règle que je formule depuis des années est celle-ci : Ne continuez pas les bains froids, lorsque les extrémités restent froides ou fraîches après le premier bain. »

L'auteur de ce mémoire rappelle qu'il applique et enseigne cette règle depuis une vingtaine d'années. Il cite l'opinion qu'il exprimait autrefois sur ce sujet : « S'il est un procédé thérapeutique qui m'inspire une grande confiance, dans le traitement de la pneumonie, et en particulier de la pneumonie lobaire, lorsque la fièvre est élevée, c'est le traitement par l'eau froide (2). » Il s'élevait, dans l'article qui contenait cette phrase, contre le préjugé qui existait à cette époque contre l'emploi de l'eau froide. Ce préjugé, disait-il, l'avait fait exclure du personnel d'un hôpital auquel il appartenait. Il annonçait que ce préjugé « allait disparaître, exactement comme avait disparu le préjugé qui faisait redouter le grand air. »

(1) *Archives of Pediatrics*, avril 1893.
(2) *Medical Record*, p. 289, 1870.

Ces prévisions ne se sont pas réalisées. Voici, en effet, ce que disait en 1891, l'*American System of Therapeutics* de Hare (vol. I, page 605) : « Il est étrange que les médecins américains, qui sont habituellement si prompts à expérimenter avec soin et persévérance toutes les méthodes thérapeutiques, aient tant négligé l'hydrothérapie, et se soient même prononcés contre ses applications sans les avoir suffisamment éprouvées. »

L'éloquent plaidoyer du maître éminent, dont les médecins ont avec raison suivi bien souvent l'enseignement sur d'autres points, est demeuré stérile. L'hydrothérapie rencontre encore de nos jours, en Amérique, un préjugé aussi puissant que jamais. Où trouver la raison de ce fait ?

Cette raison nous n'avons pas à la chercher bien loin. Si l'auteur dont nous parlons avait donné des indications plus précises au sujet de la température, de la durée, de la fréquence des opérations, bains et maillots, qu'il recommandait, ses leçons auraient, je pense, porté leurs fruits, et ses imitateurs auraient obtenu les succès que lui avait fournis sa méthode. Cet auteur indique d'une façon minutieuse, dans son travail sur le traitement de la pneumonie, ce qu'il entend par hautes doses de digitale, et comment il juge utile d'administrer ce médicament et quelques autres. Mais lorsqu'il parle des bains, il laisse au jugement du lecteur le soin de régler les détails les plus importants de l'opération, comme le font de trop nombreux auteurs. Le danger d'une telle imprécision est manifeste. Beaucoup de lecteurs pensent que l'eau froide est exactement l'eau que leur fournit la canalisation de leur ville. Or à New-York, la température de l'eau de la ville varie entre 45° F. (7,2° C.) en décembre, et 75° F. (23,8° C.) en août. Il est évident qu'on ne peut soumettre indifféremment l'organisme sensible d'un enfant à l'action d'une eau à 45° F. (7,2° C) ou à 75° F (23,8° C.). Bien plus, il y a danger à administrer à un enfant un bain à 75° F. (23,8° C.), et même un maillot humide confectionné avec des draps imbibés d'eau à une température inférieure à 60° F. (15,5° C.). *Les médecins, et en particulier ceux qui sont chargés de l'enseignement, ont donc le devoir, lorsqu'ils parlent de traitement par l'eau froide, ou plus correctement, de traitement par l'eau, d'indiquer des règles aussi minutieuses que celles qu'ils donnent lorsqu'ils parlent des médicaments chimiques.* Les termes d' « eau froide », « eau chaude », « eau tiède », « eau très chaude », ne désignent que des températures imprécises sur lesquelles les auteurs ne s'accordent pas. Il est, par conséquent, beaucoup plus scientifique, d'abandonner ces termes et d'indiquer toujours le degré précis de température et la pression exacte de l'eau que l'on emploie, la technique adoptée, la durée de chaque opération, et la fréquence des séances de traitement. C'est là une règle que j'ai mise en pratique depuis bien des années. Je la formule toutes les fois que j'en ai l'occasion. En effet, comme je l'ai montré, l'efficacité des procédés hydriatriques dépend de la précision avec laquelle on les applique, et l'on ne peut espérer les voir partout adoptés que lorsqu'ils auront donné des résultats entre les mains de nombreux observateurs, se plaçant tous dans les mêmes conditions pour opérer.

On peut comparer avec la méthode d'enseignement défectueuse que nous venons de critiquer celle de A. Baginsky (1). Cet auteur, dans un travail qui porte sur trente cas de pneumonie observés chez l'enfant, donne les détails les plus minutieux au sujet des procédés hydriatriques employés, de la température de l'eau, de la durée des opérations, etc.

Nous allons citer, maintenant, un autre fait qui montre quelle opposition peut rencontrer l'hydrothérapie, opposition qui en retarde l'adoption et les progrès, et qui cause un véritable dommage aux malades.

En février 1889, je prononçai, devant la *New York Medical Society*, le premier plaidoyer en faveur de l'emploi de la méthode Brand dans le traitement de la fièvre typhoïde, qui se soit fait entendre dans une société scientifique de langue anglaise. Non seulement mes paroles ne recueillirent aucune approbations, mais elles furent nettement improuvées. Je n'en fus, d'ailleurs, nullement surpris. La veille du jour où je pris la parole, en effet, un jeune médecin, qui depuis est devenu un professeur éminent, me disait qu'il ne consentirait jamais à appliquer une méthode aussi héroïque, parce qu'il avait vu, alors qu'il était interne, un de ses maîtres « tuer un malade » en l'employant. Comme je le questionnais, il m'apprenait que la prétendue méthode de Brand qu'il avait vu appliquer avait consisté à *envelopper le malade dans un drap*, à le placer, sur une table à pansement, et à *l'arroser d'eau glacée*, jusqu'à ce que la température buccale eût indiqué un abaissement marqué. Ainsi ce médecin distingué se trouvait tout à fait prévenu contre une méthode de balnéation, dont ni lui, ni ses maîtres les plus réputés ne connaissaient rien, comme

(1) *Archiv für Kinderheilkunde*, 1891, p. 13.

la suite le démontra. Les uns et les autres considéraient l'abaissement de la température comme le but du bain froid, et désignaient sous le nom de méthode de Brand toute manière d'appliquer l'eau froide, méconnaissant ce fait que des techniques différentes produisent des effets différents. Envelopper un malade d'un drap et l'arroser d'eau glacée, comme il fut fait dans le cas dont nous venons de parler, constitue un procédé très différent du bain froid qu'on doit administrer dans la fièvre typhoïde. Ce procédé ne répond pas aux nécessités auxquelles celui-ci satisfait. Lorsque le choc initial de l'eau a cessé, la réaction n'a pas la possibilité de s'établir, parce que l'arrosage d'eau glacée continue ; les vaisseaux de la peau et les formations élastiques du derme se contractent, comme le démontre le phénomène de la chair de poule qui apparaît ; le froid extrême qu'entretient le drap mouillé maintenu en place fait persister la contraction des vaisseaux, engourdit les nerfs sensitifs, et empêche la transmission du choc aux centres nerveux, alors même que celui-ci entraîne une certaine stimulation, comme cela peut arriver chez les individus les plus robustes. Comme cette technique défectueuse ne comporte pas de friction, elle ne peut produire en aucune façon les effets du bain froid. Dans le bain de Brand, la friction provoque la réaction et, en augmentant l'étendue de l'aire vasculaire de la peau, elle amène le refroidissement d'une grande quantité de sang et elle diminue le travail du cœur. Le procédé que nous critiquons détermine bien un abaissement de la température de la peau, mais il chasse le sang vers la profondeur, favorise les congestions viscérales, et laisse le malade frissonnant, faible et cyanosé.

Et pourtant le procédé en question pourrait rendre quelque service, si on l'appliquait en tenant compte de son véritable mode d'action. Ce qu'on doit se proposer en l'employant, c'est de stimuler le système nerveux, plutôt que d'abaisser la température. Si l'on asperge rapidement le corps avec de l'eau à une température non inférieure à 60° F. (15,5° C.), si l'on fait frictionner à l'aide du plat de la main, par un infirmier, chacune des régions que l'on vient d'arroser d'eau, si l'on poursuit ainsi l'opération, jusqu'à ce que chaque région arrosée, frictionnée, tapotée, réchauffée, cesse d'émettre de la chaleur, on prévient la contraction des vaisseaux cutanés et ses conséquences fâcheuses, on stimule les vaso-moteurs, on provoque une réaction dont la transmission au système nerveux central est salutaire (voir *le Drap mouillé*). C'est parce que la technique du procédé employé était défectueuse, c'est parce qu'on avait une conception erronée du mode d'action du bain froid dans la fièvre typhoïde, que le malade succomba dans les circonstances que nous avons indiquées ci-dessus. Ce fait méritait d'être rapporté avec quelque détail, car il renferme une leçon fort utile. Je suis heureux d'ajouter que le maître que j'ai mis en cause et son élève (1) ont appris l'un et l'autre à se servir de la méthode de Brand, qu'ils en suivent exactement la technique, sauf dans de rares exceptions, et qu'elle leur a donné de nombreux succès (2).

Le praticien observateur ne mettra pas longtemps à se convaincre qu'il faut apporter beaucoup de jugement dans l'exécution de la technique de Brand. C'est seulement en appliquant correctement les règles formulées par cet auteur, qu'on obtiendra les résultats analogues à ceux que celui-ci et quelques autres médecins ont obtenus : douze cents typhiques traités par les bains avant le cinquième jour ne donnant aucun décès. V. Ziemssen affirme que, toutes les fois qu'il s'est écarté de la méthode de Brand, il a eu à le regretter. Les cas que j'ai observés en clientèle, et auprès desquels j'étais appelé trop tardivement, m'ont laissé la même impression.

(1) Ce médecin m'écrivait, le 9 décembre 1895, les lignes suivantes : « Lorsque je commençai mon service à l'hôpital le 1er août dernier, je n'avais aucune expérience de la méthode de Brand, et je dois avouer que j'étais prévenu contre elle. Depuis lors, j'ai eu à traiter à l'hôpital cinquante-deux cas de fièvre typhoïde. Dans les huit dixièmes de ces cas, au moins, j'ai donné des bains de Brand. Maintenant, j'ai toute confiance en cette méthode. Je crois que la température du premier bain doit être plus haute qu'elle ne l'est habituellement, soit à 70° ou 80° F. (21, 1° ou 26, 6° C.) ; on abaisse graduellement la température des bains suivants, de façon à ce qu'elle soit à 65°F. (18, 3°C.), après une demi-douzaine de bains environ.

(2) Dans une communication que j'ai présentée au Congrès de Médecine de Carlsbad, en septembre 1902, dans la Section d'Histoire de la Médecine, j'ai rapporté le fait qu'on vient de lire. Je fis remarquer, à ce propos, que le bain de Brand n'était plus en usage à cette époque dans les hôpitaux allemands, bien que cette méthode eût été inventée par un médecin allemand et qu'elle se fût toujours montrée d'une efficacité salutaire, tandis qu'on l'administrait d'une façon courante dans les hôpitaux américains. Le Dr Sachs, de Dresde, soutint que mon affirmation au sujet des hôpitaux allemands était inexacte, et lorsque je le mis au défi de me citer un hôpital en Allemagne où la méthode de Brand fût correctement appliquée, il me répondit qu'on employait constamment, à Dresde, le bain froid dans le traitement de la fièvre typhoïde. Je lui objectai que, si tout bain de Brand est un bain froid, tout bain froid n'est pas un bain de Brand. Je visitai, quelques jours plus tard, deux hôpitaux de Dresde. On y administrait le bain froid sous la forme que j'ai indiquée dans la note de la page 110.

Les faits que je viens de rapporter suffisent à démontrer que certains médecins, même des professeurs et des cliniciens éminents, n'ont pu arriver aux résultats les plus satisfaisants, parce qu'ils se sont écartés de la technique la plus sûre, parce qu'ils ont modifié la méthode au gré de leur fantaisie, au lieu de l'expérimenter telle qu'elle leur était présentée. On ne demande pas que le médecin obéisse aveuglément aux préceptes de Brand, ou d'un auteur quelconque, mais, simplement, qu'on n'impute pas à la méthode de Brand, dont la technique est bien définie, les échecs que donnent les modifications de cette méthode. Par exemple, si l'on attend pour baigner le malade que le diagnostic ait été confirmé par l'apparition des taches rosées, on ne peut espérer même en appliquant exactement la méthode qu'il ne surviendra aucune des complications mortelles, que l'on peut éviter sûrement en administrant des bains de bonne heure. Toutefois, en ce cas, la mortalité sera encore moins élevée que si l'on donne les premiers bains au cours du deuxième ou du troisième septénaire, ou si l'on réserve les bains aux cas, où il existe une hyperthermie très marquée, ou encore si l'on élève la température de l'eau pour donner satisfaction au malade ou à son entourage.

Il n'était pas inutile que je m'arrêtasse sur ce sujet. En effet, l'enquête étendue et consciencieuse que j'ai faite auprès des praticiens en Allemagne et aux Etats-Unis m'a convaincu que, s'ils n'apprécient pas à sa juste valeur la méthode de Brand et s'ils l'utilisent peu, c'est qu'ils l'appliquent en ne tenant pas compte de ses véritables principes, et altèrent gravement sa technique. Ce fait explique, sans doute, l'abandon où on laisse actuellement le bain de Brand en Allemagne. Curschman n'a-t-il pas incriminé cette méthode en disant qu' « il est dangereux d'employer des températures entre 10° et 15° C. », alors que Brand n'a jamais prescrit un bain à une température inférieure à 15° R. (18,7° C.)?

Les médecins ont toujours attaché de l'importance à l'indication exacte des doses de médicament que l'on prescrit, du moment où elles sont administrées et de la façon dont on les fait prendre, de la fréquence de leur répétition et même de leur mode de préparation. Je demande qu'on accorde une attention égale aux indications concernant les opérations hydriatriques que l'on ordonne. J'estime que c'est le seul moyen d'empêcher que l'on abandonne l'hydrothérapie.

Une technique précise est aussi indispensable dans le traitement des maladies chroniques que dans celui des maladies aiguës. Malheureusement, le corps médical n'est pas encore pénétré de cette vérité. On s'en aperçoit à la lecture de certaines formules imprimées d'un établissement d'hydrothérapie. « Donner au porteur une douche, un maillot humide, un bain sulfureux, etc... Il suffit que le médecin biffe le nom des opérations qu'il ne prescrit pas. » Ecrirait-on : « Donner au malade une dose de quinine, de morphine, de sulfonal », sans spécifier la quantité exacte qui doit être administrée et la façon dont elle sera prise? Cette prescription paraîtrait absurde. Il n'est pas moins absurde d'ordonner un bain ou une opération hydriatrique quelconque, en s'abstenant d'indiquer la température et la pression de l'eau que l'on doit employer, la durée qu'aura l'opération, la technique qu'il faut adopter.

Dans un hôpital important, qui se vante de posséder un service hydrothérapique, on envoie souvent au doucheur, qui n'a aucune connaissance médicale, des prescriptions formulées de la façon suivante : « Donner une douche », en laissant entièrement à l'initiative de cet homme le soin de fixer la température, la durée et les autres détails de la technique. Je connais un médecin justement réputé qui adresse volontiers ses malades à un établissement privé avec l'ordonnance suivante : « Bain d'air chaud et douche de Charcot. » Il se dispense d'indiquer la durée du bain d'air chaud, qu'on prolongera peut-être, au grand détriment du malade, jusqu'à ce que celui-ci tombe en défaillance, la pression, la température, la durée de la douche de Charcot, et si cette douche sera appliquée sur la colonne vertébrale seulement, ou sur le dos tout entier ; ce sont des opérateurs non médecins qui décident de toutes ces questions suivant leur propre inspiration.

On ne saurait trop insister sur l'intérêt qu'il y a à donner des indications précises sur la température, la durée, l'énergie mécanique d'une opération hydriatrique que l'on prescrit. Tout médecin comprend parfaitement que des températures différentes produisent des effets différents ; et, cependant, on se contente communément d'ordonner des « bains froids », des « bains tièdes », des « bains très chauds ». Par « bain froid » on entend bien souvent un bain auquel on n'ajoute pas d'eau chaude. Un bain de ce genre, à New-York, nous l'avons dit, a une température de 45° F. (7,2° C.) au milieu de l'hiver, et une température de 75° F. (23,8° C.) au milieu de l'été, ainsi que nous avons pu nous en rendre compte par des observations exactes faites à l'*Hydriatric Institute*. Il est inutile de dire qu'une différence de trente degrés F. (17° C.) doit avoir pour conséquence une différence très considérable dans les résultats obtenus. Malgré cela, il est bien rare qu'on indique d'une façon précise la température prescrite. On reconnaît facilement, d'autre part, qu'une différence dans la durée des opérations hydriatriques doit entraîner une différence dans la qualité de leurs effets. Mais il est un point sur lequel on a besoin de faire des observations précises pour bien en comprendre toute l'importance ; c'est que l'action d'un bain diffère suivant qu'il est, ou non, accompagné de friction, l'action d'une douche suivant qu'elle est donnée avec une pression de deux atmosphères ou une pression de 1/3 d'atmosphère (1).

Une technique inexacte mène à des échecs dans le traitement des *maladies chroniques*, comme la méthode de Brand conduit à des insuccès quand on en modifie les règles. Je ne puis répéter trop souvent que l'on doit indiquer exactement la température, la pression, la durée de l'opération, la technique, dans une prescription hydriatrique, tout comme on indique la dose et le mode d'administration d'un médicament chimique, dans une ordonnance.

Le traitement hydrothérapique de la tuberculose pulmonaire va nous fournir un exemple, qui nous permettra d'insister sur ce sujet. Nous avons exposé, page 544, la technique à suivre dans cette maladie. Si l'on altère les règles de cette technique, si l'on soumet le malade, au début du traitement, à des températures plus basses et à des pressions plus élevées que celles que nous avons indiquées, ses facultés réactionnelles se trouveront insuffisantes, le résultat obtenu sera mauvais et détournera de prolonger l'expérience. Une jeune hydrothérapeute, qui revenait d'un voyage en Allemagne, m'exprimait son étonnement d'avoir vu une malade atteinte de tuberculose pulmonaire, qui augmentait de poids régulièrement, sous l'influence du traitement hygiénique et diététique, se mettre à maigrir après avoir reçu des douches pendant une semaine. Comme elle me demandait quelle pouvait être la cause de ce résultat, je répondis qu'« elle avait dû commettre quelque faute de technique dans l'administration des opérations hydriatriques qui avaient été prescrites à la malade ».

(1) Voir : « The Practical Application of Hydrotherapie », leçon clinique faite au *German Hospital* de Philadelphie, par Simon Baruch, M. D.; *International Clinics*, juillet 1897, p. 203.

Elle m'exposa en détail la méthode qu'elle avait suivie, celle qu'on a adoptée à *Montefiore Home:* dilater les vaisseaux cutanés au moyen d'un bain d'air chaud avant de donner la douche. Je lui demandai combien de temps elle laissait sa malade dans le bain d'air chaud. « Jusqu'à ce qu'elle transpirât abondamment », me répondit-elle. C'est là qu'était l'erreur. Dans la tuberculose pulmonaire et dans les autres affections où l'on constate une nutrition défectueuse et une tendance à l'amaigrissement, le bain d'air chaud a pour but de dilater les vaisseaux cutanés, afin de favoriser la réaction, et non d'augmenter les échanges organiques, ce qui a lieu lorsque la température s'élève d'une façon excessive et lorsque la sudation se produit. La façon de procéder, que l'on emploie dans le traitement de l'obésité, ne saurait convenir au traitement de la phtisie. La circulation est peu active chez les tuberculeux, on doit donc les soumettre à un entraînement progressif pour développer leur pouvoir réactionnel, à une discipline neuro-vasculaire quotidienne, pour ainsi dire; mais, il ne faut pas leur faire perdre de leur embonpoint.

Voici encore un fait dont on peut tirer quelque enseignement. Nous lisons, dans une leçon sur la neurasthénie publiée par un éminent professeur, les lignes suivantes :

« Le traitement par l'eau froide pratiqué le matin peut amener des modifications très heureuses dans l'état du malade. Je vous indiquerai plusieurs méthodes différentes, qui permettent d'appliquer le traitement chez tous les malades, qu'ils soient pauvres ou riches, qu'ils soient jeunes ou âgés. On fait porter le choc de l'eau sur le sommet de la tête et sur la nuque. Le malade se place debout dans une baignoire, que l'on a remplie d'eau tiède sur un tiers de sa hauteur, afin qu'il ne prenne pas froid. Si la baignoire possède un appareil à douche, on fait tomber la douche en pluie sur la tête, puis sur la nuque du sujet. L'opération peut consister à frapper la nuque et la colonne vertébrale avec des serviettes imbibées d'eau très froide. Dans d'autres cas, le malade lui-même prendra une grosse éponge remplie d'eau froide, la placera sur sa tête et en exprimera l'eau, de façon à ce que celle-ci se répande le long de son dos. Aucun traitement n'exerce sur le système nerveux une action plus favorable que celle de l'eau froide, et la meilleure façon d'appliquer l'eau froide consiste à la faire couler d'une éponge. »

L'imprécision des règles formulées dans les lignes précédentes est manifeste. Elles représentent, d'ailleurs, assez bien ce qu'il ne faut pas faire ». La température de l' « eau froide », dans certaines villes, varie entre 40° et 75° F. (4, 4° et 23, 8° C.) suivant qu'on se trouve au milieu de l'hiver ou au milieu de l'été. Or, notre auteur ne fournit aucune indication au sujet de la température à employer. Il suffit de parler de faire couler de l'eau froide sur le corps pour donner le frisson. Un neurasthénique à forme irritable, auquel on administre une douche froide sur la tête et sur la colonne vertébrale, devient féroce ; un neurasthénique déprimé, au contraire, se trouve bien de la même opération, à condition qu'elle soit de courte durée et qu'on atteigne les basses températures graduellement.

On aperçoit encore mieux l'insuffisance des indications de l'auteur concernant les applications hydriatriques, quand on les rapproche des renseignements qu'il donne sur l'emploi thérapeutique de la strychnine et du phosphore. Dans cette dernière question, il est aussi explicite qu'on peut le désirer en ce qui concerne la préparation, la posologie, l'administration de ces médicaments. Il aurait dû suivre les mêmes errements en exposant les règles de l'hydrothérapie; indiquer la température de l'eau qu'il considère comme « eau froide » ou « eau très froide »; renseigner sur la pression à donner à la douche, qui sera une ondée glaciale sous une pression de quelques centimètres de mercure, et qui, sous une pression de deux atmosphères, réveillera et stimulera considérablement les nerfs vaso-moteurs ; dire quelle doit être la durée de chaque opération, durée qu'on ne peut laisser à l'appréciation du malade sans exposer celui-ci à en recueillir des résultats fâcheux. En procédant de la sorte, il aurait fait œuvre utile. Je suis heureux d'ajouter que l'auteur dont je parle a publié, depuis, un ouvrage excellent, dans lequel les règles de l'hydrothérapie sont exposées avec exactitude et précision. Ce livre démontre que la propagande que l'on a faite en faveur de l'hydrothérapie scientifique porte ses fruits.

Un autre auteur, professeur éminent, lui aussi, conseille aux neurasthéniques de se placer dans un bain chaud, dont la température n'est pas indiquée d'une façon précise, dans lequel ils feront couler de l'eau froide, jusqu'à ce qu'il ait une température fraîche, cette température restant à déterminer suivant le jugement ou le caprice du malade. Cette méthode s'inspire d'une erreur très répandue, qui commande d'éviter le choc. Les médecins qui n'ont pas l'expérience de l'hydrothérapie le redoutent toujours, quand ils ont à prescrire l'emploi de l'eau froide. Ils ignorent que la réaction que détermine le choc est précisément le but des opérations hydriatriques, qui se proposent de tonifier l'organisme ou de stimuler le système nerveux, et que cette réaction est exactement proportionnelle au choc précédent.

Beaucoup de gens considèrent le bain le plus agréable comme le plus utile. C'est là une erreur que l'on ne retrouve pas, quand il s'agit de médications chimiques, d'électricité, de régime. Il est permis de rendre agréable une opération hydriatrique, en accoutumant progressivement les malades à supporter des températures de plus en plus basses, des pressions de plus en plus fortes, des séances de plus en plus longues. Mais il ne faut pas oublier, un seul instant, que le but que l'on poursuit est de provoquer la réaction, qu'on ne peut le faire sans déterminer un choc, que plus ce choc est intense, plus la réaction est efficace. On se rappellera, en outre, que ce choc est d'autant moins désagréable qu'il est plus bref.

Quand on aura bien compris qu'il s'agit d'augmenter la quantité de sang circulant dans les vaisseaux cutanés, d'activer la nutrition, de stimuler le système nerveux, on s'attachera à régler la technique, si l'on en possède bien les détails, de façon à obtenir, sans choc excessif, la réaction la plus favorable.

Pour arriver, en hydrothérapie, à des résultats précis et satisfaisants, il est donc absolument nécessaire de faire des prescriptions correctes. C'est un principe sur lequel on ne peut trop insister. Dans les maladies aiguës, comme la fièvre typhoïde et la pneumonie, le malade reste constamment sous la surveillance du médecin ; il est facile, dans ces conditions, de discerner ce qu'il y a de défectueux dans le traitement hydriatrique et d'en modifier la technique, ou encore de l'abandonner (ce que l'on fait d'ailleurs trop souvent, quand on ne comprend pas bien le but et le mode d'action des méthodes employées). Dans les maladies chroniques, une technique erronée peut causer au malade un préjudice considérable avant que le médecin s'en aperçoive, lorsque le traitement n'est pas appliqué par un opérateur intelligent et exercé, et n'est pas surveillé par un médecin. Le praticien qui connaît imparfaitement la technique et le mode d'action des procédés hydriatriques laisse trop souvent les détails du traitement au jugement d'un opérateur ignorant. On peut dire, avec le Dr Vogl (1), que « *ce sont les médecins eux-mêmes que l'on doit blâmer, quand on constate que l'hydrothérapie est pratiquée presque exclusivement par des profanes, qui ne connaissent pas plus les maladies qu'ils ont à traiter que l'action de l'eau, et qui, pour cette raison, portent préjudice, non seulement aux malades qui se confient à leurs soins, mais encore à la cause de l'hydrothérapie.* »

J'ai visité vingt-cinq établissements hydrothérapiques, en Allemagne et en France, et dans deux de ces établissements seulement, à mon grand étonnement, j'ai trouvé des appareils permettant de déterminer avec précision la pression de l'eau employée. Or, on ne peut régler parfaitement la technique de certaines opérations, lorsqu'on ne dispose pas d'appareils de ce genre. Toutefois, on obtient de bons résultats dans un grand nombre de ces établissements, parce que le traitement y est appliqué sous les yeux de médecins expérimentés.

On doit avoir pour règle, dans une prescription hydriatrique, d'éviter au malade tout choc pénible et de développer progressivement son pouvoir réactionnel. A cet effet, j'ai recours aux douches, dans les cas rebelles, sans négliger cependant les autres procédés hydriatriques. La douche me permet de proportionner exactement la température, la pression, la durée, aux facultés réactionnelles du sujet, en tenant compte des résultats obtenus au jour le jour. Discerner les indications diverses qui existent dans chaque cas particulier, modifier la technique d'un jour à l'autre, augmenter ou diminuer la température, la durée, la pression suivant ces indications, tels sont les moyens d'arriver à de bons résultats.

Conclusion. — Si les médecins qui emploient l'hydrothérapie n'en obtiennent pas tous les mêmes effets, c'est que certains d'entre eux commettent des fautes de technique, parce qu'ils se font une conception erronée du mode d'action des procédés qu'ils pratiquent. Pour éviter cet écueil, le lecteur fera bien d'étudier attentivement, non seulement la technique, mais encore le mode d'action de chaque opération, et de formuler d'une façon très précise ses prescriptions.

Nous avons inséré dans cet ouvrage un certain nombre

(1) *Munchener medicinische Wochenschrift*, n° 27, 1896.

d'observations cliniques, afin de bien faire comprendre comment on doit varier les procédés, pour adapter la méthode aux conditions diverses dans lesquelles peut se trouver le malade. Elles permettront au lecteur de rédiger avec netteté les indications qui serviront de guide à l'infirmier chargé de l'application du procédé. On surveillera de temps en temps l'exécution de ces prescriptions. S'il n'est pas possible d'agir de la sorte, on fera bien de renoncer à l'emploi de l'hydrothérapie, à moins qu'on ne puisse adresser son malade à un médecin spécialiste.

Les praticiens envoient constamment à des spécialistes des cas rebelles d'affections nerveuses, gastriques, pulmonaires et cardiaques, alors même que le diagnostic n'est plus en question. Ils peuvent en faire autant, quand il s'agit d'appliquer un traitement hydrothérapique à un malade, après l'insuccès des autres méthodes thérapeutiques. En confiant, dans ce cas, leurs malades à des spécialistes de l'hydrothérapie, ils obtiendront souvent, pour employer une expression de l'éminent clinicien de Naples, Semmola, « des guérisons vraiment merveilleuses, dans des cas graves et même désespérés ».

CHAPITRE XXVIII

HISTOIRE DE L'HYDROTHÉRAPIE NÉCESSITÉ D'UN ENSEIGNEMENT SPÉCIAL DE CETTE MÉTHODE THÉRAPEUTIQUE

L'histoire de l'hydrothérapie est un des chapitres les plus intéressants de l'histoire de la médecine. Elle nous apprend comment les préjugés paralysent le progrès et comment les lumières fournies par la physiologie et la pathologie peuvent amener à remettre en usage une méthode thérapeutique utile qu'on négligeait.

Quels sont les modes de traitement qui nous viennent de l'époque d'Hippocrate et de Galien ? Le régime et l'hydrothérapie. Ce sont les seules méthodes qui aient subi l'épreuve du temps. Voyez quel a été le sort d'un moyen thérapeutique qui ne possède aucune base rationnelle, la saignée. Cette opération a été prônée et défendue pendant des siècles par les maîtres de l'opinion médicale, et pratiquée par tous les adeptes de notre art. Et pourtant, le dernier tiers du dix-neuvième siècle l'a vue précipitée d'une position qu'aucun agent thérapeutique n'avait occupée avant elle. Dès que les progrès de la physiologie et de la pathologie eurent donné aux médecins une idée nette des processus vitaux dans l'état de santé et dans l'état de maladie, la saignée perdit tout son prestige. L'hydrothérapie, dont l'origine est contemporaine de celle de la saignée, mais qui n'a jamais eu l'extraordinaire réputation de celle-ci auprès du public médical, est plus estimée à l'heure actuelle qu'à aucune des époques précédentes. Malgré les préjugés qu'elle rencontre chez les profanes et chez certains médecins, elle peut résister aujourd'hui à toutes les attaques ; car, elle se fonde sur des théories rationnelles et sur des résultats cliniques favorables (1).

(1) *System of Practical Therapeutics*, de Hare, vol. I.

L'hydrothérapie appartient à la thérapeutique classique. Cette méthode, en effet, a été exposée pour la première fois dans les ouvrages d'Hippocrate, qui a indiqué justement que le froid stimule et que la chaleur relâche, et qui a employé l'eau avec beaucoup de discernement et d'attention au traitement d'un grand nombre de maladies.

Parmi les médecins célèbres qui ont recommandé l'usage de l'eau dans la maladie, nous pouvons citer Asclépiade, qui fut l'ami et le médecin de Cicéron. C'est lui qui imagina le premier la « théorie cellulaire » ; car, il enseignait que ce ne sont pas les humeurs de l'organisme, mais ses éléments ou atomes qui, par leur activité, entretiennent la santé, et par leur altération, causent la maladie. Il rejetait toute médication spoliatrice et prescrivait surtout le régime, l'exercice, les bains. Celse, Themison, Cœlius Aurelianus, Antonius Musa, ses disciples, occupent une place brillante dans l'histoire de la médecine. Celse fut le médecin d'Ovide et de Fabius Maximus. Musa guérit l'empereur Auguste et le poète Horace au moyen de bains froids (Suétone). Sénèque, le philosophe, après avoir été guéri par l'usage de l'eau froide, que lui avait conseillé Charmis, devint un « psychrolutus » fervent.

Le plus grand médecin qui ait paru aux septième et huitième siècles, Paul d'Egine, était un hydrothérapeute pratiquant. Il employa les affusions froides dans le traitement de l'insolation et dans le traitement de l'anurie.

Au douzième siècle, Van der Heyden rassemblait trois cent soixante cas de dysenterie grave guéris par l'hydrothérapie. Van Helmont regardait les bains et les affusions comme plus efficaces que les médications chimiques.

En 1697, Floyer, médecin anglais fort instruit, faisait une propagande intense en faveur de l'hydrothérapie ; son ouvrage était traduit en langue allemande et gagnait à cette méthode le professeur Friedrich Hoffmann. Celui-ci, que l'on considérait comme le plus grand médecin de l'Allemagne, répandit dans toutes les parties de l'Europe les connaissances qu'il avait puisées dans l'auteur anglais et qu'il avait complétées par ses propres observations.

Theden, médecin de Frédéric le Grand, employa l'eau dans le traitement de la variole, des fièvres malignes et du rhumatisme.

En 1743, Hahn affirme l'utilité de l'hydrothérapie dans la variole et les autres fièvres éruptives. Un autre médecin justement réputé, Hufeland, était un partisan si convaincu de cette méthode qu'il fonda un prix destiné à récompenser le meilleur traité qui serait publié sur l'action de l'eau froide dans les fièvres. Le prix fut décerné au professeur Frœhlich, médecin de l'empereur d'Autriche.

Cependant, bien qu'elle eût pour elle l'opinion de médecins éminents, l'hydrothérapie ne devint un traitement à la mode qu'après l'entrée en scène de Priessnitz. Ce remarquable empirique eut un succès si considérable qu'il dut traiter, pendant l'année 1840, près de seize cents malades venant de toutes les parties du monde. Un grand nombre de médecins étrangers visitèrent le paysan hydrothérapeute et devinrent des propagandistes de la méthode. En Allemagne, ses disciples se sont surtout recrutés en dehors de la profession médicale; néanmoins, on peut encore reconnaître aujourd'hui des traces de son influence dans ce pays (1).

L'hydrothérapie en Allemagne. — L'hydrothérapie a trouvé et trouve encore en Allemagne un terrain extrêmement favorable à son développement scientifique et pratique.

Le fondateur de l'homéopathie, Hahnemann, semble avoir eu des idées justes sur l'hydrothérapie. « S'il existe un agent thérapeutique dont l'utilité soit absolument générale, écrivait-il, c'est l'eau. » Après avoir exposé sa méthode de traitement des ulcères de jambe anciens par les bains de pieds froids et les bains généraux froids, il s'exprime ainsi au sujet du danger qu'il y a à suivre une technique défectueuse : « On doit proportionner la température de chaque bain, et l'énergie des mouvements qu'on y fait exécuter, aux forces reconquises par le malade; l'organisme le plus affaibli peut être amené de cette façon à supporter le bain le plus actif, si les prescriptions du médecin sont exécutées ponctuellement. » « Je n'ai jamais cessé de m'étonner, disait-il ailleurs, que nos plus grands médecins se montrent si négligents dans leurs prescriptions concernant le bain froid. Ils ordonnent un demi-bain ou un bain général, matin et soir, et pensent que c'est là une prescription. Du degré de froid, de la durée exacte du bain et d'autres détails essentiels, pas un mot. Il n'est pas étonnant que l'on attribue si souvent aux bains froids de mauvais résultats ; des

(1) Le « Priessnitz Umschlag » est un souvenir des procédés que Priessnitz employait.

prescriptions écourtées, inexactes, laconiques doivent donner des résultats qui sont tout l'opposé de ceux que l'on a en vue. » Cette juste critique s'applique encore parfaitement à la génération médicale actuelle, qui gagnerait certainement à suivre les conseils d'Hahnemann, qui possédait des qualités d'observateur, bien qu'il eût des conceptions fort étranges.

C'est au professeur Wilhelm Winternitz, qui illustre la chaire d'hydrothérapie de la faculté de Vienne, que nous sommes redevables de presque toutes les notions scientifiques que nous possédons sur l'action de l'eau dans la maladie. Dès sa thèse inaugurale, ce médecin célèbre s'est consacré au développement de l'hydrothérapie. La conclusion de ce travail exprimait l'espoir que « la connaissance des usages thérapeutiques de l'eau deviendrait le patrimoine commun des médecins ». Avant lui, l'hydrothérapie n'avait aucune base physiologique. Il a apporté un véritable esprit scientifique dans l'étude de cette méthode, et a déterminé les principes sur lesquels tout médecin peut désormais s'appuyer quand la nécessité lui impose des décisions graves. La notion la plus importante que nous possédons sur l'hydrothérapie, la connaissance de l'action primordiale de celle-ci sur le système nerveux, nous a été fournie par Winternitz. C'est lui qui a démontré que cette action est la plus importante de tous les effets de l'hydrothérapie, même dans les fièvres, et que l'action antithermique ne vient qu'après. Professeur, Winternitz, grâce à son talent d'exposition, a répandu la science hydrothérapique parmi des étudiants de toute nationalité, qui sont devenus, à leur tour, les propagateurs de ses excellentes méthodes. Les armées bavaroises et autrichiennes ont envoyé leurs médecins et leurs infirmiers suivre son enseignement. Il a publié plus de deux cents ouvrages et monographies, qui ont été traduits dans toutes les langues et qui servent partout de guides aux observateurs. Praticien, Winternitz a obtenu un immense succès, dont les statistiques de l'établissement de Kaltenleutgeben peuvent donner une idée : cette institution, qui recevait dix-huit malades pendant l'année 1862, en compta deux mille dans le cours de l'année 1896. Il a créé à ses frais, à Vienne, la première clinique hydrothérapique (qui dépend de *l'Allgemeine Universitats Klinik* de cette ville). L'apparition de la thérapeutique antimicrobienne parut un jour devoir reléguer dans l'oubli l'hydrotérapie, comme toutes les autres méthodes thérapeutiques. Ce grand homme, s'inspirant de ses connaissances physiologiques, pathologiques et thérapeutiques, parvint à mettre hors de doute ce fait capital, que l'eau, qui ne possède aucun pouvoir anti-microbien, peut contribuer d'une façon très efficace à soutenir l'organisme dans sa lutte contre les manifestations de l'infection, en augmentant l'énergie cardiaque, en stimulant le système nerveux, en favorisant l'oxydation et l'élimination des toxines. Winternitz établit ainsi plus solidement le fondement scientifique de l'hydrothérapie. Il y a déjà des années qu'il a formulé sa doctrine ; mais on a été assez lent à l'accepter ; actuellement, elle est adoptée presque partout.

Les applications d'eau froide ont pris une place importante dans la thérapeutique des maladies aiguës. Ce sont les travaux d'Ernest Brand qui ont été le point de départ des progrès réalisés dans cette matière. Cet auteur publia, en 1861, les résultats remarquables que lui avaient donnés les bains à 65° F. (18, 3° C.), dans la fièvre typhoïde. L'usage systématique de ces bains est devenu classique, et il le demeurera probablement jusqu'à ce qu'on ait découvert une antitoxine spécifique : Jürgensen, Traube, Liebermeister, Fürbringer, Leyden, Ziemssen, Strümpell, Filehne, Naunyn, von Mering, Senator, Goldscheider, Curschman recommandent l'emploi de l'hydrothérapie dans le traitement des maladies aiguës, et donnent à cette méthode la première place parmi les agents thérapeutiques. Malheureusement, ces auteurs n'ont pas étudié le bain de Brand dans des conditions expérimentales irréprochables. Cet événement est le plus regrettable qu'on ait à relever dans l'histoire de l'hydrothérapie allemande. Les statistiques les plus sûres et les observations cliniques recueillies dans les hôpitaux les plus dignes de confiance (les hôpitaux militaires) ont affirmé la valeur du bain de Brand dans la fièvre typhoïde ; ces documents ont reçu l'approbation du Bureau impérial de statistique de Berlin, le visa du professeur Guttstadt ; et, cependant, les médecins allemands n'ont pas soumis cette méthode à un examen suffisant, dans les hôpitaux civils ; ils se sont empressés de la condamner comme barbare, héroïque, dangereuse à tous les points de vue (voir l'opinion défavorable de Curschman dans l'Encyclopédie de Nothnagel). Les réformateurs, en médecine, ont eu souvent à subir l'improbation et les persécutions de leurs confrères. Harvey fut chassé de Londres ; Semmelweiss fut enfermé dans un asile d'aliénés ; notre noble Oliver Wendell Holmes fut tourné en ridicule par les professeurs de Philadelphie. Après avoir fourni la démonstration de l'efficacité remarquable de sa méthode, Brand n'a recueilli que le dédain de ses concitoyens ; et, comme autrefois Harvey, c'est à l'étranger (en France et aux Etats-Unis) qu'il a obtenu le succès qui l'a vengé de l'indifférence des médecins allemands. Je suis infiniment heureux, pour ma part, d'avoir réussi à propager la méthode de Brand parmi mes confrères ; et je suis fier de voir avec quelle impartialité les médecins américains ont fait l'essai de cette excellente méthode (voir pages 244 à 256).

L'emploi de l'hydrothérapie dans le traitement des maladies chroniques a réuni les suffrages d'un grand nombre de médecins éminents en Allemagne. Nous citerons, parmi eux, le professeur F. A. Hoffman, de Leipzig, qui en parle en ces termes : « L'eau froide est un agent thérapeutique dont l'administration correcte nous donne un moyen sûr de stimuler et de fortifier le système nerveux, sans que nous ayons à craindre une réaction dangereuse ; c'est à cette action sur le système nerveux, que j'attribue le rôle qu'on peut faire jouer à l'hydrothérapie dans le traitement de toutes les maladies internes. *Je suis convaincu que toutes les affections chroniques des organes seront, un jour, du ressort du traitement hydriatrique.* »

Pendant un grand nombre d'années, Winternitz était le seul en Europe, à affirmer la nécessité d'un enseignement de l'hydrothérapie. Erb, Charcot et Semmola, chacun dans son pays, ont employé et recommandé l'hydrothérapie ; mais aucun d'eux n'en a enseigné la technique, pour cette bonne raison qu'aucun n'était suffisamment renseigné sur ce sujet de première importance. Ils adressaient leurs malades à des spécialistes de l'hydrothérapie. Le spécialiste de l'hydrothérapie a continué à vivre, en menant une existence assez précaire et en exerçant son art un peu à la façon d'une industrie. Mais, soudain, un revirement complet se produisit dans l'opinion, sous l'influence du succès de la *médecine naturelle* (Naturarzte), dont le Père Kneipp fut le propagandiste le plus notable. Dans un voyage que je fis en Allemagne, en 1890, je pus voir des établissements magnifiques, comme l'institution Zimmerman, à Chemnitz, consacrés à la pratique de cette méthode, et attirant une nombreuse clientèle. Le développement énorme que prit cette thérapeutique empirique fit tant de tort au corps

(1) *Allegemeine Therapie : Leipzig*, 1892.

médical, au point de vue des intérêts matériels comme au point de vue de l'autorité professionnelle de celui-ci, qu'on finit par s'en alarmer. C'est ce dont on s'aperçoit à la lecture d'un article où le professeur Crédé (1) insiste sur la nécessité d'appliquer, dans les hôpitaux, l'hydrothérapie et les autres médications physiques, et de faire une place à ces méthodes dans l'enseignement officiel des facultés. « *Si les médecins connaissaient mieux ces spécialités*, disait-il justement, *le domaine de beaucoup de charlatans se trouverait considérablement réduit.* »

Lorsque les empiriques eurent par trop empiété sur les revenus légitimes du corps médical, on se décida à nommer une « Commission pour la révision des examens de médecine », qui eut pour président l'éminent professeur Kussmaul. Celui-ci exposa dans son rapport (2) les raisons qu'on avait de s'inquiéter de l'invasion, toujours grandissante, des empiriques dans le domaine médical, et proposa de remédier à cette situation de la façon suivante : « On ne peut nier, dit-il, que les gens instruits ne perdent la foi qu'ils avaient dans les prescriptions médicales, et ne reportent leur confiance sur les traitements diététiques et sur l'emploi thérapeutique de l'eau.

« On commence même à comprendre, dans les classes populaires, tout ce qu'on peut obtenir avec l'air, avec l'eau, avec une réglementation convenable de l'existence habituelle, en se passant de toute médication chimique. La méfiance à l'égard des agents chimiques, même les plus actifs et les plus indispensables, s'accentue et se répand progressivement. L'eau est, parmi les agents physiques, celui dont l'emploi thérapeutique gagne de plus en plus la confiance du public. C'est que, à l'opposé des autres agents, elle peut être utilisée sous des formes très diverses et à des températures très variables, et qu'elle répond ainsi aux indications les plus différentes. L'hydrothérapie, si l'on choisit avec discernement le procédé à employer, permet de régulariser la circulation et la distribution du sang, la production du calorique et les échanges organiques et d'exercer une action favorable sur la respiration et le système nerveux.

« L'hydrothérapie a maintenant dépassé l'enfance ; elle ne s'avance plus en vacillant sur des membres débiles ; elle a cessé de causer les dommages qu'occasionne l'emploi inoppor-

(1) *Berliner klinische Wochenschrift*, 26, 1895.
(2) *Deutsche med. Wochenschrift*, 1896.

tun d'une médication quelconque. Des expériences répétées et des connaissances physiologiques plus étendues ont accru l'utilité et l'autorité de cette méthode. L'hydrothérapie, associée au régime, peut, sans aucun doute, effectuer ou faciliter la guérison d'un nombre incalculable de maladies aiguës et chroniques.

« Le jeune médecin ne connaît presque rien de l'hydrothérapie, lorsqu'il quitte l'Université. Il est exposé à rencontrer, plus ou moins rapidement, l'humiliation de voir un malade, dans le traitement duquel sa thérapeutique a échoué, guérir entre les mains d'un hydrothérapeute ignorant. Quelques mécomptes de ce genre peuvent lui faire perdre toute confiance dans la thérapeutique scientifique, et l'amener à passer dans le camp des bas empiriques.

« Il existe une lacune considérable dans l'éducation professionnelle de nos médecins ; et c'est pour eux une cause d'infériorité réelle dans la lutte qui mettra aux prises, un jour ou l'autre, les médecins et ces profanes qui exploitent l'hydrothérapie et disputent à ceux-ci la faveur du public. Il importe, avant tout, de réviser le programme des études médicales.

« Un professeur de clinique médicale est obligé de satisfaire à des obligations si nombreuses, à l'heure actuelle, pour bien remplir sa tâche, qu'il ne dispose d'aucun moment pour habituer les élèves à la pratique de l'hydrothérapie. Si l'on veut donner à ceux-ci une connaissance de l'hydrothérapie qui ne soit pas par trop superficielle, il faut affecter à l'enseignement de cette méthode des chaires spéciales et des services cliniques spéciaux, où l'on soumettra aux opérations hydriatriques des cas exigeant ce mode de traitement. Les leçons d'hydrothérapie seront complétées par des leçons sur la crénothérapie et la thérapeutique purement diététique. Mais, par le ciel, que cet enseignement soit absolument distinct de celui de la pharmacologie ! »

Le mouvement en faveur d'un enseignement spécial de méthodes thérapeutiques jusque-là négligées fut si énergique qu'il eut des conséquences surprenantes. On fonda des cliniques à Berlin, à Leipzig, à Heidelberg, à Breslau, à Iéna, à Munich, et dans d'autres facultés. Les professeurs qui furent chargés de l'enseignement de l'hydrothérapie firent des pèlerinages à Vienne, où le représentant le plus éminent de cette science insistait, depuis des années, sur l'utilité de cet enseignement. A la suite de ces mesures, qui répondaient à une nécessité pressante, les médications physiques ont gagné de plus en plus dans l'opinion.

L'intérêt qu'a éveillé l'étude des médications physiques a donné naissance à toute une littérature spéciale. De nombreux périodiques se sont fondés, où l'hydrothérapie tient la première place. Parmi ces journaux, nous citerons le *Zeitschrift für physikalische und diatetische Therapie*, de Leyden et Goldscheider, qui est le plus important.

C'est ainsi que « l'instinct de la conservation », le plus puissant parmi les mobiles de l'activité humaine, a accompli ce que n'avaient pu faire Winternitz et les quelques hommes ardents et courageux qui réclamaient avec lui un enseignement spécial de l'hydrothérapie.

Au Congrès hydrologique de Munich, en 1896, le Dr G. Klemperer, chef de clinique du professeur Leyden, a exposé les méthodes employées dans le service et sous la direction de celui-ci. Il insiste, dans son travail, sur ce fait, que « les effets de l'hydrothérapie sont dus à l'action extraordinairement, incomparablement stimulante qu'elle exerce sur le système nerveux ». Il vante l'efficacité du traitement hydrothérapique dans la neurasthénie, l'asthme, les cardiopathies, les troubles fonctionnels et les maladies organiques de l'estomac et des intestins.

L'hydrothérapie en Italie. — En Italie, le célèbre Savonarola a mis en lumière, jadis, l'utilité thérapeutique de l'eau dans son ouvrage: *Tractatus de omnibus Italiæ balneis*. Mais la réputation de l'hydrothérapie a été, dans la suite, compromise par les exagérations absurdes d'un de ses partisans, le Père Bernardo. Ce prêtre, qui vivait dans l'île de Malte, fut un précurseur de Kneipp. Il pratiquait les mêmes méthodes que ce dernier (promenades sur un gazon humide et sur des pierres mouillées), et attirait une foule de malades, de tous les pays de l'Europe, par ses « cures miraculeuses ». Todano et Sangez, en 1722, imitèrent son exemple. Ils se paraient, le premier, du titre de *Medicus per aquam*, le second, du titre de *Medicus per glaciem*. L'un et l'autre abreuvaient leurs malades crédules d'eau glacée, les frictionnaient avec de la neige et de la glace, et leur donnaient, comme alimentation, trois ou quatre jaunes d'œufs par jour. Ce charlatanisme discrédita l'hydrothérapie aux yeux des médecins. On cessa de reconnaître les mérites de cette méthode jusqu'au jour où Gianini, professeur à l'école de Milan, publia son ouvrage, *Della Natura delle Febri e del Migliore Metodo Si Curarle*, qui parut en 1805. Gianini remplaçait par des bains de cinq à quinze minutes les affusions employées par Currie, dans le traitement des fièvres, de la goutte et du rhumatisme. L'abandon dans lequel les empiriques avaient fait tomber l'hydrothérapie avait duré quatre-vingts ans.

Les écrits et l'enseignement de plusieurs médecins éminents remirent ensuite l'hydrothérapie en honneur. Parmi eux nous devons citer Borelli, Baglivi, Bellini, Valisneri, Cyrillo, Michelotti, Cocchi. Après ces précurseurs, des hommes comme Cantani, Semmola, Vinaj ont apporté des observations cliniques et des expériences physiologiques, qui leur ont servi à démontrer les mérites de l'hydrothérapie. Quelques-unes des recherches les plus remarquables sur les effets des opérations hydriatriques doivent le jour à Vinaj et Maggiora. Semmola, professeur de thérapeutique de l'Université de Naples, auteur de leçons (1890) dont une traduction allemande a paru avec une préface élogieuse du professeur Nothnagel, s'est beaucoup occupé des traitements hydrothérapiques. « L'hydrothérapie, dit-il, stimule l'activité de la peau, et toutes les fonctions qui assurent les échanges organiques et les éliminations. Aussi permet-elle fréquemment d'obtenir des résultats vraiment merveilleux dans des cas très graves, et même désespérés. Il est regrettable que ces résultats soient plus rares de nos jours qu'au temps de Priessnitz, dont j'ai pu moi-même constater les succès. S'il en est ainsi c'est probablement que l'hydrothérapie est devenue le monopole de spécialistes qui l'exploitent comme une industrie et qui traitent les maladies les plus diverses, sans chercher à déterminer le procédé hydriatrique qui convient à chacune d'elles, etc. *L'hydrothérapie constitue un mode de traitement vraiment rationnel; ses résultats sont absolument assurés*, à moins qu'il ne s'agisse de lésions locales incurables (athérome, artério-sclérose viscérale, etc.). Dans les cas de ce genre, d'ailleurs, l'action des médications chimiques est elle-même impuissante.

C'est en Italie, à Florence, que j'ai pu voir, en mars 1900, l'installation de douches la plus parfaite que j'aie rencontrée en Europe.

L'hydrothérapie en France. — Schedel, qui avait étudié l'hydrothérapie en Allemagne, fut le premier, en France, à démontrer l'utilité du traitement par l'eau froide dans la thérapeutique des cardiopathies valvulaires insuffisamment compensées et de la tuberculose. L'illustre physiologiste Magendie apporta des notions nouvelles puisées dans des recherches expérimentales, qui firent mieux comprendre les effets de l'hydrothérapie.

Fleury fut le fondateur d'une école hydrothérapique nouvelle ; il donna à la douche la place la plus importante parmi les méthodes qu'il employait ; il en démontra l'efficacité, non seulement par les résultats cliniques obtenus, mais encore par des déductions physiologiques rationnelles. Il affirma que les douches froides peuvent remplacer avantageusement la quinine dans le traitement du paludisme, et qu'elles sont très utiles dans la tuberculose et l'anémie. Par son activité inlassable, aussi bien que par ses démonstrations physiologiques, qu'il faisait aussi précises que le permettait la science de son temps, Fleury donna une impulsion durable à l'emploi méthodique de la douche ; grâce à lui, la douche est considérée, aujourd'hui, comme la méthode française. Vinrent ensuite les travaux de Charcot, de Dujardin-Beaumetz, et d'autres auteurs français qui firent connaître partout cet excellent procédé.

On trouve, dans l'histoire de l'hydrothérapie française, un fait qui est particulièrement instructif quand on veut apprécier les progrès réalisés par cette science. En 1839, deux praticiens, Engel et Wertheim, sollicitèrent du gouvernement français l'autorisation d'ouvrir un établissement d'hydrothérapie. Leur demande fut soumise à l'examen de l'Académie de Médecine, qui chargea une commission de l'étudier. Cette commission était composée de Bouillaud, Velpeau et Roche. Ce dernier s'éleva si violemment contre l'emploi de l'hydrothérapie, qu'il considérait comme une méthode « dangereuse, anti-scientifique, chimérique, en opposition avec les lois les plus générales de la physiologie et de la pathologie », que soixante des membres présents à la séance se prononcèrent pour le refus de l'autorisation demandée. En présence de ce refus, Wertheim demanda qu'on lui permît de donner une démonstration clinique de l'efficacité de sa méthode. Gibert et Devergie firent, à l'Hôpital Saint-Louis, des applications de l'hydrothérapie, dont ils purent parler en termes si favorables que le gouvernement accorda l'autorisation. Quelques années plus tard, Scoutetten, que le maréchal Soult avait envoyé en Allemagne pour qu'il y étudiât l'hydrothérapie, en revenait convaincu de l'efficacité de cette méthode et demandait qu'on en fît examiner la technique et les effets par une commission de médecins compétents. Le rapport de cet auteur eut une influence considérable sur le développement de l'hydrothérapie en France.

Depuis cette époque l'étude, et l'emploi de l'hydrothérapie ont progressé régulièrement en France. Le grand clinicien Charcot en faisait un usage constant dans sa thérapeutique ; c'est à l'emploi judicieux de cette méthode qu'il était redevable, sans aucun doute, d'un grand nombre des succès remarquables qu'il obtenait. Il avait l'habitude d'envoyer ses malades à l'établissement du Dr Keller, à Paris, à l'établissement de Divonne, ou à quelques autres établissements de province.

L'application de la méthode hydriatrique au traitement des maladies aiguës s'est développée en France grâce aux travaux de Glénard, de Lyon, qui apprit à connaître la méthode de Brand, alors qu'il était retenu comme prisonnier de guerre en Allemagne, et à ceux de ses deux concitoyens, Tripier et Bouveret, dont l'ouvrage remarquable a été traduit en allemand par Pollak. Les recherches de Roque et Weil, de A. Robin, sur l'influence du bain froid sur l'activité de l'excrétion urinaire dans la fièvre typhoïde sont devenues classiques. Hutinel, Guinon, Rendu, Juhel-Renoy, et d'autres ont démontré l'efficacité de la balnéation dans le traitement de la pneumonie et des fièvres éruptives.

Les ouvrages de Dujardin-Beaumetz, de Delmas, de Duval, de Beni-Barde, de Glatz, de Charcot, témoignent du zèle qu'ont mis les médecins français à employer l'hydrothérapie dans le traitement des maladies chroniques.

Les établissements hydrothérapiques ne se sont pas multipliés, en France, comme ils l'avaient fait en Allemagne après le succès de Priessnitz, parce que la législation française met beaucoup plus d'obstacles à l'exercice illégal de la médecine que la législation allemande. C'est à cette cause qu'il faut attribuer les différences que l'on constate dans le développement de ces établissements d'un de ces pays à l'autre. En France, les médecins qui se sont occupés d'hydrothérapie ont apporté à l'étude de cette méthode un esprit véritablement scientifique ; en Allemagne, le préjugé que le succès des empiriques, comme Priessnitz et ses imitateurs, entretenait dans le corps médical contre l'hydrothérapie a empêché pendant longtemps que des médecins instruits ne consentissent à s'attacher aux établissements hydrothérapiques. L'opinion médicale semble, d'ailleurs, avoir versé dans un excès contraire, à l'heure actuelle, en Allemagne, si l'on en juge par le nombre de médecins qui se réclament de la doctrine de l'abbé Kneipp. La « médecine naturelle » se trouve plus ou moins ouvertement protégée en Allemagne, où elle peut appliquer ses méthodes grossières sans avoir rien à redouter de l'administration ; en France, la loi met les médecins à l'abri des empiètements du charlatanisme.

L'hydrothérapie en Angleterre. — L'hydrothérapie n'a pas encore conquis, en Angleterre, une position solide, malgré que quelques-uns des meilleurs ouvrages qui aient été consacrés à cette méthode, dans la seconde moitié du XVIIIe siècle et dans la première moitié du XIXe, aient pour auteurs des médecins anglais.

Il est tout à fait regrettable que les médecins anglais contemporains ne soient plus familiers avec les procédés que Floyer, Currie, Wright employaient dans le traitement des fièvres. Ils donnent ainsi une preuve de leur indifférence à l'égard de l'histoire de la médecine de leur pays et des acquisitions réalisées par certains de leurs concitoyens, dont les étrangers connaissent et apprécient l'œuvre.

L'ouvrage de Currie a été traduit en plusieurs langues, et ses méthodes furent introduites dans les hôpitaux de Vienne par Joseph Frank. Currie a employé les affusions dans le traitement des fièvres ; par là, il nous apparaît comme un précurseur de Brand. Il obtenait également de bons résultats dans le traitement hydriatrique de la goutte, des convulsions, des paralysies, du tétanos, et de quelques autres maladies.

Si l'on recherche attentivement les causes qui ont pu faire tomber l'hydrothérapie dans un abandon immérité, en Angleterre, on découvre le fait suivant. Les écrits de Floyer, au XVIIe siècle, eurent tant de succès, qu'ils convertirent aux pratiques hydrothérapiques un très grand nombre de profanes. En 1722, un ministre de l'Evangile, John Hancocke, publia un ouvrage intitulé *Febrifugum Magnum, or Common Water the Best Cure for Fevers* (1), dont sept éditions parurent dans la même année. Ce livre exerça sur le public une influence énorme. Il était naturel que sa popularité portât ombrage aux médecins anglais, qui, dès lors, négligèrent la méthode qui s'y trouvait recommandée. Bien que l'hydrothérapie fût appréciée et défendue

(1) L'eau commune considérée comme le meilleur traitement qu'on puisse appliquer aux fièvres.

par des hommes considérés, comme Pitcairne, Cheyne, Huxham, elle ne demeura pas dans la pratique médicale; elle tomba aux mains d'empiriques, qui firent de l'hydrothérapie un système thérapeutique exclusif; leur doctrine éloigna encore davantage les véritables praticiens de l'emploi des procédés hydriatriques. On peut citer, à l'appui de l'explication que nous proposons, les écrits que les Drs Wilson et Gull, de Malvern, ont publiés à une époque plus récente.

Il faudra des années de propagande active et sérieuse pour que l'hydrothérapie reconquiert, en Angleterre, le terrain qu'elle a perdu, par le fait de l'opposition regrettable qu'a suscitée l'influence des écrits de John Hancocke. A l'heure actuelle, en effet, l'hydrothérapie scientifique y est encore très négligée. On ne recourt même pas à cette méthode dans le traitement des maladies aiguës. Pendant l'été de 1896, je visitai l'un des hôpitaux les plus vastes et les mieux agencés de Londres. J'arrivai, en compagnie d'un excellent médecin, très attaché d'ordinaire aux progrès de tous genres, auprès d'un typhique que l'on traitait par l'expectation. Comme je demandais à ce médecin si l'on appliquait aux cas analogues la méthode de Brand, ou quelque autre procédé hydriatrique efficace, en dehors de l'épongement, il me répondit: « Approuvez-vous donc l'emploi de moyens aussi héroïques ? »

Dans une discussion sur le traitement des fièvres qui occupa, en 1895, les séances de la *British Medical Society*, les bains froids furent condamnés presque à l'unanimité, comme « procédés héroïques ». Un seul médecin osa prendre timidement leur défense. A cette occasion, le professeur William Osler, de Baltimore, fit cette remarque : « On devrait employer la méthode de Brand, alors même qu'elle serait plus héroïque, parce qu'elle sauve des existences humaines. » Voilà ce que l'on peut voir dans le pays où Currie est né, a vécu, a pratiqué, a écrit des ouvrages dont Brand s'est inspiré.

J'ai demandé, en février 1900, à publier un plaidoyer en faveur de l'emploi des procédés hydriatriques en thérapeutique dans un grand journal médical anglais. L'éditeur de ce périodique m'affirma que cette publication n'était pas nécessaire, parce que la littérature anglaise sur ce sujet est très riche. Afin de convaincre cet éditeur, je me fis dresser par une des librairies médicales les plus importantes de Londres, la liste de tous les articles et travaux sur l'hydrothérapie pure, écrits par des médecins, et parus pendant le dernier quart de siècle.

Cette littérature si riche comptait onze publications! Je suis heureux d'ajouter que, depuis que mon « plaidoyer », a paru dans le *Medical Press and Circular* de Londres, les médecins anglais se sont intéressés à l'hydrothérapie, et qu'il est souvent fait mention de cette méthode dans leurs travaux.

L'hydrothérapie en Amérique. — L'emploi de l'hydrothérapie dans les maladies était encore fort peu répandu, à une époque récente, en Amérique; et cette méthode ne trouvait que des défenseurs timides. Ce fait s'explique, probablement, par la raison suivante : les premiers ouvrages de médecine parus en Amérique, ne furent que des reproductions de traités anglais, dont les auteurs, comme nous l'avons indiqué, restaient dans une indifférence profonde à l'égard de l'hydrothérapie. Les premiers médecins qui préconisèrent les applications thérapeutiques de l'eau, antérieurement à la propagande dont j'ai pris l'initiative, furent les Drs Abram et Mary Putnam Jacobi, de New-York, et le regretté Hiram Corson, de Pennsylvanie, qui démontrèrent la valeur de ces applications par les résultats qu'ils en obtinrent dans leur nombreuse clientèle. C'est dans leurs écrits que j'ai puisé les exemples qui m'ont inspiré, lorsque j'ai commencé à m'occuper d'hydrothérapie.

Depuis vingt ans, un changement radical s'est produit dans l'opinion des médecins américains à l'égard de l'hydrothérapie.

Voici ce que disait, en 1893, le Dr W. H. Draper, professeur de clinique médicale à *Columbia University*, dans une communication faite à l'Académie de Médecine de New-York (1) : « Les effets de l'hydrothérapie sont vraiment remarquables chez les personnes dont une maladie chronique a diminué l'activité des fonctions de nutrition, chez les neurasthéniques, les hystériques, les hypocondriaques. Il semble que cette méthode soit plus efficace qu'aucune médication chimique, quand il s'agit de stimuler les centres nerveux, de rétablir l'équilibre de la circulation, de renouveler l'énergie des fonctions organiques. »

En février 1889, je prononçai, devant la *New York State Medical Society*, le premier plaidoyer qui se soit fait entendre, en Amérique, en faveur de l'emploi du bain froid dans la fièvre typhoïde, en faveur de la méthode de Brand. Dans la discussion qui suivit ma communication, je ne recueillis que des

(1) *Medical Record*, 22 avril 1893.

improbations. Le *Medical Record*, commentant mon mémoire, dans son éditorial du 16 février 1889, s'exprimait de la façon suivante : « Il sera difficile d'amener le corps médical à pratiquer cette méthode héroïque du bain froid. »

Mais cette déconvenue se trouva aussitôt compensée : le Dr Austin Flint, qui était chargé de la première division de *Bellevue Hospital*, me demanda d'enseigner la technique de Brand au personnel de son service. Il la fit pratiquer ensuite dans ce service. Peabody, Ball, James l'adoptèrent à leur tour, et en recommandèrent l'emploi, dans leurs leçons.

En 1890, je lus un nouveau mémoire devant l'Académie de Médecine de New-York. Le *Medical Record*, dans son compte-rendu de la séance, donnait les renseignements suivants : « Le Dr Alfred Loomis dit qu'il se propose de saisir la première occasion qui se présentera pour expérimenter la méthode de Brand... Le Dr Delafield déclare qu'il n'a, pour le moment, aucune expérience sérieuse de cette méthode. » Vers cette époque, ces deux professeurs commencèrent à exposer la technique de Brand à leurs élèves, d'après ce que j'ai appris de quelques-uns d'entre eux. Leur enseignement a germé dans un sol fécond. En effet, le Dr Gilmann Thomson, dans son Traité de médecine pratique paru en 1902, disait que « la mortalité de la fièvre typhoïde était tombée, grâce au bain de Brand, de seize pour cent à six pour cent, au *New York Hospital* et au *Presbyterian Hospital* ». En 1903, le regretté Dr H. P. Loomis affirmait, à la *Practitioners' Society*, que « la mortalité de la fièvre typhoïde avait été réduite de cinquante pour cent, dans les hôpitaux de New York, par l'emploi systématique du bain de Brand (1). »

D'après les recherches du Dr Delafield, la mortalité de la fièvre typhoïde a été de 24,66 pour cent, dans 1,300 cas traités, de 1878 à 1883, dans les hôpitaux de New-York. La méthode de Brand a donc sauvé environ un millier d'existences humaines dans cette seule ville, en ces quinze dernières années. Or, on peut appliquer la méthode de Brand d'une façon beaucoup plus parfaite dans la clientèle privée qu'à l'hôpital. On a donc dû sauver un nombre considérable d'existences pendant cette période. Voilà quels sont les résultats d'un *enseignement de l'hydrothérapie*.

A l'heure actuelle, la méthode de Brand est en usage dans les meilleurs hôpitaux des Etats-Unis. Je puis être tout à fait

(1) *Medical Record*, 10 janvier 1903.

affirmatif sur ce point, car j'ai pris soin de me renseigner, auprès des cliniciens les plus distingués, sur leur attitude présente à l'égard de cette méthode. Leurs réponses ont été unanimes. On en peut juger par celle que j'aie reçu du professeur de pratique médicale de *Columbia University*, médecin de *Roosevelt Hospital* et de *Bellevue Hospital*. « En réponse à votre lettre du 13, m'écrit ce confrère, je vous demande de faire savoir que je considère toujours la méthode de Brand comme extrêmement précieuse. Mon opinion sur son efficacité ne s'est pas modifiée en ces dernières années. Je me rappelle très bien l'époque où vous avez introduit cette méthode chez nous, et ce que nous vous devons pour les nombreux et excellents travaux que vous avez publiés sur ce sujet, et en particulïer pour ceux où vous avez insisté sur la nécessité d'apporter beaucoup de précision dans l'application de la méthode. » Quelle différence entre cette lettre et celles que *Deutsche Klinik* reçut, pendant l'été 1907, en réponse à une enquête du même genre que la mienne ! Un seul, parmi les professeurs allemands, parlait du bain, et il le condamnait comme une méthode barbare. Un simple praticien, qui avait l'audace d'exposer son opinion à côté de celles de ces augustes maîtres, déclarait qu'il avait été témoin des brillants résultats obtenus par Brand pendant la guerre franco-allemande, mais qu'il avait abandonné la méthode de celui-ci parce qu'elle lui avait paru trop barbare. Peut-on voir mauvaise volonté plus flagrante ! Mais les médecins américains vengent l'allemand Brand de l'indifférence de ses concitoyens. L'utilité de la méthode de Brand dans le traitement de la fièvre typhoïde est établie par les témoignages des médecins de l'armée allemande, et par les statistiques très étendues du médecin en chef de l'hôpital militaire de Munich, Vogl. D'après ces statistiques qui comprennent plus de huit mille cas traités en quarante ans, suivant les méthodes les plus différentes, la mortalité la plus faible appartient aux cas soumis aux bains de Brand, 2,7 pour cent ; la mortalité la plus élevée, aux cas traités par l'expectation, 20,7 pour cent. Le périodique allemand ne nous dit pas quelle est la mortalité de la fièvre typhoïde dans les hôpitaux d'où lui sont parvenues les réponses à son enquête. Les professeurs qui les ont adressées au journal se sont bornés à exprimer leur opinion, sans l'appuyer d'aucune preuve. Les médecins américains qui ont répondu à mes questions ne se sont pas contentés de m'indiquer leur sentiment ; ils m'ont exposé les raisons cliniques qui le leur avaient inspiré.

Aujourd'hui, l'hydrothérapie est appliquée, dans beaucoup d'hôpitaux de nos grandes villes, au traitement des maladies aiguës.

Les procédés hydriatriques ont été introduits par l'auteur, dans la thérapeutique des maladies chroniques, en 1887, à *Montefiore Home for Chronic Invalids.* Depuis cette époque, de nombreux établissements se sont pourvus d'appareils à douches et ont appliqué avec succès l'hydrothérapie au traitement des maladies chroniques. Les résultats se sont montrés particulièrement heureux dans les asiles d'aliénés, parce que les applications hydriatriques y sont faites avec beaucoup de méthode et de précision. (Voir le chapitre XXVII.) Une ère nouvelle s'est ouverte, dont on ne trouve aucun exemple dans l'histoire de l'hydrothérapie. Nous avons rapporté, en divers endroits, de nombreux faits qui témoignent de l'intérêt que l'on porte, en Amérique, au développement des méthodes hydriatriques.

Un grand nombre de maisons de santé et de sanatoria américains pratiquent l'hydrothérapie à la façon des anciens hydropathes. En ces derniers temps, la mode s'est établie chez nous de rattacher, comme cela se fait en Allemagne, un établissement hydrothérapique à certains grands hôtels de villes d'eaux. Le *Lakewood Hotel*, dans l'état de New Jersey, le *Mecklenburg*, de Chase City, Virginie, le *Homestead at Hot Springs*, le *Palm Beach Hotel*, en Floride, et l'hôtel *El Paso de Robles*, en Californie, possèdent des installations hydrothérapiques qui permettent d'appliquer les méthodes hydriatriques avec plus de précision, au point de vue de la température, de la durée, de la pression, que ne sauraient le faire les établissements que j'ai visités en Allemagne et en France. Ces services hydrothérapiques fonctionnent sous la direction de médecins exercés.

Le service hydrothérapique que j'ai installé à *Riverside Baths* (New York) reçoit beaucoup de malades chroniques, qui lui sont envoyés par des médecins et des dispensaires (1). Le

(1) Afin de faciliter aux médecins la rédaction de leurs prescriptions hydriatriques, l'auteur a fait établir des formules imprimées, où l'on peut indiquer le nom du malade, le diagnostic de la maladie, le traitement désiré, si ce traitement doit être *tonique*, ce qui est le cas dans l'anémie, la chlorose, la neurasthénie, et les autres états morbides relevant d'une hématose ou d'une nutrition défectueuses, ou *altérant*, ce qui est le cas dans le rhumatisme, la goutte, le diabète, et les autres maladies dépendant d'un trouble des échanges organiques ; ou s'il doit consister en une simple mesure de propreté. La prescription est exécutée par un personnel dont l'auteur a fait l'éducation. Le médecin traitant est tenu au courant de la marche du traitement.

nombre des malades traités s'est élevé de 2,146, en 1895, à 16.012, en 1902; actuellement, ce service ne peut suffire à sa besogne. Ce simple fait prouve combien sont appréciés, aujourd'hui, les mérites de l'hydrothérapie. *Bellevue Hospital* possède un service identique. Le *Park Avenue Hydriatric Institute* de New York, fondé en 1892 pour vulgariser l'emploi de l'hydrothérapie dans le traitement des maladies chroniques, a donné plus de 100.000 séances de traitement aux malades qui lui ont été adressés par plus d'une centaine de médecins. On doit espérer que les établissements de ce genre se multiplieront dans nos grandes villes et qu'ils seront toujours confiés à des médecins compétents, et non pas « tenus » par des masseurs et des doucheuses, par ces empiriques qui ont si souvent discrédité l'hydrothérapie aux yeux du public médical.

L'auteur se félicite de pouvoir terminer le bref résumé qu'il a consacré à l'histoire de l'hydrothérapie, en constatant des faits qui témoignent de l'estime croissante dans laquelle ses confrères américains tiennent la méthode hydrothérapique.

Conclusion. — L'étude impartiale de l'histoire de l'hydrothérapie nous montre que les cliniciens les plus autorisés ont, aujourd'hui, rendu leur confiance à la méthode thérapeutique dont Hippocrate, Asclépiade, Celse, Hufeland et Currie avaient reconnu les mérites. Pendant longtemps, les médecins ont dû se renseigner sur l'emploi thérapeutique de l'eau auprès d'hommes qui passaient pour des fanatiques capables de s'aveugler sur les inconvénients de leur système, bien que les efforts qu'ils consacraient à répandre l'usage de l'hydrothérapie fussent désintéressés. Les préventions qu'ont éveillées dans l'esprit des médecins les pratiques des Hancocke, des Priessnitz et de leurs imitateurs serviles autant qu'ignorants, ces préventions atteignent encore légèrement ceux qui s'efforcent d'attirer l'attention sur les méthodes hydriatriques : j'espère que cet ouvrage contribuera à dissiper ce qu'il en reste. C'est dans cette pensée que j'ai emprunté un certain nombre de citations à des auteurs qui ne sont pas des spécialistes de l'hydrothérapie, mais des cliniciens et de bons observateurs.

L'histoire s'est répétée en ce qui concerne l'hydrothérapie, comme dans beaucoup d'autres circonstances. L'esprit scientifique de notre époque a ratifié le jugement des médecins les plus prudents, les plus sages et les plus célèbres de l'antiquité.

Lorsqu'on étudie l'hydrothérapie à travers les âges, on constate qu'elle a rencontré des fortunes diverses. Il est bon de connaître les causes de ces vicissitudes, afin de pouvoir empêcher que cette méthode ne soit encore une fois délaissée.

Aujourd'hui comme autrefois, les médecins les plus renommés se montrent les partisans les plus chauds de l'hydrothérapie. Mais cette méthode a contre elle les pédants et les importants à qui sa simplicité déplaît. Lorsque des profanes, après avoir compris ses mérites en observant les résultats qu'elle donne entre les mains de certains médecins, se mettent à la pratiquer, le public médical l'abandonne. C'est ainsi que le succès de Priessnitz créa la secte des « Hydropathes », dont l'influence sur la vulgarisation de l'hydrothérapie eut pour contre-partie le discrédit où la laissèrent tomber les médecins. *L'adoption de l'hydrothérapie par les empiriques est la principale cause de la répulsion que beaucoup de médecins éprouvent encore à l'égard de cette méthode.* En France, le corps médical ne manifeste pas la même aversion pour l'hydrothérapie, parce que cette spécialité y est beaucoup moins exploitée par les charlatans et parce que les établissements où on la pratique sont aux mains de médecins exercés. En Allemagne, également, où Ziemssen, Brand, Jürgensen, Winternitz, et d'autres auteurs ont tant fait pour fonder l'hydrothérapie sur des bases scientifiques, la prévention qui existait dans le public médical contre cette méthode s'est rapidement dissipée. Il en est de même en Italie.

En Angleterre et en Amérique, il faudra beaucoup d'efforts pour déterminer les médecins à enlever l'exercice de cette spécialité aux empiriques, aux mains desquels leur indifférence l'a laissée tomber. Depuis la première édition de cet ouvrage, d'ailleurs, un grand progrès s'est accompli. Récemment, le Dr J. H. Kellogg publiait un ouvrage considérable, presque encyclopédique, sur « l'Hydrothérapie rationnelle ». Ce traité, où le sujet est étudié dans tous ses détails, honore la littérature médicale américaine.

Ne restons donc pas indifférents aux développement de l'hydrothérapie. D'ailleurs, nous devons la considérer comme une médication parfaitement orthodoxe. Hippocrate la pratiquait et en recommandait l'emploi. Les médecins les plus illustres l'ont conseillée. Elle mérite d'échapper définitivement à l'hostilité injustifiée que lui a créée son adoption par les empiriques.

Les abus de la médication chimique et de la saignée, qui

ont caractérisé la pratique médicale, dans la première moitié du XIXe siècle, ont engendré ce qu'on a appelé la thérapeutique conservatrice. Les ouvrages de Bigelow, de Flint, en Amérique, de Dietl, de Wunderlich et de quelques autres, en Europe, ont mis en honneur l'expectation, qui a pour but d'aider l'organisme à se défendre contre la maladie, au lieu de livrer bataille à celle-ci aux dépens de celui-là. Le nihilisme thérapeutique qui a succédé aux abus des médications chimiques conduit un grand nombre de médecins, en Allemagne surtout, à hausser les épaules toutes les fois qu'il est question d'un traitement; alors qu'ils se passionnent dès qu'on envisage un sujet au point de vue de la bactériologie ou de la pathologie. Cette indifférence à l'égard de la thérapeutique a eu pour résultat de permettre le développement de la « Médecine naturelle » (*Naturarzte*). Des conférences, des ouvrages et des périodiques propagent cette méthode qui dépossède peu à peu le médecin de son domaine. Les empiriques, comme Priessnitz, Hancocke, Oertel, le Père Bernardo et leurs imitateurs, ont pour successeurs les disciples de Kneipp, qui emploient l'eau froide suivant les méthodes les plus grossières, en y associant l'usage des simples et des tisanes, et en recommandant la sobriété et la modération. Les procédés hydriatriques de Kneipp sont basés sur ce principe que l'on doit forcer l'organisme à fournir sa propre réaction, principe qui serait rationnel, si on ne l'appliquait pas sans aucun discernement à des malades dont le pouvoir réactionnel exige un entraînement progressif. En négligeant cette considération, ces procédés conduisent souvent à des résultats désastreux, que des observateurs dignes de foi font parfois connaître, mais que les fanatiques de Kneipp ne publient jamais. Il existe, depuis longtemps, en Amérique, plusieurs établissements Kneipp. L'esprit pratique des Américains abandonnerait certainement l'erreur qui fait le succès de ces maisons, s'il était plus exactement renseigné sur les questions d'hydrothérapie.

L'étude et l'application des méthodes hydrothérapiques dans la pratique médicale fera plus, pour protéger le public contre les imprudences des charlatans, que les poursuites judiciaires qu'on pourrait leur opposer. Il n'est pas sage, d'ailleurs, de regarder avec dédain les procédés des empiriques, et de hausser les épaules quand on nous parle des cures qu'ils accomplissent. Le malade ne demande pas à savoir comment on l'a guéri. Il aime mieux guérir entre les mains d'un empirique,

que continuer à errer longtemps d'un cabinet de consultation à l'autre. Un diagnostic exact a beaucoup moins d'intérêt pour le patient qu'un traitement efficace.

NÉCESSITÉ D'UN ENSEIGNEMENT DE L'HYDROTHÉRAPIE

J'espère que le bref exposé que je viens de consacrer à l'histoire de l'hydrothérapie aura bien fait comprendre au lecteur le danger qui menace les médecins et leurs malades, si les premiers persistent dans leur indifférence à l'égard des méthodes hydriatriques. Je souhaite vivement qu'on s'intéresse de plus en plus aux données physiologiques et cliniques dont l'étude importe au développement de l'hydrothérapie et qu'on fournisse aux étudiants les moyens d'acquérir des connaissances théoriques et pratiques sur cette matière. Quelques-uns des médecins les plus éminents de l'Allemagne nous donnent, en ce moment, l'exemple de ce qui doit être fait en faveur de l'enseignement de l'hydrothérapie.

Un vote du Reichstag a fait entrer l'hydrothérapie dans le programme des études médicales, grâce aux efforts du directeur de l'enseignement Althof. Une chaire de thérapeutique a été fondée à l'Université de Berlin, à laquelle on a rattaché l'enseignement de l'hydrothérapie, et le professeur Brieger, clinicien et bactériologiste réputé, en a été nommé titulaire.

Le directeur du service de santé de l'armée bavaroise, le Dr A. Vogl recommandait récemment la création d'un enseignement de l'hydrothérapie à l'usage des médecins militaires; sur son initiative, le gouvernement bavarois a décidé d'envoyer un certain nombre de médecins militaires suivre les cours de la clinique hydrothérapique de Winternitz, à Vienne.

Vogl pense que l'insuffisance de l'enseignement que reçoivent les étudiants au sujet des médications physiques, et en particulier de l'hydrothérapie, laisse une lacune importante dans leur éducation professionnelle. Leur ignorance à l'endroit de ces méthodes peut leur causer des embarras dans l'exercice de leur art, et ils rencontreront beaucoup de difficultés quand ils voudront y remédier. « On doit enseigner l'hydrothérapie dans son intégralité, ajoute-t-il avec raison, comme

(1) *Münchener medicinische Wochenschrift,* n° 27, 1896.

le fait Winternitz, en la fondant sur la physiologie. On doit l'enseigner dans des cours et dans des démonstrations pratiques, exactement dans les mêmes conditions que les autres méthodes thérapeutiques, c'est-à-dire comme une matière obligatoire pour tous les étudiants. Lorsque ces conditions seront remplies, l'hydrothérapie deviendra la propriété commune de tous les médecins, et cessera d'être pratiquée comme une spécialité. »

Le regretté professeur Vierordt, de Heidelberg, écrivait, en 1897, les lignes suivantes : « Tout indique que l'hydrothérapie arrivera à se faire une place bien définie parmi les sciences médicales, et qu'on lui accordera en même temps, dans l'enseignement de la médecine, la considération qu'elle mérite. On ne peut enseigner l'hydrothérapie autrement que par la pratique ; car, il faut tenir compte, avec cette méthode thérapeutique plus qu'avec aucune autre, des dispositions individuelles (1). »

Le professeur Vierordt a installé, dans sa polyclinique, un service hydrothérapique comprenant des bains, des douches, des salles de massage, etc. Des infirmiers exercés y exécutent les différentes opérations hydriatriques sous la direction des médecins ; on y accorde la plus grande attention aux questions de température, de durée, d'énergie mécanique. Un des assistants a son domicile au voisinage de l'établissement et surveille le fonctionnement du service. « On a pourvu à toutes les nécessités possibles. Les étudiants attachés à la polyclinique suivent ce service, par séries composées d'un petit nombre d'entre eux. Ils y apprennent ainsi, sous la direction du professeur et de ses assistants, les indications et la technique des opérations hydriatriques les plus simples et les plus utiles. Si l'on considère les services que rend ce petit établissement hydrothérapique, on est obligé de convenir qu'il serait bon que chaque clinique destinée à l'enseignement possédât une installation permettant d'administrer un traitement hydriatrique à des malades du dehors, tant dans l'intérêt de ces malades que dans l'intérêt des étudiants. *L'hydrothérapie doit avoir sa place dans l'enseignement que reçoit le médecin ;* elle ne doit pas rester une spécialité.

« Le choix judicieux des procédés à employer et la sélection

(1) *Deutsche medicinische Wochenschrift*, 1897.

des cas à traiter permettront de mettre définitivement l'hydrothérapie au rang des médications scientifiques. »

Depuis la mort du professeur Vierordt, le développement de l'enseignement de l'hydrothérapie semble être devenu moins actif. D'après les renseignements qui ont été fournis à l'auteur, aucun cours d'hydrothérapie n'a été professé, à Heidelberg, pendant le dernier semestre de 1908. Dans un récent voyage en Allemagne, l'auteur a pu constater que trois seulement parmi les cliniques de ce pays donnaient un enseignement de l'hydrothérapie, bien que la plupart d'entre elles possédassent des installations très bien disposées pour le traitement des maladies chroniques. Dans ce même voyage, l'auteur s'est aperçu que les *Naturarzte*, les « médecins de la nature », continuaient à envahir le domaine des praticiens allemands diplômés. Il semble que les avertissements de Kussmaul aient été oubliés.

Le Dr Steinert, à Leipzig, et le professeur Mathes, à Cologne, font des cours d'hydrothérapie.

Le professeur Crédé, de Dresde, a insisté sur la nécessité d'employer l'hydrothérapie et les autres médications physiques dans les hôpitaux (1).

A Berlin, on a annexé à la chaire de thérapeutique du professeur Brieger un service hydrothérapique installé dans l'enceinte de l'hôpital de la Charité. L'auteur a vu de nombreux médecins allemands, suisses, autrichiens, russes et japonais suivre ce service. D'après les renseignements qui lui ont été fournis par le professeur Brieger, on a été obligé d'augmenter, par deux fois, l'étendue des locaux occupés par ce service, à cause de l'affluence des étudiants qui le fréquentent. « Je suis heureux, écrivait celui-ci, que l'hydrothérapie ait, sous votre impulsion, gagné du terrain en Amérique, et qu'elle soit en train de devenir la propriété commune de tous les médecins. »

Un mouvement en faveur de l'enseignement de l'hydrothérapie se produit également en Amérique. Le Dr Frederick Paterson, chef de clinique des maladies nerveuses, à *Columbia University*, écrivait, en 1893, les lignes suivantes (2) : « Un grand nombre des principes sur lesquels s'appuie l'hydrothérapie sont déjà scientifiquement établis, et il semble que le temps soit venu de reproduire, dans quelques-unes de nos cliniques et dans certains de nos laboratoires de physiologie, les démons-

(1) *Berliner klinische Wochenschrift* 26, 1895.
(2) *American Journal of the Medical Sciences*, février 1893.

trations expérimentales qu'on peut donner de l'action de l'eau, de même qu'on y détermine, par des expériences, les propriétés des médicaments nouveaux. Il serait excellent que quelques-unes de nos grandes écoles inaugurassent des cours d'hydrothérapie. » On s'est refusé, cependant, durant dix ans, à entendre les réclamations de cet éminent aliéniste, et les miennes.

Au sujet de la nécessité d'un enseignement de l'hydrothérapie dans nos écoles de médecine, je n'ai rien à ajouter à l'avis qu'ont exprimé des maîtres réputés, avec lesquels je me trouve en parfait accord. Ce que m'apprennent chaque jour les relations que j'ai l'occasion d'entretenir avec un grand nombre de médecins confirme les observations et les conclusions de ces maîtres. Je recommande, avec la plus vive insistance, à nos facultés de médecine, qui manifestent tant d'ardeur pour le progrès de notre art, l'exemple des universités de Vienne, de Berlin et de Leipzig.

On perd, actuellement, beaucoup de temps à enseigner les propriétés et les usages de médicaments dont on use rarement dans la pratique ; il serait utile d'en consacrer une partie à l'étude clinique des effets de l'agent thérapeutique le plus puissant qui soit. Etant donnée l'importance de l'hydrothérapie, le programme que *Columbia University* a adopté pour l'enseignement de cette méthode mérite d'être copié. Cet enseignement comprend des cliniques et des conférences qui sont obligatoires pour les étudiants. Il y a vingt ans, le doyen de la faculté de médecine de cette université, comme un de ses professeurs les plus éminents lui demandait d'introduire l'hydrothérapie dans le programme des études, exprimait ses regrets de ne pouvoir le faire, parce que ce programme lui semblait déjà surchargé. On a pu, cependant, en émondant intelligemment ce programme sous l'administration présente, rendre possible la création d'une chaire d'hydrothérapie. On a annexé à cette chaire un service hydrothérapique pourvu de tous les appareils nécessaires à l'application de l'hydrothérapie au traitement des maladies chroniques (bains d'air chaud, table de douches ci-dessus décrite, etc.).

Les élèves du cours supérieur reçoivent, par séries de dix ou plus, une instruction pratique dans le service hydrothérapique de la Clinique Vanderbilt, les lundi et vendredi après-midi. La première partie de la leçon clinique est consacrée à la présentation des malades. On discute brièvement le diagnostic ; puis on indique les données pathologiques et étiologiques qui permettent d'établir les indications thérapeutiques. On expose, ensuite, clairement, ce que l'on peut attendre des opérations hydriatriques dans le cas particulier, et les raisons pour lesquelles on en obtiendra l'effet désiré. Enfin le malade est soumis au traitement en présence des étudiants, que l'on incite à demander des explications complémentaires sur les points qui leur paraissent obscurs. La seconde partie de la leçon est remplie par des exercices pratiques, auxquels les élèves sont tenus de prendre part, comme ils sont obligés, dans d'autres cliniques, d'exécuter des bandages ou d'autres opérations de petite chirurgie. Un chef de clinique dirige le service et deux assistants sont chargés de recueillir les observations des malades, de guider les étudiants dans les exercices pratiques et de leur faire subir des interrogations. Un infirmier exercé exécute, sous leur direction, les diverses applications hydriatriques, les lundis, mercredis et vendredis, de 1 h. à 4 h. du soir. Le service ne reçoit que des hommes, pour des raisons faciles à comprendre. Les malades femmes et les individus qui ne peuvent être utilisés pour l'enseignement sont envoyés au service hydrothérapique de *Riverside Association*. Ce service, que je dirige, traite environ cinquante malades par jour. L'après-midi du mercredi y est consacrée à des recherches expérimentales sur l'hydrothérapie et à l'instruction du personnel. L'enseignement de l'hydrothérapie est complété par une série de conférences sur les principes et la pratique de l'hydrothérapie, qui a lieu pendant la seconde moitié du semestre. L'examen de fin d'année comprend deux questions sur l'hydrothérapie.

A l'heure actuelle, l'Amérique peut assurer aux nouvelles générations médicales un enseignement de l'hydrothérapie. *Columbia University* est encore la seule école qui impose à ses étudiants l'obligation d'étudier l'hydrothérapie. L'auteur espère que d'autres facultés suivront l'exemple de celle-ci, dans l'intérêt de la médecine et pour le plus grand avantage des malades.

TABLE ALPHABÉTIQUE

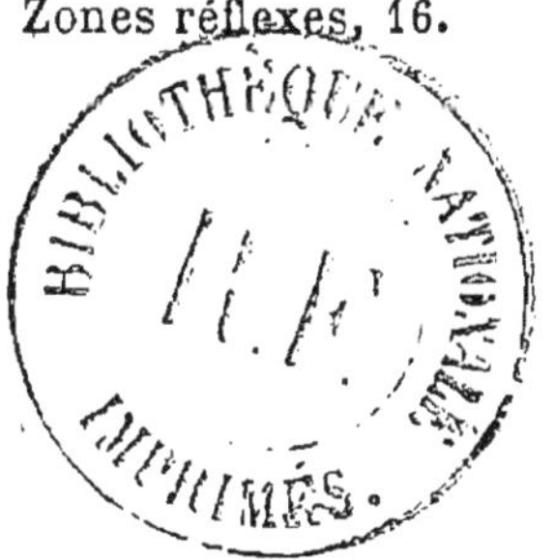

TABLE DES MATIÈRES

PREMIÈRE PARTIE

PRINCIPES DE L'HYDROTHÉRAPIE

DEUXIÈME PARTIE

PRATIQUE DE L'HYDROTHÉRAPIE

Poitiers. — Imprimerie BLAIS et ROY, 7, rue Victor-Hugo.

www.ingramcontent.com/pod-product-compliance
Ingram Content Group UK Ltd.
Pitfield, Milton Keynes, MK11 3LW, UK
UKHW012138240726
13966UKWH00001B/48